HANDBUCH DER INNEREN MEDIZIN

BEGRÜNDET VON
L. MOHR UND R. STAEHELIN

HERAUSGEGEBEN VON
H. SCHWIEGK
MÜNCHEN

ZWEITER BAND
BLUT UND BLUTKRANKHEITEN

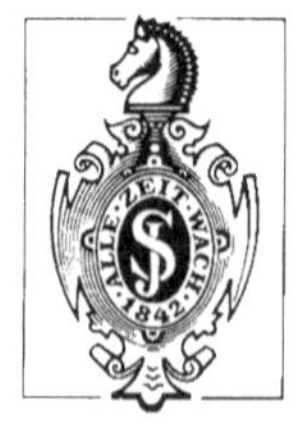

Springer-Verlag Berlin Heidelberg GmbH
1978

BLUT UND BLUTKRANKHEITEN

FÜNFTE VÖLLIG NEU BEARBEITETE UND ERWEITERTE AUFLAGE

TEIL 6

LEUKÄMIEN

HERAUSGEGEBEN VON
HERBERT BEGEMANN

BEARBEITET VON
G. BRITTINGER · G. COHNEN · D. K. HOSSFELD
D. HUHN · E. KÖNIG · J. P. OBRECHT
J. RASTETTER · H. J. SEIDEL · H. THEML

MIT 77 ZUM TEIL FARBIGEN ABBILDUNGEN UND 31 TABELLEN

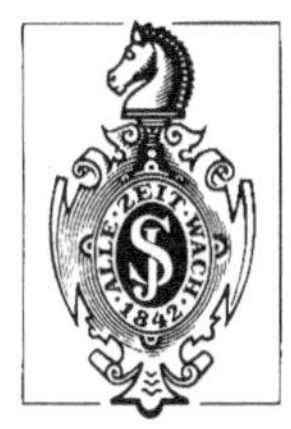

Springer-Verlag Berlin Heidelberg GmbH
1978

Prof. Dr. H. Begemann
Städtisches Krankenhaus München-Schwabing,
I. Med. Abteilung, Kölner Platz 1, 8000 München 40

ISBN 978-3-642-66389-5   ISBN 978-3-642-66388-8 (eBook)
DOI 10.1007/978-3-642-66388-8

CIP-Kurztitelaufnahme der Deutschen Bibliothek. *Handbuch der inneren Medizin* / begr. von L. Mohr u. R. Staehelin. Hrsg. von H. Schwiegk. — Berlin, Heidelberg, New York: Springer.
NE: Mohr, Leo [Begr.]; Schwiegk, Herbert [Hrsg.] Bd. 2. *Blut und Blutkrankheiten.* — Berlin, Heidelberg, New York: Springer.
Teil 6. Leukämien / hrsg. von Herbert Begemann. Bearb. von G. Brittinger ... — 5., völlig neu bearb. u. erw. Aufl. — 1978.
(Handbuch der inneren Medizin; Bd. 2)
NE: Begemann, Herbert [Hrsg.]; Brittinger, Günter [Mitarb.]

2122/3120-543210

Vorwort

Unsere ursprüngliche Absicht, die noch fehlenden Krankheitsbilder des leukozytären Systems in *einem* Band zusammenzufassen, mußten wir aufgeben, da ein solcher Band das für ein Handbuch erträgliche Volumen weit überschritten hätte. Die notwendige Teilung erwies sich dann auch vom Inhalt her als richtig und wünschenswert. Der Teilband II/6 legt nunmehr unser derzeitiges Wissen über die verschiedenen Leukämieformen detailliert und ausgebreitet vor: Der theoretischen Basis unserer Arbeit wurden mit Absicht mehrere einleitende Kapitel gewidmet, die sich in ihrer Stoffauswahl aber immer den praktischen Bedürfnissen unterordnen. So ist es verständlich, daß die Grundlagen unserer therapeutischen Möglichkeiten besonders ausführlich dargestellt wurden, unter ihnen vor allem die supportiven Maßnahmen in ihren vielfältigen Schattierungen, deren Anwendungsmöglichkeiten natürlich über den engeren Bereich der Leukämien hinausgehen.

Der bald folgende 7. Teilband wird sich dann ausführlich mit den sogenannten Non-Hodgkin-Lymphomen befassen, also jener Krankheitsgruppierung, die erst in den letzten Jahren als übergeordnete Einheit zahlreicher, sich in mancherlei Einzelheiten unterscheidender Erkrankungen des lymphatischen Systems herausgearbeitet wurde. Dieser Band wird daher als eine wichtige Ergänzung des Teilbandes II/5 zu verstehen sein.

Natürlich wird auch der heute vorgelegte Band getragen von der Arbeit der zahlreichen Autoren, die bereit waren, unter großen persönlichen Opfern am Gelingen des Buches beizutragen. Der Leser wird leicht ermessen können, was sie geleistet haben und welche profunden Fachkenntnisse Voraussetzung für die Entstehung der einzelnen Kapitel waren. Ihnen sei gedankt, ebenso wie den Bearbeiterinnen des vorbildlichen Sachregisters, Fräulein Dr. Johanna Lense und Frau Dr. Helga Büdel. Die Mitarbeiter des Springer-Verlages haben wieder einmal Einfühlungsvermögen, Sachverstand, Geduld und Flexibilität gezeigt. Ihr stetes Verständnis und ihre ständige Unterstützung hat der Herausgeber dankbar und ermutigend empfunden. Er kann nur hoffen, daß die beträchtlichen Mühen aller mit diesem Band Befaßten durch die Anerkennung der Leser aufgewogen werden.

München, im September 1978   HERBERT BEGEMANN

Mitarbeiterverzeichnis

BRITTINGER, G., Prof. Dr., Universität Essen (Gesamthochschule), Medizinische Klinik und Poliklinik, Hämatologische Abteilung, Hufelandstraße 55, 4300 Essen 1

COHNEN, G., Prof. Dr., Innere Abteilung, Marien-Hospital, Abteistraße 1, 5100 Aachen

HOSSFELD, D.K., Privatdozent Dr., Universitätsklinikum der Gesamthochschule Essen, Innere Klinik und Poliklinik (Tumorforschung), Hufelandstraße 55, 4300 Essen 1

HUHN, D., Prof. Dr., Gesellschaft für Strahlen- und Umweltforschung mbH, Institut für Hämatologie, Landwehrstraße 61, 8000 München 2

KÖNIG, ERIKA, Privatdozentin Dr., Universität Essen (Gesamthochschule), Medizinische Klinik und Poliklinik, Hämatologische Abteilung, Hufelandstraße 55, 4300 Essen 1

OBRECHT, J.P., Prof. Dr., Department für Innere Medizin, Onkologische Abteilung, Kantonsspital, Petersgraben 4, CH-4056 Basel

RASTETTER, J., Prof. Dr., Klinikum rechts der Isar, 1. Medizinische Klinik und Poliklinik, Abteilung für Hämatologie und Onkologie, Klinikum rechts der Isar der Technischen Universität, Ismaninger Straße 22, 8000 München 80

SEIDEL, H.J., Prof. Dr., Zentrum Klinische Grundlagenforschung, Abteilung Klinische Physiologie der Universität, Oberer Eselsberg, 7900 Ulm

THEML, H., Privatdozent Dr., Städtisches Krankenhaus München-Schwabing, I. Medizinische Abteilung, Kölner Platz 1, 8000 München 40

Inhaltsverzeichnis

Komplikationen und supportive Therapie der Leukämien und malignen Non-Hodgkin-Lymphome.
G. BRITTINGER und E. KÖNIG. Mit 9 Abbildungen und 20 Tabellen 137

Die chronische lymphatische Leukämie. H. THEML. Mit 8 Abbildungen 519

Historisches, Definition, Klassifikation und Epidemiologie der Leukämien

J.P. OBRECHT

Mit 4 Abbildungen und 8 Tabellen

I. Geschichte

Das klinische Bild der Leukämie mit ihren typischen Beschwerden und Symptomen wie Abgeschlagenheit, Blässe, Hämorrhagien mit Nasenbluten, Fieber, Vergrößerung der peripheren Lymphknoten, Splenomegalie und anderen war bereits seit HIPPOKRATES bekannt. Darauf weisen zahlreiche medizinische Berichte hin. Als eigenständiges Krankheitsbild wurde die Leukämie aber erst in den Jahren 1839—1845 erkannt, als die Registrierung von Befunden und autoptischen Studien durch die mikroskopische Untersuchung des Blutes ergänzt werden konnte.

Die Geschichte der Leukämie spiegelt die Entwicklung der Hämatologie wider. Im 17. und 18., namentlich im 19. Jahrhundert gewinnen die Naturwissenschaften immer mehr an Bedeutung. Die Hämatologie bleibt davon nicht unbeeinflußt. Neue Denkansätze und Methoden führen zu einer Reihe von revolutionierenden Entdeckungen: 1628 inaugurierte der englische Arzt HARVEY die Lehre vom Blutkreislauf („exercitatio anatomica de motu cordis et sanguinis in animalibus"), derzufolge das Blut durch die Ventrikelkontraktion als einziger Energiequelle in die Arterien ausgeworfen wird und in den Venen zum Herzen zurückströmt. Diese zwischen Arterien und Venen postulierten Verbindungen wurden 1661 von MALPIGHI nachgewiesen. Etwa 100 Jahre später beschrieb WILLIAM HEWSON (1739—1774) erstmals Struktur, Funktion und Anatomie des lymphatischen Systems (GULLIVER, 1846). In der ersten Hälfte des 19. Jahrhunderts publizierte BRIGHT einige Krankheitsbilder, deren pathologische Anatomie er untersucht hatte (BRIGHT, 1838, 1840). Sein besonderes Augenmerk beim Studium abnormer Tumoren galt der Milz, der er eine wichtige Rolle bei der Blutbildung zuschrieb. Zu den mehr oder weniger dauerhaften „strukturellen Veränderungen" der Milz rechnete er die „einfache Kongestion", die „Kongestion mit Vergrößerung", die Erweichung", die „Entzündung", die „Vereiterung", die „Gangrän", „Knotenbildungen", „maligne Erkrankungen", die „Melanosis" und „andere Erkrankungen malignen Charakters", die, wie bereits HODGKIN betonte, in irgendeinem Zusammenhang mit ausgedehntem Befall der „absorbierenden Drüsen" standen.

Die erste genaue Beschreibung eines Patienten, der wahrscheinlich an Leukämie erkrankt war, stammt von VELPEAU aus dem Jahre 1827 (VELPEAU, 1827). Es handelte sich um einen 63jährigen Gärtner, der 1825 an einer abdominellen Schwellung, Fieber, Schwäche und Nierensteinen erkrankte. Er starb kurz nach der Aufnahme ins Hospital. Bei der Autopsie wurde eine enorm vergrößerte Leber sowie eine 10 Pfund schwere Milz gefunden. Das Blut sah makroskopisch eigentümlich aus: „like gruel... resembling in color and consistency the yeast of red wine..." und glich eher einer eitrig-schwärzlichen Flüssigkeit als dem normalen rötlichen „Saft".

Als pathologische Entität wurde die Leukämie von einigen Forschern anerkannt, die klinische Befunde mit mikroskopischen Techniken untersuchten: In Paris beobachtete Barth 1839 eine 44 Jahre alte Frau mit einer vergrößerten Milz (Barth, 1856). Das nach dem Tode der Patientin entnommene Blut hatte ein eitriges Aussehen. Donné, ein Arzt, dessen Interessen besonders den zellulären Bestandteilen des Blutes galten, untersuchte es mikroskopisch. Er stellte fest, daß mehr als die Hälfte aller Zellen „weiße Blutkörperchen" waren. Seine Beobachtungen publizierte er in einer 1844 erschienenen Monographie (Donné, 1844). In den folgenden Jahren wurden in Edinburgh und Berlin weitere Fälle, die an ähnlichen Erkrankungen verstorben waren, veröffentlicht. In Edinburgh sezierte Craige 1841 einen Patienten, der eine Hepatomegalie, Splenomegalie, vergrößerte mesenteriale Lymphknoten und weiße, über beide Nieren verstreute Flecken aufwies. Die Untersuchung des Blutes ergab wieder „globules of purulent matter" (Craige, 1845). Zur gleichen Zeit und in derselben Zeitschrift beschrieb Bennett, ein Schüler von Donné, im Oktober 1845 ein Krankheitsbild, dem er den Namen „Leucocythemia" gab. Vermutlich hatte Craige hiervon Kenntnis erhalten und war dadurch erst zu der erwähnten Veröffentlichung veranlaßt worden. Es handelte sich um einen 28 Jahre alten, verheirateten Schieferdecker. Er hatte 20 Monate lang, bis zu seinem Tode, an einer zunehmenden abnormen Müdigkeit gelitten; 7 Monate vorher war ein schmerzhafter Tumor im linken Oberbauch aufgetreten. Nach der Aufnahme ins Krankenhaus kamen vergrößerte, derbe zervikale, axilläre und inguinale Lymphknotenschwellungen hinzu. Bei der Autopsie wogen die Leber 10,5 und die Milz 7,5 Pfund. Die peripheren und retroperitonealen Lymphknoten hatten die Größe von Hühnereiern und ihre Schnittfläche war grünlich-gelb. Bei der mikroskopischen Untersuchung des Blutes und des Pressaftes aus Milz und Leber wurde eine enorme Zahl farbloser Körperchen gefunden. Craige und Bennett nahmen an, daß eine besondere pyämische Erkrankung vorläge, die ohne Zeichen der Entzündung oder Abszeßbildung verlief und in irgendeiner Weise mit der vergrößerten und erkrankten Milz in Beziehung stehen müsse.

Schon einen Monat später, im November 1845, beobachtete Virchow in Berlin einen weiteren Patienten, eine 50 Jahre alte Köchin, die nach nur einjährigem Krankheitsverlauf verstorben war. Dieser war durch Gewichtsverlust, Diarrhoe und abdominelle Schwellung gekennzeichnet. Die Autopsie ergab wiederum eine vergrößerte Milz und Leber. Die Blutgefäße enthielten gelblichweiße, leicht rötliche, grünlich erscheinende Massen, die aus sehr wenigen roten Blutkörperchen, aber zahlreichen farblosen oder weißen Blutzellen bestanden, die auch normalerweise im Blut vorkommen. Virchow fand ebenfalls keinen Hinweis für eine lokale Eiterung oder Infektion, die das Blut befallen haben könnte, und lehnte deshalb die „pyämische" Genese der Erkrankung im Gegensatz zu Craige und Bennett ab (Virchow, 1845). Er charakterisierte die Veränderung als „Weißblütigkeit" oder „weißes Blut" und führte 2 Jahre später hierfür den neuen Terminus „Leukämie" ein (Virchow, 1849). Während der folgenden Jahre erhielten die weißen Blutkörperchen den Namen Leukozyten, der wahrscheinlich von der Bezeichnung „Leukozytämie" abgeleitet wurde, die Bennett zeitlebens für die neue Erkrankung der „weißen Blutzellen" bevorzugte.

Alle bisher mitgeteilten Fälle von Leukämie waren erst postmortal erkannt worden. Die erste intra vitam-Diagnose stammt von FULLER (1846). Sein Patient hatte im peripheren Blut neben normalen Zellen auch einen hohen Anteil an abnormalen, granulierten und farblosen Elementen. Danach nahm die Zahl der schon intra vitam diagnostizierten Fälle von Leukämie rasch zu. So waren von den 37 Leukämien, die in der Monographie von BENNETT (1852) publiziert sind, 17 schon zu Lebzeiten der Patienten festgestellt worden.

VIRCHOW hat die Ergebnisse seiner Untersuchungen zunächst 1856 veröffentlicht und später in der klassischen Monographie „Die Zellularpathologie", die 1858 erschien, zusammengefaßt. Die farblosen Körperchen sind, so hatte er gefunden, Bestandteile des normalen Blutes. Ihre Zahl nimmt postprandial, während der Schwangerschaft und bei entzündlichen Erkrankungen zu. Diese transitorischen Leukozytosen sind von der unaufhaltsam fortschreitenden und zum Tode führenden Leukämie zu trennen. Bei letzterer sind nicht nur die farblosen, weißen Blutkörperchen vermehrt. Die Zahl der roten Blutkörperchen nimmt gleichzeitig ab und es treten Organveränderungen auf. VIRCHOW unterschied zwei Arten von Leukämien, die „splenogene" oder „lienale", die mit einer Vergrößerung der Milz einhergeht, und die „lymphatische" mit generalisierten Lymphknotenschwellungen. Bei letzterer waren die farblosen Blutkörperchen kleiner als bei der splenogenen Leukämie und enthielten nur einen Kern. Sie glichen den Zellen, die normalerweise in den Lymphknoten angetroffen werden. Die Veränderungen in der Milz und in den Lymphknoten schienen histologisch das Resultat einer Hyperplasie von normalen, orthotopen Zellelementen zu sein, während andere Organe, wie die Leber und die Niere, so vermutete VIRCHOW, durch Zellen des Blutes infiltriert würden. Er hielt es ferner für wahrscheinlich, daß diese an Ort und Stelle, heterotop, entstehen.

VIRCHOW hatte damit die beiden Varianten der chronischen Leukämie, die chronisch myeloische und die chronisch lymphatische Leukämie entdeckt. Eine akute Form der Leukämie war bis dahin nicht bekannt. Es sollte nicht mehr lange dauern, bis auch dieser Typ von FRIEDREICH (1857) entdeckt wurde. Wenige Jahre später beobachtete BIERMER (1861) die erste Leukämie im Kindesalter.

Die bisherige historische Entwicklung der Hämatologie stand fast völlig im Zeichen der Veränderungen der lymphatischen Organe, der Milz und des Blutes. Das Knochenmark hatte kaum Beachtung gefunden. Es war NEUMANN (1870), der als erster bei einem autopsierten Patienten mit splenogener Leukämie auf den abnormalen Aspekt auch dieses Gewebes hinwies. Es hatte seine normale rötliche Farbe verloren und war schmutzig gelb-grünlich, eiterähnlich. Er hielt diesen noch unbekannten Befund für typisch für die Leukämie und folgerte daraus, daß es neben den bereits anerkannten, splenogenen und lymphatischen Leukämien noch einen dritten, den sogen. „myelogenen Leukämie-Typ" geben müsse (NEUMANN, 1878). Wichtiger als die Definition einer vermeintlich neuen Krankheitsentität, die noch viele Jahre erhebliche Verwirrung stiften sollte, war aber seine Entdeckung, daß das Knochenmark an der Bildung von Zellen des Blutes entscheidend beteiligt sei. Er war überzeugt, daß die im Knochenmark gebildeten, farblosen Elemente an das periphere Blut abgegeben würden und bezweifelte, daß diese in rote Blutzellen umgewandelt werden, wie es der vorherrschenden, noch auf HEWSON zurückgehenden Lehre entsprach. Als Vorläufer der roten, kernlosen Blutzellen identifizierte er kernhaltige Zellen, die regelmäßig im Knochenmark, manchmal auch in leukämischem Blut vorkommen. Als Ursache der Anämie, die fast immer die Leukämie begleitet, wurde demzufolge eine Bildungsstörung der roten Zellreihe im Knochenmark postuliert.

GOWERS (1879) schloß sich der Argumentation von NEUMANN an, erweiterte aber dessen pathogenetische Vorstellungen über die Anämie bei leukämischen Patienten. Er machte hierfür nicht eine verminderte Produktion, sondern eine beschleunigte Zerstörung der roten Zellen verantwortlich. Dem Knochenmark schrieb GOWERS im Gegensatz zu NEUMANN, für die normale und leukämische Hämatopoese nur eine untergeordnete Bedeutung zu. Er rückte dafür Milz und Lymphknoten wieder mehr in den Vordergrund. Dieses Konzept führte zu einer neuen Klassifizierung der Leukämien: der splenogenen Leukocythaemia und der Lymphadenose. Zur Letzteren zählte er wahrscheinlich auch den Morbus Hodgkin, ein Mißverständnis, das lange Zeit die Aufklärung der Erkrankung der lymphatischen Gewebe behinderte. Nach GOWERS war die Zunahme der Zahl der weißen Blutkörperchen bei der splenogenen Leukämie lediglich ein Symptom einer begleitenden primären Störung der blutbildenden Organe. Die Leukozytose könne daher kein unerläßliches Element der Diagnose darstellen. Er nahm damit bereits den späteren Begriff der subleukämischen und aleukämischen Leukämie-Formen vorweg, der erst durch neuere Techniken (Färbemethoden, Knochenmarksbiopsie) erhärtet werden konnte.

Es folgt nun eine Periode, in der versucht wird, die Leukämien genauer zu definieren und in das bestehende System der Erkrankungen der hämopoetischen Organe einzuordnen; sie sollte sich bis ins 20. Jahrhundert hinein erstrecken. Mitten in diese Zeit fällt die entscheidende Entdeckung von Paul EHRLICH, die Differentialfärbemethode (1898). EHRLICH hatte schon 1877, noch als Student, begonnen, Anilinfarbstoffe für histologische Untersuchungen anzuwenden. Zwei Jahre später teilte er mit, daß er in Leukozyten spezifische Granula gefunden habe, die es ermöglichten, eosinophile, basophile und neutrophile Leukozyten oder „Granulozyten" zu unterscheiden und damit die Spielarten der weißen Blutzellen, die bei den verschiedenen Leukämie-Typen auftreten, zu identifizieren. EHRLICH und seinem Schüller SPILLING (1891) gelang es schließlich nachzuweisen, daß sowohl die splenogene als auch die myelogene Leukämie durch eine Hyperplasie ein und desselben Zelltyps, nämlich granulärer Zellen, charakterisiert ist. Diese machen den Hauptanteil der normalen Leukozyten aus. Ihr Vorläufer sollte eine granuläre, mononukleäre Zelle sein, der sogen. Monozyt, der im normalen und im leukämischen Knochenmark vorkommt. EHRLICHS Arbeiten trugen zwar dazu bei, die verschiedenen nosologischen Probleme, die die NEUMANNsche Konzeption geschaffen hatten, auszuräumen, führten aber zunächst zur Verunsicherung und damit zu neuen Klassifikationsschwierigkeiten.

1898 zeigte HIRSCHFELD, daß der Myelozyt aus einer nicht granulierten, mononukleären Knochenmarkszelle hervorgeht. Gleichzeitig wies er auf die enge Verwandtschaft zwischen Erythroblasten und Myeloblasten hin. NAEGELI (1900) wandte die Bezeichnung Myeloblast auf alle nicht granulierten Zellen an, aus denen Myelozyten entstehen. Er war aber nicht in der Lage, Myeloblasten von Lymphozyten zu unterscheiden und zählte alle Zellen des Knochenmarks, die „großen Lymphozyten" glichen, zu den Myeloblasten. Dieser mononukleäre Vorläufer der granulozytären Zellreihe hat in der Folge zu den eher verwirrenden Bezeichnungen der „gemischten Leukämie" und der „akuten Transformation" für späte Stadien der Leukämie geführt.

Obschon FRIEDREICH bereits 1857 bei einer Frau, die nach 6wöchiger Krankheitsdauer mit Anämie, hämorrhagischer Diathese, Sepsis und Hepatosplenomegalie verstorben war, das typische klinische Bild der akuten Leukämie beschrieben hatte, galt die Leukämie bis in das späte 19. Jahrhundert hinein als chronisches Leiden. Erst die Veröffentlichung eines zweiten Falles von akuter Leukämie durch EBSTEIN (1889) und seine spätere Übersicht über 16 weitere Kranke aus der Literatur haben die Aufmerksamkeit auf diese besondere Verlaufsform gelenkt und schließlich zu ihrer Anerkennung durch die Fachwelt beigetragen.

Im Jahre 1913 beschrieben RESCHAD und SCHILLING eine Leukämie-Form, bei der „Splenozyten" oder „Monozyten" befallen waren. Während der folgenden 15 Jahre wurden nur 6 weitere derartige Fälle mitgeteilt. Ab 1930 zeigt die zunehmende Zahl von Publikationen, daß sowohl die „echte Monozytenleukämie" (SCHILLING) als auch die myelomonozytäre Leukämie (NAEGELI) offensichtlich vorkommen.

Um 1930 waren damit die chronisch lymphatische und die chronisch granulozytäre („myeloische") Leukämie, die akute lymphatische und die akute granulozytäre („myeloblastäre") sowie die monozytäre Leukämie identifiziert und weitgehend akzeptiert. Unter der Bezeichnung Leukämie wurde allerdings weniger eine klar umschriebene Krankheit als vielmehr eine Gruppe von Erkrankungen mit abnormaler Proliferation, Reifungsstörung und Ausschwemmung von Leukozyten sowie verwandten Zellen aus Knochenmark und lymphoretikulären Geweben verstanden. Die Proliferation der normalen und pathologischen Leukozyten war enorm gesteigert. Im peripheren Blut trat eine große Zahl reifer und unreifer Zellformen auf, die auch andere Organe und Gewebe zu infiltrieren vermochten.

Die raschen hämatologischen Fortschritte gegen Ende des 19. Jahrhunderts und zu Beginn des 20. Jahrhunderts hatten eine Fülle neuer Bezeichnungen entstehen lassen. Mit zunehmender klinischer und pathologischer Erfahrung, vor allem aber unter dem Druck rivalisierender hämatologischer Schulen mußten manche dieser Neologismen wieder fallen gelassen werden, andere erfuhren einen Bedeutungswandel. Hierzu gehören z.B. Termini wie Pseudoleukämie, Leukosarkom, Chlorom, Lymphosarkom, Myelosis, Myelom u.a.

Der Begriff „Pseudoleukämie" geht ursprünglich auf COHNHEIM (1865) zurück. Es wurde damit eine Erkrankung definiert, die mit Splenomegalie oder Lymphadenopathie einhergeht, ohne daß die Zahl der Leukozyten nennenswert erhöht ist. Diese wenig präzise Definition führte dazu, daß ihr manche Fälle von Tuberkulose und anderen Infektionen, Lymphogranulomatosen und nicht leukämische Erkrankungen irrtümlich zugerechnet wurden. Bis 1938 erschien die „Pseudoleukämie" noch in den offiziellen Sterberegistern, obwohl aufgrund der EHRLICHschen Färbetechniken bereits Zweifel entstanden waren, ob es sich hier um eine eigene Krankheitsentität handele (PINKUS, 1905; FRAENKEL, 1912). SYMMERS (1918) verlangte den Namen fallen zu lassen. Er hielt die Krankheitsbilder für Lymphosarkome. KUNDRAT hatte die Bezeichnung erstmals 1893 für eine vermutlich gutartige Erkrankung der Lymphknoten und der Schleimhäute verwendet. Später wurde aber unter einem Lymphosarkom eine regionale oder generalisierte, noduläre und ohne leukämisches Blutbild rasch zum Tode führende Erkrankung des lymphatischen Systems verstanden. 1903 erkannte TÜRK, daß zwischen dem Lymphosarkom und der Leukämie enge Beziehungen bestehen müßten, da bei manchen Leukämien keine oder nur eine geringe Zunahme lymphatischer Zellen im peripheren Blut nachweisbar war und ihre klinische Symptomatik sich stark ähnelte. Er faßte folgerichtig die lymphatischen Leukämien und die Lymphosarkome unter dem Oberbegriff der Lymphomatosen zusammen. Dieser schloß ausdrücklich benigne chronische — die chronische lymphatische Leukämie — benigne oder maligne akute — die akute Leukämie und das Chlorom — sowie auch maligne chronische — das Lymphosarkom — Erkrankungen des lymphatischen Systems ein. Zur Abgrenzung der einzelnen Formen untereinander wurden Merkmale, wie die Proliferationsaktivität, der Grad der lokalen lymphatischen Infiltration und die Ausschwemmung abnormaler Zellen ins periphere Blut benutzt. Übergänge von einer Variante in die andere sollten nach Ansicht von Türk grundsätzlich, wenn auch selten, möglich sein. Den nächsten Schritt tat Symmers (1918), indem er die chronische lymphatische Leukämie den malignen Lymphosarkomen zuordnete.

Türks Klassifikation enthält einen neuen, weit vorausschauenden Aspekt. Sie weist auf die Zusammenhänge hin, die offensichtlich zwischen den einzelnen Erkrankungen des lymphatischen Systems bestehen. Um so mehr war es zu bedauern, daß sie zunächst wieder mehr in den Hintergrund gedrängt wurde, als Sternberg (1905) sein Konzept der Leukosarkome entwarf, das 2 Gruppen von lymphatischen Leukämien unterschied. Die eine wies die schon bekannten leukämischen Manifestationen auf, sowie Infiltrationen kleiner Lymphozyten in all jenen Organen, die normalerweise Lymphozyten enthalten. Die andere, das eigentliche Leukosarkom, war ebenfalls durch Infiltrationen von Lymphozyten charakterisiert, aber in normalerweise lymphozytenfreien Organen. Manche Manifestationen waren knotig-tumorös. In den Tumoren wie im peripheren Blut fanden sich große, oft atypische Lymphozyten. Besonders kennzeichnend sollten mediastinale Geschwülste sein. Schwierigkeiten bereitete die Einordnung des Chloroms. Sternberg versuchte, das Problem dadurch zu lösen, daß er dem Chlorom sensu strictu, das er Chloromyelosarkom nannte, das Chlorolymphosarkom gegenüber stellte und beide zu den Leukosarkomen zählte.

Die Definition der Sternbergschen Erkrankung war nur schwer mit der herrschenden Lehre von der Leukämie und mit dem Lymphosarkom von Kundrat in Einklang zu bringen. Sternberg erkannte später (1916) selbst, daß seine erste Krankheitsgruppe (s.o.) auch Fälle von akuter granulozytärer Leukämie mit einschloß. Die Abgrenzung des Leukosarkoms von den Leukämien einerseits und von den Lymphosarkomen andererseits war in der Tat manchmal recht schwierig. Naegeli (Fabian u. Mitarb., 1907) und Domarus (1908) hatten schon früher das Leukosarkom als einen besonderen Typ der Leukämie angesehen. Einige Anhänger von Sternberg, wie z.B. Paltauf (1912), versuchten schließlich, um die differentialdiagnostischen Schwierigkeiten zu überwinden, das Leukosarkom genauer zu charakterisieren. All diesen Bemühungen zum Trotz wurde aber der Terminus Leukosarkom mehr und mehr zum Synonym für das Lymphosarkom und namentlich für Fälle mit ausgeprägter Beteiligung des Mediastinums (Weber u. Wolf, 1916; Weber, 1919). Die allgemeine Verwirrung der Begriffe hatte gegen Ende der Zwanzigerjahre ein solches Ausmaß erreicht, daß Flashman und Leopold (1929) praktisch auf die 25 Jahre alte Klassifikation von Türk zurückgreifen mußten; sie modifizierten sie entsprechend dem damaligen Wissensstand und bemühten sich, die Erkrankungen des lymphatischen Systems aufgrund einer postulierten „Hierarchie der lymphoiden Hyperplasie" wieder einmal neu zu ordnen. Diese erstreckte sich von den chronischen lymphatischen Leukämien auf der benignen Seite bis zu Lymphosarkomen auf der anderen, malignen Seite. Das Leukosarkom nahm in diesem Schema zunächst noch eine Zwischenstellung ein. Es wurde als ein mehr oder weniger primär lokalisierter und infiltrierend wachsender, leukämisch verlaufender Tumor angesehen. Später verschwammen seine Konturen zunehmend, bis es schließlich ganz im Lymphosarkom aufging (Isaacs, 1937).

In einem geschichtlichen Überblick über die Leukämien im weiteren Sinne sollte auch die Entdeckung der akuten und chronischen Erythroblastose (Synonyme: akute und chronische Erythrämie) durch Di Guglielmo (1917) bzw. Heilmeyer und Schöner (1941) erwähnt werden; ebenso gehört die schon 1910 von Di Guglielmo erstmals beschreibende „Dispiastrinemie", die später von Epstein und Goedel (1934) „hämorrhagische Thrombozythämie" genannt wurde, hierher. Diese Krankheitsbilder sind in den Abschnitten über die Erkrankungen der Erythropoese und Thrombopoese ausführlich abgehandelt, so daß hierauf verwiesen werden kann.

Mit der Entdeckung einer neuen Krankheit setzen stets auch die ersten Behandlungsversuche ein; sie orientieren sich an der jeweils vorherrschenden Vorstellung über ihre Ätiologie und Pathogenese sowie den vorhandenen medikamentösen und technischen Möglichkeiten. Die Geschichte der Therapie der Leukämie unterscheidet sich hierin nicht von der anderer Erkrankungen. 1866 führte BRYANT die erste Splenektomie bei einer „splenogenen Leukämie" durch, weil VIRCHOW (1847) angenommen hatte, sie entstehe in der Milz. Die Operation war erfolglos. Von 1903 an bestrahlte SENN die vergrößerte Milz, die langen Röhrenknochen und leukämische Infiltrationen bei chronischen Leukämien. Die Radium- und Röntgentherapie setzte sich in den folgenden Jahren immer mehr durch; sie war etwa 10—15 Jahre lang die Standardtherapie der chronischen Leukämie. 1924 (a, b) berichteten MINOT u.Mitarb. detailliert über deren Wirkungen und Ergebnisse, insbesondere untersuchten sie den Einfluß der Therapie auf die Prognose. OSGOOD führte 1951 die Ganzkörperbestrahlung („Spray") ein. Etwa zur selben Zeit wurden die ersten radioaktiven Isotope, wie ^{32}P u.a. verabreicht (OSGOOD, 1951; REINHARD u.Mitarb., 1959).

LISSAUER hatte schon 1865 entdeckt, daß auch chemische Verbindungen wie das Natrium-Arsenit in der Behandlung der chronischen myeloischen Leukämie wirksam waren. Diese Beobachtung fand jedoch zunächst nicht die ihr gebührende Beachtung, obwohl das Na-Arsenit als sogen. FOWLERsche Lösung vereinzelt bis in die Dreißigerjahre des 20. Jahrhunderts angewandt wurde. Die moderne Aera der Chemotherapie begann erst 1942, als GOODMAN und GILMAN (1970) fanden, daß Nitrogenmustard-Verbindungen das Wachstum sowohl lymphatischer als auch rasch proliferierender Zellen hemmt. Sie griffen ältere Befunde auf, die an mit Gelbkreuz, dem Schwefelmustard, vergifteten Soldaten des ersten Weltkrieges erhoben worden waren (KRUMBHAAR u. KRUMBHAAR, 1919). Es handelte sich dabei um Leukopenien und Knochenmarksaplasien. 1946 waren bereits einige Hundert Nitrogenmustard-Derivate entwickelt und tierexperimentell untersucht worden (GILMAN u. PHILLIPS, 1946). 30 davon fanden Eingang in die Klinik, darunter das N-Mustard selbst sowie die Derivate Chlorambucil (Leukeran), L-Phenylalaninmustard (Melphalan), Triäthylenmelamin (TEM), Cyclophosphamid (Endoxan), 1,4-Dimethansulfonoxybutan (Myleran) u.a. Alle wirken als Alkylantien. Zur gleichen Zeit wurden auch die sog. Antimetaboliten klinisch erprobt. FARBER u.Mitarb. (1948) wiesen als erste die zytozide Wirkung des Folsäureantagonisten 4-Aminopteroylglutamat (Aminopterin) bei kindlichen Leukämien nach. BURCHENAL u.Mitarb. (1953) wandten den Purinantagonisten 6-Mercaptopurin bei Leukämien an. 1947 nannte HEILMEYER diese tumorhemmenden Substanzen in Analogie zu den Bakteriostatika Zytostatika.

Die geschilderten Fortschritte der Hämatologie in der zweiten Hälfte des 19. und in den ersten Jahren des 20. Jahrhunderts sind der morphologischen Untersuchung des Blutes und seiner Bestandteile zu verdanken. Mit der Entdeckung der akuten und der aleukämischen Formen der Leukämie hatte diese Entwicklung ihren Höhepunkt überschritten. Die Phasenkontrast- und die Elektronenmikroskopie einige Jahrzehnte später sollten noch einmal zu einer „Renaissance" der Morphologie führen. Indessen war jedoch klar geworden, daß nur neue Methoden und Konzeptionen der Leukämieforschung frische Impulse geben konnten. Funktionelle und dynamische Aspekte traten mehr und mehr in den Vordergrund. Biochemische, zytogenetische, immunologische und andere

Techniken ergänzten Histologie und Zytologie. 1951 konnte Dameshek seine Vorstellung von den myeloproliferativen Erkrankungen entwickeln, die die Leukämie nicht mehr allein als eine Erkrankung einer einzigen Zellinie betrachtet, sondern in den größeren Rahmen einer Proliferationsstörung des gesamten Markorgans stellt, mit jeweils wechselnder Akzentuierung von Granulo-, Erythro- und Megakaryopoese.

Auf therapeutischem Gebiet war um 1950 eine ähnliche Situation erreicht. Die Grundsteine der modernen Chemotherapie waren schon gelegt. Es fehlten jedoch die theoretische Untermauerung sowie die biochemischen, pharmakologischen, toxikologischen und zellkinetischen Grundlagen, die eine optimale Ausschöpfung der vorhandenen Möglichkeiten gestattet hätten. Erst als diese vorhanden waren, kam ein neuer Aufschwung. So wurde z.B. die kombinierte, an zellkinetischen Kriterien orientierte Chemotherapie inauguriert.

II. Definition

Der Begriff Leukämie im ursprünglichen Sinne bezeichnete eine Erkrankung mit zahlenmäßig stark erhöhten weißen Blutzellen. Diese Definition erscheint zunächst leicht verständlich; sie ist aber ungenau und entspricht nicht mehr unserem heutigen Wissensstand.

Gegen sie ist einzuwenden, daß die zwar häufig vorhandene Leukozytose keineswegs ein konstantes Phänomen darstellt; zudem ist nicht das Blut selbst erkrankt, sondern es sind dies vielmehr die Gewebe, die Blutzellen bilden sowie sekundär all jene Organe, in denen sich leukämische Zellen ansiedeln und später akkumulieren. Das Blut ist in dieser Sicht gewissermaßen nur der „Verkehrsstrom", der die Zellen aus ihren Bildungsstätten in die verschiedenen Organe und Gewebe transportiert.

Die Bezeichnung Leukämie sagt auch nichts darüber aus, wie die Vermehrung der weißen Blutzellen zustande kommt. Nach älterer Vorstellung war sie das Resultat einer vermehrten Produktion; ihr verdanken wir die Charakterisierung der Leukämie als eine „proliferative Erkrankung". Man weiß heute, daß diese Ansicht falsch war: die Proliferationsrate der weißen Blutzellen ist bei der Leukämie nicht immer höher, sondern häufig sogar deutlich niedriger als normal. Der grundlegende Defekt der leukämischen Zellen ist nicht die vermehrte Proliferation, sondern eine Reifungsstörung. Die ausbleibende Reifung zur weißen Endzelle ist besonders eindrücklich bei den akuten Leukämien zu beobachten. Sie hat zur Folge, daß die unreifen Zellen ihre Fähigkeit behalten, sich weiter zu teilen. Ihre Lebensdauer kann durch diesen Vorgang enorm verlängert werden, so daß in der Tat die leukämische Zelle als potentiell unsterblich betrachtet werden kann. Die verlängerte totale und reproduktive Überlebenszeit der leukämischen Zelle führt zu Akkumulation und Ansiedlung in den verschiedenen Körpergeweben. Das ist ein weiteres Charakteristikum der Pathophysiologie des leukämischen Prozesses. Ein drittes Kennzeichen ist das Auftreten einer „abnormalen", qualitativ veränderten neuen „Rasse" von Zellen, d.h., das Erscheinen der leukämischen Zellpopulation. In diesem Sinne ist es berechtigt, von einer abnormalen Proliferationsform eines der (weiße) Blutzellen bildenden Gewebe, von Knochenmark oder lymphatischem Gewebe, zu sprechen. Diese verschafft sich dank ihrer Widerstandsfähigkeit einen ökologischen Vorteil über die Zellen der normalen Gewebe und wird zur „erfolgreichen Zellpopulation".

Sie verdrängt nach und nach alle anderen Zellen durch „kompetitive Exklusion". Die Regeln der Populationsdynamik (HARDIN, 1960), aus der auch die erwähnten Bezeichnungen entlehnt wurden, bestimmen offensichtlich das Geschehen, das unerbittlich schließlich zum Tode führt. Für diese monoklonale Entwicklung eines neuen Zellstamms ist der Blastenschub, der in den meisten Terminalphasen von chronischen myeloischen Leukämien auftritt, ein beredtes Zeugnis. Ferner sprechen chromosomale, biochemische (Isoenzyme) und immunologische Befunde hierfür.

Die sich fortwährend selbst erneuernde Proliferation hat somit alle Züge einer neoplastischen Erkrankung. Die Definition der Leukämie lautet daher heute: Die Leukämie ist eine generalisierte neoplastische Erkrankung eines der Leukozyten bildenden Systeme. Die entstehenden Zellen selbst sind abnorm; ihre Zahl ist häufig vermehrt. Es kommt zu Anämien und Thrombopenien und schließlich zum Tode.

Diese rein deskriptive Definition kann durch funktionelle, pathophysiologische, z.T. noch hypothetische Aspekte ergänzt werden. Nach heutiger Vorstellung leiten sich die Knochenmarks- bzw. Blutzellen von einer gemeinsamen Stammzelle ab. Man unterscheidet eine undeterminierte, pluripotente von einer determinierten Stammzelle; beide werden im sog. Stammzellenpool zusammengefaßt. Die determinierte Stammzellpopulation hat erythro-, myelo-, mono-, thrombo- oder lymphopoetische Eigenschaften. Als Ziel-Zelle des leukämischen Prozesses wird die determinierte Stammzelle angesehen, namentlich das granulo- und lymphopoetische Zellkompartiment. Theoretisch könnte natürlich auch die undeterminierte hämopoetische Stammzelle leukämisch transformiert werden; diese Form der Leukämie dürfte aber nach HAYHOE und CAWLEY (1972) sehr selten sein.

Diese Definition ist zweifellos ungenügend. Sie sagt vor allem nichts über die Ursache der malignen, zwecklosen Proliferation aus. Das komplexe Problem des Wachstums, insbesondere das des abnormalen und neoplastischen Wachstums, bleibt weiter ein Geheimnis. Sollte es eines Tages gelingen, Licht in dieses Dunkel zu bringen, dann wäre gleichzeitig auch eine gute Strecke auf dem Weg der Lösung der Rätsel um das maligne Wachstum und damit der Leukämie zurückgelegt.

III. Klassifikation

Die Klassifikation der Leukämien ist auch heute noch überwiegend auf morphologische und klinische Kriterien angewiesen. Das hat nicht unerhebliche Nachteile. Einige davon seien hier angeführt: Die Zuordnung der leukämischen Zelle beruht auf den Charakteristika normaler Leukozyten. Es ist aber unlogisch, abnormale Zellen auf Grund von Analogien mit normalen Zellen definieren zu wollen. Je subtiler die zytologische Diagnostik wird, umso größer werden die Fehlermöglichkeiten und desto geringer ist die Reproduzierbarkeit. Ein Knochenmarkbefund kann nicht selten nur noch vom Autor selbst interpretiert werden. Das trifft vor allem für zahlreiche Subtypen der akuten Leukämie zu. Eine Aussage über die Abstammung der leukämischen Zelle ist nicht möglich. Die benutzten Neologismen, die sich vom vorherrschenden Zelltyp ableiten, geben ferner keinerlei Hinweise auf die „Target"-Zellen des leukämischen Prozesses.

Seit Jahren wird daher nach zusätzlichen, objektiveren Unterscheidungsmerkmalen gesucht. Neue Techniken werden angewandt wie Zytochemie, Elektronenmikroskopie, Zytogenetik und Zellkinetik, sowie die verschiedenen Zellbestandteile biochemisch, molekular, pathophysiologisch, biophysikalisch und immunologisch untersucht. Die inzwischen vorliegenden Ergebnisse zeigen, daß die Leukämie eine weit heterogenere Krankheitsgruppe ist, als bisher angenommen wurde. Sie sind eine wertvolle Ergänzung der bisher vorwiegend morphologischen Betrachtungsweise. Ob allerdings die Befunde (z.B. Oberflächenmarker der Lymphozyten) auch einmal Bausteine einer neuen Klassifikation sein werden, die sich an pathogenetischen und pathophysiologischen Gesichtspunkten orientiert, wird die Klinik erweisen müssen.

Die hämatopoetischen Gewebe, die Leukozyten bilden, werden in das lymphatische und das myeloische oder granulozytäre System eingeteilt. Entsprechend können zwei Hauptgruppen von Leukämien unterschieden werden, die *lymphatischen* und die *myeloischen* Leukämien. Die Zuordnung der monozytären Leukämien wird unterschiedlich gehandhabt (s.S. 349).

Tabelle 1. Schema neoplastischer myelo- und lymphoproliferativer Erkrankungen

lokalisiert (tumorbildend)	hämatopoetisches Gewebe	generalisiert (leukämisch)	Typ
Chlorom ←	Granulopoese (=myeloisch)	akut →	AML, AProL, AMMoL, AEryL, M.a.
		chronisch →	CML
Malignes Nicht-Hodgkin-Lymphom ← Lymphopoese		akut →	ALL
— Gut oder wenig differenziert lymphozytär		chronisch →	CLL
— Immunoblastom			
— Burkitt-Tumor			
— U.a.			

AML = Akute myeloische Leukämie   AProL = Akute Promyelozytenleukämie
ALL = Akute lymphatische Leukämie   AMMoL = Akute myelomonozytäre Leukämie
CML = Chronische myeloische Leukämie   ·AEryL = Akute Erythroleukämie
CLL = Chronische lymphatische Leukämie

Ähnlich anderen Neoplasmen verhalten sich auch die Leukämien hinsichtlich Proliferation und klinischem Verlauf verschieden. *Chronisch* verlaufende werden *akuten* Formen gegenübergestellt. Die leukämische Proliferation ist bei den chronischen Leukämien kaum von der normalen zu unterscheiden. Eine Tendenz zur Differenzierung und Ausreifung ist fast immer zu erkennen. Die Akkumulation leukämischer Zellen in den verschiedenen Geweben erfolgt allmählich. Der klinische Verlauf ist variabel, in der Regel aber protrahiert.

Die akut verlaufenden Leukämien sind dagegen durch das Vorherrschen unreifer Zellen gekennzeichnet. Die Häufigkeit von Mitosen wechselt sehr. Differenzierung und Ausreifung sind, wenn überhaupt, nur angedeutet nachzuweisen. Klinischer Verlauf einerseits sowie Proliferation und Ausreifung andererseits können stark schwanken. Neben plötzlich auftretenden Krankheitsbildern, die schnell zu Anämie und Thrombozytopenie führen, beginnen andere akute Leukämien schleichend und verlaufen torpid. Für solche Fälle wird gelegentlich der Terminus „subakut" benutzt.

Die klinische Bezeichnung „akut" und „chronisch" bringt die zugrundeliegenden zytologischen Veränderungen — undifferenzierte, unreifzellige Leukämien vs. gut differenzierte bzw. reifzellige Leukämien — nur ungenügend zum Ausdruck. Ein akuter Verlauf ist daher nicht immer mit einer Vermehrung unreifer Zellen in Knochenmark und peripherem Blut gleichzusetzen. So werden immer wieder Fälle beobachtet, die trotz einer u. U. jahrelangen Krankheitsdauer unreife, blastenartige Zellen mit geringer Ausreifungstendenz aufweisen. Der Anteil der Myeloblasten an den kernhaltigen Zellen des peripheren Blutes beläuft sich auf 2—10%. Nach histologischen oder zytologischen Kriterien müßten sie als akute Leukämien eingestuft werden; der Klinik nach sind es aber chronische oder subakute Verlaufsformen. Hierher gehören manche Präleukämien und die sog. smouldering leukemia; undifferenzierte Zellen können außerdem bei malignen Lymphomen und Osteomyleofibrose mit myeloischer Metaplasie auftreten.

Unter einer Leukämie wird meist eine Erkrankung mit erhöhter Leukozytenzahl verstanden. Das trifft aber keineswegs immer zu. Mehr als die Hälfte aller akuten Leukämien haben wahrscheinlich eine normale oder sogar erniedrigte Zahl von weißen Blutzellen. Solche Fälle werden gelegentlich als „aleukämische Leukämie" bezeichnet — eine contradictio in adiecto — zumal im peripheren Blutbild (Zellkonzentrat) meist doch noch unreife, leukämische Zellen gefunden werden können. Zutreffender ist vielmehr das Adjektiv „subleukämisch". Die Leukämien können demnach auch entsprechend der Zahl der Leukozyten unterschieden werden. Gehen sie mit einer erhöhten Leukozytenzahl einher, sind sie leukämisch. Ist die Leukozytenzahl normal bis erniedrigt und enthält das Differentialblutbild abnorme, blastenartige Zellen, liegt eine subleukämische Form vor. Als aleukämisch werden diejenigen seltenen Fälle definiert, bei denen keine pathologischen Zellen im Blutausstrich vorhanden sind. Ihre Leukozytenzahl ist normal, zumeist aber erniedrigt.

Sub- oder aleukämische Verlaufsformen sind häufiger bei akuten Leukämien als bei chronischen anzutreffen. Letztere haben meist hohe Leukozytenzahlen. Warum einzelne Leukämie-Fälle mit hoher, andere mit niederer Leukozytenzahl einhergehen, ist unklar. Es ist auch nicht bekannt, warum andere Fälle nach monate- oder jahrelangem, subleukämischem Verlauf plötzlich leukämisch werden können, ohne daß das Knochenmark sich gleichzeitig stärker verändert hätte. Möglicherweise ist der Mechanismus, der der Ausschwemmung der Zellen vom Knochenmark oder anderen Geweben ins periphere Blut zugrundeliegt, gestört.

Manche akuten Leukämien haben bei der Diagnose im peripheren Blut und im Knochenmark eine Panzytopenie. Sie erinnern eher an aplastische Anämien als an eine akute Leukämie. Das Mark ist zellarm; Myeloblasten werden nur stellenweise, meist in Gruppen, angetroffen. Früher oder später kann sich aber eine manifeste Leukämie entwickeln. Es liegt nahe, den panzytopenischen Zustand als präleukämisch zu kennzeichnen, bei dem ein unbekanntes Agens das Knochenmark geschädigt und zu einem Wachstumsstopp sowohl der roten und weißen Zellen als auch der Megakaryozyten geführt hat.

Die Definition der Präleukämie ist ungenau. Sie soll ausdrücken, daß es (relativ) typische Vorstadien einer Leukämie gibt. Erst der weitere klinische Verlauf, d.h. das Auftreten einer manifesten Leukämie, entscheidet letztlich, ob eine Präleukämie vorgelegen hat oder nicht. Immerhin können vor Ausbruch der Leukämie gewisse Befundkonstellationen immer wieder beobachtet werden. Ein Kennzeichen ist die Anämie mit oder ohne Leukozytopenie und Thrombozytopenie. Im Knochenmark finden sich vereinzelt abnormale, blastenartige Zellen, die gelegentlich auch im peripheren Blut erscheinen. Die Milz kann normal oder vergrößert sein. Der klinische Verlauf ist lange Zeit stationär oder über Monate und selbst Jahre langsam progredient.

Die nosologische Zuordnung der Präleukämie ist schwierig. Wahrscheinlich handelt es sich bereits um eine echte Leukämie. Dafür sprechen zytogenetische Untersuchungen (Rowley u. Mitarb., 1966) die gezeigt haben, daß abnormale neben normalen Zellklonen für längere Zeit existieren können, ohne zu proliferieren, die normale Hämatopoese zu verdrängen und zur Generalisierung zu führen (Finney u. Mitarb., 1972).

Der leukämische Prozeß befällt nicht immer nur ein Zellsystem der Leukopoese. Dieser Vorstellung widerspricht allein schon die Hypothese, wonach die Leukämie eine Erkrankung der hämatopoetischen Stammzelle ist (Golde u. Cline, 1974). Je nach Sitz der Läsion in der Stammzellreihe kann es auch zu einer Proliferation mehrerer Kompartimente kommen. Bei nicht wenigen Kranken sind sowohl die Granulopoese als auch die Erythropoese (z.B. Erythroleukämie; Blackstock u. Garson, 1974; Queisser u. Mitarb., 1975), die Monozytopoese (z.B. myelomonozytäre Leukämie; Sexauer u. Mitarb., 1974) und Thrombopoese (Albrecht u. Fülle, 1974; Queisser u. Mitarb., 1974; Maldonado u. Pierre, 1975) betroffen. Außerdem werden gemischte Proliferationen von monozytären Zellen, Plasmazellen oder Lymphozyten verschiedener Reifegrade beobachtet.

Die Leukämie wird im allgemeinen als eine generalisierte Proliferation der Granulo- oder Myelopoese definiert (s. S. 8). Es gibt daneben aber auch lokalisierte, „tumorbildende" Erkrankungen der Leukopoese. Sie sind zytologisch und histologisch nicht von generalisierten Formen zu unterscheiden und treten gelegentlich im Verlauf einer Leukämie einzeln oder zu mehreren in den verschiedensten Organen, bevorzugt aber in Lymphknoten auf. Öfter sind sie schon die ersten klinischen Manifestationen des leukämischen Prozesses, der später Knochenmark und peripheres Blut befallen wird. Zu diesen Krankheitsbildern gehören die verschiedenen malignen Nicht-Hodgkin-Lymphome, Chlorome und die plasmazellulären Myelome. Zwischen beiden Extremen gibt es zahlreiche Übergangsformen. In der Tat handelt es sich um verwandte Krankheitsbilder. Sie werden daher zu den myelo- oder lymphoproliferativen Erkrankungen gezählt.

Manche chronische lymphatische Leukämie ist von einem Lymphosarkom mit leukämischer Verlaufsform, wenn überhaupt, nur schwer zu trennen. Namentlich gleichen Fälle mit großen Lymphknotenschwellungen und Splenomegalie histologisch gut differenzierten, lymphozytären malignen Lymphomen; oder ein zunächst als lokalisiertes Lymphosarkom imponierender Tumor geht später in eine generalisierte, leukämische Verlaufsform über, deren Zellen entweder den typischen Lymphozyten der klassischen chronisch lymphatischen Leukämie oder aber den weniger differenzierten lymphatischen Elementen der „Lymphosarkomzell-Leukämie" eigentümlich sind. Weitere Beispiele für die enge Beziehung zwischen tumoröser und leukämischer Ausprägung maligner Lymphome sind der Burkitt-Tumor (Mathé u. Mitarb., 1974, 1975) und das Immunoblastom (Cehreli u. Tosun, 1975; Flandrin u. Mitarb., 1975; Jaiesimi u. Mitarb., 1975; Lennert, 1975; Lennert u. Mitarb., 1975; Lukes u. Collins, 1975a, b), das frühere Retikulosarkom. Ferner gehört — sensu strictu — das Plasmozytom oder multiple Myelom hierher, das auch als aleukämische oder subleukämische plasmazelluläre Leukämie aufgefaßt werden kann und gelegentlich in eine echte Plasmazelleukämie übergeht (s. Bd. II/5, S. 310).

Zusammenfassend können die Leukämien in akute oder chronische, leukämisch, subleukämisch oder aleukämisch verlaufende, myeloische (granulozytäre) oder lymphatische Leukämien eingeteilt werden.

1. Die myeloische Leukämie

Die *akuten* myeloischen Leukämien werden in verschiedene zytomorphologische Varianten unterteilt und nach der vorherrschenden Ausreifungstendenz der leukämischen Zellen in Knochenmark und peripherem Blut benannt. Manche Autoren umgehen die eher verwirrende Nomenklatur, die die verschiedenen Differenzierungsgrade doch nur unzureichend wiedergeben und benutzen Buchstaben und Zahlen, z.B. Mo für undifferenzierte Blasten (GALTON u. DACIE, 1975). Entsprechend werden unterschieden: eine Myeloblasten-, eine Promyelozyten-, eine myelomonozytäre, monozytäre und eine erythroleukämische (DiGuglielmo-Syndrom) Leukämie. Die sog. undifferenzierte akute Leukämie läßt keine Ausreifung der Blasten erkennen und dürfte z.T. dem prolymphoblastären Typ von MATHÉ u.Mitarb. (1973) mit oder ohne „lymphoblastenähnliche" Zellen entsprechen. Man stellt die verschiedenen Subtypen der akuten myeloischen Leukämie gelegentlich als nicht-lymphoblastische akute Leukämie der akuten lymphatischen Leukämie gegenüber. Die Bedeutung der verschiedenen Varianten bezüglich anderer Krankheitsmerkmale wie Krankheitsbild und Verlauf, therapeutische Ansprechbarkeit und Prognose ist noch nicht exakt zu beurteilen.

Eine gewisse Sonderstellung nehmen die reinen akuten Monozytenleukämien ein. Sie werden zumeist zu den akuten myeloischen Leukämien gerechnet. Manche Autoren lehnen jedoch ihre Existenz ab. MATHÉ u.Mitarb. (1973) und GALTON u.Mitarb. (1975) unterscheiden hingegen verschiedene Subtypen, wie die akute Promonoblasten-, Monoblasten- oder Promonozyten-Leukämie.

Die *chronische* myeloische Leukämie ist eine langsam progrediente, myeloproliferative Erkrankung mit Überproduktion der Granulozyten des Knochenmarks (CHERVENICK u. BOGGS, 1968; STRYCKMANS, 1974). Sie hat Beziehungen zu anderen chronischen myeloproliferativen Zuständen, wie der Polycythaemia vera und der Myelofibrose mit myeloischer Metaplasie.

Die chronische Monozytenleukämie ist, wenn es sie überhaupt gibt, sehr selten. Gelegentlich werden bei älteren Patienten langdauernde Monozytosen gesehen, die evtl. in eine manifeste Leukämie übergehen können (HURDLE u.Mitarb., 1972; LABEDZKI u. GRIPS, 1974).

Der leukämischen Erkrankung der Leukopoese entsprechen analoge Veränderungen der anderen beiden hämatopoetischen Zellreihen. Sie werden als Erythrämie — chronische Erythrämie Typ Heilmeyer-Schüner und akute Erythrämie Typ DiGuglielmo und Megakozytenleukämie bezeichnet.

2. Die lymphatische Leukämie

Die *akute* lymphatische Leukämie ist nach Klinik und Prognose auch kein einheitliches Krankheitsbild (CATOVSKY u.Mitarb., 1974; HAEGERT u.Mitarb., 1975). Versuche, mehrere Typen auf Grund zytomorphologischer Kriterien abzugrenzen, sind insbesondere von MATHÉ u.Mitarb. (1971; 1975), LEE und GLIDEWELL (1973) sowie FLANDRIN u.Mitarb. (1975) unternommen worden. Die ersteren beschreiben fünf verschiedene Untergruppen, die Mikro- und Makrolymphoblasten-, die Prolymphoblasten-, die prolymphozytische und die immunoblastische akute Leukämie. Letztere unterteilen die akute lymphatische Leukämie in 3 Klassen: Klasse 1 entspricht dem mikro- und makrolymphoblastären und Klasse 2 dem prolymphoblastären Typ von MATHÉ. In der Klasse 3 werden seltene Fälle (2%) von Burkitt-Leukämien zusammengefaßt (BERARD u.Mitarb., 1969). Bisher konnten sich diese Einteilungen jedoch nicht allgemein durchsetzen. Der vermutete Zusammenhang zwischen zytologischem Subtyp und therapeutischer Ansprechbarkeit und Prognose ist noch nicht definitiv erwiesen.

Für die Heterogenität der akuten lymphatischen Leukämie sprechen außerdem immunologische Kriterien. Danach besitzen die lymphatischen Zellen der meisten Leukämien weder B- noch T-Zellen-Marker. Etwa 30% leiten sich von T-Zellen ab, und nur 10% entsprechen einer monoklonalen B-Zellpopulation (Übersicht: BROUET u.Mitarb., 1975a).

Morphologische und klinische Merkmale sind auch bei der *chronischen* lymphatischen Leukämie Grundlage verschiedener Klassifikationen. Die große Variabilität des Krankheitsbildes ist schon sehr lange bekannt. DAMESHEK (1967) unterschied als erster eine „benigne" oder asymptomatische Gruppe von einer „aggressiven". Weitere Einteilungen stammen von GALTON (1966), BOGGS u.Mitarb. (1966) und SILVER (1969). Der neueste Vorschlag kommt von RAI u.Mitarb. (1975). Es handelt sich wiederum um ein klinisches „staging". Klassifizierungsversuche mit Hilfe von Membranmarkern, die über die Herkunft der proliferierenden lymphatischen Zellen Auskunft geben, zeigen, daß die Mehrzahl aller Fälle von chronisch lymphatischer Leukämie eine monoklonale Proliferation der B-Lymphozyten darstellen. Nur selten nehmen sie ihren Ursprung von T-Lymphozyten (Übersicht: BROUET u.Mitarb., 1975b; PETERSON u.Mitarb., 1975; POLLIAK u.Mitarb., 1975; SAMOILOVA u.Mitarb., 1975).

In Tabelle 1 sind die vielfältigen Beziehungen zwischen den einzelnen neoplastischen Erkrankungen der leukopoetischen Systeme zusammengefaßt. Es liegt nahe, die generalisierten leukämischen und die lokalisierten, tumorbildenden Krankheitsbilder jeweils unter einem Oberbegriff zusammenzufassen und die myeloproliferativen Syndrome den lymphoproliferativen Prozessen gegenüberzustellen. Letztere können auch als proliferative Reaktionen des Immunsystems (immunproliferative Erkrankungen!) angesehen werden. Damit soll angedeutet werden, daß beide Systeme, das myeloische und das Immunsystem, verschiedene Aufgaben zu erfüllen haben. Gleichzeitig gewinnt die morphologisch-klinische Klassifikation eine funktionell-dynamische Dimension, die der ätiologisch und pathogenetisch heterogenen Leukämie eher gerecht wird.

IV. Epidemiologie

Unser Wissen über die Ätiologie der Leukämie beruht vor allem auf epidemiologischen Beobachtungen, zum kleineren Teil auf experimentellen Studien bei niederen Tieren. Verwertbare epidemiologische Analysen sind seit dem Ende der Vierzigerjahre vorhanden. Vorher war die Diagnose einer Leukämie selbst in den hochentwickelten Ländern noch recht unzuverlässig. Sichere Angaben über die Inzidenz und die Mortalität lagen kaum vor. Seither hat die Epidemiologie einen raschen Aufschwung genommen. Zunächst konzentrierte sich das Interesse auf Leukämien, die durch ionisierende Strahlen als Folge der Atombombenexplosionen von Hiroshima und Nagasaki hervorgerufen worden waren. Später fanden auch chemische, genetische, virale und immunologische Faktoren zunehmende Beachtung. Das führte schließlich zur Vorstellung, daß die Leukämie eine multifaktorielle Ätiologie hat.

Im folgenden Abschnitt soll eine Übersicht über die Häufigkeit der Leukämie im Allgemeinen und epidemiologische Aspekte im Besonderen gegeben werden.

1. Informationsquellen und ihre Bewertung

Unter dem Begriff der *Inzidenz*, wie er in diesem Abschnitt verwendet ist, verstehen wir die Zahl derjenigen Personen pro 100000 Lebenden und pro Jahr, die an Leukämie erkranken. In gleicher Weise bedeutet *Mortalität* die Zahl der Todesfälle an Leukämie pro 100000 Einwohner und pro Jahr.

Beide Meßdaten geben nur Proportionen oder Anteile wieder, sie sagen dagegen nur wenig über die absolute Häufigkeit der Leukämie in einer Bevölkerung aus. Das geschieht mittels der sog. *„rohen Ziffer"*, einer unbereinigten Zahl aus einer nicht „korrigierten" Bevölkerung, *altersspezifischen* oder *altersstandardisierten Raten* einer Population, deren Altersstruktur (oder andere Merkmale) „bereinigt" und einer definierten Standardpopulation angeglichen worden sind. Altersspezifische oder altersstandardisierte Raten ermöglichen Vergleiche zwischen verschiedenen Populationen. Die rohen Ziffern gestatten das nicht, da sie stark vom jeweiligen Altersaufbau (oder anderen Merkmalen) der untersuchten Bevölkerung abhängen. Dementsprechend müßte, wenn die Leukämie bei Jugendlichen weniger häufig vorkommt als bei Älteren, ein vorwiegend aus jüngeren Jahrgängen zusammengesetztes Kollektiv zu relativ niedrigen Leukämieraten führen.

Häufig werden die Termini Inzidenz und Mortalität recht freizügig gebraucht, so, als ob sie gegeneinander austauschbar seien. Das ist nicht erlaubt, obwohl die Leukämie in den meisten Fällen zum Tode führt. Inzidenz und Mortalität sind nicht identisch, wenn, wie dies gelegentlich, besonders bei chronischen Leukämien der Fall ist, Patienten nicht an ihrer Grundkrankheit sterben, sondern an anderen Todesursachen, oder wenn, was häufiger eintritt, das Todesjahr nicht mit dem Erkrankungsjahr übereinstimmt. So betrug 1947 die Leukämie-Inzidenz in 10 USA-Regionen mit einer Bevölkerung von 14,6 Millionen 9,1/100000, während die Mortalität sich auf 6,7/100000 errechnete (Verhältnis 1,35:1; Dorn u. Cutler, 1955). Drei weitere Untersuchungen geben das Verhältnis Inzidenz zu Mortalität mit 1,4, 1,1 und 1,2 an (Bailar u.Mitarb., 1962; Doll, 1965; Gunz, 1966).

Die *Mortalität* ist leichter zu bestimmen als die Inzidenz, da in fast allen Ländern der Erde die Todesursachen in den Sterbeurkunden angegeben werden. Nur wenige Staaten können auch Morbiditätsstatistiken erheben, weil sie entweder eine Meldepflicht für Leukämien eingeführt oder spezielle Krebsregister eingerichtet haben. Hierzu gehören Dänemark (Clemmesen u.Mitarb., 1952; Clemmesen, 1965), Norwegen (Pedersen u. Magnus, 1959), die Deutsche Demokratische Republik (Wildner, 1959), die US-Staaten New York (Levin, 1944; Levin u.Mitarb., 1960) und Connecticut (Griswold u.Mitarb., 1955), Victoria in Australien (Keogh u.Mitarb., 1958) sowie Neuseeland (Eastcott, 1954; Gardiner, 1958). Weitere Angaben über die Inzidenz der Leukämie können speziellen Übersichtsarbeiten (Doll, 1965; Dorn u.Mitarb., 1955; Gunz, 1966) entnommen werden.

Statistiken über die Inzidenz sind zwar am ehesten in der Lage, Auskunft über die wirkliche Morbidität einer Erkrankung zu geben; nicht selten wird jedoch nur ein Ausschnitt der Bevölkerung erfaßt, ohne daß die Gründe für die Selektion angegeben werden. Dorn und Cutler (1955) haben die sich daraus ergebende Fehlermöglichkeit eindrucksvoll veranschaulicht. Bei der Überprüfung ihrer eigenen Ergebnisse einer groß angelegten Studie, die etwa 10% des gesamten Territoriums der USA umfaßte, stellten sie fest, daß die von ihnen ermittelte Inzidenz um etwa 10 oder 15% über der des ganzen Landes lag, also irrtümlich zu hoch eingeschätzt worden war. Aus diesem Grunde werden für Angaben über die Häufigkeit der Leukämie bevorzugt Mortalitätsstatistiken herangezogen.

Auch Mortalitätsstatistiken sind nicht fehlerfrei. So kann eingewandt werden, daß sie von der Zuverlässigkeit, mit der die Todesursache festgestellt wird,

Tabelle 2. Internationale Todesursachenliste, 8. Revision (1967). Maligne Erkrankungen der lymphatischen und hämatopoetischen Gewebe (200—209)

200. Lymphosarkom und Retikulumzellsarkom
    200.0 Retikulumzellsarkom
    200.1 Lymphosarkom
201. M. Hodgkin
202. Andere maligne Erkrankungen des lymphatischen Gewebes
    202.0 Großfollikuläres Lymphoblastom
    202.1 Mycosis fungoides
    202.2 Andere primäre Neoplasien des lymphatischen Gewebes
    202.9 Andere Formen maligner Lymphome
203. Multiples Myelom
204. Lymphatische Leukämien
    204.0 Akute
    204.1 Chronische
    204.9 Unklassifizierbare
205. Myeloische Leukämien
    205.0 Akute
    205.1 Chronische
    205.9 Unklassifizierbare
206. Monozytenleukämien
    206.0 Akute
    206.1 Chronische
    206.9 Unklassifizierbare
207. Andere und unklassifizierbare Leukämien
    207.0 Akute
    207.1 Chronische
    207.2 Akute Erythrämie
    207.9 Unklassifizierbare
208. Polycythaemia vera
209. Myelofibrose

beeinflußt werden. Diese ist nicht überall gleich; zudem sterben nicht wenige Leukämie-Patienten nachweislich an anderen Erkrankungen. Die Mortalität, die unter diesen Bedingungen errechnet wird, liegt unter der „echten" Leukämie-Mortalität. STEINER (1952) hat geschätzt, daß dieses Defizit bis zu 20% betragen kann. Falsch positive Diagnosen sind demgegenüber selten.

Schwierigkeiten besonderer Art, auf die noch einzugehen sein wird, ergeben sich auch aus den verschiedenen Änderungen der Klassifizierung von Leukämien und malignen Lymphomen in den letzten Jahrzehnten (s.S. 575). Diese erschweren vor allem Vergleiche von Resultaten aus verschiedenen Zeitperioden — es sei denn, es werden gewisse Korrekturfaktoren benutzt, die aber selbst wieder auf sehr unsicheren Voraussetzungen beruhen (SHIMKIN, 1955). Trotzdem liefern Mortalitätsstatistiken brauchbare Informationen (HEWITT, 1955; MACMAHON u. KOLLER, 1957; MEADORS, 1956; SHIMKIN, 1955, 1957). Wir verdanken ihnen den größten Teil unserer heutigen Kenntnisse über Vorkommen und Verteilung der Leukämien.

Heute ist die 8. Revision der internationalen Todesursachenliste gültig (Tabelle 2). Sie ist seit 1968 in Kraft und führt alle damals bekannten Untertypen der Leukämie auf.

Es sei daran erinnert, daß es zwischen 1929 und 1938 neben den echten Leukämien noch den Begriff der „Pseudoleukämie" gab, zu dem die Hodgkinsche Erkrankung wie die „Aleukämie" gerechnet wurden. Die 6. Revision der internationalen Todesursachenliste machte, bis auf wenige Ausnahmen, noch keinen Unterschied zwischen akuten und chronischen Leukämien. Später (7. Revision) erfolgte dann die Unterteilung in myeloische, lymphatische, monozytäre und akute Leukämien, ohne daß letztere näher differenziert wurden. Eine Analyse der Typenverteilung der Leukämie ist infolgedessen mit großer Zurückhaltung zu bewerten.

Früher lieferten außerdem Hospital- oder Sektionsberichte noch statistisches Material über die Leukämie. Diese sind nur selten für eine Population repräsentativ (GILLIAM u. WALTER, 1958; TIVEY, 1954), zumal eine Vielzahl von wechselnden Auswahlkriterien für die Aufnahme in eine Klinik eine Rolle spielen. Sie alle verfälschen die Ergebnisse und sind daher für epidemiologische Zwecke unbrauchbar.

2. Vorkommen

Zahlreiche deskriptive Studien haben das Vorkommen der Leukämie nach den drei epidemiologischen Grundkriterien Zeit, Ort und Person untersucht (KESSLER u. LILIENFELD, 1969). Diese erstrecken sich auf:

    a) internationale oder regionale Inzidenz- oder Mortalitätsunterschiede,
    b) allgemeine Trendanalysen und
    c) Unterschiede hinsichtlich Alter, Geschlecht und ethnischen Gruppen.

2.1. Geographische Unterschiede

Die Sterbeziffer für alle Leukämien zusammengenommen variiert von Land zu Land (Abb. 1). Die Unterschiede sind jedoch nicht so groß wie bei anderen Neoplasien. Im Vergleich der Länder mit hoher Leukämie-Sterblichkeit (Skandinavien, Israel, USA — nur die weiße Bevölkerung) mit solchen niedriger Mortalität (Japan, Chile) sind die Differenzen nicht größer als 100% (SEGI u. KURIHARA, 1966; KESSLER u. LILIENFELD, 1969).

Es ist schwer zu sagen, ob die unterschiedlichen Mortalitätsraten mehr auf exakteren Diagnosen und vollständigerer Registrierung beruhen, oder ob diese eher verschiedene ätiologische Faktoren der Umgebung und der genetischen Konstitution widerspiegeln. In Japan, wo ein großer Teil der niedrigen Leukämie-Mortalität vor allem auf das extrem seltene Vorkommen der chronischen lymphatischen Leukämie zurückzuführen ist (FINCH u. Mitarb., 1969), dürfte vor allem die zuletzt genannte Möglichkeit in Frage kommen. In anderen Ländern könnten dagegen Umgebungsfaktoren für die unterschiedlichen Sterbeziffern eher eine Rolle spielen als genetische Einflüsse. Diese Vermutung wird durch Beobachtungen an Einwanderern in die USA gestützt, deren Erkrankungsrate an Leukämie sich mehr derjenigen der US-Bevölkerung als der ihres Ursprungslandes angeglichen hat (KESSLER u. LILIENFELD, 1969).

Die Verteilung der Häufigkeit der Leukämie nach Regionen und Staaten wurde eingehend für die USA (WALTER u. GILLIAM, 1956; MACMAHON, 1957), Großbritannien (HEWITT, 1955) und Dänemark (CLEMMESEN, 1965) untersucht. Obgleich signifikante lokale Schwankungen gefunden wurden, beträgt die Differenz zwischen den höchsten und niedrigsten Raten nur etwa das 1,5fache. Diese Untersuchungen zeigen ferner, daß die regionalen Unterschiede in erster Linie durch die Qualität der medizinischen Versorgung bedingt sind, zumal diese bei älteren Patienten ausgeprägter sind als in jüngeren Altersklassen (HEWITT, 1955) und mit den sozio-ökonomischen Verhältnissen (Beruf, mittleres Einkommen) sowie der Ärztedichte korrelieren (HEWITT, 1955; MACMAHON, 1957). Entsprechend werden in den USA in den Südoststaaten die niedrigsten und in New York, Minnesota und Kalifornien die höchsten Erkrankungsraten festgestellt. In England und Wales ist die Mortalität an Leukämie im Süden am höchsten und im Norden und Nordwesten am niedrigsten. Es wurden außerdem noch Unterschiede zwischen Land- und Stadtbevölkerung nachgewiesen;

Abb. 1. Altersstandardisierte Absterberaten für Leukämie und Aleukämie (alle Altersgruppen) 1962 und 1963 in 24 Ländern. (Nach Segi u. Kurihara, 1966)

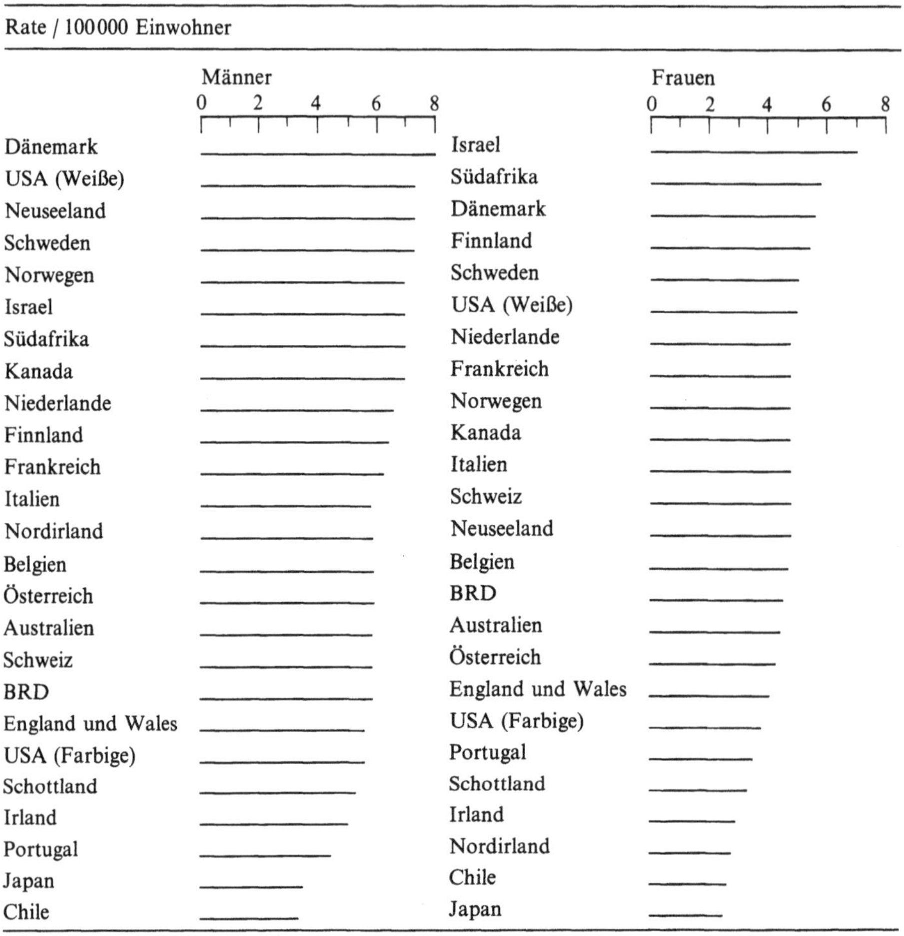

Rate / 100000 Einwohner

	Männer		Frauen	
	0 2 4 6 8		0 2 4 6 8	
Dänemark		Israel	
USA (Weiße)		Südafrika	
Neuseeland		Dänemark	
Schweden		Finnland	
Norwegen		Schweden	
Israel		USA (Weiße)	
Südafrika		Niederlande	
Kanada		Frankreich	
Niederlande		Norwegen	
Finnland		Kanada	
Frankreich		Italien	
Italien		Schweiz	
Nordirland		Neuseeland	
Belgien		Belgien	
Österreich		BRD	
Australien		Australien	
Schweiz		Österreich	
BRD		England und Wales	
England und Wales		USA (Farbige)	
USA (Farbige)		Portugal	
Schottland		Schottland	
Irland		Irland	
Portugal		Nordirland	
Japan		Chile	
Chile		Japan	

auch hierfür mag z.T. die unterschiedliche ärztliche Versorgung verantwortlich sein. Mehrere Untersucher nehmen an — die Meinungen sind jedoch widersprüchlich — (Hewitt, 1955; Meadors, 1956; MacMahon, 1957; Githens u. Mitarb., 1965; Stark u. Mantel, 1966; Kessler u. Lilienfeld, 1969), daß die urbanen Erkrankungsraten höher liegen als die aus ländlichen Gegenden.

Zusammenfassend kann gefolgert werden, daß sich das Vorkommen der Leukämie hinsichtlich ihrer geographischen Verteilung bemerkenswert uniform verhält. Dort, wo Schwankungen auftreten, sind sie z.T. durch unterschiedliche diagnostische Kriterien bedingt. Daneben können Umgebungs- oder Wirtsfaktoren eine ursächliche Rolle spielen; ihre Wirksamkeit ist jedoch nicht schlüssig nachgewiesen.

2.2. Tendenzen

In der ganzen Welt hat die Leukämie, wie sich aus den Mortalitätsstatistiken ergibt, seit dem Beginn des 20. Jahrhunderts zugenommen (Sacks u. Seeman, 1947; Kessler u. Lilienfeld, 1969). Ab 1940 wird die Absterbekurve zunächst

Tabelle 3. Mortalität an Leukämie in der weißen Bevölkerung der USA 1950–1951 und 1962–1963, aufgeschlüsselt nach Geschlecht und Alter (nach SEGI u. KURIHARA, 1966)

Alter	Tote/100 000				% Zu- oder Abnahme 1962/63 gegenüber 1950/51	
	männlich		weiblich			
	1950–1951	1962–1963	1950–1951	1962–1963	männlich	weiblich
0–4	6,45	5,01	5,32	4,16	− 22,0	− 21,8
5–9	3,84	4,34	3,22	3,75	+ 13,0	+ 16,1
10–14	2,67	2,43	2,22	2,14	− 9,0	− 3,6
15–19	2,96	2,72	1,79	1,61	− 8,1	− 10,0
20–24	2,09	2,34	1,49	1,37	+ 12,0	− 8,0
25–29	2,49	2,15	2,08	1,42	− 13,7	− 31,7
30–34	2,81	2,40	2,18	1,90	− 14,6	− 12,7
35–39	2,91	2,86	2,80	2,21	− 1,7	− 21,0
40–44	4,41	3,71	3,86	3,20	− 10,2	− 17,1
45–49	5,61	5,47	4,31	4,06	− 2,5	− 5,7
50–54	8,52	7,68	6,10	4,87	− 9,5	− 20,2
55–59	12,14	12,43	9,08	7,57	+ 2,4	− 17,0
60–64	18,49	19,04	11,99	11,43	+ 3,0	− 4,7
65–69	25,82	29,97	14,93	16,96	+ 16,1	+ 13,6
70–74	34,39	43,10	18,50	23,18	+ 25,3	+ 25,3
75–79	40,25	57,14	25,85	31,00	+ 42,0	+ 20,0
80–84	39,34	72,03	23,71	44,38	+ 83,2	+ 87,2
85+	39,46	82,69	21,68	44,64	+109,4	+106,0
Gesamt	7,34	8,42	5,29	5,94	+ 14,7	+ 12,3

bei Weißen in den USA (GILLIAM u. WALTER, 1958) und 10 Jahre später auch in England und Wales (FRAUMENI u. MILLER, 1967a) allmählich flacher. Eine ähnliche Entwicklung wird auch für Australien (KEOGH u. Mitarb., 1958), Kanada (SLOMAN u. SELLERS, 1959) und Dänemark (CLEMMESEN u. SORENSEN, 1958) beobachtet. Von 1965 an sind die Mortalitätsraten in den USA — die älteren Altersklassen ausgenommen — sogar rückläufig. Das trifft vorläufig nur für die weiße, nicht aber für die schwarze Bevölkerung zu und gilt auch (noch) nicht für England.

Den Änderungen der Gesamtmortalität liegt ein unterschiedliches Verhalten in den einzelnen Altersgruppen zugrunde. Das ist aus Tabelle 3 ersichtlich. Sie gibt die Mortalitätsziffern für die weiße Bevölkerung in den USA für die Jahre 1950–1951 und 1962–1963 wieder und veranschaulicht zunächst, daß in der Periode von 1950–1963 die jährliche Zuwachsrate nur noch 1% betrug (gegenüber 5% in der Zeit von 1930–1954). Man erkennt ferner, daß bei Kindern eine Abnahme von mehr als $^1/_5$ und bei den meisten älteren Altersgruppen bis 55 Jahre (bei Männern) bzw. 65 Jahre (bei Frauen) ein geringeres Absinken wechselnden Ausmaßes eintritt. Die leicht ansteigende Neigung der Gesamt-Mortalitätskurve ist ausschließlich auf die steilere Zunahme bei den über 55jährigen zurückzuführen. Dabei ist bemerkenswert, daß die Leukämie-Mortalität bei amerikanischen Negern über 70 Jahre deutlich unter der von gleichaltrigen Weißen liegt (McPHEDRAN u. Mitarb., 1970). Umgekehrt beruht die Abflachung der Leukämie-Mortalitätskurve überwiegend auf einem Rückgang der Leukämie in den jüngeren und mittleren Altersklassen.

2.3. Die Verteilung der verschiedenen Leukämie-Typen

Es ist schwierig, Angaben zu machen über die Verteilung der einzelnen Leukämie-Typen, insbesondere wenn verschiedene Zeiträume miteinander verglichen

Tabelle 4. Anteil der akuten Leukämien an der Gesamt-Leukämie-Häufigkeit. (Nach Gunz u. Baikie, 1974)

Land	Zeitspanne	Akute (%)	Bemerkungen
Schottland	1938–1951	41,9	
USA (Brooklyn)	1943–1952	44,6	Dazu 10,9 „unbekannt und subakut"
Norwegen (Oslo)	1946–1950	63,0	
Frankreich (Montpellier)	1938–1954	61,0	
Australien (Victoria)	1951–1955	68,0	
Norwegen	1953–1954	57,0	Dazu 23% „nicht spezifiziert"
Neuseeland	1950–1954	61,0	
Neuseeland	1958–1961	60,0	
England	1955–1957	57,7	Nur Erwachsene: Männer
England	1955–1957	60,0	Nur Erwachsene: Frauen
England	1958–1961	63,5	Altersstandardisiert

werden. Das hat im Wesentlichen zwei Gründe: Einerseits ist die Klassifizierung der Leukämie, auf Grund derer weltweit die Todesursachen ausgewiesen werden, einem ständigen Wandel unterworfen. Es wurde schon darauf hingewiesen (s.S. 9).

Andererseits hängt die Qualität von Vitalstatistiken von der Zuverlässigkeit der Diagnose ab. Auch heute noch besteht vielfach keine volle Übereinstimmung über die Kriterien der Diagnostik, die fast ausschließlich morphologischer Natur sind. Das führt zu Schwierigkeiten bei der Abgrenzung akuter von chronischen Leukämien, ganz zu schweigen von der Subklassifizierung der akuten Leukämien. Irrtümer treten selbst bei der Diagnose von chronischen Leukämien auf (Lea u. Abbatt, 1957). Das Ziel der 8. Revision, zu exakteren Daten über die Typenverteilung der Leukämie zu kommen, wird daher nicht leicht zu erreichen sein.

Will man trotzdem Einblick in die Häufigkeit der einzelnen Leukämie-Formen und ihre Veränderungen gewinnen, so muß man auf andere Quellen, wie z.B. Klinikstatistiken oder Angaben von Krebsregistern oder auf spezielle Übersichten zurückgreifen. Als erster hat Ward (1917) eine Unterteilung von 729 aus der Literatur gesammelten Fällen vorgenommen. Davon waren 398 (54,5%) akute, 247 (33,8%) chronisch myeloische und 84 (11,5%) chronisch lymphatische Leukämien. Es war wahrscheinlich mehr ein Zufall, daß der schon hier angegebene Prozentsatz für die akuten Leukämien (54,5%) ziemlich genau die heutigen, tatsächlichen Verhältnisse wiedergab. Denn neuere, an größeren Kollektiven durchgeführte statistische Untersuchungen, wie die von Cutler und Mitarb. (1967) in den USA, kamen zu annähernd gleichen Ergebnissen. Wie nicht anders zu erwarten, schwanken aber die Angaben in der Literatur stark. Man findet Prozentsätze von 35–68% (Keogh, 1958; Gunz, 1968; Simone u.Mitarb., 1975; Rosner u.Mitarb., 1976). Immerhin besteht weitgehende Einigkeit darüber, daß die akuten Leukämien die vorherrschende Position einnehmen (Tabelle 4). Wie eine umfassende, an 10 148 Patienten jeden Alters durchgeführte Untersuchung nachwies, haben die akuten Leukämien von 1930–1962 zugenommen (Cutler u.Mitarb., 1967) (Tabelle 5). Eine davon abweichende Typenverteilung wurde nur in nichteuropäischen Bevölkerungen gefunden, namentlich in Japan, wo über 70% aller Fälle akute Leukämien sind (Wakisaka u.Mitarb., 1964; Tomowaga, 1966).

Die Angaben über die chronischen Leukämien variieren ebenfalls. Im Gegensatz zu den ersten Daten von Ward zeigen die meisten weißen Völker ein Vorherrschen der chronisch lymphatischen gegenüber der chronisch myeloischen

Tabelle 5. Anteil der akuten Leukämien unter 10148 Leukämie-Patienten 1940–1962 (nach CUTLER u.Mitarb., 1967)

Geschlecht	Akute Leukämien (%)				
	Gesamt	1940–1949	1950–1954	1955–1959	1960–1962
Männlich	44	39	41	45	52
Weiblich	49	41	46	49	56
Gesamt	46	39	43	47	53

Leukämie. Es beträgt in England und Wales von 1958–1961 7%, für Norwegen (1957–1959) 20%, Finnland (1957–1961) 45% (COURT BROWN u.Mitarb., 1964) und Neuseeland (1958–1961) 100% (GUNZ, 1964). Man entfernt sich sicherlich nicht allzuweit von der Realität, wenn für die westliche Welt in grober Annäherung etwa folgende Verteilung angenommen werden kann: 60% akute, 25% chronisch lymphatische und 15% chronisch myeloische Leukämien. In Japan werden dagegen nur 2,5% aller Leukämien als chronisch lymphatische diagnostiziert.

Die publizierten Statistiken über die Monozytenleukämie sind noch weniger zuverlässig, da schon über das Krankheitsbild als solches große Meinungsverschiedenheiten bestehen. Im Kindesalter dürften die meisten Fälle monozytärer Leukämien akute Formen sein. Das geht aus der pädiatrischen Literatur hervor: OPITZ (1954) fand unter 357 Fällen nur 4,2% chronische Verlaufsformen, OEHME und Mitarb. (1958) unter 191 Fällen 5,7%, COOKE (1953) unter 294 Fällen 5% und GUNZ und Mitarb. (1968) unter 288 Kindern 2,7%. Die meisten chronischen Leukämien im Kindesalter sind granulozytär.

2.4. Erkrankungsalter

Die Häufigkeit aller Leukämie-Formen zusammen (Abb. 2) zeigt einen Gipfel zwischen dem 2. und 4. Lebensjahr (etwa 5 Fälle auf 100000 Einwohner). Sie fällt auf etwa 1–2 Fälle/100000 bei jüngeren Erwachsenen und steigt dann wieder vom 50. Lebensjahr an auf 20–30 Fälle/100000 in den höheren Altersklassen. Die allmähliche Zunahme bei älteren Erwachsenen ist für den Krebs im allgemeinen recht typisch. Der Gipfel in der frühen Kindheit jedoch ist eine Besonderheit der Leukämie und für Karzinome ungewöhnlich. Er beruht vorwiegend auf der Häufung der akuten lymphatischen Leukämie in dieser Altersstufe (COURT BROWN u. DOLL, 1961) und wurde erstmals von COOKE (1942) beschrieben. Spätere Untersuchungen zeigten aber, daß der Peak zumindest in England schon um das Jahr 1920 (HEWITT, 1955; COURT BROWN u. DOLL, 1961), bei weißen Einwohnern in den USA dagegen erst um 1940 erkennbar war (GILLIAM u.Mitarb., 1958). Auffallend ist, daß der Altersgipfel im Kindesalter bis vor kurzem weder in Japan noch bei der nichtweißen Bevölkerung in den USA beobachtet werden konnte (COURT BROWN u. DOLL, 1961). Er scheint nach neueren Untersuchungen jetzt aber auch diese Bevölkerungsgruppen erfaßt zu haben (FRAUMENI u.Mitarb., 1967b). Es liegt nahe, für die beschriebene Altersverschiebung Umweltfaktoren verantwortlich zu machen, die entweder neu aufgetreten sind, oder deren Einfluß gegenüber früher stark zugenommen hat. Eine sichere Erklärung gibt es indessen nicht.

Der Altersgipfel in der Kindheit darf jedoch nicht überbewertet werden, zumal der Anstieg der Sterbeziffer in den Altersklassen von 2–4 Jahren nicht

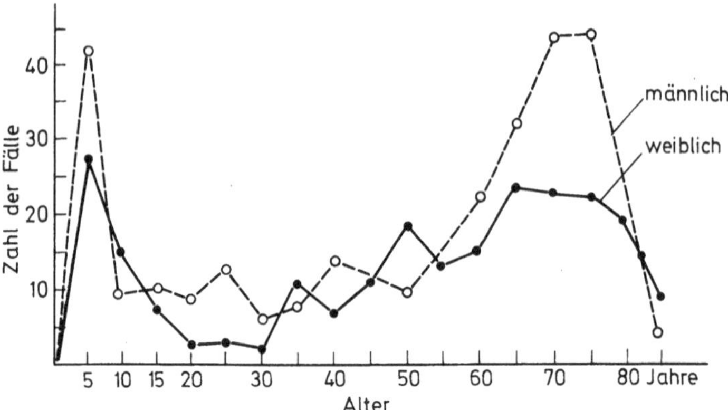

Abb. 2. Alters- und Geschlechtsverteilung bei 553 Leukämie-Fällen. (Nach GUNZ u. HOUGH, 1956)

größer ist als bei älteren Jahrgängen (SLOCUMB u. MACMAHON, 1963) und gleichzeitig ablaufende epidemiologische Veränderungen auch zu einer nur scheinbaren
Akzentuierung desselben beigetragen haben könnten. Letzteres wäre z.B. der
Fall, wenn die Mortalität an Leukämie in den Altersklassen vor dem Peak,
der wie erwähnt zwischen dem 4. und 5. Lebensjahr auftritt, abnähme. Das
läßt sich für einjährige und jüngere Kinder in der Tat nachweisen und dürfte
in erster Linie auf eine verbesserte Diagnostik zurückzuführen sein. Sie hat
die Zahl der als Leukämie fehldiagnostizierten Anämien oder anderer hämato-
poetischer Erkrankungen verringert (HEWITT, 1964). In Frage käme ferner eine
Verlängerung der Überlebenszeit der leukämischen Kinder durch die Therapie.
Ihr Anteil an der sinkenden Leukämie-Mortalität in den ersten Lebensjahren
läßt sich vorläufig noch nicht sicher abschätzen. Dem Altersgipfel könnte aber
auch ein Rückgang von Todesursachen zugrunde liegen, die mit der Leukämie
konkurrenzieren, namentlich Infektionen. Als Folge davon müßten „Präleukämien", die früher z.B. an einem Infekt des Respirationstraktes starben, vermehrt
das manifeste leukämische Stadium erreichen. Auch hierbei handelt es sich
um nicht mehr als eine Denkmöglichkeit. Quantitative Angaben lassen sich
nicht beschaffen.

Ein weiterer kleiner Häufigkeitsgipfel tritt im Adoleszentenalter um das
27. Lebensjahr auf. Er kommt überwiegend durch fulminant verlaufende akute
Myeloblastenleukämien zustande (LEE, 1961). In England ist er, zumindest beim
männlichen Geschlecht, seit dem Anfang des 20. Jahrhunderts bekannt. Beziehungen zu Infektionen der oberen Luftwege, die eine ähnliche Altersverteilungs-
kurve haben, wurden diskutiert (LEE, 1961).

Was die an und für sich schon erhöhte Mortalität an Leukämie in den
älteren Altersklassen betrifft, läßt sich seit Jahrzehnten eine stetig ansteigende
Tendenz beobachten. Sie ist bei Jüngeren weit weniger ausgeprägt oder überhaupt nicht nachweisbar. Ein derartig disproportioniertes Verhalten ist für mehrere Länder (SEGI u. KURIHARA, 1966; WATISAKA u. Mitarb., 1964), neuerdings
auch für Neuseeland (GUNZ, 1968), zu belegen.

Wird die altersabhängige Mortalität nach den üblichen zytologischen Subtypen aufgeschlüsselt, ergeben sich schon länger bekannte, typische Verteilungsmuster (WARD, 1917; HEWITT, 1955; MACMAHON u. CLARK, 1956; CHIN u. Mitarb.,
1973). Während die akute lymphatische Leukämie bei Kindern oft auftritt und
unterhalb des fünften Lebensjahres die häufigste Leukämie-Form überhaupt

Tabelle 6. Altersverteilung der einzelnen Leukämietypen in westlichen
Ländern. (Nach CUTLER u.Mitarb., 1967)

Typ	% aller Patienten		
	0—14	15—49	über 50 Jahre
Alle Leukämien	20	20	60
Akute Leukämien	35	23	42
Chronische Leukämien	4	15	81

ist (FRAUMENI u.Mitarb., 1971), kommt sie bei Erwachsenen nur selten vor.
Die akute Myeloblasten- und Monozytenleukämie andererseits ist zwar bei Kindern nicht ungewöhnlich, ihre Verteilungskurve weist aber in dieser Altersstufe keinen Gipfel auf. Sie machen den größten Anteil der akuten Leukämien des Erwachsenen aus. Die chronisch lymphatische Leukämie kommt bei Kindern und jungen Erwachsenen extrem selten vor; jenseits des 50. Lebensjahres wird sie jedoch häufig angetroffen. Die chronisch myeloische Leukämie tritt dagegen in jedem Alter auf. Sie bevorzugt allerdings die mittleren und höheren Altersklassen.

WINDEYER und STEWART (1952) geben die mittleren Erkrankungsalter für die Jahre 1931—1949 für die akute Leukämie mit 38,8 Jahren, für die chronisch myeloische Leukämie mit 45,7 und für die chronisch lymphatische Leukämie mit 55,0 Jahren an. GUNZ u. HOUGH (1956) hingegen stellten fest, daß von 1950—1954 46% aller akuten und 57,1% aller Leukämien nach dem 50. Lebensjahr verstarben.

Zu ähnlichen Ergebnissen (57%) kam COOKE (1954) bei einer Analyse aller Leukämie-Todesfälle in den USA im Jahre 1949. Eine Übersicht über die Altersverteilung der einzelnen Leukämietypen in den westlichen Ländern gibt Tabelle 6.

2.5. Geschlecht

Die Leukämie (alle Typen zusammen gerechnet) ist beim männlichen Geschlecht häufiger als bei Frauen. Das Geschlechtsverhältnis variiert jedoch stark nach Alter und Zelltyp. Die Dominanz des männlichen Geschlechtes ist bei den chronischen Formen der Leukämie, namentlich bei der chronisch lymphatischen Leukämie, besonders ausgeprägt. Das Verhältnis Mann:Frau beträgt hier 2:1 (MACMAHON u. CLARK, 1956), während es bei den akuten Leukämien im Durchschnitt aller Altersklassen um 1:1 liegt. Vor dem 15. Lebensjahr überwiegt aber möglicherweise bei den myeloischen und undifferenzierten Leukämien das männliche Geschlecht sehr viel deutlicher als bei den akuten lymphatischen Leukämien (FRAUMENI u.Mitarb., 1971). Sollte sich diese Beobachtung bestätigen, verhielte sich die akute Leukämie im Kindesalter anders als im Erwachsenenalter, da hier bekanntlich bei den lymphatischen Formen das männliche Geschlecht vorherrscht (MACMAHON u. CLARK, 1956).

Aufgrund mehrerer Mortalitätsstatistiken ist angenommen worden, daß bei der Leukämie die Relation der Geschlechter sich im Laufe der letzten Jahrzehnte geändert hat, möglicherweise als Folge einer Veränderung der Gesamt-Leukämie-Inzidenz (FRAUMENI u. WAGONER, 1964). So läßt sich nachweisen, daß seit 1921 bei Kindern die Vorherrschaft des männlichen Geschlechtes mehr und mehr zurückgeht, während sie bei Erwachsenen im gleichen Zeitraum offensichtlich zunimmt. Diese Tendenz ist durchaus mit der Vorstellung einer zunehmenden Umweltverseuchung mit Leukämogenen vereinbar, die besonders erwachsene Männer beträfe.

2.6. Ethnische Einflüsse

Auch ethnische Faktoren beeinflussen das Auftreten der Leukämie. Auf zwei regionale Beispiele wurde bereits hingewiesen: die auffallend niedrige Inzidenz der chronisch lymphatischen Leukämie in Japan (FINCH u.Mitarb., 1969) und das Fehlen — zumindest bis vor kurzem — des Altersgipfels bei Kindern unter Japanern und Nichtweißen in den USA (FRAUMENI u. MILLER, 1967).

Das seltene Vorkommen der chronisch lymphatischen Leukämie scheint nicht auf Japan allein beschränkt zu sein. Es wird auch bei anderen orientalischen oder fernöstlichen rassischen Gruppierungen beobachtet, wie bei Indern (FIRKIN u. MOORE, 1960), Chinesen in Singapur (WELLS u. LAU, 1960) und den Maori auf Neuseeland (GUNZ, 1961). Es ist bisher noch nicht geklärt, ob dieses Verhalten auf einer besonderen genetischen Konstitution oder auf Umweltfaktoren beruht. Die genetische Hypothese gilt als die wahrscheinlichere; für sie spricht, daß auch bei japanischen Einwanderern in die USA die chronisch lymphatische Leukämie selten ist (HAENSZEL u. KURIHARA, 1968). Bei der kindlichen Leukämie hingegen scheinen die Unterschiede eher umweltbedingt zu sein, worauf der bereits erwähnte, seit kurzem erst nachweisbare Anstieg in den ersten Lebensjahren auch bei Japanern und Nichtweißen in den USA hinweist (FRAUMENI u. MILLER, 1967 b).

Die Analyse der Leukämie-Häufigkeit nach ethnischen Gesichtspunkten hat noch weitere wichtige Besonderheiten ergeben: z.B. entspricht die Leukämie-Inzidenz bei Kindern in den USA, die von spanischen Vorfahren abstammen, etwa der von US-Negern. Bei beiden Bevölkerungen ist die akute lymphatische Leukämie, die sonst den größten Teil der kindlichen Leukämien ausmacht, relativ selten (KNUDSON, 1965). Wie SACKS und SEEMAN (1947) sowie GILLIAM (1953) zeigten, erkranken in den USA mehr Weiße als Nichtweiße an Leukämie. Das gilt vor allem für das Erwachsenenalter, während bei Kindern infolge des erwähnten Altersgipfels die Unterschiede eher schwächer sind (McPHEDRAN u.Mitarb., 1970). Für diese nicht sehr ausgeprägten, altersabhängigen Schwankungen dürften rassische Einflüsse bedeutungslos sein. Vielmehr ist die unterschiedliche Qualität der ärztlichen Versorgung in erster Linie verantwortlich zu machen. Das geht u.a. daraus hervor, daß das Defizit bei älteren Negern alle Leukämie-Typen gleichermaßen betrifft, während bei dem fernöstlichen, wahrscheinlich genetisch bedingten Verteilungsmuster nur die Frequenz der chronisch lymphatischen Leukämie vermindert ist.

Auch bei Juden kommen Leukämien — und zwar alle Formen — häufiger vor als bei Nichtjuden. Hierauf haben MACMAHON und KOLLER (1957) erstmals aufmerksam gemacht, nachdem sie in Brooklyn, New York, bei Juden eine doppelt so hohe Leukämie-Sterblichkeit festgestellt hatten wie bei der nichtjüdischen Bevölkerung. Diese Beobachtung ist inzwischen durch eine Dreistaatenstudie (New York, Minnesota und Maryland) erweitert und bestätigt worden (GRAHAM u.Mitarb., 1970). Danach beschränkt sich das Leukämie-Risiko bei Juden vorwiegend auf das Erwachsenenalter; besonders gefährdet sind offenbar in Rußland geborene Juden.

3. Genetische Faktoren

Ferner spielen genetische Faktoren in der Ätiologie der menschlichen Leukämie eine ursächliche Rolle (FRAUMENI, 1969; ZUELZER u. COX, 1969; GUNZ, 1974). Die vorliegenden Daten sind recht verschiedenartig und spiegeln die enorme Expansion der modernen Genetik, die bis in zelluläre und subzelluläre Bereiche vorgestoßen ist, wider.

Auf die ethnisch bedingten Schwankungen der Leukämie-Inzidenz wurde bereits früher eingegangen, namentlich auf den relativen Mangel an chronisch lymphatischen Leukämien im fernen Osten (FIRKIN u. MOORE, 1961; WELLS u. LAU, 1960; GUNZ, 1961; FINCH u.Mitarb., 1969) und das häufige Vorkommen von Leukämien bei Juden (MACMAHON u. KOLLER, 1957). Solche Beobachtungen sprechen zwar für die Wirksamkeit von genetischen Einflüssen, sie beweisen sie aber nicht, zumal sich hereditäre und Umweltfaktoren nicht immer eindeutig voneinander trennen lassen. Individuen, wie immer sie auch genetisch geprägt sein mögen, sind stets unausweichlich auch Glieder einer spezifischen Umwelt und als solche dieser ausgesetzt. Die Bezeichnung „genetisch" impliziert zudem nicht allein hereditäre Tendenzen, sondern umfaßt alle Aspekte der Struktur und Funktion von Genen, sowohl erworbene als auch vererbte. Das Down-Syndrom und seine Beziehungen zur Leukämie, sowie die zahlreichen Chromosomenveränderungen, die bei den verschiedenen Formen von Leukämien beobachtet wurden, sind Beispiele hierfür.

3.1. Familiär gehäuftes Auftreten von Leukämien

In zahlreichen Untersuchungen wurde versucht, die Leukämie-Häufigkeit bei Verwandten von Patienten quantitativ zu erfassen. Die erste größere Studie stammt aus Dänemark, wo unter 209 Patienten mindestens 17 Verwandte an Leukämie erkrankten (8,1%; VIDEBAEK, 1947b). In einer Kontrollgruppe betrug dagegen die Leukämie-Frequenz nur 0,5% (ein Fall bei 200 Kontrollfamilien). Die sich anschließende Diskussion kritisierte vor allem, daß die Leukämie-Inzidenz in der Kontrollgruppe für die dänische Bevölkerung nicht repräsentativ sei; ferner erwiesen sich die Unterschiede zwischen Studiengruppe und Kontrollfamilien als bedeutend geringer, wenn nur Verwandte 1. Grades berücksichtigt wurden (BUSK, 1948; GORER u. VIDEBAEK, 1949). Daß ferner Familien mit einem Leukämie-Kranken sich eher an zurückliegende Fälle erinnern, als solche ohne rezente Erkrankung, mag als weitere Fehlerquelle hinzukommen. Spätere Untersuchungen haben widersprüchliche Resultate ergeben. Die Mehrzahl konnte keine vermehrte familiäre Häufung feststellen (AMIOTTI, 1953; GUASCH, 1954; KALIAMPETSOS, 1954; MORGANTI u. CRESSERI, 1954; REVOL u.Mitarb., 1954; STEINBERG, 1960). Andere hingegen fanden in gewissen Familien eine leicht erhöhte Leukämie-Frequenz (GUNZ, 1966; RIGBY u.Mitarb., 1967; GUNZ u. VEALE, 1969). Verschiedene Autoren konzentrierten sich ausschließlich auf die kindliche Leukämie (STEWART u.Mitarb., 1958; STEINBERG, 1960; MILLER, 1963; BARBER u. SPIERS, 1964); — nur zwei konnten ein, wenn auch geringes, so immerhin doch signifikantes gehäuftes Auftreten von Fällen unter Geschwistern leukämischer Kinder nachweisen (STEWART u.Mitarb., 1958; MILLER, 1963; BARBER u. SPIERS, 1964). Eine spätere Studie an Geschwisterpaaren von an Leukämie verstorbenen Kindern hat — ausgenommen für Zwillinge — diese Ergebnisse aber nicht mehr bestätigen können (MILLER, 1968b, 1971).

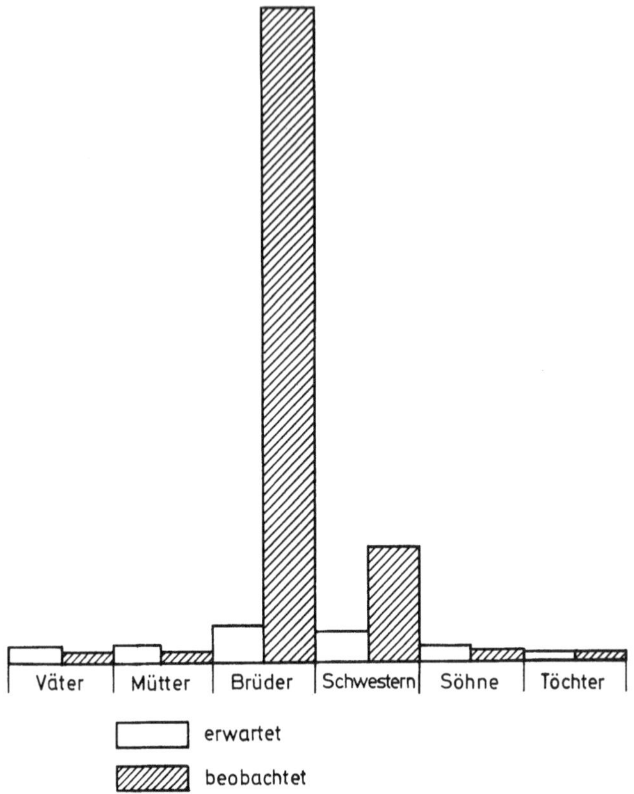

Abb. 3. Inzidenz an Leukämie unter Verwandten ersten Grades von Patienten mit chronisch lymphatischer Leukämie. (Nach Gunz u. Baikie, 1974)

Zusammenfassend bildet die Leukämie im Allgemeinen keine sicheren familiären „clusters". Wenn überhaupt eine derartige Tendenz bestehen sollte, so ist diese gering und nur schwer nachweisbar. Sie ist vielleicht bei der chronischen lymphatischen Leukämie ausgeprägter als bei anderen Leukämie-Typen (Abb. 3). Diese Ansicht wird vor allem von Ardashnikov (1937) sowie von Gunz und Veale (1969) vertreten und durch zahlreiche Einzelberichte über multiple Fälle von Leukämien in einzelnen Familien gestützt (De Castello, 1939; Reilly u.Mitarb., 1952; Gunz u. Dameshek, 1957; Fraumeni u.Mitarb., 1969; McPhedran u.Mitarb., 1969; Potolsky u.Mitarb., 1971).

3.2. Die „familiäre" Leukämie

Immer wieder wurden Familien beschrieben (s.o.), bei welchen zwei oder mehr Fälle von Leukämie aufgetreten waren (Zuelzer u. Cox, 1969; Gunz u.Mitarb., 1975; Till u.Mitarb., 1975). Bei manchen war die Zahl unter nahen Verwandten so hoch, daß es schwer fiel, nur eine zufällige Häufung anzunehmen. Bis heute sind insgesamt 13 derartige Familien beschrieben worden (Tabelle 7); bei dreien davon sind auch Fälle von malignen Lymphomen mitaufgeführt (Johnson u. Peters, 1957; Steiberg, 1960; Potolsky u.Mitarb., 1971). In allen Fällen von Videbaek (1947a) — abgesehen von einer Ausnahme — war der Zelltyp intrafamiliär auffallend konkordant. Zum gleichen Resultat kamen Zuelzer und Cox

Tabelle 7. Familien mit 4 oder mehr Leukämie- bzw. Lymphomfällen. (Nach HEATH, 1975)

Zahl der Fälle/ Familie und Diagnose	Verwandschaftsgrad
4 CCL	2 Generationen. 3 von 5 Blutsverwandten und der Sohn des einen
2 CCL, 1 CML, 1 eosinophile Leukämie	3 Generationen. 2 erwachsene Blutsverwandte (CLL, CML), 1 Enkel des einen (eos. L.) und ein Neffe (CLL)
5 ALL	1 Generation. 5 von 8 Geschwistern
3 AL, 1 LS	1 Generation. 4 von 12 erwachsenen Blutsverwandten. Eltern, Vettern 1. Grades
3 AL, 1 LS	1 Generation. 4 von 7 Geschwistern. Eltern, Vettern 2. Grades
4 AL	2 Generationen. 2 Verwandte, 2 bzw. 29 Jahre alt und 2 erwachsene Tanten mütterlicherseits
5 AML	3 Generationen. 3 erwachsene Blutsverwandte, die Tochter des einen und deren Sohn (7jährig)
4 ALL	1 Generation. 4 von 8 Geschwistern, eingeschlossen beide Teile eines dizygoten Zwillingspaares
6 CLL	1 Generation. 2 Gruppen erwachsener Vettern 1. Grades, einmal 3 Kranke von 5 Vettern, einmal 3 von 10
4 AL	3 Generationen. 4 Erwachsene: eine Frau, deren Tochter und 2 Vettern
4 AL	4 Generationen. 3 Erwachsene und eine 14jährige in direkter Linie
6 AML	3 Generationen. 3 von 6 Geschwistern, 1 erwachsener Großonkel mütterlicherseits, dessen erwachsene Schwester und deren erwachsener Sohn
2 CLL, 2 RCS, 2 LS	1 Generation. 6 von 10 erwachsenen Blutsverwandten

CLL = Chronisch lymphatische Leukämie, CML = Chronisch myeloische Leukämie, ALL = Akute lymphatische Leukämie, AL = Akute Leukämie, LS = Lymphosarkom, AML = Akute myeloische Leukämie, RCS = Retikulumzellsarkom

(1969) nach Analyse der Literatur. Die Übereinstimmung scheint bei der chronisch lymphatischen Leukämie besonders häufig, bei der akuten Leukämie seltener und bei der chronisch myeloischen Leukämie kaum vorzukommen. Eine weitere Besonderheit der „familiären" Leukämie ist ebenfalls aus Tabelle 7 zu entnehmen: die chronisch myeloische Leukämie tritt ausgesprochen selten auf. Unter den 54 Fällen von Leukämien aus den erwähnten 13 Familien fand sich nur ein einziger Fall von chronisch myeloischer Leukämie.

In mindestens drei Familien (JOHNSON u. PETERS, 1957; STEINBERG, 1960; FRAUMENI u. Mitarb., 1969) stammten die Leukämie-Träger von blutsverwandten Eltern ab. Da Blutsverwandtschaft in der entsprechenden Bevölkerung selten ist, muß wohl angenommen werden, daß Inzucht das Auftreten von Leukämien auch beim Menschen begünstigt, wie dies schon früher für niedere Tiere nachgewiesen worden war (HESTON, 1965). Zugunsten dieser Hypothese spricht überdies der erst kürzlich von KURITA u. Mitarb. (1969, 1974) geführte Nachweis, daß Blutsverwandtschaft in Japan sehr viel häufiger in Familien angetroffen wird, bei denen Geschwisterpaare an Leukämie erkranken als in Familien mit multiplen Leukämie-Fällen oder nur einem Leukämie-Fall.

3.3. Leukämien bei Zwillingen

Das Auftreten von Leukämien bei Zwillingen findet besondere Aufmerksamkeit, da wichtige Hinweise gerade von der Zwillingsforschung für die Hypothese einer genetischen Ätiologie der Leukämie erwartet werden können. Einige Ergebnisse waren denn auch recht provokativ; ihre Interpretation blieb jedoch unklar. Die erste systematische Untersuchung wurde in den USA durchgeführt. Das

Krankengut umfaßte 77 leukämische Zwillingspaare. Fünf gleichgeschlechtliche Paare verhielten sich konkordant. Zwei davon waren eindeutig monozygot (Macmahon u. Levy, 1964). Das ergab eine eindeutig erhöhte Konkordanzrate für Leukämie bei vermeintlich identischen Zwillingen von 20—25%, die später bestätigt werden konnte (Miller, 1968b, 1970; Jackson u. Mitarb., 1969; Keith u. Mitarb., 1973; Falletta u. Mitarb., 1974). Um so erstaunlicher ist, daß die aus englischen Quellen stammenden Angaben (Hewitt u. Mitarb., 1966) im Widerspruch zu den zitierten amerikanischen Befunden stehen. Eine Erklärung für diese Diskrepanz gibt es bislang nicht.

Eine erhöhte Konkordanz wird meist als Beweis für den Einfluß von genetischen Faktoren angesehen. Wie schon erwähnt, ist diese Folgerung aber keineswegs schlüssig, da leukämogene Umweltfaktoren nicht immer ausgeschlossen werden können. Clarkson und Boyse (1971) sowie Zuelzer und Cox (1969) halten sogar exogene Faktoren für wirksamer und vermuten, daß sie den leukämischen Prozeß schon in utero in einem Zwilling auslösen, von dem dann die malignen Zellen via plazentarem Kreislauf auf den anderen Zwilling übertragen werden. Diese Vorstellung hätte außerdem den Vorteil, einige Besonderheiten von konkordanten Leukämien bei Zwillingen zu erklären, nämlich: ihre Seltenheit jenseits des Kindesalters und ihre Ähnlichkeit mit der „neonatalen" Leukämie insofern, als diese das weibliche Geschlecht häufiger als das männliche befällt, sowie ihren frühen Häufigkeitsgipfel, der eher unter dem ersten als, wie bei den übrigen kindlichen Leukämien, zwischen dem 4. und 5. Lebensjahr liegt (Zuelzer u. Cox, 1969). Die Tatsache, daß Zwillingspaare meist am gleichen Zelltyp und fast immer gleichzeitig an Leukämie erkranken, ist sowohl mit der genetischen als auch mit der Umwelthypothese vereinbar. Zytogenetische Untersuchungen an konkordanten Zwillingen könnten hier ausschlaggebend werden. Bislang liegen jedoch weder Anhaltspunkte für einen monoklonalen noch für einen polyklonalen Ursprung des leukämischen Prozesses bei konkordanten Zwillingspaaren vor (Clarkson u. Boyse, 1971).

3.4. Genetisch bedingte Erkrankungen und Leukämie

Von zunehmender Bedeutung für das Verständnis der Leukämogenese sind Untersuchungen über das Vorkommen von Leukämien bei Krankheiten bekannter Ätiologie. Insbesondere können Beobachtungen über mögliche Beziehungen zu definierten chromosomalen und immunologischen Erkrankungen als auch zu potentiellen genetischen Markern zur Aufklärung der genetischen Aspekte der Leukämie beitragen.

Chromosomale Aberrationen sind bei Leukämien häufig (Übersicht: Gunz u. Baikie, 1974; Hirschhorn, 1968; Nowell, 1968; Brandt u. Mitarb., 1975), namentlich bei der chronisch myeloischen Leukämie. Bei ihr kommt oft das spezifische Markerchromosom, das sog. Philadelphia-Chromosom (Ph^1) vor. Solche chromosomalen Veränderungen sind aber wahrscheinlich eher eine Begleiterscheinung als die Ursache des leukämischen Prozesses.

Die Vorstellung, daß genetische oder chromosomale Einflüsse bei der Leukämieentstehung eine Rolle spielen, findet eine Stütze in der bekannten Assoziation von Leukämie und Down-Syndrom (G-Trisomie); außerdem bestehen offensichtliche Beziehungen zu verschiedenen anderen chromosomalen Aberrationen (Miller, 1964, 1966, 1968a; Fraumeni u. Miller, 1967b; Tabelle 8). Als erste hatten Brewster u. Cannon (1930) die Leukämie mit dem Down-Syndrom in Zusammenhang gebracht. Es sollte jedoch bis Mitte der 50er Jahre dauern, bis diese Assoziation als gesichert anerkannt wurde (Krivit u. Good, 1957).

Tabelle 8. Personengruppen mit erhöhtem Leukämie-Risiko. (Nach MILLER, 1967)

Gruppe	geschätztes Risiko	Zeit-unterschied	Literatur
Identischer Zwilling eines leukämischen Kindes	1:5	Wochen oder Monate	MacMahon u. Levy, 1964
Röntgenbestrahlte Polycythaemia vera	1:6	10–15 Jahre	Modan u. Lilienfeld, 1965
Blooms Syndrom	1:8	< 30jährig	Sawitzky u. Mitarb., 1966
Überlebende aus Hiroshima, die sich bis 1 km vom Hypo-zentrum aufhielten	1:60	12 Jahre	Brill u. Mitarb., 1962
Down Syndrom	1:95	< 10jährig	Barber u. Spiers, 1964
Röntgenbestrahlte Spondylitis ankylo-poetica	1:270	15 Jahre	Court-Brown u. Doll, 1965
Blutsverwandte leukämi-scher Kinder	1:720	10 Jahre	Miller, 1963; Stewart, 1961
Weiße Kinder in den USA, < 15jährig	1:2880	10 Jahre	Nat. Center for Health Statistics, 1964

Seither ist mehrfach nachgewiesen worden, daß das Risiko, an einer Leukämie zu erkranken, bei Patienten mit Down-Syndrom mindestens 20mal größer ist als in der Normalbevölkerung (WALD u.Mitarb., 1961; HOLLAND u.Mitarb., 1962; LASHOF u. STEWART, 1965; JACKSON u.Mitarb., 1968; MILLER, 1970). Es erstreckt sich wahrscheinlich auf alle Altersgruppen (WALD u.Mitarb., 1961) und alle Zelltypen (FRAUMENI u.Mitarb., 1971). Frühere Mitteilungen über das Erkrankungsalter und den Zelltyp der Leukämie beim Down-Syndrom sind widersprüchlich. Das dürfte in erster Linie auf die diagnostische Schwierigkeit zurückzuführen sein, echte Leukämien von reversiblen, zumeist infektbedingten Störungen der Granulopoese bei Kindern mit Down-Syndrom zu unterscheiden (ROSS u.Mitarb., 1963; ENGEL u.Mitarb., 1964; ZUELZER u. COX, 1969).

Bisher ist nicht entschieden, ob die Assoziation mit der Leukämie für das Down-Syndrom spezifisch ist, oder ob sich hierin eine allgemeine Disposition widerspiegelt, die allen Patienten mit chromosomalen Disjunktionsstörungen eigentümlich ist. Argumente für diese Ansicht liefern vor allem Einzelmitteilungen von Leukämien bei Personen mit B13-15-Trisomie, Klinefelter-Syndrom und anderen Formen von X-chromosomaler Nondisjunktion (FRAUMENI u.Mitarb., 1967b; FRAUMENI, 1969) sowie Berichte über Familien mit Leukämien und Nondisjunktion-Status bei verschiedenen Angehörigen (BAIKIE u.Mitarb., 1961; MILLER u.Mitarb., 1961; THOMPSON u.Mitarb., 1963; MILLER, 1964; Heath u. MOLONEY, 1965; CONEN u.Mitarb., 1966; FRAUMENI u.Mitarb., 1967b; EBBIN u.Mitarb., 1968). MILLER (1963) vermutete zudem, daß die Frequenz des Down-Syndroms unter Geschwistern leukämischer Kinder erhöht sei, was jedoch von anderer Seite bestritten wurde (BARBER u. SPIERS, 1964).

Da das Risiko, an Leukämie und Down-Syndrom zu erkranken, unabhängig voneinander durch das Alter der Mutter beeinflußt wird, fanden Beobachtungen, die die Leukämie mit dem mütterlichen Alter und der Geburtenfolge in Zusammenhang brachten, vermehrte Beachtung. Sie beschränken sich bisher nur auf die kindliche Leukämie. Einige konnten weder einen Zusammenhang mit dem

Alter der Mutter noch mit der Geburtsordnung feststellen (Steinberg, 1960; Graham u.Mitarb., 1966). Der Mehrzahl gelang es aber dennoch aufzuzeigen, daß, ähnlich wie beim Down-Syndrom, mit zunehmendem mütterlichem Alter Leukämien häufiger auftreten (Manning u. Carroll, 1957; Stewart u.Mitarb., 1958; Macmahon u. Newill, 1962; Ager u.Mitarb., 1965; Stark u. Mantel, 1966; Fasel u.Mitarb., 1971), aber im Gegensatz zu diesem mit höherer Geburtenzahl seltener werden (Stewart u.Mitarb., 1958; Macmahon u.Mitarb., 1962; Stark u. Mantel, 1966). Einzelne Autoren (Stark u. Mantel, 1969) gingen sogar noch weiter und postulierten, daß ein Zusammenhang zwischen der Leukämie — vielleicht mit Ausnahme der chronischen myeloischen Leukämie — auch bei älteren Kindern (jenseits des 3. und 4. Lebensjahres) und dem mütterlichen Alter sowie der Geburtenordnung bestehen müsse. Die Bedeutung dieser Befunde ist unklar. Sie lassen nur vermuten, daß sowohl genetische als auch Umweltfaktoren durch die Mutter auf ihre Nachkommen einwirken können.

Der enge Zusammenhang zwischen Leukämien und abnormalem Chromosomenstatus kommt ferner bei Bevölkerungsgruppen zum Ausdruck, die eine Neigung zu Chromosomenbrüchen zeigen (Miller, 1964, 1966, 1967, 1968a, 1968b). Manche davon sind hereditären Ursprungs, wie das Bloom-Syndrom (Sawitzky u.Mitarb., 1966) und die Fanconi-Anämie (Bloom u.Mitarb., 1966), andere sind durch Faktoren der Umwelt bestimmt, wie ionisierende Strahlen oder chemische Substanzen, z.B. Benzol (Court Brown u.Mitarb., 1965; Tough u. Court Brown, 1965). Bei beiden Arten ist das Leukämie-Risiko erhöht (Tabelle 7).

Zu den Erkrankungen, bei welchen die Leukämie-Entstehung durch eine basale chromosomale Störung begünstigt wird, muß auch die akute Blastenkrise der chronisch myeloischen Leukämie gerechnet werden (Heath, 1967), obwohl der Grundprozeß selbst eine Leukämie ist. Sie scheint auf die Ph^1-positiven Klone beschränkt zu sein (s.S. 449ff.). Dabei ist bemerkenswert, daß nicht selten als Folge der oft bestehenden Neigung zur Aneuploidie mehrere Ph^1-Chromosomen vorhanden sind.

3.5. Immunologische Erkrankungen

Lymphatische Leukämien (und maligne Lymphome) werden mit verschiedenen Störungen des Immunsystems ursächlich in Verbindung gebracht (s.S. 545). Unter diesen sind vor allem zwei eindeutig hereditäre Erkrankungen zu nennen: die an das X-Chromosom gebundene Agammaglobulinämie vom Bruton-Typ (Page u.Mitarb., 1963) und die Ataxia teleangiectasia (Peterson u.Mitarb., 1964; Fraumeni u. Miller, 1967b; Gatti u. Good, 1971). Ferner sprechen immunologische Anomalien dafür, die bei Müttern und Geschwistern mancher Kinder mit akuten lymphatischen Leukämien (Sutton u.Mitarb., 1969) und bei Verwandten von Patienten mit M. Waldenström (Seligman u.Mitarb., 1967) beobachtet wurden, sowie multiple Fälle von lymphatischen Neoplasien innerhalb gewisser Familien (Fraumeni u.Mitarb., 1969; Potolsky u.Mitarb., 1971).

Eine hereditäre oder erworbene Prädilektion zur Dysfunktion des Immunsystems muß demnach offensichtlich die Entstehung lymphoproliferativer Erkrankungen begünstigen. Präzise Angaben sind vorläufig leider noch nicht zu machen. Die Ergebnisse dringend notwendiger genetischer und immunologischer Studien bleiben abzuwarten.

3.6. Genetische Marker

Eine sichere Beziehung zwischen genetischen Markern und dem Auftreten einer Leukämie ist bisher nicht zu erkennen. Die AB0-Blutgruppen scheinen bei Leukämie-Patienten normal verteilt zu sein (KAY u. SHORTER, 1956). Das Verhalten des Haptoglobins wich zwar in einer Studie bei Patienten mit chronisch myeloischer Leukämie von der Norm ab (GUNZ u. VEALE, 1969), der Befund bedarf aber noch der Bestätigung. Die Bedeutung des Histokompatibilitäts-Systems ist gleichfalls noch unklar. Experimentelle Daten, die an Tieren erhoben wurden (LILLY u. Mitarb., 1964; ELLMAN u. Mitarb., 1970) lassen einen Zusammenhang auch beim Menschen vermuten. Die vorliegenden Resultate sind jedoch widersprüchlich. Während eine Forschergruppe (WALFORD u. Mitarb., 1970) eine Assoziation zwischen akuten Leukämien und dem HL-A2-HL-A12 Haplotyp annehmen, lehnen andere Autoren sie ab (KOURILSKY u. Mitarb., 1968; THORSBY u. Mitarb., 1969; BATCHELOR u. Mitarb., 1971; LAWLER u. Mitarb., 1968; DICKSON, 1975).

Ebensowenig haben Untersuchungen an Chromosomen ein einheitliches Verhaltensmuster ergeben. Das erwähnte Ph^1-Chromosom, (s.S. 449) (FOERSTER, 1974; BIERVLIET u. Mitarb., 1975) wird wohl sicher erworben und kann daher nicht als echter genetischer Marker angesehen werden. Auch das sog. Christ-Church-Chromosom ist nur eine normale Variante der G-Chromosomengruppe (GUNZ u. Mitarb., 1962; FITZGERALD u. Mitarb., 1966, 1969; JUBERG u. JONES, 1970), nachdem es zunächst für einen möglichen Marker der chronisch lymphatischen Leukämie gehalten worden war. Die häufig nachweisbaren Chromosomenaberrationen bei anderen Leukämie-Typen variieren stark von Patient zu Patient und spiegeln vorwiegend erworbene Veränderungen der malignen Klone wider (REISMAN u. Mitarb., 1964; SANDBERG u. Mitarb., 1964; ZECH u. Mitarb., 1975).

Eine andere Art genetischer Marker stellt die Transformierbarkeit von Zellen durch onkogene Agentien dar. Sie kann z.B. durch Inkubation von menschlichen Fibroblasten in vitro mit SV-40-Virus, das beim Tier Tumoren erzeugt, ausgelöst und nachgewiesen werden. Eine erhöhte Transformierbarkeit von Zellen wird mittels derartiger Techniken sowohl beim Down-Syndrom als auch bei Fanconi-Anämien gefunden (TODARO u. Mitarb., 1966, 1967). Da beide Erkrankungen, wie bereits ausgeführt, ein erhöhtes Leukämie-Risiko aufweisen und auch bei Eltern von Patienten mit Fanconi-Anämie offenbar eine erhöhte Zelltransformierbarkeit besteht (TODARDO u. Mitarb., 1966), könnte sich diese Reaktion u.U. dazu eignen, Personen oder Familien, die zu Krebserkrankungen neigen, zu identifizieren (MILLER u. TODARO, 1969). Solche präventiven Untersuchungen wurden bisher beim Menschen nur vereinzelt durchgeführt, z.B. bei einer Familie mit mehreren Fällen von akuter Leukämie. Sie ergaben bei einem Patienten und bei zwei nicht befallenen Verwandten eine erhöhte SV-40-Transformation von Fibroblasten (SNYDER u. Mitarb., 1970). Hier öffnet sich ein weites Feld für zukünftige experimentelle und epidemiologische Forschungen.

4. Infektionen

Die Epidemiologie liefert nach wie vor nur spärliche Hinweise darauf, daß infektiöse Agentien für die Entstehung einer menschlichen Leukämie mitverantwortlich sind. Gleichwohl spielen Viren in der Ätiologie experimenteller Tiertumoren eine zentrale Rolle (ALLEN u. COLE, 1972). Dies sollte vielleicht nicht allzusehr überraschen, fehlt doch bisher ein direkter Beweis für eine virale Tumorgenese beim Menschen. Welcher Art sind nun die epidemiologischen Anhaltspunkte?

4.1. Leukämie und Infektionen

Die Leukämien wurden schon sehr früh wegen der Ähnlichkeit des klinischen Bildes mit Infektionen in Verbindung gebracht. So erinnerte z.B. die initiale Symptomatologie mancher Fälle von akuter Leukämie an eine Infektion, weiterhin wurden Leukämien im Anschluß an gesicherte Infektionen oder beide Erkrankungen gleichzeitig beobachtet (Ward, 1917; Pierce, 1936; Cooke, 1942). Die Mehrzahl der Leukämie-Patienten bleibt aber — zumindest im Anfangsstadium — von einer Infektion verschont. Es ist zwar theoretisch denkbar, daß der Infektion eine gewisse ätiologische Bedeutung zukommt. Viel eher ist sie jedoch Ausdruck einer erhöhten Empfänglichkeit oder einfach einer zufälligen Koinzidenz zweier unabhängiger Erkrankungen.

Ein aktuelles Beispiel ist der vermutete Zusammenhang zwischen der Leukämie und der infektiösen Mononukleose. Zytologische Ähnlichkeiten und virologische Überlegungen — die Verbindung des Epstein-Barr-Virus sowohl mit der infektiösen Mononukleose als auch mit verschiedenen Tumoren — hatten Spekulationen ausgelöst, wonach die infektiöse Mononukleose gewissermaßen eine „form fruste" einer Leukämie darstelle oder gelegentlich als Vorläufer einer bösartigen Erkrankung fungieren könne (Dameshek u. Gunz, 1964). Diese Vorstellung findet jedoch epidemiologisch kaum eine Stütze. Zahlreiche Fallberichte beschreiben zwar das gleichzeitige Vorkommen von Leukämie und infektiöser Mononukleose (Taylor, 1953; Blom, 1965; Lapkin u.Mitarb., 1967; Ragab u. Vietti, 1969; Deardorff u.Mitarb., 1970; Stevens u.Mitarb., 1971; Miller u.Mitarb., 1971); doch fehlt bisher der schlüssige Nachweis, daß die infektiöse Mononukleose in der Anamnese von leukämischen Patienten überdurchschnittlich häufig auftritt (Fraumeni, 1971). Zudem besteht wahrscheinlich auch keine ursächliche Beziehung zwischen einer Epstein-Barr-Virusinfektion und dem Beginn einer akuten Leukämie (Miller u.Mitarb., 1972). Nähere Details über das EB-Virus bei Leukämien und bei lymphoproliferativen Erkrankungen können den entsprechenden Abschnitten (s.S. 58 und Bd. II/5) entnommen werden.

4.2. Übertragung durch direkten Kontakt

Ein wichtiges epidemiologisches Merkmal zahlreicher Infektionskrankheiten ist der Ausbreitungsmodus, die sog. Infektionskette. Viele Infektionen werden durch direkten Kontakt von Mensch zu Mensch übertragen. Für die Leukämie gibt es bisher hierfür nur spärliche, wenig aussagekräftige Hinweise. Dasselbe gilt auch für den Kontakt zwischen Mensch und Tier. Es wird zwar über einzelne Fälle von Leukämien bei Menschen berichtet, die sichere oder nur vermeintliche Berührung mit tumortragenden Haustieren (z.B. Kühen) hatten (Drusin u.Mitarb., 1966; Van Hoosier u.Mitarb., 1968; Viola, 1968; Wolska, 1968; Heath, 1969; Mairose u. Doerken, 1975), systematische Untersuchungen konnten jedoch bei Veterinären (Fasel u.Mitarb., 1966), Viehzüchtern (Hanes u.Mitarb., 1970; Schneider, 1970; 1971; Khokhlova u. Rakhmanin, 1970; Priester u.Mitarb., 1970) oder Kindern, die durch erkrankte Tiere gebissen wurden (Van Hoosier, 1968; Norris u.Mitarb., 1971), kein vermehrtes Auftreten von Leukämien oder Karzinomen aufdecken. Dies entspricht durchaus der allgemeinen Erfahrung, wonach der Umgang mit Tieren das Krebsrisiko nicht erhöht, und steht außerdem in Einklang mit der Vorstellung, daß onkogene Viren (beim

Tier!) in der Regel mit dem genetischen Material von einer Generation zur nächsten weitergegeben werden („vertikale" Transmission). Die „horizontale" Transmission ist, obgleich grundsätzlich möglich, beim Menschen wahrscheinlich bedeutungslos. Denkbar wäre allenfalls eine akzidentelle Inokulation von Viren im Laboratorium (HEATH, 1971). Anderslautende Behauptungen entbehren bis jetzt einer soliden Grundlage und bedürfen einer kritischen und vorsichtigen Bewertung. So war es z.B. in der schon zitierten Dreistaatenstudie nicht möglich, die Krankheit der Katzen sicher zu identifizieren, die für die erhöhte Leukämie-Inzidenz von Kindern verantwortlich gemacht wurde (BROSS u. GIBSON, 1970). Die Katzenleukämie hätte für die vermutete „horizontale" Transmission von Viren gesprochen. Es wäre aber theoretisch auch möglich, daß eine unspezifische, nicht maligne Katzenkrankheit über einen Trigger-Mechanismus die Leukämie bei den Kindern ausgelöst hat.

Der direkte Kontakt spielt auch innerhalb der bereits angeführten Leukämie-Familien keine oder nur eine geringe Rolle. Eine besonders enge Verbindung besteht im speziellen Fall einer Leukämie in der Schwangerschaft zwischen dem (erkrankten) mütterlichen und dem kindlichen Organismus. Trotzdem ist es außerordentlich selten, daß eine leukämische Mutter ein leukämisches Kind zur Welt bringt. In der Literatur findet sich nur ein einziger Bericht (CRAMBLETT u. Mitarb., 1958). Ebenso ungewöhnlich ist, daß beide Ehepartner an einer Leukämie erkranken (STREET u. ALLEN, 1950; AMOS u. Mitarb., 1967). Das dürfte nicht häufiger vorkommen, als dem Zufall entspricht (MILHAM, 1964).

4.3. Leukämie-Clusters

Unter einem Cluster versteht man epidemiologisch ein gehäuftes Auftreten von Krankheitsfällen — die Erkrankungs- oder Mortalitätsrate muß über der der Gesamtbevölkerung liegen — innerhalb eines möglichst engen geographischen und zeitlichen Raumes, wobei die Grenzen variabel sind.

Die ersten Clusters wurden bereits um die Jahrhundertwende beobachtet (ARNSPERGER, 1905). Seither erschienen sporadisch immer wieder neue Mitteilungen (AUBERTIN u. Mitarb., 1923; KELLETT, 1937; DEL DOTTO u. BADDELLIE, 1952; WOOD, 1960; HEATH u. Mitarb., 1963, 1964; LINGEMAN, 1963; COLON, 1966; DOWSETT, 1966; GUNZ, 1966; FRAUMENI u. Mitarb., 1967 b; HEATH, 1968; VAN HOOSIER u. Mitarb., 1968; HIRAYAMA, 1969; KESSLER u. LILIENFELD, 1969; FLYNT u. Mitarb., 1970; POWELL, 1971; PREBLE u. LEONE, 1971; KEMMOONA, 1974). Da Berichte dieser Art notwendigerweise retrospektiv entstehen und die Zeit- und Raumdefinition willkürlich vorgenommen wird, ist ihre Interpretation recht schwierig. Dies trifft leider für die Mehrzahl der publizierten Clusterbildungen zu. Zwei heben sich hiervon vorteilhaft ab, da die Kranken nicht allein durch die Merkmale Raum und Zeit miteinander verbunden sind, sondern auch zwischenmenschliche Kontakte und Beziehungen zu bestimmten Aktivitäten (Schule) und anderen Erkrankungen innerhalb der eigenen Gemeinde bestehen. Es sind dies die Clusters von Miles (Illinois) (HEATH u. HASTERLIK, 1963) und Orange (Texas) (HEATH u. Mitarb., 1964). In Miles traten die Leukämien zwischen 1956 und 1961 hauptsächlich in den Familien auf, deren Kinder in eine gemeinsame Schule gingen (7 von 8 Fällen). Etwa zur gleichen Zeit wurden in der gleichen Schule Erkrankungen, die an ein akutes rheumatisches Fieber erinnerten, beobachtet, sowie in der gleichen Gemeinde vermehrt Kinder mit kongenitalen Herzerkrankungen geboren. Auch in Orange konnten Beziehungen zu kongenitalen Herzerkrankungen registriert werden, so z.B. ein Cluster von 3 Fällen mit kindlicher Leukämie und zu derselben Zeit ein Cluster von 5 kongenitalen Herzerkrankungen. Diese Beobachtungen weisen darauf hin, daß leukämische Clusters bei Kindern ätiologisch möglicherweise mit dem Auftreten infektiöser Erkrankungen in Zusammenhang stehen.

Voraussetzung für den sicheren Nachweis eines Clusters ist eine adäquate statistische Methode. Sie muß in der Lage sein, die engen Raum-Zeit-Beziehungen sicher quantitativ auszudrücken. Die gebräuchlichen Methoden variieren aber hinsichtlich ihrer statistischen Aussagekraft (KNOX, 1964; BARTON u.Mitarb., 1965; MANTEL, 1967; MACMAHON u. PUGH, 1970). Es ist daher nicht erstaunlich, daß die Ansichten geteilt sind: Manche Autoren nehmen an, daß die Leukämie zur Clusterbildung neigt (PINKEL u.Mitarb., 1963; KNOX, 1964; MEIGHAN, 1965; MUSTACCHI, 1965; MAINWARING, 1966; GOLDENBERG u. ZAROWSKI, 1967; TILL u.Mitarb., 1967; GUNZ u. SPEARS, 1968; HIRAYAMA, 1969; KLAUBER u. MUSTACCHI, 1970; GLASS u.Mitarb., 1971; EVATT u.Mitarb., 1973; LARSEN u.Mitarb., 1973), andere tun dies nicht (EDERER u.Mitarb., 1965; BARTON u.Mitarb., 1965; DAVID u. BARTON, 1966; FRAUMENI u.Mitarb., 1966; LUNDIN u.Mitarb., 1966; LOCK u. MERRINGTON, 1967; MANTEL, 1967; BROWNING u. GROSS, 1968; GLASS u.Mitarb., 1968; MERRINGTON u. SPICER, 1969; BAILAR u.Mitarb., 1970). Eine umfassende Übersicht über die meisten veröffentlichten Clusters haben KESSLER und LILIENFELD (1969) zusammengestellt.

Das Auftreten von Leukämie-Clusters scheint auf die Kindheit beschränkt zu sein, auch wenn Leukämien bei Erwachsenen mitberücksichtigt werden (EVATT u.Mitarb., 1973; LARSEN u.Mitarb., 1973).

Die Ätiologie des leukämischen Cluster ist bislang weitgehend spekulativ — unterstellt man, daß es ihn überhaupt gibt. Die unterschiedlichen Befunde sind nicht allein Folge des statistischen Vorgehens und der Datensammlung (LOCK u. MERRINGTON, 1967; BROWNING u. GROSS, 1968). Sie werden auch durch Faktoren hervorgerufen, die der betroffenen Bevölkerung eigentümlich sind. Diese Einschränkung gilt nicht für die Methode der Merkmalspaare, die bei Clusters häufig angewendet wird, es sei denn, die Population würde sich asymmetrisch verändern. Insofern, als der Cluster auch eine kurze Latenzzeit impliziert — eine lange Inkubationsperiode wäre mit einem möglichst synchronen Beginn der Erkrankung weniger gut vereinbar — ist man geneigt, am ehesten eine Infektion anzunehmen (FRAUMENI u.Mitarb., 1966; STARK u. MANTEL, 1967; TILL u.Mitarb., 1967; KLAUBER, 1968). Inzucht oder eine allgemeine Strahlenexposition dürften demgegenüber ebenso wie chemische Leukämogene mehr in den Hintergrund treten. Die Infektion könnte unspezifischer Natur sein; eine gemeine virale Infektion wäre durchaus in der Lage, den leukämischen Prozeß auszulösen (s.S. 58). Ein solcher Mechanismus wurde für die kindliche Lymphoblastenleukämie erst kürzlich diskutiert (SPIERS u. QUADE, 1970).

4.4. Jahreszeitliche Schwankungen

Das Auftreten von Infektionen hängt häufig von der Jahreszeit ab. Wenn Beziehungen zwischen der Leukämie und Infektionen bestehen, müßten auch hier saisonale Schwankungen vorkommen. Zahlreiche Untersuchungen wurden darüber angestellt (Übersicht: KESSLER u. LILIENFELD, 1969). Sie lassen bisher jedoch keine eindeutigen Schlußfolgerungen zu, gleichgültig, ob die Jahreszeit zu Beginn der Erkrankung oder bei der Geburt als Kriterium herangezogen wurde. Der Krankheitsbeginn zeigte je nach Autor einen Häufigkeitsgipfel entweder im Sommer oder im Winter oder in beiden Jahreszeiten. Weitere Daten aus England und Wales weisen altersunabhängige Winter-Sommer-peaks aus, wobei die akute lymphatische Leukämie bevorzugt im Sommer auftreten soll (LEE, 1964; LEE u.

GARNER, 1965). Zwei weitere Studien bestätigen diese Vermutung (KNOX, 1964; FEKETY u. CAREY, 1969). Andere Autoren fanden dagegen nur Wintergipfel (HAYES, 1961; FRAUMENI, 1963; LANZKOWSKY, 1964) oder überhaupt keine saisonalen Unterschiede (KESSLER u. LILIENFELD, 1969). Ein überzeugendes Bild läßt sich aus diesen verwirrenden Angaben nicht gewinnen. Ätiologisch könnten respiratorische Infektionen, die besonders in der kalten Jahreszeit auftreten, eine Rolle spielen oder präexistente Leukämien manifest werden lassen. Für den „Sommergipfel" reicht eine solche Erklärung jedoch nicht aus.

Untersuchungen über jahreszeitliche Schwankungen der Geburt von Leukämie-Kranken verliefen gleichfalls enttäuschend. Sie stützen die Hypothese nicht, daß pränatale Infektionen eine Leukämie induzieren könnten. So zeigten nach Alter und Zelltyp unselektionierte Fälle aus dem Staate Connecticut (345 Fälle) ebenso wenig wie größere Kollektive kindlicher Leukämien (BAILAR u. GURIAN, 1964) ein abnormes Verhalten. EDERER u.Mitarb. (1965) hingegen glaubten für Krankheitsfälle unter einem Jahr in den USA eine Konzentration der Geburten im frühen Sommer festzustellen. Ähnliche Daten aus England zeigten aber nur eine rein zufällige Verteilung (STEWART u. HEWITT, 1965).

4.5. Prä- und perinatale Infektionen

Es ist auch denkbar, daß die bereits erwähnte Zunahme der Leukämie-Inzidenz um das vierte und fünfte Lebensjahr, namentlich der akuten lymphatischen Leukämie, durch Faktoren verursacht wird, die während der Schwangerschaft oder zum Zeitpunkt der Geburt wirksam werden und nach einer mittleren Latenzzeit von rund 5 Jahren zum Ausbruch der Erkrankung führen. Zusätzlich zur früher diskutierten intrauterinen Bestrahlung (s.S. 51) kämen auch prä- oder perinatale Infektionen in Frage, wofür neuere Studien aus Großbritannien und den USA (FEDRICK u. ALBERMAN, 1972; AUSTIN u.Mitarb., 1975) Hinweise lieferten. Sie fanden, daß Kinder von Müttern, die während der Schwangerschaft an Influenza erkrankt waren, ein signifikant erhöhtes Leukämie-Risiko aufwiesen. Zu ähnlichen Resultaten war eine ältere, retrospektive Untersuchung gekommen (STEWART u.Mitarb., 1958), während eine neuere Arbeit auch aus den USA keinen solchen Zusammenhang feststellen kann (RANDOLPH u. HEATH, 1974).

5. Andere Aspekte

In der Diskussion um eine infektiöse Entstehung der Leukämie werden gelegentlich auch sog. „Leukämie-Häuser" genannt. Es werden hierunter einzelne Gebäude verstanden, in denen mehrere Bewohner an Leukämie erkranken (GILMORE u. ZELESNICK, 1962; MCPHEDRAN u.Mitarb., 1969). Alle kritischen Untersuchungen über dieses Thema lehnen aber ihr Vorkommen entweder vollkommen ab, oder halten es zumindest für sehr selten (MILLER u. FRAUMENI, 1967).

Ebenso halten alle Vermutungen über die Übertragung einer Leukämie durch Bluttransfusionen oder eines leukämieerzeugenden Virus, namentlich in der Neugeborenenperiode, in der das Immunsystem noch nicht voll entwickelt ist, einer Prüfung nicht stand. Entsprechend war es in zwei getrennten Studien nicht möglich, einen signifikanten Anstieg der Leukämie unter den Kindern nachzuweisen, die nach der Geburt eine Austauschtransfusion erhalten hatten (MILLER, 1964; DAWSON u. MEIGHAN, 1968).

Ferner wurde noch verschiedentlich die Immunisierung als potentiell leukämogener Prozeß angeschuldigt. Man befürchtete, daß Vakzinepräparationen mit Tumorviren des Tieres verunreinigt seien, die auch beim Menschen Tumoren erzeugen können. In den ersten parenteralen Poliomyelitis- und Gelbfiebervakzinen, die während des zweiten Weltkrieges verabreicht wurden, hatten in der Tat sowohl SV-40- als auch Vogelleukämieviren nachgewiesen werden können. Eine Untersuchung (INNES, 1968) hatte zudem bei Kindern einen angeblich statistisch gesicherten Zusammenhang zwischen Polioimmunisierung und Karzinom gefunden, ein Ergebnis, das aber weder durch die follow-up-Studie derjenigen Kinder in den USA, die das SV-40-enthaltende Salk-Vakzin erhalten hatten (FRAUMENI u.Mitarb., 1963), noch durch eine erhöhte Leukämie- oder Karzinommortalität unter Veteranen des zweiten Weltkrieges, die gegen Gelbfieber geimpft worden waren, gestützt werden konnte (WATERS u.Mitarb., 1972).

6. Schlußbetrachtung

Die Epidemiologie der Leukämie hat zweifellos in den letzten Jahrzehnten große Fortschritte gemacht; es ist jedoch nicht zu übersehen, daß viele Fragen über ihre Ätiologie noch offen sind. Die Aktivität mancher Faktoren, deren Wirksamkeit bei der Maus, die ein brauchbares Modell für die humane Situation darstellt, bereits bekannt waren, konnte inzwischen auch beim Menschen näher umschrieben werden. Insbesondere gelang es, Einblicke in seine genetische Konstitution und immunologische Reaktionsfähigkeit zu gewinnen. Am klarsten liegen die Verhältnisse bei den strahlenbedingten Leukämien. Hinweise auf genetische Einflüsse lieferten vor allem Studien über die sog. familiäre Leukämie und genetisch oder chromosomal bedingte Erkrankungen. Weniger eindeutig ist die Bedeutung chemischer Substanzen (abgesehen vom Benzol), namentlich aber die Rolle, die Infektionen (ante- oder perinatale Infektionen) in der Leukämogenese spielen. Einer genaueren Abklärung bedarf auch die Assoziation von Fehl- und Totgeburten mit Leukämien.

Wie erwähnt, ist die geographische Verteilung der Leukämie erstaunlich uniform. Allzu große Fluktuationen von genetischen oder Umweltfaktoren, wie sie beim Karzinom vorliegen, dürften daher nicht im Spiele sein. Der lange Zeit bestehende Anstieg der Leukämiemorbidität spiegelt in erster Linie eine zunehmende Fallfindung infolge effizienterer Diagnostik wider. Dafür spricht vor allem die Tatsache, daß er dort am ausgeprägtesten in Erscheinung tritt, wo früher eine ärztliche Unterversorgung anzunehmen war, nämlich bei älteren Patienten und in Ländern mit ursprünglich niedriger Leukämie-Inzidenz (GUNZ u. BAIKIE, 1974).

Die Natur der Leukämogene und ihr Wirkungsmechanismus müssen bei den verschiedenen Leukämie-Typen unterschiedlich sein. Bei der akuten und der chronisch myeloischen Leukämie haben vor allem ionisierende Strahlen eine ursächliche Bedeutung. Bei der chronisch lymphatischen Leukämie konnten Beziehungen zu genetischen (in vivo und in vitro) sowie zu immunologischen Faktoren aufgezeigt werden. Zu einem neuen, interessanten Konzept hat die Wechselwirkung zwischen immunologischer Konstitution und Leukämievirus geführt. Hierfür sind zwei Fälle von akuten Leukämien nach Knochenmarktransplantation, in denen die transplantierten Zellen wahrscheinlich leukämisch waren, ein eindrucksvoller Beleg (FIALKOW u.Mitarb., 1971; THOMAS u.Mitarb., 1972).

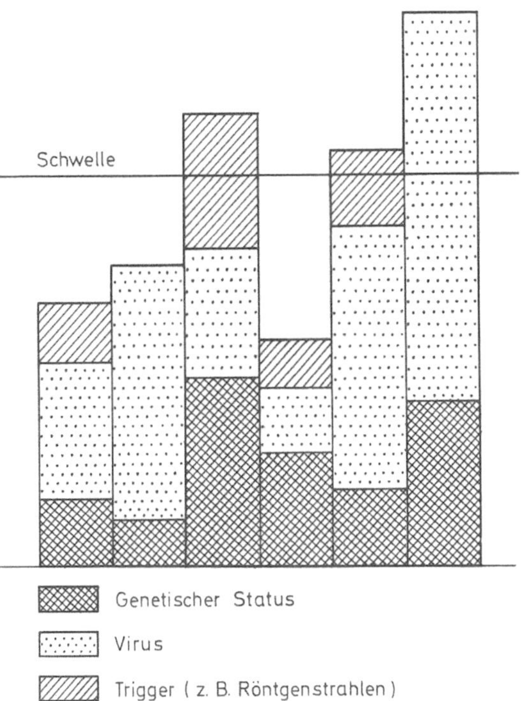

Abb. 4. Modell der Leukämogenese bei der Maus. Jede Säule entspricht (hypothetisch) einem Mäusestamm. Wenn die zusammenwirkenden Faktoren die Schwelle überschreiten, entwickelt sich eine Leukämie. (Nach GUNZ u. BAIKIE, 1974)

Aus den Befunden bei Mensch und Tier läßt sich ein mathematisches Modell der Leukämogenese konstruieren. Nach der daraus abgeleiteten Hypothese läuft der leukämische Prozeß in mehreren Stufen ab und ist multifaktorieller Natur (Abb. 4). Initial setzen sich leukämogene Agentien (exogene Faktoren) mit dem genetischen Material (genetische Konstitution und immunologische Funktion) auseinander. Dadurch wird die jeweils unterschiedliche Disposition bestimmt. Wenn die additive Wechselwirkung der exogenen und endogenen Faktoren einen bestimmten Schwellenwert überschritten hat, kommt es schließlich zur Leukämie.

In diesem Sinne können einige der Resultate der bereits zitierten Dreistaatenstudie (GIBSON u. Mitarb., 1968) interpretiert werden. Sie untersuchte u.a. vier Risikofaktoren: die Bestrahlung der Mutter vor der Konzeption, die Bestrahlung während der Schwangerschaft, Fehl- oder Totgeburten sowie mütterliche Virusinfektionen (Masern, Windpocken, Mumps etc.) mehr als 12 Monate vor Auftreten der Leukämie. Dabei erwies sich das Leukämie-Risiko bei 1—4jährigen Kindern als signifikant erhöht, wenn anamnestisch eine Bestrahlung erfolgt war und eines oder zwei der angegebenen Merkmale festgestellt wurden. Nach allen vier Faktoren war das Risiko am höchsten. Ein einzelner Faktor allein führte jedoch nicht zu einer vermehrten Leukämie-Inzidenz.

Zukünftige epidemiologische und statistische Untersuchungen werden bald zu neuen Erkenntnissen führen und nicht nur experimentelle Daten ergänzen, sondern zeigen, ob unsere derzeitige Vorstellung über die Leukämogenese beim Menschen zutrifft oder nicht.

Literatur

I. Geschichte

BARTH, M.: Altération du sang remarquable par la prédominance des globules blancs ou mequeux; hypertrophie considérable de la rate. Bull. Soc. Med. Hop. Paris **3**, 39 (1856).

BENNETT, J.H.: Leucocythaemia of White Cell Blood in Relation to the Physiology and Pathology of the Lymphatic Glandular System. Edinburgh: Sutherland and Knox 1852.

BENNETT, J.H.: Case of hypertrophy of the spleen and liver, in which death took place from suppuration of the blood. Edinburgh med. surg. J. **64**, 413 (1845).

BIERMER, A.: Ein Fall von Leukämie. Virchow Arch. path. Anat. **20**, 552 (1961).

BRIGHT, R.: Observations on abdominal tumors and intumescence; illustrated by cases of disease of the spleen. Guy's Hosp. Rep. **3**, 401 (1838).

BRIGHT, R.: Clinical Memoirs on Abdominal Tumors and Intumescence. London: New Sydenham Society 1840.

BRYANT, T.: Case of excision of the spleen for an enlargement of the organ, attended with leucocythaemia. Guy's Hosp. Rep. **12**, 444 (1866).

BURCHENAL, J.H., MURPHY, M.L., ELLISON, R.R., SYKES, M.P., TAN, C.T., LEONE, L.A., KARNOFSKY, D.A., CRAVER, L.F., DARGEON, H.W., RHOADS, C.P.: Blood **8**, 965 (1953).

CRAIGE, D.: Case of disease of the spleen in which death took place in consequence of the presence of purulent matter in the blood. Edinburgh med. surg. J. **64**, 400 (1845).

DAMESHEK, W.: Some speculations on the myeloproliferative syndroms. Blood **6**, 392 (1951).

v. DOMARUS: Der gegenwärtige Stand der Leukämiefrage. Folia haemat. (Lpz.) **6**, 337 (1908).

DONNÉ, A.: Cours de microscopie complémentaire des études médicales, anatomie microscopique et physiologie des fluides de l'économie. Paris: J.B. Baillière 1844.

EBSTEIN, W.: Über die acute Leukämie und Pseudoleukämie. Dtsch. Arch. klin. Med. **44**, 343 (1889).

EHRLICH, P., LAZARUS, A.: Die Anaemie. I. Abteilung. Normale und Pathologische Histologie des Blutes. Wien: Alfred Holder 1898.

EPSTEIN, E., GOEDEL, A.: Hämorrhagische Thrombocythämie bei vasculärer Schrumpfmilz. Virchow Archiv path. Anat. **292**, 233 (1934).

FABIAN, E., NAEGELI, O., SCHATILOFF, P.: Beiträge zur Kenntnis der Leukämie. Arch. path. Anat. **190**, 436 (1907).

FARBER, S., DIAMOND, L.K., MERCER, R.D., SYLVESTER, R.F., WOLFF, J.A.: Temporary remissions in acute leukemia in children produced by folic acid antagonist, 4-aminopteroyl-glutamic acid (Aminopterin). New Engl. J. Med. **238**, 787 (1948).

FLASHMAN, D., LEOPOLD, S.: Leukosarcoma. With report of a case beginning with a primary retroperitoneal lymphosarcoma and terminating with leukemia. Amer. J. med. Sci. **177**, 651 (1929).

FRAENKEL, A.: Über die sogenannte Pseudoleukämie. Zbl. allg. path. Anat. (Suppl.) **23**, 5 (1912).

FRIEDREICH, N.: Ein neuer Fall von Leukämie. Virchow Arch. path. Anat. **12**, 37 (1857).

FULLER, H.W.: Particulars of a case in which enormous enlargement of the spleen and liver were found coincident with a peculiarly altered condition of the blood. Lancet **1846** II, 43.

GILMAN, A., PHILLIPS, F.S.: The biological actions and therapeutic applications of the β-chloroethyl amines and sulfides. Science **103**, 409 (1946).

GOODMAN, L.S., GILMAN, A.: The Pharmacological Basis of Therapeutics, 4. Aufl. London: Macmillan 1970.

GOWERS, W.: Splenic leucocythaemia. In: Reynolds: System of Medicine, Vol. 5. New York: Macmillan 1879.

DI GUGLIELMO, G.: Ricerche di ematologia. 1. Un caso di eritroleucemia. Folia med. (Napoli) **3**, 386 (1917).

GULLIVER, G.: The Works of William Hewson. London: The Sydenham Society 1846.

HEILMEYER, L.: Therapie mit cytostatischen Stoffen. Ars Medici (Liestal) **37**, 677 (1947).

HEILMEYER, L.: SCHÖNER, W.: Die chronische reine Erythroblastose des Erwachsenen als leukämieparallelen Prozeß des erythrozytären Systems. Dtsch. Arch. klin. Med. **187**, 225 (1941).

HIRSCHFELD, H.: Zur Kenntnis der Histiogenese der granulierten Knochenmarkzellen. Arch. path. Anat. **153**, 335 (1898).

ISAACS, R.: Lymphosarcoma cell leukemia. Ann. intern. Med. **11**, 657 (1937).

KRUMBHAAR, E.B., KRUMBHAAR, H.D.: J. med. Res. **40**, 497 (1919).

KUNDRAT, H.: Über Lympho-Sarkomatosis. Wien. klin. Wschr. **6**, 211 (1893).

LISSAUER: Berl. klin. Wschr. **2**, 403 (1865).

MINOT, G.R., BUCKMAN, T.E., ISAACS, R.: Chronic myelogenous leukemia: age incidence, duration and benefit derived from irradiation. J. Amer. med. Ass. **82**, 1489 (1924).

MINOT, G.R., ISAACS, R.: Lymphatic leukemia: age incidence, duration and benefit derived from irradiation. Boston med. surg. J. **191**, 1 (1924).
NAEGELI, O.: Über rotes Knochenmark und Myeloblasten. Dtsch. med. Wschr. **26**, 287 (1900).
NEUMANN, E.: Ein Fall von Leukämie mit Erkrankung des Knochenmarkes. Arch. Heilk. **11**, 1 (1870).
NEUMANN, E.: Über myelogene Leukämien. Berlin. klin. Wschr. **15**, 69, 87, 115, 131 (1878).
OSGOOD, E.E.: Titrated, regularly spaced radioactive phosphorus of spray roentgen therapy of leukemias. Arch. intern. Med. **87**, 329 (1951).
PALTAUF, R.: Leukosarkomatose und Myeloblasten-Leukämie. Wien. klin. Wschr. **25**, 46 (1912).
PINKUS, R.: Lymphatic leukemia. In: Nothnagel, C.: Encyclopedia of Practical Medicine: Diseases of the blood, p. 539. Philadelphia: Saunders 1905.
REINHARD, E.H., NEELY, L., SAMPLES, D.M.: Radioactive phosphorus in the treatment of chronic leukemias: Long-term results over a period of 15 years. Ann. intern. Med. **50**, 942 (1959).
RESCHAD, H., SCHILLING, V.: Über eine neue Leukämie durch echte Übergangsformen (Splenozyten-leukämie) und ihre Bedeutung für die Selbständigkeit derselben. Münch. med. Wschr. **60**, 1981 (1913).
SPILLING, E.: Über Blutuntersuchungen bei Leukämie. In: Ehrlich, P.: Farbenanalytische Untersuchungen zur Histologie und Klinik des Blutes, S. 51. Berlin: Hirschwald 1891.
STERNBERG, C.: Zur Kenntnis der Chlorome (Chloromyelosarkom). Beitr. Path. Anat. **37**, 437 (1905).
STERNBERG, C.: Leukosarkomatose und Myeloblastenleukämie. Beitr. path. Anat. **61**, 75 (1916).
SYMMERS, D.: The relationship of the toxic lymphoid hyperplasias to lymphosarcoma and allied diseases. Arch. intern. Med. **21**, 237 (1918).
TÜRK, W.: Ein System der Lymphomatosen. Wien. klin. Wschr. **16**, 1073 (1903).
VELPEAU, A.: Erwähnt bei Virchow: Med. Z. **16**, 9 (1847). Rev. Méd. (Paris) **2**, 228 (1827).
VIRCHOW, R.: Weisses Blut. Froriep's Notizen **36**, 151 (1845).
VIRCHOW, R.: Zur pathologischen Physiologie des Blutes. 2. Weisses Blut. Arch. path. Anat. **1**, 563 (1847).
VIRCHOW, R.: Zur pathologischen Physiologie des Blutes. IV. Farblose, pigmentierte und geschwänzte, nicht spezifische Zellen im Blut. Arch. path. Anat. **2**, 587 (1849).
VIRCHOW, R.: Die Leukämie. In: Gesammelte Abhandlungen zur wissenschaftlichen Medizin. Frankfurt: Meidinger 1856.
WEBER, F.: Acute leukaemia and so-called mediastinal „leucosarcomatosis" (Sternberg). With the account of a case accompanied by myeloid substitution of the hilusfat of the kidney. Quart. J. Med. **12**, 212 (1918−1919).
WEBER, F., WOLF, F.: Mediastinal leukosarcomatosis (Sternberg). Amer. J. med. Sci. **152**, 231 (1916).

II. Definition der Leukämien

HARDIN, G.: The competitive exclusion principle. Science **131**, 1292 (1960).
HAYHOE, F.G.J., CAWLEY, J.C.: Acute Leukaemia: Cellular Morphology, Cytochemistry and Fine Structure. Clinics in Haematol. **1**, 49 (1972).

III. Klassifizierung

ALBRECHT, M., FÜLLE, H.H.: Besonders kleine Megakaryocyten bei CML, AL und Erythroleukämie. Klin. Wschr. **52**, 649 (1974).
BERARD, C., O'CONNOR, G.T., THOMAS, L.B., TORLONI, H.: Histopathological definition of Burkitt's souches hématopoiétiques. Bull. Wed Heth Org. **40**, 601 (1969).
BLACKSTOCK, A.M., GARSON, O.M.: Direct Evidence for Involvement of Erythroid Cells in Acute Myeloblastic Leukemia. *Lancet* **1974 II**, 1178.
BOGGS, D.R., SOFFERMAN, S.A., WINTROBE, M.M., CARTWRIGHT, G.E.: Factors influencing the duration of survival of patients with chronic lymphocytic leukemia. Amer. J. Med. **30**, 243 (1966).
BROUET, J-C., FLANDRIN, G., SASPORTES, M., PREUD'HOMME, J-L., SELIGMANN, M.: Chronic lymphocytic Leukemia of T-Cell Origin. Immunological and clinical Evaluation in 11 Patients. *Lancet* **1975 b II**, 890.
BROUET, J.C., PREUD'HOMME, J.L., SELIGMANN, M.: The Use of B and T Membrane Markers in the Classification of Human Leukemias, with Special Reference to Acute Lymphoblastic Leukemia. In: Bessis, M., Brecher, G. (Eds.): Unclissifiable Leukemias, p. 81. Berlin-Heidelberg-New York: Springer 1975a.

Catovsky, D., Goldman, J.M., Okos, A., Frisch, B., Galton, D.A.G.: T-lymphoblastic Leukaemia: A Distinct Variant of Acute Leukaemia. Brit. med. J. **1974**, 643.

Chervenick, P.A., Boggs, D.R.: Granulocyte dinetics in chronic myelocytic leukemia. Ser. Haematol. **1**, 24 (1968).

Cehreli, C., Tosun, N.: Burkitt's Lymphoma Cell Leukemia in a Turkish Boy. Cancer (Philad.) **36**, 1444 (1975).

Dameshek, W.: Chronic lymphocytic leukemia — an accumulative disease of immunologically incompetent lymphocytes. Blood **29**, 566 (1967).

Finney, R., McDonald, G.A., Baikie, A.G., Douglas, A.S.: Chronic granulocytic leukemia with Ph^1 negative cells in bone marrow and a 10-year remission after busulphan hypoplasia. Brit. J. Haemat. **23**, 283 (1972).

Flandrin, G., Brouet, J.C., Daniel, M.T., Preud'Homme, J.L.: Acute Leukemia With Burkitt's Tumor Cells: A Study of Six Cases With Special Reference to Lymphocyte Surface Markers. Blood **45**, 183 (1975).

Galton, D.A.G.: The pathogenesis of chronic lymphocytic leukemia. Canad. med. Ass. J. **94**, 1005 (1966).

Galton, D.A.G., Dacie, J.V.: Classification of the Acute Leukaemias. In: Bessis, M., Brecher, G. (Eds.): Unclassifiable Leukemias, p. 17. Berlin-Heidelberg-New York: Springer 1975.

Golde, D.G., Cline, M.J.: Regulation of granulopoiesis. New Engl. J. Med. 291, 1388 (1974).

Haegert, D.G., Stuart, J., Smith, J.L.: Acute lymphoblastic leukaemia: a hetero genous disease. Brit. med. J. **1975**, 312.

Hurdle, A.D.F., Garson, O.M., Buist, D.G.P.: Clinical and cytogenetic studies in chronic myelomonocytic leukaemia. Brit. J. Haemat. **22**, 773 (1972).

Jaiyesimi, F., Oluboyede, O., Taylor, D., Familusi, J.B.: Burkitt's Lymphoma presenting as acute Leukemia. Acta haemat. (Basel) **54**, 115 (1975).

Labedzki, L., Grips, K.H.: Chronische Monozytenleukämie. Dtsch. med. Wschr. **14**, 690 (1974).

Lee, S.L., Glidewell, O.: Cytology and Survival in Acute Lymphatic Leukemia of Children. In: Recent Results in Cancer Research, Vol. 43: Nomenclature, Methodology and Results of Clinical Trials in Acute Leucemias. Berlin-Heidelberg-New York: Springer 1973.

Lennert, K.: Workshop for classification of non-Hodgkin lymphomas. USA: Warrenton -Virginia 1975.

Lennert, K., Stein, H., Kaiserling, E.: Cytological and functional criteria for the classification of malignant lymphomata. Brit. J. Cancer **31**, 29 (1975).

Lukes, R.J., Collins, R.D.: New approaches to the classification of the lymphomata. Brit. J. Cancer **31**, 1 (1975a).

Lukes, R.J., Collins, R.D.: Workshop for classification of non-Hodgkin lymphomas. USA: Warrenton-Virginia 1975b.

Maldonado, J.E., Pierre, R.V.: The Platelets in Preleukemia and myelomonocytic Leukemia. Proc. Mayo Clin. **50**, 573 (1975).

Mathé, G., Belpomme, D., Dantchev, D., Khalil, A., Afifi, A.M., Taleb, N., Pouillart, P., Schwarzenberg, L., Hayat, M., De Vassal, F., Jasmin, C., Misset, J.L., Musset, M.: Immunoblastic lymphosarcoma, a cytological and clinical entity? Biomedicine **22**, 473 (1975).

Mathé, G., Belpomme, D., Dantchev, D., Pouillart, P., Jasmin, C., Misset, J.L., Musset, M., Amiel, J.L., Schlumberger, J.R., Schwarzenberg, L., Hayat, M., De Vassal, F., Lafleur, M.: Immunoblastic acute lymphoid leukaemia. Biomedicine **20**, 333 (1974).

Mathé, G., Pouillart, P., Weiner, R., Hayat, M., Steresco, M., Lafleur, M.: Subdivision of classical varieties of acute leukemias. Correlation with prognosis and cure expectancy. Europ. J. clin. biol. Res. **16**, 554 (1971).

Mathé, G., Pouillart, P., Weiner, R., Hayat, M., Steresco, M., Lafleur, M.: Classification and Subclassification of Acute Leukemias Correlated with Clinical Expression, Therapeutic Sensitivity and Prognosis. In: Recent Results in Cancer Research, Vol. 43: Nomenclature, Methodology and Results of Clinical Trials in Acute Leucemias, p. 6. Berlin-Heidelberg-New York: Springer 1973.

Peterson, L.C., Bloomfield, C.D., Sundberg, R.D., Gajl-Peczalska, K.J., Brunning, R.D.: Morphology of chronic lymphocytic leukemia and its relationship to survival. Amer. J. Med. **59**, 316 (1975).

Polliack, A., McKenzie, S., Gee, T., Lampen, N., de Harven, E., Clarkson, B.D.: A scanning electron microscopic study of 34 cases of acute granulocytic, myelomonocytic, monoblastic and histiocytic leukemia. Amer. J. Med. **59**, 308 (1975).

Queisser, W., Queisser, U., Ansmann, M.: Megakryocyte Polyploidizatione in Acute Leucemia and Preluecemia. Brit. J. Haemat. **28**, 261 (1974).

Queisser, W., Pepperl, U., Kempgens, U., Müller, U.: Characterization of ineffective Erythropoiesis in Erythroleukaemia. Acta haemat. (Basel) **54**, 65 (1975).

Rai, K.R., Sawitsky, A., Cronkite, E.P., Chanana, A.D., Levy, R.N., Pasternack, B.S.: Clinical Staging of Chronic Lymphocytic Leukemia. Blood **46**, 219 (1975).

ROWLEY, J.D., BLAISDELL, R.K., JACOBSON, L.O.: Chromosome studies in preleukemia. I. Aneuploidy of group Chromosomes in three patients. Blood **27**, 287 (1966).

SAMOILOVA, R.S., BULYCHEVA, T.I., SKURKOVICH, S.V.: Immunoglobulins on Surface of Blast Cells in Human Acute Leukemia Probl. Germatol. Pevel. Krovi **19**, 33 (1974).

SEXAUER, J., KASS, L., SCHNITZER, B.: Subacute Myelomonocytic Leukemia. Amer. J. Med. **57**, 853 (1974).

SILVER, R.T.: The treatment of chronic lymphocytic leukemia. Semin. Hemat. **6**, 344 (1969).

STRYCKMANS, P.A.: Current concepts in chronic myelogenous leukemia. Semin. Hemat. **11**, 101 (1974).

IV. Epidemiologie

AGER, E.A., SCHUMAN, L.M., WALLACE, H.M., ROSENFIELD, A.B., GULLEN, W.H.: An epidemiological study of childhood leukemia. J. chron. Dis. **18**, 113 (1965).

AKSOY, M., DINCOL, K., ERDEM, S., DINCOL, G.: Acute leukemia due to chronic exposure to benzene. Amer. J. Med. **52**, 160 (1972).

ALLEN, D.W., COLE, P.: Viruses and human cancer. N. Engl. J. Med. **286**, 70 (1972).

AMIOTTI, P.L.: Sulla incidenza dei tumori nei familiari di bambini leucemici. Minerva Pediat. **5**, 449 (1953).

AMOS, D.A., WELLMAN, W.E., BOWIE, E.J.W., LINMAN, J.W.: Acute leukemia in a husband and wife. Proc. Mayo Clin. **42**, 468 (1967).

ARDASHNIKOV, S.N.: Genetics of leukaemia in man. J. Hyg. (Lond.) **37**, 286 (1937).

ARNSPERGER, L.: Endemisches Auftreten von Myeloider Leukämie. Münch. med. Wschr. **52**, 9 (1905).

AUBERTIN, CH., GRELLETY BOSVIEL, P.: Contribution à l'étude de la leucémie aiguë. Arch. Mal. Coeur. **16**, 693 (1923).

AUSTIN, D.F., KARP, S., DWORSKY, R., HENDERSON, B.E.: Excess leukemia in cohorts of children born following influenza epidemics. Amer. J. Epidem. **101**, 77 (1975).

AXTELL, L.M., MYERS, M.H., CHRISTINE, B., LINDEN, G.: Trends in survival and classification for patients with leukemia diagnosed 1940−1969 J. nat. Cancer Inst. **53**, 375 (1974).

BAIKIE, A.G., BUCKTON, K.E., COURT BROWN, W.M., HARNDEN, D.G.: Two cases of leukaemia and case of sex chromosome abnormality in same sibship. Lancet **1961 II**, 1003.

BAILAR, J.C. III, EISENBERG, H., MANTEL, N.: Time between pairs of leukemia cases. Cancer (Philad.) **25**, 1301 (1970).

BAILAR, J.C. III, GURIAN, J.M.: Month of birth and cancer mortality. J. nat. Cancer Inst. **33**, 237 (1964).

BAILAR, J.C. III, HONEYMAN, M.S., EISENBERG, H.: Incidence and mortality rates for leukemia and lymphoma. Publ. Hlth Rep. (Wash.) **77**, 281 (1962).

BARBER, R., SPIERS, P.: Oxford survey of childhood cancers: progress report II. Monthly Bull Minist. Hlth Lab. Serv. **23**, 46 (1964).

BARTON, D.E., DAVIS, F.N., MERRINGTON, M.: A criterion for testing contagion in time and space. Ann. hum. Genet. **29**, 97 (1965).

BATCHELOR, J.R., EDWARDS, J.H., STUART, J.: Histocompatibility and acute lymphoblastic leukemia (letter to editor). Lancet **1971 I**, 699.

BIERVLIET, J.P. VAN, HEMEL, J. VAN, GEURTS, K., PUNT, K., VAN WERIN-DEBOER, E.: Philadelphia Chromosome in acute Lymphocytic Leukemia. Lancet **1975 II**, 617.

BLOM, J.: Infectious mononucleosis in acute lymphocytic leukemia. J. Amer. med. Ass. **194**, 27 (1965).

BLOOM, G.E., WARNER, S., GERALD, P.S., DIAMOND, L.K.: Chromosome abnormalities in constitutional aplastic anemia. N. Engl. J. Med. **274**, 8 (1966).

BRANDT, L., MITELMAN, F., SJÖGREN, Ü.: Megaloblastic Changes and Chromosome Abnormalities of Erythropoietic Cells in Acute Myeloid Leukemia. Acta haemat. (Basel) **54**, 280 (1975).

BREWSTER, H.F., CANNON, H.E.: Acute lymphatic leukemia: report of a case in eleventh month monogolian idiot. New Orleans med. surg. J. **82**, 872 (1930).

BROSS, I.D.J., GIBSON, R.: Cats and childhood leukemia. J. Med. **1**, 180 (1970).

BROWNING, D., GROSS, S.: Epidemiological studies of acute childhood leukemia. Amer. J. Dis. Child. **116**, 576 (1968).

BUSK, T.: Some observations on heredity in breast cancer and leukemia. Ann. Eugen. (Lond.) **14**, 213 (1948).

CHIN, T.D.Y., SILBERFARB, P.M., LYNCH, R.E.: Epidemiological observations of human leukemia in a metropolitan area. Bibl. haemat. (Basel) **39**, 1136 (1973).

CLARKSON, B.D., BOYSE, E.A.: Possible explanation of the high concordance for acute leukaemia in monozygotic twins (letter to editor). Lancet **1971 I**, 699.

CLEMMESEN, J.: Statistical Studies in the Aetiology of Malignant Neoplasms. Part 1: Review and Results. Kopenhagen: Munksgaard 1965.

Clemmesen, J., Busk, Th., Nielsen, A.: The topographical distribution of leukaemia and Hodgkin's disease in Denmark. Acta radiol. (Stockh.) 37, 223 (1952).

Clemmesen, J., Sorensen, J.: Malignant neoplasia of haemopoietic and connective tissues in various countries. Dan. med. Bull. 5, 73 (1958).

Colon, V.F.: A report of three cases of acute lymphocytic leukemia in children in a small Nebraska community. Nebr. St. med. J. 51, 137 (1966).

Conen, P.E., Erkman, B., Laski, B.: Chromosome studies on a radiographer and her family: report of one case of leukemia and two cases of Down's syndrome. Arch. intern. Med. 117, 125 (1966).

Cooke, J.V.: The incidence of acute leukemia in children. J. Amer. med. Ass. 119, 547 (1942).

Cooke, J.V.: Chronic myelogenous leukemia in children. J. Pediat. 42, 537 (1953).

Cooke, J.V.: The occurrence of leukemia. Blood 9, 340 (1954).

Court Brown, W.M., Buckton, K.E., McLean, A.S.: Quantitative studies of chromosome aberrations in man following acute and chronic exposure to x-rays and gamma rays. Lancet 1965 I, 1239.

Court Brown, W.M., Doll, R.: Leukaemia in childhood and young adult life. Brit. med. J. 1961 I, 981.

Court Brown, W.M., Doll, R., Hill, I.D.: Leukaemia in Britain and Scandinavia. Path. et Microbiol. (Basel) 27, 644 (1964).

Cramblett, H.G., Friedman, J.L., Nayjar, S.: Leukemia in an infant born of a mother with leukemia. New Engl. J. Med. 259, 727 (1958).

Cutler, S.J., Axtell, L., Heise, H.: Ten thousand cases of leukemia: 1940—1962. J. nat. Cancer Inst. 39, 993 (1967).

Dameshek, W., Gunz, F.: Leukemia, p. 13. New York: Grune and Stratton 1964.

David, F.N., Barton, D.E.: Two spacetime interaction tests for epidemicity. Brit. J. prev. soc. Med. 20, 44 (1966).

Dawson, P.J., Meighan, S.S.: Neonatal exchange transfusion and childhood leukemia. Pediatrics 41, 1128 (1968).

Deardorff, W.L., Gerber, P., Vogler, W.R.: Infectious mononucleosis in acute leukemia with rising Epstein-Barr virus antibody titers. Ann. intern. Med. 72, 235 (1970).

DeCastello, A.: Beitrag zur Kenntnis der familiären Leukämie. Med. Klin. 35, 1255 (1939).

Del Dotto, M., Bardellie, S.: Leucemia acuta ad insorgenza contemporanea in tre soggetti abitanti nella stessa localita. Settim. med. 40, 71 (1952).

Dickson, A.: Raised Incidence of HL-A2 Plus HL-A9 and Other Anomalies of HL-A Antigens of Patients With Leukemia. Acta haemat. (Basel) 54, 143 (1975).

Doll, R.: The epidemiological picture. In: Hayhoe, F.G.J. (Ed.): Current Research in Leukaemia. Cambridge/Engl.: University Press 1965.

Dorn, H.F., Cutler, S.J.: Morbidity from cancer in the United States. Publ. Health Monogr. No. 29. Washington/D.C. 1955.

Dowsett, E.G.: Leukaemia in Kingston, Surrey, 1958—64: An epidemiological study. Brit. J. Cancer 20, 16 (1966).

Drusin, L.M., Finkbeiner, J.A., McCoy, J.R., Miller, D.G.: Malignant lymphoma occurring in patient and pet. J. Amer. med. Ass. 196, 99 (1966).

Eastcott, D.F.: Report of the B.E.C.C. (NZ) Branch Cancer Registration Scheme. Medical Statistics Branch, Dept. of Healths, Wellington/N.Z. 1954.

Ebbin, A.J., Heath, C.W., Jr., Moldow, R.E., Lee, J.: Down's syndrome and leukemia in a family. J. Pediat. 73, 917 (1968).

Ederer, F., Myers, M.H., Eisenberg, H., Campbell, P.C.: Temporal-spatial distribution of leukemia and lymphoma in Conecticut. J. nat. Cancer Inst. 35, 625 (1965).

Ederer, F., Myers, M.H., Mantel, N.: A statistical problem in space and time: Do leukemia cases come in clusters? Biometriec 20, 626 (1964).

Ellman, L., Green, I., Martin, W.J.: Histocompatibility genes, immune responsiveness, and leukaemia. Lancet 1970 I, 1104.

Engel, R.R., Hammond, D., Eitzman, D.V., Pearson, H., Krivit, W.: Transient congenital leukemia in seven infants with mongolism. J. Pediat. 65, 303 (1964).

Evatt, B.L., Chase, G.A., Heath, C.W., Jr.: Time-space clustering among cases of acute leukemia in two Georgia counties. Blood 41, 265 (1973).

Falletta, J.M., Starling, K.A., Fernbach, D.J.: Leukemia in twins. Pediatries 52, 846 (1973).

Fasel, E., Jackson, E.W., Klauber, M.R.: Mortality in Calinfornia veterinarians. J. chron. Dis. 19, 293 (1966).

Fasel, E., Jackson, E.W., Klauber, M.R.: Birth characteristics and leukemia in childhood. J. nat. Cancer Inst. 47, 501 (1971).

Fedrick, J., Alberman, E.D.: Reported influenza in pregnancy and subsequent cancer in the child. Brit. med. J. 2, 485 (1972).

FEKETY, F.R., JR., CAREY, J.J.H.: Season and the onset of acute childhood leukemia. Md St. med. J. **18**, 73 (1969).

FIALKOW, P.J., THOMAS, E.D., BRYANT, J.I., NEIMAN, P.E.: Leukaemia transformation of engrafted human marrow cells in vivo. Lancet **1971 I**, 251.

FINCH, S.C., HOSHINO, T., HOGA, T., ICHIMARU, M., INGRAM, R.H., JR.: Chronic lymphocytic leukemia in Hiroshima and Nagasaki, Japan. Blood **33**, 79 (1969).

FIRKIN, B., MOORE, C.V.: Clinical manifestations of leukemia. Amer. J. Med. **28**, 746 (1960).

FITZGERALD, P.H., CROSSEN, P.E., ADAMS, A.C., SHARMAN, C.V., GUNZ, F.W.: Chromosome studies in familial leukemia. J. med. Genet. **3**, 96 (1966).

FITZGERALD, P.H., HAMER, J.W.: Third case of chronic lymphocytic leukaemia in a carrier of the inherited Ch^1 chromosome. Brit. med. J. **1969 III**, 752.

FLYNT, J.W., JR., DOTO, I.L., McCOLLOUGH, R.J., CHIN, T.D.Y.: Epidemiologic studies of childhood leukemia in Green Bay, Wisconsin. J. nat. Cancer Inst. **44**, 489 (1970).

FOERSTER, W.: CHRONISCHE ML MIT PHILADELPHIA-CHROMOSOM UND TANDEM-TRANSLOKATION AM 2. CHROMOSOM NR. 22:46, XX TAN (42Q+ :22Q−). KLIN. WSCHR. **52**, 123 (1974).

FRAUMENI, J.F. JR.: Seasonal variation in leukaemia incidence. Brit. med. J. **1963 II**, 1408.

FRAUMENI, J.F., JR.: Clinical epidemiology of leukemia. Sem. Hemat. **6**, 26−36 (1969).

FRAUMENI, J.F., JR.: Infectious mononucleosis and acute leukemia (letter to editor). J. Amer. med. Ass. **215**, 1159 (1971).

FRAUMENI, J.F., JR., EDERER, F., HANDY, V.H.: Temporal-spatial distribution of childhood leukemia in New York State. Cancer (Philad.) **19**, 996 (1966).

FRAUMENI, J.F., JR., MANNING, M.D., MITUS, W.J.: Acute childhood leukemia: Epidemiologic study by cell type of 1,263 cases at the Children's Cancer Research Foundation in Boston, 1947−65. J. nat. Cancer Inst. **46**, 461 (1971).

FRAUMENI, J.F., JR., MILLER, R.W.: Leukemia mortality: downturn in rates in the United States. Science **155**, 1126 (1967a).

FRAUMENI, J.F., JR., MILLER, R.W.: Epidemiology of human leukemia: recent observations. J. nat. Cancer Inst. **38**, 593 (1967b).

FRAUMENI, J.F., JR., VOGEL, C.L., DeVITA, V.T.: Familial chronic lymphocytic leukemia. Ann. intern. Med. **71**, 279 (1969).

FRAUMENI, J.F., JR., WAGONER, J.K.: Changing sex differentials in leukemia. Publ. Hlth Rep. **79**, 1093 (1964).

GARDINER, C.E.: Report of the Medical Statistician on Cancer Morbidity and Mortality in New Zealand. N.Z. Dept. of Health, Wellington 1958.

GARDNER, M.B.: Current information on feline and canine cancers and relationship or lack of relationship to human cancer. J. nat. Cancer Inst. **46**, 281 (1971).

GATTI, R.A., GOOD, R.A.: Occurrence of malignancy in immunodeficiency diseases. Cancer (Philad.) **28**, 89 (1971).

GIBSON, R.W., BROSS, I.D.J., GRAHAM, S., LILIENFELD, A.M., SCHUMAN, L.M., LEVIN, M.L., DOWN, J.E.: Leukemia in children exposed to multiple risk factors. N. Engl. J. Med. **279**, 906 (1968).

GILLIAM, A.G.: Age, sex, and race selection at death from leukemia and the lymphomas. Blood **8**, 693 (1953).

GILLIAM, A.G., WALTER, W.A.: Trends of mortality from leukemia in the United States, 1921−55. Publ. Hlth Rep. (Wash.) **73**, 773−784 (1958).

GILMORE, H.R., JR., ZELESNICK, G.: Environmental Hodgkin's disease and leukemia. Penn. med. J. **65**, 1047 (1962).

GITHENS, J.H., ELLIOT, F.E., SAUNDERS, L.H.: The relation of socioeconomic factors to incidence of childhood leukemia. Publ. Hlth Rep. (Wash.) **80**, 573 (1965).

GLASS, A.G., HILL, J.A., MILLER, R.W.: Significance of leukemia clusters. J. Pediat. **73**, 101 (1968).

GLASS, A.G., MANTEL, N.: Lack of timespace clustering in childhood leukemia in Los Angeles County 1960−1964. Cancer Res. **29**, 1995 (1969).

GLASS, A.G., MANTEL, N., GUNZ, F.W., SPEARS, G.F.S.: Time-space clustering of childhood leukemia in New Zealand. J. nat. Cancer Inst. **47**, 329 (1971).

GOLDENBERG, G.I., ZAROWSKI, V.S.: Leukemia in Manitoba. Cancer (Philad.) **20**, 2200 (1967).

GORER, F.A., VIDEBAEK, A.: Heredity in human leukemia and its relation to cancer (a review). Ann. Eugen. (Lond.) **14**, 346 (1949).

GRAHAM, S., GIBSON, R., LILIENFELD, A., SCHUMAN, L., LEVIN, M.: Religion and ethnicity in leukemia. Amer. J. publ. Hlth **60**, 266 (1970).

GRAHAM, S., LEVIN, M.L., LILIENFELD, A.M., SCHUMAN, L.M., GIBSON, R., DOWD, J.E., HEMPELMANN, L.: Preconception, intrauterine and postnatal irradiation as related to leukemia. Nat. Cancer Inst. Monogr. **19**, 347 (1966).

GRISWOLD, M.H., WILDER, C.S., CUTLER, S.J., POLLACK, E.S.: Cancer in Connecticut, 1935−1951. Connecticut State Health Dept., Hartford 1955.

GUASCH, J.: Hérédité des leucémies. Sangre **25**, 384 (1954).

GUNZ, F.W.: Incidence of some aetiological factors in human leukaemia. Brit. med. J. **1961** I, 326.

GUNZ, F.W.: Leukaemia in New Zealand and Australia. Path. et Microbiol. (Basel) **27**, 697 (1964).

GUNZ, F.W.: Studies on the incidence and aetiology of leukaemia in New Zealand. N. Z. med. J. **65**, 857 (1966).

GUNZ, F.W.: The leukemia-lymphoma problem. In: ZARAFONETIS, C.J.D. (Ed.): Proceedings of Internat. Conf. on Leukemia-Lymphoma, p. 13. Philadelphia: Lea and Febiger 1968.

GUNZ, F.W.: Genetics of human leukemia. Ser. haematol. **7**, 164 (1974).

GUNZ, F., BAIKIE, A.G.: Leukemia, 3. Ed. New York-San Francisco-London: Grune and Stratton 1974.

GUNZ, F., DAMESHEK, W.: Chronic lymphocytic leukemia in a family, including twin brothers and a son. J. Amer. med. Ass. **164**, 1323 (1957).

GUNZ, F.W., FITZGERALD, P.H., ADAMS, A.: An abnormal chromosome in chronic lymphocytic leukaemia. Brit. med. J. **1962** II, 1097.

GUNZ, F.W., GUNZ, J.P., VEALE, A.M.O., CHAPMAN, C.J., HOUSTON, I.B.: Familial Leukaemia: A Study of 909 Families. Scand. J. Haemat. **15**, 117 (1975).

GUNZ, F.W., HOUGH, R.F.: Acute leukemia over the age of fifty. A study of its incidence and history. Blood **11**, 882 (1956).

GUNZ, F.W., SPEARS, G.F.S.: Distribution of acute leukaemia in time and space. Studies in New Zealand. Brit. med. J. **2**, 604 (1968).

GUNZ, F.W., VEALE, A.M.O.: Leukemia in close relatives—accident or perdisposition? J. nat. Cancer Inst. **42**, 517 (1969).

HAENSZEL, W., KURIHARA, M.: Studies of Japanese migrants. I. Mortality from cancer and other diseases among Japanese in the United States. J. nat. Cancer Inst. **40**, 43 (1968).

HANES, B., GARDNER, M.B., LOOSLI, C.G., HEIDBREDER, G., KOGAN, B., MARYLANDER, H., HUEBNER, R.J.: Pet association with selected human cancers: A household questionnaire survey. J. nat. Cancer Inst. **45**, 1155 (1970).

HAYES, D.M.: The seasonal incidence of acute leukemia. Cancer (Philad.) **14**, 1301 (1961).

HEATH, C.W., JR.: Formal discussion: Epidemiology of acute leukemia and Burkitt's tumor. Cancer Res. **27**, 2439 (1967).

HEATH, C.W., JR.: The significance of leukemia clusters. Hosp. Pract. **3**, 64 (1968).

HEATH, W.H., JR.: The epidemiology of leukemia. In: SCHOTTENFELD, D. (Ed.): Cancer epidemiology and prevention, p. 318. Springfield/III.: Ch. C. Thomas 1975.

HEATH, C.W., JR.: Epidemiologic implications of feline leukemia virus. J. Amer. vet. med. Ass. **158**, 1119 (1971).

HEATH, C.W., JR.: Human leukemia: Genetic and environmental clusters. Bibl. haemat (Basel) **36**, 649 (1969).

HEATH, C.W., JR., HASTERLIK, R.J.: Leukemia among children in a suburban community. Amer. J. Med. **34**, 796 (1963).

HEATH, C.W., JR., MANNING, M.D., ZELKOWITZ, L.: Case clusters in the occurrence of leukemia and congenital malformations. Lancet **1964** II, 136.

HEATH, C.W., JR., MOLONEY, W.C.: Familial leukemia. Five cases of acute leukemia in three generations. N. Engl. J. Med. **272**, 882 (1965).

HESTON, W.E.: Genetic factors in the etiology of cancer. Cancer Res. **25**, 1320 (1965).

HEWITT, D.: Leukemia mortality in infancy. N. Engl. J. Med. **270**, 932 (1964).

HEWITT, D.: Some features of leukaemia mortality. Brit. J. prev. soc. Med. **9**, 81 (1955).

HEWITT, D., LASHOF, J.C., STEWART, A.M.: Childhood cancer in twins. Cancer (Philad.) **19**, 157 (1966).

HIRAYAMA, T.: An epidemiological study of leukemia in Japan with special reference to the problem of time-space clustering. Gann Monograph **7**, 5 (1969).

HIRSCHHORN, K.: Cytogenetic alterations in leukemia. In: DAMESHEK, W., DUTCHER, R.M. (Eds.): Perspectives in leukemia, p. 113. New York: Grune and Stratton 1968.

HOLLAND, W.W., DOLL, R., CARTER, C.O.: The mortality from leukaemia and other cancers among patients with Down's syndrome (mongols) and among their parents. Brit. J. Cancer **16**, 178 (1962).

HOSSFELD, D.K.: Additional chromosomal indication for the unicellular origin of chronic myelocytic leukemia. Z. Krebsforsch. **83**, 269 (1975).

INNES, M.D.: Oncogenesis and poliomyelitis vaccine. Nature **219**, 972 (1968).

JACKSON, E.W., NORRIS, F.D., KLAUBER, M.R.: Childhood leukemia in Californiaborn twins. Cancer (Philad.) **23**, 913 (1969).

JACKSON, E.W., TURNER, J.H., KLAUBER, M.R., NORRIS, F.D.: Down's syndrome: Variation of leukaemia occurrence in institutionalized populations. J. chron. Dis. **21**, 247 (1968).

JOHNSON, M.J.E., PETERS, C.H.: Lymphomas in four siblings. J. Amer. med. Ass. **163**, 20 (1957).

JUBERG, R.C., JONES, B.: The Christchurch chromosome (Gp-). Mongolism, erythroleukemia and an inherited Gp- chromosome (Christchurch). N. Engl. J. Med. **282**, 292 (1970).

KALIAMPETSOS, G.: Kommen Blutkrankheiten und Karzinome unter den Verwandten von Leukämiekranken gehäuft vor? Dtsch. med. Wschr. **79**, 1783 (1954).

KAPLAN, H.S.: An evaluation of the somatic and genetic hazards of the medical uses of radiation. Amer. J. Roentgenol. **80**, 696 (1958).

KAY, H.E.M., SHORTER, R.G.: Blood groups in leukaemia and the reticuloses. Vox. Sang. (Basel) **1**, 255 (1956).

KEITH, L., BROWN, E.R., FIELDS, C., STEPTO, R.: Age group differences of twins with leukemia. Bibl. haemat. (Basel) **39**, 1125 (1973).

KELLETT, C.E.: Acute myeloid leukaemia in one of identical twins. Arch. Dis. Childh. **12**, 239 (1937).

KEMMOONA, I.: Direct-contact clusters of acute lymphatic leukaemia. Lancet **1974**, 994.

KEOGH, E.V., MCCALL, C., RANKIN, D.W.: Mortality from leukaemia in Victoria, 1946 to 1955: A report from the Central Cancer Registry. Med. J. Aust. **2**, 632 (1958).

KESSLER, I.I., LILIENFELD, A.M.: Perspectives in the epidemiology of leukemia. Advanc. Cancer Res. **12**, 225 (1969).

KHOKHLOVA, M.P., RAKHMANIN, P.P.: Comparative study on geographical distribution of human and cattle leukosis. Bibl. haemat. (Basel) **36**, 654 (1970).

KLAUBER, M.R.: A study of clustering of childhood leukemia by hospital of birth. Cancer Res. **28**, 1790 (1968).

KLAUBER, M.R., MUSTACCHI, P.: Spacetime clustering of childhood leukemia in San Francisco. Cancer Res. **30**, 1969 (1970).

KNOX, G.: Epidemiology of childhood leukaemia in Northumberland and Durham. Brit. J. prev. soc. Med. **18**, 17 (1964).

KNUDSON, A.G., JR.: Ethnic differences in childhood leukemia as revealed by a study of antecedent variables. Cancer (Philad.) **18**, 815 (1965).

KOURILSKY, F.M., DAUSSET, J., FEINGOLD, J., DUPUY, J.M., BERNARD, J.: Étude de la repartition des antigenes leucocytaires chez des malades attients de leucémie aigue en remission. In: Advances in Transplantation, p. 515 – 522. Kopenhagen 1968.

KRIVIT, W., GOOD, R.A.: Simultaneous occurrence of mongolism and leukemia. Report of a nationwide survey. J. Dis. Child. **94**, 289 (1957).

KURITA, S., KAMEI, Y.: Genetics of familial leukemia. Jap. J. hum. Genet. **14**, 163 (1969).

KURITA, S., KAMEI, Y., OTA, K.: Genetic studies on familial leukemia. Cancer (Philad.) **34**, 1098 (1974).

LANZKOWSKY, P.: Variation in leukaemia incidence (letter to editor). Brit. med. J. **1964 II**, 910.

LAPKIN, B.C., CANALES, L., MAUER, A.M.: Infectious mononucleosis in child with acute lymphocytic leukemia. J. Pediat. **71**, 876 (1967).

LARSEN, R.J., HOLMES, C.L., HEATH, C.W., JR.: A statistical test for measuring unimodal clustering. Biometrics **29**, 301 (1973).

LASHOF, J.C., STEWART, A.: Oxford survey of childhood cancers. Progress report III: leukaemia and Down's syndrome. Mth. Bull. Minist. Hlth Lab. Serv. **24**, 136 (1965).

LAWLER, S.D., KLOUDA, P.T., HARDISTY, R.M., TILL, M.M.: The HL-A system in lymphoblastic leukemia. Brit. J. Haemat. **21**, 595 (1971).

LEA, A.J., ABBATT, J.D.: The changing pattern of leukaemia. Lancet **1958 I**, 389.

LEE, J.A.H.: Acute myeloid leukaemia in adolescents. Brit. med. J. **1961 I**, 988.

LEE, J.A.H.: Seasonal variations in the incidence of the clinical onset of leukaemia. Path. et Microbiol. (Basel) **27**, 772 (1964).

LEE, J.A.H., GARDNER, M.J.: Season and malignant disease. In: HAYHOE, F.G.J. (Ed.): Current Research in Leukemia, p. 266 – 273. New York: Cambridge University Press 1965.

LEVIN, M.L.: Cancer reporting in New York State. N.Y. St. J. Med. **44**, 880 (1944).

LEVIN, M.L., HAENSZEL, W., CARROLL, B.E., GERHARST, P.R., HANDY, V.H., INGRAHAM, S.C.II.: Cancer incidence in urban and rural areas of New York State. J. nat. Cancer Inst. **24**, 1243 (1960).

LILLY, F., BOYSE, E.A., OLD, L.J.: Genetic basis of susceptibility to viral leukaemogenesis. Lancet **1964 II**, 1207.

LINGEMAN, C.H.: The epidemiologic approach to leukemia: II. Geographic distribution in Indiana, 1951 – 1960. J. Indiana med. Ass. **56**, 405 (1963).

LOCK, S.P., MERRINGTON, M.: Leukemia in Lewisham. Brit. med. J. **1967 II**, 759.

LUNDIN, F.E., FRAUMENI, J.F., LLOYD, J.W., SMITH, E.M.: Temporal relationships of leukemia and lymphoma deaths in neighbourhoods. J. nat. Cancer Inst. **37**, 123 (1966).

MACMAHON, B.: Geographic variation in leukemia mortality in the United States. Pbl. Hlth Rep. (Wash.) **72**, 39 (1957).

MACMAHON, B., CLARK, D.: Incidence of the common forms of human leukemia. Blood **11**, 871 (1956).

MACMAHON, B., KOLLER, E.K.: Ethnic differences in the incidence of leukemia. Blood **12**, 1 (1957).

MacMahon, B., Levy, M.A.: Prenatal origin of childhood leukemia. Evidence from twins. N. Engl. J. Med. **270**, 1082 (1964).

MacMahon, B., Newill, V.A.: Birth characteristics of children dying of malignant neoplasms. J. nat. Cancer Inst. **28**, 231 (1962).

MacMahon, B., Pugh, T.F.: Epidemiology. Principles and Methods, p. 198–206. Boston: Little Brown and Co. 1970.

Mainwaring, D.: Epidemiology of acute leukaemia of childhood in the Liverpool area. Brit. J. prev. soc. Med. **20**, 189 (1966).

Mairose, U.B., Doerken, H.: Zur geographischen Verteilung der Leukämie. Med. Klin. **70**, 53 (1975).

Manning, M.D., Carroll, B.E.: Some epidemiological aspects of leukemia in children. J. nat. Cancer Inst. **19**, 1087 (1957).

Mantel, N.: The detection of disease clustering and a generalized regression approach. Cancer Res. **27**, 209 (1967).

Meadors, G.F.: Epidemiology of leukemia. Pbl. Hlth Rep. (Wash.) **71**, 103 (1956).

McPhedran, P., Heath, C.W., jr.: Multiple cases of leukemia associated with one house. J. Amer. med. Ass. **209**, 2021 (1969).

McPhedran, P., Heath, C.W., jr., Garcia, J.S.: Racial variations in leukemia incidence among the elderly. J. nat. Cancer Inst. **45**, 25 (1970).

McPhedran, P., Heath, C.W., jr., Lee, J.: Patterns of familial leukemia. Ten cases of leukemia in two interrelated families. Cancer (Philad.) **24**, 403 (1969).

Milham, S., jr.: Leukemia in husbands and wives. Science **148**, 98 (1964).

Miller, R.W.: Down's syndrome (mongolism), other congenital malformations and cancers among the sibs of leukemic children. N. Engl. J. Med. **268**, 393 (1963).

Miller, R.W.: Radiation, chromosomes and viruses in the etiology of leukemia. N. Engl. J. Med. **271**, 30 (1964).

Miller, R.W.: Relation between cancer and congenital defects in man. N. Engl. J. Med. **275**, 87 (1966).

Miller, R.W.: Persons with exceptionally high risk of leukemia. Cancer Res. **27**, 2420 (1967).

Miller, R.W.: Relation between cancer and congenital defects: an epidemiologic evaluation. J. nat. Cancer Inst. **40**, 1079 (1968a).

Miller, R.W.: Death from childhood cancer in sibs. New Engl. J. Med. **279**, 122 (1968b).

Miller, R.W.: Neoplasia and Down's syndrome. Ann. N.Y. Acad. Sci. **171**, 637 (1970).

Miller, R.W.: Deaths from childhood leukemia and solid tumors among twins and other sibs in the United States 1960–67. J. nat. Cancer Inst. **46**, 203 (1971).

Miller, O.J., Breg, W.R., Schmickel, R.D., Tretter, W.: A family with an xxxxy male, a leukaemic male, and two 21 trisomic mongoloid females. Lancet **1961 II**, 78.

Miller, R.W., Fraumeni, J.F., jr.: „Leukemia houses". Ann. intern. Med. **67**, 674 (1967).

Miller, G., Shope, T., Heston, L., O'Brien, R., Schwartz, A., Pearson, H.: Prospective study of Epstein-Barr virus infections in acute lymphoblastic leukemia of children. J. Pediat. **80**, 932 (1972).

Miller, R.W., Todaro, G.J.: Viral transformation of cells from persons at high risk of cancer. Lancet **1969 I**, 81.

Morganti, G., Cresseri, A.: Nouvelles recherches génétiques sur les leucémies. Sangre (Barcelona) **25**, 421 (1954).

Mustacchi, P.: Some intra-city variations of leukemia incidence in San Francisco. Cancer (Philad.) **18**, 362 (1965).

Norris, F.D., Jackson, E.W., Aaron, E.: Prospective study of dog bite and childhood cancer. Cancer Res. **31**, 383 (1971).

Nowell, P.C.: Chromosome abnormalities in human leukemia and lymphoma. In: Zarafonetis, C.J.D. (Ed.): Proceedings of the International Conference on Leukemia-Lymphoma, p. 47. Philadelphia: Lea and Febiger 1968.

Oehme, J., Janssen, W., Hagitte, Ch.: Leukämie im Kindesalter. Beiträge zur Morphologie, Klinik, Pathophysiologie und Therapie. Stuttgart: Thieme 1958.

Opitz, H.: Das Leukämieproblem. Mschr. Kinderheilk. **102**, 120 (1954).

Page, A.R., Hansen, A.E., Good, R.A.: Occurrence of leukemia and lymphoma in patients with agammaglobulinemia. Blood **21**, 197 (1963).

Pedersen, E., Magnus, K.: Cancer registration in Norway. The incidence of cancer in Norway, 1953–1954. Oslo: The Norwegian Cancer Society 1959.

Peterson, R.D.A., Kelly, W.D., Good, R.A.: Ataxia-teleangiectasia: its association with defective thymus, immunological-deficiency disease and malignancy. Lancet **1964 I**, 1189.

Pierce, M.: Childhood leukemia. J. Pediat. **8**, 66 (1936).

Pinkel, D., Dowd, J.E., Bross, I.D.J.: Some epidemiological features of malignant solid tumors of children in the Buffalo, New York, area. Cancer (Philad.) **16**, 28 (1963).

POTOLSKY, A.I., HEATH, C.W., JR., BUCKLEY, C.E., III, ROWLANDS, D.T., JR.: Lymphoreticular malignancies and immunologic abnormalities in a sibship. Amer. J. Med. 50, 42 (1971).

PREBLE, L., LEONE, L.A.: The epidemiology of leukemia: Leukemia epidemiology in North Kingstown, R.I. med. J. 54, 255 (1971).

PRIESTER, W.A., OLEINICK, A., CONNER, G.H.: Bovine leukosis and human cancer (letter to editor). Lancet 1970 I, 367.

RAGAB, A.H., VIETTI, T.J.: Infectious mononucleosis, lymphoblastic leukemia and the E.B. Virus. Cancer (Philad.) 24, 261 (1969).

RANDOLPH, V.L., HEATH, C.W.: Influenca during pregnancy in relation to subsequent childhood leukemia and lymphoma. Amer. J. Epidem. 100, 399 (1974).

REILLY, E.B., RAPPAPORT, S.I., KARR, N.W., MILLS, H., CARPENTER, G.E.: Familial chronic lymphatic leukemia. Arch. intern. Med. 90, 87 (1952).

REISMAN, L.E., MITARII, M., ZUELZER, W.W.: Chromosome studies in leukemia: evidence for the origin of leukemic stem lines from aneuploid mutants. N. Engl. J. Med. 270, 591 (1964).

REVOL, L., MILLET, C., THIVOLLET: A propos l'étiologie de la leucose aigüe; étude de 193 cas. Sangre (Barcelona) 25, 825 (1954).

RIGBY, P.G., PRATT, P.T., ROSENLOF, R.C., LEMON, H.M.: Genetic relationships in familial leukemia and lymphoma. Arch. intern. Med. 121, 67 (1967).

ROSNER, F., SAWITSKY, A., GRÜNWALD, H.W., RAI, K.R.: Acute granulocytic Leukemia in the Elderly. Arch. intern. Med. 136, 120 (1976).

ROSS, J.D., MOLONEY, W.C., DESFORGES, J.F.: Ineffective regulation of granulopoiesis masquerading as congenital leukemia in a mongoloid child. J. Pediat. 63, 1 (1963).

SACKS, M.S., SEEMAN, I.: A statistical study of mortality from leukemia. Blood 2, 1 (1947).

SANDBERG, A.A., ISHIHARA, T., KIKUCHI, Y., CROSSWHITE, L.H.: Chromosomal differences among the acute leukemias. Ann. N.Y. Acad. Sci. 113, 663 (1964).

SAWITSKY, A., BLOOM, D., GERMAN, J.: Chromosomal breakage and acute leukemia in congenital teleangiectatic erythema and stunted growth. Ann. intern. Med. 65, 487 (1966).

SCHNEIDER, R.: The natural history of malignant lymphoma and sarcoma in cats and their associations with cancer in man and dog. J. Amer. vet. med. Ass. 157, 1753 (1970).

SCHNEIDER, R.: Comments on epidemiologic implications of feline leukemia virus. J. Amer. vet. med. Ass. 158, 1125 (1971).

SEGI, M., KURIHARA, M.: Cancer Mortality for Selected Sites in Twenty-four Countries (1962—1963) (No. 4). Department of Public Health, Tohoku University, School of Medicine, Sendai (Japan) 1966.

SELIGMAN, M., DANON, F., MIHAESCO, C., FUDEBERG, H.H.: Immunoglobulin abnormalities in families of patients with Waldenström's macroglobulinemia. Amer. J. Med. 43, 66 (1967).

SHIMKIN, M.B.: Hodgkin's disease. Mortality in the United States, 1921—1951; race, sex and age distribution; comparison with leukemia. Blood 10, 1214 (1955).

SHIMKIN, M.B.: Mortality from leukemia and lymphoma in the United States. Proc. of the sixth Internat. Congr. Soc. Hematol. New York: Grune and Stratton 1957.

SIMONE, J.V., AUR, R.J.A., HUSTU, H.O., VERZOSA, M.: Acute Lymphocytic Leukemia in Children. Cancer (Philad.) 36, 770 (1975).

SLOCUMB, J.C., MACMAHON, B.: Changes in mortality rates from leukemia in the first five years of life. N. Engl. J. Med. 268, 922 (1963).

SLOMAN, J.G., SELLERS, A.H.: Trends in mortality from leukaemia in Ontario. Canad. J. publ. Hlth. 50, 518 (1959).

SNYDER, A.L., LI, F.P., HENDERSON, E.S., TODARO, G.J.: Possible inherited leukaemogenic factors in familial acute myelogenous leukaemia. Lancet 1970 I, 586.

SPIERS, P.S., QUADE, D.: On the question of an infectious process in the origin of childhood leukemia. Biometrics 26, 723 (1970).

STARK, C.R., MANTEL, N.: Effects of maternal age and birth order on the risk of mongolism and leukemia. J. nat. Cancer Inst. 37, 687 (1966).

STARK, C.R., MANTEL, N.: Temporal-spatial distribution of birth dates for Michigan children with leukemia. Cancer Res. 27, 1749 (1967).

STARK, C.R., MANTEL, N.: Maternal-age and birth-order effects in childhood leukemia: Age of child and type of leukemia. J. nat. Cancer Inst. 42, 857 (1969).

STEINBERG, A.G.: The genetics of acute leukemia in children. Cancer (Philad.) 13, 985 (1960).

STEINER, P.E.: An evaluation of the cancer problem. Cancer Res. 12, 455 (1952).

STEVENS, D.A., LEVINE, P.H., LEE, S.K., SONLEY, M.J., WAGGONER, D.E.: Concurrent infectious mononucleosis and acute leukemia. Amer. J. Med. 50, 208 (1971).

STEWART, A.M., HEWITT, D.: Aetiology of childhood leukaemia (letter to editor). Lancet 1965 II, 789.

STEWART, A., WEBB, J., HEWITT, D.: A survey of childhood malignancies. Brit. med. J. 1958 I, 1495.

STREET, W.W., ALLEN, E.G.: Leukemia occurring in man and wife. N.Y. J. Med. **50**, 1621 (1950).
SUTTON, R.N.P., BISHUN, N.P., SOOTHILL, J.F.: Immunological and chromosomal studies in first-degree relatives of children with acute lymphoblastic leukaemia: Brit. J. Haemat. **17**, 113 (1969).
TAYLOR, A.W.: Effects of glandular fever infection in acute leukaemia. Brit. med. J. **1953 I**, 589.
THOMAS, E.D., BRYANT, J.I., BRUCKNER, C.D., CLIFF, R.A., FEFER, A., JOHNSON, F.L., NEIMAN, P., RAMBERG, R.E., STORB, R.: Leukaemic transformation of human marrow cells in vivo. Lancet **1972 I**, 1310.
THOMPSON, M.W., BELL, R.E., LITTLE, A.S.: Familial 21-trisomic mongolism coexistent with leukemia. Canad. med. Ass. J. **88**, 893 (1963).
THORSBY, E., BRATLIE, A., LIE, S.O.: HL-A genotypes of children with acute leukaemia. A family study. Scand. J. Haemat. **6**, 409 (1969).
TILL, M.M., HARDISTY, R.M., PIKE, M.C., DOLL, R.: Childhood leukaemia in Greater London: a search for evidence of clustering. Brit. med. J. **1967 II**, 755.
TILL, M.M., et al.: Leukemia in Children and Their Grandparents: Studies of Immune Function in Six Families. Brit. J. Haemat. **29**, 575 (1975).
TIVEY, H.: The prognosis for survival in chronic granulocytic and lymphocytic leukemia. Amer. J. Roentgenol. **72**, 68 (1954).
TODARO, G.J., GREEN, H., SWIFT, M.R.: Susceptibility of human diploid fibroblast strains to transformation by SV40 virus. Science **153**, 1252 (1966).
TODARO, G.J., MARTIN, G.M.: Increased susceptibility of Down's syndrome fibroblasts to transformation by SV40. Proc. Soc. exp. Biol. (N.Y.) **124**, 1232 (1967).
TOMONAGA, M.: Statistica l investigation of leukaemia in Japan. N.Z. med. J. **65**, 863 (1966).
TOUGH, I.M., COURT BROWN, W.M.: Chromosome aberrations and exposure to ambient benzene. Lancet **1965 I**, 684.
VAN HOOSIER, G.L., JR., STENBACK, W.A., MUMFORD, D.M., HILL, W.A., DUNN, S.C., MACDONALD, E.J., MACDONALD, M.C., TAYLOR, H.G., TRENTIN, J.J.: Epidemiological findings and electron microscopic observations in human leukemia and canine contacts. Int. J. Cancer **3**, 7 (1968).
VIDEBAEK, A.: Familial leukemia. A preliminary report. Acta med. scand. **127**, 26 (1947a).
VIOLA, M.V.: Hematological malignancies in patients and their pets. J. Amer. med. Ass. **205**, 567 (1968).
WAKISAKA, G., UCHINO, H., YASUNAGA, K., NAKAMURA, T., SAKURAI, M., MIYAMOTO, K., YOSHINO, T., MORIGA, M.: Statistical investigations of leukaemia in Japan from 1956 to 1961. Path. et Microbiol. (Basel) **27**, 671 (1964).
WALD, N., BORGES, W.H., LI, C.C., TURNER, J.H., HARNOIS, M.C.: Leukemia associated with mongolism (letter to editor). Lancet **1961 I**, 1228.
WALFORD, R.L., FINKELSTEIN, S., NEERHOUT, R., KONRAD, P., SHANBROM, E.: Acute childhood leukaemia in relation to the HL-A human transplantation genes. Nature **225**, 461 (1970).
WARD, G.: The infective theory of acute leukaemia. Brit. J. Child. Dis. **14**, 10 (1917).
WATERS, T.D., ANDERSON, P.S., JR., BEEBE, G.W., MILLER, R.W.: Yellow fever vaccination, avian leukosis virus, and cancer risk in man. Science **177**, 76 (1972).
WELLS, R., LAU, K.S.: Incidence of leukaemia in Singapore and rarity of chronic lymphocytic leukaemia in Chinese. Brit. med. J. **1960 I**, 759.
WILDNER, G.P.: Zur Statistik der bösartigen Geschwulsterkrankungen in der DDR in den Jahren 1953 und 1954. Dtsch. Gesundh.-Wes. **14**, 494 (1959).
WINDEYER, B.W., STEWART, J.W.: The leukaemias. In: CADE, S.: Malignant Disease and Its Treatment by Radium, 2. Ed., Vol. 4, p. 347. Bristol: Wright 1952.
WOLSKA, A.: Human and bovine leukaemias (letter to editor). Lancet **1968 I**, 1155.
WOOD, E.E.: A survey of leukaemia in Cornwall, 1948–1959. Brit. med. J. **1960 I**, 1760.
ZECH, L., LINDSTEIN, J., UDEN, A.-M., GAHRTON, G.: Monosomy in 7 in two adult Patients with acute Myeloblastic Leukaemia. Scand. J. Haemat. **15**, 251 (1975).
ZUELZER, W.W., COX, D.E.: Genetic aspects of leukemia. Sem. Hemat. **6**, 4 (1969).

Ätiologie der Leukämien

H.J. SEIDEL

I. Einleitung

Ein Kapitel über die Ätiologie einer Erkrankung sollte deren Ursache in den Mittelpunkt stellen, und die Art und Weise, in der sich der Organismus mit ihr auseinandersetzt. Dabei können durchaus mehrere Faktoren ätiologisch von Bedeutung sein.

Im Fall der Leukämien stehen wir erst an den Anfängen zu einer solchen Betrachtungsweise. In diesem Kapitel wird versucht, die vor allem in den letzten 15 Jahren erkannten oder vermuteten Zusammenhänge zwischen dem Entstehen von Leukämien und möglichen ätiologischen Faktoren darzustellen. Die Evidenz ist in den einzelnen Abschnitten von unterschiedlicher Qualität und nur in Ausnahmefällen sind die Zusammenhänge gesichert.

Die Leukämien sind keine einheitliche Krankheitsgruppe. In allen Systematiken wird die chronische lymphatische Leukämie als besonderes Krankheitsbild gesehen. Für ihre Ätiologie gibt es nahezu keinen Anhaltspunkt. Sie blieb deswegen weitgehend unberücksichtigt. Die Darstellung soll generell für alle anderen Leukämieformen Gültigkeit haben, als Hauptbeispiel ist jedoch im folgenden immer zuerst die akute myeloische Leukämie gemeint.

Unter den ätiologischen Faktoren werden ionisierende Strahlung, chemische Agenzien, genetische Faktoren und schließlich Viren behandelt. Eine solche Aufteilung mußte vorgenommen werden, obwohl sicherlich immer genetische Faktoren, bestimmt meist auch chemische Agenzien bei der Leukämogenese eine entscheidende Rolle spielen, eine multifaktorielle Kausalität also weiter angenommen werden muß. Epidemiologische Gesichtspunkte wurden hier nur in Ausnahmefällen herangezogen.

Schließlich wird im letzten Abschnitt der Versuch unternommen, so etwas wie eine Pathophysiologie der Leukämogenese darzustellen. Dabei geht es weniger um die Ätiologie des Krankheitsbildes als um die Bedingungen und möglichen Abläufe bei seiner Entwicklung. Das hämopoetische Zellerneuerungssystem konnte durch neue Techniken so weit in seiner Kinetik, Regulation und Funktion analysiert werden, daß sein Studium während der Leukämogenese und bei manifester Leukämie wesentliche Rückschlüsse auf die Natur der Erkrankung erwarten läßt.

II. Ionisierende Strahlung

1. Einmalige Exposition

Die Statistiken der Leukämiehäufigkeit nach den Atombombenexplosionen in Japan 1945 belegen klar die Bedeutung einer einmaligen Strahlenexposition für die Leukämogenese beim Menschen. Nachdem der erste umfassende Bericht von FOLLEY et al. (1952) auf der Grundlage des Materials der „Atomic bomb casualty commission" in Hiroshima und Nagasaki und des Red Cross Hospital in Hiroshima vorgelegt worden war, erscheint es jetzt, nach etwa 30 Jahren möglich, genauere Analysen durchzuführen.

Die Leukämiehäufigkeit ist in den nachfolgenden Jahren von der Entfernung vom Hypocenter abhängig. Ab dem 2. Jahr nach der Bombe ist in Hiroshima die Todesrate an Leukämie für den Personenkreis, der sich innerhalb einer 5 km-Zone aufhielt, bis auf das 4fache des Landesdurchschnittes angestiegen. Weit höher liegt die Rate bei den Personen in größerer Nähe. Das Maximum der Leukämiehäufigkeit wurde 1951—1953 gesehen, also nach einer Latenzperiode von 6—8 Jahren. Der weitaus häufigste Leukämietyp ist die akute myeloische Leukämie, gefolgt von der chronischen myeloischen Form. Die Häufigkeit der akuten lymphatischen Leukämie stieg besonders bei den Personen, die zum Zeitpunkt der Exposition unter 15 Jahre alt waren. Chronische lymphatische Leukämien wurden nicht beobachtet (ISHIMARU et al., 1971; WATANABE et al., 1972).

Die Analyse der Höhe der Strahlendosen ergab, daß in Hiroshima das Leukämierisiko bereits bei einer Exposition von 20—50 rad erhöht ist, während in Nagasaki die Schwelle bei 200 rad liegt (ANDERSON et al., 1972). Dieser Unterschied wird mit der unterschiedlichen Strahlenqualität erklärt. In Hiroshima kam es zu γ- und Neutronenstrahlung, während in Nagasaki überwiegend γ-Strahlen auftraten, so daß auf eine höhere leukämogene Wirkung der Neutronenstrahlung geschlossen wird.

Die nachfolgende überlebende Generation, die in utero exponiert war, erkrankt offenbar nicht gehäuft an Leukämien. In einer Untersuchung von HOSHINO et al. (1967) wäre eine Vervierfachung des Leukämierisikos bei den Kindern feststellbar gewesen. Unter 1 292 Kindern wurde in einer anderen Studie nur ein Fall von Neoplasie — keine Leukämie — bei einem Kind im Alter von unter 10 Jahren beobachtet (JABLON u. KATO, 1970).

2. Diagnostische Anwendung von Röntgenstrahlen

a) Leukämien bei Ärzten

In der Frühzeit der Anwendung ionisierender Strahlen wurden wiederholt bei Ärzten auch Tumoren, insbesondere Leukämien, beobachtet (VON JAGIE et al., 1911; HENSHAW u. HAWKINS, 1944). In mehreren Untersuchungen ist die erhöhte Leukämierate bei Radiologen vergangener Jahrzehnte belegt worden. MARCH (1944) kam bei einer retrospektiven Analyse bei 299 Radiologen in den USA zu einer Leukämiehäufigkeit von 4,69% im Vergleich zu 0,48% bei Nicht-Radiologen. In einer Analyse der Todesursachen unter Ärzten allgemein fiel die erhöhte Leukämietodesrate auf (HENSHAW u. HAWKINS, 1944; ULRICH, 1946).

Bei den Radiologen hat seitdem die Häufigkeit wieder etwas abgenommen, in der gesamten Ärzteschaft stieg sie jedoch 1950—1960 leicht an (CRONKITE *et al.*, 1960). Diese Entwicklung erklärt sich mit den Verbesserungen der Technik und den Erkenntnissen von der Notwendigkeit eines Strahlenschutzes. — Ebenso wichtig sind jedoch die Auswirkungen, die sich aus der diagnostischen Anwendung der Röntgenstrahlen bei Patienten feststellen lassen.

b) Kinder

STEWART *et al.* (1956) berichten von einer erhöhten Leukämierate bei Kindern, die einer diagnostischen Strahlenbelastung in utero exponiert waren (s. auch STEWART *et al.*, 1958, „Oxford-survey"). Spätere Untersucher konnten zunächst nicht einhellig diese Befunde bestätigen, da insbesondere die Wahl geeigneter Kontrollen schwierig erschien. Eine prospektive Studie von COURT-BROWN *et al.* (1960) und eine vorläufige Mitteilung von GRIEM *et al.* (1967) ergab keine erhöhte Leukämierate bei in utero exponierten Kindern. Eine Reihe positiver Befunde stammt von den folgenden Autoren, wobei das jeweils angegebene relative Leukämierisiko mitgenannt ist: FORD *et al.* (1959) 1,64, STEWART *et al.* (1958) 1,89, POLHEMUS und KOCH (1959) 1,27, MAC MAHON (1962) 1,39, GRAHAM *et al.* (1966) 1,40. Zu solchen Zahlen wird von MAC MAHON (1962) betont, daß in verschiedenen Arbeiten die Fallzahl zu gering sei, um bei einem Faktor von 1,4 von einem signifikanten Risiko zu sprechen. In einer sehr kritischen Analyse haben STEWART und KNEALE (1970) die Dosisbelastung bei einer diagnostischen Untersuchung berechnet und auf die erwähnten Kinder in Japan, die ebenfalls in utero exponiert waren, übertragen. Bei einer solchen Extrapolation hätten dort unter den 1 292 Kindern (JABLON u. KATO, 1970) etwa 37 Leukämiefälle auftreten müssen. Es ist vorher erwähnt worden, daß kein einziger Fall bekannt geworden ist.

Eindrucksvoller erscheinen Befunde aus Untersuchungen, bei denen neben der Strahlenexposition noch weitere Faktoren miteinbezogen wurden, wie z.B. zusätzliche präkonzeptionelle Strahlenbelastung des Ovars oder der Platz des Kindes in der Geburtenfolge einschließlich der Anamnese mit Fehl- oder Totgeburten. In einer groß angelegten Studie (GRAHAM *et al.*, 1966) ergab sich ein 3faches Risiko für die Kinder, die einer zweiten oder nachfolgenden Schwangerschaft entstammen, der Tot- oder Fehlgeburten vorausgegangen sind, und bei denen eine solche kombinierte Strahlenexposition, also intrauterin und präkonzeptionell, vorlag. In einer ähnlichen Analyse wurden 4 Faktoren erfaßt: Bestrahlung präkonzeptionell, Bestrahlung in utero, vorausgehende Tot- oder Fehlgeburten, frühkindliche Viruserkrankungen (GIBSON *et al.*, 1968). Die Kombination einer der beiden Strahlenexpositionsarten mit einem der beiden pathologischen Faktoren erhöhte das Leukämierisiko 2,7fach, alle 4 Faktoren zusammen 4,6fach. Schließlich zeigte sich die Bedeutung der intrauterinen Strahlenexposition noch in einer weiteren Untersuchung (BROSS u. NATARAJAN, 1972), wenn häufige Viruserkrankungen des Kindes, bakterielle Infektionen oder allergische Erkrankungen mit beachtet wurden. In jeder Gruppe was das relative Leukämierisiko im Vergleich zur Kontrollgruppe erhöht.

Solche Studien sollten auch dazu dienen, die Frage des echten kausalen Zusammenhanges zwischen Strahlenexposition und Leukämiehäufung endgültig zu klären, da z.B. immer wieder behauptet werden kann, ein unbekannter weiterer Faktor sei gemeinsame Ursache für die Leukämie des Kindes und erhöhe gleichzeitig die Wahrscheinlichkeit, daß bei der Mutter eine diagnostische Röntgenuntersuchung erforderlich werde (MAC MAHON, 1972).

c) Erwachsene

Wegen der erheblichen methodischen Probleme überrascht es nicht, daß die Wirkung diagnostischer Strahlenbelastungen bei Erwachsenen bisher nur in geringem Umfang untersucht worden ist. Stewart *et al.* (1962) fanden aufgrund einer Analyse von 961 Leukämiepatienten, etwa ebenso vielen mit anderen Tumoren und einer weiteren Kontrollgruppe unter sorgfältiger Beachtung einer geeigneten Gruppenbildung („matching") eine erhöhte Frequenz röntgenologischer Untersuchung des Körperstammes bei den Fällen mit myeloischen Leukämien, und zwar in den 8 Jahren vor der Leukämiediagnose. Das galt nicht für lymphatische Leukämien. Sie errechneten, daß etwa 8% der myeloischen Leukämien durch eine diagnostische Strahlenexposition bedingt sein könnten. In einer neueren Studie mit höheren Fallzahlen (1414 Leukämiefälle, davon 590 akut myeloisch oder myelomonozytär) ergab sich ein ähnliches Bild (Gibson *et al.*, 1972; s. auch Dixon *et al.*, 1973). Diagnostische Strahlenbelastung, insbesondere des Körperstammes, erhöhte das Leukämierisiko sowohl für akute wie auch chronische myeloische Leukämien deutlich, aber nur bei Männern, bei denen 11 und mehr Schirmbildaufnahmen gemacht worden waren. Der Geschlechtsunterschied, d.h. die erhöhte Gefährdung der Männer, fand sich auch bei den Überlebenden der Atombombenexplosion, insbesondere in der Gruppe mit höheren Strahlendosen (Brill *et al.*, 1962).

3. Thorotrast und andere Radioisotope

Thorotrast (Thoriumdioxid, α-Strahler), als Kontrastmittel angewandt, erwies sich als potentes Cancerogen und ist seit langem nicht mehr in Verwendung. 1960 berichteten Cronkite *et al.* (1960) von bis dahin 9 Leukämiefällen nach intravaskulärer Applikation der Substanz (s. auch Abbatt, 1967). Eine umfangreiche Studie aus Portugal an 1178 Patienten aus insgesamt 2428 Fällen, denen zwischen 1930 und 1955 Thorotrast appliziert worden war, enthält neben der Mitteilung zahlreicher anderer Tumoren und aplastischer Anämien auch 12 Leukämiefälle, ausschließlich akute myeloische und chronische myeloische Formen (Horta *et al.*, 1972). Das Leukämierisiko ist nach diesen Autoren etwa 12—16fach erhöht. Über 7 Fälle berichten Faber und Johannsen (1967) aus Dänemark. Damit erweist sich Thorotrast als das potenteste für den Menschen bekannte Cancerogen. Auffällig ist die gegenüber einer externen Strahlenbelastung von 5—8 auf etwa 20 Jahre verlängerte Latenzperiode.

^{131}Jod: Cronkite *et al.* (1960) berichten von insgesamt 9 Fällen, von denen 5 hohe therapeutische Dosen erhalten hatten.

4. Therapeutische Anwendung

Die Entwicklung von Leukämien bei Patienten mit ankylosierender Spondylitis, deren Wirbelsäule in therapeutischer Absicht bestrahlt worden war, ist in Studien aus England gut belegt (Abatt u. Lea, 1956; Court-Brown u. Doll, 1965). Aufgrund der Analyse von 14554 Patienten, die zwischen 1935 und 1954 so behandelt wurden, kommen Court-Brown und Doll (1965) zu einer linearen Beziehung zwischen Dosis und Leukämiehäufigkeit; bereits Dosen von 30—50 rad sollen in dieser Population die Leukämieinzidenz verdoppeln. Die Latenzperiode liegt wieder bei 5—7 Jahren.

Ebenfalls in therapeutischer Absicht wurden bei Kindern Thymusbestrahlungen wegen sog. Thymushyperplasie durchgeführt. Hier stehen sich Berichte mit erhöhter Leukämierate bei bestrahlten Kindern (SIMPSON *et al.*, 1955; SIMPSON u. HEMPELMANN, 1957; POLHEMUS u. KOCH, 1959) und solche gegenüber, die das nicht finden konnten (CONTI u. PATTON, 1948; MANNING u. CARROLL, 1957; SNEGRIFF, 1959). Eine weitere Gruppe von Patienten mit nicht-malignen Erkrankungen, bei denen eine Strahlentherapie eingesetzt wurde, bilden Fälle von Metropathia haemorrhagica. Bei einer Nachuntersuchung von 2068 Patientinnen fanden sich 5 Fälle von myeloischer Leukämie, die mittlere Strahlendosis hatte 136 rad betragen (DOLL u. SMITH, 1968). Diese Leukämiehäufung ist im Vergleich zur Durchschnittsrate von 1,5 Fällen pro 100000 Personen pro Jahr eindeutig, die Fallzahl 5 zeigt aber deutlich die Grenzen solcher Erhebungen.

Für die Patienten mit malignen Tumoren, die einer lokalen Röntgentherapie unterzogen werden, gibt es hinsichtlich des Leukämierisikos mit ganz wenigen Ausnahmen nur einzelne Fallmitteilungen. Retrospektive Untersuchungen der Todesursachen therapeutisch bestrahlter Patientinnen mit Zervix-Karzinom ergaben keine Leukämiehäufung. Dabei betrug bei HUTCHINSON (1968) die mittlere Beobachtungsdauer nur 3 Jahre, während SIMON *et al.* (1960) und ZIPPIN *et al.* (1971) doch 5–14 Jahre nach Bestrahlung überblickten, ebenfalls ohne ein erhöhtes Leukämierisiko festzustellen. Einen Fallbericht über 4 Patienten mit verschiedenartigen Tumoren, die nach lokaler Behandlung mit mindestens 2900 rad und nach einer Latenzperiode von $2^{1}/_{2}-10$ Jahren Leukämien entwickelten, geben POTH *et al.* (1971).

5. Kalkulation des Leukämierisikos

Aus der Fülle der Daten zur Rolle der Strahlenexposition bei der Entstehung von Leukämien wurde von verschiedenen Autoren versucht, das Leukämierisiko quantitativ in Abhängigkeit von der Strahlendosis auszudrücken. Es werden 1–2 Fälle von Leukämie pro rad Ganzkörperbestrahlung pro 10^{6} Personen pro Jahr 4–20 Jahre nach der Exposition angenommen (BRILL *et al.*, 1962; ICRP, 1966; DOLL, 1972). Bei hohen Dosen stimmt diese Relation allerdings nicht mehr, da dann die Wahrscheinlichkeit der Leukämieinduktion wieder abnimmt (ZIPPIN *et al.*, 1971). Eine umfangreiche, mathematisch fundierte Analyse des Problems unter Einschluß der Dauer der Latenzperiode findet sich bei WISE (1961).

III. Chemische Agenzien

1. Benzol

Die Literatur über den Zusammenhang von Leukämieentstehung und Benzol umfaßt weit über 100 Fallmitteilungen. In seiner Monographie „Toxicity and metabolism of industrial solvents" hat BROWNING bereits 1965 61 Fälle zusammengestellt. Weitere Übersichten liegen von VIGLIANI und SAITA (1964) und von GOGUEL *et al.* (1967a, b) vor. Es handelt sich durchweg um Fälle mit beruflicher Exposition zu Benzol, das in Form von Dämpfen aus Farb- oder Klebstoffen aufgenommen wird. In etwa 80% sind es Männer, etwa die Hälfte von ihnen mit verschiedenen Formen der akuten Leukämie, $^{1}/_{3}$ mit chronischer myeloischer Leukämie (CML), der Rest entfällt auf die chronische lymphatische Leukämie (CLL). Die Altersverteilung zeigt keine Besonderheiten, 33—63 Jahre für die chronische lymphatische Leukämie, 26—61 Jahre für die chronische myeloische Leukämie und 25—68 Jahre für die akuten Formen. Die Latenzperiode zwischen Beginn der Exposition und der klinischen Manifestation beträgt bei CLL 5—35 Jahre, bei CML ca. 10 Jahre und bei akuter Leukämie ca. 5 Jahre, jedoch sind auch extrem späte Leukämieentwicklungen beschrieben worden (Rejsek u. Rejskova, 1955). Hämatologisch fallen die CML-Fälle nicht durch Besonderheiten auf. Die CLL zeigt dagegen häufig einen subakuten Verlauf, der möglicherweise Benzol-spezifisch ist (Goguel et al., 1967b). Bei den akuten Leukämien steht besonders häufig ein aleukämischer Beginn im Vordergrund, es besteht meist eine starke Markinfiltration mit auffälligen Störungen der Erythropoese.

Häufiger als Leukämien entwickeln sich nach Benzolexposition jedoch Knochenmarkaplasien (z.B. Aksoy et al., 1972). Die Frage ist, ob sich alle Leukämien aus solchen Aplasien entwickeln. Einzelne Fallmitteilungen belegen den Übergang zu Leukämien außerordentlich gut. So berichtet De Gowin (1963) über einen Fall von aplastischer Anämie, die langsam regenerierte, bei der jedoch vor der Leukämiediagnose über 15 Jahre eine präleukämische Periode mit Neutrotytopenie, Thrombozytopenie und Anämie bestanden hatte. Zytogenetische Studien bei solchen Fällen belegen die Selektion eines bestimmten Zellklons leukämischer Myeloblasten aus einem Mark mit zahlreichen unspezifischen Chromosomenveränderungen bei bestehender Anämie (Tough et al., 1965; Forni u. Moreo, 1967; Vigliani u. Forni, 1969; Pugni et al., 1971; Robustelli et al., 1972). — Zur Frage der Begutachtung Benzol-induzierter Leukämien äußerten sich Girard et al. (1971).

2. Phenylbutazon

Wie bei allen als leukämogen verdächtigen Substanzen müssen bei einem Arzneimittel wie Phenylbutazon eine Reihe oft nur schlecht beurteilbarer Faktoren berücksichtigt werden, bevor von einem Kausalzusammenhang gesprochen werden kann. Dazu gehören die Gesamtdosis der Substanzen, das Intervall vom Beginn der Einnahme bis zur Entwicklung der manifesten Leukämie und nicht zuletzt auch die Grunderkrankung, deretwegen die Therapie mit der Substanz begonnen wurde.

Phenylbutazon ist ein Standardpräparat bei der Behandlung rheumatischer Beschwerden. 1962 wurde geschätzt, daß allein in Großbritannien in jeder Woche etwa 100000 Personen es einnehmen (Annotation, Brit. med. J. 1962). In zahlreichen Mitteilungen wurde seit 1958 über einen möglichen Zusammenhang mit der Leukämogenese berichtet (Übersichten s. McCarthy u. Chalmers, 1964; Jensen u. Roll, 1965; Dougan u. Woodliff, 1965). Die Knochenmarktoxizität ist seit langem bekannt; in einer ersten Übersichtsarbeit (Mauer, 1955) wurde über 10 Todesfälle nach Agranulozytose, der häufigsten Komplikation, jedoch nicht über Leukämien berichtet. Abbatt und Lea (1958) stellten nun bei der Grundkrankheit, d.h. also bei Patienten, die an rheumatischen Erkrankungen oder zumindest derartigen Beschwerden litten, eine erhöhte Leukämiegefährdung fest, berücksichtigten dabei jedoch nicht die verbreitete Einnahme des Phenylbutazons, so daß die Aussage hier wertlos erscheint. Systematische Untersuchungen über die Leukämiehäufigkeit bei Patienten, die mit der Substanz behandelt wurden, brachten bei 31000 Patienten keinen Fall von Leukämie (Inglis, mitgeteilt bei LEAVESLEY *et al.*, 1969), so daß es sich wohl doch um eine sehr seltene Folge handelt, weit seltener als die Entstehung einer Knochenmarkinsuffizienz.

Bei einer retrospektiven Analyse von 631 Leukämiefällen in Australien fanden LEAVESLEY *et al.* (1969) unter den Fällen mit akuter Leukämie wesentlich häufiger eine Vorgeschichte mit Einnahme von Phenylbutazon als bei den anderen Leukämieformen. JENSEN und ROLL (1965) berichten über 3 Patienten unter 50 Leukämiefällen, bei denen sie einen Zusammenhang mit der Einnahme der Substanz diskutieren. Die Gesamtdosen lagen zwischen 10 und 72 g, die Latenzperiode zwischen 1 und 2 Jahren. Bei den übrigen Fallberichten mit zum Teil noch höheren Gesamtdosen werden Intervalle von wenigen Wochen bis zu $6^1/_2$ Jahren angegeben (BEAN, 1960; WOODLIFF u. DOUGAN, 1964). LEAVESLEY *et al.* (1969) haben aus ihrer Studie alle Fälle herausgenommen, bei denen die Einnahme weniger als 12 Monate zurücklag, um Patienten auszuschließen, die vielleicht wegen Frühsymptomen der Leukämie Phenylbutazon erhalten hatten. Weiter werden auch Fälle mit vorausgehender Strahlenexposition ausgenommen.

Wie schon bei Benzol angesprochen, ist auch für Phenylbutazon noch nicht klar, ob allen Leukämiefällen eine Phase der Knochenmarkaplasie vorausgeht, wie sie als Ausdruck der Toxizität der Substanz vorkommen kann. In den vorliegenden Fallberichten ist eine aplastische Phase in etwa der Hälfte der Fälle dokumentiert. Da jedoch meist eine intensive hämatologische Diagnostik erst bei der Manifestation der Leukämie durchgeführt wird, dürfte der wahre Anteil mit vorausgehender aplastischer Knochenmarkschädigung weit höher liegen.

3. Chloramphenicol

Chloramphenicol erzeugt wie Phenylbutazon in seltenen Fällen und nach Dosen von 5 g, meist aber weit mehr, Knochenmarkaplasien. Aus solchen Aplasien können sich Leukämien entwickeln. In der Literatur sind 9 Fälle zusammengestellt (LEBON u. MESSERSCHMITT, 1955; MUKERJI, 1957; COHEN u. CREGER, 1967; BRAUER u. DAMESHEK, 1967; FRAUMENI, 1967; GADRAT *et al.*, 1969). Neben einer CML handelt es sich um akute myeloische oder „Stammzell"-Leukämien. Die Latenzperiode wird mit wenigen Monaten bis zu 8 Jahren angegeben. Sicherlich müssen nach den Erfahrungen mit den leukämogenen Strahlendosen und mit Benzol die Fälle mit Latenzperioden von unter einem Jahr ausgeschlossen werden, da dann auch nicht zu entscheiden ist, ob, ähnlich wie bei Phenylbutazon diskutiert, die Medikation nicht auf Grund von Begleiterscheinungen der beginnenden Leukämie erfolgte. Nach einer besonders sorgfältig abwägenden Analyse (FRAUMENI, 1967) erscheint das Auftreten von Leukämien nach Chloramphenicol-induzierter Aplasie nicht sicher häufiger als nach Aplasien bekannter oder unbekannter Genese, wie z.B. nach Arsen oder Dinitrophenol-Intoxikation (KJELDSBERG u. WARD, 1972; OLMER *et al.*, 1965).

4. Zytostatika

Es liegt nahe, eine leukämogene Wirkung auch bei denjenigen Pharmaka anzunehmen, die in der Krebschemotherapie angewandt werden und wegen ihres Effektes auf die verschiedenen Zellsysteme des Körpers, der dem der ionisierenden Bestrahlung ähnelt, auch Radiomimetika genannt wurden. Umfassende und gezielte Untersuchungen über die besonders in Betracht kommenden alkylierenden Agenzien liegen für den Menschen nicht vor. In den meisten Anwendungsfällen kann bisher entsprechend der Prognose des als Grundleiden vorhandenen Tumors nur eine Überlebenszeit beobachtet werden, die an der Latenzzeit der Leukämogenese, z.B. nach Strahlenexposition, gemessen relativ kurz ist.

Die publizierten Fallberichte beziehen sich wohl aus solchen Gründen überwiegend auf die Therapie von Tumorerkrankungen, die eine etwas längere Lebenserwartung zulassen. So wurde 1970 aus 3 verschiedenen Zentren über 9 Fälle von akuter Leukämie berichtet, die wegen eines Morbus Waldenström mit Melphalan behandelt worden waren (Andersen u. Videbaek, 1970; Kyle *et al.,* 1970; Holland, 1970). Weitere Berichte existieren über Leukämien bei Patienten, die z.T. neben anderen Zytostatika wegen verschiedener solider Tumoren Thiotepa erhalten hatten (Smit u. Meyler, 1970; Allan, 1970; Garfield, 1970; Solomon u. Firat, 1971; Kaslow *et al.,* 1972; Perlman u. Walker, 1973). Auch nach zytostatischer Therapie des Morbus Hodgkin wurden Leukämien beschrieben (Schaefer u. Kanzler, 1972; Wakem u. Bennett, 1972; Castro *et al.,* 1973); dabei muß allerdings auch die Rolle der hier meist mit eingesetzten Strahlentherapie berücksichtigt werden. Zusätzlich besteht bei diesen Erkrankungen das Problem, ob die Leukämien als Folge zytostatischen Therapie anzusehen sind oder ob sie, zumindest in den Fällen von Morbus Waldenström, nicht auch eine natürliche Entwicklung der Erkrankung ist, die bei Patienten unter der lebensverlängernden Therapie jetzt erst gesehen wird. Es ergibt sich jedenfalls hieraus derzeit keine Begründung dafür, etwa auf den Einsatz von Melphalan ganz zu verzichten (Holland, 1970). Über 5 Fälle von akuter Leukämie nach Behandlung chronisch-lymphatischer Leukämien mit Chlorambucil berichten Catovsky und Galton (1971).

5. Andere Pharmaka

Der Vollständigkeit halber sind hier noch weitere Publikationen zusammengestellt, in denen über die Entwicklung von Leukämien berichtet und ein möglicher Zusammenhang mit der Einnahme des Pharmakons diskutiert wird: Griseofulvin (Koenig *et al.,* 1969), Benzedrin (Berry, 1969), L.S.D. (Garson u. Robson, 1969), Oxymetholon (Delamore u. Geary, 1971; King u. Burns, 1972). Die „Oxymetholon-Fälle" haben sich alle aus aplastischen Anämien entwickelt, die sich zunächst unter der Therapie klinisch gebessert hatten. Deswegen eine ätiologische Rolle des Oxymetholon anzunehmen, ist nicht möglich und wird von den Autoren auch nicht vertreten.

IV. Genetische Grundlagen

1. HL-A-System

Aus experimentellen Untersuchungen mit Mäuse-Inzuchtstämmen ist bekannt, daß Zusammenhänge zwischen den H-2-Allelen und der Suszeptibilität des Mäusestammes für Leukämieviren existieren (Lilly, 1966; Tennant u. Snell, 1966; Snell, 1968). Noch nicht sicher ist, ob beim Menschen Leukämien bei bestimmten HL-A-Spezifitäten gehäuft auftreten, vor allem, da bisher noch keine großen Serien vorliegen (Walford *et al.,* 1971). Erste Arbeiten hatten eine Häufung der HL-A$_2$- und A$_{12}$-Untergruppen bei akuten Lymphoblastenleukämien ergeben (THÖRSBY *et al.*, 1969; WALFORD *et al.*, 1970; HARRIS u. VIZA, 1971). Andere Untersucher konnten es in ihren Serien nicht bestätigen (KOURILSKY *et al.*, 1968; LAWLER *et al.*, 1971; BATCHELOR *et al.*, 1971), so daß insgesamt die Häufung von A$_2$ und A$_{12}$ an der Grenze der Signifikanz bleibt. Eine relative Verminderung von A$_1$ (WALFORD *et al.*, 1970) wurde nicht bestätigt. Für die akute und die chronische myeloische Leukämie wird über eine Zunahme der Spezifität HL-A$_3$ berichtet (PEGRUM *et al.*, 1970; DEGOS *et al.*, 1971), bei der CML auch über eine Verminderung von HL-A$_{12}$ (DEGOS *et al.*, 1971).

2. Down-Syndrom und andere angeborene Erkrankungen

Das gehäufte Vorkommen von Leukämien bei Kindern mit Trisomie 21 wurde erst 1957 von KRIVIT und GOOD (1957) aufgrund einer Umfrage unter amerikanischen Ärzten belegt. Spätere Statistiken zeigen, daß das Leukämierisiko dieser Kinder etwa 15—20fach erhöht ist; etwa 2,5% aller Kinder mit Leukämie sind mongoloid, aber nur etwa 1,6% aller lebend geborenen (Stewart *et al.*, 1958; TOUGH *et al.*, 1961; WALD *et al.*, 1961; EVANS u. STEWARD, 1972; HARNDEN u. O'RIORDAN, 1973). Das Auftreten der Erkrankung ist dabei in allen Altersstufen möglich, besonders hoch jedoch in den ersten Lebensmonaten (MILLER u. FAUMENI, 1968). Die Typenverteilung entspricht den Leukämien bei anderen Kindern, unter den konnatalen Formen überwiegen die myeloischen Formen (LASHOF u. STEWART, 1965). Von den Leukämien abzugrenzen ist eine leukämoide Reaktion neugeborener mongoloider Kinder, die spontan verschwindet und als Regulationsstörung der Granulopoese gedeutet wurde (ROSS *et al.*, 1963).

Auch andere angeborene Erkrankungen mit zytogenetischen Anomalien scheinen zu Leukämien zu prädisponieren (Übersichten bei MILLER, 1963, 1966, 1967; FRAUMENI, 1969a, b; FRAUMENI u. MILLER, 1967; FRAUMENI *et al.*, 1971; GERMAIN *et al.*, 1972). Fallberichte liegen vor zum Klinefelter-Syndrom (MAMUNES *et al.*, 1961; BOUSSER u. TANZER, 1962) und zur D-Trisomie (SCHADE *et al.*, 1962; ZUELZER *et al.*, 1968). Weitere genetisch bedingte Erkrankungen ohne sichtbare Chromosomenanomalien haben ebenfalls ein erhöhtes Leukämierisiko. Unter 23 Patienten mit Bloom-Syndrom werden 3 mit akuter Leukämie beschrieben (SAWITZKY *et al.*, 1966), auch beim Fanconi-Syndrom ist die Entwicklung von Leukämien gehäuft (BLOOM *et al.*, 1966; GMYREK *et al.*, 1968). Für die übrigen Erkrankungen wird auf die angeführten Übersichten verwiesen, darunter Osteogenesis imperfecta (GILCHRIST u. SHORE, 1967), Achondroplasie (FRAUMENI u. MANNING, 1967), Marfan-Syndrom (REISMAN *et al.*, 1964), Klippel-Feil-Syndrom (STRANSKY, 1968). Auch werden bei den genetisch bedingten Erkrankungen, die mit einem Immundefekt einhergehen, gehäuft Leukämien beobachtet (PAGE *et al.*, 1963; Med. Res. Council, 1969).

3. Familiäre Häufung

Die im vorigen Abschnitt sichtbar gewordenen genetischen Einflüsse bei der Entstehung von Leukämien werden am deutlichsten beim Studium der Erkrankungshäufigkeit bei *monozygoten Zwillingen*. Die Konkordanzrate beträgt 25%, d.h. mit einer solch hohen Wahrscheinlichkeit wird der andere Partner auch an Leukämie erkranken, mit einer Latenz von 0—19 Monaten und mit gleichem zytologischen Typ (MAC MAHON u. LEVY, 1964; MILLER, 1968; JACKSON *et al.,* 1969). Aus einer Zusammenstellung von 39 monozygoten Zwillingen (Keith u. Brown, 1971) ergibt sich eine Häufung in der frühen Kindheit mit überwiegend akuter myeloischer und akuter lymphatischer Leukämie, bei Erwachsenen treten eher die chronischen Formen auf. Möglicherweise verursachen genetische Faktoren das gegenüber nicht verwandten Personen etwa 4fach erhöhte Leukämierisiko bei Geschwistern erkrankter Kinder, obwohl da exogene Faktoren auch eine erhebliche Rolle spielen dürften (Miller, 1968). Über familiäre Häufungen existieren zahlreiche Fallmitteilungen (Anderson, 1951; Bridges u. Nelson, 1961; Campbell *et al.,* 1962; Dougan *et al.,* 1966; Gunz *et al.,* 1966; Fitzgerald *et al.,* 1966; Lundmark *et al.,* 1967; Holton u. Johnson, 1968; McPhedran *et al.,* 1969; Snyder *et al.,* 1970; Ghosh, 1972; Kolarz u. Pietschmann, 1972).

V. Virusätiologie

1. Einführung

Nach den ausgedehnten Untersuchungen der experimentellen Onkologie besteht überhaupt kein Zweifel daran, daß es eine große Zahl verschiedenartiger Viren gibt, die bei Tieren, und nicht nur bei Labortieren, maligne Tumoren und Leukämien verursachen. Es würde hier zu weit führen, den immensen Beitrag der tierexperimentellen Grundlagenforschung zu analysieren oder auch nur in seinen Grundzügen zu referieren. Es sei dazu auf einige hervorragende Übersichten verwiesen (Gross, 1970; Dutcher u. Chiecobianchi, 1973).

Zusätzlich ist es jedoch erforderlich, auch auf die jüngsten Entwicklungen der molekularbiologischen Forschung einzugehen, da gerade sie den Schritt vom Tierexperiment hin zum Menschen ermöglicht haben (s. z.B. Emmelot u. Bentvelzen, 1972).

Für die Beurteilung der Bedeutung solcher experimenteller Untersuchungen für die Virusätiologie der Leukämie des Menschen ist wichtig, daß im Labor aus naheliegenden Gründen ganz überwiegend mit Inzuchttieren, insbesondere Inzuchtmäusen, gearbeitet wird. Solche Stämme werden wegen einer bestimmten konstanten Eigenschaft aufgebaut, so z.B. der Stamm AKR wegen der bei ihm beobachteten hohen Leukämierate (Lymphoblasten-Leukämie), der Stamm RF wegen der hohen Rate von myeloischen Leukämien usw. Bei diesen Tieren wurden immer die für die Entwicklung des jeweiligen Krankheitsbildes optimalen Eigenschaften oder Zuchtbedingungen gefördert, um es in besonderer Regelmäßigkeit und Klarheit studieren zu können. Unter Berücksichtigung dieser Tatsache darf es dann eigentlich nicht wundern, wenn beim Menschen nicht alle Merkmale der Erkrankung in der gleichen Ausprägung auftreten wie beim Labortier, und das gilt, um späteres vorwegzunehmen, insbesondere für den Nachweis einer Virusreplikation in menschlichen Leukämiezellen. Weiterhin muß festgestellt werden, daß auch die durch Strahlen induzierten Mäuseleukämien durch ein Virus verursacht sind, und gleiches gilt, soweit bisher untersucht, auch für die Leukämien nach chemischer Induktion, wie z.B. nach Urethangabe (z.B. Kaplan, 1972).

Die Suche nach einem viralen Agens bei den Leukämien des Menschen läßt sich in die folgenden Hauptrichtungen gliedern:

1. Die Anwesenheit eines Tumorvirus im Tumormaterial.

2. Untersuchung der Rolle von im Tierversuch oder in Zellkulturen onkogenen Viren für die Tumoren des Menschen.

3. Untersuchung der ätiologischen Bedeutung des Virusnachweises.

Das für diese Fragen eingesetzte Methodenspektrum ist einem ständigen Wandel unterworfen. Nachdem zunächst in Analogie zu bekannten virusbedingten Erkrankungen die epidemiologische Betrachtungsweise herangezogen wurde, stand der Virusnachweis mit dem Elektronenmikroskop im Vordergrund, während es jetzt immunologische und vor allem molekularbiologische Methoden sind.

2. Elektronenoptische Untersuchungen

Mit Hilfe des Elektronenmikroskops wurde in zahlreichen Arbeitsgruppen versucht, Partikel von Virusstruktur in Zellproben oder im Plasma von Leukämie-Patienten im Direktpräparat nachzuweisen. Die erste Mitteilung von positiven Befunden stammt von DMOCHOWSKI *et al.* (1959), dessen Gruppe auch danach zu den aktivsten gehörte (s. DMOCHOWSKI *et al.*, 1965, 1967a, 1967b). Weiter berichten über Virusnachweise und die damit verbundenen Probleme BRAUNSTEINER *et al.* (1960), BURGER *et al.* (1964), PORTER *et al.* (1964), ARNOULT und HAGUENAU (1966) sowie zahlreiche andere Autoren. Die Vorstellungen von der Struktur der Partikel sind von den tierexperimentellen Befunden beeinflußt und folgen weitgehend der morphologischen Klassifizierung von BERNHARD und GUERIN (1958). Es zeigte sich bald, daß bei diesen Untersuchungen Artefakte eine ganz erhebliche Rolle spielen können. Dies gilt insbesondere für den Nachweis von „tail-like"-Strukturen, also geschwänzten Partikeln, die nicht allein viralen Ursprungs sein müssen (DALTON *et al.*, 1964). Verwechslungen sind möglich mit Thrombozytengranula (PRINCE u. ADAMS, 1966) und vor allem auch mit den besonders pleomorphen Mykoplasmen (DMOCHOWSKI *et al.*, 1965, 1967a).

Im einzelnen geben DALTON und ZEVE (1967) in etwa 30% der untersuchten Patienten einen positiven Befund im Plasmapellet an, SEMAN und SEMAN (1968) in 50% der Biopsien und 37% der Blutproben, wobei sie besonders auf die Notwendigkeit der Verwendung der Dünnschnittechnik hinweisen, da die Negativ-Färbetechnik zu Unsicherheiten in der Partikelinterpretation führe. LEVINE *et al.* (1967) haben in 20% ihrer Fälle im Plasmapellet (Dünnschnittechnik) positive Befunde und weisen in ihrer als Doppelblindstudie angelegte Untersuchung sogar auf gewisse Zusammenhänge zwischen klinischem Bild und der Häufigkeit eines positiven Virusbefundes hin. Zu einem genau entgegengesetzten Ergebnis kommen NEWELL *et al.* (1968) in einer ebenfalls sorgfältig kontrollierten Studie an 255 Patienten. Sie fanden in zufällig ausgewählten Beobachtungsfeldern, ohne Kenntnis des Probenursprungs, keine Unterschiede in der Qualität oder Quantität von Partikeln im Plasma leukämischer oder nicht-leukämischer Patienten. Die Proben waren zuvor mit Hilfe des $CsCl_2$-Dichtegradienten konzentriert und gereinigt worden.

Unter dem Eindruck der Befunde in der experimentellen Onkologie gingen viele Arbeitsgruppen dazu über, das Zellmaterial in vitro anzuzüchten, in der Vorstellung, daß die Zellen dann anfangen würden, zuvor lysogenes Virus zu produzieren. Dabei besteht natürlich die Gefahr einer Laborkontamination, wie es im Fall der ESP-1-Linie nachgewiesen wurde (PRIORI *et al.*, 1971). Als Technik bietet sich z.B. auch die Züchtung in Gegenwart von 5-Joddesoxyuridin und Dimethylsulfoxyd an (STEWART *et al.*, 1972). Als verwirrend mag hier noch empfunden werden, daß es unter Verwendung solcher und anderer neuer Methoden in einem sehr hohen Prozentsatz aller möglichen Zellinien gelingt, die Produktion von Typ C-Viren zu induzieren (Lieber *et al.*, 1973). Der elektronenoptische Nachweis der Viruspartikel ist dabei dann nur noch eine nützliche Ergänzung der mit biochemisch-molekular-biologischen Methoden erhobenen Befunde.

3. Mykoplasmen

Eine gewisse Rolle in der Diskussion um die Ätiologie der Leukämien haben die Mykoplasmen gespielt. Murphy *et al.* (Murphy *et al.*, 1965; Murphy u. Bullis, 1967) konnten aus nahezu der Hälfte der untersuchten Leukämiezellproben Mykoplasmen isolieren, noch häufiger nach vorheriger Anzüchtung des Zellmaterials. Etwa ebenso oft wurden von Barile *et al.* (1966, Barile 1967) positive Befunde erhoben. Andere Gruppen kamen zu überwiegend negativen Ergebnissen (Hayflick u. Koprowski, 1965; Sutton, 1966; Fallon u. Jackson, 1968; Altucci *et al.*, 1968; Dunbar *et al.*, 1970). Eine große experimentelle Schwierigkeit der Nachweismethoden, die zu Anfang nicht bekannt war, ist die latente Infektion zahlreicher Zellinien und auch Seren, die in den Testen Verwendung finden, mit Mykoplasmen. Eine Reihe früherer Befunde (Negroni, 1964; Grace *et al.*, 1965) muß deswegen mit besonderer Vorsicht betrachtet werden. Für Dmochowski *et al.* (1967a) steht jedoch fest, daß Mykoplasmen bei Leukämie gehäuft vorkommen. Es bleibt nur, wie auch bei den Virusnachweisen, die Frage nach dem ätiologischen Zusammenhang. Es scheint eher wahrscheinlich, daß es sich um eine Kontamination des leukämischen Gewebes bzw. des Patienten handelt (Leclerc u. Silvestre, 1967). Ob den Mykoplasmen darüber hinaus eine pathogenetische Rolle zukommt, etwa eine „helper-activity" in Zusammenhang mit Viren (Grace *et al.*, 1965), bleibt offen.

4. Molekularbiologische und tierexperimentelle Grundlagen

Die Entdeckung einer RNA-abhängigen DNA-Polymerase als essentieller Bestandteil der RNA-Tumorviren (onkogene RNA-Viren; Onkorna-Viren) leitete in den allerletzten Jahren eine Entwicklung ein, die viel Klarheit in das bisher so unbefriedigende Bild der Virusätiologie menschlicher Tumoren und Leukämien bringen kann (Baltimore, 1970; Temin u. Mizutami, 1970; Spiegelman *et al.*, 1970; Übersicht bei Gallo, 1972, 1973; Boiron, 1973). Es ist zu hoffen, daß durch die im Zusammenhang mit dieser Entdeckung an den tierexperimentellen Modellen entwickelten und eingesetzten molekularbiologischen und immunologischen Techniken erstmals eine verläßliche Brücke zwischen der Erkrankung des Menschen und den Befunden an den verschiedenen Versuchstierarten geschlagen wird. Der große Unterschied in unserem Wissensstand sollte in absehbarer Zeit aufgehoben werden können. Obwohl entsprechend den tierexperimentellen Leukämien die onkogenen RNA-Viren auch für den Menschen in erster Linie als ätiologische Faktoren in Frage kommen, muß doch aus der Gruppe der DNA-Viren das Epstein-Barr-Virus erwähnt werden, das in offensichtlich kausalem Zusammenhang mit dem Burkitt-Lymphom steht. Darauf soll jedoch nicht eingegangen werden, da wir uns ganz auf die Leukämien beschränken müssen.

Die Anwesenheit der RNA-abhängigen DNA-Polymerase (reverse transcriptase) im Rous- und im Rauscher-Virus, die nachfolgend auch in allen anderen Onkorna-Viren bestätigt wurde (Übersicht s. GALLO, 1972), brachte einen entscheidenden biochemischen Marker in das Methodenarsenal der Leukämieforschung. Er müßte auch in menschlichem Material nachweisbar sein, wenn dieser Virusgruppe eine Bedeutung für den Menschen zukommt. Der Nachweis ist GALLO et al. (1971) gelungen und seitdem vielfach bestätigt worden.

Es erscheint deswegen sinnvoll, diese Viren noch etwas näher zu charakterisieren (in Anlehnung an NOWINSKI et al., 1970; JARRETT, 1973). Sie kommen bei Vögeln, Reptilien und Säugern natürlicherweise vor. Im Elektronenmikroskop erkennt man die Komplettierung des Virusnukleoids am Knospungsvorgang (budding) an der Zellmembran. Dieses Phänomen ist das wichtigste morphologische Kriterium. Die Onkorna-Viren enthalten eine einsträngige RNA von 70S-Einheiten und die erwähnte RNA-abhängige DNA-Polymerase. Die Virus-RNA wird in der Zelle über eine DNA-Zwischenstufe (Pro-Virus) repliziert. Für die Replikation defekter Sarkom-Viren besitzen sie eine sog. „helper-activity", d.h. die Bildung der Sarkomviren wird nach einer Superinfektion möglich. Schließlich besitzen die Typ C-Viren 2 wichtige Antigen-Systeme. Das gruppenspezifische GSA ist im Inneren des Virus lokalisiert. Entsprechendes Antiserum gegen ein bestimmtes Mäuseleukämievirus wird gegen alle anderen Mäuseleukämieviren ebenfalls reagieren. Das zweite ist das typen- oder subgruppenspezifische Antigen, ein Glykoprotein, das in oder an der Oberfläche des Virus lokalisiert ist und auch an der Membran der virusproduzierenden Zelle nachgewiesen werden kann.

Die Interaktion zwischen einem Onkorna-Virus und suszeptiblen Zellen kann auf verschiedene Arten stattfinden. Im einfachsten Fall repliziert die infizierte Zelle das Virus. Tut sie das nicht, so kann sie u.U. durch geeignete Maßnahmen (z.B. Zugabe von BudR) dazu aktiviert werden. Schließlich ist es möglich, daß in keinem Fall eine Virusproduktion stattfindet. Das in der Zelle vorhandene Virusgenom kann dann nur durch spezifische biochemische und immunologische Methoden nachgewiesen werden. — Es ist demnach klar, daß der fehlende morphologische Virusnachweis in keinem Fall gegen seine Anwesenheit spricht.

Zwei besonders wichtige Aspekte der viralen Leukämogenese sind noch die Art der Übertragung des Virus und die Ursachen für sein Wirksamwerden (Expression) in der Zelle. Infektion und Integration in das Genom einerseits und Genexpression, maligne Transformation und Virusreplikation andererseits müssen nicht notwendigerweise zeitlich eng zusammenhängen. Drei Übertragungsarten für das Virus sind bekannt: 1. Vertikal — die Zygote enthält das Virusgenom. 2. Das Virus wird mit der Milch übertragen. 3. Das Virus wird horizontal, z.B. durch Aerosole, übertragen. Bei den Mäuseleukämieviren scheint der horizontale Infektionsweg extrem selten, den Regelfall bildet die vertikale Übertragung. Dies hat unter anderem auch zu der Aufstellung der Onkogenhypothese (HUEBNER u. TODARO, 1969) beigetragen, die beinhaltet, daß jede somatische Zelle ein Virus- oder Provirusgenom enthält (TEMIN, 1971). Die maligne Entartung resultiert aus der Derepression, herbeigeführt durch verschiedene Faktoren wie Strahlenexposition, chemische Cancerogene, Alterung, Versagen der immunologischen Kontrolle, Superinfektion durch Helfer-Virus und andere. Erwähnt werden soll noch, daß im Gegensatz zur Maus der horizontale Übertragungsweg bei Katzen üblich ist (JARRETT, 1972; JARRETT et al., 1973). Virus wird hier in großen Mengen von Nasen-, Tracheal- und Mundschleimhaut ausgeschieden und kann auch im Urin nachgewiesen werden.

5. Molekularbiologische Grundlagen der Virusätiologie menschlicher Leukämien

Die gedrängte Darstellung einiger wesentlicher Aspekte der Grundlagenforschung im vorausgehenden Abschnitt war erforderlich, obwohl die entsprechenden Erkenntnisse bei den Leukämien des Menschen noch recht punktuell erscheinen. Es sollte deutlich werden, daß neuartige Nachweismethoden und neuartige Konzepte angewandt werden müssen. Die bisherigen Ergebnisse mit den Methoden des „genom rescue", des Nachweises einer 70 S-RNA und der „reverse transcriptase", des Interspecies-Antigen GS3 u.a. werden von den auf diesem Gebiet arbeitenden Wissenschaftlern optimistisch beurteilt (Jarrett, 1973). Nachdem zuerst von Gallo et al. (1970) der Nachweis der „reverse transcriptase" in menschlichen Leukämiezellen geführt werden konnte, gelang auch die Isolation einer 70S-RNA bei menschlichen Leukämiezellen und der Nachweis einer Homologie zwischen der RNA eines Onkorna-Virus (Rauscher-Virus) und den Nukleinsäuren der Tumorzellen mit der Methode der biochemischen Hybridisierung (Hehlmann et al., 1972; Baxt et al., 1972) in über 80% der untersuchten Fälle. Mit der 70S-RNA aus Leukämiezellen hergestellte DNA ließ sich spezifisch mit der RNA des Rauscher-Virus, nicht jedoch mit dem Avian-Myeloblastosevirus oder dem Mammatumorvirus, also zwei anderen Onkornaviren, hybridisieren. Die Methoden sind inzwischen so weit verfeinert, daß es gelang, in einem hohen Prozentsatz der Leukämiepatienten die „reverse transcriptase" und die 70S-RNA auch im Plasma nachzuweisen (Yaniv et al., 1974).

Das Wissen von der Molekularbiologie der Leukämien und damit auch von der Rolle der Viren als ätiologisches Agens wird sich nach diesen grundlegenden neuen Erkenntnissen rasch erweitern, s. dazu auch den Beitrag Bremer mit einigen neueren Daten. Eine klinisch wichtige Rolle wird dabei in besonderem Maße der prognostischen Untersuchung von Risikopatienten, etwa Zwillingen von Leukämiekranken, zukommen. Als positives Indiz für die Anwesenheit eines leukämogenen Virus müssen die klinischen Beobachtungen gewertet werden, bei denen Patienten mit Leukämie als ultima ratio bestrahlt und mit kompatiblem Knochenmark transplantiert wurden. Bei einigen wurde wenige Wochen danach erneut eine Leukämie festgestellt und als leukämische Entartung des übertragenen, zuvor nach allen erreichbaren Kriterien normalen Knochenmarks diagnostiziert (Fialkow et al., 1971; Thomas et al., 1972). Schließlich sei nochmals der Hinweis erlaubt, daß die neuen Theorien der Tumorentstehung, die Onkogenhypothese von Huebner und Todaro sowie die Provirushypothese von Temin die „alten" Faktoren der Leukämogenese wie ionisierende Strahlung und chemische Noxen keinesfalls verdrängen, sondern ihnen gerade als möglicherweise entscheidende Realisationsfaktoren eine zentrale Bedeutung zuschreiben.

6. Umgang mit Haustieren

Die Kenntnis von der Virusätiologie tierischer Leukämien und insbesondere die erst seit kurzem bekannte Möglichkeit der horizontalen Virusübertragung bei Katzen (Jarrett et al., 1973) hat zu Recht dem seit langem diskutierten Phänomen der Clusterbildung, d.h. das von der durchschnittlichen Inzidenz der Erkrankung abweichende gehäufte Auftreten während eines bestimmten Zeitraums in einer bestimmten Gegend, zu besonderer Beachtung verholfen.

Das bekannteste Beispiel sind die Fälle von Niles, wo zwischen 1957 und 1960 bei 8 Kindern Leukämien auftraten, in einer Population von etwa 18000 Menschen. 7 dieser 8 Kinder besuchten eine bestimmte Schule, bei anderen Kindern trat zur selben Zeit eine rheumatische Erkrankung auf (HEATH u. HASTERLIK, 1963). Auf diese und zahlreiche weitere epidemiologische Untersuchungen soll hier nicht weiter eingegangen werden. Sie werden in den entsprechenden Abschnitten abgehandelt werden.

Die Bedeutung des Kontaktes zu möglicherweise kranken Haustieren muß sehr sorgfältig beachtet werden, seitdem bekannt wurde, daß Leukämieviren Spezies-Barrieren überwinden können und auch menschliche Zellen in vitro infizieren (JARRETT et al., 1969; FISCHINGER u. O'CONNOR, 1969, 1970; CHANG et al., 1970; GARDNER, 1971); dies gilt insbesondere für die Leukämieviren der Katze (Übersicht bei ESSEX, 1972).

Unter Veterinären sind Tumorerkrankungen nicht häufiger als in der Allgemeinbevölkerung (FASEL et al., 1966); in Gegenden Dänemarks mit besonders hoher Inzidenz an Rinderleukose fand sich keine Häufung menschlicher Leukämiefälle (JENSEN, 1968). Untersuchungen über die Häufigkeit von Tumoren bei Tieren in Haushalten mit tumorkranken Menschen (HANES et al., 1970) und die Häufigkeit menschlicher Tumoren in Haushalten mit tumorkranken Tieren (SCHNEIDER et al., 1968) erbrachten keine Zusammenhänge. Die vorgelegten Fallberichte (z.B. DRUSIN et al., 1966; VIOLA, 1968) könnten also Zufallsbefunde sein. STEWART (1970) konnte in einer erneuten Analyse ihres großen Materials (Oxford survey, STEWART et al., 1958) keinen Zusammenhang zwischen Leukämiehäufigkeit und der Haltung von Katzen feststellen. BROSS et al. (1970, 1972) haben das große Material des „tristate survey" noch einmal auf das Problem der Haustierhaltung hin analysiert und kommen zu doch sehr bemerkenswerten Ergebnissen (HEATH, 1973). Unter 300 an Leukämie erkrankten Kindern ergab sich ein stärkerer Kontakt zu Katzen als bei Kontrollen und wenn Katzen krank oder gestorben waren, war das relative Leukämierisiko auf 2,24 erhöht, also mehr als verdoppelt. Auch für Erwachsene ergab sich ein Zusammenhang mit der Haltung von Vögeln, Katzen und Hunden, besonders von erkrankten. Für akute lymphatische und akute myeloische Leukämien war das Risiko 7—4fach erhöht. Die Autoren selbst interpretieren ihre Befunde nur sehr vorsichtig im Hinblick auf ätiologische Zusammenhänge. Die Art der Erkrankung der Haustiere ging aus der Studie nicht hervor. HEATH (1973) glaubt deswegen eher an einen unspezifischen Einfluß als an eine spezifische Tumorvirusinfektion. Sicherlich aber ist der Anteil der Leukämien, der möglicherweise im Zusammenhang mit dem Kontakt zu kranken Haustieren gesehen werden muß, relativ gering. In den zitierten Untersuchungen war es weniger als 5% der kindlichen und weniger als 1% der Erwachsenen-Fälle.

VI. Pathophysiologische Aspekte — Leukämie als Stammzellerkrankung

1. Einführung

Hier soll versucht werden, eine allgemeine Pathophysiologie der myeloischen Leukämien, d.h. der Leukämien unter Ausschluß der chronischen lymphatischen Form, zu entwickeln. Das erscheint angesichts der vielfältigen Ergebnisse der klinischen Leukämieforschung mit den modernen Methoden der Zellsystemphysiologie in ersten Ansätzen möglich.

Im Vordergrund des klinischen Bildes der akuten myeloischen Leukämie, auf die auch im folgenden immer zuerst Bezug genommen wird, steht einmal das Versagen der normalen Blutzellbildung und zum anderen das Wachstum einer Leukämiezellpopulation. Das Wachstum steht seit langem im Mittelpunkt des Interesses, und es liegen eine Fülle kinetischer Daten über Zellzyklus, Generationszeit, Kompartimentdurchgangszeiten, mittlere Überlebensdauer der Blastenpopulation usw. vor. Dazu wird auf die Darstellung bei den entsprechenden Leukämieformen verwiesen. Demgegenüber fällt es auf, wie wenig über das Versagen der normalen Hämopoese bekannt ist.

Für das Verständnis beider Phänome ist es erforderlich, die Grundlagen des hämopoetischen Zellsystems zu kennen. Sie sollen, soweit bisher bekannt, im folgenden in Anlehnung an METCALF und MOORE (1971) kurz dargestellt werden, um danach auf den Entstehungsprozeß der klinisch diagnostizierbaren Leukämie eingehen zu können. Das Zellerneuerungssystem der Hämopoese ist nach den heutigen Vorstellungen, die überwiegend an der Maus entwickelt wurden und nach den beim Menschen anwendbaren Testsystemen auch für ihn zutreffen, klonalen Ursprungs. Alle 4 Zellsysteme, Erythropoese, Granulozytopoese, Megakaryozytopoese und Lymphopoese leiten sich von einer Zelle ab. Sie wird pluripotente Stammzelle genannt und kann bei der Maus in der sog. Milzkolonietechnik nach TILL und McCULLOCH (1961) nachgewiesen werden. Ihre Konzentration im Mäuseknochenmark liegt bei $1:10^4$, die Morphologie ist nur in Vermutungen bekannt. Zahlreiche Befunde sprechen weiter dafür, daß zwischen dem Kompartment der pluripotenten Stammzellen und der Masse der morphologisch klassifizierbaren hämopoetischen Zellen ein Kompartment der determinierten Stammzellen eingeschaltet ist, von dem die Zellen nur noch in eines der genannten Systeme hineindifferenzieren können, reguliert von den Hormonen der Hämopoese, dem Erythropoetin, einem Granulopoetin und einem Thrombopoetin. Wie ist dieses Zellsystem bei Leukämie gestört, wie etabliert sich eine leukämische Zellpopulation?

Seit einigen Jahren ist es möglich, mit menschlichen Zellen Teste durchzuführen, die direkte Aussagen über ein bestimmtes Stammzellkompartiment auch bei Leukämie zulassen. Die granulopoetisch determinierte Stammzelle kann in einem in vitro-System quantitativ nachgewiesen werden, das zunächst für die Maus entwickelt wurde (PLUZNIK u. SACHS, 1965; BRADLEY u. METCALF, 1966), das aber dann auch für menschliche Zellen adaptiert wurde (PIKE u. ROBINSON, 1970). Zellen aus dem Knochenmark, der Milz oder dem peripheren Blut werden unter üblichen Zellzüchtigungsbedingungen in halbfestem Agar kultiviert. Während der 7—14tägigen Inkubation proliferieren spezifische Vorläuferzellen (determinierte Stammzellen) der Granulozyten und der Makrophagen und bilden Kolonien von differenzierenden granulozytären Zellen und/oder Makrophagen (colony forming units in culture $=$ CFU$_c$). Dieses Zellwachstum ist abhängig von der Anwesenheit eines spezifischen Glykoproteins, des „colony stimulating factor" (CSF), das einige Analogien zum Erythropoetin aufweist und ein humoraler Regulator der Granulozytopoese und der Granulozyten-Makrophagenbildung zu sein scheint.

2. Stammzellbefunde bei Leukämien des Menschen

Zellen von Patienten mit *chronischer myeloischer Leukämie* wachsen in der Agarkulturmethode zum Nachweis der determinierten Stammzellen zu Kolonien aus,

die in den meisten Fällen auch aus Philadelphia-positiven Zellen bestehen (CHER-
VENICK *et al.,* 1971; SHADDUCK u. NANKIN, 1971; MOORE u. METCALF, 1973).
Die Morphologie der Kolonien unterscheidet sich nicht wesentlich von der
normaler. Ihre Zahl ist im Knochenmark meist erhöht, besonders auffällig jedoch
im peripheren Blut. Normalerweise beträgt die Konzentration im peripheren
Blut weniger als 1% von der im Knochenmark, bei der chronischen myeloischen
Leukämie ist sie im Blut meist höher (METCALF, 1973). Ein wesentlicher Unter-
schied der CFU_c zu Gesunden zeigt sich in der Dichte der Zellen. Bei normalem
Knochenmark haben die meisten CFU_c eine Dichte von 1,062 und darüber,
die bei chronischer myeloischer Leukämie jedoch eine niedrigere (MOORE *et
al.,* 1973b). Die in vitro-Kultur erwies sich als besonders geeignete Untersu-
chungsmethode beim Übergang der chronischen myeloischen Leukämie in die
Blastenkrise. Bei den meisten Patienten verlieren die Zellen die Fähigkeit zur
Koloniebildung oder sie formen lediglich sog. „cluster", d.h. nach der von
den meisten Untersuchern benutzten Definition Zellgruppen von weniger als
50 Zellen. Der Beginn der Blastenkrise zeigt sich in vitro an der zunehmenden
Häufigkeit von Blasten und der reduzierten Koloniebildung durch diese Zellen,
eine relative Zunahme der „cluster" im Vergleich zu der Zahl der Kolonien
und eine zunehmend ungenügende zelluläre Differenzierung in den Kolonien
(Übersicht bei METCALF, 1973). Schließlich ist es auch möglich, mit Hilfe der
^{3}H-Thymidin-suicide-Methode eine Aussage über den Anteil der CFU_c in der
DNS-Synthese-Phase und damit über ihre Proliferationsintensität zu machen.
Bei chronischer myeloischer Leukämie sind weniger CFU_c in Proliferation als
bei normalen Kontrollpersonen, so daß daraus wie auch aus anderen zellkineti-
schen Daten geschlossen werden muß, daß entweder die Zellzyklusseiten dieser
Population länger sind oder daß sich ein größerer Anteil gar nicht im Zellzyklus
befindet.

Auch bei der *akuten Leukämie* hat die Agarkulturmethode neue Ergebnisse
gebracht. Die ersten Untersucher stellten zunächst einmal fest, daß kein Kolonie-
wachstum stattfindet (SENN *et al.,* 1967; HARRIS u. FREIREICH, 1970; BROWN
u. CARBONE, 1971; GREENBERG *et al.,* 1971; ISCOVE *et al.,* 1971; ROBINSON
et al., 1971). In Zellmischversuchen wurde festgestellt, daß die Anwesenheit
von Leukämiezellen das Wachstum normaler CFU_c nicht hindert, so daß das
Fehlen von Kolonien das echte Fehlen der normalen CFU_c-Population anzeigt
(SENN *et al.,* 1967). Genauere Analysen ergaben dann, daß die Leukämiezellen
von 80% der Patienten doch ein ganz charakteristisches Wachstumsverhalten
in vitro aufweisen (METCALF, 1973; MOORE *et al.,* 1973a, 1973b). Während
der 7tägigen Inkubationsperiode entstehen in der Kulturplatte nur „cluster"
aus bis zu 40 wenig differenzierten Zellen — ein für die akute Leukämie nahezu
diagnostisches Merkmal. In Entwicklungsphasen der Leukämie können gelegentlich noch normale Kolonien beobachtet werden, während die Zahl der „cluster"
bereits erhöht ist. Deswegen ist die „cluster to colony ratio" so wichtig. Wie
bei der chronisch myeloischen Leukämie ist die Dichte von 1,062 kritisches
Unterscheidungsmerkmal, leukämische CFU_c liegen meist darunter. Die ^{3}H-
Thymidin-suicide-Rate ist ebenfalls wie bei chronischer myeloischer Leukämie
im Vergleich zu normalem Knochenmark erniedrigt. Gelegentlich vorhandene
Chromosomenanomalien („marker"-Chromosomen) der Leukämiezellen werden
auch in den „cluster" gefunden (DUTTERA *et al.,* 1972).

Nach diesen Ergebnissen sind zwei prinzipielle Feststellungen möglich: 1. Die
Leukämiezellen bei akuter Leukämie, nicht jedoch bei chronischer myeloischer
Leukämie, haben eine reduzierte Wachstums- und Differenzierungskapazität
in vitro, und 2. das Wachstum ist von der Anwesenheit eines spezifischen Stimu-
lators „CSF" abhängig. Die Untersuchungen dazu sind allerdings durch die

Tatsache erschwert, daß die Agarkulturen von Knochenmarkzellen des Menschen — im Gegensatz etwa zur Maus — ein spontanes Wachstum zeigen, d.h. Kolonien entstehen auch ohne die Zugabe von exogenem CSF. Dieses kann vielmehr von Zellen in der Kulturschale selbst bereitgestellt werden, deren Charakteristika weitgehend bekannt sind und bei denen es sich um glasadhärente Zellen, sehr wahrscheinlich Makrophagen, handelt (Moore et al., 1973a).

3. Humorale Regulation des Zellwachstums bei Leukämie

In den letzten Jahren wurde wiederholt und mit z.T. noch unbefriedigenden Ergebnissen über den quantitativen Nachweis des CSF und seiner Inhibitoren bei Leukämie berichtet. Robinson und Pike (1970) analysierten die CSF-Aktivität im Urin. Sie fanden bei Patienten mit chronischer myeloischer Leukämie, bei denen, wie dargestellt, auch die CFU_c-Konzentration im peripheren Blut stark erhöht ist, sehr hohe Werte, ebenso in den meisten Fällen von akuter Lymphoblastenleukämie und „Stammzelleukämie". Bei den meisten Fällen von akuter myeloischer Leukämie waren die Urinkonzentrationen erniedrigt. Bei Metcalf et al. (1971) ergaben Serum-Analysen bei 30% der Fälle mit akuter Leukämie und die gleichzeitig durchgeführten Urin-Analysen in 50% erhöhte Werte für CSF. Mintz und Sachs (1973) fanden dagegen im Serum von Patienten mit akuter myeloischer Leukämie eher normale Konzentrationen, ebenso bei chronischer myeloischer Leukämie. Gleichzeitig waren bei ihnen die Inhibitorkonzentrationen erhöht.

Diese Befunde geben bisher noch kein befriedigendes Bild; auch bei Verlaufsuntersuchungen an einzelnen Patienten gelang es noch nicht, eine gute Korrelation zwischen Stimulatorkonzentration und dem hämatologischen Status zu finden (Metcalf, 1973). Patienten im Vollstadium einer Leukämie produzieren als Antwort auf eine Infektion weniger CSF als Patienten in der Remission. Das gegenwärtige Wissen von der physiologischen Rolle des CSF reicht nicht aus, um Rückschlüsse auf den Zustand der gesamten Granulozytopoese zuzulassen. Bei seiner Wirkung kommt es allein auf die Konzentration an der Target-Zelle an, die sicherlich im Knochenmark lokalisiert ist. Gerade dort sind aber auch Zellen, die CSF bereitstellen können, so daß im Mikroenvironment andere Bedingungen bestehen können als aus dem Serum oder dem Urin ablesbar.

Die Daten zeigen jedoch eindeutig, daß sowohl bei CSF wie bei seinen Inhibitoren bei akuter Leukämie oft abnormale Konzentrationen vorliegen. Für Metcalf (1973) unterstützt diese Tatsache die Möglichkeit, daß viele Charakteristika der akuten Leukämie nicht so sehr auf Eigenschaften der Leukämiezellen selbst beruhen, sondern auch durch Störungen der humoralen Regulation zustandekommen.

Für die im in vitro-System beschriebene Abhängigkeit des granulozytopoetischen Zellwachstums von humoralen Substanzen gibt es auch Hinweise in der Erythropoese in vivo. In mehreren Fällen von Di Guglielmo-Syndrom ließ sich durch die Hypertransfusion der Patienten, eine Maßnahme, die die Produktion von Erythropoetin unterdrückt, die pathologische Erythroblastenpopulation zum Verschwinden bringen, während die granulopoetischen Zellen mit ihrer Differenzierungsstörung übrigblieben (Adamson u. Finch, 1970).

4. Leukämie als Stammzelltransformation

Als wesentliches Merkmal der akuten Leukämie, aber auch der chronischen myeloischen Leukämie und der Formen mit verschiedenen Graden der Beteiligung der erythropoetischen Zellreihe bleibt eine Differenzierungsstörung im Kompartiment der morphologisch klassifizierbaren Zellen festzuhalten. Stammzellen und andere unreife Zellformen des leukämischen Zellklons differenzieren unter der Steuerung der Hormone der Hämopoese nur bis zu einem bestimmten Reifegrad, genügend funktionstüchtige Endzellen werden nicht mehr gebildet.

Es erhebt sich die Frage, ob die zugrundeliegende Störung jeweils eine Besonderheit der leukämischen Zellinie ist, etwa der Granulozytopoese mit nur leichter Ausprägung bei chronischer myeloischer Leukämie und starker Ausprägung bei akuter Leukämie, die sich dann sekundär z.B. auf die Erythropoese auswirkt und schließlich zur Anämie führt, oder ob dem ganzen Geschehen primär eine Alteration der pluripotenten Stammzelle zugrundeliegt. Hierfür sprechen vor allem tierexperimentelle Befunde.

Auch beim Menschen gibt es eine Reihe von Hinweisen bei der akuten myeloischen Leukämie für die Hypothese der Transformation der pluripotenten Stammzelle. Kinetische Untersuchungen der Erythropoese ergaben Störungen des Zellwachstums, wie sie für eine ineffektive Zellproduktion charakteristisch sind (HUBER et al., 1970, 1971). Chromosomenanalysen bei chronischer und akuter myeloischer Leukämie zeigen die Existenz des Philadelphia-Chromosoms bzw. des für den jeweiligen Fall typischen Markers in erythropoetischen Zellen und auch in Megakaryozyten (WHANG-PENG et al., 1963; JENSEN u. KILLMANN, 1967, 1971). Schließlich unterstützen auch Störungen der Enzymausstattung von Erythrozyten und Thrombozyten bei akuter Leukämie die Annahme einer bereits bei der gemeinsamen Stammzelle angelegten Alteration des Zellstoffwechsels (FRIEDMAN et al., 1964; ZITTOUN et al., 1968; KLEEBERG et al., 1971).

Aufgrund solcher Befunde hatte KILLMANN schon vor der Entwicklung und Anwendung der Stammzellteste und der Erhebung der entsprechenden und zuvor geschilderten Befunde seine Modellvorstellung von der Entstehung der myeloischen Leukämie des Menschen dargestellt und damit auch eine Brücke zu tierexperimentellen Befunden geschlagen (KILLMANN, 1968, 1970, 1972). Die Transformation pluripotenter Stammzellen steht danach am Anfang. Wird eine solche Stammzelle vom „sleeper" zum aktiven „feeder" der Hämopoese, so vermehrt sich von ihr ausgehend der leukämisch transformierte Zellklon und es entsteht das Bild der Leukämie, wenn in diesem Zellklon eine Differenzierungsstörung besteht. Für die Rauscher- und die Friend-Leukämie der Maus konnte dieser Vorgang nachgewiesen werden, in beiden Fällen wirken die Leukämieviren offensichtlich direkt auf die aktiv die Hämopoese fütternden Stammzellen (feeder) ein und bereits nach wenigen Tagen findet man morphologisch diagnostizierbare Leukämiezeichen (SEIDEL, 1973a, 1973b, 1973c).

5. Latenzperiode der Leukämogenese

Charakteristisch für die Leukämogenese des Menschen ist die lange Latenzperiode zwischen dem leukämogenen Ereignis und dem Auftreten der klinisch manifesten Leukämie, zumindest soweit aus bekannten und anfangs dargestellten Zusammenhängen z.B. zwischen Strahlen- oder Benzolexposition und Leukämieentstehung geschlossen werden kann. Theoretisch denkbare Gründe sind:

1. Zusätzliche Ereignisse sind erforderlich, „Mehrschritt-Theorie".
2. „Leukämiestammzellen" bleiben zytokinetisch ruhend.
3. Es besteht eine hohe Zellverlustrate.
4. Die Differenzierungsstörung prägt sich nur langsam aus.
5. Eine immunologische Kontrolle wird aufrechterhalten.

Für eine immunologische Kontrolle können z.Z. keine für die Leukämie spezifischen Befunde angeführt werden. Eine hohe Zellverlustrate ist beim Wachstum der meisten Tumoren und auch der Leukämien nachgewiesen, trotzdem scheidet eine proliferationskinetische Erklärung etwa auf der Basis von Generationszeiten für eine Latenzperiode von z.B. 5—8 Jahren wie in Hiroshima nahezu aus (Cronkite, 1968). Lange Latenzperioden können auch dadurch zustandekommen, daß sich die Differenzierungsstörung erst allmählich herausbildet. Die aktive Hämopoese könnte sich über lange Zeit von einem leukämischen Klon ableiten, die weitgehend normale Reifung der Zellen macht jedoch die klinische Manifestation — Entstehen einer Blastenpopulation und Versagen der normalen Endzellproduktion — unmöglich. Solche Überlegungen gelten wohl vor allem für die seltenen Fälle von Präleukämie und auch sog. differenzierende Leukämien, wo über Jahre noch funktionell ausreichende Endzellen gebildet werden, die gelegentlich schon Charakteristika von Leukämiezellen haben können, wie z.B. Auerstäbchen (Davies u. Schmitt, 1968; Leder, 1969), und keine Blastenpopulation aufweisen.

Schließlich können lange Latenzperioden der Leukämieentwicklung ihre Erklärung darin finden, daß ganz entsprechend den Vorstellungen Killmanns nicht „feeder"-Stammzellen transformiert werden, sondern sog. „sleeper", d.h. ruhende Stammzellen, die erst zu einem unbekannt späteren Zeitpunkt zum „feeder" werden, d.h. aktiv die Hämopoese füttern. Diese „sleeper" sind dabei nicht unbedingt als zytokinetisch ruhend zu denken, sie können also z.B. während des Wachstums des Organs Knochenmark proliferieren und den Stammzellpool vergrößern. Das ist deswegen wichtig, da aus der Grundlagenforschung bekannt ist, daß nur Zellen im Zellzyklus, am ehesten solche in der DNA-Synthesephase, transformiert werden (z.B. Tennant et al., 1969).

Die Latenzperiode dauert dann mindestens so lange, bis diese veränderten Stammzellen zum „feeder" werden. Das kann im Experiment durch die einfache Maßnahme der Entnahme von 50% des Blutvolumens beschleunigt werden, so daß z.B. bei RF-Mäusen die Leukämierate von etwa 4% bei lebenslanger Beobachtungen auf nahezu 100% anstieg, wobei die meisten Leukämien etwa 40 Wochen nach dem Bluten beobachtet wurden, myeloische Leukämien wohlgemerkt (Gong, 1971). Gleiches gilt für einen Rattenstamm mit hoher Leukämierate nach Bestrahlung, wo ebenfalls durch eine solche Maßnahme die Latenzperiode verkürzt wurde (Gong et al., 1972).

Literatur

Abbatt, J.D.: Leukemia and other fatal blood dyscrasias in thorium dioxide patients. Ann. N.Y. Acad. Sci. **145**, 767—775 (1967).

Abbatt, J.D., Lea, A.J.: The incidence of leukemia in ankylosing spondylitis treated with X rays. Lancet **2**, 1317—1320 (1956).

Abbatt, J.D., Lea, A.J.: Leukaemogens. Lancet **1958 II**, 880.

Adamson, J.W., Finch, C.A.: Erythropoietin and the regulation of erythropoiesis in Di-Guglielmo's syndrome. Blood **36**, 590—597 (1970).

Aksoy, M., Dincol, K., Erdem, S., Dincol, G.: Acute leukemia due to chronic exposure to benzene. Amer. J. Med. **52**, 160—166 (1972).

Allan, W.S.: Acute myeloid leukaemia after treatment with cytostatic agents. Lancet **1970 II**, 775.

Altucci, P., Coraggio, F., Coto, V., Devargas, F., Varone, Gl.: Isolation of mycoplasmas in leukemia and other diseases. Acta haemat. (Basel) **40**, 9—17 (1968).

Andersen, E., Videbaek, A.: Stem cell leukaemia in myelomatosis. Scand. J. Haemat. **7**, 201—207 (1970).

ANDERSON, R.C.: Familial leukemia. A report of leukemia in five siblings with a brief review of the genetic aspects of this disease. Amer. J. Dis. Child. **81**, 313−322 (1951).

ANDERSON, R.E., NISHIYAMA, H., LI, Y., ISHIDA, K., OKABE, N.: Pathogenesis of radiation-related leukaemia and lymphoma. Speculations based primarily of Hiroshima and Nagasaki. Lancet **1972 I**, 1060−1062.

ARNOULT, J., HAGUENAU, F.: Problems raised by the search for virus particles in human leukemia: A study with the electron microscope of blood plasma, cerebrospinal fluid, and megakaryocyte from bone marrow. J. nat. Cancer Inst. **36**, 1089−1109 (1966).

BALTIMORE, D.: RNA-dependent DNA-polymerase in various of RNA tumor viruses. Nature **226**, 1209−1211 (1970).

BARILE, M.F., BODEY, G.P., SNYDER, J., RIGGS, D.B., GRABOWSKI, M.W.: Isolation of mycoplasma orale from leukemic bone marrow and blood by direct culture. J. nat. Cancer Inst. **36**, 155−159 (1966).

BARILE, M.F.: Mycoplasma and leukemia. Ann. N.Y. Acad. Sci. **143**, 557−572 (1967).

BATCHELOR, J.R., EDWARDS, J.H., STUART, J.: Histocompatibility and acute lymphoblastic leukemia. Lancet **1971 I**, 699.

BAXT, W., HEHLMANN, R., SPIEGELMAN, S.: Human leukaemic cells contain reverse transcriptase associated with a high molecular weight virus related RNA. Nature New Biology **240**, 72−75 (1972).

BEAN, R.H.D.: Phenylbutazone and leukaemia. A possible association. Brit. med. J. **1960 II**, 1552−1555.

BERNHARD, W., GUERIN, M.: Présence de particules d'aspect virusal dans les tissues tumoraux de souris atteinteintes de leucémie spontanée. C.R. Acad. Sci. (Paris) **247**, 1802−1805 (1958).

BERRY, J.N.: Acute myeloblastic leukemia in a benzedrine addict. Sth. med. J. (Bgham, Ala.) **59**, 1169−1170 (1969).

BLOOM, G.E., WARNER, S., GERALD, P., DIAMOND, L.K.: Chromosome abnormalities in constitutional aplastic anemia. New Engl. J. Med. **274**, 8−14 (1966).

BOIRON, M.: Current status of virological research in human leukemias and sarcomas. Path. Biol. **21**, 77−81 (1973).

BOUSSER, J., TANZER, J.: Syndrome de Klinefelter et leucémic aiguë, à propos d'un cas. Nouv. Rev. franç. Hemat. **3**, 194−197 (1962).

BRADLEY, T.R., METCALF, D.: The growth of mouse bone marrow cells "in vitro". Aust. J. exp. Biol. med. Sci. **44**, 287−299 (1966).

BRAUER, M.J., DAMESHEK, W.: Hypoplastic anemia and myeloblastic leukemia following chloramphenicol treatment. New Engl. J. Med. **277**, 1003−1005 (1967).

BRAUNSTEINER, H., FELLINGER, K., PAKESCH, F.: On the occurence of virus-like bodies in human leukemia. Blood **15**, 476−479 (1960).

BRIDGES, J.M., NELSON, M.G.: Familial leukaemia. Acta haemat. (Basel) **26**, 246−251 (1961).

BRILL, A.B., TOMONAGA, M., HEYSSEL, R.M.: Leukemia in man following exposure to ionising radiation: summary of findings in Hiroshima and Nagasaki, and comparison with other human experience. Ann. intern. Med. **56**, 590−609 (1962).

Annotation "Phenylbutazone and leukaemia". Brit. med. J. **1962 I**, 459.

BROSS, I.D., BERTELL, R., GIBSON, R.: Pets and adult leukemia. Ann. J. Public Health **62**, 1520−1531 (1972).

BROWN, C.H., CARBONE, P.P.: "In vitro" growth of normal and leukemic human bone marrow. J. nat. Cancer Inst. **46**, 989−1000 (1971).

BROSS, I.D., GIBSON, R.: Cats and childhood leukemia. J. Med. (Basel) **1**, 180−187 (1970).

BROSS, I.D., NATARAJAN, N.: Leukemia from low level radiation. Identification of susceptible children. New Engl. J. Med. **287**, 107−110 (1972).

BROWNING, E.: Toxicity and metabolism of industrial solvents. Amsterdam: Elsevier Publishing 1965.

BURGER, C.L., HARRIS, W.W., ANDERSON, N.G., BARTLETT, T.W., KNISELEY, R.M.: Virus-like particles in human leukemic plasma. Proc. Soc. exp. Biol. (N.Y.) **115**, 151−156 (1964).

CAMPBELL, W.A.B., MACAFFEE, A.L., WADE, W.: Familial neonatal leukaemia. Arch. Dis. Childh. **37**, 93−98 (1962).

CASTRO, G.A.M., CHURCH, A., PECHET, L., SNYDER, L.M.: Leukemia after chemotherapy of Hodgkin's disease. New Engl. J. Med. **289**, 103−104 (1973).

CATOVSKY, D., GALTON, D.A.G.: Myelomonocytic leukemia supervening on chronic lymphocytic leukaemia. Lancet **1971 I**, 478−479.

CHALMERS, T.M., McCARTHY, D.D.: Phenylbutazone therapy associated with leukemia. Brit. med. J. **1964 I**, 747.

CHANG, R.S., GOLDEN, H.D., HARROLD, B.: Propagation in human cells of a filterable agent from the ST feline sarcoma. J. Virol. **6**, 599−603 (1970).

CHERVENICK, P.A., ELLIS, D.L., PAN, S.F., LAWSON, A.L.: Human leukemic cells: In vitro growth of colonies containing the Philadelphia Ph^1 chromosome. Science **174**, 1134−1136 (1971).

Cohen, F., Creger, W.P.: Acute myeloid leukemia following seven years of aplastic anemia induced by chloramphenicol. Amer. J. Med. **43**, 762–770 (1967).

Conti, E.A., Patton, G.B.: Study of the thymus in 7400 consecutive newborn infants. Amer. J. Obstet. Gynec. **56**, 884–892 (1948).

Court-Brown, W.M., Doll, R.: Leukaemia and aplastic anaemia in patients irradiated for ankylosing spondylitis. H.M. Stationary Office, London 1957.

Court-Brown, W.M., Doll, R.: Mortality from cancer and other causes after radiotherapy for ankylosing spondylitis. Brit. med. J. **1965 II**, 1327–1332.

Court-Brown, W.M., Doll, R., Hill, R.B.: Incidence of leukaemia after exposure to diagnostic radiation in utero. Brit. med. J. **1960 II**, 6212, 1539–1545.

Cronkite, E.P.: Kinetics of leukemic cell proliferation. In: Perspectives in leukemia (Ed. W. Dameshek, R.M. Dutcher), p. 158–186. New York-London: Grune and Stratton 1968.

Cronkite, E.P., Moloney, W., Bond, V.P.: Radiation leukemogenesis. An analysis of the problem. Amer. J. Med. **28**, 673–682 (1960).

Dalton, A.J., Moloney, J.B., Porter, G.H., Frei, E., Mitchell, E.: Studies on murine and human leukemia. Trans. Ass. Amer. Phycns **77**, 52–64 (1964).

Dalton, A.J., Zeve, V.H.: A review of studies with the electron microscope on human leukemia and Burkitt's tumor. Cancer Res. **27**, 2465–2470 (1967).

Davies, A.R., Schmitt, R.G.: Auer bodies in mature neutrophils. J. Amer. med. Ass. **203**, 895 (1968).

Degos, L., Drolet, Y., Dausset, J.: HL-A antigens in chronic myeloid leukemia (CML) and chronic lymphoid leukemia (CLL). International symposium on relationship between tumor antigens and histocompatibility systems. Transplant. Proc. **3**, 1309 (1971).

DeGowin, R.: Benzene exposure and aplastic anemia followed by leukemia 15 years later. J. Amer. med. Ass. **185**, 748–751 (1963).

Delamore, I.W., Geary, C.G.: Aplastic anaemia, acute myeloblastic leukaemia, and oxymetholone. Br. med. J. **1971 II**, 743–745.

Dixon, W.J., Landau, E., Murthy, V.K., Stewart, A.: Discussion of leukemia irradiation studies. Letters to the Editor. J. nat. Cancer Inst. **50**, 1085–1086 (1973).

Dmochowski, L., Grey, C.E., Sykes, J.A., Schullenberger, C.C., Howe, C.D.: Studies on human leukemia. Proc. Soc. exp. Biol. (N.Y.) **101**, 686–690 (1959).

Dmochowski, L., Dreyer, D.A., Grey, C.E., Hales, R., Langford, P.L., Pipes, F., Reder, L., Seman, G., Shively, J.A., Shullenberger, C.C., Sinkovics, J.G., Taylor, H.G., Tessmer, C.F., Yumoto, I.: Studies on the submicroscopic morphology of structures resembling mycoplasma and virus particles in mice and men. Ann. N.Y. Acad. Sci. **143**, 578–607 (1967a).

Dmochowski, L., Taylor, G., Clifford, E.G., Dreyer, D.A., Sykes, J.A., Langford, P.L., Rogers, T., Shullenberger, C.C., Howe, C.D.: Viruses and mycoplasma (PPLO) in human leukemia. Cancer (Philad.) **18**, 1345–1368 (1965).

Dmochowski, L., Yumoto, T., Grey, C.E., Hales, R.L., Langford, P.L., Taylor, H.G., Freireich, E.J., Shullenberger, C.C., Shively, J.A., Howe, C.D.: Electron microscopic studies of human leukemia and lymphoma. Cancer (Philad.) **20**, 760–777 (1967b).

Doll, R.: The evaluation of cancer risks from radiation with special reference to leukaemia in adults. Brit. J. Radiol. **45**, 794 (1972).

Doll, R., Smith, P.G.: The long-term effects of irradiation in patients treated for metropathia haemorrhagica. Brit. J. Radiol. **41**, 362–368 (1968).

Dougan, L., Scott, I.D., Woodliff, H.J.: A pair of twins, one of whom has chronic granulocytic leukaemia. J. med. Genet. **3**, 217–219 (1966).

Dougan, L., Woodliff, H.J.: Acute leukaemia associated with phenylbutazone treatment: a review of the literature and report of a further case. Med. J. Aust. **1**, 217–219 (1965).

Drusin, C.M., Finkbeiner, J.A., McCoy, J.R., Miller, D.G.: Malignant lymphoma occurring in patient and pet. J. Amer. med. Ass. **196**, 99–101 (1966).

Dunbar, E.P., Howard, E., Cacciatore, R.: Comparisons between mycobacteria and isolates from tumors and leukemic bloods. Ann. N.Y. Acad. Sci. **174**, 872–876 (1970).

Dutcher, R.M., Chieco-Bianchi, L., Eds.: Unifying concepts of leukemia. Bibl. Haemat. No. 39, Basel: Karger 1973.

Duttera, M.J., Bull, J.M.C., Whang-Peng, J., Carbone, P.P.: Cytogenetically abnormal cells in vitro in acute leukaemia. Lancet **1972 I**, 715–717.

Essex, M.: Can feline concorna viruses cause leukemia in man. Oncology **26**, 345–356 (1972).

Evans, D.T., Steward, J.K.: Down's syndrome and leukaemia. Lancet **1972 II**, 1322.

Faber, M., Johansen, C.: Leukemia and other hematological diseases after thorotrast. Ann. N.Y. Acad. Sci. **145**, 755–758 (1967).

Fallon, R.J., Jackson, D.K.: Relation between mycoplasmas and leukaemia and related diseases. Brit. med. J. **1968 IV**, 225–228.

Fasel, E., Jackson, E.M., Klauber, M.R.: Mortality in California veterinarians. J. chron. Dis. **19**, 293–306 (1966).

FIALKOW, P.J., THOMAS, E.D., BRYANT, J.I., NEIMAN, P.E.: Leukaemic transformation of engrafted human marrow cells in vivo. Lancet 1971 I, 7693, 251–255.

FISCHINGER, P.J., O'CONNOR, T.E.: Productive infection and morphologic alteration of human cells by a modified sarcoma virus. J. nat. Cancer Inst. 44, 429–438 (1970).

FISCHINGER, P.J., O'CONNOR, T.E.: Viral infection across species barriers. Reversible alteration of murine sarcoma virus for growth in cat cells. Science 165, 714–716 (1969).

FITZGERALD, P.H., CROSSEN, P.E., ADAMS, A.C., SHARMAN, C.V., GUNZ, F.W.: Chromosome studies in familial leukemia. J. med. Genet 3, 96–100 (1966).

FOLLEY, J.H., BORGES, W., YAMAWAKI, T.: Incidence of leukemia in survivors of the atomic bomb in Hiroshima and Nagasaki, Japan. Amer. J. Med. 13, 311–321 (1952).

FORD, D.D., PATERSON, J.C.S., TRENTING, W.C.: Fetal exposure to diagnostic X-rays, and leukemia and other malignant diseases in childhood. J. nat. Cancer Inst. 22, 1093–1104 (1959).

FORNI, A., MOREO, L.: Cytogenetic studies in a case of benzene leukemia. Europ. J. Cancer 3, 251–255 (1967).

FRAUMENI, J.F.: Bone marrow depression induced by chloramphenicol or phenylbutazone. Leukemia and other sequelae. J. Amer. med. Ass. 201, 828–843 (1967).

FRAUMENI, J.F., JR.: Clinical epidemiology of leukemia. Sem. Hemat. 6, 250–260 (1969a).

FRAUMENI, J.F., JR.: Constitutional disorders of man predisposing to leukemia and lymphoma. Nat. Cancer Inst. Monogr. 32, 221–232 (1969b).

FRAUMENI, J.F., MANNING, M.D.: Achondroplasia and leukaemia. Brit. med. J. 1967 III, 680.

FRAUMENI, J.F., MANNING, M.D., MITUS, W.J.: Acute childhood leukemia- epidemiologic study by cell type of 1263 cases at the children's cancer research foundation in Boston 1947–1965. J. nat. Cancer Inst. 46, 461–470 (1971).

FRAUMENI, J.F., JR., MILLER, R.W.: Epidemiology of human leukemia: Recent observations. J. nat. Cancer Inst. 38, 593–605 (1967).

FRIEDMAN, S.A., SCHWARTZ, S.D., LEITHOLD, S.L.: Platelet function defects with bleeding. Early manifestation of acute leukemia. Arch. intern. Med. 113, 177–185 (1964).

GADRAT, J., MOUNIER, J., BOURSE, R., PRIS, J.: Aplasie médullaire régressive et leucose aiguë terminale après traitement par le chloramphénicol. Ann. Méd. interne 120, 677–682 (1969).

GALLO, R.C.: RNA dependent DNA polymerase in viruses and cells: views of the current state. Blood 39, 117–137 (1972).

GALLO, R.C.: On the etiology of human acute leukemia. Med. Clin. N. Amer. 37, 343–354 (1973).

GALLO, R.C., YANG, S.S., TING, R.C.: RNA dependent DNA polymerase of human acute leukaemia cells. Nature 228, 927–929 (1970).

GARFIELD, D.H.: Lancet 1970 II, 1037.

GARSON, O.M., ROBSON, M.K.: Studies in a patient with acute leukaemia after lysergide treatment. Brit. med. J. 1969 II, 800–802.

GERMAIN, M.D., REQUIN, C., PHILIPPE, M.N.: Les affections génétiques à haut risque leucémique. J. med. Lyon 53, 1071–1077 (1972).

GHOSH, M.L.: Familial leukaemia. Acta haemat. (Basel) 48, 98–103 (1972).

GIBSON, R.W., BROSS, I.D.J., GRAHAM, S., LILIENFELD, A., SCHUMAN, L.M., LEVIN, M.L., DOWD, J.E.: Leukemia in children exposed to multiple risk factors. New Engl. J. Med. 279, 906–909 (1968).

GIBSON, R., GRAHAM, S., LILIENFELD, A., SCHUMAN, L., DOWD, J.E., LEVIN, M.L.: Irradiation in the epidemiology of leukemia among adults. J. nat. Cancer Inst. 48, 301–311 (1972).

GILCHRIST, G.S., SHORE, N.A.: Familial leukemia and osteogenesis imperfecta. J. Pediat. 71, 115–118 (1967).

GIRARD, R., PROST, G., TOLOT, F.: Remarques sur l'indemnisation des leucémies et des aplasies benzeniques. Arch. Mal. Prof. 32, 581–583 (1971).

GMYREK, D., WITKOWSKI, R., SYLLM-RAPOPORT, I., JAKOBASCH, G.: Chromosomal aberrations and abnormalities of red cell metabolism in a case of Fanconi's anemia before and after development of leukemia Germ. med. Mth. 13, 105–111 (1968).

GOGUEL, A., CAVIGNEAUX, A., BERNHARD, J.: Les leucémies benzéniques. Bull. Inst. nat. Sante 22, 421–441 (1967).

GOGUEL, A., CAVIGNEAUX, A., BERNARD, J.: Les leucémies benzéniques de la région parisienne entre 1950 et 1965. (Etude de 50 observations) Nouv. Rev. franç. Hemat. 7, 465–480 (1967).

GONG, J.: Anemic stress as a trigger of myelogenous leukemia in rats rendered leukemia-prone by X-ray. Science 174, 833–835 (1971).

GONG, J., BRAUNSCHWEIGER, P.G., GLOMSKI, C.A.: Anemic stress as a trigger of myelogenous leukemia in the unirradiated RF mouse. Science 177, 274–276 (1972).

GRACE, J.T., HOROSZEWICZ, J.S., STEIN, T.B., EDWIN, A., MIRAND, C.J.: Mycoplasma (PPLO) and human leukemia and lymphoma. Cancer (Philad.) 18, 1369–1376 (1965).

GRAHAM, S., LEVIN, M.L., LILIENFELD, A.M., SCHUMAN, L.M., GIBSON, R., DOWD, J.E., HEMPELMANN, L.: Preconception, intrauterine, and postnatal irradiation as related to leukemia. Nat. Cancer Inst. Monogr. 19, 347–372 (1966).

Greenberg, P.L., Nichols, U.C., Schrier, S.L.: Granulopoiesis in acute myeloid leukemia and preleukemia. New Engl. J. Med. **284**, 1225–1231 (1971).

Griem, M.L., Meier, P., Dobben, G.O.: Analysis of the morbidity and mortality of children irradiated in fetal life. Radiology **88**, 347–349 (1967).

Gunz, F.W., Fitzgerald, Ph., Crossen, P.E., Mackenzie, I.S., Powles, C.P., Jensen, C.R.: Multiple cases of leukemia in a sibship. Blood **27**, 482–489 (1966).

Hanes, B., Gardner, M.B., Loosli, C.G.: Pet association with selected human cancers: a household questionnaire survey. J. nat. Cancer Inst. **45**, 1155–1162 (1970).

Harnden, D.G., O'Riordan, M.L.: Down's syndrome and leukaemia. Lancet **1973 I**, 260–261.

Harris, J., Freireich, E.J.: In vitro growth of myeloid colonies from bone marrow of patients with acute leukemia in remission. Blood **35**, 61–63 (1970).

Harris, R., Viza, D.: HL-A, leukemia, and leukemia-associated antigens. Lancet **1971 II**, 1134.

Hayflick, L., Koprowski, H.: Direct agar isolation of mycoplasmas from human leukemia bone marrows. Nature **205**, 713 (1965).

Heath, C.W.: Sick pets and human leukemia. Ann. intern. Med. **78**, 605 (1973).

Heath, C.W., Hsterlik, R.J.: Leukemia among children in a suburban community. Amer. J. Med. **34**, 796–812 (1963).

Hehlmann, R., Keefe, D., Spiegelmann, S.: RNA in human leukemic cells related to the RNA of a mouse leukemia virus. Proc. nat. Acad. Sci. (Wash.) **69**, 435–439 (1972).

Henshaw, P.S., Hawkins, J.W.: Incidence of leukemia in physicians. J. nat. Cancer Inst. **4**, 339–346 (1944).

Holland, J.F.: Epidemic acute leukemia. New Engl. J. Med. **283**, 1165–1166 (1970).

Holton, C.P., Johnson, W.W.: Chronic myelocytic leukemia in infant siblings. J. Pediat. **72**, 377–383 (1968).

Horta, J., Abbatt, J.D., Motta, L.C., Tavares, M.H.: Leukemia, malignancies and other late effects following administration of thorotrast. Z. Krebsforsch. **77**, 202–216 (1972).

Hoshino, T., Kato, H., Finch, S.C., Hrubec, Z.: Leukemia in offspring of atomic bomb survivors. Blood **30**, 719–730 (1967).

Huber, Ch., Huber, H., Schmalzl, F., Braunsteiner, H.: Decreased proliferative activity of erythroblasts in granulocytic stem cell leukemia. Nature **229**, 113–114 (1971).

Huber, Ch., Lederer, B., Schmalzl, F., Bütterich, D., Huber, H., Braunsteiner, H.: Autoradiographische und zytophotometrische Untersuchungen zur Proliferation erythropoetischer Vorstufen im Knochenmark unreifzelliger Leukämien. Acta haemat. (Basel) **44**, 85–97 (1970).

Huebner, R.J., Todaro, G.J.: Oncogenes of RNA tumor viruses as determinants of cancer. Proc. nat. Acad. Sci. (Wash.) **64**, 1087–1094 (1969).

Hutchinson, G.B.: Leukemia in patients with cancer of the cervix uteri treated with radiation: A report covering the first five years of an international study. J. nat. Cancer Inst. **40**, 951–982 (1968).

International Commission on radiological Protection: The evaluation of the risk from radiation (Report of committee I; R.S. Russell, Chairman). Hlth Phys. **12**, 239–302 (1966).

Iscove, N.N., Senn, J.S., Till, J.E., McCulloch, E.A.: Colony formation by normal and leukemic human marrow cells in culture. Effect of conditioned medium from human leukocytes. Blood **37**, 1–5 (1971).

Ishimaru, T., Hoshino, T., Ishimaru, M., Okada, H., Tomiyasu, T., Tsuchimoto, T.: Leukemia in atomic bomb survivors, Hiroshima and Nagasaki, 1 October 1950–30 September 1966. Radiat. Res. **45**, 216–233 (1971).

Jablon, S., Kato, H.: Childhood cancer in relation to prenatal exposure to atomic-bomb radiation. Lancet **1970 II**, 1001–1003.

Jackson, E.W., Norris, F.D., Klauber, M.R.: Childhood leukemia in California-born twins. Cancer (Philad.) **23**, 913–919 (1969).

von Jagie, N., Schwarz, G., v. Siebenbach, C.: Blutbefunde bei Roentgenologen. Berl. klin. Wschr. **48**, 1220 (1911).

Jarrett, O., Laird, H.M., Hay, D.: Growth of feline leukaemia virus in human cells. Nature **224**, 1208–1209 (1969).

Jarrett, W.: Feline leukemia. J. clin. Path. **25**, Suppl. (Roy. Coll. Path.) **6**, 43–45 (1972).

Jarrett, W.F.H.: Viruses and leukemia. Brit. J. Haemat. **25**, 287–291 (1973).

Jarrett, W., Jarrett, O., Mackey, L., Laird, H., Hardy, W., Essex, M.: Horizontal transmission of leukemia virus and leukemia in the cat. J. nat. Cancer Inst. **51**, 833–841 (1973).

Jensen, M., Roll, K.: Phenylbutazone and leukemia. Acta med. scand. **178**, 505–513 (1965).

Jensen, M., Killmann, S.A.: Chromosome studies in acute leukaemia. Evidence for chromosomal abnormalities common to erythroblasts and leukaemic white cells. Acta med. scand. **181**, 47–53 (1967).

Jensen, M.K., Killmann, S.A.: Additional evidence for chromosome abnormalities in the erythroid precursors in acute leukaemia. Acta med. scand. **189**, 97–100 (1971).

Jensen, N.K.: A topographical study of leukemia in man and cattle in Denmark. Bibl. haemat. (Basel) **31**, 326–330 (1968).

KAPLAN, H.S.: Induction of murine leukemia: Interaction of viruses, target cells, host factors, and exogenous agent. In: The nature of leukaemia (Ed. P. Vincent), p. 13—22. Sidney 1972.

KASLOW, R.A., WISCH, N., GLASS, J.L.: Acute leukemia following cytotoxic chemotherapy. J. Amer. med. Ass. 219, 75—76 (1972).

KEITH, L., BROWN, E.: Epidemiologic studies of leukemia in twins (1928—1969). Acta Genet. med. (Roma) 20, 9—22 (1971).

KILLMANN, S.A.: Acute leukemia: Development, remission/relapse pattern, relationship between normal and leukemic hemopoiesis, and the „Sleeper-to-Feeder" stem cell hypothesis. Series Haemat. 1, 103—128 (1968).

KILLMANN, S.A.: A hypothesis concerning the relationship between normal and leukemic hemopoiesis in acute myeloid leukemia. In: Stohlman, F. (Ed.): Hemopoietic Cellular Proliferation, p. 267. New York: Grune and Stratton 1970.

KILLMANN, S.A.: A biased view on the relapse and remission phase of acute myeloid leukaemia. In: The nature of leukaemia (P. Vincent, Ed.), p. 205—216. Sydney 1972.

KING, J.B., BURNS, D.G.: Aplastic anaemia, oxymetholone and acute myeloid leukaemia. S. Afr. med. J. 46, 1622—1623 (1972).

KJELDSBERG, C.R., WARD, H.Y.: Leukaemia in arsenic poisoning. Ann. intern. Med. 77, 935—937 (1972).

KLEEBERG, U.R., HEIMPEL, H., KLEIHAUER, E., OLISCHLÄGER, A.: Relativer Glutathionreduktase- und/oder Pyruvatkinasemangel in den Erythrozyten bei Panmyelopathien und akuten Leukämien. Klin. Wschr. 49, 557—558 (1971).

KOLARZ, G., PIETSCHMANN, H.: Zur Frage myeloischer, familiärer Leukämien. Wien. klin. Wschr. 84, 790—792 (1972).

KÖNIG, E., BERTHOLD, K., HIENZ, H.A., BRITTINGER, G.: Griseofulvin and chronic granulocytic leukaemia. Helv. med. acta 35, 103—107 (1969).

KOURILSKY, F.M., DAUSSET, J., FEINGOLD, J., DUPUY, J.M., BERNARD, J.: Etude de la repartition des antigènes leucocytaires chez les malades atteints de leucémie aigue en rémission. In: Advances in Transplantation (Ed. Dausset, J., Hamburger, J., Mathé, G.), p. 515—522. Kopenhagen: Munksgaard 1968.

KRIVIT, W., GOOD, R.A.: Simultaneous occurrence of mongolism and leukemia: report of nationwide survey. Amer. J. Dis. Child. 94, 289—293 (1957).

KYLE, R.A., PIERRE, R.V., BAYRD, E.D.: Multiple myeloma and acute myelomonocytic leukemia. New. Engl. J. Med. 283, 1121—1125 (1970).

LASHOF, J.C., STEWART, A.: Oxford survey of childhood cancers. Progress report III. Leukemia and Down's syndrome. Monthly Bull. Minist. Hlth Lab. Serv. 24, 136—143 (1965).

LAWLER, S.D., KLONDA, P.T., HARDISTY, R.M., TILL, M.M.: Histocompatibility and acute lympho- blastic leukaemia. Lancet 1971 I, 699.

LEAVESLY, G.M., STENHOUSE, N.S., DOUGAN, L., WOODLIFF, H.J.: Phenylbutazone and leukaemia. Is there a relationship? Med. J. Aust. 2, 963—965 (1969).

LEBON, J., MESSERSCHMITT, F.: Myelose aplasique d'origine medicamenteuse, myéloblastose aiguë terminal; reflexions pathogéniques. Sang 26, 799—804 (1955).

LECLERC, S.C., SILVESTRE, D.: Mycoplasmes et hémopathies humaines. Nouv. Rev. franç. Hémat. 7, 215—230 (1967).

LEDER, C.D.: A case of acute leukemia with pseudo Pelger cells containing Auer bodies. Acta haemat. (Basel) 42, 58—63 (1969).

LEVINE, P.H., HOROSZEWICZ, J.S., GRACE, J.F., CHAI, L.S., ELLISON, R.R., HOLLAND, J.F.: Relation- ship between clinical status of leukemic patients and virus-like particles in their plasma. Cancer (Philad.) 20, 1563—1577 (1967).

LIEBER, M.M., BENVENISTE, R.E., LIVINGSTON, D.M., TODARO, G.J.: Mammalian cells in culture frequently release type C viruses. Science 182, 56—59 (1973).

LILLY, E.: The H-2 locus and susceptibility to tumor induction. Nat. Cancer Inst. Monogr. 22, 631—641 (1966).

LUNDMARK, K.M., THILÉN, A., VAHLQUIST, B.: Familial leukaemia — Three cases of acute leukaemia in four siblings. Acta paed. scand. Suppl. 172, 300—305 (1967).

MAC MAHON, B.: Prenatal X-ray exposure and childhood cancer. J. nat. Cancer Inst. 28, 1173—1191 (1962).

MAC MAHON, B.: Susceptibility to radiation-induced leukemia. New Engl. J. Med. 287, 144—145 (1972).

MAC MAHON, B., LEVY, M.A.: Prenatal origin of childhood leukaemia. Evidence from twins. New Engl. J. Med. 270, 1082—1085 (1964).

MAMUNES, P., LAPIDUS, P.H., ABBOT, J.A., ROATH, S.: Acute leukaemia and Klinefelter's Syndrome. Lancet 1961 II, 26—27.

MARCH, H.C.: Leukemia in Radiologists. Radiology 43, 275—278 (1944).

MAUER, E.F.: The toxic effects of phenylbutazone (Butazolidin). Review of the literature and report of the twenty-third death following its use. New Engl. J. Med. 253, 404—410 (1955).

McCarthy, D.D., Chalmers, T.M.: Hematologic complications of phenylbutazone therapy. A review of the literature and report of two cases. Canad. med. Ass. J. **90**, 1061—1067 (1964).

McPhedran, P., Heath, C.W. jr., Lee, J.: Patterns of familial leukemia. Ten cases of leukemia in two interrelated families. Cancer (Philad.) **24**, 403—407 (1969).

Medical Research Council: Hypogammaglobulinaemia in the United Kingdom. Lancet **1969 I**, 163.

Metcalf, D.: The discrimination of leukemic from normal cells. Biomedicine **18**, 264—271 (1973).

Metcalf, D., Chan, S.H., Gunz, F.W., Vincent, P., Ravich, R.B.M.: Colony-stimulating factor and inhibitor levels in acute granulocytic leukemia. Blood **38**, 143—151 (1971).

Metcalf, D., Moore, M.A.S.: Hemomoietic cells. Amsterdam: North Holland Publishing 1971.

Miller, R.W.: Down's syndrome (mongolism), other congenital malformations and cancers among sibs of leukemic children. New Engl. J. Med. **268**, 393—401 (1963).

Miller, R.W.: Etiology of childhood leukemia. Epidemiologic evidence. Pediat. Clin. N. Amer. **13**, 267—277 (1966).

Miller, R.: Persons with exceptionally high risk of leukemia. Cancer Res. **27**, 2420—2423 (1967).

Miller, R.W.: Deaths from childhood cancer in sibs. New Engl. J. Med. **279**, 122—126 (1968).

Miller, R.W., Fraumeni, J.F.: Down's syndrome and neonatal leukemia. Lancet **1968 II**, 404.

Mintz, U., Sachs, L.: Differences in inducing activity for human bone marrow colonies in normal serum and serum from patients with leukemia. Blood **42**, 331—339 (1973).

Moore, M.A.S., Metcalf, D.: Cytogenetic analysis of human acute and chronic myeloid leukemic cells cloned in agar culture. Int. J. Cancer **11**, 143—152 (1973).

Moore, M.A.S., Williams, N., Metcalf, D.: In vitro colony formation by normal and leukemic human hematopoietic cells: Interaction between colony-forming and colony-stimulating cells. J. nat. Cancer Inst. **50**, 591—602 (1973a).

Moore, M.A.S., Williams, N., Metcalf, D.: In vitro colony formation by normal and leukemic human hematopoietic cells: characterization of the colony forming cells. J. nat. Cancer Inst. **50**, 603—623 (1973b).

Mukerji, P.S.: Acute myeloblastic leukaemia following chloramphenicol treatment. Brit. med. J. **1957 I**, 1286—1287.

Murphy, W.H., Bullis, C.: Mycoplasma studies of human leukemia. 2nd Conf. Biol. Mycoplasmas, 1966. Ann. N.Y., Acad. Sci. **143**, 544—546 (1967).

Murphy, W.H., Ertel, I.J., Zarafonetis, C.J.D.: Virus studies of human leukemia. Cancer (Philad.) **18**, 1329—1344 (1965).

Negroni, G.: Isolation of viruses from leukemic patients. Brit. med. J. **1964 I**, 927—929.

Newell, G.R., Harris, W.W., Bowman, K.O., Boone, C.W., Anderson, N.G.: Evaluation of „virus-like" particles in the plasmas of 255 patients with leukemia and related diseases. New Engl. J. Med. **278**, 1185—1191 (1968).

Nowinski, R.C., Old, L.J., Sarkar, N.H., Morre, D.H.: Common properties of the oncogenic RNA viruses (oncorna viruses) Virology **42**, 1152—1157 (1970).

Olmer, J., Casanova, P., Muratore, R., Carcassone, Y., Olmer, R.J.: Aplasie médullaire par dinitrophénol avec rémission complète suivie de leucose aiguë. Nouv. Rev. franç. Hemat. **5**, 518—520 (1965).

Page, A.R., Hansen, A.E., Good, R.A.: Occurrence of leukemia and lymphoma in patients with agammaglobulinemia. Blood **21**, 192—206 (1963).

Pegrum, G.D., Balfour, I.C., Evans, C.A., Middleton, V.L.: HL-A antigens on leukaemic cells. Brit. J. Haemat. **19**, 493—498 (1970).

Perlman, M., Walker, R.: Acute leukemia following cytotoxic chemotherapy. J. Amer. med. Ass. **224**, 250 (1973).

Pike, B.L., Robinson, W.A.: Human bone marrow colony growth in agar gel. J. cell. Physiol. **76**, 77—84 (1970).

Pluznik, D.H., Sachs, L.: The cloning of normal "mast" cells in tissue culture. J. cell. comp. Physiol. **66**, 319—324 (1965).

Polhemus, D.W., Koch, R.: Leukemia and medical radiation. Pediatrics **23**, 453—461 (1959).

Porter, G.H., Dalton, A.J., Moloney, J.B., Mitchell, E.A.: Association of electron-dense particles with human acute leukemia. J. nat. Cancer Inst. **33**, 547—556 (1964).

Poth, J.L., George, R.P., Creger, W.P., Schrier, S.C.: Acute myelogenous leukemia following localized radiotherapy. Arch. intern. Med. **128**, 802—805 (1971).

Prince, A.M., Adams, W.R.: Virus-like particles in human plasma and serum. Role of platelet lysosomes. J. nat. Cancer Inst. **37**, 153—166 (1966).

Priori, E.S., Dmochowski, L., Myers, B., Wilbur, J.R.: Constant production of type C virus particles in a continuous tissue culture derived from pleural effusion cells of a lymphoma patient. Nature New Biology **232**, 61—62 (1971).

Pugni, M., Sinibaldi, V., Galli, F.: Development of involutive benzol myelopathy into acute leukemia. Haematologica **56**, 57—64 (1971).

REISMAN, L.E., MITANI, M., ZUELZER, W.W.: Chromosome studies in leukemia. I. Evidence for the origin of leukemic stem lines from aneuploid mutants. New Engl. J. Med. **270**, 591—597 (1964).

REJSEK, K., REJSKOVA, M.: Long term observation of chronic benzene poisoning. Acta med. scand. **152**, 71—78 (1955).

ROBINSON, W.A., KURNICK, J.E., PIKE, B.L.: Colony growth of human leukemic peripheral blood cells "in vitro". Blood **38**, 500—508 (1971).

ROBINSON, W.A., PIKE, B.L.: Leukopoietic activity in human urine. The granulocytic leukemias. New Engl. J. Med. **282**, 1291—1297 (1970).

ROBUSTELLI, D.C.G., FAVINO, A., BISCALDI, G.P., POLLINI, G.: Transformation into acute leukemia of a case of involutive myelopathy due to benzone poisoning. Haematologica **57**, 65—89 (1972).

ROSS, J.D., MOLONEY, W.C., DESFORGES, J.F.: Ineffective regulation of granulopoiesis masquerading as congenital leukemia in a mongoloid child. J. Pediat. **63**, 1—10 (1963).

SAWITHKY, A., BLOOM, D., GERMAN, J.: Chromosomal breakage and acute leukemia in congenital telangiectatic erythema and stunted growth. Ann. intern. Med. **65**, 487—495 (1966).

SCHADE, H., SCHOELLER, L., SCHULTZE, K.W.: D-Trisomie (Patau-Syndrom) mit kongenitaler myeloischer Leukämie. Med. Welt (Stuttg.) **50**, 2690—2692 (1962).

SCHAEFER, U.W., KANZLER, G.: Leukämie bei Morbus Hodgkin. Eine Folge kanzerostatischer Therapie? Med. Klin. **67**, 1024—1028 (1972).

SCHNEIDER, R., DORN, C.R., KLAUBER, M.R.: Cancer in households: A human-canine retrospective study. J. nat. Cancer Inst. **41**, 1285—1292 (1968).

SEIDEL, H.J.: Target cell characterization for Rauscher leukemia virus in vivo. Bibl. haemat. (Basel) **31**, 935—942 (1973a).

SEIDEL, H.J.: Das Verhalten hämopoetischer Stammzellen bei Mäusen mit Virusleukämie. I. Milzkolonieversuche am Mausestamm CBA nach Infektion mit dem Rauscher Virus. Z. Krebsforsch. **79**, 123—134 (1973b).

SEIDEL, H.J.: Hemopoietic stem cells in mice with virus-induced leukemia. II. Studies in C_3H mice after Rauscher virus infection. Z. Krebsforsch. **80**, 229—237 (1973c).

SEMAN, G., SEMAN, C.: Electron-microscopic search for virus particles in patients with leukemia and lymphoma. Cancer (Philad.) **22**, 1033—1045 (1968).

SENN, J.S., McCULLOCH, E.A., TILL, J.E.: Comparison of colony forming ability of normal and leukaemic human marrow in cell culture. Lancet **1967 II**, 597—598.

SHADDUCK, R.K., NANKIN, H.R.: Cellular origin of granulocyte colonies in chronic myeloid leukaemia. Lancet **1971 II**, 1097.

SIMON, N., BRUCER, M., HAYES, R.: Radiation and leukemia in carcinoma of the cervix. Radiology **74**, 905—911 (1960).

SIMPSON, C.L., HEMPELMANN, L.H.: The association of tumors and roentgen ray treatment of the thorax in infancy. Cancer (Philad.) **10**, 42—56 (1957).

SIMPSON, C.L., HEMPELMANN, L.H., FULLER, L.M.: Neoplasia in children treated with X-rays in infancy for thymic enlargement. Radiology **64**, 840—845 (1955).

SMIT, C.G., MEYLER, L.: Acute myeloid leukaemia after treatment with cytostatic agents. Lancet **1970 II**, 671—672.

SNEGERIFF, L.S.: The elusiveness of neoplasia following roentgen therapy in childhood. Radiology **72**, 508—517 (1959).

SNELL, G.D.: The H-2 locus of the mouse: observations and speculations concerning its comparative genetics and its polymorphism. Folia biol. (Praha) **14**, 335—358 (1968).

SNYDER, A.L., LI, F.P., HENDERSON, E.S., TODARO, G.J.: Possible inherited leukaemogenic factors in familial acute myelogenous leukaemia. Lancet **1970 I**, 586—589.

SOLOMON, R.B., FIRAT, D.: Acute leukemia following treatment with irradiation and alkylating agent. N.Y. St. J. Med. **71**, 2422—2425 (1971).

SPIEGELMAN, S., BURNY, A., DAS, M.R., KEYDAR, J., SCHLOM, J., TRAVNICEK, M. e.a.: Characterization of the products of RNA-directed DNA polymerases in oncogenic RNA viruses. Nature **227**, 563 (1970).

STEWART, A.: Cat leukemia. Brit. med. J. **1970 II**, 48.

STEWART, S.E., KASNIC, G., DRAYCOTT, L., BEN, T.: Activation of viruses in human tumors by 5 Jododeoxyuridine and dimethylsulfoxide. Science **175**, 198—199 (1972).

STEWART, K., KNEALE, G.W.: Radiation dose effects in relation to obstetric X-rays and childhood cancers. Lancet **1970 I**, 1185—1188.

STEWART, A., PENNYBACKER, W., BARBER, R.: Adult leukaemias and diagnostic X-rays. Brit. med. J. **1962 II**, 882—890.

STEWART, A., WEBB, J., GILES, D., HEWITT, D.: Malignant disease in childhood and diagnostic irradiation in utero. Lancet **1956 II**, 447.

STEWART, A., WEBB, J., HEWITT, D.: A survey of childhood malignancies. Brit. med. J. **1958 I**, 1495—1508.

STRANSKY, E.: Perinatale Leukämie. Arch. Kinderheilk. **178**, 8—18 (1968).

SUTTON, R.N.: Mycoplasma and leukaemia in childhood—a brief report. Brit. med. J. **1966 II**, 1496—1498.

TEMIN, H.M.: The protovirus hypothesis: Speculations on the significance of RNA-directed DNA synthesis for normal development and for carcinogenesis. J. nat. Cancer Inst. **46**, 3 (1971).

TEMIN, H.M., MIZUTAMI, S.: RNA-dependent DNA polymerase in virions of Rous sarcoma virus. Nature **226**, 1211 (1970).

TENNANT, R.W., LAYMAN, K.R., HAND, JR., R.E.: Effect of cell physiological state on infection by rat virus. J. Virol. **4**, 872—878 (1969).

TENNANT, J.R., SNELL, G.D.: Some experimental evidence for the influence of genetic factors on viral leukemogenesis. Nat. Cancer Inst. Monogr. **22**, 61—72 (1966).

THOMAS, E.D., BRYANT, J., BUCKNER, C.D., CLIFT, R.A., FEFER, A., JOHNSON, F.L., NEIMAN, P., RAMBERG, R.E., STORB, R.: Leukaemic transformation of engrafted human marrow cells in vivo. Lancet **1972 I**, 1311—1321.

THORSBY, E., BRATLIE, A., LIE, S.O.: HL-A genotypes of children with acute leukemia; a family study. Scand. J. Haemat. **6**, 409—415 (1969).

THORSBY, E., ENGESET, A., LIE, S.O.: HL-A antigens and susceptibility to disease: a study of patients with acute lymphoblastic leukaemia, Hodgkin's disease and childhood asthma. Tissue Antigens **1**, 147—152 (1971).

TILL, J.E., MCCULLOCH, E.A.: A direct measurement of radiation sensitivity of normal mouse bone marrow cells. Radiat. Res. **14**, 213—222 (1961).

TOUGH, I.M., COURT-BROWN, W.M.: Chromosome aberrations and exposure to ambient benzene. Lancet **1965 I**, 684.

TOUGH, I.M., COURT-BROWN, W.M., BAIKIE, A.G., BUCKTON, K.E., HARNDEN, D.G., JACOBS, P.A., KING, M.J., MCBRIDE, J.A.: Cytogenetic studies in chronic myeloid leukaemia and acute leukaemia associated with mongolism. Lancet **1961 I**, 411—417.

ULRICH, H.: Incidence of leukemia in radiologists. New Engl. J. Med. **234**, 45—46 (1946).

VIGLIANI, E.C., FORNI, A.: Benzene, chromosome changes and leukemia. J. occup. Med. **11**, 148—149 (1969).

VIGLIANI, E.C., SAITA, G.: Benzene and leukemia. New Engl. J. Med. **271**, 872—876 (1964).

VIOLA, M.: Hematological malignancies in patients and their pets. J. Amer. med. Ass. **205**, 567—568 (1968).

WAKEM, C.J., BENNETT, J.M.: Hodgkin's disease terminating as acute leukaemia: case report and review of the literature. N.Z. med. J. **76**, 187—194 (1972).

WALFORD, R.L., FINKELSTEIN, S., NEERHONT, R., KONRAD, P., SHANBROM, E.: Acute childhood leukaemia in relation to the HL-A human transplantation genes. Nature **225**, 461—462 (1970).

WALFORD, R., SMITH, G.S., WATERS, H.: Histocompatibility systems and disease states with particular reference to cancer. Transplant. Rev. **7**, 78—111 (1971).

WALD, N., BORGES, W.H., LI, C.C., TURNER, J.H., HARNOIS, M.C.: Leukaemia associated with mongolism. Lancet **1961 I**, 1228.

WATANABE, S., SHIMOSATO, Y., OHKITA, I., EZAKI, H., SHIGEMITSU, T., KAMATA, N.: Leukemia and thyroid carcinoma found among A-bomb survivors in Hiroshima. In: Current problems in the epidemiology of Cancer and Lymphomas (Ed. E. Grundmann, H. Tulinius), p. 57—83. Recent Res. in Cancer Res., Vol. 39. Berlin-Heidelberg-New York: Springer 1972.

WHANG, J., FREI, E., OTTO, J.H., CARBONE, P.P., BRECHER, G.: The distribution of the philadelphia chromosome in patients with chronic myelogenous leukemia. Blood **22**, 664—673 (1963).

WISE, M.E.: The latent period and its variation in human leukaemia induced by X-rays. Hlth Phys. **4**, 250—266 (1961).

WOODLIFF, H.J., DOUGAN, C.: Acute leukaemia associated with phenylbutazone treatment. Brit. med. J. **1964 I**, 744—746.

YANIV, A., GULATI, S., BURNY, A., SPIEGELMAN, S.: Detection of particles containing 70S RNA and reverse transcriptase in human leukemic plasma. Detection of free reverse transcriptase in the plasma of the same patients. In: Prognostic Factors in Human Acute Leukemia (T.M. Fliedner, D. Hoelzer, Eds.), p. 535–546. New York: Pergamon Press 1974.

ZIPPIN, C., BAILAR, J.C., KOHN, H.I., CUM, D., EISENBERG, H.: Radiation therapy for cervical cancer: late effects on life span and on leukemia incidence. Cancer (Philad.) **28**, 937—942 (1971).

ZITTOUN, R., BERNADOU, A., SAMAMA, M.: Megakaryocytic hyperplasia and qualitative abnormalities of the megakaryocyte-platelet series associated with acute myeloblastic leukemia. Sem. Hôp. Paris **44**, 185—186 (1968).

ZUELZER, W.W., THOMPSON, R.I., MASTRANGELO, R.: Evidence for a genetic factor related to leukemogenesis and congenital anomalies: Chromosomal aberrations in pedigree of an infant with partial D trisomy and leukemia. J. Pediat. **72**, 367—376 (1968).

Die Biochemie der leukämischen Zellen

J.P. OBRECHT

Mit 9 Abbildungen und 4 Tabellen

In den letzten Jahrzehnten wurden an leukämischen Zellen immer mehr biochemische Untersuchungen durchgeführt. Das liegt zunächst daran, daß keine andere neoplastische Zelle des Menschen so leicht zugänglich ist wie die leukämische Zelle. Es ist nicht schwierig, sie auch in großen Mengen aus Blut und Knochenmark zu gewinnen. Zudem läßt sie sich von anderen Zellen des peripheren Blutes trennen und ist gut quantifizierbar. Der Behandlungseffekt kann an der Zellzahl des peripheren Blutes und in letzter Zeit zunehmend auch an biochemischen Parametern gemessen werden.

Zahlreiche Forscher waren in der Vergangenheit in deskriptiven biochemischen Studien an normalen und leukämischen Zellen engagiert. Dabei handelte es sich stets um die quantitative Bestimmung eines Metaboliten oder Makromoleküles wie der DNA und RNA etc. Diese Forschungsrichtung war nicht sehr fruchtbar, aber dennoch von Bedeutung, insofern, als einerseits Abnormalitäten der leukämischen Zelle entdeckt wurden und andererseits dadurch die Therapie eine rationalere Grundlage gewann.

Quantitative Unterschiede waren vor allem zwischen undifferenzierten Zellen von Patienten mit akuten Leukämien und Leukozyten aus peripherem Blut von Gesunden zu erwarten. Bei den Gesunden besteht der größte Teil der Leukozytenpopulation aus hochdifferenzierten Endzellen, den neutrophilen, segmentierten Granulozyten. Auch ist es nicht unbegründet, daß sich verschiedene Zelltypen biochemisch voneinander unterscheiden. Es sei daran erinnert, daß myeloische Zellen z.B. Organellen enthalten, die in lymphatischen Zellen nicht vorhanden sind. Diese Art von biochemischen Analysen trägt zusammen mit morphologischen und zytochemischen Untersuchungstechniken dazu bei, die verschiedenen Zelltypen bei Leukämien zu identifizieren. Es wird i. allg. angenommen, daß die leukämische Zelle sich von ihrem normalen Analogon unterscheidet. Die biochemischen Veränderungen, die der malignen Transformation und den veränderten Eigenschaften der malignen Zelle zugrunde liegen, sind aber noch unbekannt. Es ist die Aufgabe zukünftiger Forschungen, diese basalen Stoffwechselprozesse in den verschiedenen Tumor- und Leukämie-Typen aufzuklären. Von der rein deskriptiven Biochemie verschiebt sich der Schwerpunkt immer mehr auf dynamische Aspekte. Probleme der Kontrollmechanismen in normalen und leukämischen Zellen rücken immer mehr ins Blickfeld. Die neueren Untersuchungsergebnisse, über die in den folgenden Abschnitten berichtet wird, wurden entscheidend durch Verfeinerung der Methoden zur Isolierung und Trennung von Zellen des peripheren Blutes und Knochenmarkes sowie durch neuere analytische und präparative Verfahren erleichtert. Während ältere Untersuchungen noch überwiegend an heterogenen Zellpopulationen angestellt werden mußten, ist es heute möglich, Untersuchungen über die Zusammensetzung und den Stoffwechsel nicht nur einzelner Zellkompartimente, sondern auch an der Einzelzelle durchzuführen (Autoradiographie, Zytochemie).

I. Kohlenhydrat- und Energiestoffwechsel

1. Glykolyse und Atmung

Die ersten biochemischen Untersuchungen an Granulozyten wurden am Kohlenhydratstoffwechsel vorgenommen. Mehrere Übersichten zu diesem Thema liegen vor (BECK u. VALENTINE, 1953; PERRY, 1964; SEITZ, 1965; BECK, 1968a, 1968b; LASZLO u.Mitarb., 1970). Die Hauptenergiequelle der Leukozyten ist die Glykolyse; dabei wird Glukose zu Milchsäure abgebaut. In normalen oder leukämischen Leukozyten scheint der Pasteureffekt, d.h. die Hemmung der Glykolyse in Anwesenheit von Sauerstoff, nicht vorhanden zu sein (BAIERLEIN u. FOSTER, 1968). WARBURG hatte bereits 1926 postuliert, daß die gesteigerte aerobe Glykolyse und der beeinträchtigte Pasteureffekt tumorspezifische Merkmale seien. Diese Hypothese ist inzwischen widerlegt (LASZLO, 1967). Es war lange umstritten, ob die hohe aerobe Glykolyse der Leukozyten vielleicht Folge von Schädigungen sei, die bei ihrer Isolierung entstehen (LASZLO, 1967; BECK, 1968); zudem wurden auch noch andere Normalgewebe gefunden, die den Pasteureffekt nicht zeigen (BECK, 1968).

Leukämische Zellen (CML und aL) metabolisieren Glucose zu Milchsäure weniger rasch — wohl als Folge einer Hemmung der Hexokinase — als reife Granulozyten. Das in normalen und leukämischen Leukozyten limitierende Enzym ist wahrscheinlich die Hexokinase, wie Messungen der Aktivität der an der Glykolyse beteiligten Enzyme ergaben (GRIGNANI u.Mitarb., 1965; LASZLO, 1967; BECK, 1968; SEITZ u. LUGANOVA, 1968).

Die Zahl der Mitochondrien und daher auch die Aktivitäten der Enzyme des Tricarbonsäurezyklus scheinen mit zunehmender Reifung der Leukozyten abzunehmen; der Krebszyklus und die oxydative Phosphorylierung spielen demnach bei den Leukozyten nur eine untergeordnete Rolle.

Die meisten Untersucher sind der Ansicht, daß der Energie-Stoffwechsel bei der chronischen myeloischen und der chronischen lymphatischen Leukämie verschieden ist. Bei der ersteren ist die aerobe Glykolyserate erhöht und die Atmung vermindert (LASZLO, 1967; SEITZ, 1969). Andere meinen hingegen, daß sich normale humane Leukozyten und Granulozyten in dieser Hinsicht nicht von ihren leukämischen Analogen unterscheiden. Die Untersuchung der energieliefernden Vorgänge könne daher keinen Schlüssel zum Verständnis der leukämischen Prozesse liefern (LUGANOVA u.Mitarb., 1967; STJERNHOLM u.Mitarb., 1970). Weniger als 10% der von Leukozyten verbrauchten Glukose wird normalerweise über den Hexosemonophosphatshunt metabolisiert; in leukämischen Leukozyten ist dieser Anteil erhöht (BECK, 1968).

2. Mono-Oligo- und Polysaccharide

Der Gehalt an *Glykogen* nimmt mit der Differenzierung der Leukozyten zu. Es ist zuerst auf der Stufe der Myelozyten nachweisbar (VALENTINE u.Mitarb., 1952; WAGNER, 1947). Seine Bestimmung ist klinisch zur Abgrenzung chronisch myeloischer Leukämien von der Polycythaemia vera und von reaktiven Leukozytosen wertvoll. Bei ersterer ist die Glykogenkonzentration erniedrigt, bei letzterer aber erhöht. Blasten von Patienten mit akuten lymphatischen, aber nicht mit akuten myeloischen Leukämien enthalten ebenfalls Glykogen, das histo- oder zytochemisch mittels der Perjodsäure-Schiffschen Reaktion (PAS) sichtbar gemacht werden kann. Dieses Verfahren eignet sich besonders zur Differenzierung von akuten lymphatischen Leukämien; weniger differenzierte Blasten können dagegen nur schlecht identifiziert werden (QUAGLINO u. HAYHOE, 1969).

Der Glykogenumsatz ist — gemessen am Einbau von radioaktiver Glukose in Glykogen — in Leukozyten von Patienten mit lymphoproliferativen Erkrankungen, z.B. mit chronischer lymphatischer, akuter lymphatischer oder Lymphosarkomzell-Leukämie zehn bis zwanzigmal niedriger als in Neutrophilen oder Monozyten von Gesunden (STJERNHOLM u.Mitarb., 1970).

Über den Stoffwechsel der Mucopolysaccharide, die in menschlichen Leukozyten vorkommen (KERBY, 1955) ist wenig bekannt. Lysozym, ein Enzym von niedrigem Molekulargewicht, das Polysaccharide depolymerisiert, tritt in Granulozyten und Monozyten auf. Es wird im Serum und Urin von monozytären und granulozytären Leukämien erhöht gefunden (OSSERMAN u. LAWLOR, 1966; NOBLE u. FUDENBERG, 1967; OHTA u. NAGASE, 1971; SKARIN u.Mitarb., 1973; BARTHELEMY u.Mitarb., 1974).

Im Gegensatz zu normalen Myeloblasten ist der *Lysozym*-Spiegel in leukämischen Blasten der myeloischen Reihe in der Regel stark erhöht. Obschon keine strenge Beziehung besteht, haben Patienten mit positiver Blastenaktivität meist auch höhere Lysozymwerte im Plasma. Keine gute Korrelation wurde hingegen zwischen Myelo- oder Myelomonoblasten und der Lysozym-Reaktivität gefunden. Berechnungen der Lysozym-Produktion in akuten Leukämien mit hoher Plasmakonzentration sind mit der Hypothese vereinbar, daß das Enzym durch die intakten Blasten sezerniert wird, und demnach die Aktivität des plasmatischen Lysozyms die gesamt-leukämische Zellmasse widerspiegelt. In reifen, neutrophilen Granulozyten von Patienten mit akuter myeloischer oder myelomonozytärer Leukämie ist die durchschnittliche Lysozym-Aktivität im Rezidiv signifikant erniedrigt. In der Remission scheint sie wieder anzusteigen. Dieses Verhalten könnte Ausdruck des im Rezidiv und in der Remission jeweils unterschiedlichen, dominierenden Zellklones sein. In akuten lymphatischen Leukämien ist die Aktivität des Lysozyms in Neutrophilen im Rezidiv konstant erniedrigt. Nach Induktion einer Remission normalisiert sie sich. Das ist wahrscheinlich die Erklärung für die niedrige Plasmaaktivität des Lysozyms bei diesem akuten Leukämietyp. Es ist aber offen, warum die intraneutrophile Lysozymaktivität in einem Leukämie-Typ erniedrigt ist, der primär nicht die myeloische Reihe befällt. Denkbar wäre, daß interzelluläre Wechselwirkungen mit der leukämischen Zellpopulation eine Rolle spielen (KARLE u.Mitarb., 1974).

BASU u.Mitarb. (1973) haben den *Uronsäuremetabolismus* in normalen und leukämischen Leukozyten untersucht und die Aktivitäten folgender Enzyme gemessen: Uronolactonase, Dehydroascorbatase, Xylitol-Dehydrogenase, UDPG-Dehydrogenase, UDP-Glucuronat-Pyrophosphatase, L-Gulonat-Dehydrogenase und L-Gulonat-Decarboxylase. UDPG-Dehydrogenase und UDP-Glucuronat-pyrophosphatase-Aktivität konnte weder in normalen noch in leukämischen Zellen nachgewiesen werden. Normale Leukozyten hatten sehr hohe Werte an Uronolactonase-, Dehydroascorbatase- und Xylitol-Dehydrogenase-Aktivität. In leukämischen Leukozyten waren die Aktivitäten dieser Enzyme relativ niedrig. Beide Zelltypen wandelten in etwa gleichem Ausmaß L-Gulonsäure in L-Xylulose um.

Die meisten, wenn nicht alle „äußeren" Proteine von Säugetierzellen sind *Glykoproteine* (NICOLSON u. SINGER, 1974; STECK u. DAWSON, 1974; GAHMBERG,

1976). Die Oberflächenglykoproteine sind sehr wahrscheinlich von fundamentaler Bedeutung für die Expression von Antigenen und verschiedenen Rezeptorfunktionen lymphoider Zellen (Rogentine, 1975).

Minz u. Sachs (1975) beobachteten eine verminderte Agglutination und „Cap"-Bildung von Lymphozyten chronisch lymphatischer Leukämien verglichen mit Zellen von Normalpersonen nach Inkubation mit dem pflanzlichen Lectin Concanavalin A.

Andersson u. Mitarb. (1976) untersuchten Bausteine der Oberfläche lymphoider Zellen. Sie markierten die exponierten Glykoproteine (GP) mittels der Galaktoseoxydase-natriumborohydrid-Methode (tritiummarkiert). Die markierten Glykoproteine werden mittels Polyacrylamid-Platten-Gelelektrophorese getrennt und autoradiographisch sichtbar gemacht. T- und B-Lymphozyten von normalem Blut zeigten ein unterschiedliches und charakteristisches Glykoproteinmuster. Die am stärksten markierten Glykoproteine waren die sogen. GP 1—7 (geordnet nach dem Molekulargewicht). Die GP4 Fraktion fand sich nur in T-Zellen. Die Oberflächenglykoproteine von Zellen der chronisch lymphatischen Leukämie waren von denen normaler, nicht maligner Lymphozyten verschieden. GP 4 konnte in Zellen der chronisch lymphatischen Leukämie ebensowenig wie in B-Zellen nachgewiesen werden. Um die Oberflächenglykoproteine der Zellen der chronisch lymphatischen Leukämie markieren zu können, war eine Vorbehandlung mit Neuraminidase erforderlich.

II. Lipide

Die eigentlichen Fette werden meist mit den fettähnlichen Stoffen, den *Lipoiden*, zur Gruppe der *Lipide* zusammengefaßt, weil sie die gleichen Löslichkeitseigenschaften besitzen.

Die Neutralfette sind zusammengesetzte Verbindungen; ihrer chemischen Natur nach gehören sie zu den Estern. Als Säuren enthalten sie unverzweigte Monocarbonsäuren, die *Fettsäuren*. Die Alkoholkomponente ist *Glycerin*, das drei Hydroxylgruppen besitzt. Die natürlich vorkommenden Fette sind stets Gemische zahlreicher Triglyzeride; nach der neuen Nomenklatur heißen sie Triacylglycerin.

Zu den Lipoiden gehören ferner die *Phospholipide* und *Glycolipide*. Sie sind zusammen mit Proteinen am Aufbau der biologischen Membranen beteiligt. Phospholipide und Glycolipide enthalten im Molekül hydrophobe und hydrophile Gruppen und bilden im wäßrigen Medium geordnete Strukturen (Micellen bzw. Lamellen). Diese Eigenschaft ist wesentlich für den Aufbau der biologischen Membran.

Struktur und Funktion biologischer Membranen sind ein Gebiet der Biochemie, das in den letzten Jahren viel Beachtung gefunden hat. Viele Eigenschaften der Zelle sind durch die Oberfläche der Zellmembran bestimmt. Innerhalb der Zellen findet sich eine Vielzahl von Membranen, die verschiedene „Kompartimente" der Zelle voneinander abgrenzen; viele dieser Membranen enthalten auch strukturgebundene Enzyme (Beispiele: Atmungskette, mikrosomale Hydroxylierungssysteme).

Phospholipide, auch Phospholipoide oder Phosphatide genannt, sind chemische Phosphodiester; die Phosphorsäure ist einerseits mit einem Sphingosin- oder Glycerinderivat (meist Diacylglycerin), andererseits mit Cholin, Äthanolamin, Serin, Inosit oder Glycerin verestert. Die ersten drei genannten Bausteine enthalten einen basischen Stickstoff, der bei physiologischem pH eine positive Ladung trägt; da die Phosphatgruppe negativ geladen ist, sind diese Phosphatide „Zwitterionen".

Die *Glykolipide* enthalten kein Phosphat, sondern stattdessen einen Mono- oder Oligosaccharidrest, der meist mit Sphingosin verknüpft ist. Man hat deshalb zwischen *Glycerinphosphatiden* einerseits und *Sphingolipiden* andererseits zu unterscheiden.

Die meisten Phospho- und Glykolipide, die mit Trivialnamen wie Lezithin, Cerebrosid u.a. belegt wurden, sind wie die Fette Gemische nahe verwandter Verbindungen. Die Reindarstellung einzelner Komponenten aus biologischem Material ist selbst mit modernen Methoden schwierig. Deshalb werden auch noch immer neue Verbindungstypen entdeckt.

Elsbach (1959) und GOTTFRIED (1967) haben in den letzten Jahren Ergebnisse über die Lipidzusammensetzung von Leukozyten publiziert. Der erstere benutzte relativ reine Präparationen von Kaninchen-Granulozyten und letzterer untersuchte sowohl Granulozyten als auch Lymphozyten aus normalem menschlichem Blut. Dabei wurden folgende Befunde erhoben: etwa 8,7% des Trockengewichtes von Granulozyten des Kaninchens bestehen aus Lipiden. Davon entfallen 62% auf Phospholipide, 22% auf Triglyceride, 9% auf Cholesterinester, 5% auf freies Cholesterin und 2% auf nicht veresterte Fettsäuren (ELSBACH, 1959). Normale Granulozyten des Menschen enthalten etwa zweimal soviel Lipide wie Lymphozyten. Etwa 35% der Gesamtlipide beider Zelltypen sind Phospholipide und 10% Cholesterin. Als wichtigste Phospholipide konnten Phosphatidyl-äthanolamin, Sphingomyelin, Phosphatidylserin und Phosphatidyl-inosit identifiziert werden. Das gefundene Plasmalogen wurde hauptsächlich als Phosphatidyl-äthanolamin identifiziert. In der neutralen Lipidfraktion konnten freies Cholesterin und wechselnde Anteile an Triglyceriden nachgewiesen werden; der Gehalt an verestertem Cholesterin war jedoch gering.

Normale, reife Lymphozyten und Granulozyten enthalten im Vergleich zu unreifen leukämischen Zellen der gleichen Zellinie sowohl mehr Lipide als auch mehr Cholesterin. Entsprechend ist der Cholesterol/Lipid-P-Quotient in normalen Leukozyten von Gesunden höher als bei leukämischen Patienten (GOTTFRIED, 1967). Andere Autoren fanden in Zellen von reifzelliger chronischer myeloischer Leukämie auch einen erniedrigten Gesamt-Cholesterolgehalt (GIGANTE u.Mitarb., 1962). Die gaschromatographische Fettsäureanalyse von Lipidextrakten ergab vor allem Öl-, Palmitin-, Stearin- und Linolsäure.

Zellen von chronischen lymphatischen und chronischen myeloischen Leukämien zeigen nach CHIARIONI u.Mitarb. (1966) offenbar das gleiche Lipid-Verteilungsmuster.

Die einzelnen Fettsäuren aus L¡pidextrakten von Leukozyten wurden gaschromatographisch analysiert. Die gewonnenen Diagram:ne ließen etwa 20 verschiedene Komponenten erkennen. Olein-, Palmitin-, Sterin- und Linolsäure w¡ren die Hauptkomponenten. Der Gesamtgehalt an Fettsäuren der granulozytären Zellreihe glich dem der lymphatischen Serie. Fraktionierungen zeigten, daß der Anteil der einzelnen Fettsäure·¡ in beiden Präparationen ähnlich war; nur die Konzentration der Arachidonsäure ergab ausgeprägte Schwankungen in den myeloischen und lymphatischen Extrakten, ohne daß diese statistisch signifikant gewesen wären.

SCHWANDT u.Mitarb. (1969) stellten dünnschnittchromatographisch demgegenüber in Leukozyten von chronischen lymphatischen Leukämien eine signifikant niedrigere Phosphatidkonzentration als bei der chronischen myeloischen Leukämie und bei Normalpersonen fest. Zudem kommt es bei der chronischen lymphatischen Leukämie im Vergleich zur chronischen myeloischen Leukämie offenbar zu einer Verschiebung der prozentualen Anteile der einzelnen Phospholipide, insofern, als bei ersterer das Lecithin auf Kosten der Sphingomyeline erhöht ist. Das Verhältnis von Lecithin zu Sphingomyelin betrug 4,2 bei der chronischen lymphatischen und 2,8 bei der chronischen myeloischen Leukämie.

Hildebrand u.Mitarb. (1975) haben erst kürzlich die Lipidzusammensetzung der Plasmamembran von humanen leukämischen Lymphozyten bestimmt. Sie fanden im Vergleich zum Zellhomogenat einen 34,4fachen Anstieg der Lactosylceramid-Konzentration. Sie war signifikant höher als die von Glukosylceramid. Letztere entsprach der Cholesterin- und der Gesamt-Phospholipid-Konzentration. Das Verhalten der einzelnen Phospholipide war durch eine Abnahme von Phosphatidylcholin und eine Zunahme von Sphingomyelin in der Plasmamembran gekennzeichnet. Die gleichen Autoren bestimmten außerdem die spezifische Aktivität der Adenosin-5-Monophosphatase (5′-Nucleotidase). Sie war im Vergleich zur Aktivität im Homogenat um das 69,5fache erhöht und erwies sich hiermit als der beste Plasmamembranmarker.

Inbar u. Shinitzky (1974) fanden in der Oberflächenmembran leukämischer Zellen im Vergleich zu normalen Leukozyten einen Mangel an unverestertem Cholesterol. Diese Defizienz führt zu einer signifikanten Reduktion der Mikroviscosität der Membran. Da das Cholesterol der Zellmembran mit dem Cholesterol der Serumlipoproteine austauschbar ist, ist die durchschnittliche Konzentration des Cholesterols im Blutserum leukämischer Patienten parallel zu dem zellulären Mangel deutlich erniedrigt.

Lipide werden sowohl in normalen als auch in leukämischen Leukozyten synthetisiert, wie Einbaustudien von ^{14}C-Acetat gezeigt haben. $^2/_3$ der Radioaktivität wird in neutralen Lipiden und der Rest in Phospholipiden inkorporiert (Marks u.Mitarb., 1960). ^{32}P-behandelte Patienten mit chronischer myeloischer Leukämie bauen das Radioisotop sehr schnell in Lecithin-phosphatidyl-äthanolamin, Phosphatidylserin, Inositolphosphatid und Sphingomyelin ein (Firkin u. Williams, 1961). Die Lipidsynthese ist in Zellen der akuten und der chronischen myeloischen Leukämie höher als in normalen Granulozyten, während Lymphozyten von Patienten mit akuter und chronischer lymphatischer Leukämie eine erniedrigte Bildungsrate aufweisen (Kidson, 1961, 1962). Acetyl-CoA-Carboxylase, das erste Enzym, das für die Biosynthese von langkettigen Fettsäuren notwendig ist, wird in Blasten, aber nicht in reifen Granulozyten gebildet. Letztere besitzen jedoch die Fähigkeit, die präformierten Fettsäuren zu verlängern (Majerus u. Lastra, 1967).

III. Nucleotide

Der Gehalt an freien Nucleotiden (NAD, NADP, AMP, ADP, GMP, GTP, CMP, UDP) und Gesamt-Phosphor war in normalen Lymphozyten niedriger als in Granulozyten und in leukämischen Leukozyten geringer als in normalen Zellen. Eine Ausnahme machte lediglich das NADP, das in leukämischen Zellen erhöht war (Maj u.Mitarb., 1972).

1. Pyridinnucleotide

Die Konzentration an oxydierten und reduzierten Pyridinnucleotiden ist in normalen und leukämischen Zellen gleich (Silber u.Mitarb., 1962). Eine Ausnahme bildet nur das NAD, dessen Spiegel in Zellen von akuten und chronischen Leukämien erhöht ist.

Die Pyridinnucleotidtranshydrogenase wurde in allen Typen von Leukozyten nachgewiesen. Dieses Enzym katalysiert die Konversion von $NADPH^+ + NAD^+ \leftrightarrow NADP^+ + NADH^+$. Die höchsten Aktivitäten dieses Enzyms wurden in Zellen der akuten lymphatischen Leukämie gefunden, gefolgt von der akuten myeloischen Leukämie und der chronischen lymphatischen Leukämie. Die niedrigste Aktivität findet sich in Zellen der chronischen myeloischen Leukämie und in normalen Granulozyten. Die Enzymaktivität korreliert mit der Zahl der Mitochondrien in den genannten Zellen (EVANS u. KAPLAN, 1966).

In anderen Tumoren mit rasch proliferierendem Gewebe war die Pyridinnucleotidkonzentration, verglichen mit normalen Zellen, erniedrigt (MORTON, 1961; STREFFER u. SCHOLZ, 1972). Die Ursache für die Erniedrigung und ihre Beziehung zur Zellproliferation ist unbekannt. Obgleich NAD^+ ein Coenzym der Dehydrogenase ist, nehmen diese Nucleotide noch an weiteren Stoffwechselprozessen teil. So konnte ein Enzymsystem, das zunächst in Kernen und im Chromatin von Rattenleber gefunden worden war, kürzlich auch in Kernen normaler Leukozyten sowie denen von Patienten mit chronischer lymphatischer sowie mit akuter myeloischer und lymphatischer Leukämie nachgewiesen werden (BURZIO u. Mitarb., 1975). Dieses System überträgt die ADPR-Hälfte (Adenosindiphosphoribose) des NAD^+ auf nukleare Proteine und bildet mit diesen ein Biopolymer (NISHIZUKA u. Mitarb., 1968; OTAKE u. Mitarb., 1969). Die Bildung dieses Polymers beeinflußt wahrscheinlich die DNA-Synthese (BURZIO u. KOIDE, 1970, 1973). Das verantwortliche Enzym ist die Poly(ADPR)-Synthetase. Ihre Aktivität ist in den Kernen aller untersuchten leukämischen Zellen verglichen mit normalen Leukozyten signifikant erhöht. Die durchschnittliche Länge des durch die Kerne der leukämischen Zellen synthetisierten Polymers war stets länger als die der Ketten aus normalen Leukozyten ($3,1 - 5,3$ vs. $1,7 - 2,6$ ADPR-Reste/Kette). Die endogene DNA-Synthese von NAD-behandelten und -unbehandelten Kernen leukämischer und normaler Zellen wurde jedoch nicht verändert. Diese Befunde stehen im Einklang mit den bei Zellkernen des Novikoff-Hepatoms (BURZIO u. KOIDE, 1972) gewonnenen Resultaten, aber im Gegensatz zu den Beobachtungen an Kernen von normaler Rattenleber oder Hoden. Bei letzteren wurde die Matritzenaktivität der DNA durch NAD^+ gehemmt (BURZIO u. KOIDE, 1970, 1972).

2. Pyrimidinnucleotide

Leukozyten aus normalem Blut — überwiegend Granulozyten — können ebenso wie leukämische Granulozyten Pyrimidine de novo (Abb. 1) und über den sog. „salvage pathway" (Abb. 2), der die Reutilisation der Pyrimidinbasen (Thymin und Thymidin) ermöglicht, synthetisieren. Besonderes Interesse hat die Bildung von TTP gefunden, da die Thyminbase für die DNA spezifisch ist. TTP kann sowohl Endprodukt der de novo-Synthese als auch des Thymidinsalvage pathway sein (CLEAVER, 1967). Die relative Bedeutung beider Synthesewege ist noch nicht völlig geklärt. In der Regel ist die Aktivität limitierender Enzyme, namentlich die des salvage pathway (COOPER u. Mitarb., 1966), in sich teilenden Zellen erhöht.

Die Aktivitäten der *Aspartatcarbamyl-Transferase* (SMITH u. Mitarb., 1960; ZINSER u. Mitarb., 1967), der *Thymidylat-Synthetase* (SILBER u. Mitarb., 1963; ROBERTS u. HALL, 1967), *Dihydrofolat-Reductase* (WILMANNS, 1962; BERTINO, 1963; ROBERTS u. HALL, 1967, 1969), *Thymidin-Kinase* (BIANCHI, 1962; BRESNICK u. KARJALA, 1964; NAKAI u. Mitarb., 1966) und der *Ribonucleotid-Reductase*

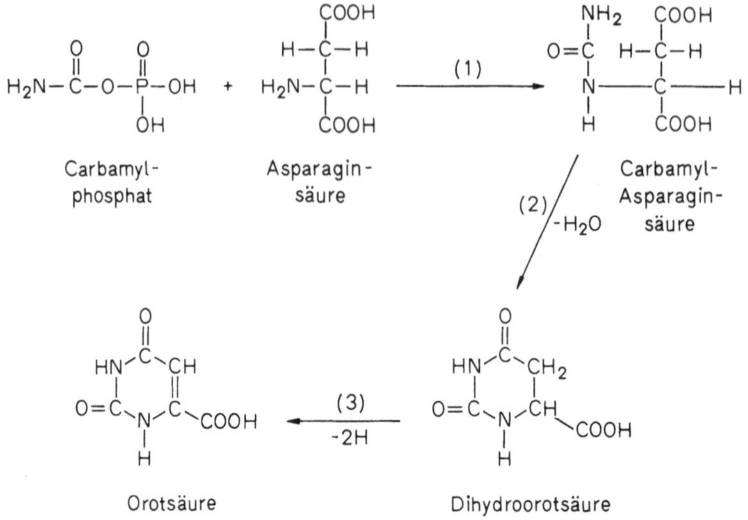

Carbamyl-phosphat + Asparagin-säure $\xrightarrow{(1)}$ Carbamyl-Asparagin-säure

$\xrightarrow{(2) \; -H_2O}$

Orotsäure $\xleftarrow[-2H]{(3)}$ Dihydroorotsäure

Abb. 1. De novo-Synthese des Pyrimidinrings in Leukozyten.
Enzyme: 1 = Aspartat-carbamyl-Transferase
2 = Dihydroorotase
3 = Dihydroorotsäure-Dehydrogenase.
(Nach Rabinowitz, 1974)

(Fujioka u.Mitarb., 1971) sind in Leukozyten von Patienten mit akuter oder chronischer myeloischer Leukämie erhöht. Die Werte für die Enzymaktivität korrelieren mit der Zahl der vorhandenen Blasten und nehmen mit der Zellreifung ab (Nakai u.Mitarb., 1966; Rabinowitz u.Mitarb., 1969, 1971; Roberts u. Hall, 1969; Fujioka u.Mitarb., 1971). In Lymphozyten von Patienten mit chronischer lymphatischer Leukämie und von Gesunden (nicht PHA-stimuliert) sind dagegen die Spiegel dieser Enzyme niedrig (Rabinowitz u.Mitarb., 1970, 1971). Silber u.Mitarb. (1963) sowie Bertino u.Mitarb. (1963) konnten in Lymphozyten der chronischen lymphatischen Leukämie überhaupt keine Thymidylat-Synthetase-Aktivität nachweisen, während Roberts und Hall (1969) doch noch niedrige Werte registrierten.

Smith u.Mitarb. (1960) untersuchten die Aktivitäten einer Enzymkette, welche das Pyrimidin Orotsäure aus Carbamylphosphat und L-Asparaginsäure bildet (Pyrimidin-de-novo-Synthese). Dabei stellten sie fest, daß in Zellen von chronischen myeloischen Leukämien die Aktivität der Enzyme *Aspartat-carbamyl-Transferase, Dihydroorotase* und *Dihydroorotsäure-Dehydrogenase* um ein Vielfaches erhöht war gegenüber den Normwerten von reifen, polymorphkernigen Leukozyten. Der Anstieg der Enzymaktivität der Dihydroorotsäure-Dehydrogenase war besonders ausgeprägt und belief sich bei akuten Leukämien bis auf das 14fache des Normalen. Im Vergleich zu normalen polymorphkernigen Leukozyten waren die Aktivitäten der Aspartat-carbamyl-Transferase und Dihydroorotase in Lymphozyten von Patienten mit chronischer lymphatischer Leukämie ähnlich. Lediglich die der Dihydroorotsäure-Dehydrogenase war 4—7fach erhöht. Leider standen normale Lymphozyten als Kontrolle nicht zur Verfügung. Die Dihydroorotsäure-Dehydrogenase, die in Erythrozyten fehlt, fand sich in kernhaltigen Erythrozyten beim Di Guglielmo-Syndrom. Versuche, eine Rückkoppelungshemmung der Aspartat-carbamyl-Transferase durch Pyrimidin- und Purinderivate in vitro in normalen und leukämischen Leukozyten aufzuzeigen,

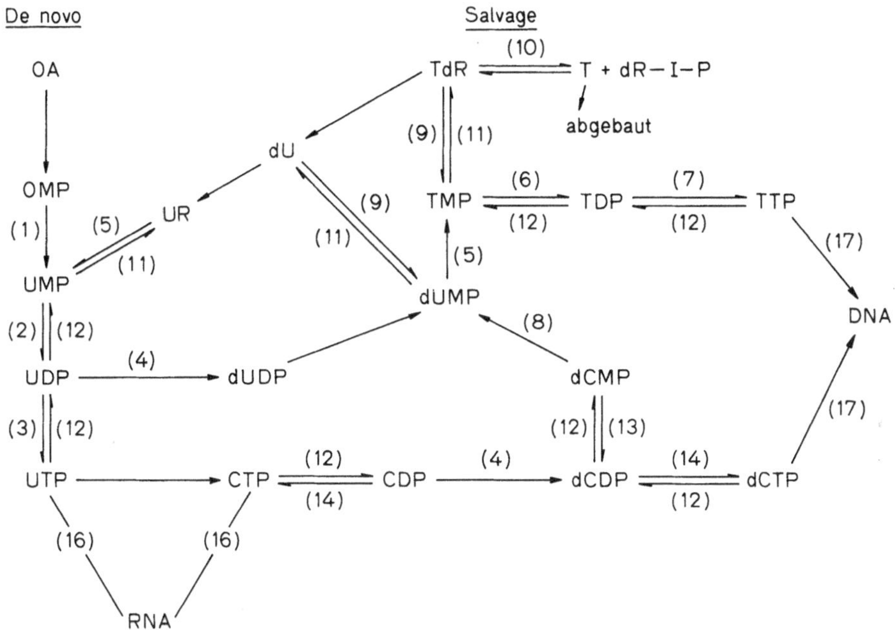

Abb. 2. Biosynthese der Pyrimidinnucleotide (Fortsetzung der de novo-Synthese s. Abb. 1).
Enzyme: 1 = Orotidylat-Decarboxylase
2 = Uridin 5′-monophosphat(UMP)-Kinase
3 = Uridin-diphosphat(UDP)-Kinase
4 = Ribonucleotid-Reductase
5 = Thymidin-Synthetase
6 = TMP-Kinase
7 = TDP-Kinase
8 = Desoxy-cytidylat-Desaminase
9 = Thymidin(Desoxyuridin)-Kinase
10 = Thymidin-Phosphorylase
11 = 5′-Nucleotidase
12 = Pyrophosphatase
13 = dCMP-Kinase
14 = dCDP-Kinase
15 = Uridin-Kinase
16 = RNA-Polymerase
17 = DNA-Polymerase.

(Nach Rabinowitz, 1974)

schlugen fehl (Prager u.Mitarb., 1967); lediglich Zinser u.Mitarb. (1967) konnten zeigen, daß das Enzym in Zellen der akuten und chronischen lymphatischen und der chronischen myeloischen Leukämie durch Cytidin-5′-monophosphat wesentlich mehr gehemmt wird als das Ferment aus normalen Zellen.

Im Mittelpunkt der Studien über die Enzyme der Pyrimidinnucleotid-Synthese via „salvage pathway" (Rabinowitz u.Mitarb., 1971; Scholar u. Calabresi, 1973) von Leukozyten stand die *Thymidinkinase* (TdR-Kinase), da diese in proliferierenden Zellen eine erhöhte Aktivität gezeigt hatte (Bollum u. Potter, 1959; Fausto u. Van Laucher, 1961). Bianchi (1962) wies nach, daß Leukozyten TdR zu TTP phosphorylieren können. Dabei waren Leukozyten von Patienten mit chronischer myeloischer Leukämie aktiver als normale Zellen. Für das verantwortliche Enzym, die Thymidinkinase, wurden in Zellen der chronischen und akuten myeloischen Leukämie erhöhte, in Zellen der chronischen und akuten lymphatischen Leukämie und in normalen Leukozyten hingegen niedrige bis nicht mehr meßbare Aktivitäten ermittelt (Bianchi, 1962; Wilmanns, 1963; Bresnick u. Karjala, 1964; Nakai u.Mitarb., 1966; Roberts u. Hall, 1969). Mit Normalisierung des Differentialblutbildes der chronischen myeloischen Leukämie durch die Therapie geht die Aktivität der TdR-Kinase wieder zurück. Auffallenderweise war bei der akuten myeloischen Leukämie die TdR-Kinase-Aktivität in den Blasten des Knochenmarks sehr viel höher als in zirkulierenden Blasten des peripheren Blutes (Wilmanns, 1967).

Die Thymidinkinase kann über einen Rückkoppelungsmechanismus in normalen und leukämischen Leukozyten des Menschen durch dTMP, dTTP, dCMP und dCTP inhibiert werden (Bresnick u. Karjala, 1964). Es scheint ferner, daß auch die dTMP-*Kinase*-Aktivität in den Zellen der chronischen und akuten myeloischen Leukämie gegenüber normalen Zellen und denen der chronischen lymphatischen Leukämie erhöht ist (Bianchi, 1962; Nikai u.Mitarb., 1966).

Die Aktivität des katabolischen Enzyms *Thymidylat-5′-phosphatase* (=Thymidylat-5′-nucleotidase) war dagegen nur in den Zellen der chronischen lymphatischen Leukämie signifikant gesteigert (Nikai u.Mitarb., 1966). Zum Teil im Widerspruch hierzu stehen Befunde von Rabinowitz und Wilhite (1969), die in Granulozyten und normalen und leukämischen Lymphozyten bei optimaler ATP-Konzentration eine hohe Aktivität an TdR-*Phosphorylase* und Phosphatase gemessen hatten. Die Aktivität dieser Enzyme auf der Blastenstufe war erst in Abwesenheit von ATP nachweisbar.

In normalen und leukämischen, an der Glasperlensäule voneinander getrennten Leukozyten (Rabinowitz 1964, 1965; Rabinowitz u.Mitarb., 1969, 1970) ergaben sich für die Enzyme des TdR-„salvage pathway" für die einzelnen Zelltypen charakteristische Konzentrationen. Die meisten Zellen waren in der Lage, TMP zu TTP zu phosphorylieren. Die TdR-Kinase-Aktivität in reifen Granulozyten, normalen Lymphozyten und denen der chronischen lymphatischen Leukämie war niedrig, jedoch in Blasten aller Zellinien hoch. Die Aktivitäten der TdR-Phosphorylase und der 5′-Nucleotidase waren in Granulozyten und normalen sowie Lymphozyten der chronischen lymphatischen Leukämie hoch. Andererseits zeigten Blasten niedrige Spiegel an TdR-Phosphorylase und 5′-Nucleotidase. In Kulturen von normalen Lymphozyten und denen der chronischen lymphatischen Leukämie (Rabinowitz u.Mitarb., 1970) ging die PHA-Stimulation und die Umwandlung zu Blasten mit einem deutlichen Anstieg der TdR-Kinase einher.

Abgesehen von der TTP-Synthese liegen nur wenige Untersuchungen über andere Pyrimidinstoffwechselprozesse in Leukozyten vor. Die zwischen den einzelnen Pyrimidinnucleotiden bestehenden Wechselbeziehungen sind in Abb. 2 dargestellt. Die einzelnen enzymatischen Interkonversionen werden durch Rückkoppelungsmechanismen über die Endprodukte gesteuert. Die Aktivität der meisten — aber nicht aller — Enzyme, die diese Reaktionen katalysieren, sind in unreifen Granulozyten erhöht.

Die *Cytidindesaminase* katalysiert die Desamination von Cytidin und seinen Analogen incl. Cytosinarabinosid (ARA-C) und 5-Azacytidin (5-AZAC). Die biochemischen Eigenschaften von partiell gereinigten Enzympräparationen aus normalen und leukämischen Zellen sind identisch. Normale Granulozyten enthalten jedoch eine höhere Enzymkonzentration als Zellen der akuten oder chronischen myeloischen Leukämie. Dieser Unterschied hängt mit dem Reifegrad der Zellen zusammen, wie Studien an verschiedenen Zellkompartimenten zeigten. Lysate von reifen Granulozyten haben eine 3,55—14,2fach höhere Aktivität als Lysate von unreifen Zellen. Eine stark verminderte Aktivität wurde auch in unreifen myeloischen Zellen eines Patienten mit chronischer myeloischer Leukämie (verglichen mit reifen Granulozyten desselben Kranken) gefunden. Diese Beobachtungen sind kaum mit der Vorstellung eines spezifischen Enzymdefektes in leukämischen Zellen vereinbar. Sie stützen vielmehr die Schlußfolgerung, daß die Ausreifung der Granulozyten mit einer Aktivitätssteigerung der Cytidindesaminase einhergeht (CHABNER u.Mitarb., 1974).

Obgleich die *dCMP-Desaminase* als eines der Enzyme gilt, welches mit dem Zellwachstum verbunden ist (MALEY u. MALEY, 1960), werden in normalen und leukämischen Zellen aller Zellinien gleiche Enzymaktivitäten gemessen (SILBER u.Mitarb., 1963). ZINSER u.Mitarb. (1967) fanden in Zellen von akuten und chronischen lymphatischen und myeloischen Leukämien sogar niedrigere Werte als in normalen Zellen. Das Ferment überführt dUMP in dCMP und wird allosterisch durch die Triphosphatnucleotide gesteuert. Desoxycytidin-5'-triphosphat (dCTP) (10^{-5} M) aktiviert das Enzym (SILBER u.Mitarb., 1968). Diese Aktivierung war bei der chronischen myeloischen Leukämie signifikant höher ($p < 0,005$) als bei normalen Zellen. Bei der chronischen lymphatischen Leukämie war die Steigerung der Aktivierbarkeit nicht so eindeutig ($p < 0,05$), während sich bei akuten Leukämien keine signifikanten Unterschiede in der Aktivierbarkeit des Enzyms ergaben (ZINSER u.Mitarb., 1967). Eine Hemmung der Enzymaktivität durch Thymidin-5'-triphosphat (dTTP) wurde bei allen 4 Zelltypen (Leukozyten von Normalpersonen, akute und chronische lymphatische sowie chronische myeloische Leukämie) beobachtet; diese kann durch dCTP verhindert werden (SILBER, 1967). Unterschiede in der Hemmbarkeit des Enzyms aus den verschiedenen Zellen erwiesen sich als nicht signifikant.

Die allosterischen Effekte von Nucleotiden auf die untersuchten Enzyme (s. auch die Aspartatcarbamyl-Transferase) der Pyrimidinnucleotid-Biosynthese zeigen zwischen normalen und leukämischen Zellen deutliche Unterschiede. Ihre physiologische Bedeutung ist nicht bekannt.

Die Aktivität der *Thymidylat-Synthetase*, die dUMP zu TMP methyliert, war in Zellen einer chronischen myeloischen Leukämie gesteigert (SILBER u.Mitarb., 1963; ROBERTS u. HALL, 1969; WILMANNS u. NEEF, 1971). Die Uridin-Kinase ist in PHA-stimulierten Lymphozyten erhöht (LUCAS, 1967), ebenso in leukämischen Myeloblasten (ROBERTS u. HALL, 1969).

Zusammenfassend läßt sich, namentlich aus den Studien an „reinen" Zellen, etwa folgende Tendenz erkennen: in reifen, normalen Granulozyten und Lymphozyten war das Gleichgewicht der Enzymaktivitäten zugunsten des katabolen Prozesses Desoxycytidin = →Desoxyuridin und Uracil verschoben. Die Syntheserate von dCTP und TTP war hingegen minimal. Umgekehrt dominieren bei zellulärer Unreife die anabolen Vorgänge über die katabolen, wie dies an Myeloblasten, Monoblasten und PHA-stimulierten Lymphozyten gezeigt werden konnte.

Eine niedrigere Konzentration, verglichen mit normalen Granulozyten, wurde in Leukozyten der chronischen myeloischen Leukämie für die Pyrimidindesoxyribosyl-Transferase gemessen (MARSH u. PERRY, 1964; GALLO u. BREIMAN, 1968). Dieses Enzym katalysiert den Transfer der Desoxyribosyl-Hälfte eines Pyrimidindesoxynucleotides auf eine andere Pyrimidinbase. Die Enzymaktivität blieb auch während der Remission der chronischen myeloischen Leukämie tief (um 50%). Das ließ vermuten, daß es sich um eine spezifische Enzymabnormität handele. Vergleichende Studien über die Eigenschaften der Pyrimidin-desoxyribosyl-Transferase in normalen Zellen und denen der chronischen myeloischen Leukämie fehlen bisher.

3. Purinnucleotide

Weder normale noch leukämische Leukozyten sind in der Regel zur de novo-Synthese von Purinen fähig. Sie sind auf den Einbau von präformierten Purinbausteinen („salvage pathway") für die Purinnucleotidsynthese angewiesen. Zu diesem überraschenden Ergebnis führten Studien über den Einbau von ^{14}C-Glycin in den säurelöslichen Nucleotidpool oder die RNA und DNA (Scott, 1962; Williams, 1962). ^{14}C-Formiat wird jedoch in Gegenwart von 5-Amino-4-imidazolcarboxamid (AIC) oder seinem Ribosid (AICR) in normale und leukämische Leukozyten inkorporiert. Das zeigt, daß der terminale Schritt der Biosynthese des Purinrings — der Ringschluß — offenbar möglich ist (Scott, 1962; Scott u.Mitarb., 1966). Eine geringe de novo-Purinsynthese aus Formiat-^{14}C (ohne Addition von AIC) erfolgt vielleicht noch in Zellen mancher akuten Leukämien. Doch selbst hier führt AIC zu einer erheblichen Steigerung der Purin-Produktion.

Erst kürzlich gelang es Reem (1972), in menschlicher Milz und Zellen eines Burkitt-Lymphoms zwei alternative Wege für die Synthese von Phosphoribosylamin aufzuzeigen. Diese Beobachtung weist darauf hin, daß die de novo-Synthese der Purine in Leukozyten zwar nicht völlig blockiert ist, daß diese aber ihren Bedarf an Purinnucleotiden vorwiegend aus exogenen Quellen decken müssen. Lajtha und Vane (1958) sowie Pritchard u.Mitarb. (1970) haben aufgrund von Versuchen an Kaninchen postuliert, daß Purin-Vorläufer in der Leber gebildet und anschließend ins Knochenmark transportiert werden. Dabei handelt es sich wahrscheinlich um Adenosin, das durch Erythrozyten in andere Gewebe gelangt, wie neuere Experimente an perfundierter Kaninchenleber demonstriert haben (Lerner u. Lowy, 1974). Die Enzyme des Purin-Salvage-Pathway sind aus Abb. 3 ersichtlich.

Sowohl in normalen als auch in leukämischen Leukozyten sind die meisten Enzyme des Purinstoffwechsels vorhanden (Gallo u. Breitman, 1968; Payne u.Mitarb., 1970; Ellegard u. Dimitrov, 1972; Scholar u. Calabresi, 1973). In einer vergleichenden Untersuchung an isolierten normalen Blutlymphozyten sowie denen der chronischen lymphatischen und akuten lymphatischen Leukämie konnten allerdings in den leukämischen Zellen keine *Xanthinoxydase* oder *Adenin- und Guanindesaminase* nachgewiesen werden. Diese Blutzellen können demnach Purine nicht vollständig zu Harnsäure abbauen. Keine Unterschiede bestanden hingegen zwischen normalen Lymphozyten und denen der chronischen lymphatischen Leukämie hinsichtlich der übrigen Purinenzyme incl. *Adenosinkinase, Adenylatkinase, Nucleosiddiphosphat-Kinase, Adenosindesaminase, Adenylat-Desaminase* und *Purinnucleosid-Phosphorylase*. Jedoch zeigten Blasten der akuten lymphatischen Leukämie durchweg höhere Aktivitäten (Scholar u. Calabresi, 1973).

Die *Hypoxanthin-Guanin-Phosphorribosyl-Transferase* (H-GPRT) ist in Zellen der akuten Leukämien ebenso aktiv wie in normalen Leukozyten. Die Resistenz von Mäusetumoren gegenüber 6-Thioguanin beruht häufig auf einer Deletion dieses anabolen Enzyms, das das Thiopurin in das zytostatisch aktive Nucleotid umwandelt (Brockham, 1963). Davidson und Winter (1964) sowie Rosman und Williams (1973) konnten diesen Mangel bei Menschen aber nur in 2 von 22 Fällen feststellen. In einem größeren Patientenkollektiv ging die Zytostatika-Resistenz (23%) mit einem veränderten Verhältnis der Aktivitäten von H-GPRT zu *Adeninphosphoribosyl-Transferase* einher. Diese Beobachtung ist mit einem geringen Enzym-Mangel in der Thiopurinnucleotid-Synthese vereinbar (Rosman u.Mitarb., 1974). Neuere Befunde aus dem gleichen Arbeitskreis zeigen bei 2 von 11 Patienten mit akuter myeloischer Leukämie und 6 von 7 Kranken mit akuter lymphatischer Leukämie, bei denen eine Thiopurin-Resistenz bestand, einen Anstieg einer spezifisch gebundenen alkalischen Phosphatase (Rosman u.Mitarb., 1974). Da diese u.U. zu einem gesteigerten Abbau der Thiopurinnuc-

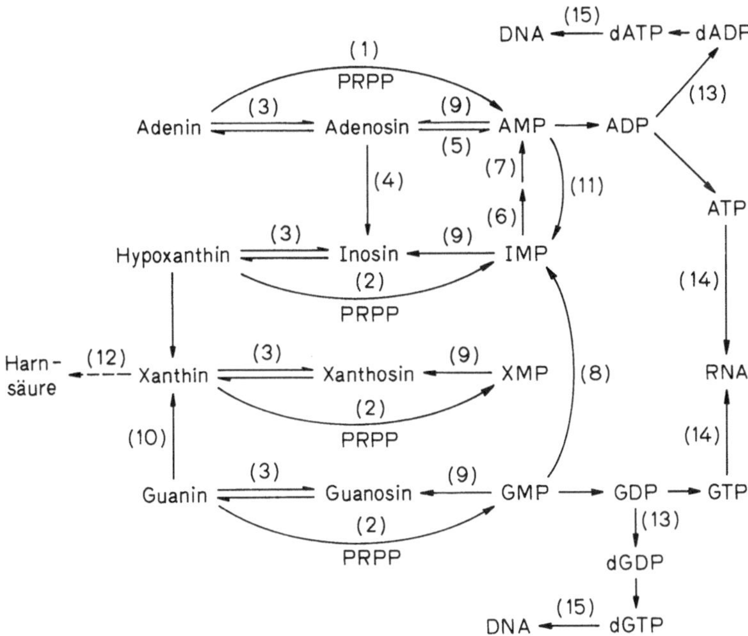

Abb. 3. Biosynthese der Purine
Enzyme: 1 = Adenin-phosphoribosyl-Transferase
            2 = Hypoxanthin-Guanin-phosphoribosyl-Transferase
            3 = Purin-nucleosid-Phosphorylase
            4 = Adenosin-Desaminase
            5 = Adenosin-Kinase
            6 = Adenyl-succinat-Synthetase
            7 = Adenyl-succinat-Lyase
            8 = GMP-Reductase
            9 = 5'-Nucleotidase
           10 = Guanin-Desaminase
           11 = AMP-Desaminase
           12 = Xanthin Oxydase (nicht in Blutzellen)
           13 = Ribonucleotid-Reductase
           14 = RNA-Polymerase
           15 = DNA-Polymerase.

(Nach Rabinowitz, 1974)

leotide führt, könnte die Resistenz auch auf beschleunigten katabolen Vorgängen beruhen.

Die *Adenin-phosphoribosyl-Transferase* ist in leukämischen Zellen 2 – 3mal so hoch wie in normalen Leukozyten. Ebenso war der Spiegel der *Hypoxanthin-Transferase* in den Leukozyten der akuten myeloischen Leukämie, verglichen mit normalen Leukozyten, erhöht. Bei Patienten mit akuter myeloischer oder akuter lymphatischer Leukämie schwankten die Adenin- und Hypoxanthin-Transferasen stärker als bei Gesunden (Smith u.Mitarb., 1971).

Kürzlich (Tung u.Mitarb., 1976) wurden Resultate einer Studie über die *Adenosin-Desaminase (ADA)* publiziert. Unterschiede hinsichtlich der Phänotypen und der Verteilung der Isoenzyme zwischen normalen Lymphozyten und denen der chronischen myeloischen Leukämie bestanden nicht; die Aktivität der ADA war jedoch bei der chronischen lymphatischen Leukämie niedriger als bei Gesunden. Bei Letzteren fanden sich in T-Lymphozyten höhere Enzymspiegel als in B-Lymphozyten. In den Lymphozyten der chronischen lymphatischen Leukämie ist die ADA-Aktivität in den T-Lymphozyten auf das 2–3fache der Norm erhöht und in den B-Zellen erniedrigt. Der ADA-Spiegel steht bei der chronischen lymphatischen Leukämie in umgekehrter Korrelation zur Zahl der Lymphozyten und zum Anteil der B-Lymphozyten. Nach therapiebedingter Verminderung der Lymphozytenzahl steigt er wieder an. Die Senkung des ADA-Spiegels wird als eine reversible Anomalie angesehen, die die Proliferation der abnormalen B-Lymphozyten bei der chronischen lymphatischen Leukämie widerspiegelt.

Zimmer u.Mitarb. (1975) haben die ADA in Lymphozyten von 25 Kindern mit akuten lymphatischen Leukämien und in denen ihrer Eltern (25) gemessen. Sie fanden im Vergleich zu normalen Erwachsenen oder Kindern gleichen Alters signifikant erniedrigte Aktivitäten sowohl bei den Leukämie-Kindern in Remission und im Relapse als auch bei ihren Eltern.

Ein abweichender Phänotyp der ADA im Enzymelektropherogramm wurde bei einer floriden akuten myelomonozytären Leukämie und bei einem von 5 Fällen von akuter myeloischer Leukämie aufgedeckt. Patienten mit akuter lymphatischer Leukämie zeigten dagegen ein normales Verhalten (Bloom, 1971).

In Anbetracht der wichtigen Rolle, die die zyklischen Nucleotide bei der malignen Transformation zu spielen scheinen, ist es erstaunlich, wie wenige Untersuchungen über das Verhalten des *Adenylcyclase-Systems* (Adenosin-3′, 5′-monophosphat, cAMP) in leukämischen Zellen vorliegen.

Johnson und Abell (1970) untersuchten die proliferative Fähigkeit von Lymphozyten der chronischen lymphatischen Leukämie in Zellkulturen nach Zusatz von cAMP, Butyryl-cAMP und anderen. Sie konnten nachweisen, daß diese Substanzen die PHA-induzierte DNA-Synthese im Gegensatz zur nicht stimulierten Synthese in normalen Lymphozyten hemmt. Polgar u.Mitarb. (1973) berichteten über eine verminderte Basalaktivität der Adenylcyclase in den Lymphozyten von 5 Patienten mit chronischer lymphatischer Leukämie.

Schwarzmeier u.Mitarb. (1974) fanden in den Zellen fast aller Patienten mit chronischer lymphatischer Leukämie ebenfalls stark erniedrigte Werte. Die Interpretation dieses Befundes ist schwierig. Es fallen allerdings Parallelen zu PHA-stimulierten Lymphozyten auf. Beide Zelltypen haben einen sehr niedrigen cAMP-Spiegel. Es wäre denkbar, daß ein ursächlicher Zusammenhang zwischen der übermäßigen Proliferation des die leukämischen Zellen freisetzenden lymphatischen Gewebes und der verminderten cAMP-Konzentration in den Zellen besteht. Im Einklang damit scheint die Aktivitätsverminderung der Adenylcyclase (Polgar u.Mitarb., 1973) zu stehen. Welche Prozesse jedoch zur Veränderung des Enzyms, bzw. zur Veränderung des Nucleotids führen, ist unbekannt. Ebenso fehlt bisher eine Erklärung für die abnorm hohe cAMP-Konzentration in einem Fall von morphologisch und zytochemisch typischer chronischer lymphatischer Leukämie (Schwarzmeier u.Mitarb., 1974). In Zellen von chronischer und akuter myeloischer Leukämie ist der cAMP-Gehalt wahrscheinlich ebenfalls niedriger als in reifen, polymorphkernigen Leukozyten.

Deviller u.Mitarb. (1975) haben erstmals in menschlichen peripheren Lymphozyten eine *Guanylcyclase* identifiziert, die die Bildung von cyclischem 3′,5′-GMP aus 5′-GTP katalysiert. Ihre Aktivität belief sich in Lymphozytenkonzentraten auf 14 pmol/min·10^7 Lymphozyten. Die Eigenschaften dieses Enzyms glichen denen anderer Guanylcyclasen, so z.B. hinsichtlich der Hemmbarkeit durch Nucleotide, namentlich durch 5′-ATP. Die Guanylcyclase-Aktivität nimmt innerhalb weniger Minuten zu, wenn intakte Lymphozyten mit PHA inkubiert werden. Bisher liegen noch keine Untersuchungen an leukämischen Zellen vor.

4. Synthese von Desoxyribonucleotiden

Zur Synthese der Desoxyribonucleinsäure ist eine adäquate zelluläre Konzentration aller 4 Desoxyribonucleosintriphosphate (dNTP) erforderlich (Desoxyadenosin, Desoxythymidin, Desoxyguanosin, Desoxycytidin). In Zellen von menschlichem Knochenmark wurden folgende mittlere Konzentrationen (pmol/10^6 Zellen) gemessen:

Desoxyadenosintriphosphat (dATP) 1,5,
Desoxyguanosintriphosphat (dGTP) 0,4,
Thymidintriphosphat (dTTP) 1,4,
Desoxycytidintriphosphat (dCTP) 0,6.

In normalen PHA-stimulierten Lymphozyten (72-Stunden-Kulturen) stiegen alle dNTP, namentlich das dTTP an (dATP 3,7; dGTP 1,9; dTTP 9,4; dCTP 2,9). In kernhaltigen Knochenmarkszellen von Patienten mit akuten und chronischen myeloischen Leukämien sowie anderen myeloproliferativen Erkrankungen war die dNTP-Konzentration etwa verdreifacht. Folsäureantagonisten (Methotrexat, Pyrimethamin, Trimethoprim) führen in PHA-stimulierten Lymphozyten innerhalb einer Stunde zu einem Abfall von dTTP und einem Anstieg von dATP. Folinsäure hebt diese Effekte auf. 5-Fluoruracil verursacht eine dTTP- und dCTP-Senkung, aber keine signifikante Veränderung der dATP-Konzentration. Hydroxyharnstoff hat eine Erniedrigung der dATP zur Folge, die mit einer Zunahme von dTTP einhergeht. dATP und dCTP werden durch BCNU vermindert. 6-Mercatopurin hingegen führt zu einem Abfall von dATP und dGTP (TATTERSALL u.Mitarb., 1975).

Die *Ribonucleotid-Reductase* katalysiert die Reduktion von Ribonucleotiden — hauptsächlich auf der Diphosphatstufe — zu Desoxyribonucleotiden. Diese werden für die DNA-Synthese benötigt. Die Ribonucleotidreductase ist besonders aktiv in Zellen von Patienten mit akuter oder chronischer myeloischer Leukämie und in normalem Knochenmark (FUJIOKA u. SILBER, 1971). Sehr viel niedrigere Aktivitäten werden in Lymphozyten der chronisch lymphatischen Leukämie gefunden; die niedrigsten kommen in normalen reifen Leukozyten vor.

Desoxyribonucleotide können auch ohne Umwandlung von Ribonucleotiden über Salvage-Enzyme gebildet werden (GALLO u. PERRY, 1969). Leukozyten sind in der Lage Thymidin aus Thymin über zwei verschiedene Enzymreaktionen zu synthetisieren (Tabelle 1, Abb. 2):

Die *TdR-Phosphorylase* synthetisiert auch Desoxyuridin (UdR). Außerdem gibt es eine *Desoxynucleotid-Phosphorylase*, die in Gegenwart von Desoxyribose

Tabelle 1. Synthese von Desoxyribonucleotiden aus praeformierten Pyrimidinen („salvage pathway")

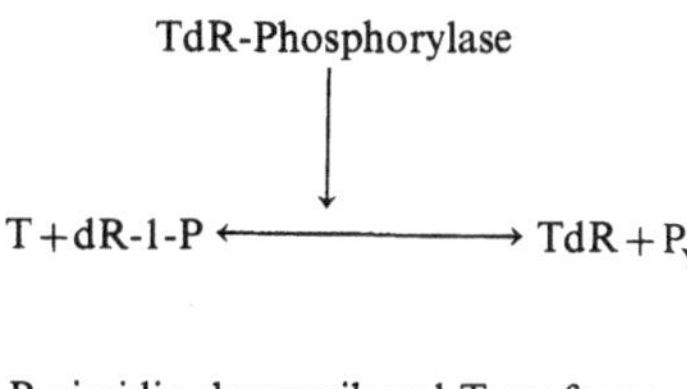

Abkürzungen:
T	= Thymin
U	= Uracil
dR-1-P	= Desoxyribose-1-phosphat
P$_Y$	= Anorganisches Phosphat
TdR	= Thymindesoxyribose (Thymidin)
dU	= Desoxyuridin

1-P-Hypoxanthin zu *Desoxyinosin* und *Guanin* zu *Desoxyguanosin* umwandelt. Sie reagiert jedoch nicht direkt mit *Adenin*. Desoxyadenosin entsteht durch Aminierung von Desoxyinosin-5'-monophosphat (dIMP) zu Desoxy-5'-adenylsäure (dAMP). Diese Reaktion ist von Leukozyten wahrscheinlich nur schwer vollziehbar. Alle Bemühungen, sie in normalen und leukämischen Zellen nachzuweisen, waren bisher erfolglos (Rabinowitz, 1974). In menschlichen Erythrozyten findet sie überhaupt nicht statt. Die Hauptwirkung der Phosphorylasen besteht darin, Nucleotide bis zu ihren Basen abzubauen, die dann für den „salvage pathway" wieder benutzt werden können (Marsh u. Perry, 1964). Leukozyten bevorzugen für die DNA-Synthese exogenes Thymidin gegenüber Thymin (Breitman u.Mitarb., 1966; Cooper u.Mitarb., 1966).

Die Interpretation der nicht selten widersprüchlichen Befunde (3.1—3.3) ist schwierig, selbst wenn keine gemischte Zellsuspension, sondern isolierte Zellen verwendet wurden, da in den Zellen Enzym-Gemische vorliegen, und die Resultate von den jeweils gewählten Versuchsbedingungen entscheidend beeinflußt werden (s. Beispiel ATP und Phosphatase bzw. TdR-Phosphorylase).

IV. Nucleinsäuren

1. DNA

Der chemisch aus einer humanen Leukozytenpopulation bestimmte DNA-Gehalt pro Zelle ist für normale weiße Blutzellen und leukämische Zellen etwa gleich (Tabelle 2). Höhere Werte werden in Zellen, die DNA synthetisieren, gemessen (Hale u.Mitarb., 1963).

a) Struktur und Funktion

α) Mitochondriale DNA (mtDNA)

Kürzlich wurden zirkuläre und kettenförmige („catenated") dimere DNA aus Mitochondrien menschlicher Leukozyten isoliert (Clayton u.Mitarb., 1967). Die zirkuläre dimere Form fand sich nur in Zellen von chronischen myeloischen Leukämien (Clayton u. Vinograd, 1969, 1970; Smith u.Mitarb., 1973), nicht aber in mitochondrialer DNA von Kranken mit leukämoiden Reaktionen. Kettenförmige Dimere und zirkuläre Monomere waren sowohl in normalen als auch in leukämischen Zellen nachweisbar. Die Behandlung mit zytotoxischen Substanzen (Zytostatika) soll den Gehalt an zirkulären Dimeren vermindern. Es ist noch umstritten, ob die zirkuläre, dimere mtDNA mit dem leukämischen Prozeß in Zusammenhang steht (Nass, 1969; Gallo, 1971; Polli, 1971).

Tabelle 2. Gehalt der Leukozyten an DNA. (Nach Laszlo u.Mitarb., 1970)

Leukozytenpopulation	DNA mg/10^{10} Zellen
Normale Granulozyten	74,9
Granulozyten der chronischen myeloischen Leukämie	66,6
Akute myeloische Leukämie	61,7
Normale Lymphozyten	73,0
Lymphozyten der chronischen lymphatischen Leukämie	73,0

β) Satelliten-DNA

Der Ausdruck „Satelliten-DNA" sollte für eine DNA-Fraktion des Kernes reserviert werden, welche sich auf Grund einer abweichenden Brutto-Basen-Zusammensetzung von der übrigen „Haupt"-DNA im Caesium-Dichte-Gradienten abtrennen läßt.

CORNEO u. Mitarb. (1970, 1971) konnten zeigen, daß humane DNA aus Leukämie-Zellen eine Satelliten-DNA enthält, die durch eine Vielzahl von sich wiederholenden, gleichartigen Nucleotidsequenzen (sog. repetitive DNA) charakterisiert ist. Ihr Anteil belief sich auf 3—4% der Gesamt-DNA. Eine andere Fraktion (etwa 16—17%) enthielt weniger repetitive Nucleotidsequenzen. Die restlichen 80% bestanden aus einer heterogenen DNA (HnDNA) ohne repetitive Nucleotidabschnitte. Bisher konnten keine Unterschiede zwischen normalen und leukämischen Zellen gefunden werden.

Die DNA aus humanen leukämischen Zellen ist hinsichtlich des Basenverhältnisses und der Nachbarschaftsverhältnisse der Basen („nearest neighbour sequence") analysiert und mit normalen Zellen verglichen worden. Im Verlauf dieser Studien wurde wiederholt eine anomale Base in der DNA leukämischer Zellen gefunden, die als das 5-Methylcytosin identifiziert werden konnte. DNA von Patienten mit akuter lymphatischer Leukämie weisen Konzentrationen an 5-Methylcytosin auf, die bis zum 6fachen des Normalen betragen können (DESAI u. Mitarb., 1971; BOROVKOVA u. Mitarb., 1974).

Die Beurteilung der *strukturellen* und *funktionellen* Integrität der Zellkern-DNA ist zwar wegen methodischer Schwierigkeiten nur begrenzt möglich, aber gerade bei Zellen der chronischen lymphatischen Leukämie am weitesten fortgeschritten (SAUNDERS u. Mitarb., 1972).

Ein beträchtlicher Teil der nucleären DNA ist, wie erwähnt, aus einer Vielzahl von Abschnitten mit sich wiederholenden, gleichartigen (oder sehr ähnlichen) Sequenzen zusammengesetzt. Diese Sequenzen sind durch eine hohe Renaturierungsrate der nach thermischer Denaturierung entstandenen Bruchstücke gekennzeichnet (WALKER u. MCLAREN, 1965; BRITTEN u. KOHNE, 1968). Durch Bestimmung der relativen Reassoziationsraten läßt sich die repetitive DNA in weitere DNA-Arten trennen. Für die chronische lymphatische Leukämie errechnete sich bei etwa 7×10^9 Basenpaaren des gesamten Genoms eine Repetitionsrate von 35%. Die sich wiederholenden Sequenzen wurden weiter subfraktioniert und entsprechend ihrem G+C-Gehalt gekennzeichnet. Dabei erwiesen sich die Einzelfraktionen als sehr heterogen (SAUNDERS u. Mitarb., 1972). Da bisher jedoch Vergleichsuntersuchungen an Normallymphozyten fehlen, muß offenbleiben, ob die Nucleotidkomposition entsprechender repetitiver DNA-Anteile des menschlichen Heterochromatins bei der leukämischen Transformation verändert werden.

Der Nachweis einer mutagenen DNA-Polymerase in Zellen der lymphatischen Leukämie spricht dafür, daß qualitative Veränderungen auftreten. So war die Falschinkorporation von dCTP in zellfreien Systemen aus akuten lymphatischen Leukämien, wenn das Homopolymer Poly(dA-dT)·Poly(dA-dT) als Matritze verwendet wurde, 10fach höher als in PHA-stimulierten Lymphozyten (SPRINGGATE u. LOEB, 1973). Quantitativ und wahrscheinlich auch qualitativ unterschiedliche DNA-Polymerasen konnten kürzlich in stimulierten Lymphozyten der chronischen lymphatischen Leukämie mit der „isoelectric focusing"-Technik durch Gel-Elektrophorese erstmals nachgewiesen werden (LOEB u. Mitarb., 1968, 1973).

Studien über die *Actinomycin-Bindungskapazität* (MASERA u. Mitarb., 1972; PILERI u. Mitarb., 1973, 1974), der transkriptiven Aktivität des leukämischen

Chromatins (Tsai u.Mitarb., 1972; Sawada u.Mitarb., 1973) sowie des DNA-„repair" (Huang u.Mitarb., 1972) haben wesentlich zum Verständnis funktioneller Störungen des Genoms bei chronischer lymphatischer Leukämie beigetragen. Die Fähigkeit, Actinomycin zu binden, wird als Ausdruck der genetischen Aktivität gewertet. Diese Substanz tritt in Wechselwirkung mit der DNA, die dadurch in ihrer Matritzenfunktion behindert wird. In Zellen der chronischen lymphatischen Leukämie werden deutlich erniedrigte Kapazitäten gemessen — im Gegensatz zu denen der akuten Leukämien (Masera u.Mitarb., 1972; Pileri u.Mitarb., 1972, 1974). Eine vermehrte Bindung von Actinomycin wird auch nach PHA-Stimulation von Lymphozyten sowie bei infektiöser Mononucleose gesehen. Die transkriptions-katalytische Aktivität des Chromatins bei chronischer lymphatischer Leukämie lag in vitro höher als in normalen Lymphozyten einer Gewebekultur (NC-37; Tsai u.Mitarb., 1972). Die Codierung repetitiver DNA-Sequenzen mit besonders hoher Renaturierung war jedoch in normalen und in Lymphozyten der chronischen lymphatischen Leukämie gleich. In Lymphosarkomzellen und Blasten der akuten Leukämie hingegen kamen zusätzliche (10% bzw. 8%) repetitive Sequenzen zum „read out" (Sawada u.Mitarb., 1973; Tsai u.Mitarb., 1972).

Huang u.Mitarb. (1972) gelang es als ersten, eine umschriebene Störung des DNA-Stoffwechsels in Zellen der chronischen lymphatischen Leukämie nachzuweisen. Sie untersuchten den *DNA-repair* (DNA-Reparatur) nach UV-Bestrahlung.

Der DNA-repair ist ein mehrstufiger molekularer Vorgang. Er besteht aus
a) der Inzision des DNA-Stranges an der induzierten Läsion,
b) der Degradation benachbarter Nucleotide,
c) der Neusynthese und
d) der Überbrückung der Kettenlücken.
Normale menschliche Lymphozyten besitzen bis zu einem gewissen Grad die Fähigkeit, genetische Defekte zu reparieren. Der „repair" kann durch den Anstieg des ^{3}H-Thymidin-Einbaues quantitativ erfaßt werden (Evans u. Norman, 1968; Frey-Wettstein u.Mitarb., 1969).

Die Thymidinaufnahme war nach UV-Bestrahlung in Lymphozyten einer chronischen lymphatischen Leukämie fast 10mal höher als in normalen Lymphozyten. Ein deutlich vermehrter „repair"-Mechanismus von Zellen der chronischen lymphatischen Leukämie konnte auch gegenüber PHA-stimulierten Normallymphozyten nachgewiesen werden; Vorbehandlung mit Chlormethin (HN2) reduziert die Reparierbarkeit des DNA-Moleküls (Maurice u. Lederrey, 1974). Er ist offenbar für die Zellen der chronischen lymphatischen Leukämie spezifisch; entsprechende Daten für Zellen der akuten myeloischen Leukämie und der Blastenkrise der chronischen myeloischen Leukämie lagen im Normbereich.

Eine Deutung dieser Befunde ist noch nicht möglich. Endogene, intrazelluläre Pool-Differenzen der verwendeten Vorläufer oder teilungskinetische Unterschiede zwischen normalen Lymphozyten und denen der chronischen lymphatischen Leukämie konnten als Ursache ausgeschlossen werden. Möglicherweise besitzen Zellen der chronischen lymphatischen Leukämie Faktoren, die die gesetzte DNA-Läsion gegenüber repair-Enzymen leichter zugänglich machen.

Die makromolekulare Konfiguration mitochondrialer DNA in den Lymphozyten der chronischen lymphatischen Leukämie ist im Gegensatz zu der der granulozytären Leukämie (s.o.) nicht bekannt.

γ) Desoxyribonucleoprotein (DNP)

Der weit überwiegende Teil der DNA findet sich im Kern der Zelle als Bestandteil des sog. Chromatins oder — während der Zellteilungsvorgänge — in den Chromosomen. Sie liegt im Chromatin als DNA-Proteinkomplex vor (DNP). Es werden zwei Arten unterschieden, das kondensierte, dichtgepackte *Heterochromatin* und das lockere, nicht kondensierte *Euchromatin*. Somatische Zellen können immer nur gewisse Anteile ihrer genetischen Information funktionell nutzen. Diese sind im Euchromatin lokalisiert. Im Heterochromatin ist die — wahrscheinlich weitgehend permanent — nicht verfügbare Information enthalten.

In Zellen von akuten myeloischen und chronischen Leukämien wird im Vergleich zu normalen Granulozyten und Lymphozyten bei unveränderter DNA-Menge/Zellkern eine höhere Euchromatisierung gefunden, die diejenige bei „Linksverschiebung" des weißen Blutbildes noch übertrifft. Diese Beobachtung ist als Hinweis dafür zu werten, daß der leukämische Prozeß bereits auf einer frühen Stufe der Zellreifung einsetzt (DRINGS u. HARBERS, 1969a, b). Die nähere Charakterisierung (Basenkomposition, thermische Denaturierung, Matritzenaktivität, Gelelektrophorese, Fraktionierung im Dichtegradienten) des Chromatins aus leukämischen Zellen (akute und chronische lymphatische sowie chronische myeloische Leukämie, leukämisches Lymphosarkom) im Vergleich zu kultivierten Lymphozyten (CN-37) und zirkulierenden normalen Lymphozyten ergab unterschiedliche Transkriptionsaktivitäten. Das Chromatin von Lymphosarkomen hatte die höchste Matritzenaktivität (10% der gereinigten DNA), während das Chromatin aus Zellen der akuten lymphatischen Leukämie offensichtlich weniger Anteile der nuklearen genetischen Information nutzen kann (etwa 8% der gereinigten DNA). Die schwächste Matritzenaktivität hat das Chromatin aus chronischen lymphatischen Leukämien (etwa 5% der gereinigten DNA).

Hybridisierungsversuche zeigten außerdem, daß die neu synthetisierten RNA-Produkte aus dem Chromatin von Zellen der akuten lymphatischen Leukämie zusätzliche RNA-Anteile aufwiesen, welche in Transkripten von Chromatin der chronischen lymphatischen Leukämie und der DN-37-Zellen nicht enthalten waren. Das RNA-Produkt aus CN-37-Chromatin glich hingegen jenem, das aus dem Chromatin leukämischer Lymphozyten stammte. Danach kann vermutet werden, daß das Chromatin von leukämischen Lymphozyten, namentlich das aus denen der akuten lymphatischen Leukämie und des leukämischen Lymphosarkoms, mehr transkribierbare, repetitive DNA-Sequenzen enthält als das Chromatin aus kultivierten Lymphozyten. Möglicherweise geht die Transkription von repetitiven, zusätzlichen DNA-Sequenzen mit dem leukämogenen Prozeß parallel (SAWADA u.Mitarb., 1973). Chromatin aus Zellen einer akuten myeloischen Leukämie verhält sich qualitativ und quantitativ etwa wie das Chromatin aus Zellen der akuten lymphatischen Leukämie. Es besitzt ebenfalls mehr aktivierbare repetitive DNA-Abschnitte als das Chromatin aus chronischer lymphatischer Leukämie (etwa 9% der gereinigten DNA; SAWADA u.Mitarb., 1972).

b) DNA-Polymerasen

Das für die DNA-Neubildung verantwortliche Enzym ist die DNA-Polymerase. Die meisten Säugetier-Zellen enthalten mehrere DNA-abhängige DNA-Polymerasen (BOLLUM, 1974). Drei wichtige Polymerasen sind in Gewebskulturen menschlicher Zellen (WEISSBACH u.Mitarb., 1971) incl. Lymphozyten (SMITH u. GALLO, 1972; LEWIS u.Mitarb., 1974) gefunden worden. Eine 6−8 S-DNA-Polymerase α ist hauptsächlich im Zytoplasma lokalisiert; eine weitere 3,3 S-DNA-Polymerase β kann sowohl aus dem Zellkern als auch aus dem Zytoplasma extrahiert werden (CHANG u. BOLLUM, 1971). Die dritte DNA-Polymerase γ benötigt den Primer Oligo-dT; als Matritze dient Poly-rA. Ihre Syntheseleistung ist relativ hoch. Sie läßt sich eindeutig von den anderen DNA-Polymerasen unterscheiden (FRIDLENDER u.Mitarb., 1972).

Die Aktivität der einzelnen DNA-Polymerasen variiert unter verschiedenen Bedingungen: der Spiegel von α hängt z.B. von der Proliferationsrate der Zellen ab, während β konstant bleibt (Shang u.Mitarb., 1973). Bei der Regeneration einer teilhepatektomierten Leber nimmt die Aktivität der Polymerase α in der zytoplasmatischen Fraktion um das 6—7fache zu; die Aktivität der Polymerase β ändert sich hingegen nicht, weder in der zytoplasmatischen noch in der Kernfraktion (Chang u. Bollum, 1972). In synchronisierten Kulturen von HeLa-Zellen steigt zudem während der S-Phase in Kern und Zytoplasma die Konzentration von γ um das 2,5- und von α um das 2fache an. Größere Schwankungen des β-Spiegels im Kern treten jedoch nicht auf (Spadari u. Weissbach, 1974).

Die quantitative Analyse der DNA-Polymerase-Aktivitäten in normalen und pathologischen Blut- sowie Knochenmarkszellen hat ergeben, daß unreife granulopoetische Zellen eine höhere Gesamt-Aktivität aufweisen, als reife Granulozyten (Wilms u. Jaenicke, 1968; Coleman u.Mitarb., 1974). Der Hauptanteil davon entfiel auf die DNA-Polymerase α und β im Zytoplasma. Die Aktivität der nukleären Polymerase war in allen Zelltypen niedrig und scheint relativ konstant zu sein. Die Resultate dieser Untersuchungen lassen sich wie folgt zusammenfassen:

α) Die Gesamt-DNA-Polymeraseaktivität war in zytoplasmatischen Extrakten höher als in nukleären Auszügen.

β) Die Aktivität der nukleären und zytoplasmatischen DNA-Polymerase ist in Granulozyten im Vergleich zu Lymphozyten sehr niedrig.

γ) Normale Lymphozyten haben 3—4mal höhere Aktivitäten pro Zelle an zytoplasmatischer und nukleärer DNA-Polymerase als Granulozyten.

δ) Leukämische Myeloblasten haben 10—20mal höhere zytoplasmatische DNA-Polymerase-Aktivitäten als reifere Leukozyten aus normalem peripherem Blut.

Es muß allerdings vermerkt werden, daß die Aussagekraft solcher quantitativen Vergleiche größer wäre, wenn reine, von reifen Leukozyten freie, leukämische Zellsuspensionen verwendet werden könnten. Ein Teil der geschilderten Differenzen mag auf derartigen „Verunreinigungen" beruhen.

c) Die RNA-abhängige DNA-Polymerase (Transcriptase, „Umkehr-Transcriptase", Revertase)

Ein charakteristisches Unterscheidungsmerkmal zwischen normalen und leukämischen Zellen ist die RNA-abhängige DNA-Polymerase („Reverse Transcriptase"). Dieses auch Revertase genannte Enzym synthetisiert an einer RNA-Matrize DNA. Es kommt offenbar nur — oder doch fast ausschließlich — in RNA-Tumorviren vor (Gallo u.Mitarb., 1970). Sein Nachweis kann daher als Indiz für die Virusgenese eines Tumors gewertet werden (Hanafusa u. Hanafusa, 1971; Gallo u.Mitarb., 1972; Desai u.Mitarb., 1974).

Beim Menschen kommt die Revertase in Leukozyten von über 95% aller untersuchten Fälle von akuter oder chronischer, lymphatischer oder myeloischer Leukämie vor (Spiegelman, 1974). Mehrere ihrer Eigenschaften (biophysikalisch, molekularbiologisch, biochemisch, immunologisch u.a.) (Bhattacharyya u.Mitarb., 1973; Gallo u.Mitarb., 1973; Rainer u.Mitarb., 1973) gleichen denen der Reversen Transcriptase aus RNA-Tumor-Viren, z.B.:

a) Beide werden aus der gleichen zytoplasmatischen Fraktion gewonnen (Gallo, 1973; Gallo u.Mitarb., 1973a, b).

b) Ihre DNA-Polymerase-Aktivität ist Ribonuclease-empfindlich (Srivastava u. Minowada, 1972).

c) Sie bevorzugen beide die gleichen Matrizen (Primer): Oligo (dT)·poly(rA) und Oligo(dG)·poly(rC) und transkribieren auch heteropolymere Bereiche frem-

Tabelle 3. Matrizenspezifität der DNA-Polymerasen[a]. (Nach BERTINO u. ALLAUDEEN, 1976)

Matrizen-(Primer)	Virale Reverse Transcriptase SSV[b]	Zelluläre DNA-Polymerasen		
		α	β	γ
Poly(dA)·oligo(dT)	−	4+	3+	+
Poly(rA)·oligo(dT)	4+	+	2+	3+
Poly(rC)·oligo(dG)	3+	−	−	−
70 S-RNA (Heteropolymere Region)	+	−	−	−

[a] Enzymaktivitäten wurden in Anwesenheit von Mn^{++} untersucht
[b] SSV = Simian-Sarkom-Virus

der 70 S-RNA (SARNGADHARAN u.Mitarb., 1972). Oligo(dG)·poly(rC) ist weniger aktiv. Die spezifischen Matrizenaffinitäten der verschiedenen DNA-Polymerasen aus menschlichen Leukozyten sind in Tabelle 3 zusammengefaßt.

d) Die Methode der molekularen Hybridisierung hat weitgehende Analogien zwischen der 70S RNA leukämischer Zellen und dem Genom der Oncornaviren aufgedeckt (BAXT u.Mitarb., 1972; HEHLMAN u.Mitarb., 1972).

e) Auch in menschlichen Leukämien wurden Nucleotid-Sequenzen festgestellt, die den von Oncornaviren gebildeten DNA-Produkten homolog waren (GALLO u.Mitarb., 1973; YANIV u.Mitarb., 1973; GALLAGHER u.Mitarb., 1974; GALLO u.Mitarb., 1975; SARIN u. GALLO, 1975).

f) Spezifische Antiseren (IgG) gegen die Reverse Transcriptase aus Oncornaviren neutralisieren auch die humane Revertase, nicht aber die drei Haupt-DNA-Polymerasen (GALLAGHER u.Mitarb., 1974).

In normalen Leukozyten kommt die Reverse Transcriptase *nicht* vor. Morphologisch normal erscheinende Leukozyten von manchen akuten Leukämien behalten jedoch selbst in der Remission eine Reihe von biochemischen Merkmalen, die für die Revertase bzw. die leukämische Zelle typisch sind (VIOLA u.Mitarb., 1976).

Die Reverse Transcriptase kann bei leukämischen Patienten gelegentlich auch extrazellulär aufgefunden werden. RAINER u.Mitarb. (1974) ist es gelungen, in je einem Fall von Präleukämie und akuter Leukämie aus dem Plasma eine Revertase zu isolieren, die chemisch bemerkenswerte Analogien zu dem Enzym aus RNA-Viren zeigte und offensichtlich aus den leukämischen Zellen freigesetzt worden war.

Alle diese Beobachtungen sprechen dafür, daß das Genom menschlicher Leukämiezellen RNA-Tumorvirus-Informationen enthält (GALLO u.Mitarb., 1975; MAK u.Mitarb., 1975; MONDAL u.Mitarb., 1975; SARIN u. GALLO, 1975).

d) Die terminale Desoxynucleotidyl-Transferase (TdT)

Über die bisher aufgeführten Enzyme hinaus gibt es noch weitere, welche zu Veränderungen oder eventuell auch Kettenverlängerungen an der DNA führen. Hier sind die terminale Desoxynucleotidyl-Transferase, die *5′-Hydroxy-polynucleotid-Kinase* und die *methylierenden Enzyme* zu erwähnen.

Die terminale Desoxynucleotidyl-Transferase führt zu einer Kettenverlängerung von Primer-DNA oder kleineren Oligonucleotiden um 50 bis 600 Nucleotide (SARIN u. GALLO, 1975). Sie war bis vor kurzem ausschließlich in normalem Thymusgewebe verschiedener Spezies einschließlich des Menschen nachgewiesen worden und galt deshalb als ein Charakteristikum von Thymozyten. 1973 fanden McCaffrey u.Mitarb. erstmals das Enzym auch in den Zellen einer akuten lymphatischen Leukämie. Inzwischen konnten die gleichen Autoren (McCaffrey u.Mitarb., 1975) Aktivität ähnlich der in Thymusgewebe in zirkulierenden leukämischen Zellen von weiteren 11 (von 13) Patienten mit akuter lymphatischer Leukämie und von 4 mit Blastenkrise einer chronischen myeloischen Leukämie feststellen. TdT kommt außerdem in normalen Lymphozyten des Knochenmarks vor, die morphologisch und zytochemisch nicht von kleinen Lymphozyten zu unterscheiden sind. Voll ausgereifte, differenzierte Lymphozyten sowie sog. Null-Lymphozyten — zu diesem Kompartiment gehören auch die hämopoetischen Stammzellen — enthalten offenbar kein Enzym (Barr u.Mitarb., 1976). Hohe Enzym-Spiegel sind auch in einer von Blutzellen eines Patienten mit akuter lymphatischer Leukämie abgeleiteten Zellinie (RPMI 8402) gemessen worden (Sarin u. Gallo, 1975; Srivastava u.Mitarb., 1975). Die untersuchten Zellen hatten die Eigenschaften von T-Lymphozyten. Das Enzym aus Thymozyten und die TdT aus leukämischen Zellen haben die gleiche Substrat- und Primer-Spezifität. Sie liegen jeweils in zwei Formen vor (McCaffrey u.Mitarb., 1975).

Die geschilderten Resultate wurden von anderer Seite bestätigt und erweitert (Coleman u.Mitarb., 1976; Sarin u.Mitarb., 1976): menschliche B-Lymphozyten, normale Blutlymphozyten (selbst nach Stimulation mit PHA), Lymphozyten der akuten myeloischen Leukämie und der chronischen myeloischen Leukämie (nicht in der Blastenphase) sind TdT-negativ oder weisen nur sehr geringe Aktivitäten auf. Der TdT-Spiegel korreliert nicht mit der Zahl der Lymphoblasten im peripheren Blut. Während der Induktionstherapie nimmt die TdT-Aktivität rasch ab. Bei Patienten in Remission ist — wenn überhaupt — nur ein minimal erhöhter Transferase-Spiegel nachweisbar (Coleman u.Mitarb., 1976).

TdT-positive Zellen sind demnach wahrscheinlich Vorläufer reifer Lymphozyten. Möglicherweise handelt es sich um eine Prothymozyten-Population. Manche akuten lymphatischen Leukämien und Blastenkrisen von chronischen myeloischen Leukämien könnten — in dieser ontogenetischen Sicht — von TdT-positiven Zellen ihren Ausgang nehmen.

Die vorliegenden Befunde sprechen dafür, daß die TdT ein Marker-Enzym ist, das unabhängig von morphologischen und klinischen Kriterien zur Klassifizierung leukämischer Zellen nach biochemischen Gesichtspunkten beitragen könnte.

e) Die Methylierung der DNA

Bei 37^0 inkubierte leukämische Granulozyten synthetisieren und methylieren DNA. Die maximale DNA-Bildung tritt schon nach einer Stunde ein, während die maximale Methylierung erst nach zwei Stunden zu beobachten ist. Folgende methylierte Basen können identifiziert werden: 1-Methyladenin, 5-Methylcytosin, 1-Methyl- und/oder 7-Methyl-hypoxanthin und 6-Dimethyl-aminopurin (und/oder 6-Methylmercaptopurin) (Tryfiates, 1972). Ebenso konnte eine Methylierung von Cytosin in Zellen einer chronischen lymphatischen Leukämie nachgewiesen werden; sie war gegenüber normalen Lymphozyten gesteigert (Borowkova u.Mitarb., 1974).

f) DNA-Synthese

Es wird im allgemeinen angenommen, daß periphere Lymphozyten des Menschen normalerweise keine oder nur sehr wenig DNA synthetisieren (Schooley u.Mitarb., 1959; Theml u.Mitarb., 1967; Sokal u. Lopez-Sandoval, 1973). Dies tun jedoch PHA-stimulierte Zellen ebenso wie leukämische Blasten. Isolierte Kerne von nicht stimulierten und stimulierten Lymphozyten sind gleichermaßen in der Lage, wenn genügend Vorläufer bereitgestellt werden, DNA zu bilden (FRIDLENDER u.Mitarb., 1974). Die Verfügbarkeit von Präcursoren scheint demnach die DNA-Synthese zu steuern. Der Regulation ihres Transportes kommt dabei eine besondere Bedeutung zu; sie könnte u.U. die Lymphozytenproliferation sogar limitieren. Derartige Mechanismen sind wahrscheinlich für den jeweiligen Reifungsgrad der Zelle wichtig, ob z.B. eine Zelle in einem reifen oder blastenartig unreifen Zustand sich befindet. Der Anstieg der DNA-Polymerase-Aktivität (s.o.) in den verschiedenen Zelltypen der Leukämien (verglichen mit normalen Zellen) wäre, so gesehen, als vermehrter zellulärer Input von Vorläufern zu interpretieren.

Die DNA-Synthese von Zellen des Knochenmarkes und peripheren Blutes von Patienten mit akuten Leukämien (4 akute myeloische, 2 monomyeloblastische und Monoblastenleukämien und 20 gesunde Personen) haben SCHUMACHER u.Mitarb. (1971) autoradiographisch und im Liquidszintillations-Zähler gemessen. In allen Fällen wurden im Knochenmark höhere Werte als im peripheren Blut gefunden. Die normalen Knochenmarkmyeloblasten hatten einen höheren Markierungsindex (34,5%) als leukämische Blasten (13,7%). Große Myeloblasten waren durchgehend häufiger markiert als kleinere Blasten. Es kann aus diesen Ergebnissen gefolgert werden, daß die DNA-Syntheserate in normalen Myeloblasten größer sein muß als in leukämischen Blasten. Im Vergleich zu Lymphoblasten von Leukämien im Kindesalter ist die DNA-Bildung in leukämischen Blasten beim Erwachsenen größer. Ob dieser Befund prognostische Bedeutung hat, bleibt abzuklären.

Manche Zellen der chronischen myeloischen Leukämie enthalten offenbar einen Faktor mit Bindungsdeterminanten für Folsäure, Dihydrofolsäure und Methotrexat. Dieser kann die DNA-Synthese ebenso wie die Aktivität von Folsäureantagonisten beeinflussen. Je größer die freie, ungesättigte Kapazität des Faktors in proliferierenden Zellen ist, desto mehr kann Dihydrofolsäure und Methotrexat gebunden werden und desto stärker ist die de novo-DNA-Synthese gehemmt (DACOSTA u.Mitarb., 1972).

2. RNA

Der RNA-Gehalt in Leukozyten des Menschen ist i. allg. niedriger als der DNA-Gehalt — im Gegensatz zu den meisten anderen Säugetierzellen. Als Maß für die RNA-Konzentration wird der RNA-Phosphor herangezogen. Man findet in unreifen Leukozyten hohe Werte und eine Abnahme desselben mit zunehmender Zellreifung (DAVIDSON u.Mitarb., 1951; RIGAS u.Mitarb., 1956; WILL u.Mitarb., 1956). Mißt man hingegen die RNA-Ribose, ergeben sich in den verschiedenen Reifungsstufen keine Unterschiede (Tabelle 4; LASZLO u.Mitarb., 1967).

Der kleine Lymphozyt enthält etwa 2,5 pg RNA/Zelle. Das Verhältnis RNA/DNA beträgt 0,32 (GLEN, 1967; NEIMAN u. HENRY, 1971). Dieser niedrige Spiegel an RNA — verglichen mit anderen Säugetierzellen — beruht hauptsächlich auf dem geringeren Gehalt an Zytoplasma und Ribosomen. Die RNA ist gleichmäßig auf Kern und Zytoplasma verteilt.

Neuere präparative und analytische Methoden (Dichtegradientenzentrifugation, DNA-RNA-Hybridisierung, Chromatographie, Gelfiltration, trägerfreie kontinuierliche Elektrophorese, Autoradiographie u.a.) ermöglichen zusammen mit einer hochspezifischen Nucleinsäuremarkierung mit ^{32}P-Orthophosphat,

Tabelle 4. Gehalt der Leukozyten an RNA. (Nach Laszlo u. Mitarb., 1970)

Leukozytenpopulation	RNA mg/10^{10} Zellen
Normale Granulozyten	29,4
Granulozyten der chronischen myeloischen Leukämie	29,7
Akute myeloische Leukämie	33,6
Normale Lymphozyten	19,0
Lymphozyten der chronischen lymphatischen Leukämie	28,0

Nucleotidanalysen und der Bestimmung von Nucleotidfrequenzen eine genaue Charakterisierung der verschiedenen Ribonucleinsäuren.

In humanen normalen Leukozyten (Cline, 1970) kommen im wesentlichen dieselben RNA-Arten vor wie in den anderen Säugetierzellen (Penman, 1967). Die zytoplasmatische RNA hat vorwiegend ein niedriges Molekulargewicht und besteht aus einer 4 S-RNA und zwei *ribosomalen RNA* (18 S- und 28 S-rRNA). Die beiden letzteren entstehen aus einer neu synthetisierten 45 S-RNA (Cooper u. Rubin, 1965; Cline, 1966). Die sog. *heterogene nukleare RNA (HnRNA)* ist hochmolekular und polydispers. Sie ist eine Vorstufe (Prä-mRNA) der *Messenger-RNA (mRNA)*. Bisher konnte sie in Leukozyten noch nicht näher charakterisiert werden (Cline, 1970). Der größte Teil der mRNA ist Bestandteil der Ribosomen. Daneben finden sich in geringen Mengen noch weitere RNA-Spezies, wie z.B. eine 5 S-RNA und eine höhermolekulare polydisperse RNA, deren Funktion noch ungeklärt ist. *Die Transfer-RNA (tRNA) wird für die Protein-Biosynthese benötigt.*

a) Struktur, nukleare und zytoplasmatische RNA-Synthese

Die tRNA wurde in den letzten Jahren eingehend untersucht (Perry u. Gallo, 1970). Änderungen an der Aminoacyl-tRNA ereignen sich offenbar während der Zelldifferenzierung (Gallo u. Pestka, 1970). In PHA-stimulierten, normalen Lymphozyten und in leukämischen Lymphoblasten gibt es mindestens 56 Arten von tRNA. Die meisten verhalten sich in beiden Zelltypen ähnlich. Leucyl-, Seryl-, Threonyl- und Prolyl-tRNA unterscheiden sich geringfügig. Erhebliche Unterschiede sollen aber zwischen der Thyrosyl- und Glutamyl-tRNA aus normalen und leukämischen Zellen bestehen. Wahrscheinlich handelt es sich hierbei eher um methodisch bedingte Differenzen als um Änderungen der tRNA selbst.

Manche hochmolekularen Vorstufen der ribosomalen RNA, die in normalen und PHA-stimulierten Lymphozyten vorhanden sind, fehlen in Blasten von akuten Leukämien. Andererseits können Zellen von akuten myeloischen und lymphatischen Leukämien nukleare HnRNA-Moleküle von 35−55S synthetisieren, deren Nucleotidsequenzen sich von denen in normalen, PHA-stimulierten Lymphozyten unterscheiden (Torelli u.Mitarb., 1972). Ein Teil der differenten Abschnitte dürfte aus Poly(A)-Segmenten bestehen (Torelli u. Torelli, 1973). Möglicherweise handelt es sich hierbei um die kürzlich aus Kernen menschlicher leukämischer Blasten isolierte, doppelsträngige RNA (DRNA) (Torelli u.Mitarb., 1975). Vermutlich spielen diese RNA-Fraktionen in der Steuerung des Zellwachstums eine wichtige Rolle. Es sei daran erinnert, daß hochmolekulare 70S- und 35S-Ribunucleinsäuren, die in gewissen Partikeln humaner leukämischer Zellen, nicht aber in normalen Zellen vorkommen, den Ribunucleinsäuren

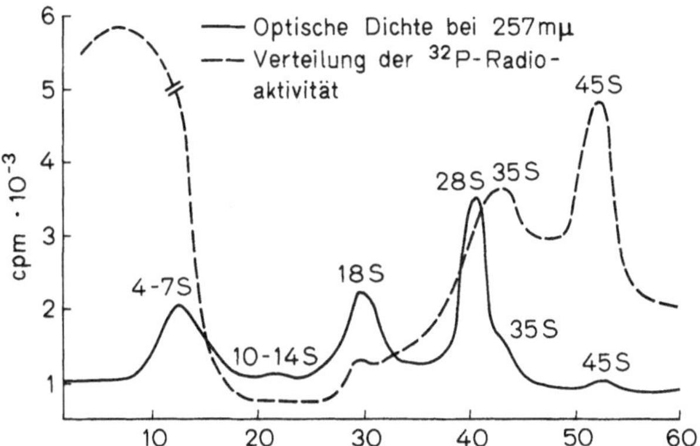

Abb. 4. Dichtegradientenzentrifugation und Bestimmung der ³²P-Radioaktivitäts-Verteilung auf nukleare RNA bei einer chronischen lympathischen Leukämie. (Nach SEEBER u. SCHMIDT, 1973)

des Genoms von Oncornaviren (s.o.) gleichen. Sie sind von der Prä-rRNA eindeutig zu unterscheiden.

Zellen von verschiedenen menschlichen Leukämien (akute myeloische und undifferenzierte, chronische myeloische und lymphatische Leukämie, Burkitt-Lymphom, leukämische Retikulose und leukämisches Lymphosarkom) zeigen in kinetischen Untersuchungen nach Inkubation mit ³²P-Orthophosphat ein charakteristisches Markierungsmuster (Abb. 4): Das auffallendste Merkmal, beim Vergleich mit PHA-stimulierten Lymphozyten, war eine Diskrepanz zwischen hochspezifischer Markierung der nukleären präribosomalen 45S-RNA und extrem niedrigem ³²P-Gehalt in den zytoplasmatischen RNA-Fraktionen; nur in Zellen eines leukämischen Lymphosarkoms und einer Burkitt-Linie war eine hohe rRNA-Markierung festzustellen. Danach ist in leukämischen Zellen eine partielle Blockierung der ribosomalen 28S-RNA aus ihrem Vorläufer im Nukleolus (45S-RNA) anzunehmen (SEEBER u.Mitarb., 1974a, b; SEEBER, 1974). Sie kann u.a. durch eine Hemmung der als „processing" bekannten, enzymatischen Abbauschritte von 45S- zu 28S-RNA bedingt sein (Abb. 5).

Diese Interpretation ist noch problematisch. Auf einen möglichen Defekt im RNA-Stoffwechsel leukämischer Zellen hatten aber bereits autoradiographische Studien von HYMAN u.Mitarb. (1968) hingewiesen, welche in leukämischen Zellen generell einen erhöhten intranuklearen Gehalt an ³H-RNA und eine Verminderung zytoplasmatischer ³H-RNA nachweisen konnten. Zudem wurde die fehlerhafte Methylierung des ribosomalen Vorläufers mit einer „Reifungshemmung" von 28S-rRNA in Verbindung gebracht (TORELLI u.Mitarb., 1970, 1971). Dieser „Block" scheint, im Gegensatz zu normalen Leukozyten, nur partiell reversibel zu sein (PARAN u.Mitarb., 1970). In diesem Zusammenhang ist ferner der verminderte Gehalt an Polyribosomen in Zellen der akuten myeloischen und der chronischen lymphatischen Leukämie von Bedeutung (TRYFIATES u. LASZLO, 1967).

Die spezifische Markierung der 45S-RNA lag in leukämischen und nicht leukämischen Zellinien etwa gleich hoch.

$$\text{Nucleotidkomposition}: \frac{G+C}{A+U} = 1,96-2,00 \ .$$

Ein wesentlicher Unterschied zwischen PHA-stimulierten Lymphozyten und leukämischen Blasten besteht nicht (SEEBER u.Mitarb., 1974b).

Die Angaben über die Markierung der rRNA sind widersprüchlich: während SEEBER u.Mitarb. (1974a, b) eine äquimolare Markierung der 18S- und 28S-

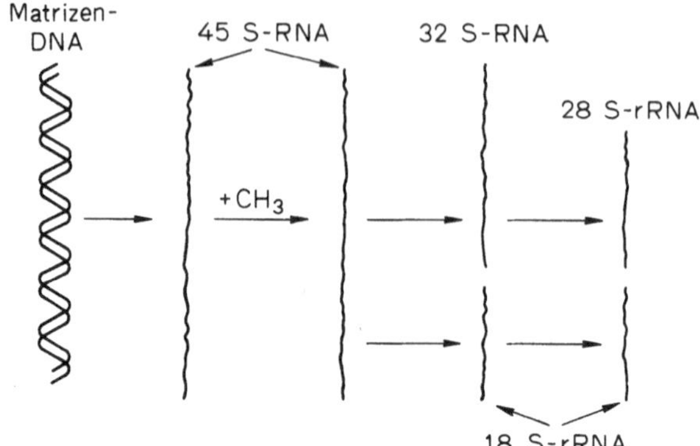

Abb. 5. Schema zur Bildung der beiden hochmolekularen rRNA-Arten im Nukleolus. Bei der Methylierung der 45 S-RNA (+CH₃) kommt es zur Bildung einiger seltener Basen, vor allem jedoch von 2'-O-Methylribose. (Nach Harbers, 1975)

RNA von Leukämie- und Lymphomzellen fanden, stellten Cooper (1968, 1969) sowie Rubin (1968, 1971) eine mangelhafte Markierung der 18S-Komponente fest. Die Untersuchungen des letzteren legten einen präferentiellen Abbau eines Teiles der neu synthetisierten 18S-RNA sofort nach Abspaltung aus dem 45S-Molekül („wastage") nahe. Es frägt sich jedoch, ob diese Schlußfolgerung berechtigt ist (Emerson, 1972).

Die vergleichenden Strukturuntersuchungen der 28S-RNA aus Zellen der chronischen lymphatischen Leukämie und des leukämischen Lymphosarkoms ergaben niedrigere Anteile der Partialsequenzen G-Cp und G-G-Cp und höhere für A-Up und A-A-Up, wenn man sie mit Zellen der akuten myeloischen Leukämie und PHA-stimulierten Lymphozyten verglich. Innerhalb der Gruppe der akuten myeloischen Leukämie konnten dagegen nur feinere strukturelle Unterschiede nachgewiesen werden (Seeber, 1974).

Die Abweichungen der Nucleotid- und Oligonucleotidreihen in der 28S-RNA können verschiedene Ursachen haben:

a) Unterschiede in den zellulären Vorläufer-Pools, welche bevorzugt die ^{32}P-Verteilung in kürzere Oligonucleotide beeinflussen (Shiguera u. Chargaff, 1958; Sitz u. Mitarb., 1973).

b) Eine Heterogenität innerhalb der 28S-rRNA-Spezies, deren Moleküle sich hinsichtlich ihrer Markierungskinetik und Degradierung unterscheiden, oder

c) Unterschiede in der Primärstruktur von 28S-RNA zwischen normalen Lymphozyten und denen der chronischen lymphatischen Leukämie als Folge unterschiedlicher Genexpression der rRNS nach maligner Transformation (Higashi u. Mitarb., 1971, 1972).

Welche der Möglichkeiten in Frage kommt, ist noch nicht schlüssig zu beantworten, zumal eine Bestätigung der geschilderten Befunde noch aussteht. Immerhin sprechen einige Beobachtungen für eine Mikroheterogenität der 28S-rRNA der verschiedenen weißen Blutzellen. So ist z.B. die zellfreie Proteinsynthese bei Verwendung von Ribosomen der chronischen lymphatischen Leukämie im Vergleich zu Ribosomen aus unstimulierten und stimulierten normalen Lymphozyten gehemmt (Ramsey u. Ultmann, 1972). Veränderte Nucleinsäuresequenzen in nuklearer RNA neoplastischer Zellen sind außerdem von verschiedenen Autoren — meist durch DNA-RNA-Hybridisierung — nachgewiesen worden (Muramatsu u. Mitarb., 1968; Chiarugi, 1969; Church u. Mitarb., 1969;

TURKINGTON u. SELF, 1970; TURKINGTON, 1971; LEVINE u.Mitarb., 1972; TORELLI, 1972). Dies trifft wahrscheinlich auch für die chronische lymphatische Leukämie zu. Durch kompetitive Hybridisierung wurde gezeigt, daß der Lymphozyt der chronischen lymphatischen Leukämie Nucleinsäurespezies synthetisiert, welche in normalen Lymphozyten entweder ganz fehlen, oder nur in verschwindend geringer Konzentration vorkommen (NEIMAN u. HENRY, 1967, 1969). In normalen Lymphozyten scheinen andererseits keine RNA-Spezies vorhanden zu sein, welche nicht auch in den Lymphozyten chronischer lymphatischer Leukämien gefunden werden.

Die durch molekulare Hybridisierung nachgewiesenen, veränderten Primärstrukturen nuklearer RNA von Lymphozyten der chronischen lymphatischen Leukämie gehören dem 30—60S-Sedimentationsbereich an. Da sich die Abweichungen in den Nucleotid- und Oligonucleotidanalysen auch im 45S-Bereich fanden (SEEBER u.Mitarb., 1974), ist ein Zusammenhang mit den erwähnten Störungen nicht auszuschließen. Im gleichen Sinne können die veränderten RNA-Moleküle von Zellen der akuten myeloischen und lymphatischen Leukämie gedeutet werden, die schon früher diskutiert wurden. Es liegt daher nahe, das Auftreten neuer hybridisierbarer Polyribonucleotide während der neoplastischen Transformation anzunehmen.

Im Unterschied zu PHA-stimulierten und nicht stimulierten Normallymphozyten fand sich bei allen leukämischen Zellen ein erhöhter Isotopengehalt in neu synthetisierter, niedermolekularer RNA des 5S-Bereichs (SEEBER, 1974; SEEBER u.Mitarb., 1974a, b). Entsprechend beläuft sich der Anteil der 5S-Komponente in normalen, nicht stimulierten Lymphozyten an der Gesamt-RNA der Zelle auf nur 0,5%; in den Leukämiezellen beträgt er hingegen 4%. Dieser Befund entspricht den Ergebnissen von WULFF u.Mitarb. (1972), welche nach RNA-Fraktionierung durch Exklusionschromatographie in menschlichen Leukämiezellen höhere Anteile an niedermolekularer RNA einschließlich ribosomaler 5S-RNA fanden. Die 5S-RNA ist in der nukleären Fraktion lokalisiert. Ein höherer Gehalt an dieser niedermolekularen RNA ist offenbar eine Besonderheit menschlicher Leukämiezellen. Ihre Bedeutung ist unbekannt.

Kulturen von Zellen der akuten lymphatischen Leukämie (CCRF-CEM, CCRF-HSB) sind in der Lage, mehr Actinomycin D-resistente RNA zu synthetisieren, als normale oder Zellen der infektiösen Mononukleose (CCRF-EFB, CCRF-TOH). Diese besondere RNA entspricht wahrscheinlich der normalen (in Abwesenheit von Actinomycin D-gebildeten) 4S-RNA. Sie ist doppelsträngig und hat ähnliche Eigenschaften wie eine Virus C-RNA (DESAI u. FOLEY, 1974).

b) RNA-Polymerasen

DNA-abhängige RNA-Polymerasen sind für die Gen-Expression, -Regulation und -Multiplikation verantwortlich und spielen für die Differenzierung der Leukozyten eine wichtige Rolle. 3 Haupt-RNA-Polymerasen wurden aus Eukaryonten extrahiert (ROEDER u. RUTTER, 1970; GROGT u. PLANTA, 1972).

Die Polymerase A (oder I) ist im Nukleolus lokalisiert und synthetisiert ribosomale RNA. Die Polymerase B (oder II) wird im Nukleoplasma gefunden. Sie bildet DNA-ähnliche mRNA bzw. mRNA-Vorläufer und liegt im Chromatin in zwei unterschiedlichen funktionellen Formen vor: die aktive („gebundene" RNA-Polymerase) und die zu diesem Zeitpunkt an der Transkription nicht beteiligte („freie" RNA-Polymerase) B-Enzymfraktion (YU, 1974). Außerdem gibt es noch eine mitochondriale und zytoplasmatische Enzymform. Ihre Bedeutung ist unbekannt.

Die spezifischen Aktivitäten der RNA-Polymerasen A und B sind in normalen und leukämischen Zellen verschieden. In Zellkernen von akuten myeloischen

Leukämien werden erhöhte und bei chronischen myeloischen und chronischen lymphatischen Leukämien erniedrigte Werte gemessen (Garbrecht u. Mertelsmann, 1975). Die Aktivität der „freien" RNA-Polymerase (RNA-Polymerase B) beträgt bei der chronischen lymphatischen Leukämie 0,133 gegenüber 0,209 pMol (^{3}H)-UMP/10^6 Zellen in normalen Lymphozyten. Die Aktivitäten der gebundenen Enzyme liegen entsprechend bei 0,139 bzw. 0,132 pMol (^{3}H)-UMP/10^6 Zellen. Zudem ist ihr kinetisches Verhalten in leukämischen und normalen Lymphozyten verschieden.

Rifamycin inhibiert das freie Enzym in normalen Lymphozyten und denen der chronischen lymphatischen Leukämie völlig, während das „gebundene" Enzym noch 70% seiner Aktivität aufweist. Das „freie" Enzym wird durch α-Amanitin in Lymphozyten der chronischen lymphatischen Leukämie zu 50% und in normalen Lymphozyten (ebenso wie die „gebundenen" Enzyme) zu mehr als 90% inaktiviert (Garbrecht u. Mitarb., 1976).

Da sich nur das „freie" B-Enzym sowohl hinsichtlich seiner Aktivität als auch der α-Amanitin-Hemmung abweichend verhält, ist in dieser Enzymfraktion wahrscheinlich auch der Faktor zu suchen, der die unterschiedlichen B-Gesamtaktivitäten in normalen und leukämischen Zellen verursacht. Unter zytostatischer Therapie gleichen sich die Polymeraseaktivitäten dem Normbereich an (Garbrecht u. Mitarb., 1975).

c) Die Methylierung der RNA

Die Methylierung erfolgt erst, nachdem die Polynucleotidkette fertig aufgebaut ist. Sie geschieht sowohl an den RNA-Basen als auch an der RNA-Ribose. Die 45S-RNA wird bevorzugt methyliert. Die Bestimmung der Methylierungsrate innerhalb der verschiedenen RNA-Spezies kann daher auch wichtige Hinweise auf die Synthese der „reifen" RNA liefern, worauf bereits hingewiesen wurde. Die bisher untersuchten RNA-Methylasen benutzen lediglich tRNA und rRNA als Substrat. Der Anstieg ihrer Aktivität ist anscheinend mit einem verstärkten Abbau von tRNA gekoppelt und führt zu einer intensiven Ausscheidung von methylierten Basen (sog. seltenen Basen) im Urin, wie Untersuchungen von Park u. Mitarb. (1962) an Patienten mit Leukämien (und anderen Neoplasien) zeigten. Die RNA-Methylierungsreaktionen hängen möglicherweise vom Grad der Differenzierung der Tumorzellen ab (Sharma u. Mitarb., 1971). Mit zunehmender Ausreifung geht offenbar ein Anstieg der Aktivität an RNA-Methylase einher.

Die Methylierungsrate der RNA von Leukozyten der chronischen myeloischen Leukämie ist erwartungsgemäß sehr viel höher als die von normalen Zellen: Das kann an einer methylarmen tRNA (aus Escherichia coli B) als Akzeptor demonstriert werden (Silber u. Mitarb., 1966). Eine Analyse der seltenen Basen (6-Methyladenosin, N_2, N_2-Dimethylguanosin, 5-Methylcytosin, Pseudouridin) in niedermolekularer RNA (4S, 4,5S, 5,5S) aus Kulturen von normalen Blutzellen (CCRF, SLT) und Zellen einer menschlichen Leukämie (CEM) ergab im 4S-Bereich gegenüber der Norm einen 4—5fachen Anstieg von 7-Methylguanosin, in der 4,6S-RNA keine Abweichung und in der 5,5S-RNA eine 3—4fache Zunahme von 7-Methylguanosin. In der 5,5S-RNA fand sich ein höherer Gehalt an sämtlichen seltenen Basen. Es ist bemerkenswert, daß 5-Methylcytosin nur in dieser Fraktion nachgewiesen wird (Wulff u. Mitarb., 1975).

Als Methyldonator dient S-Adenosylmethionin (SAM). Es kommt in Zellen von CML im Vergleich zu normalen peripheren Leukozyten oder normalen Ductus-thoracicus-Lymphozyten im Überschuß vor (Baldessarini u. Carbone

1965). Die Aktivität der die SAM-Synthese katalysierenden Enzyme ist jedoch bei der chronischen myeloischen Leukämie merkwürdigerweise nicht erhöht (BALDESSARINI u. BELL, 1966). Was die Methylierung der RNA für den leukämischen Prozeß bedeutet, weiß man noch nicht.

d) Gesamt-RNA-Synthese

Der Diskussion der Gesamt-RNA-Synthese muß eine Methoden-kritische Bemerkung vorausgeschickt werden. Die einfache ^{3}H-Uridin-Markierung von Lymphozyten und die Bestimmung der Radioaktivität in der säureunlöslichen Fraktion, wie dies früher vielfach geschah, ist ungenügend. Sie kann nicht quantitativ als Maß für die RNA-Synthese genommen werden, sondern muß durch zusätzliche Analyse der Markierungskinetik des jeweiligen UTP-Pools korrigiert werden (HAUSEN u. STEIN, 1968; KAY u. HANDMAKER, 1970; COOPER, 1973).

Leukozyten synthetisieren, wie schon erwähnt, die Haupt-RNA-Spezies: die ribosomale, Transfer- und Messenger-RNA. Zellen von Patienten mit chronischer myeloischer Leukämie, chronischer lymphatischer und akuter myeloischer Leukämie inkorporieren 2—5mal mehr markiertes Uridin in die RNA als die entsprechenden normalen Zellen (SILBER u.Mitarb., 1968). Die deutliche Erhöhung der Gesamt-RNA-Synthese des kleinen Lymphozyten der chronischen lymphatischen Leukämie, der morphologisch von unstimulierten Lymphozyten normaler Spender nicht unterscheidbar ist, wurde von verschiedenen Autoren nachgewiesen bzw. bestätigt (HENRY u.Mitarb., 1967; THEML u.Mitarb., 1967; LASZLO u.Mitarb., 1970; MUKHERJEE u.Mitarb., 1972). Ob diese Eigenschaft des Lymphozyten der chronischen lymphatischen Leukämie mit einer erhöhten RNA-Polymerase-Aktivität einhergeht, wie zunächst vermutet wurde (GARBRECHT u.Mitarb., 1973; MERTELSMANN u.Mitarb., 1973), ist noch nicht endgültig gesichert (GARBRECHT u. MERTELSMANN, 1975, 1976). Höhere RNA-Bildungsraten in leukämischen Myeloblasten (sowie auch in Leukozyten eines Patienten mit infektiöser Mononukleose) hat auch CLINE (1966) festgestellt. Es wäre aber voreilig, daraus den Schluß zu ziehen, daß die gesteigerte RNA-Biosynthese die Unreife der Zelle widerspiegelt. Das zeigt das Beispiel des Lymphozyten der chronischen lymphatischen Leukämie; ebensowenig kann sie als ein spezifisches Kennzeichen des leukämischen Prozesses angesehen werden.

An der vermehrten Bildung der Gesamt-RNA der leukämischen Zelle ist vor allem die im Nukleolus synthetisierte 45S-Vorstufe der rRNA (Prä-rRNA) beteiligt (HENRY u.Mitarb., 1967; TORELLI u.Mitarb., 1970; RUBIN, 1971; SEEBER u. SCHMIDT, 1974; SEEBER, 1974). Das geht auch aus der schon erwähnten spezifischen Aktivität und Basenkomposition der 45S-Fraktion sowie aus elektronenoptischen Befunden hervor.

3. Nucleinsäurespaltende Enzyme

a) Phosphodiesterasen

Große Aufmerksamkeit haben Nucleinsäure-Depolymerasen menschlicher Leukozyten gefunden, die Desoxyribonuclease und die Ribonuclease und ihre natürlichen Inhibitoren (MANEY u.Mitarb., 1960). Die letztere ist in leukämischen Zellen im Überschuß vorhanden (HENSTELL u.Mitarb., 1952; KURNICK u.Mitarb., 1953). In Leukozytenpräparationen von chronischen myeloischen Leukämien, die etwa 75% reife Granulozyten enthielten, konnten 3 distinkte

Ribonucleasen identifiziert werden. Man bezeichnet sie als *Ribonuclease* A, B und C (NASKALSKI u. SZNAJD, 1967). Die lysosomale Desoxyribonuclease ist bei akuten Leukämien während des Rezidivs vermindert; in der Remission kehrt sie zur Norm zurück (ESCHENBACH, 1971).

5'-Nucleotidase (5'-N). Die 5'-N ist ein membrangebundenes Enzym, das auch in Leukozyten vorkommt. Seine Aktivität ist in Lymphozyten von $^3/_4$ aller Patienten mit chronischer lymphatischer Leukämie stark erniedrigt oder überhaupt nicht nachweisbar. Nur in weniger als 10% der Fälle können normale bis supranormale Werte gefunden werden (LOPES u.Mitarb., 1973; MARIQUE u. HILDEBRAND, 1973; QUAGLIATA u.Mitarb., 1974). Die Enzymspiegel sind bei den einzelnen Individuen über lange Zeit konstant. Die heterogene Enzymaktivität beruht sowohl bei Normalpersonen als auch bei Patienten mit chronisch lymphatischer Leukämie auf 5'-N-positiven und 5'-N-negativen Subpopulationen, wie histochemisch gezeigt werden konnte (SILBER u.Mitarb., 1975). Normale Individuen mit hoher 5'-N-Aktivität haben einen höheren Prozentsatz an 5'-N-positiven Zellen als Personen mit niedrigerer Aktivität. Patienten mit chronischer lymphatischer Leukämie ohne nachweisbare 5'-N-Aktivität im chemischen Essay haben keine 5'-N-positiven Zellen, während jene seltenen Fälle von chronischer lymphatischer Leukämie mit hoher spezifischer Aktivität einen erhöhten Anteil an 5'-N-positiven Zellen aufweisen. Diese Heterogenität ist wahrscheinlich auf eine selektive Proliferation von 5'-N-positiven und 5'-N-negativen Populationen zurückzuführen.

Die in vivo-Funktion dieses Membranmarkerenzyms in eukaryotischen Zellen ist unbekannt. Aufgrund seiner in vitro-Spezifität kann angenommen werden, daß es den Abbau von 5'-Nucleotiden zu Nucleosiden und die Hydrolyse von Uridindiphosphatglucose (UDPG), die ein Cofaktor in der Biosynthese des Zuckeranteils der Membranglykoproteine ist, katalysiert.

b) Phosphomonoesterasen

Die alkalische *Leukozytenphosphatase* (ALP). Leukozyten enthalten Phosphomonoesterasen. Sie katalysieren die Hydrolyse zahlreicher Phosphorsäureester. Es gibt eine alkalische und eine saure Phosphatase; nur die letztere, ein zinkhaltiges Enzym, ist näher untersucht worden (VALENTINE u. BECK, 1951; KAPLOW, 1955; PEACOCK u.Mitarb., 1958). Es tritt in den Granulozyten erst auf der Reifungsstufe der Myelozyten auf, wenn die Granula gebildet werden. Der Gehalt an alkalischer Phosphatase ist bekanntlich in den Granulozyten von Patienten mit chronischer myeloischer Leukämie im Vergleich zu Gesunden deutlich erniedrigt (VALENTINE u. BECK, 1951; MERKER u. HEILMEYER, 1960). Zudem ist es für Granulozyten der chronischen myeloischen Leukämie typisch, daß die alkalische Phosphatase nach Steroiden, Infektion oder Streß nicht in gleichem Maße wie normal ansteigt (VALENTINE u.Mitarb., 1957). Der Nachweis der alkalischen Phosphatase in Granulozyten ist von differentialdiagnostischer Bedeutung. Er erlaubt eine Unterscheidung zwischen der chronischen myeloischen Leukämie und einer Polycythaemia vera, vielen Fällen von myeloischer Metaplasie und leukämoiden Reaktionen. Die niedrige Aktivität der alkalischen Leukozytenphosphatase ist jedoch nicht allein für die chronische myeloische Leukämie pathognomonisch. Erniedrigte Spiegel werden auch in Granulozyten von Patienten mit Granulozytopenie, paroxysmaler nächtlicher Hämoglobinurie, idiopathischer thrombozytopenischer Purpura, infektiöser Mononukleose sowie in einigen Fällen von Sarkoidose und myeloischer Metaplasie beobachtet.

Seit seiner Entdeckung haben die Beziehungen zwischen dem Mangel an alkalischer Phosphatase und dem leukämischen Prozeß der chronischen myeloischen Leukämie das Interesse zahlreicher Untersucher geweckt. Zunächst vermutete man einen Zusammenhang mit dem Philadelphia-Chromosom der chronischen myeloischen Leukämie (KING u.Mitarb., 1962), was jedoch später wieder angezweifelt wurde (BECK, 1968). Die fehlende ALP-Aktivität in Neutrophilen aus dem Knochenmark von Patienten mit chronischer myeloischer Leukämie, das in einer Diffusionskammer proliferierte, wird nach 2 Tagen wieder positiv. Die oder der Faktor(en), die die Synthese der ALP kontrollieren, werden offensichtlich in der Kultur aktiviert. Das Ph^1-Chromosom wird hingegen durch das Kulturmilieu nicht beeinflußt. Der für die chronische myeloische Leukämie typische Defekt umfaßt demnach sowohl eine chromosomale Aberration, als auch eine Störung der Übertragung der genetischen Information (CHIKKAPPA u.Mitarb., 1973).

In der Stärkegel-Elektrophorese der alkalischen Phosphatase, die aus einem Butanolextrakt leukämischer und normaler Leukozyten gewonnen worden war, können drei Isoenzyme nachgewiesen werden. Ihr elektrophoretisches Verhalten, soweit sie aus Leukozyten einer chronischen myeloischen Leukämie stammten, unterschied sich deutlich von dem der normalen Granulozyten. Man schloß daraus, daß die alkalische Phosphatase aus Leukozyten der chronischen myeloischen Leukämie nicht nur quantitativ, sondern auch qualitativ verändert sein müsse (ROBINSON u. PIERCE, 1964).

Erst kürzlich konnte eine weitere alkalische Phosphatase (Phosphatase N) im Serum von Patienten mit akuter und chronischer lymphatischer Leukämie nachgewiesen werden; sie wurde auch in einigen Fällen von infektiöser Mononukleose gefunden (NEUMANN u.Mitarb., 1974; ROBERTSON, 1974). Offensichtlich bestand eine Abhängigkeit zwischen der Aktivität der Phosphatase N und dem klinischen Status; bei der infektiösen Mononukleose verschwand sie nach Abklingen der akuten Phase.

V. Proteine

1. Aminosäuren und Gesamt-Proteinsynthese

Eingehende biochemische Untersuchungen an Proteinen wurden erst möglich, als radioaktiv markierte Aminosäuren zur Verfügung standen, die deren Weg bis zum Einbau in Polypeptide zu verfolgen gestatteten; eine weitere entscheidende Rolle spielten die neueren Methoden der Zellfraktionierung.

Normale und leukämische Leukozyten inkorporieren in vivo und in vitro aktiv markierte Aminosäuren in Proteine. Die Konzentration der meisten Aminosäuren in den weißen Blutzellen ist daher um ein mehrfaches höher als im Plasma oder in den Erythrozyten (WEISBERGER u. LEVINE, 1954; BAKER u.Mitarb., 1957; NADLER u.Mitarb., 1961). Eine Ausnahme bildet nur das *Arginin* (MCMENAMY u.Mitarb., 1960a, b). Die Bedeutung des niedrigen intrazellulären Arginin-Spiegels ist nicht bekannt; möglicherweise hängt er mit der Aktivität des Enzyms Arginase in diesen Zellen zusammen (BORGHETTI u. SCARPIONI, 1956; REYNOLDS u.Mitarb., 1957; TANAKA u. VALENTINE, 1960). Leukämische Zellen scheinen im Vergleich zu normalen Granulozyten höhere Spiegel an *o-Phosphoäthanolamin, Glutaminsäure* und *Prolin*, aber nur wenig *Ornithin* zu enthalten (Iyer, 1959; McMenamy u.Mitarb., 1960b). In Leukozyten wurden außerdem hohe Konzentrationen an *Taurin* und *Aminoäthylphosphat*, zwei seltenen Aminosäuren (Nour-Eldin u. Wilkinson, 1955; Iyer, 1959), neben *Glutathion* und anderen, nicht-proteinhaltigen Sulfhydrylverbindungen nachgewiesen (Hardin u.Mitarb., 1954; Green u. Martin, 1955).

Normale Lymphozyten enthalten sehr viel weniger freie Aminosäuren (Bestimmung durch Silicatgelchromatographie) als polymorphkernige Leukozyten. Erstere unterscheiden sich in dieser Hinsicht auch von Lymphozyten der chronischen lymphatischen Leukämie. Ein durchgehend konstantes Muster ist jedoch nicht vorhanden. Hohe Konzentrationen sowie eine große Zahl verschiedener Aminosäuren kennzeichnen leukämische Zellen myeloischer Herkunft. Blasten sind hingegen quantitativ und qualitativ mangelhaft ausgestattet (Herbeuval u.Mitarb., 1969). Die Ergebnisse sind allerdings noch sehr widersprüchlich, namentlich was die Zusammensetzung einzelner Zellkompartimente angeht.

Die Einbauraten markierter Aminosäuren von Zellen der akuten und chronischen myeloischen Leukämie sind größer als die von chronischen lymphatischen Leukämien, normalen Granulozyten und Lymphozyten (Weisberger u. Levine, 1954; Baker u.Mitarb., 1957; Laszlo u.Mitarb., 1970); doch ist die Synthese makromolekularer Proteine in Zellen der chronischen lymphatischen Leukämie, verglichen mit Normallymphozyten, immer noch — ähnlich wie die RNA-Synthese — gesteigert (Mukherjee u.Mitarb., 1972). Das Auseinanderklaffen zwischen Protein- und DNA-Synthese in Zellen der chronischen lymphatischen Leukämie ist häufig sehr ausgeprägt (Weissman u.Mitarb., 1966).

In den letzten Jahren galt das Hauptaugenmerk manchen sog. nicht-essentiellen Aminosäuren, namentlich dem *Serin* und der *Asparaginsäure* sowie ihrem Amid, dem *Asparagin*. Serin, das nicht in allen Geweben für die Proteinsynthese benötigt wird, erwies sich aber für normale und leukämische Granulozyten als ein „essentieller" Baustein (Regan u.Mitarb., 1969). Jüngere Reifungsformen, insbesondere Blasten, haben einen großen Bedarf (Dimitrov u.Mitarb., 1970). In ähnlicher Weise wird Asparaginsäure intensiv in Leukozyten von akuten und chronischen myeloischen Leukämien in der Blastenkrise eingebaut (Dimitrov u.Mitarb., 1970). Einige lymphatische und leukämische Zellen sind auf eine ausreichende Zufuhr von Asparagin angewiesen, worauf an anderer Stelle dieses Abschnittes eingegangen wird (s.S. 109).

Der in vitro-Einbau von ^{14}C-*Leucin* oder ^{14}C-*Alanin* in Leukozytenproteine von Blasten der akuten myeloischen Leukämie war sechsmal höher als in zirkulierenden normalen Granulozyten. Zellen der chronischen myeloischen und lymphatischen Leukämie liegen mit ihren Einbauraten in abnehmender Reihenfolge dazwischen (Nadler u.Mitarb., 1961). Die Aufnahme von tritiiertem Leucin nimmt mit Ausreifung der normalen Knochenmarkszellen ab (Gavosto u.Mitarb., 1959). Das läßt vermuten, daß die hohe Aminosäure-Einbaurate in leukämischen Zellen Ausdruck der erwähnten Reifungshemmung sein könnte. Die Einbaurate der essentiellen Aminosäure *Isoleucin* in Proteine von unreifen Zellen unbehandelter akuter Leukämien war signifikant höher als in reifen Neutrophilen, Lymphozyten und Eosinophilen. Zellpräparationen mit einem größeren Anteil an Blasten haben höhere Proteinsyntheseraten; zudem weisen Zellen mit höherem Thymidin-Einbau gleichzeitig auch eine größere Proteinproduktion auf. Leukozyten können Isoleucin sowohl oxydieren als auch in Zellipide einbauen. Die Größe dieser metabolischen Prozesse ist für die verschiedenen Zelltypen und Reifungsstufen der Leukozyten charakteristisch. Zwischen dem Reifegrad der Leukozyten und der Proteinsyntheserate besteht demnach eine enge Korrelation, die auch noch bei leukämischen Zellen wirksam sein muß. Der Bedarf an neu synthetisiertem Protein für den Aufbau makromolekularer Substanzen (Burns, 1975) ist während der Mitose offensichtlich größer als der des reifen Leukozyten.

a) Der Asparagin-Metabolismus

Der Stoffwechsel des Asparagins ist in Abb. 6 dargestellt. Es ist ersichtlich, daß es zu Synthese von Proteinen verwendet oder durch die L-Asparaginase zur Asparaginsäure hydrolysiert werden

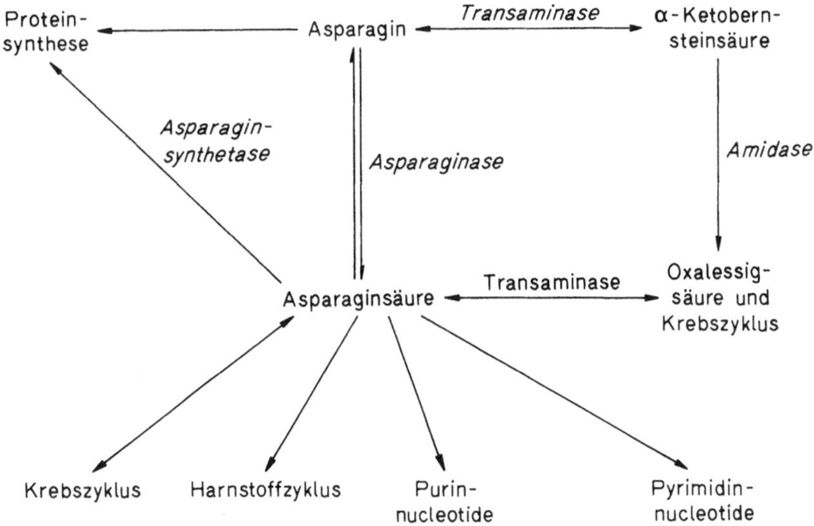

Abb. 6. Stoffwechsel des Asparagins und der Asparaginase. (Nach DIMITROV u. BRODSKY, 1970)

kann. Durch Transaminierung entsteht 2'-Keto-bernsteinsäure-4-amid. Eine spezifische Amidase hydrolysierte diese zu Oxalessigsäure, die via Tricarbonsäurezyklus metabolisiert wird oder durch eine weitere Transaminierungsreaktion in Asparaginsäure übergehen kann. Von besonderer Bedeutung ist die direkte enzymatische Umwandlung der Asparaginsäure zu Asparagin durch die Asparagin-Synthetase.

In Zellen eines leukämischen Lymphosarkoms wird im Vergleich zu Zellen der akuten und chronischen lymphatischen Leukämie und normalen Lymphozyten vermehrt L-Asparagin via Krebszyklus zu Lactat abgebaut. Lymphozyten des Lymphosarkoms und der akuten lymphatischen Leukämie synthetisieren auch Glutaminsäure durch Transaminierung von α-Ketoglutarsäure, während normale Lymphozyten oder Lymphozyten der chronischen lymphatischen Leukämie hierzu kaum fähig sind. In allen drei leukämischen Zelltypen ist die Bildung von Arginin aus Asparagin über den Harnstoffzyklus sowie von Alanin über die Transaminierung von Pyruvat gesteigert. Vor allem die letztere Aminosäure wird in normalen Lymphozyten nur in Spuren gebildet.

Die qualitativen und quantitativen Veränderungen des Asparaginstoffwechsels sind beim leukämischen Lymphosarkom am ausgeprägtesten. Die chronische lymphatische Leukämie zeigt dagegen kaum Abweichungen von der Norm. Die akute lymphatische Leukämie nimmt eine Zwischenstellung ein. Tritt eine Progression bzw. eine Umwandlung der chronischen lymphatischen Leukämie zu einer „Blastenkrise" auf, so verändert sich der Metabolismus des Arginins in Richtung auf den Stoffwechsel des leukämischen Lymphosarkoms (DIMITROV u. BRODSKY, 1970).

Die Zellen der meisten akuten lymphatischen Leukämien und leukämischen Lymphosarkome können, im Gegensatz zu normalen Geweben, kein Asparagin synthetisieren und sind deshalb auf eine exogene Zufuhr angewiesen. Asparagin wird normalerweise von der Leber bereitgestellt. Der qualitative Unterschied zwischen Zellen der akuten lymphatischen Leukämie bzw. des leukämischen Lymphosarkoms und normalen Knochenmarkzellen wird therapeutisch genutzt (s.S. 386): Die Gabe des Enzyms L-Asparaginase (SOBIN u. KIDD, 1965; DOLOWY u.Mitarb., 1966; BROOME, 1968; BANERJEE u.Mitarb., 1970; HASKELL u.Mitarb.,

1970) vermindert schnell und wirksam den Asparagin-Plasma-Spiegel. Die Asparaginquelle der leukämischen Zelle versiegt; sie wird „ausgehungert" und geht zugrunde. Diese Behandlung führt beim Menschen zwar nicht zur Heilung, wohl aber zu Remissionen von akuten lymphatischen Leukämien. Im weiteren Verlauf kommt es stets zur Resistenz gegenüber der L-Asparaginase. Diese beruht auf überlebenden Zellen, die die Fähigkeit bewahrt haben, Asparagin aufzubauen (Haskell u.Mitarb., 1969). Gewisse Lymphome der Maus können dagegen geheilt werden. Die sequentielle Anwendung von Methotrexat und Asparaginase bei der asparaginaseempfindlichen akuten lymphatischen Leukämie ist ein neuer, ermutigender Versuch, durch entsprechendes „timing" der Gabe onkolytischer Substanzen die normalen Gewebe besser zu schonen und gleichzeitig die therapeutischen Wirkungen zu verbessern.

In Zellextrakten von Lymphozyten einer chronischen lymphatischen Leukämie konnten Desser und Hoecker (1974) keine Aktivität an endogener L-Asparaginase nachweisen, während sie in allen anderen untersuchten Zellpräparationen (Leukozyten von Gesunden und Patienten mit chronischer myeloischer Leukämie), wenn auch erniedrigt, doch noch deutlich meßbar war. Dieser Befund steht scheinbar in Widerspruch zur zitierten Studie von Dimitrov und Brodsky (1970), die eine unbeeinträchtigte Asparaginsäuresynthese für Zellen der akuten und chronischen lymphatischen Leukämie sowie des leukämischen Lymphosarkoms und für normale Lymphozyten festgestellt hatten. Der Anteil der Transaminierungsreaktion zwischen Asparagin und 2′-Keto-bernsteinsäure-4-amid an der Totalsynthese der Asparaginsäure war aber nicht bestimmt worden. Es wäre daher möglich, daß der Ausfall der L-Asparaginase über den Weg der Transaminierung von Arginin kompensiert werden könnte.

Die *L-Glutaminase* ist bisher nur in Extrakten von Zellen der chronischen lymphatischen Leukämie gefunden worden. Sie fehlt offenbar in normalen Leukozyten oder Zellen der chronischen myeloischen Leukämie (Desser u. Hoecker, 1974). Ob diese Beobachtung für die chronische lymphatische Leukämie spezifisch ist, werden weitere Untersuchungen zeigen müssen.

b) Sulfhydryl-Metabolismus

Diese Substanzgruppe umfaßt das Glutathion (GSH), das Cystein und das Cystin. Sie wird für die Zellteilung benötigt. Die Bedeutung von Cystin und Cystein für den Stoffwechsel der Leukozyten haben Weisberger u.Mitarb. (1954) aufgezeigt. Wenn radioaktives L-Cystin peroral verabreicht wird, kann es schon 10 min später in zirkulierenden Leukozyten nachgewiesen werden. Seine Konzentration nimmt allmählich zu und erreicht in normalem Blut nach 5 Tagen das Maximum. Anorganischer Schwefel andererseits wird kaum von Leukozyten aufgenommen. Leukozyten von akuten und chronischen Leukämien inkorporieren Cystin, wahrscheinlich wegen des erhöhten Anteils an unreifen Zellen, rascher als normale weiße Blutzellen. Bei der akuten myeloischen Leukämie liegt der Gipfel des radioaktiven Schwefels niedriger und bei der chronischen höher als in normalen Leukozyten. Umgekehrt zeigen Zellen der chronischen lymphatischen Leukämie einen langsamen Einbau mit einem niedrigen, plateauähnlichen Spiegel. Diese unterschiedlichen kinetischen Daten dürften am ehesten mit den Lebenszeiten der verschiedenen Leukozytenklassen zusammenhängen.

Das GSH des Blutes ist in Erythrozyten (Binet u.Mitarb., 1952) und Leukozyten enthalten. Letztere haben einen 4—7mal höheren Gehalt als rote Blutzellen (Hardin u.Mitarb., 1954; Green u. Martin, 1955). Die Ansichten, ob in leukämischen Zellen Veränderungen auftreten, sind geteilt. Contopoulos und Anderson (1950) fanden in den meisten leukämischen Zellen erhöhte GSH-Spiegel, die sich unter Behandlung wieder normalisierten. Nach HARRAP und SPEED (1964) war in Zellen der chronischen myeloischen Leukämie das oxydierte Glutathion erhöht. HARDIN u.Mitarb. (1954) konnten hingegen bei der chronischen myeloischen Leukämie keine konstanten Abweichungen, bei der chronischen lymphatischen und der akuten Leukämie aber erniedrigte Konzentrationen feststellen.

Die Aktivität der Enzyme, die die Synthese und den Abbau von GSH katalysieren (*γ-Glutamyl-cysteinsynthetase; Glutathion-Synthetase; γ-Glutamyltranspeptidase*) ist in normalen Leukozyten wie in leukämischen Zellen gleich. Myleran bewirkte keine Änderung der Enzymkonzentrationen. Es wurden in Zellen der chronischen myeloischen Leukämie auch keine Defizienzen der Enzyme, die für die Reduktion des oxydierten Tripeptides (GSSG) verantwortlich sind, gefunden. In Granulozyten von nicht behandelten Patienten waren die Aktivitäten der Glucose-6-phosphat-Dehydrogenase und der 6-Phosphogluconat-Dehydrogenase signifikant erhöht und die Konzentration an Glutathion-Peroxydase signifikant erniedrigt (PISCIOTTA u. DALY, 1960; HARRAP u. JACKSON, 1969).

Grundlage der Therapie mit Selencystein, einem Cystein-Antagonisten, waren die zitierten Studien, die nachgewiesen hatten, daß leukämische Zellen Thiol-Gruppen benötigen.

Sulfatasen sind in allen Körperorganen anzutreffen. Es sind 3 phänotypisch verschiedene Aryl-Sulfatasen bekannt, die Aryl-Sulfatase A, B und C. Sie hydrolysieren organische Sulfate. Die meisten Leukozyten enthalten die zytoplasmatische Aryl-Sulfatase C. Ihre physiologische Bedeutung ist nicht bekannt. Eine nukleare Arylsulfatase soll nur in Lymphoblasten, aber nicht in granulozytären Zellen vorkommen (EKERT u. DENETT, 1966). Man sah daher im Nachweis der Arylsulfatase zunächst ein Kriterium zur Klassifizierung akuter Leukämien. Später wurden jedoch auch nukleare Aryl-Sulfatase-positive, nichtlymphatische Leukämien gefunden (BOYSEN, 1969; SMUTKA u. BRUNNING, 1969; TANZER u.Mitarb., 1969), so daß der Wert der Reaktion fragwürdig ist.

Die *Methioninsynthetase* (MS) katalysiert die Endreaktion der Biosynthese von Methionin. Sie enthält Vitamin B_{12} (Cobalamin) als prosthetische Gruppe ($CH_3 \cdot FH_4$: Homocystein-Methyltransferase). Methioninsynthetase-Aktivität wurde in verschiedenen menschlichen Geweben, malignen Neubildungen, normalen und pathologischen Zellen des Blutes und Knochenmarks gefunden. Der menschliche Organismus dürfte damit ausreichende Mengen von Methionin selbst synthetisieren. Der essentielle Charakter dieser Aminosäure ist damit aufgehoben.

In den normalen Blutzellen verhält sich die Methioninsynthetase entsprechend der gesteigerten Stoffwechselaktivität kernhaltiger und teilungsfähiger Zellen. Bei akuten myeloischen Leukämien ist ihre Aktivität im Vergleich zu normalen Lymphozyten und Knochenmarkzellen um das 3,5- bzw. 2fache erhöht. Die Blutzellen von akuten und chronischen lymphatischen wie auch chronischen myeloischen Leukämien zeigen subnormale Werte (BLOOS u. SAUER, 1972).

2. Immunglobuline

Die Identifizierung von spezifischen Proteinen, die von normalen und leukämischen Zellen gebildet werden, war zunächst auf die verschiedenen Klassen von Immunglobulinen beschränkt. Mit Hilfe von spezifischen Antiseren (und Natriumsulfat) gelang es erstmals nachzuweisen, daß auch Zellen chronischer lymphatischer Leukämien in vitro IgG- und IgA-Globuline synthetisieren können (HYERS u.Mitarb., 1970; MOROZ u.Mitarb., 1973). Nähere Einzelheiten über die Produktion von Immunglobulinen sind in Band II/5 zusammengafaßt.

3. Basische zytoplasmatische Proteine

Olsson und Venge haben 1972 in Granula menschlicher Leukozyten einen hohen Gehalt an basischen Aminosäuren festgestellt. Diese sind an die zytoplasmatischen Granula gebunden. Sie kommen auch in den Granula von Leukozyten der chronischen myeloischen Leukämie vor. Es können 7 kationische Proteinkomponenten identifiziert werden. Fünf von diesen wurden in reiner Form isoliert. Eine Gruppe (Komponente 1–4) hat ein Molekulargewicht von 25 500 – 28 500. Die einzelnen Komponenten haben eine fast gleiche Aminosäurekomposition und sind auch immunologisch völlig identisch. Eine andere Gruppe von Proteinen (Komponente 5–7) hat ein Molekulargewicht von 21 000–29 000. Auch in dieser Gruppe sind die einzelnen Komponenten immunologisch identisch. Die Aminosäureanalyse der fünften Komponente weist aber einen anderen Aminosäureaufbau auf (Olsson u. Venge, 1974). Die aus menschlichen Granulozyten isolierten Proteine sind höhermolekular und haben einen niedrigeren Gehalt an basischen Aminosäuren, als die kationischen Eiweiße aus polymorphkernigen Granulozyten des Kaninchens (Zeya u. Spitznagel, 1966). Die basischen Proteine haben eine bakterizide Funktion und sind ein Teil des phagozytotischen und antimikrobiellen Apparates des neutrophilen Granulozyten.

4. Kerneiweiße

Verfeinerte Techniken (Fraktionierung) haben eine genauere Analyse von Histonen, säure- und salzlöslichen Nicht-Histon-Proteinen sowie von Veränderungen, die an diesen ablaufen, ermöglicht. So kann z.B. die Acetylierung von Histonen, die als Indikator der Genaktivierung gilt, durch Pulsmarkierung mit ^{14}C-Natriumacetat bestimmt werden (Allfrey u.Mitarb., 1964; Pogo u.Mitarb., 1966, 1967). In normalen Lymphozyten ist sie erst nach PHA-Stimulierung meßbar. In leukämischen Zellen findet dagegen eine „spontane" Inkorporation von ^{14}C-Natriumacetat statt, die unter PHA-Stimulation sogar abfällt (Mukherjee u.Mitarb., 1972). Es liegt nahe anzunehmen, daß die defekte Acetylierung zu Veränderungen der Genregulierung führt oder selbst bereits Ausdruck der malignen Transformation ist.

Am weitesten sind die Untersuchungen von Zellen der chronischen lymphatischen Leukämie fortgeschritten. Wie bereits erwähnt (s.S. 542), produzieren Zellen der chronischen lymphatischen, aber auch der chronischen myeloischen und der akuten myeloischen Leukämie abnorme Proteine, z.B. veränderte multiple DNA-Polymerasen nach PHA-Stimulierung (Loeb u.Mitarb., 1973; Rainer u.Mitarb., 1973, 1974). Ferner sind hier die qualitativen Alterationen anderer Enzymproteine zu erwähnen, wie die der Adenylatcyclase, die in Zellen der chronisch-lymphatischen Leukämie auf die Prostaglandine E_1, E_2 und $F_2 \alpha$ abnormal reagiert (Polgar u.Mitarb., 1973). Die veränderte Besetzung von Glykoproteinen mit N-Acetylneuraminsäure (NANA) muß dagegen noch weiter abgeklärt werden, da widersprüchliche Befunde vorliegen (Rueff u.Mitarb., 1963; Mehrishi u. Thomson, 1968; Lichtman u. Weed, 1970).

Die Charakterisierung der säure- und salzlöslichen Kernproteine leukämischer Zellen ist heute von großer Aktualität. Weisenthal und Ruddon (1972) konnten mittels eindimensionaler Gelelektrophorese den verschiedenen Leukämiezellen verschiedene Verteilungsmuster zuordnen. Die vergleichende Analyse der sauren Kernproteine ergab signifikante qualitative und quantitative Unter-

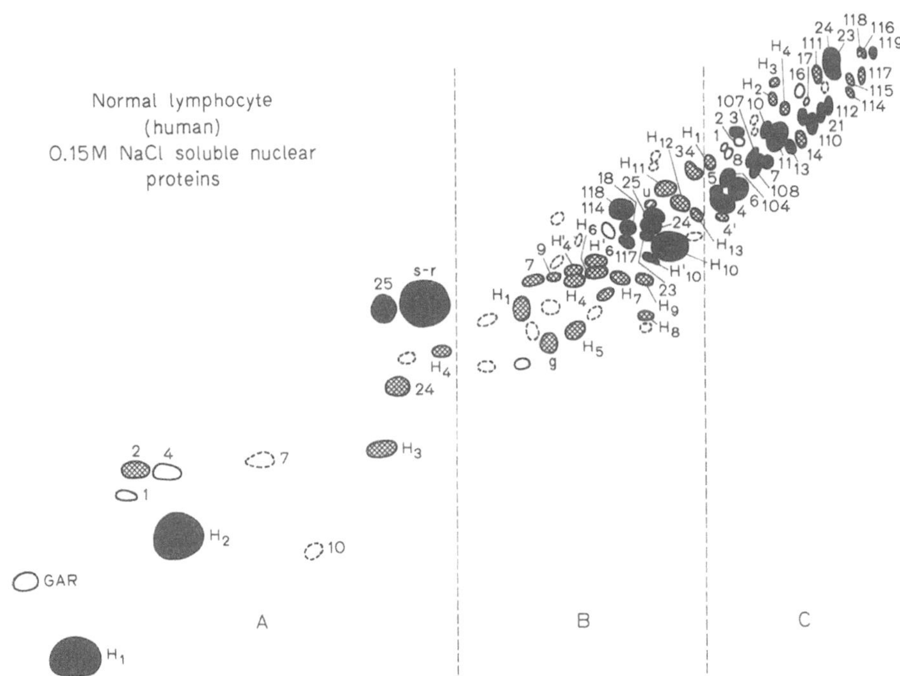

Abb. 7. Zweidimensionales Verteilungsmuster salzlöslicher Zellkernproteine nach Polyacrylamid-Gelelektrophorese aus normalen Lymphozyten. (Nach KELLERMAYER u. Mitarb., 1973)

schiede zwischen menschlichen myeloischen und lymphatischen Leukämien. Chromatin aus Zellen von akuten lymphatischen Leukämien und Lymphosarkomen enthalten etwa 2—4mal so viel Nicht-Histon-Protein (und RNA) wie das Chromatin aus Zellen der chronischen lymphatischen Leukämie. Der Gehalt an Histon ist dagegen im Chromatin akuter und chronischer lymphatischer Leukämien und Lymphosarkomzellen etwa gleich. In NC-37-Lymphozyten wurde weniger Histon und mehr Nicht-Histon-Protein gefunden; es liegt noch unter dem von kultivierten Lymphozyten (SAWADA u.Mitarb., 1973; DAU, 1975). Auf eine unterschiedliche Besetzung des Chromatins mit Proteinen von normalen lymphatischen und leukämischen Zellen weisen auch die Untersuchungen von DESAI u.Mitarb. (1975) hin. Sie fanden nicht nur Unterschiede im Verhältnis DNA:RNA:Protein, sondern auch im Verhältnis Histon:Nicht-Histon-Protein. Das chromatinassoziierte Histon ist, wie auf Grund der Aminosäureanalyse und der Acrylamidgel-Elektrophorese angenommen werden kann, homogener als die Nicht-Histon-Proteine.

Die verschiedenen Kernproteinfraktionen haben — soweit bisher bekannt — spezifische Aufgaben. So stimulieren die chromosomalen sauren Kernproteine in in vitro-Ansätzen mit DNA-abhängiger RNA-Polymerase und DNA als Matrize die RNA-Synthese. Die Nicht-Histon-Proteine treten hingegen mit dem Chromatin in selektive Wechselbeziehung und beeinflussen die RNA-Polymerasereaktion (DAU, 1975).

Die inzwischen entwickelte zweidimensionale Polyacrylamid-Gelelektrophorese verdreifacht das Auflösungsvermögen und läßt eine Fraktionierung nuklearer Proteine in 90—100 spots zu. In Abb. 7 und 8 sind typische, schematisierte

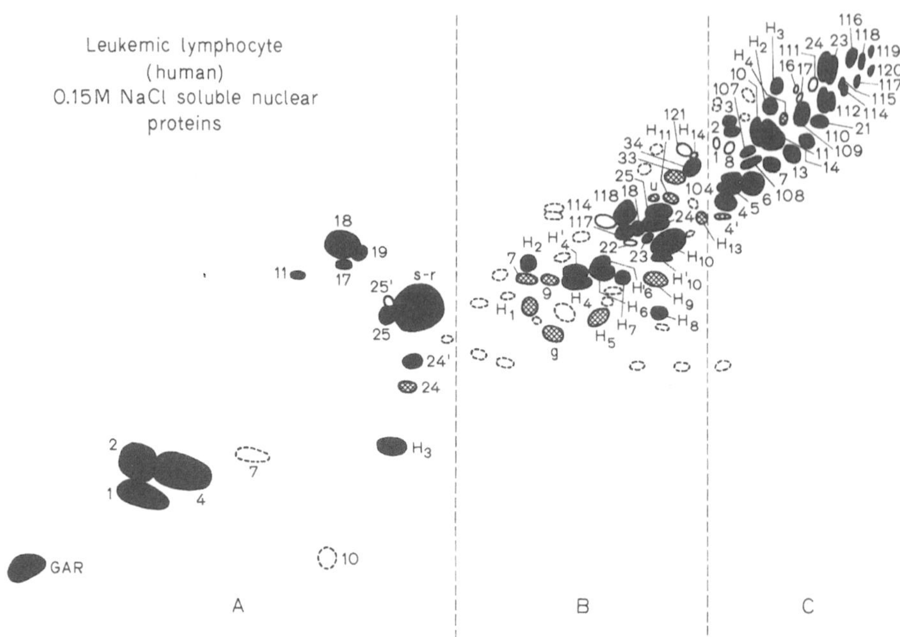

Abb. 8. Zweidimensionales Verteilungsmuster nuklearer Proteine aus chronischer lymphatischer Leukämie. Die gefärbten Gele wurden photographiert und die einzelnen spots je nach Farbintensität bzw. Proteingehalt schematisch gekennzeichnet, wobei die durch unterbrochene Begrenzungen markierten spots den Kernproteinen mit geringster Konzentration entsprachen. (Nach Kellermayer u. Mitarb., 1973). Abb. 7 u. 8 stammen aus dem Labor von Busch in Houston und wurden freundlicherweise von PD Dr. Seeber zur Verfügung gestellt

Protein-Fingerprints nuklearer, salzlöslicher Proteine aus Normallymphozyten und denen der chronischen lymphatischen Leukämie dargestellt. In Abhängigkeit von der Mobilität wird eine A-, B- und C-Gruppe unterschieden. Die bekannten Histonfraktionen, wie z.B. das GAR-Histon (Histon 4) wandert mit der A-Gruppe. Die B- und C-Gruppen enthalten meist höhermolekulare Nicht-Histon-Proteine; sie werden nach einem bestimmten Schlüssel markiert (Orrick u.Mitarb., 1973; Yeoman u.Mitarb., 1973a, b). Die Funktion der meisten Proteine, die z.T. auch Kernenzyme und Isoenzyme darstellen, ist nicht bekannt. Die qualitativen und quantitativen Unterschiede in den Protein-fingerprints aus normalen und Lymphozyten der chronischen lymphatischen Leukämie scheinen jedoch von besonderem Interesse zu sein (Kellermeyer u.Mitarb., 1973). Wie aus den Abb. 7 und 18 zu ersehen ist, kommt in Zellen der chronischen lymphatischen Leukämie das Protein BH2 vor, das in normalen Lymphozyten fehlt. Normale Lymphozyten andererseits enthalten die Proteine AH 1, AH 2 und CH 1, die in Zellen der chronischen lymphatischen Leukämie nicht vorhanden sind. 1975 konnte Dau qualitative Unterschiede in Nicht-Histon-Chromatinprotein von vier verschiedenen lymphatischen Zelltypen nachweisen (PHA-stimulierte normale Lymphozyten, normale zirkulierende und kultivierte Lymphozyten und diejenigen einer chronischen lymphatischen Leukämie). Während sich jeweils die nicht proliferierenden Zelltypen mit vorwiegend kondensiertem Chromatin (=Heterochromatin; normale und leukämische Lymphozyten) und die sich teilenden Zellen mit überwiegend lockerem Chromatin (=Euchromatin;

PHA-stimulierte und kultivierte Lymphozyten) elektrophoretisch annähernd gleich verhielten, bestanden zwischen allen vier Zellinien qualitative Differenzen: Aus den kultivierten Lymphozyten konnte eine „schwere" von einer leichten Chromatinfraktion abgetrennt werden. Die schwerere Fraktion hatte ähnliche Eigenschaften wie das kondensierte Chromatin der nicht proliferierenden Zellen. In normalen, zirkulierenden Lymphozyten waren zudem zwei säurelösliche Chromatinpolypeptide auffindbar, die in den Kulturlymphozyten nicht vorhanden waren.

Diese noch vorläufigen Resultate müssen noch durch weitere Untersuchungen bestätigt werden. Mehrere Studien an dehistonisiertem Chromatin aus normalen und pathologischen Leukozyten sind in Vorbereitung (YEOMAN u.Mitarb., 1974). Sie dürften neue Einblicke in die Genregulation liefern, die wahrscheinlich durch Nicht-Histon-Proteine beeinflußt wird; auch die Identifizierung der sog. Zytonukleoproteine in menschlichen Leukosezellen steht zu erwarten. Diese stellen eine salzlösliche Proteinfraktion dar, deren Komponenten zwischen Kern und Zytoplasma ausgetauscht werden, und sind vermutlich an den nukleo-zytoplasmatischen Interaktionen, wie Repression und Derepression des nuklearen Chromatins beteiligt. Sie wurden bisher nur in Amoeba proteus, nicht aber in menschlichen Leukämiezellen untersucht (GOLDSTEIN u.Mitarb., 1967, 1969).

5. Transformation und Proteasen

Die morphologischen Veränderungen, die mit der malignen Transformation einhergehen, scheinen auf die Wirkung von Plasmin angewiesen zu sein. Die Bildung von Proteasen ist fest mit dieser Transformation verbunden (OSSOWSKI u.Mitarb., 1973); es gibt außerdem Hinweise darauf, daß leukämische Zellen proteolytische Enzyme enthalten. Es wurde ferner bereits erwähnt (s.S. 96), daß in den meisten — aber nicht in allen — leukämischen Zellen des Menschen die Umkehrtranscriptase nachweisbar ist (GALLO, 1973; SPIEGELMAN, 1974). Es wäre denkbar, daß die manchmal fehlende Enzymaktivität z.T. auf einer Interferenz mit proteolytischen Enzymen beruht. Letztere modifizieren die reverse Transcriptase und führen zum Verlust ihrer Aktivität. Untersuchungen an Säugetierzellen sprechen dafür, daß die Revertase nur für die Auslösung (Initation), nicht aber für die Aufrechterhaltung der malignen Transformation benötigt wird. Proteolytische Enzyme könnten nach dieser Hypothese die Revertase abbauen, die im Überschuß vorliegt, wenn die Transformation einmal beendet ist.

VI. Vitamine und Coenzyme

1. Folsäure-Stoffwechsel

Der Folsäurespiegel normaler Leukozyten schwankt zwischen 60 und 123 ngr/ml zentrifugierter Leukozyten. In Patienten mit akuter und chronischer myeloischer Leukämie, myelomonozytärer und chronischer lymphatischer Leukämie werden erhöhte Werte gemessen (SWENSEID u.Mitarb., 1951; ALLISON u. HUTCHISON, 1957; O'BRIEN u. WALSH, 1962; HOFFBRAND u. NEWCOMBE, 1967).

Coenzyme der Folsäure übertragen Ein-Kohlenstoff-Bruchstücke und bauen sie in 2- und 8-Position des Purinskeletts ein. Ein Folat-Coenzym ist auch an der Bildung des Thymins beteiligt.

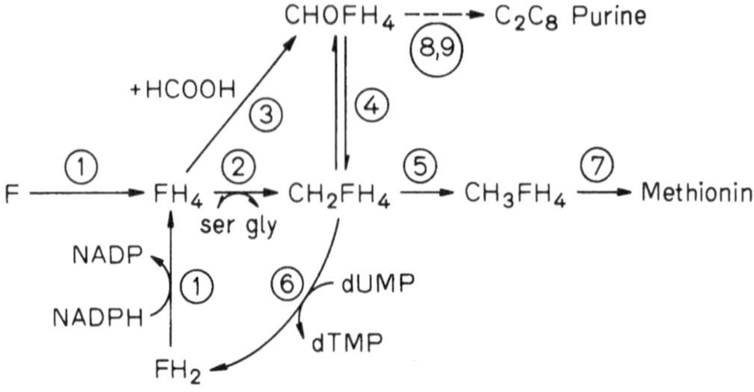

Abb. 9. Folat-abhängige Enzyme
1 = Dihydrofolsäure-Reductase
2 = Serin-transhydroxy-Methylase
3 = Tetrahydrofolsäure-Formylase
4 = Methylen-tetrahydrofolsäure-Dehydrogenase
5 = Methylen-tetrahydrofolsäure-Reductase
6 = Thymidylat-Synthetase
7 = Methionin
8 u. 9 = Purin-synthetisierende Enzyme.
(Nach Bertino u. Allaudeen, 1976)

Abkürzungen:
F = Folsäure
FH$_2$ = Dihydrofolsäure
CH$_2$ FH$_4$ = N^5,N^{10}-Methylentetrahydrofolsäure
CHO FH$_4$ = N^{10}-Formyltetrahydrofolsäure
CH = FH$_4$ = N^5,N^{10}-Methylentetrahydrofolsäure
CH$_3$ FH$_4$ = N^5-Methyltetrahydrofolsäure
dTMP = Desoxythymidin-monophosphat
dUMP = Desoxyuridin-monophosphat

Die nach Methotrexat-Therapie bei Kindern mit akuter lymphatischer Leukämie häufig erzielten Remissionen haben zahlreiche Untersuchungen über den Folsäure-Stoffwechsel in normalen und leukämischen Leukozyten ausgelöst. Sie trugen wesentlich zur Aufklärung des biochemischen Wirkungsmechanismus der Folsäureantagonisten sowie der Zytostatikaresistenz bei (Bertino, 1963; Bertino u. Mitarb., 1967).

Mehrere folatabhängige Enzyme sind in normalen und leukämischen Leukozyten nachgewiesen worden (Abb. 9). Leukämische Leukozyten des Menschen enthalten in der Regel höhere Spiegel an reduzierten Folat-Coenzymen (z.B. *Formiataktivierende Enzyme* und die N^5,N^{10}-*Methylentetrahydrofolsäure-Dehydrogenase*) (Bertino u. Mitarb., 1963) als Granulozyten aus normalem Blut. Die meisten liegen als Polyglutamate vor (Swenseid u. Mitarb., 1951).

Eine Sonderstellung nimmt die N^5-*Methyltetrahydrofolat-Homocystein-Methyltransferase* ein. Ihre Hauptaufgabe ist die Aufrechterhaltung des Methioninspiegels in den Geweben; bei diesem Prozeß wird außerdem FH$_4$ gebildet, das für den Transfer von Ein-Kohlenstoff-Bruchstücken von Bedeutung ist, z.B. bei der folatabhängigen Thymidylat-Synthese.

Die Aktivität der cobalaminabhängigen N^5-Methyltetrahydrofolat-Homocystein-Methyltransferase ist in lymphatischen Zellen höher als in myeloischen. Im einzelnen wurden folgende mittleren Aktivitäten gemessen: Lymphozyten der chronischen lymphatischen Leukämie: $2,15 \pm 1,16$; normale Lymphozyten: $0,91 \pm 0,59$; normale, reife Granulozyten: $0,15 \pm 0,10$. In Granulozyten von chronischen myeloischen Leukämien kann keine Enzym-Aktivität nachgewiesen werden. Sie enthalten einen oder mehrere Faktoren, die die Methyltransferase hemmen (PEYTREMANN u.Mitarb., 1975).

Die *Dihydrofolat-Reductase* (DHFR), das vermutete Zielenzym von Methotrexat, ist in normalen Granulozyten und Zellen der chronischen lymphatischen Leukämie kaum oder überhaupt nicht nachweisbar. In Blasten der akuten lymphatischen Leukämie und akuten myeloischen Leukämie sowie im normalen Knochenmark ist ihre Aktivität hingegen erhöht (BERTINO u.Mitarb., 1967). Die Behandlung von Patienten mit Leukämien (oder soliden Tumoren) mit Methotrexat führt zu einem Anstieg der DHFR-Aktivität (ROBERTS u. HALL, 1967), wenn das Zytostatikum als einmaliger Stoß („pulse") gegeben wird. Dieser ist die Folge sowohl einer Stabilisierung als auch eines verminderten Abbaus des Enzyms, wie Untersuchungen an menschlichen Zellen in Gewebekultur gezeigt haben (HILLCOAT u.Mitarb., 1967). In Zellen der akuten myeloischen Leukämie sind nach einer einmaligen Gabe des Zytostatikums höhere Konzentrationen an Methotrexat-gebundenem Enzym vorhanden, als in Zellen der akuten lymphatischen Leukämie. Dieser Befund dürfte am ehesten auf eine höhere Umsatzrate der DHFR in den Zellen der akuten myeloischen Leukämie zurückzuführen sein (BERTINO u. SKEEL, 1974). Man nimmt an, daß die Zunahme des Methotrexat-Enzym-Komplexes einer der Faktoren sei, der für die „natürliche" Resistenz der akuten myeloischen Leukämie gegenüber Methotrexat verantwortlich ist. Nach Absetzen des Zytostatikums tritt nämlich rasch eine Dissoziation desselben ein, so daß bald wieder genügend freie Enzym-Aktivität zur Verfügung steht, die eine weitere DNA-Synthese ermöglicht. Die erworbene Resistenz gegenüber Folsäureantagonisten beruht andererseits — soweit bisher bekannt — auf einem verminderten Methotrexat-Transport, einer Alteration des DHFR-Proteins mit reduzierter Affinität zu Methotrexat und einer Zunahme des DHFR-Spiegels (BERTINO u.Mitarb., 1974). Es bleibt abzuwarten, ob diese Vermutung sich weiter erhärten läßt. Außerdem muß noch ihre Bedeutung für die Therapie der Leukämie abgeklärt werden.

Qualitative Unterschiede zwischen den verschiedenen Folatenzymen (*Serinhydroxymethylase, N^5,N^{10}-Methylentetrahydrofolsäure-Dehydrogenase, formiataktivierende Fermente, Dihydrofolsäurereductase*) aus leukämischen und normalen Leukozyten — ausgenommen die zitierte N^5-Methyltetrahydrofolat-Homocystein-Methyltransferase — bestehen offensichtlich nicht.

2. Vitamin B_{12} und Vitamin B_{12}-bindende Proteine

Es liegen nur wenige Untersuchungen über den Vitamin B_{12}-Gehalt von normalen und leukämischen Zellen vor (MOLLIN u. ROSS, 1955; KIDD u. THOMAS, 1962; ZITTOUN u.Mitarb., 1974, 1975). Danach gibt es keine größeren Unterschiede, abgesehen von einer möglichen Erniedrigung in Zellen von Patienten mit chronischer myeloischer Leukämie. Das ist in Anbetracht des bei diesen Patienten fast stets erhöhten Vitamin B_{12}-Spiegels im Serum und der gleichzeitig erhöhten Konzentration eines der B_{12}-bindenden Proteine, des *Transcobalamins* (TC-I), in Zellen der chronischen myeloischen Leukämie immerhin bemerkenswert.

Zwei weitere, B_{12}-bindende Proteine sind im Serum von Patienten mit chronischer myeloischer Leukämie nachweisbar, das *TC-II*, welches elektrophoretisch in der β-Globulinfraktion wandert, und das *TC-III*. Letzteres ist bei Patienten mit Leukozytose ohne myeloproliferative Erkrankung erhöht (CARMEL, 1972a, b); seine Herkunft ist umstritten (Carmel u. Coltman, 1971; Tan u. Hansen, 1968; Cooksley u.Mitarb., 1974). Erhöhte Serumkonzentrationen von TC-II werden bei akuten, nicht-lymphoblastären Leukämien, refraktären Anämien mit hohem Blastenanteil und während der Blastenkrise von chronischen myeloischen Leukämien gesehen. Das bei der chronischen myeloischen und bei promyelozytärer (Rachmilewitz u. Rachmilewitz, 1971) Leukämie erhöhte TC-I ist ein intrazelluläres Protein, das an die Granula der myeloischen Zellen gebunden ist. Seine Konzentration nimmt in den differenzierteren Granulozyten zu. Der erhöhte Plasmaspiegel könnte sowohl Ausdruck eines vermehrten Zellzerfalls sein, als auch durch Sekretion aus den Granulozyten zustande kommen (Corcino u.Mitarb., 1970). Die Funktion dieses intrazellulären, B_{12}-bindenden Proteins ist ebenso unklar wie die Bedeutung der verschiedenen Bindungsproteine im Plasma.

TC-II scheint bei der Vitamin B_{12}-Aufnahme in die Zelle eine Rolle zu spielen (Finkler u. Hall, 1967). TC-I und TC-II sind kürzlich in reiner Form aus menschlichen Zellen der chronischen myeloischen Leukämie und aus dem Plasma isoliert worden (Allen u.Mitarb., 1972a, b).

Zwei Enzyme, die Vitamin B_{12} als Cofaktor verwenden, konnten in den letzten Jahren in Säugetierzellen identifiziert werden, die *Methyl-malonyl-Isomerase* und die *Methionin-Synthetase*. Beide kommen auch in menschlichen kultivierten Fibroblasten vor. Bisher ist noch nicht über ihre Präsenz in normalen Leukozyten oder leukämischen Zellen bekannt. Die Methionin-Synthetase insbesondere greift in die Regulation der Folat-Coenzym-abhängigen Fermente ein (Nixon u. Bertino, 1970).

3. Andere Vitamine

Die Bestimmung des *Vitamin C*-Gehaltes in Leukozyten ist ein zuverlässiges Maß für die Gewebskonzentration des Vitamins (Crandon u.Mitarb., 1961). Über die Funktion der Ascorbinsäure in den Leukozyten ist wenig bekannt, außer der reduzierenden, NADPH-abhängigen Aktivität der Dehydroascorbinsäure in den Granula humaner Leukozyten (Bigley u. Stankova, 1974). Doch scheint ihre Phagozytosefähigkeit und Fragilität bei Vitamin C-Mangel beeinträchtigt zu sein. Vergleichende Untersuchungen über den Vitamin C-Gehalt von normalen und leukämischen Leukozyten beim Menschen liegen nicht vor.

Das *Vitamin B_2* (Riboflavin) wird meist durch einen mikrobiologischen Test bestimmt (Prager u.Mitarb., 1959). In Zellen lymphatischer Leukämien findet man 30—50% mehr Vitamin als in Zellen von myeloischen Leukämien. Sein Spiegel korreliert aber nicht mit der Leukozytenreife. Fluorometrische Bestimmungsmethoden ergeben niedrigere Spiegel. Langdauernde riboflavinarme Diät führt bei gesunden Versuchspersonen zu einer Abnahme der Vitamin B_2-Konzentration in Erythrozyten, nicht aber in Leukozyten oder Plasma (Bessey u.Mitarb., 1956).

Leukozyten von Patienten mit myeloischer oder lymphatischer Leukämie enthalten etwa dreimal so viel *Vitamin B_1* (Thiamin) wie normale Leukozyten. Erniedrigte Spiegel in Leukozyten und Erythrozyten werden bei allgemeinem Thiaminmangel beobachtet.

Zur Bestimmung von Pyridoxalphosphat (Vitamin B_6) in Leukozyten ist eine enzymatische Mikromethode (Apotryptophanase) benutzt worden (Donald u. Ferguson, 1964). Es werden Werte von 0,30 ng/10^6 Zellen gemessen. In Leukozyten von schwangeren Frauen (Wachstein u.Mitarb., 1960a) und bei Patienten mit chronischer und akuter Leukämie ist der Gehalt an Pyridoxalphosphat erniedrigt (WACHSTEIN u.Mitarb., 1960b).

VII. Heparin und Histamin

Die Metachromasie der Basophilen und der Gewebsmastzellen beruht auf ihrem Gehalt an Heparin (JORPES u.Mitarb., 1953; MAURI u. SOLDATI, 1958; PAREKH u. GLICK, 1962). Die Basophilen enthalten außerdem noch größere Mengen Histamin. Es wird angenommen, daß etwa die Hälfte der Histamin-Konzentration des Blutes unter normalen Bedingungen aus den basophilen Zellen stammt, etwa $^1/_3$ aus den Eosinophilen und das restliche Sechstel aus seinen übrigen Zellelementen (GRAHAM u.Mitarb., 1955). Ein erhöhter Blutspiegel an Histamin wird bei Patienten mit chronischer myeloischer Leukämie gefunden; er verhält sich im allgemeinen proportional zu der Zahl der Basophilen (VALENTINE u.Mitarb., 1950, 1955; GINGOLD, 1968). Gesteigerte Aktivitäten des Enzyms *Histidindecarboxylase* werden gleichfalls bei der chronischen myeloischen Leukämie nachgewiesen. Manches spricht dafür, daß dieses Enzym vorwiegend in den Basophilen vorkommt (HARTMAN u.Mitarb., 1961).

VIII. Spurenmetalle

Leukozyten haben einen hohen Gehalt an Zink, etwa vergleichbar mit Pankreasgewebe (FREDRICKS u.Mitarb., 1964). Aus ihnen konnte ein Protein isoliert werden, das 0,3% Zink enthält. Die Funktion dieses Proteins ist unbekannt. Die alkalische Phosphatase der Leukozyten enthält zwar dieses Element, ihr Anteil am Gesamtzinkgehalt der Leukozyten ist aber verschwindend gering. Niedrige Konzentrationen werden in Leukozyten von Patienten mit chronischer Anämie, sowie akuten und chronischen Leukämien (incl. Monozytenleukämien) beobachtet (DENNES u.Mitarb., 1960). In Leukocyten von Kranken mit Polycythaemia vera ist der Zinkgehalt normal.

In Leukozyten findet man außerdem Cu, Mg, Co und Fe. Die Bedeutung dieser Spurenelemente für die leukämische Zelle ist weitgehend unklar. Mg und Zn dürften eine Rolle als Fermentaktivatoren spielen.

IX. Verschiedenes

Die β-Glucuronidase, ein lysosomales Enzym, kommt in allen weißen Blutzellen vor (ROSSITER u. WONG, 1950) und ist wahrscheinlich an Entgiftungsvorgängen beteiligt. Biochemische Untersuchungen an lysosomalen Markern haben in Lymphozyten der chronischen lymphatischen Leukämie eine Verminderung der Aktivität der *sauren Phosphatase* und *β-Glucuronidase* (ANLYAN u.Mitarb., 1950; FOLLETTE u.Mitarb., 1952; YAM u. MITUS, 1968; DOUGLAS u.Mitarb., 1973), nicht aber des nicht-lysosomalen Enzyms Malat-Dehydrogenase, im Vergleich zu normalen Lymphozyten ergeben. Gleichzeitig wurde eine Abnahme der Zahl der membrangebundenen sauren Phosphatase-positiven Organellen festgestellt. Die Reduktion der Aktivität der sauren Phosphatase in Lymphozyten der chronischen lymphatischen Leukämie dürfte daher wohl eher auf einer Verminderung der Zahl der Lysosomen beruhen als auf einem herabgesetzten Enzymgehalt in diesen Organellen.

Die proteolytische Aktivität polymorphkerniger Leukozyten ist ein wesentlicher Bestandteil ihres intrazellulären Katabolismus und ermöglicht zusammen mit anderen Hydrolasen (Cohn u. Fedorko, 1969) und basischen Proteinen die Metabolisierung phagozytierten Materials. Lymphozyten und Granulozyten weisen eine unterschiedliche proteolytische Aktivität auf, die auch von deren Differenzierungsgrad abhängt (Haschen u. Krug, 1966). Als Maß für die proteolytische Kapazität einer Zelle kann die Aktivität der sauren *Carboxypeptidase,* einer lysosomalen Peptidhydrolase, und des *Kathepsin D* herangezogen werden. Beide Enzyme zeigen in normalen und leukämischen Leukozyten ein unterschiedliches Verteilungsmuster. Bei der chronischen myeloischen Leukämie war die saure Carboxypeptidase erhöht, während die Konzentration des Kathepsin D unverändert blieb. Die chronische lymphatische Leukämie ist durch niedrige Aktivitäten der sauren Carboxypeptidase und des Kathepsin D gekennzeichnet. Akute, unreifzellige Leukämien haben eine hohe Aktivität an saurer Carboxypeptidase. Eine Zuordnung der Leukämien zum lymphatischen oder myeloischen Typ auf Grund der proteolytischen Aktivität ist nicht möglich. Bei reaktiven Leukozytosen und der Osteomyelosklerose waren beide Enzyme gegenüber normalen Leukozyten erhöht (Heissmeyer u.Mitarb., 1971).

Die Enzyme, die am intrazellulären Wasserstoff-Transportsystem beteiligt sind, wurden von Stuart u.Mitarb. (1970) untersucht. In leukämischen Lymphoblasten war ein Anstieg der extramitochondrialen, nicht aber der intramitochondrialen *Dehydrogenasen* festzustellen. Das ist vielleicht ein Hinweis auf einen gestörten Wasserstoff-Austausch mit oxidativen Stoffwechselprozessen, die in den Mitochondrien ablaufen. Der bekannte Anstieg der Lactatdehydrogenase in solchen Zellen hätte dann die Aufgabe, diesen Defekt zu kompensieren.

Es gibt kaum Untersuchungen über die *Hämsynthese* in Leukozyten (Vannotti u. Jeunet, 1963; Walters u.Mitarb., 1967), obwohl die Hämproteine, Katalase, Peroxydase, Cytochrome, in diesen Zellen nachgewiesen werden konnten (Schultz u. Schwartz, 1958; Ichimaru, 1959).

Aufschlüsse über die Bildung des Hämmoleküls geben Einbaustudien mit radioaktivem Glycin-2-^{14}C und δ-Aminolaevulinsäure (ALA-4-^{14}C), und die Messung der Aktivitäten der beteiligten Enzyme, ALA-Synthetase, ALA-Dehydrogenase und Hämsynthetase.

Leukozyten von Patienten mit akuter und chronischer myeloischer Leukämie inkorporieren Glycin und/oder haben eine meßbare ALA-Synthetase-Aktivität. Normale Granulozyten und Lymphozyten sowie Leukozyten von Patienten mit chronischer lymphatischer Leukämie können hingegen Glycin zur Hämsynthese nicht verwenden. Wenn normale und leukämische Leukozyten mit markierter ALA inkubiert werden, findet ein Einbau derselben in das Häm aller Zellen statt, unabhängig vom Zelltyp oder dem Reifungsgrad. Diese besaßen auch ALA-Dehydrogenase und Hämsynthetase-Aktivität. Die vorliegenden Befunde lassen den Schluß zu, daß mit dem Prozeß der Zelldifferenzierung die Leukozyten die Enzyme der Hämsynthese verlieren. Zunächst kommt es offensichtlich zu einer Defizienz der ALA-Synthetase (Takaku u.Mitarb., 1968).

X. Schlußbetrachtung

Die vorhergehende Übersicht zeigt einerseits die großen Lücken unseres Wissens über die Biochemie der normalen und leukämischen Zelle auf. Andererseits aber sind die großen Fortschritte, die gerade in den letzten Jahren erzielt wurden, nicht zu verkennen. Ohne Zweifel ist an erster Stelle der Nachweis der „Reverse Transcriptase" (Revertase) als Marker-Enzym neoplastischer bzw. leukämischer Zellen zu erwähnen. Ihre Eigenschaften sind weiter abzuklären, ebenso wie ihre Rolle in der Leukämogenese. Andere biochemische Unterschiede zwischen normalen und leukämischen Zellen betrafen die Unfähigkeit der Zellen von akuten lymphatischen Leukämien, Asparagin zu synthetisieren und den Mangel an 5′-Nucleotidase in der Membran von Zellen der chronischen lymphatischen Leukämie. Diese Entdeckungen berechtigen zur Hoffnung, daß bald weitere Unterschiede zwischen normalen und leukämischen Zellen sichtbar werden, die auch für die Diagnose und vielleicht auch für die Therapie ausgenutzt werden könnten.

Verzeichnis der verwendeten Abkürzungen

RNA DNA	Die deutschen Abkürzungen lauten RNS und DNS. In Anpassung an die internationale Bezeichnungsweise werden jetzt auch im deutschsprachigen Schrifttum bevorzugt die englischen Abkürzungen RNA für Ribonucleic acid und DNA für Deoxyribonucleic acid verwendet.
A	= Adenin
A-A-Up	Trinucleotid, das nur die Basen Adenosin + Adenosin + Uridin enthält
ADP	= Adenosindiphosphat
ADPR	= Adenosindiphosphoribose
AMP	= Adenosinmonophosphat
ATP	= Adenosintriphosphat
A-Up	= Dinucleotid, das nur die Basen Adenosin + Uridin enthält
C	= Cytosin (bei Angaben von Basensequenzen)
CDP	= Cytidindiphosphat
CMP	= Cytidinmonophosphat
CTP	= Cytidintriphosphat
dCMP	= Desoxycytidinmonophosphat
dCTP	= Desoxycytidintriphosphat
dTMP	= Desoxythymidinmonophosphat
dTTP	= Desoxythymidintriphosphat
G	= Guanin (bei Angaben von Basensequenzen)
G-G-Cp	= Trinucleotid, das nur die Basen Guanosin + Guanosin + Cytidin enthält
G-Cp	= Dinucleotid, das nur die Basen Guanosin + Cytidin enthält
GMP	= Guanosinmonophosphat
GTP	= Guanosintriphosphat
NAD$^+$	= Nicotinamid-adenin-dinucleotid
NADH	= reduziertes Nicotinamid-adenin-dinucleotid
NADP$^+$	= Nicotinamid-adenin-dinucleotid-phosphat
NADPH	= reduziertes Nicotinamid-adenin-dinucleotid-phosphat
Oligo(dG)	= Oligonucleotid, welches als Base nur Desoxyguanosin enthält
Oligo(dT)	= Oligonucleotid, welches als Base nur Desoxythymidin enthält
Poly (dA · dT)	= Copolymere, welche nur die beiden Basen Adenosin und Thymidin (in alternierender Folge enthalten)
Poly(rA)	= Polynucleotid, welches als Base nur Adenosin enthält
Poly(rC)	= Polynucleotid, welches als Base nur Cytidin enthält
U	= Uracil (bei Angabe von Basensequenzen)
UDP	= Uridindiphosphat
UMP	= Uridinmonophosphat
UTP	= Uridintriphosphat

Literatur

ALLEN, R.H., MAJERUS, P.W.: Isolation of Vitamin B_{12}-binding Proteins Using Affinity Chromatography. I. Preparation and Properties of Vitamin B_{12}-sepharose. J. biol. Chem. **247**, 7695 (1972).

ALLEN, R.H., MAJERUS, P.W.: Isolation of Vitamin B_{12}-binding Proteins Using Affinity Chromatography. II. Purification and Properties of a Human Granulocyte Vitamin B_{12}-binding Protein. J. biol. Chem. **247**, 7702 (1972).

ALLFREY, V.G., FAULKNER, R., MIRSKY, A.E.: Acetylation and methylation of histones and their possible role in the regulation of RNA synthesis. Proc. nat. Acad. Sci. (Wash.) [51], 786 (1964).

ALLISON, R.R., HUTCHISON, D.J.: Metabolism of folic acid and citrovorum factor in leukemic cells. In: The Leukemias (REBUCK, J.N., BETHELL, F.H., MONTO, R.W., Eds.), p. 467. New York: Academic Press 1957.

ANDERSSON, L.C., WASASTJERNA, C., GAHMBERG, C.G.: Different surface glycoprotein patterns on human T-, B- and leukemic-lymphocytes. Internat. J. Cancer **17**, 40–46 (1976)

ANLYAN, A.J., GAMBLE, J., HOSTER, H.A.: Betaglucuronidase activity of white blood cells in human leukemias and Hodgkin's disease. Cancer (Philad.) **3**, 116 (1950).

BAIERLEIN, J., FOSTER, J.: Studies on the energy metabolism of human leukocytes. II. Mechanism of the Pasteur effect in human leukocytes. Blood **32**, 412–422 (1968).

BAKER, W.H., ZAMECNIK, P.C., STEPHENSON, M.L.: In vitro incorporation of C^{14} DL leucine into normal and leukemic white cells. Blood **12**, 822 (1957).

BALDESSARINI, R.J., BELL, W.R.: Methionine-activating Enzyme and Catechol-O-methyl Transferase Activity in Normal and Leukaemic White Blood Cells. Nature **209**, 78 (1966).

BALDESSARINI, R.J., CARBONE, P.: Adenosylo Methionine Elevation in Leukemic White Blood Cells. Science **149**, 644 (1965).

BANERJEE, S.P., GALLMEIER, W.M., SCHMIDT, C.G.: Bestimmung der Asparagin-Synthetase in Leukämie-Zellen als Indikator für die Enzymtherapie von Hämoblastosen. Dtsch. med. Wschr. **95**, 994 (1970).

BARR, R.D., SARIN, P.S., PERRY, S.M.: Terminal Transferase in Human Bonemarrow Lymphocytes. Lancet **1976I**, 508–509.

BARTHELEMY, J.P., BACHARD, G., FIET, J. *et al.:* Usefulness of the determination of serum and urinary muramidase activity in chronic and sub acute myeloproliferative syndromes and in leukemia with a low percentage of myeloblasts. I. Semi automatic kinetic method. Clin. chim. Acta **50**, 257–264 (1974).

BASU, B., RAY, B., BHATTACHARYA, D.K., CHATTERJEE, G.C.: Studies on several enzymes of uronic acid pathway in human leucocytes under normal and leukemic conditions. Ind. J. med. Res. **61**, 708–713 (1973).

BAXT, W., HEHLMANN, R., SPIEGELMAN, S.: Human leukaemic cells contain reserve transcriptase associated with a high molecular weight virus related RNA. Nature New Biol. **240/98**, 72–75 (1972).

BECK, W.S.: The control of leukocyte glycolysis. J. biol. Chem. **232**, 251 (1958).

BECK, W.S.: Biochemical properties of normal and leukemic leukocytes. In: ZARAFONETIS, C.J.D. (Ed.): Proceedings of the International Conference on Leukemia-Lymphoma, p. 245. Philadelphia: Lea and Febiger 1968.

BECK, W.S.: Leukocyte metabolism. Ser. Haemat. **I**, 69 (1968).

BECK, W.S., VALENTINE, W.N.: The carbohydrate metabolism of leukocytes: a review. Cancer Res. **13**, 309 (1953).

BEGEMANN, H.: Behandlungsergebnisse mit L-Asparaginase. In: STACHER, A. (Hrsg.): Chemo- und Immunotherapie der Leukosen und malignen Lymphome. Wien: Bohmann 1969.

BERTINO, J.R.: The mechanism of the folate antagonists in man. Cancer Res. **23**, 1286 (1963).

BERTINO, J.R., ALLAUDEEN, H.S.: Biochemical abnormalities in some human neoplasma: the leukaemias. In: SYMINGTON, T., CARTER, R.L. (Eds.): Scientific foundations of Oncology, p. 77. London: W. Heinemann Med. Books 1976.

BERTINO, J.R., HILLCOAT, B.L., JOHNS, D.G.: Folate Antagonists: Some Biochemical and Pharmacological Considerations. In: A Workshop on Immunosuppressive Agents. Fed. Proc. **26**, 893 (1967).

BERTINO, J.R., SKEEL, R.T.: On Natural and Acquired Resistance to Folate Antagonists in Man. In: Proc. of 27th Annual Symposium on Fundamental Cancer Research. Pharmacologic Basis of Cancer Chemotherapy (in Press 1974).

BERTINO, J.R., SILBER, R., FREEMAN, M., ALENTY, A., ALBRECHT, M., GRABICIO, B.W., HUENNEKENS, F.M.: Studies on normal and leukemic leukocytes. IV. Tetrahydrofolate-dependent enzyme systems and dihydrofolic reductase. J. clin. Invest. **42**, 1899 (1963).

BESSEY, O.A., HOWITT, M.K., LOVE, R.H.: Dietary deprivation of riboflavin and blood riboflavin levels in man. J. Nutr. **58**, 367 (1956).

BHATTACHARYYA, J., XUMA, M., REITZ, M.: Utilization of mammalian 70S RNA by a purified reverse transcriptase from human myelocytic leukemic cells. Biochem. biophys. Res. Commun. 54, 324–334 (1973).

BIANCHI, P.A.: Thymidine phosphorylation and deoxyribonucleic acid synthesis in human leukaemic cells. Biochim. biophys. Acta (Amst.) 55, 547 (1962).

BIGLEY, R.H., STANKOVA, L.: Uptake and reduction of oxidized and reduced ascorbate by human leukocytes. J. exp. Med. 139, 1084 (1974).

BINET, L., BERNARD, J., WELLERS, G., MATHÉ, G.: La glutathionémie au cours des leucoses aiguës. Presse méd. 60, 961 (1952).

BLOOM, G.E.: Leukocyte adenosine deaminase phenotypes in acute leukemia. Cancer (Philad.) 29, 1357–1360 (1972).

BLOOS, I., SAUER, H.J.: Evidence and assessment of methionine synthetase activity in normal and pathologic cells of the blood and of the bone marrow. Klin. Wschr. 50, 991–994 (1972).

BOLLUM, F.J.: Mammalian DNA Polymerases. In: Progress in Nucleic Acid Research and Molecular. Biology, Vol. 15 (W.E. COHN, Ed.). New York: Academic Press (in press 1974).

BOLLUM, F.J., POTTER, V.R.: Nucleic acid metabolism in regenerating rat liver. VI. Soluble enzymes which convert thymidine to thymidine phosphates and DNA. Cancer Res. 19, 561 (1959).

BORGHETTI, A., SCARPIONI, L.: Altivata arginasica dei leucocitic umani. Enzymologia 17, 338 (1956).

BOROVKOVA, T.V., FEDOROV, N.A., KALOSHINA, G.A.: Methylation of DNA cytosine in lymphocytes from healthy persons and patients with chronic lymphatic leukemia. Bull. exp. Biol. Med. 76, 1039–1041 (1974).

BOYSEN, G.: An evaluation of aryl sulphatase activity in leukaemic cells. Scand. J. Haemat. 6, 246 (1969).

BREITMAN, T.R., PERRY, S., COOPER, R.A.: Pyrimidine metabolism in human leukocytes. III. The utilization of thymine for DNA-thymine synthesis by leukemic leukocytes. Cancer Res. 26, 2282 (1966).

BRESNICK, E., KARJALA, R.J.: End-product inhibition of thymidine kinase activity in normal and leukemic human leukocytes. Cancer Res. 24, 841 (1964).

BRITTEN, R.J., KOHNE, D.E.: Repeated sequences in DNA. Science 161, 529 (1968).

BROCKHAM, R.W.: Mechanisms of Resistance to Anticancer Agents. Advanc. Cancer Res. 7, 129 (1963).

BROGT, T.M., PLANTA, R.J.: Characteristics of DNA-dependent RNA Polymerase Activity from Isolated Yeast Nuclei. Fed. Europ. Biochem. Soc. Letters 20, 47 (1972).

BROOME, J.D.: The evolution of a new tumor inhibiting agent. Trans N.Y. Acad. Sci 30, 690 (1968).

BURNS, C.P.: Isoleucine metabolism by leukemic and normal human leukocytes in relation to cell maturity and type. Blood 45, 643–651 (1975).

BURZIO, L., KOIDE, S.S.: Biochem. biophys. Res. Commun. 40, 1013 (1970).

BURZIO, L., KOIDE, S.S.: In vitro effect of NAD on DNA synthesis in isolated nuclei from regenerating rat liver and Novikoff hepatoma. FEBS Letters (Amst.) 20, 29–32 (1972).

BURZIO, L., KOIDE, S.S.: Biochem. biophys. Res. Commun. 53, 572 (1973).

BURZIO, L., REICH, L., KOIDE, S.S.: Poly (adenosine diphosphoribose) synthase activity of isolated nuclei of normal and leukemic leukocytes. Proc. soc. exp. Biol. (N.Y.) 149, 933 (1975).

CARMEL, R.: Vitamin B_{12}-binding Protein Abnormality in Subjetcs Without Myeloproliferative Disease. I. Elevated Serum Vitamin B_{12}-binding Capacity Levels in Patients with Leukocytosis. Brit. J. Haemat. 22, 43 (1972a).

CARMEL, R.: Vitamin B_{12}-binding Protein Abnormality in Subjects Without Myeloproliferative Disease. II. The Presence of a Third Vitamin B_{12}-binding Protein in Serum. Brit. J. Haemat. 22, 53 (1972b).

CARMEL, R., COLTMAN, C.A.: Serum vitamin B_{12}-binding capacity and muramidase changes with cyclic neutropenia induced by cytosine arabinoside. Blood 37, 31 (1971).

CHABNER, B.A., JOHNS, D.G., COLEMAN, C.N., DRAKE, J.C.: Purification and properties of cytidine deaminase from normal and leukemic granulocytes. J. clin. Invest. 53, 922–931 (1974).

CHANG, L.M.S., BOLLUM, F.J.: Low molecular weight deoxyribonucleic acid polymerase in mammalian cells. J. biol. Chem. 246, 5835 (1971).

CHANG, L.M.S., BOLLUM, F.J.: Variation of DNA Polymerase Activities During Rat Liver Regeneration. J. biol. Chem. 247, 7948 (1972).

CHIARIONI, T., NARDI, E., VALENTINO, P.: Gas-Chromatography of leukocyte lipids in myeloid and lymphoid leukaemia. Ital. J. Biochem. 15, 443 (1966).

CHIARUGI, V.P.: Changes in nuclear RNA in hepatomas as revealed by DNA/RNA hybridization. Biochim. biophys. Acta (Amst.) 179, 129 (1969).

CHIKKAPPA, G., BOECKER, W.R., BORNER, G.: Return of alkaline phosphatase in chronic myelocytic leukemia cells in diffusion chamber cultures. Proc. Soc. exp. Biol. (N.Y.) 143, 1 (1973).

CHURCH, R.B., LUTHER, S.W., MCCARTHY, B.J.: RNA synthesis in Taper hepatoma and mouse liver cells. Biochim. biophys. Acta (Amst.) 190, 30 (1969).

CLAYTON, D.A., DAVIS, R.W., VINOGRAD, J.: Homology and structural relationships between the dimeric and monomeric circular forms of mitochondrial DNA from human leukemic leukocytes. J. molec. Biol. 47, 137–153 (1970).

CLAYTON, D.A., VINOGRAD, J.: Complex mitochondrial DNA in leukemic and normal human myeloid cells. Proc. nat. Acad. Sci. (Wash.) 62, 1077 (1969).

CLEAVER, J. E.: Thymidine metabolism: Pathways of incorporation and degradation. In: NEUBERGER, A., TATUM, E.L. (Eds.): Frontiers of Biology, Vol. 6, p. 43. Amsterdam: North Holland Publ. 1967.

CLINE, M.J.: Isolation and Characterization of RNA from Human Leukocytes. J. Lab. clin Med. 68, 33 (1966).

CLINE, M.J.: Leukocyte metabolism. In: GORDON, A.S. (Ed.): Regulation of Hematopoesis, Vol. 2, p. 1045. New York: Appleton-Century-Crofts 1970.

COHN, Z.A., FEDORKO, M.E.: In: DINGLE, J.T., FELL, H.B. (Eds.): Lysosomes in biology and pathology, Vol. I, p. 43. Amsterdam-London: North Holland Publ. 1969.

COLEMAN, M.S., GREENWOOD, M.F., HUTTON, J.J., BOLLUM, F.J., LAMPKIN, B., HOLLAND, P.: Serial Observations on Terminal Deoxynucleotidyl Transferase Activity and Lymphoblast Surface Markers in Acute Lymphoblastic Leukemia. Cancer Res. 36, 120–127 (1976).

COLEMAN, M.S., HUTTON, J.J., BOLLUM, F.J.: DNA Polymerases in normal and leukemic human hematopoietic cells. Blood 44, 19–32 (1974).

CONTOPOULOS, A.N., ANDERSON, H.H.: Sulfhydryl content of blood in dyscrasias. J. Lab. clin. Med. 36, 929 (1950).

COOKSLEY, W.G.E., ENGLAND, J.M., LOUIS, L., SOWN, M.C., TAVILL, A.S.: Hepatic vitamin B_{12} release and transcobalamin II synthesis in the rat. Clin. Sci. 47, 531 (1974).

COOPER, H.L.: Ribonucleic acid metabolism in lymphocytes stimulated by phytohemagglutinin. II. Rapidly synthesized ribonucleic acid and the production of ribosomal ribonucleic acid. J. biol. Chem. 243, 34 (1968).

COOPER, H.L.: Ribosomal ribonucleic acid production and growth regulation in human lymphocytes. J. biol. Chem. 244, 1946 (1969).

COOPER, H.L.: Lymphocyte RNA-labelling with ^{3}H-uridine: correction of data by analysis of UTP pool saturation kinetics. In: Proceedings of the Seventh Leucocyte Culture Conference, p. 119. New York: Academic Press 1973.

COOPER, R.A., PERRY, S., BREITMAN, T.R.: Pyrimidine metabolism in human leukocytes. I. Contribution of exogenous thymidine to DNA thymine and its effect on thymine nucleotide synthesis in leukemic leukocytes. Cancer Res. 26, 2267 (1966).

COOPER, H.L., RUBIN, A.D.: RNA metabolism in lymphocytes stimulated by phytohemagglutinin: Initial responses to phytohemagglutinin. Blood 25, 1014 (1965).

CORCINO, J., KRAUSS, S., WAZMAN, S., HERBERT, V.: Release of Vitamin B_{12}-binding Protein by Human Leukocytes in vitro. J. clin. Invest. 49, 2250 (1970).

CORNEO, G., GINELLI, E., POLLI, E.: Repeated sequences in DNA. J. molec. Biol. 48, 319 (1970).

CORNEO, G., GINELLI, E., POLLI, E.: Repeated sequences in human leukemic DNA. Acta haemat. (Basel) 45, 167–173 (1971).

CRANDON, J.H., LENNIKAN, R., MIKAL, S., REIF, A.E.: Absorbic acid economy in surgical patients. Ann. N.Y. Acad. Sci. 92, 246 (1961).

DACOSTA, M., ROTHENBERG, S.P., KAMEN, B.: DNA synthesis in chronic myelogenous leukemia cells. Comparison of results in cells containing folate binding factor to replicating cells without binder. Blood 39, 621–627 (1972).

DAU, P.C.: Chromatin proteins from human lymphocytes: a gel electrophoretic comparison between normal, mitogen stimulated, cell line, and chronic lymphocytic leukemia lymphocytes. J. nat. Cancer Inst. 54, 37–48 (1975).

DAVIDSON, J.D., WINTER, T.S.: Purine Nucleotide Pyrophosphorylases in 6-mercaptopurine-sensitive and Resistant Human Leukemias. Cancer Res. 24, 261 (1964).

DENNES, E., TUPPER, R., WORMALL, A.: Zinc content of erythrocytes and leucocytes of normal and leukaemic subjects. Nature 187, 302 (1960).

DESAI, L.S., FOLEY, G.E.: Human leukemic cells: properties of an RNA synthesized in the presence of actinomycin D. Exp. Cell Res. 86, 143–151 (1974).

DESAI, L.S., SHORT, D.L., FRIEDMAN, O.M., FOLEY, G.E.: Human leukemic cells: RNA directed DNA Polymerase. Europ. J. Biochem. 47, 453–460 (1974).

DESAI, L.S., WULFF, U.C., FOLEY, G.: Human leukemic cells: Abnormal amount of methylated base in DNA. Exp. Cell Res. 65, 260 (1971).

DESAI, L.S., WULFF, U.C., FOLEY, G.E.: Properties of chromosomal proteins of human leukemic cells. Biochimie 57, 315 (1975).

DESSER, H., HOECKER, P.: L Glutaminase activity in lymphocytes of patients with chronic lymphatic leukemia. Clin. chim. Acta 53, 191–196 (1974).

DEVILLER, P., CILLE, Y., BETUEL, H.: Guanyl Cyclase Activity of Human Blood Lymphocytes. Enzyme 19, 300–313 (1975).

DIMITROV, N.V., BRODSKY, I.: Asparagine metabolism in some lymphoproliferative disorders. Cancer Res. **30**, 1338–1343 (1970).

DOLOWY, W.C., HENSON, D., CORNET, J., SELLIN, H.: Toxic and antineoplastic effects of L-asparaginase. Cancer (Philad.) **19**, 1813 (1966).

DONALD, E.A., FERGUSON, R.F.: A micromethod for determination of pyridoxal phosphate in leukocytes and liver. Ann. Biochem. **7**, 335 (1964).

DOUGLAS, S.D., COHNEN, G., KONIG, E., BRITTINGER, G.: Lymphocyte lysosomes and lysosomal enzymes in chronic lymphocytic leukemia. Blood **41**, 511–518 (1973).

DRINGS, P., HARBERS, E.: Nucleohistones. V. Changes in the chromatin of granulocytes during left shift. Klin. Wschr. **47**, 102–106 (1969).

DRINGS, P., HARBERS, E.: Investigations on nucleohistones. VI. Comparative investigations of chromatin from leucemic cells and normal granulocytes. Acta haemat. (Basel) **41**, 25–32 (1969).

EKERT, H., DENETT, X.: An evaluation of nuclear aryl sulphatase activity as an aid to the cytological diagnosis of acute leukaemia. Aust. Ann. Med. **15**, 152 (1966).

ELLEGARD, J., DIMITROV, N.V.: ATP-ase Activity on Lymphocytes from Normal Individuals and Patients With Cancer. Cancer (Philad.) **30**, 881 (1972).

ELSBACH, P.: Composition and synthesis of lipids in resting and phagocytizing leukocytes. J. exp. Med. **110**, 969 (1959).

EMERSON, C.P.: Control of rRNA production in nongrowing cells. Nature New Biol. **236**, 32 (1972).

ESCHENBACH, C.: Cytochemischer Nachweis von saurer Desoxyribonuclease in Cytoplasma von Blutzellen. III. Aktivität der sauren Desoxyribonuclease im Cytoplasma von Leukocyten akuter Leukosen im Kindesalter. Klin. Wschr. **49**, 958 (1971).

EVANS, A.E., KAPLAN, N.O.: J. clin. Invest. **45**, 1268 (1966).

EVANS, R.H., NORMAN, A.: Unscheduled Incorporation of Thymidine in Ultraviolet-Irradiated Human Lymphocytes. Radiat. Res. **36**, 287 (1968).

FAUSTO, N., VAN LAUCHER, J.L.: Molecular mechanisms of liver generation. IV. Thymidylic kinase and deoxyribonucleic acid polymerase activities in normal and regenerating liver. J. biol. Chem. **240**, 1247 (1961).

FINKLER, A.E., HALL, C.A.: Nature of the Relationship Between Vitamin B_{12} Binding and Cell Uptake. Arch. Biochem. **120**, 79 (1967).

FIRKIN, B.G., WILLIAMS, W.J.: The incorporation of radioactive phosphorus into the phospholipids of human leukemic leukocytes and platelets. J. clin. Invest. **40**, 423 (1961).

FOLLETTE, J.H., VALENTINE, W.N., LAWRENCE, J.S.: The beta glucuronidase content of human leukocytes in health and disease. J. Lab. clin. Med. **40**, 825 (1952).

FREDERICKS, R.E., RANAKA, R.K., VALENTINE, W.N.: Variations of human blood cell zinc in disease. J. clin. Invest. **43**, 304 (1964).

FREY-WETTSTEIN, M., LONGMIRE, R., CRADDOCK, C.G.: Deoxyribonucleic acid (DNA) repair replication of ultraviolet (UV) irradiated normal and leukemic leukocytes. J. Lab. clin. Med. **74**, 109 (1969).

FRIDLENDER, B., FRY, M., BOLDEN, A., WEISSBACH, A.: A New Synthetic RNA-dependent DNA-Polymerase from Human Tissue Culture Cells. Proc. nat. Acad. Sci. (Wash.) **69**, 452 (1972).

FRIDLENDER, B.R., MEDRANO, E., MORDOH, J.: Synthesis of DNA in Human Lymphocytes: Possible Control Mechanism. Proc. nat. Acad. Sci. (Wash.) **71**, 1128 (1974).

FUJIOKA, S., SILBER, R.: Leukocyte ribonucleotide reductase: Studies in normal subjects and in subjects with leukemia or pernicious anemia. J. Lab. clin. Med. **77**, 59–64 (1971).

GAHMBERG, C.G.: External labelling of human erythrocyte glycoproteins. Studies with galactose oxidase and fluorography. J. biol. Chem. in press (1976).

GALLAGHER, R.E., SMITH, R.G., GILLESPIE, D.H., GALLO, R.C.: Primate type C virus related reverse transcriptase and RNA in human acute leukemia cells as potential diagnostic markers. Ann. clin. Lab. Sci. **4**, 372–382 (1974).

GALLAGHER, R.E., TODARO, G.J., SMITH, R.G., LIVINGSTON, D.M., GALLO, R.C.: Relationship Between RNA-directed DNA Polymerase (Reverse Transcriptase) from Human Acute Leukemic Blood Cells and Primate Type-C Viruses. Proc. nat. Acad. Sci. (Wash.) **71**, 1309 (1974).

GALLO, R.C.: Reverse Transcriptase, the DNA Polymerase of Oncogenic ZNA Viruses. Nature **234**, 194 (1971).

GALLO, R.C.: Reverse transcriptase and neoplasia. Biomedivine **18**, 446–452 (1973).

GALLO, R.C., BREITMAN, T.R.: The enzymatic mechanisms for deoxythymidine synthesis in human leukocytes. III. Inhibition of deoxythymidine phosphorylase by purines. J. biol. Chem. **243**, 4943 (1968).

GALLO, R.C., MILLER, N.R., SAXINGER, W.C., GILLESPIE, D.: DNA Related to a Primate RNA Tumor Virus Genome which is Synthesized Endogenously by Reverse Transcriptase in Viruslike Particles from Fresh Human Acute Leukemia Blood Cells. Proc. nat. Acad. Sci. (Wash.) **70**, 3219 (1973).

GALLO, R.C., PERRY, S.: The enzymatic mechanisms for deoxythymidine synthesis in human leukocytes. IV. Comparisons between normal and leukemic leukocytes. J. clin. Invest. **48**, 105 (1969).

Gallo, R.C., Pestka, S.: Transfer RNA species in normal and leukemic human lymphoblasts. J. molec. Biol. **52**, 195 (1970).

Gallo, R.C., Saxinger, W.C., Gallagher, R.E.: Evolutionary nature of human reverse transcriptase and of viral related DNA synthesized in vitro by human leukemic cells. Bibl. haemat. (Basel) **40**, 569 (1975).

Gallo, R.C., Smith, R.G., Whang Peng, J., Ting, R.C.Y., Yang, S.S., Abrell, J.W.: RNA tumor viruses, DNA polymerases, and oncogenesis. Some selective effects of rifampicin derivatives. Medicine (Baltimore) **51**, 159−168 (1972).

Gallo, R.C., Yang, S.S., Ting, R.C.: RNA dependent DNA polymerase of human acute leukaemic cells. Nature **228**, 927−929 (1970).

Garbrecht, M., Mertelsmann, R.: DNS-abhängige RNA-Polymerasen in menschlichen Leukozyten. II. Unterschiedliche spezifische Aktivitäten der Polymerasen A und B bei akuten und chronischen Hämoblastosen und ihre mögliche prognostische Bedeutung. Klin. Wschr. **53**, 311−316 (1975).

Garbrecht, M.M., Mertelsmann, R.: Freie und matrizen-gebundene RNS-Polymerase in normalen und leukämischen Lymphozyten. Unterschiede in der Inhibierbarkeit durch Rifamycin AF/013 und α-Amanitin. Klin. Wschr. **54**, 235−237 (1976).

Garbrecht, M., Mertelsmann, R., Schöch, G.: Preparation and Characterization of DNA-dependent RNA Polymerase from Human Leukocytes. In: Erythrocytes, Thrombocytes and Leukocytes. (Gerlach, E., Moser, K., Deutsch, E., Williams, W., Eds.), p. 378. Stuttgart: Thieme 1973.

Gavosto, F., Pileri, A., Maraini, G.: Protein metabolism in bone marrow and peripheral blood cells: Evaluation of H^3-DL-leucine uptake by high resolution autoradiographic technique. Proc. VII Europ. Congr. Haemat. London 1959, p. 380.

Gigante, D., Magalini, D.I., Dell'amore, M., Mascioli, G., Ghiucini, F.: Studies on components of normal and leukemic leukocytes. Haematologica **47**, 203 (1962).

Gingold, N.: The blood histamine level in the differential and early diagnosis of chronic myeloid leukemia. Z. inn. Med. **49**, 180 (1968).

Goldstein, L., Prescott, D.M.: Proteins in nucleocytoplasmic interaction. I. The fundamental characteristics of the rapidly migrating proteins and the slow turnover proteins of the amoeba proteus nucleus. J. Cell Biol. **33**, 638 (1967).

Goldstein, L., Ron, A.: On the possibility of nuclear protein involvement in the control of DNA synthesis in amoeba proteus. Exp. Cell Res. **55**, 144 (1969).

Gottfried, E.L.: Lipids of human leukocytes: Relation to cell type. J. Lipid Res. **8**, 321 (1967).

Graham, H.T., Lowry, O.H., Wheelwright, F., Lenz, M.A., Parish, H.H.: Distribution of histamine among leukocytes and platelets. Blood **10**, 467 (1955).

Green, R., Martin, S.P.: The non-protein soluble sulfhydryl content of human leukocytes and erythrocytes in infection and leukemia. J. Lab. clin. Med. **45**, 119 (1955).

Grignani, F., Colonna, A., Martelli, M., Mastrodicasa, M., Tonato, M.: Studies on Some Factors Regulating the Energy Metabolism of Leukocytes. Acta haemat. (Basel) **33**, 321 (1965).

Hanafusa, H., Hanafusa, T.: Noninfectious RSV Deficient in DNA Polymerase. Virology **43**, 313 (1971).

Harbers, E.: Nucleinsäuren. Biochemie und Funktion. Stuttgart: Thieme 1975.

Hardin, E.B., Valentine, W.N., Follette, J.H., Lawrence, J.S.: Studies on the sulfhydryl content of human leukocytes and erythrocytes. Amer. J. med. Sci. **228**, 73 (1954).

Harrap, K.R., Speed, D.E.M.: Some biochemical aspects of leukaemias: the appearance of a soluble disulphide in the blood in chronic granulocytic leukemia. Brit. J. Cancer **18**, 809 (1964).

Harrap, K.R., Jackson, R.C.: Some biochemical aspects of leukaemias leucocyte glutathione metabolism in chronic granulocytic leukaemia. Europ. J. Cancer 1969 **5**, 61−67 (1969).

Hartman, W.J., Vlark, W.G., Cyr, S.S.: Histidine decarboxylase activity of basophils from chronic myelogenous leukemia patients: Origin of blood histamine. Proc. Soc. exp. Biol. (N.Y.) **107**, 123 (1961).

Haschen, R.J., Krug, K.: Distribution Patterns of Proteolytic Enzymes in Normal and Leucaemic Human Leucocytes. Nature **209**, 511 (1966).

Haskell, C.M., Canellos, G.P., Cooney, D.A.: Biochemical and pharmacologic effects of L-asparaginase in man. J. Lab. clin. Med. **75**, 763 (1970).

Hausen, P., Stein, H.: On the synthesis of RNA in lymphocytes stimulated by phytohemagglutinin. Europ. J. Biochem. **4**, 401 (1968).

Hehlmann, R., Kufe, D., Spiegelman, S.: RNA in human leukemic cells related to the RNA of a mouse leukemia virus. Proc. nat. Acad. Sci. **69**, 435−439 (1972).

Heissmeyer, H., Stein, U., Strasser, K.: Catabolic protein metabolism of human leukocytes: Acid carboxy peptidase and cathepsin D in normal and pathologically changed leukocytes. Blut **23**, 228−232 (1971).

Henry, P., Reich, P., Karon, M., Weissman, S.M.: Characteristics of RNA synthesized in vitro by lymphocytes of chronic lymphocytic leukemia. J. Lab. clin. Med. **69**, 47 (1967).

HENSTELL, H.H., FREEDMAN, R.I., GINZBURG, B.: An inhibitor of desoxyribonuclease in human white blood and bone marrow cells and its relationship to cellular maturity. Cancer Res. **12**, 346 (1952).

HERBEUVAL, R., FRENTZ, R., CHRISTOPHE HERBEUVAL, M.: Free leukocytic amino acids in the normal subject and in leukemias. Nouv. Rev. Franç. Hemat. **9**, 696 – 703 (1969).

HILDEBRAND, J., MARIQUE, D., VANHOUCHE, J.: Lipid composition of plasma membranes from human leukemic lymphocytes. J. Lipid Res. **16**, 195 -- 199 (1975).

HIGASHI, K., GOTOH, S., NISHINAGA, K., SAKAMOTO, Y.: Further evidence of heterogeneity of ribosomal RNA in various rat tissues. Biochim. biophys. Acta (Amst.) **262**, 320 (1972).

HIGASHI, K., MATSUHISA, T., GOTOH, S., NISHINAGA, K., SAKAMOTO, Y.: Different gene expression for ribosomal RNA of AH-130 tumor and embryonic and adult liver. Biochem. biophys. Acta (Amst.) **232**, 352 (1971).

HILL, J.M., OETTGEN, H.F.: In: BEGEMANN, H.: 1. Bericht der Arbeitsgemeinschaft L-Asparaginase der Paul-Ehrlich-Gesellschaft für Chemotherapie 1967. Chemo- und Immunotherapie der Leukosen und malignen Lymphome. A. STACHER (Ed.) Bohmann, Wien 1969.

HILLCOAT, B.L., SWETT, V., BERTINO, J.R.: Increase of Dihydrofolate Reductase Activity in Cultured Mammalian Cells After Exposure to Methotrexate. Proc. nat. Acad. Sci. (Wash.) **58**, 1632 (1967).

HOFFBRAND, A.V., NEWCOMBE, B.F.A.: Leucocyte Folate in Vitamin B_{12} and Folate Deficiency and in Leukaemia. Brit. J. Haemat. **13**, 954 – 966 (1967).

HUANG, A.T., KREMER, W.B., LASZLO, J., SETLOW, R.B.: DNA repair in human leukaemic lymphocytes. Nature New Biol. **240**, 114 – 116 (1972).

HYERS, KREMER, LASZLO: Zitiert nach: LASZLO, J., HUANG, A.T., KREMER, W.B.: Human leukemic cells and normal leukocytes. In: BUSCH, H. (Ed.): Methods in Cancer Research, Vol. V. New York-London: Academic Press 1970.

HYMAN, G.A., FINGERHUT, B., TIBURCIO, A.C.: Possible defect in RNA metabolism in leukaemic cells. Cancer (Philad.) **21**, 357 (1968).

ICHIMARU, M.: Studies on Leukocyte Catalase, Especially in Leukemic Cells. J. Kyushu Hematol. Soc. **9**, 722 – 753 (1959).

INBAR, M., SHINITZKY, M.: Cholesterol as a bioregulator in the development and inhibition of leukemia. Proc. Nat. Acad. Sci. USA **71**, 4229 – 4231 (1974)

IYER, G.Y.N.: Free amino acids in leukocytes from normal and leukemic subjects. J. Lab. clin. Med. **54**, 229 (1959).

JOHNSON, L.D., ABELL, C.W.: The Effects of Isoproterenol and Cyclic Adenosine 3',5'-Phosphate on Phytohemagglutinin-stimulated DNA Synthesis in Lymphocytes Obtained from Patients with Chronic Lymphocytic Leukemia. Cancer Res. **30**, 2718 – 2723 (1970).

JORPES, E., ODELBLAD, E., BOSTRÖM, H.: An autoradiographic study on the uptake of S^{35}-labelled sodium sulphate in the mast cells. Acta haemat. (Basel) 9, 273 (1953).

KAPLOW, L.S.: Histochemical Procedure for Localizing and Evaluating Leukocyte Alkaline Phosphatase Activity in Smears of Blood and Marrow. Blood **10**, 1025 (1955).

KARLE, H., HANSEN, N.E., KILLMANN, S.A.: Intracellular lysozyme in mature neutrophils and blast cells in acute leukemia. Blood **44**, 247 – 255 (1974).

KAY, J.E., HANDMAKER, S.D.: Uridine incorporation and RNA synthesis during stimulation of lymphocytes by PHA. Exp. Cell Res. **63**, 411 (1970).

KELLERMAYER, M., LEHANE, D.E., LANE, M., BUSCH, H.: Two-dimensional polyacrylamide gel electrophoresis of saline-soluble nuclear proteins of leukemic and normal human lymphocyte nuclear proteins. Physiol. Chem. a. Physics **5**, 503 – 510 (1973)

KERBY, G.P.: The occurrence of acid mucopolysaccharides in human leukocytes. J. clin. Invest. **34**, 944 (1955).

KIDD, H.M., THOMAS, J.W.: The Level of Vitamin B_{12} in Circulating Leukaemic Leucocytes. Brit. J. Haemat. **8**, 64 (1962).

KIDSON, C.: Lipid synthesis in human leukocytes in acute leukemia. Aust. Ann. Med. **10**, 282 (1961).

KIDSON, C.: Leukocyte lipid metabolism in myeloproliferative states. Aust. Ann. Med. **11**, 50 (1962).

KING, M.J., GILLIS, E.M., BAIKIE, A.G.: Alkaline Phosphatase in Mongolism. Lancet **1962 II**, 1302.

KURNICK, N.B., SCHWARTZ, L.I., PRAISER, S., LEE, S.L.: A specific inhibitor for human desoxyribonuclease and an inhibitor of the lupus erythematosus cell phenomenon from leukocytes. J. clin. Invest. **32**, 193 (1953).

LAJTHA, L.G., VANE, J.R.: Dependence of bone marrow cells on the liver for purine supply. Nature **182**, 191 (1958).

LASZLO, J.: Energy metabolism of human leukemic lymphocytes and granulocytes. Blood **30**, 151 (1967).

Laszlo, J., Huang, A.T.F., Kremer, W.B.: Studies on human leukemic cells and normal Lymphocytes. In: Busch, H., Smetana, K. (Eds.): Methods in cancer research, Vol. V, p. 373. New York: Academic Press 1970.

Lerner, M.H., Lowy, B.A.: The Formation of Adenosine in Rabbit Liver and its Possible Role as a Direct Precursor of Erythrocyte Adenine Nucleotides. J. biol. Chem. 249, 959 (1974).

Levine, A.S., Oxman, M.N., Eliot, H.M., Henry, P.H.: New species of rapidly hybridizing RNA of contact-inhibited as well as transformed hamster cell lines. Cancer Res. 32, 506 (1972).

Lewis, B.J., Abrell, J.W., Smith, R.G., Gallo, R.C.: Human DNA Polymerase III. Distinction from DNA Polymerase I and Reverse Transcriptase. Science 183, 867 (1974).

Lichtman, M.A., Weed, R.I.: Electrophoretic mobility and N-acetyl neuraminic acid content of human, normal and leukaemic lymphocytes and granulocytes. Blood 35, 12 (1970).

Loeb, L.A., Agarwal, S.S., Woodside, A.M.: Induction of DNA Polymerase in human lymphocytes by Phythaemagglutinin. Proc. nat. Acad. Sci. (Wash.) 61, 827 (1968).

Loeb, L.A., Poiesz, B.J., Williams, R.O., Springgate, C.: On multiple DNA-polymerase after stimulation of normal and leukaemic lymphocytes. In: Proceedings of the Seventh Leucocyte Culture Conference, p. 151. New York: Academic Press 1973.

Lopes, J., Zucker-Franklin, D., Silber, R.: Heterogeneity of 5' nucleotidase activity in lymphocytes in chronic lymphocytic leukemia. J. clin. Invest. 52, 1297−1300 (1973).

Lucas, Z.J.: Pyrimidine nucleotide synthesis: Regulatory control during transformation of lymphocytes in vitro. Science 156, 1237 (1967).

Luganova, I.S., Seits, I.F., Teodorovich, V.L.: Proceedings of All-union Conference on Peaceful Uses of Atomic Energy in the National Economy Science and Technology. Acad. Sci., U.S.S.R. 96, 2 (1967).

Maj, S., Zdebska, E., Daszynski, J., Radziszewski, J.: Free nucleotides of normal leukocytes and leukocytes in chronic leukemias. Acta haemat. pol. 3/2, 111−118 (1972).

Majerus, P.W., Lastra, R.: Fatty acid biosynthesis in human leukocytes. J. clin. Invest. 46, 1596 (1967).

Mak, T.W., Kurtz, S., Manaster, J., Housman, D.: Viral related information in oncornavirus like particles isolated from cultures of marrow cells from leukemic patients in relapse and remission. Proc. nat. Acad. Sci. (Wash.) 72, 623 (1975).

Maley, F., Maley, G.F.: Nucleotide interconversions. II. Elevation of deoxycytidylate deaminase and thymidylate synthetase in regenerating rat liver. J. biol. Chem. 235, 2968 (1960).

Maney, B.E., Moloney, W.C., Taylor, F.H.L.: Nucleic acid depolymerases of human leukocytes. Lab. Invest. 9, 466 (1960).

Marique, D., Hildebrand, J.: Evidence for a 5' nucleotidase in human leukemic leukocytes. Clin. chim. Acta 45, 93−98 (1973).

Marks, P.A., Gellhorn, A., Kidson, C.: Lipid synthesis in human leukocytes, platelets, and erythrocytes. J. biol. Chem. 235, 2579 (1960).

Marsh, J.C., Perry, S.: Thymidine catabolism by normal and leukemic human leukocytes. J. clin. Invest. 43, 267 (1964).

Masera, P., Pileri, A., Brachet, J., Hulin, N.: Lymphocyte actinomycin binding capacity in chronic lymphocytic leukemia. Experientia (Basel) 28, 1484 (1972).

Mauri, C., Soldati, M.: Les caracteristiques cytochimiques des granulations cellulaires. J. Suisse Med. 88, 992 (1958).

Maurice, P.A., Lederrey, C.: DNA repair of normal and leukemic lymphocytes damaged by an alkylating agent. Inhibition of repair by caffeine. Schweiz. med. Wschr. 1049, 149 (1974).

McCaffrey, R., Harrison, T.A., Pakman, R., Baltimore, D.: Terminal deoxynucleotidyl transferase activity in human leukemic cells and in normal human thymocytes. New Engl. J. Med. 292, 775 (1975).

McCaffrey, R., Smoler, D.F., Baltimore, D.: Terminal deoxynucleotidyl transferase in a case of childhood acute lymphoblastic leukemia. Proc. nat. Acad. Sci. 70, 521−525 (1973).

McMenamy, R.H., Lund, C.C., Neville, G.J., Wallach, D.F.H.: Studies of unbound amino acid distribution in plasma erythrocytes, leucocytes and urine of normal human subjects. J. clin. Invest. 39, 1675 (1960a).

McMenamy, R.H., Lund, C.C., Wallach, D.F.H.: Unbound amino acid concentrations in plasma, erythrocytes, leukocytes and urine of patients with leukemia. J. clin. Invest. 39, 1688 (1960b).

Mehrishi, J.N., Thomson, A.E.R.: Relationship between pH and Electrophoretic Mobility for Lymphocytes Circulating in Chronic Lymphatic Leukaemia. Nature 219, 1080 (1968).

Merker, H., Heilmeyer, L.: Die alkalische Phosphatase neutrophiler Leukozyten. Dtsch. med. Wschr. 85, 253 (1960).

Mertelsmann, R., Garbrecht, M., Heller-Schöch, G., Schöch, G.: DNA-dependent DNA and RNA polymerase activities in normal and leukaemic leucocytes: Characteristics and purification. 2nd Meeting of the European and African Div. of the Internat. Soc. of Hematol., Prague, Abstr. Vol. 1, p. 168 (1973).

MINTZ, V., SACHS, L.: Changes in the surface membrane of lymphocytes from patients with chronic lymphocytic leukemia and Hodgkin's disease. Int. J. Cancer 15, 253−259 (1975)

MOLLIN, D.L., ROSS, G.I.M.: Serum vitamin B_{12} concentrations in leukemia and in some other hematological conditions. Brit. J. Haemat. 1, 155 (1955).

MONDAL, H., GALLAGHER, R.E., GALLO, R.C.: RNA directed DNA polymerase from human leukemic blood cells and from primate type C virus producing cells: high and low molecular weight forms with variant biochemical and immunological properties. Proc. nat. Acad. Sci. (Wash.) 72, 1194 (1975).

MOROZ, C., SHALMON, L., HAHN, J.: Synthesis of surface immunoglobulin by lymphocyte leukemia cells in vitro. Europ. J. Immunol. 3, 16−20 (1973).

MORTON, R.K.: Aust. J. Sci. 24, 260 (1961).

MUKHERJEE, A.B., WAITE, R.G., COHEN, M.M., BERNSTEIN, R.: Incorporation of uridine-^{3}H and sodium acetate-^{14}C in lymphocytes derived from normal and leukemic individuals. Cancer Res. 32, 1833 (1972).

MURAMATSU, M., HIGASHINAKAGAWA, T., ONO, T., SUGANO, H.: The nuclear RNA of minimal deviation hepatomas. Cancer Res. 28, 1126 (1968).

NADLER, S.B., HANSEN, H.J., SPRAGUE, C.C., SHERMAN, H.: The effect of 6-mercaptopurine on the incorporation of labelled amino acids into cellular protein of chronic granulocytic leukemia leukocytes. Blood 18, 336 (1961).

NAKAI, G.S., MICHAEL, E., PETERSON, M., CRADDOCK, C.G.: Thymidine and thymidylate kinase, and thymidylate phosphatase in human leukemic leukocytes. Clin. chim. Acta 14, 422 (1966).

NASKALSKI, J., SZNAJD, J.: Ribonucleases of chronic granulocytic leukaemia leucocytes. Nature 215, 414−415 (1967).

NASS, M.M.K.: Reversible generation of circular dimer and higher multiple forms of mitochondrial DNA. Nature 233, 1124 (1969).

NEIMANN, P.E., HENRY, P.H.: DNA:RNA hybridization and competition studies of the newly synthesized radioactive ribonucleic acid from normal small lymphocytes and the lymphocytes of chronic lymphocytic leukemia. Blood 30, 887 (1967).

NELMAN, P.E., HENRY, P.H.: RNA-DNA hybridization and hybridization competition studies of rapidly labeled RNA from normal and chronic lymphocytic leukemia lymphocytes. Biochemistry 8, 275 (1969).

NEUMANN, H., MORAN, E.M., RUSSELL, R.M., ROSENBERG, I.H.: Distinct Alkaline Phosphatase in Serum of Patients with Lymphatic Leukemia and Infectious Mononucleosis. Science 186, 151 (1974).

NICOISON, G.L., SINGER, S.J.: The distribution and asymmetry of mammalian cell surface saccharides utilizing ferritin-conjugated plant agglutinins as specific saccharide strains. J. cell Biol. 60, 236−248 (1974)

NISHIZUKA, Y., UEDA, K., HONJO, T., HAYAISHI, O.: J. biol. Chem. 243, 3765 (1968).

NIXON, P.F., BERTINO, J.R.: Interrelationships of Vitamin B_{12} and Folate in Man. Amer. J. Med. 48, 555 (1970).

NOBLE, R.E., FUDENBERG, H.H.: Leukocyte lysozyme activity in myelocytic leukemia. Blood 30, 465−473 (1967).

NOUR-ELDIN, F., WILKUNSON, J.F.: Amino acid content of white blood cells in human leukemias. Brit. J. Haemat. 1, 358 (1955).

O'BRIEN, J.S., WALSH, J.R.: Folinic acid activity in leukocytes. Proc. Soc. exp. Biol. (N.Y.) 109, 843 (1962).

OETTGEN, H.F., OLD, L.J., BOYSE, E.A., CAMPBELL, H.A., PHILIPS, F.S. CLARKSON, B.D., TALLAL, L., LEEPER, R.D., SCHWARTZ, M.K., HOKIM, J.: Inhibition of leukemias in man by L-Asparaginase. Cancer Re. 27, 2619 (1967)

OHTA, H., NAGASE, H.: Serum, urine, and leukocyte muramidase (lysozyme) activity in monocytic leukemia and other hematologic malignancies. Acta haemat. Jap. 34/4, 498−512 (1971).

OLSSON, I., VENGE, P.: Cationic Proteins of Human Granulocytes. II. Separation of the Cationic Proteins of the Granules of Leukemic Myeloid Cells. Blood 44, 235−246 (1974).

ORRICK, L.R., OLSON, M.O.J., BUSCH, H.: Comparison of Nucleolar Proteins of Normal Rat Liver and Novikoff Hepatoma Ascites Cells by Two-Dimensional Polyacrylamide Gel Electrophoresis. Proc. nat. Acad. Sci. (Wash.) 70, 1316 (1973).

OSSERMAN, E.F., LAWLOR, D.P.: Serum and urinary lysozyme (muramidase) in monocytic and monomyelocytic leukemia. J. exp. Med. 124, 921 (1966).

OSSOWSKI, L., UNKELESS, J.C., TOBIA, A., QUIGLEY, J.P., RIFKIN, D.B., REICH, E.: An Enzymatic Function Associated with Transformation of Fibroblasts by Oncogenic Viruses. J. exp. Med. 137, 112 (1973).

OTAKE, H., MIWA, M., FUJIMURA, S., SUGIMURA, T.: Binding of ADP-Ribose Polymer with Histone J. Biochem. 65, 145 (1969).

PARAN, M., SACHS, L., BARAK, Y.: In vitro induction of granulocytic differentiation in haematopoetic cells from leukemic and nonleukemic patients. Proc. nat. Acad. Sci. (Wash.) 67, 1542 (1970).

Parekh, A.C., Glick, D.: Heparin and hexosamine in isolated mast cells: Determination, intracellular distribution and effects of biological state. J. biol. Chem. **237**, 280 (1962).

Park, R.W., Holland, J.F., Jenkins, A.: Urinary Purines in Leukemia. Cancer Res. **22**, 469 (1962).

Payne, M.R., Dancis, J., Berman, P.H., Balis, M.E.: Inosine Kinase in Leukocytes of Lesch-Nyhan Patients. Exp. Cell Res. **59**, 489 (1970).

Peacock, A.C., Brecher, G., Highsmith, E.M.: Simplified Procedure for Quantitative Measurement of Alkaline Phosphatase in White Blood Cells. Amer. J. clin. Path. **29**, 80 (1958).

Penman, S.: Ribonucleic acid metabolism in mammalian cells. New Engl. J. Med. **276**, 502 (1967).

Perry, S.: Biochemistry of the white blood cell. J. Amer. med. Ass. **190**, 918 (1964).

Perry, S., Gallo, R.C.: Physiology of human leukemic leukocytes: Kinetic and biochemical considerations. In: Gordon, A.S. (Ed.): Regulation of Hematopoiesis, Vol. 2, p. 1221. New York: Appleton-Century-Crofts 1970.

Peytremann, R., Thorndike, J., Beck, W.S.: Studies on N^5-Methyltetrahydrofolate-Homocysteine – Methyltransferase in normal and leukemic Leukocytes. J. clin. Invest. **56**, 1293 – 1301 (1975).

Pileri, A., Masera, P., Hulin, N., Brachet, J.: Actinomycin binding capacity in human leukaemic lymphoid cells. Acta haemat. (Basel) **48**, 89 – 97 (1972).

Pileri, A., Masera, P., Hulin, N., Brachet, J.: Actinomycin Binding and Uridine Incorporation by Human Normal Bone Marrow Cells. Experientia (Basel) **30**, 951 (1974).

Pisciotta, A.V., Daly, M.: Studies on Agranulocytosis. III. The Reduced Glutathione (GSH) Content of Leukocytes of Normals and Patients Recovered from Agranulocytosis. Blood **16**, 1572 (1960).

Pogo, B.G.T., Allfrey, V.G., Mirsky, A.E.: The effect of phytohemagglutinin on ribonucleic acid synthesis and histone acetylation in equine leucocytes. J. Cell Biol. **35**, 477 (1967).

Polgar, P., Vera, J.C., Kelley, P.R., Rutenburg, A.M.: Adenylate cyclase activity in normal and leukemic human leukocytes as determined by a radioimmunoassay for cyclic AMP. Biochim. biophys. Acta (Amst.) **297**, 378 – 383 (1973).

Polli, E.: Introduction to: Nucleic acid metabolism in normal and leukemic cells. Acta haemat. (Basel) **45**, 133 (1971).

Prager, M.D., Malicky, M., Goemer, M., Hill, H.M.: Riboflavin activity in normal and leukemic human leukocytes and nuclei. J. Lab. clin. Med. **53**, 926 (1959).

Prager, M.D., Young, J.E., Atkins, I.C.: A Study of the Possible Role of Feedback Inhibition of Aspartate Transcarbamylase in Regulation of Pyrimidine Synthesis in Human Leukocytes. J. Lab. clin. Med. **70**, 768 (1967).

Pritchard, J.B., Chavez-Peon, F., Berlin, R.D.: Purines: Supply by liver to tissues. Amer. J. Physiol. **219**, 1263 (1970).

Quagliata, F., Faig, D., Conklyn, M., Silber, R.: Studies on Lymphocyte 5'-Nucleotidase in Chronic Lymphocytic Leukemia, Infectious Mononucleosis, Normal Subpopulations, and Phytohemagglutinin-Stimulated Cells. Cancer Res. **34**, 3197 – 3202 (1974).

Quaglino, D., Hayhoe, F.G.J.: Observations on the Periodic Acid-Schiff Reaction in Lymphoproliferative Diseases. J. Path. Bact. **78**, 521 (1969).

Rabinowitz, Y.: Separation of lymphocytes, polymorphonuclear leukocytes and monocytes on glass columns, including tissue culture observations. Blood **23**, 811 (1964).

Rabinowitz, Y.: Adherence and separation of leukemic cells on glass bead columns. Blood **26**, 100 (1965).

Rabinowitz, Y.: RNA and DNA Metabolism in Normal and Leukemic Leukocytes. In: Gunz, F., Baikie, A. (Eds.): Leukemia, 3. Ed., p. 175. New York, San Francisco, London: Grune and Stratton 1974.

Rabinowitz, Y., Farmer, R., Czebotar, V.: Deoxycytidine pathway in separated normal and leukemic leukocytes with effects of culture. Blood **38**, 312 (1971).

Rabinowitz, Y., Wilhite, B.A.: Thymidine salvage pathway in normal and leukemic leukocytes with effects of ATP on enzyme control. Blood **33**, 759 (1969).

Rabinowitz, Y., Wong, P., Wilhite, B.A.: Effect of phytohemagglutinin on enzymes of thymidine salvage pathway of cultured chronic lymphatic leukemic lymphocytes. Blood **35**, 326 (1970).

Rachmilewitz, B., Rachmilewitz, N.: Chemotherapy induced changes in serum vitamin B_{12} binding proteins in myeloid leukaemia. Israel J. med. Sci. **7**, 1140 (1971).

Rainer, H., Hoecker, P., Deutsch, E.: Biochemische Unterschiede der DNA Polymerasen leukämischer Zellen. Blut **28**, 256 – 263 (1974a).

Rainer, H., Hoecker, P., Pittermann, E., Moser, K.: Säulenchromatographische Anreicherung von DNA Polymerase Aktivitäten bei Leukämie. Acta haemat. (Basel) **50**, 200 – 212 (1973).

Rainer, H., Lugscheider, R., Bauer, K., Moser, K.: Reverse Transcriptase im menschlichen Blutplasma. Klin. Wschr. **52**, 1060 – 1062 (1974b).

Ramsey, R.L., Ultmann, J.E.: Protein synthesis by ribosomes from blood lymphocytes of normals and patients with chronic lymphocytic leukemia. Proc. Soc. exp. Biol. (Wash.) **1414**, 839 (1970).

REEM, G.H.: De novo purine biosynthesis by two pathways in Burkitt lymphoma cells and in human spleen. J. clin Invest. **51**, 1058 (1972).

REGAN, J.D., VODOPICK, H., TAKEDA, S., LEE, W.H., FAULKON, F.M.: Serine requirement in leukemic and normal blood cells. Science **163**, 1452 (1969).

REYNOLDS, J., FOLLETTE, J.H., VALENTINE, W.H.: The arginase activity of erythrocytes and leukocytes with particular reference to pernicious anemia and thalasemia major. J. Lab. clin. Med. **50**, 78 (1957).

RIGAS, D., DUERST, M.L., JAMP, M.E., OSGOOD, E.E.: The nucleic acids, and other phosphorus compounds of human leukemic leukocytes: Relation to cell maturity. J. Lab. clin. Med. **48**, 356 (1956).

ROBERTS, D., HALL, T.C.: Enzyme activities and deoxynucleoside utilization of leukemic leukocytes in relation to drug therapy and resistance. Cancer Res. **29**, 166 (1969).

ROBERTS, D., HALL, T.C.: Dihydrofolate reductase activity and deoxynucleoside incorporation into DNA of human leukocytes. Relation to methotrexate administration. Cancer (Philad.) **20**, 905–910 (1967).

ROBERTSON, D.: Distinct Alkaline Phosphatase in Serum of Patients With Lymphatic Leukemia and Infectious Mononucleosis. Science **186**, 151–155 (1974).

ROBINSON, J.C., PIERCE, J.E.: Differential Action on Neuraminidase on Human Serum Alkaline Phosphatases. Nature **204**, 472 (1964).

ROEDER, R.G., RUTTER, W.J.: Specific Nuclear and Nucleoplasmic RNA Polymerases. Proc. nat. Acad. Sci. (Wash.) **65**, 675 (1970).

ROGENTINE, G.N.: Naturally occurring human antibody to neuraminidase-treated human lymphocytes. Antibody levels in normal subjects, cancer patients, and subjects with immunodeficiency. J. nat. Cancer Inst. **54**, 1307–1311 (1975).

ROSMAN, M., LEE, M.H., CREASEY, W.A., SARTORELLI, A.C.: Mechanisms of Resistance to 6-thiopurines in Human Leukemia. Cancer Res. **34**, 1952 (1976).

ROSMAN, M., WILLIAMS, H.E.: Leukocyte Purine Phosphoribosyl-transferases in Human Leukemias Sensitive and Resistant to 6-thiopurines. Cancer Res. **33**, 1202 (1973).

ROSSITER, R.J., WONG, E.: Beta-glucuronidase of human white blood cells. Blood **5**, 864 (1950).

RUBIN, A.D.: Possible control of lymphocyte growth at the level of ribosome assembly. Nature **220**, 196 (1968).

RUBIN, A.D.: Defective control of ribosomal RNA processing in stimulated leukemic lymphocytes. J. clin. Invest. **50**, 2485 (1971).

RUEFF, F., FUHRMANN, G.F., RUHENSTROTH-BAUER, G.: Die Zell-Elektrophorese in der klinischen Diagnostik. Münch. med. Wschr. **24**, 1242 (1963).

SARIN, P.S., ANDERSON, P.N., GALLO, R.C.: Terminal Deoxynucleotidyl Transferase Activities in Human Blood Leukocytes and lymphoblast Cell Lines: High Levels in Lymphoblast Cell Lines and in Blast Cells of Some Patients with Chronic Myelogenous Leukemia in Acute Phase. Blood **47**, 11–20 (1976).

SARIN, P.S., GALLO, R.C.: Characterization of terminal deoxynucleotidyltransferase in a cell line (8402) derived from a patient with acute lymphoblastic leukemia. Biochem. biophys. Res. Commun. **65**, 673 (1975).

SARIN, P.S., GALLO, R.C.: Biochemical approaches to detection of viral related information in human acute leukemic cells. Bibl. haemat. (Basel) **40**, 463 (1975).

SARNGADHARAN, M.G., SARIN, P.S., REITZ, M.S., GALLO, R.C.: Reverse Transcriptase Activity of Human Acute Leukemic Cells: Purification of the Enzyme, Response to AMV 70S RNA and Characterization of the Product. Nature New Biol. **240**, 67 (1972).

SAUNDERS, G.F., SHIRAKAWA, S., SAUNDERS, P.P., ARRIGHI, F.E., HSU, T.C.: Populations of repeated DNA sequences in the human genome. J. molec. Biol. **63**, 323 (1972).

SAWADA, H., CRAIN, W.R., SAUNDERS, G.F.: Transcription of chromatin from two classes of human leukemic leukocytes. Biochim. biophys. Acta (Amst.) **281**, 643–651 (1972).

SAWADA, H., GILMORE, V.H., SAUNDERS, G.F.: Transcription from chromatins of human lymphocytic leukemia cells and normal lymphocytes. Cancer Res. **33**, 428–434 (1973).

SCHOLAR, E.M., CALABRESI, P.: Identification of the Enzymatic Pathways of Nucleotide Metabolism in Human Lymphocytes and Leukemia Cells. Cancer Res. **33**, 94 (1973).

SCHOOLEY, J.C., BRYANT, B.J., KELLY, L.S.: Preliminary autoradiographic observations of cellular proliferation in lymphoid tissues using triated thymidine. In: STOHLMAN, F. (Ed.): The kinetics of cellular proliferation. New York: Grune and Stratton 1959.

SCHULTZ, J., SCHWARTZ, S.: The chemistry of experimental chloroma. II. Isolation of crystalline Protoporphyrin, its origin and relation to other porphyrins. Cancer Res. **16**, 565–568 (1956).

SCHUMACHER, H.R., McFEELY, A.E., DAVIS, K.D., MAUGEL, T.K.: The acute leukemic cell. IV. DNA synthesis in peripheral blood and bone marrow. Amer. J. clin. Path. **56**, 508–514 (1971).

SCHWANDT, P., BIRK, J., EHRHART, H.: Phospholipid pattern of leukemic leukocytes. Klin. Wschr. **47**, 11–112 (1969).

Schwarzmeier, J.D., Lujf, A., Neumann, E., Bohnel, J.: Zyklisches 3′, 5′-adenosinmonophosphat (cAMP) in normalen und PHA stimulierten Lymphozyten sowie in leukämischen Zellen. Wien. klin. Wschr. **86**, 8–12 (1974).

Scott, J.L.: Human leukocyte metabolism in vitro. Incorporation of adenine 8-C^{14} and formate-C^{14} into the nucleic acids of leukemic leukocytes. J. clin. Invest. **41**, 67 (1962).

Scott, J.L., Marino, J.V., Gabor, P.E.: Human Leukocyte Metabolism In Vitro. II. The Effect of 6-mercaptopurine on Formate-C^{14} Incorporation into the Nucleic Acids of Acute Leukemic Leukocytes. Blood **28**, 683 (1966).

Seeber, S.: Fehlerhafte Synthese ribosomaler Nucleinsäuren in menschlichen Leukämiezellen. Z. Krebsforsch. **82**, 159–173 (1974c).

Seeber, S., Brucksch, K.P., Kading, J., Schmidt, C.G., Busch, H.: Oligonucleotides of ribosomal 28 S RNA in human leukemic cells and normal lymphocytes. Cancer Res. **34**, 1281 (1974a).

Seeber, S., Kading, J., Brucksch, K.P., Schmidt, C.G.: Defective rRNA synthesis in human leukaemic blast cells? Nature **248**, 673 (1974b).

Seeber, S., Schmidt, C.G.: Makromolekulare Besonderheiten des Lymphocyten der chronisch lymphatischen Leukämie (CLL). Klin. Wschr. **52**, 1093–1102 (1974d).

Seitz, I.F.: Enzymo chemical identification of leukemic cells. Folia haemat. (Lpz.) **91**, 167–171 (1969).

Seitz, J.F.: In: Current Research in Leukaemia (Hayhoe, F.G.J., Ed.), p. 207. Cambridge: University Press 1965.

Seitz, J.F., Luganova, I.S.: The biochemical identification of blood and bone marrow cells of patients with acute leukemia. Cancer Res. **28**, 2548–2555 (1968).

Sharma, O.K., Kerr, S.J., Lipshitz-Wiesner, R., Borek, E.: Regulation of the tRNA Methylases. Fed. Proc. **30**, 167 (1971).

Shiguera, H.T., Chargaff, E.: Studies on the dynamics of ribonucleic acid formation. J biol. Chem. **233**, 197 (1958).

Silber, R.: Regulatory mechanisms in the human leukocyte. I. The feedback control of deoxycytidylate deaminase. Blood **29**, 896–905 (1967).

Silber, R., Berman, E., Goldstein, B., Stein, H., Farnham, G., Bertino, J.R.: Methylation of Nucleic Acids in Normal and Leukemic Leukocytes. Biochim. biophys. Acta (Amst.) **123**, 638 (1966).

Silber, R., Conklyn, M., Grusky, G., Zucker-Franklin, D.: Human Lymphocytes: 5′-Nucleotidase-Positive and -Negative Subpopulations. J. clin. Invest. **56**, 1324–1327 (1975).

Silber, R., Gabrio, B.W., Huennekens, F.M.: Studies on normal and leukemic leukocytes. III. Pyridine nucleotides. J. clin. Invest. **41**, 230 (1962).

Silber, R., Gabrio, B.W., Huennekens, F.M.: Studies on normal and leukemic leukocytes. VI. Thymidylate synthetase and deoxycytidylate deaminase. J. clin. Invest. **43**, 1913 (1963).

Silber, R., Unger, K.W., Ellman, L.: RNA Metabolism in Normal and Leukaemic Leucocytes: Further Studies on RNA Synthesis. Brit. J. Haemat. **14**, 261 (1968).

Silber, R., Unger, K.W., Grooms, R.: RNA synthesis in normal leucocytes, leukemia and macroglobulinemia. Nature (Lond.) **205**, 1211 (1965).

Sitz, T.O., Nazar, R.N., Spohn, W.H., Busch, H.: Similarity of Ribosomal and Ribosomal Precursor RNA's from Rat Liver and the Novikoff Ascites Hepatoma. Cancer Res. **33**, 3312 (1973).

Skarin, A.T., Matsuo, Y., Moloney, W.C.: Muramidase activity in leukemia and myeloproliferative disorders. Oncologia (Basel) **27**, 406–414 (1973).

Smith, L.H., Barker, F.A., Sullivan, M.: Pyrimidine metabolism in man. II. Studies of leukemic cells. Blood **15**, 360 (1960).

Smith, C.A., Vinograd, J.: Complex mitochondrial DNA in human tumors. Cancer Res. **33**, 1065–1070 (1973).

Smith, J.L., Omura, G.A., Krakoff, I.H., Balis, M.E.: IMP and AMP: pyrophosphate phosphoribosyltransferase in leukemic and normal human leukocytes. Proc. Soc. exp. Biol. (N.Y.) **136**, 1299 (1971).

Smith, R.G., Gallo, R.C.: DNA-Dependent DNA Polymerases I and II from Normal Human-Blood Lymphocytes. Proc. nat. Acad. Sci. (Wash.) **69**, 2879 (1972).

Smutka, P., Brunning, R.D.: An evaluation of nuclear aryl-sulfatase activity in acute leukaemias. Acta haemat. (Basel) **41**, 290 (1969).

Sobin, L.H., Kidd, J.G.: A metabolic difference between two lines of lymphoma 6C3HED cells in relation to asparagine. Proc. Soc. exp. Biol. (N.Y.) **119**, 325 (1965).

Sokal, J.E., Lopez-Sandoval, R.: In vitro leucocyte thymidine uptake in chronic lymphocytic leukemia. Proc. amer. Ass. Cancer Res. **14**, 161 (1973).

Spadari, S., Weissbach, A.: The Interrelation Between DNA Synthesis and Various DNA Polymerase Activities in Synchronized HeLa Cells. J. molec. Biol. **86**, 11 (1974).

SPIEGELMAN, S.: Molecular Evidence for Viral Agents in Human Cancer and Its Chemotherapeutic Consequences. Cancer Chemother. Rep. **58**, 595−613 (1974).

SPRINGGATE, C.F., LOEB, L.A.: Mutagenic DNA polymerase in human leukemic cells. Proc. nat. Acad. Sci. (Wash.) **70**, 245−249 (1973).

SRIVASTAVA, B.I.S., MINOWADA, J.: Ribonuclease sensitive endogenous DNA polymerase activity and DNA directed DNA polymerase in human tissue culture cell lines. Cancer Res. **32**, 2481−2486 (1972).

SRIVASTAVA, B.I., MINOWADA, J., MOORE, G.E.: High terminal Deoxynucleotidyl Transferase Activity in a New T-Cell Line (RPMI 8402) of Acute Lymphoblastic Leukemia Origin. J. nat. Cancer Inst. **55**, 4 (1975).

STECK, T.L., DAWSON, G.: Topographical distribution of complex carbohydrates in the erythrocyte membrane. J. biol. Chem. **249**, 2135−2142 (1974)

STJERNHOLM, R.L., DIMITROV, N.V., ZITO, S.: Carbohydrate Metabolism in Leukocytes. XIII. Differentiation by Metabolism of Leukemic Leukocytes into Three Groups. J. Reticuloendoth. Soc. **7**, 539 (1970).

STREFFER, C., SCHOLZ, G.: Hoppe-Seyler's Z. physiol. Chem. **353**, 855 (1972).

STUART, J., SIMPSON, J.S., MANN, J.R.: Intracellular hydrogen transport systems in acute leukaemia. Brit. J. Hemat. **19**, 739 (1970).

SWENSEID, M.E., BETHELL, F.H., BIRD, O.D.: Concentration of Folic Acid in Leukocytes. Cancer Res. **11**, 864 (1951).

TAKAKU, F., WADA, O., SASSA, S., NAKAO, K.: Heme synthesis in normal and leukemic leukocytes. Cancer Res. **28**, 1250−1255 (1968).

TAN, C.H., HANSEN, H.H.J.: Studies on the site of synthesis of transcobalamin-II. Proc. Soc. exp. Biol. (N.Y.) **127**, 740 (1968).

TANAKA, K.R., VALENTINE, W.N.: The arginase activity of human leukocytes. J. Lab. clin. Med. **56**, 754 (1960).

TANZER, J., DALLAPICCOLA, B., PHILIPPE, N., LANOE, R., SEBAN, C., BOIRON, M., BERNARD, J.: Intérêt diagnostique possible de la coloration cytochimique de l'arylsulfatase en hématologie. Nouv. Rev. franç Hémat. **9**, 706 (1969).

TATTERSALL, M.H.N., LAVOIE, A., GANESHAGURU, K., TRIPP, E., HOFFBRAND, A.V.: Deoxyribonucleoside Triphosphates in human cells: changes in disease and following exposure to drugs. Europ. J. clin. Invest. **5**, 191−202 (1975).

THEML, H., TREPEL, F., RASTETTER, J., BEGEMANN, H.: DNS- und RNS-Synthese in benignen und malignen Lymphomen. Klin. Wschr. **45**, 609 (1967).

TORELLI, U.L., TORELLI, G.M.: Patterns of Macromolecular RNA Metabolism in Normal Human Lymphocytes and in Acute Leukemia Blast Cells. In: Erythrocytes, Thrombocytes and Leukocytes (GERLACH, E., MOSER, K., DEUTSCH, E., WILLIAMS, W., Eds.), p. 372. Stuttgart: Thieme 1973.

TORELLI, U., TORELLI, G.: Poly (A) containing molecules in heterogeneous nuclear RNA of normal PHA stimulated lymphocytes and acute leukaemia blast cells. Nature New Biol. **244**, 134−136 (1973).

TORELLI, U.L., TORELLI, G.M., ANDREOLI, A., MAURI, C.: Partial Failure of Methylation and Cleavage of 45 S RNA in the Blast Cells of Acute Leukaemia. Nature **226**, 1163 (1970).

TORELLI, U.L., TORELLI, G.M., ANDREOLI, A., MAURI, C.: Impaired processing of ribosomal precursor RNA in blast cells of acute leukemia. Acta haemat. (Basel) **45**, 201 (1971).

TORELLI, U., TORELLI, G., CADOSSI, R.: Double stranded ribonucleic acid in human leukemic blast cells. Europ. J. Cancer **11**, 117 (1975).

TORELLI, U., TORELLI, G., MAURI, C.: Competition Hybridization Studies on Rapidly Sedimenting RNA of Acute Leukemia Blast Cells. Europ. J. Cancer **8**, 653 (1972).

TRYFIATES, G.P.: Methylation of DNA human chronic granulocytic leukemia cells. Life Sci. **11**, 229−236 (1972).

TRYFIATES, G.P., LASZLO, J.: Human Leukemic Polyribosomes. Proc. Soc. exp. Biol. (N.Y.) **124**, 1125 (1967).

TSAI, M.J., SAWADA, H., GILMORE, V.H., SAUNDERS, G.F.: Transcription of chromatin by the DNA-dependent RNA polymerases of human leukemic leukocytes and E. coli. Fed. Proc. **31**, 428 (1972).

TUNG, R., SILBER, R., QUAGLIATA, F., CONKLYN, M., GOTTESMAN, J., HIRSCHHORN, R.: Adenosine Deaminase Activity in Chronic Lymphocytic Leukemia. J. clin. Invest. **57**, 756−761 (1976).

TURKINGTON, R.W.: Changes in hybridizable nuclear RNA during the neoplastic development of mouse mammary cells. Cancer Res. **31**, 427 (1971).

TURKINGTON, R.W., SELF, D.: New species of hybridizable nuclear RNA in breast cancer cells. Cancer Res. **30**, 1833 (1970).

VALENTINE, W.N., BECK, W.C.: Biochemical Studies on Leukocytes. I. Phosphatase Activity in Health, Leukocytosis, and Myelocytic Leukemia. J. Lab. clin. Med. 38, 39 (1951).

VALENTINE, W.N., BECK, W.S., FOLLETTE, J.H., MILLS, H., LAWRENCE, J.S.: Biochemical studies in chronic myelocytic leukemia, polycythemia vera and other idiopathic myeloproliferative disorders. Blood 7, 959 (1952).

VALENTINE, W.N., FOLLETTE, J.H., SOLOMON, D.H., REYNOLDS, J.: The Relationship of Leukocyte Alkaline Phosphatase to "Stress", to ACTH, and to Adrenal 17-OH-corticosteroids. J. Lab. clin. Med. 49, 723 (1957).

VALENTINE, W.N., LAWRENCE, J.S., PEARCE, M.L., BECK, W.S.: The relationship of the basophil to blood histamine in man. Blood 10, 154 (1955).

VALENTINE, W.N., PEARCE, M.L., LAWRENCE, J.S.: Studies on the histamine content of blood with special reference to leukemia, leukemoid reactions and leukocytosis. Blood 5, 623 (1950).

VANNOTTI, A., JEUNET, F.: Biosynthese porphyrique dans les globules blancs. Schweiz. med. Wschr. 93, 1280–1282 (1963).

VIOLA, M.V., FRAZIER, M., WIERNIK, P.H., MCCREDIE, K.B., SPIEGELMAN, S.: Reverse transcriptase in leukocytes of leukemic patients in remission. New Engl. J. Med. 294, 75–80 (1976).

WACHSTEIN, M., KELLNER, J.D., ORTITZ, J.M.: Pyridoxal phosphate in plasma and leukocytes of normal and pregnant subjects following B_6 load tests. Proc. Soc. exp. Biol. (N.Y.) 103, 350 (1960a).

WACHSTEIN, M., KELLNER, J.D., ORTITZ, J.M.: Pyridoxal phosphate in patients with leukemia and other diseases. Proc. Soc. exp. Biol. (N.Y.) 105, 563 (1960b).

WAGNER, R.: Studies on the physiology of the white blood cell. The glycogen content of leukocytes in leukemia and polycythemia. Blood 2, 235 (1947).

WALKER, P.M.B., MCLAREN, A.: Fractionation of mouse deoxyribonucleic acid on hydroxyapatite. Nature 208, 1175 (1965).

WALTERS, T.R., WELLAND, F.H., GRIBBLE, T.J., SCHWARTZ, H.C.: Biosynthesis of Heme in Leukemic Leukocytes. Cancer (Philad.) 20, 1117–1123 (1967).

WARBURG, O.: Über den Stoffwechsel der Tumoren. Berlin: Springer 1926.

WEISBERGER, A.S., LEVINE, B.: Incorporation of radioactive L-cystine by normal and leukemic leukocytes in vivo. Blood 9, 1082 (1954).

WEISBERGER, A.S., SUHRLAND, L.G., GRIGGS, R.C.: Incorporation of radioactive L-cystine and L-methionine by leukemic leukocytes in vitro. Blood 9, 1095 (1954).

WEISENTHAL, L.M., RUDDON, R.W.: Characterization of human leukemia and Burkitt lymphoma cells by their acidic nuclear protein profiles. Cancer Res. 32, 1009 (1972).

WEISSBACH, A., SCHLABACH, A., FRIDLENDER, B., BOLDEN, A.: DNA Polymerases from Human Cells. Nature New Biol. 231, 167 (1971).

WEISSMAN, S.M., HENRY, P., KARON, M., WYNNGATE, A.: Synthesis of acid-soluble proteins by the lymphocytes of chronic lymphocytic leukemia. J. Lab. clin. Med. 67, 757 (1966).

WILL, J.J., GLAZON, H.S., VILTER, R.W.: Nucleic acids, nucleases and nuclease inhibitors in leukemia. In: REBUCK, J.Q., BETHELL, F.H., MONTO, R.W. (Eds.): The Leukemias, p. 417. New York: Academic Press 1957.

WILLIAMS, A.M.: Nucleic Acid Metabolism in Leukemic Human Leukocytes. I. In Vitro Incorporation by Leukocytes from Chronic Granulocytic Leukemia. Cancer Res. 22, 314 (1962).

WILMANNS, W.: Bestimmung, Eigenschaften und Bedeutung der Dihydrofolsäure-Reduktase in den weißen Blutzellen bei Leukämien. Klin. Wschr. 40, 533 (1962).

WILMANNS, W.: Thymidine kinase in normal and leukemic myeloid cells. Klin. Wschr. 45, 505–511 (1967).

WILMANNS, W., NEEF, V.: Die Thymidylat-Synthetase in weißen Blutzellen und im Knochenmark unter normalen und pathologischen Bedingungen. Klin. Wschr. 49, 755 (1971).

WILMS, K., JAENICKE, L.: Desoxyribonucleinsäure-Polymerase in menschlichen Leukocyten. Enzymaktivität bei Leukämien und Virusinfektionen. Klin. Wschr. 46, 407 (1968).

WULFF, U.C., DESAI, L.S., FOLEY, G.E.: Human leukaemic cells. Fractionation and characterization of ribonucleic acids. Exp. Cell Res. 75, 39 (1972).

WULFF, U.C., DESAI, L.S., HEUER, R.: Human leukemic cells: characteristics of modified methylated minor bases of low molecular weight pribonucleic acids. Exp. Cell Res. 90, 63–72 (1975).

YAM, L.T., MITUS, W.J.: The lymphocyte β-glucuronidase activity in lymphoproliferative disorders. Blood 31, 480 (1968).

YANIV, A., GULATI, S.C., BURNY, A., SPIEGELMAN, S.: Detection of complexes containing 70 S RNA and reverse transcriptase in human leukemic plasma. Intervirology 1, 317–328 (1973).

YEOMAN, L.C., TAYLOR, C.W., BUSCH, H.: Two-dimensional polyacrylamide gel electrophoresis of acid extractable nuclear proteins of normal rat liver and Novikoff hepatoma ascites cells. Biochem. biophys. Res. Commun. 51, 956 (1973a).

YEOMAN, L.C., TAYLOR, C.W., JORDAN, J.J., BUSCH, H.: Two-dimensional polyacrylamide gel electrophoresis of chromatin proteins of normal rat liver and Novikoff hepatoma ascites cells. Biochem. biophys. Res. Commun. 53, 1067 (1973b).

Yu, F.L.: Two functional states of the RNA polymerases in the rat hepatic nuclear and nucleolar fractions. Nature **251**, 344–346 (1974).

Zeya, H.J., Spitznagel, J.K.: Cationic proteins of polymorphonuclear leukocyte lysosomes. I. Resolution of antibacterial and enzymatic activities. II. Composition, properties, and mechanism of antibacterial action. J. Bact. **91**, 750 u. 755 (1966).

Zimmer, J., Khalifa, A.S., Lightbody, J.J.: Decreased Lymphocyte Adenosine Deaminase Activity in Acute Lymphocytic Leukemic Children and Their Parents. Cancer Res. **35**, 68–70 (1975).

Zinsser, O.E., Holldorf, A.W., Obrecht, P.: Allosterische Hemmung von zwei Enzymen des Nukleotidstoffwechsels in normalen und in leukämischen Leukozyten. Krebsforschg. Krebsbekämpfg. **6**, 105–109 (1967).

Zittoun, J., Jarret, J., Zittoun, R., Sultan, C.: Transcobalamines et lysozyme dans les leucémies et les syndromes myéloprolifératifs. Nouv. Rev. franç. Hémat. **14**, 324 (1974).

Zittoun, J., Marquet, J., Zittoun, R.: The intracellular Content of the three Transcobalamins at various Stages of normal and leukaemic myeloid Cell Development. Brit. J. Haemat. **31**, 299–310 (1975).

Komplikationen und supportive Therapie der Leukämien und malignen Non-Hodgkin-Lymphome

GÜNTER BRITTINGER und ERIKA KÖNIG
Hämatologische Abteilung der Medizinischen Universitätsklinik Essen

Mit 9 Abbildungen und 20 Tabellen

A. Einleitung

Die durch Leukämien und maligne Non-Hodgkin-Lymphome induzierten Primärveränderungen bewirken eine Reihe von Folgeerscheinungen und Komplikationen, die den Verlauf der Erkrankung mehr oder minder stark beeinflussen. Es ist das Ziel der „spezifischen" zytostatischen Chemo- und/oder Radiotherapie, das Grundleiden so weitgehend zu bessern, daß die Sekundärveränderungen auf ein Minimum reduziert werden oder ganz verschwinden. Da die spezifischen Maßnahmen nur selten sofort oder in vielen Fällen auch auf die Dauer nur ungenügend wirksam werden sowie ihrerseits mit dem Risiko schwerer Nebenwirkungen, insbesondere einer starken Myelosuppression, belastet sind, besteht die Notwendigkeit einer unspezifischen unterstützenden Therapie („Supportive Care"). Diese Behandlung setzt sich aus therapeutischen und prophylaktischen Komponenten zusammen, zu denen vor allem die Substitution fehlender Blutbestandteile, eine optimale Unterstützung der noch vorhandenen körpereigenen Abwehrmechanismen, z.B. durch die gezielte Gabe bakterizid wirksamer Antibiotika, und die Korrektur krankheits- und/oder therapiebedingter Stoffwechselstörungen gehören. Einen vorwiegend experimentellen Charakter hat zur Zeit noch die mehr oder minder strikte Expositionsprophylaxe gegenüber exogenen und/oder endogenen Mikroorganismen. Eine umfassende supportive Therapie muß heute trotz des teilweise damit verbundenen personellen Aufwandes und der hohen Kosten als integrierender Bestandteil einer optimalen Behandlung der malignen Bluterkrankungen angesehen werden, da sie in den zurückliegenden Jahren zweifellos zur Verbesserung der Prognose einiger dieser Krankheitsbilder beigetragen hat.

B. Anämie

ERIKA KÖNIG und GÜNTER BRITTINGER

Eine Anämie tritt im Verlauf aller Leukämien und malignen Non-Hodgkin-Lymphome fast obligat auf. Zum Zeitpunkt der Diagnose ist sie bei der akuten Leukämie am stärksten ausgeprägt. Als Ursache ist vorwiegend eine Erythrozytenbildungsstörung anzunehmen. Dabei ist eine Verdrängung der Resthämatopoese durch neoplastische Zellen nicht als einzige pathogenetische Möglichkeit anzusehen, da einerseits Patienten mit malignen Non-Hodgkin-Lymphomen ohne nachweisbare Knochenmarkinfiltration anämisch sein können und andererseits bei den akuten Leukämien mit starker Anhäufung von pathologischen Zellen im Knochenmark die Anämie, Thrombozytopenie und Leukozytopenie voneinander unabhängige Variable darstellen (Boggs et al., 1962). Die Anämie ist meist normochrom und normozytär, es werden jedoch auch makrozytäre Formen, insbesondere bei Patienten mit Di Guglielmo-Syndrom und akuter myeloischer Leukämie, gefunden (Wintrobe et al., 1974). Einzelne Patienten (z.B. mit Di Guglielmo-Syndrom bzw. Erythroleukämie, Erythroblastenschub bei chronischer myeloischer Leukämie; Gabuzda et al., 1969; Schwartz et al., 1970; Srodes et al., 1973b) lassen Zeichen einer ineffektiven Erythropoese erkennen.

Über hämolytische Anämien s.S. 270f.

Da sich die hypoplastische Anämie meist relativ langsam entwickelt, hat der Organismus die Möglichkeit, sich den erniedrigten Hämoglobinkonzentrationen anzupassen. Es wird angenommen, daß Erwachsene die untere Grenze der physiologischen Adaptationsfähigkeit des Herz-Kreislaufsystems bei Hämoglobinkonzentrationen von $6-8$ g/dl erreichen (Elwood, 1973; Bube, 1974; Wintrobe et al., 1974). Dabei ist allerdings zu berücksichtigen, daß sehr alte, sehr junge und stark geschwächte Kranke sowie insbesondere Patienten mit verminderter kardiopulmonaler und zerebrovaskulärer Reserve in der Regel eine deutlich verminderte Toleranz gegenüber der aus der Anämie resultierenden Hypoxie aufweisen (Grove-Rasmussen et al., 1961; Beal, 1973). Es ist daher darauf zu achten, daß die Hämoglobinkonzentration bei derartigen Patienten oberhalb von 8 g/dl gehalten wird.

Kürzlich wurde von Smith u. Ekert (1976) bei zytostatisch behandelten Kindern mit akuter lymphatischer und akuter myeloischer Leukämie beobachtet, daß diejenigen Patienten, deren Hämoglobinkonzentrationen durch eine leichte Übertransfusion auf Werte zwischen 14 und 16 g/dl angehoben worden waren, nach der Chemotherapie einen rascheren Granulozytenanstieg und eine geringere Infektionshäufigkeit aufwiesen als Patienten, deren Hämoglobinkonzentrationen zwischen 10 und 12 g/dl schwankten. Außerdem mußte die Chemotherapie in der Gruppe der übertransfundierten Kinder seltener unterbrochen werden. Die Autoren gehen davon aus, daß im Knochenmark durch die Grunderkrankung und die Therapie eine Verminderung pluripotenter Stammzellen eintritt. Da die Übertransfusion den durch Erythropoetin vermittelten Stimulus auf die Präkursoren der erythropoetischen Zellen reduziert und sich daher weniger pluripotente Stammzellen zu erythropoetischen Vorstufen differenzieren müssen, könnten mehr pluripotente Stammzellen für die Bildung granulopoetischer Elemente zur Verfügung stehen. Sollten sich diese Ergebnisse bei weiteren Untersuchungen auch an Erwachsenen bestätigen, müßten die Vorstellungen über die Höhe der bei Hämoblastose-Patienten erforderlichen Hämoglobinkonzentrationen revidiert werden, und die Orientierung dürfte nicht mehr allein an der Toleranz gegenüber der anämiebedingten Hypoxie erfolgen.

Bei der akuten Leukämie, der chronischen myeloischen Leukämie und den malignen Non-Hodgkin-Lymphomen kann die Anämie durch eine spezifische Behandlung, insbesondere die Induktion einer Remission, vermindert oder sogar zum Verschwinden gebracht werden (Wintrobe et al., 1974). Bei der chronischen lymphatischen Leukämie ist dies seltener der Fall (Boggs et al., 1966).

Als unspezifische Maßnahmen zur Behandlung einer Anämie kommen eine Substitution von Erythrozyten, der Versuch einer Stimulation der Erythropoese sowie gegebenenfalls die Splenektomie in Betracht.

I. Substitution von Erythrozyten

Die Substitution von Erythrozyten darf wie jede Hämotherapie nur bei strenger Indikationsstellung vorgenommen werden und muß mit der Präparation, die dem Einzelfall am besten angepaßt ist, erfolgen (Hämotherapie „nach Maß"). Die Gabe von Vollblut zum reinen Erythrozytenersatz ist — insbesondere bei chronischen Anämien — nicht gerechtfertigt, da diese Maßnahme mit einer Reihe von Nachteilen bzw. Gefahren belastet ist (s. u.). In einem allgemeinen Krankengut kann bei mindestens 70—80% der Patienten Vollblut ohne weiteres durch Erythrozytenkonzentrat ersetzt werden (CHAPLIN, 1969; GREENWALT u. PERRY, 1969; MASOUREDIS, 1972b; WESTPHAL, 1972; BEAL, 1973; GRAW u. YANKEE, 1973; SCHIFF, 1973); in der täglichen Praxis werden diese Zahlen allerdings noch nicht annähernd erreicht (SMILEY, 1972; BEAL, 1973; SCHIFF, 1973). Als Indikationen für die Applikation von Vollblut sind vorwiegend der Erythrozyten- und Volumenersatz bei akuter schwerer Hämorrhagie mit bereits eingetretenem oder drohendem hypovolämischen Schock sowie Austauschtransfusionen anzusehen (BEAL, 1973; GRAW u. YANKEE, 1973; COLLINS, 1974; MITCHELL, 1976). Allerdings ist auch bei der hämorrhagisch bedingten Hypovolämie der Einsatz von Erythrozytenkonzentraten in Kombination mit Elektrolyt-, Albumin- oder Plasmaexpander-Lösungen gerechtfertigt (GREENWALT u. PERRY, 1969; MASOUREDIS, 1972b; WESTPHAL, 1972). Fast alle Patienten, bei denen eine Anämie länger als 24 Std besteht, weisen ein erhöhtes Gesamtblutvolumen auf und bedürfen daher keiner Vollbluttransfusion (EDITORIAL, 1965).

Im Vergleich zur Vollblutkonserve bietet das Erythrozytenkonzentrat folgende Vorteile (CHAPLIN, 1969; BEAL, 1973):

Verminderte Kreislaufbelastung des Empfängers durch Reduktion des zugeführten Volumens auf 40% oder weniger bei gleichbleibendem Erythrozytenersatz (GROVE-RASMUSSEN et al., 1961).

Verminderte Natriumzufuhr: Durch die Verminderung der Menge an ACD-Lösung, die üblicherweise als Antikoagulans dient, wird das Natriumcitrat auf ein Drittel der in Vollblutkonserven enthaltenen Menge reduziert.

Verminderte Zufuhr von Proteinen, insbesondere von Albumin.

Verminderte Zufuhr von Kaliumionen durch weitgehende Entfernung des Plasmas, das das aus den Erythrozyten während der Lagerung freigesetzte Kalium enthält (Tabelle 1) (GROVE-RASMUSSEN et al., 1961; WESTPHAL, 1972).

Verminderte Zufuhr von Ammoniak, das während der Lagerung entsteht und im Plasma enthalten ist (BEAL, 1960; WESTPHAL, 1972).

Verminderte Zufuhr von Citrat mit konsekutiver Reduktion der Gefahr einer Hypokalzämie beim Empfänger (GROVE-RASMUSSEN et al., 1961).

Verminderung der immunologischen Risiken, z.B. Sensibilisierung gegen Plasmaproteine, Abschwächung von Antigen-Antikörper-Reaktionen bei bereits sensibilisierten Patienten, Reduktion des Titers von Anti-A- und Anti-B-Alloantikörpern bei Transfusion von 0-Erythrozyten auf Patienten mit anderen AB0-Blutgruppen (VOGEL u. VOGEL, 1966; BEAL, 1973). Durch die Verwendung von leuko- und thrombozytenarmen Präparationen wird auch die Gefahr einer Sensibilisierung gegen Antigene dieser Zellen, insbesondere HL-A-Antigene, reduziert (s. u.).

Erhöhung der Ausbeute an Plasma und gegebenenfalls anderen zellulären Blutelementen bei gleichbleibender Gesamtzahl von Blutspenden.

Ob eine Verminderung des Hepatitisrisikos bei Verwendung von Erythrozytenkonzentraten eintritt, ist unentschieden (KLIMAN, 1967; SPIELMANN, 1973); über Kryokonserven s.u.

Tabelle 1. Veränderungen in ACD-Blut während der Lagerung bei 5° C. (Nach Grove-Rasmussen *et al.*, 1961)

Dauer der Lagerung (Tage)	Glucose (mg/dl)	Kalium (mval/l)		Natrium (mval/l)		Vitale Zellen nach Transfusion (%)
		in den Erythro-zyten	im Plasma	in den Erythro-zyten	im Plasma	
0	330	90	7	3	160	100
7	280	73	14	7	159	98
14	240	65	19	14	157	83
21	220	62	23	18	153	70

1. Wahl des Antikoagulans

Am häufigsten wird auch heute noch saure Citrat-Dextrose (Acid-Citrate-Dextrose, ACD)-Lösung verwendet.

Ein weniger saures Antikoagulans stellt die Citrat-Phosphat-Dextrose (CPD)-Lösung dar, die seit einigen Jahren besonders in den USA angewandt wird (McCullough u. Weiblen, 1973).

2. Lagerung

Während der Lagerung treten Stoffwechselveränderungen der Erythrozyten auf, die zu einem Vitalitätsverlust oder einer vorübergehenden Funktionseinschränkung führen. 70% der in Form von Vollblut oder Erythrozytenkonzentrat in ACD-Lösung suspendierten Erythrozyten sind nach einer Lagerungszeit von 21 Tagen bei 4–5° C posttransfusionell noch vital (Tabelle 1) (Grove-Rasmussen *et al.*, 1961; Warner, 1970; Chaplin *et al.*, 1974a). Die Überlebenszeit der Erythrozyten ist hauptsächlich an eine bestimmte intrazelluläre Konzentration von Adenosintriphosphat (ATP) gebunden (Beutler, 1972). Während einer Lagerungsdauer von 21 Tagen in ACD-Lösung sinken die intraerythrozytären ATP-Konzentrationen auf ungefähr 60% der Norm ab; diese Veränderung tritt auch bei Verwendung von CPD als Antikoagulans auf (Buchholz, 1974a). Erythrozyten, die länger als 7 Tage in ACD- und mehr als 10 Tage in CPD-Lösung gelagert wurden, weisen eine Linksverschiebung der Sauerstoffdissoziationskurve des Hämoglobins auf, was einer erhöhten Sauerstoffaffinität des Blutfarbstoffs entspricht (Valtis u. Kennedy, 1953, 1954; Bunn *et al.*, 1969). Es besteht eine Korrelation zwischen der intraerythrozytären 2,3-Diphosphoglycerat-(2,3-DPG-)Konzentration und der genannten Hämoglobinveränderung (Chanutin u. Curnish, 1967; Button, 1974; Chaplin *et al.*, 1974a). Die 2,3-DPG-Konzentration sinkt in ACD-Blut nach 5–7 Tagen, in CPD-Konserven erst nach 14 Tagen wesentlich ab (Bunn *et al.*, 1969; Button, 1974; Chaplin *et al.*, 1974a; Schweizer u. Howland, 1974). Die während der Lagerung eintretende 2,3-DPG-Verarmung bildet sich erst 3–24 Std (bei Schwerkranken möglicherweise erst 48–72 Std) nach der Transfusion zusammen mit der erhöhten Sauerstoffaffinität des Hämoglobins zurück (Valtis u. Kennedy, 1954; O'Brien u. Watkins, 1960; Beutler u. Wood, 1969; Valeri u. Hirsch, 1969; Oski, 1971; Chaplin *et al.*, 1974a).

Die Frage, ob die erhöhte Sauerstoffaffinität des Hämoglobins in 2,3-DPG-armem Blut eine klinisch relevante Verminderung der Sauerstoffabgabe an das Gewebe mit sich bringt, wird zur Zeit diskutiert (Chaplin *et al.*, 1974a). Es konnte gezeigt werden, daß Massivtransfusionen mit 2,3-DPG-armem Blut beim Empfänger nicht nur zu einer Veränderung der Sauerstoffdissoziationskurve, sondern auch zu einem Abfall des zentralen venösen PO_2 führten (SUGERMAN et al., 1970). Bei Neugeborenen wurde nach Austauschtransfusionen mit 4—5 Tage altem ACD-Blut ein leichtes Absinken des p50 (Sauerstoffpartialdruck, der für eine 50%ige Sättigung des Hämoglobins bei pH 7,4, 37° C und einer CO_2-Spannung von 40 mm Hg erforderlich ist) beobachtet, während nach Transfusion von Blut, das weniger als 24 Std alt war, ein Anstieg des p50 festzustellen war; Unterschiede in der klinischen Wirkung werden allerdings nicht mitgeteilt (DELIVORIA-PAPADOPOULOS et al., 1971). Erfahrungen mit massivem Blutersatz bei Kriegsverwundeten sprechen weiterhin dafür, daß auch ältere, 2,3-DPG-arme Erythrozyten als Sauerstoffträger eine Sofortwirkung entfalten (BOWEN u. FLEMING, 1974; CHAPLIN et al., 1974a; COLLINS, 1974, 1976). Insgesamt liegen somit aus klinischer Sicht noch keine zwingenden Argumente dafür vor, ältere Erythrozyten nicht mehr für die Substitution zu verwenden (BUCHHOLZ, 1974a). Theoretisch könnten vor allem Patienten mit koronarer Herzerkrankung und Lungenaffektionen sowie ältere Kranke und Säuglinge durch die Gabe von Blut mit erhöhter Sauerstoffaffinität des Hämoglobins gefährdet werden (SUGERMAN et al., 1970; CHAPLIN et al., 1974a). Gegen die Verwendung von CPD-haltigen Vollblutkonserven für Massivtransfusionen spricht die Beobachtung, daß in derartigen Präparationen anscheinend mehr Thrombo- und Leukozytenaggregate vorhanden sind als in ACD-Präparationen (WRIGHT u. SANDERSON, 1974).

3. Immunologische Probleme

Durch die Verwendung von AB0- und Rh_0 (D)-identischen Erythrozyten kann die Gefahr einer schweren Transfusionsreaktion auf ein Minimum reduziert werden. Die meisten der zahlreichen übrigen Erythrozytenantigene stellen — mit Ausnahme des Kell-Duffy-Systems — nur relativ schwache Immunogene dar (STURGEON, 1972). In einer allgemeinen Population wird bei AB0- und Rh_0 (D)-Kompatibilität die Gefahr einer Alloimmunisierung gegen eine andere antigene Determinante nach einer einzigen Transfusion auf 1% geschätzt (STURGEON, 1972); sie nimmt mit der Zahl der verabreichten Konserven zu (LOSTUMBO et al., 1966).

Die Häufigkeit von Transfusionsreaktionen wird auf 0,9—5% geschätzt (MASOUREDIS, 1972a; BRYANT u. WALLACE, 1974). Eine ausführliche Darstellung dieser Komplikationen findet sich bei M. MATHES, Handbuch der inneren Medizin, Bd. II/1 (1968). Die neuesten Richtlinien zur Vermeidung und Behandlung von Transfusionszwischenfällen wurden vom wissenschaftlichen Beirat der Bundesärztekammer (1976) aufgestellt.

4. Gefahr der Übertragung von Krankheitserregern

Jede Bluttransfusion ist mit dem Risiko der Übertragung von Krankheitserregern, insbesondere Viren (z.B. Hepatitis- und Cytomegalieviren) und Protozoen (z.B. Toxoplasma gondii und Malariaplasmodien), die sich im Spenderblut befinden, belastet. Diese Problematik wird von M. MATHES, Handbuch der inneren Medizin, Bd. II/1 (1968), sowie in einem neueren Kongreßbericht (GREENWALT u. JAMIESON, 1975) und einer monographischen Darstellung (WALLACE, 1976) eingehend diskutiert.

5. Herstellung und Eigenschaften von Erythrozytenkonzentraten

a) Erythrozytensuspensionen

Spontansedimentation. Die so gewonnenen Erythrozytenkonzentrate enthalten meist noch viele Leuko- und Thrombozyten, so daß sie in immunologischer Hinsicht nicht wesentlich günstiger sind als Vollblut (CHAPLIN, 1969). Endhämatokrit der Präparation: 65—70%. Wenn die Herstellung offen erfolgt, muß innerhalb weniger Stunden transfundiert werden (CHAPLIN, 1969; MASOUREDIS, 1972b).

Zentrifugation. Mit dieser Methode kann eine größere Menge Plasma als nach Spontansedimentation der Erythrozyten entfernt werden, so daß ein Hämatokrit von 70—80% oder mehr resultiert. Die Erythrozyten sollen nicht später als 6 Tage nach der Entnahme zentrifugiert werden, da andernfalls mit einer Zellschädigung durch die präparativen Maßnahmen gerechnet werden muß (MASOUREDIS, 1972b). Die Haltbarkeit von Erythrozytenkonzentraten, die innerhalb von 3—4 Tagen hergestellt werden, beträgt etwa 25 Tage (SZYMANSKI u. VALERI, 1969). Auch in diesem Fall bleiben die genannten immunologischen Probleme prinzipiell bestehen. Allerdings läßt sich durch Entfernung des gesamten überstehenden Plasmas und der Buffy-Coat-Schicht eine Verminderung der Leuko- und Thrombozytenkontamination erzielen; außerdem steigt dadurch der Endhämatokrit der Präparation auf mehr als 90% an (CHAPLIN, 1969).

Waschen der Erythrozyten. Während eines 3maligen Wasch- und Zentrifugationsvorgangs werden nur wenige Buffy-Coat-Elemente entfernt; dagegen kann ein hoher Prozentsatz der Leuko- und Thrombozyten durch Waschen in einer Durchflußzentrifuge eliminiert werden (CHAPLIN, 1969). Als wesentliche Nachteile des Waschverfahrens sind die Gefahr einer bakteriellen Kontamination während des Herstellungsvorgangs, eine mehr oder minder starke Erythrozytenschädigung bzw. ein Erythrozytenverlust von maximal 40% (bei Anwendung der kontinuierlichen Durchflußzentrifugation) sowie der relativ große Arbeits- und Kostenaufwand zu nennen (CHAPLIN *et al.*, 1974a). Wegen des Risikos der bakteriellen Verunreinigung müssen gewaschene Erythrozyten innerhalb von 3 Std nach der Herstellung transfundiert werden (CHAPLIN, 1969; MASOUREDIS, 1972b).

Die Applikation gewaschener Erythrozyten ist nur bei folgenden Störungen indiziert:

Überempfindlichkeit des Empfängers gegenüber Plasma oder Plasmabestandteilen (MASOUREDIS, 1972b).

Anwesenheit von Antikörpern gegen IgA bei Empfängern mit IgA-Mangel oder polytransfundierten Empfängern (VYAS *et al.*, 1968).

Liegen bei Patienten Anti-HL-A-Antikörper vor oder soll deren Bildung verhindert werden (z.B. bei potentiellen Empfängern von Knochenmarktransplantaten), müssen gewaschene Erythrozyten mit einem besonders geringen Anteil von Leuko- und Thrombozyten verwendet werden (MAYER *et al.*, 1972).

Sedimentation in kolloidalen Lösungen. Durch Sedimentation frisch entnommener Erythrozyten mit Dextran (Molekulargewicht 150000), Gelatine oder Hydroxyäthylstärke mit nachfolgender Aspiration des Plasmas und erneuter

Sedimentation kann ein Erythrozytenkonzentrat gewonnen werden, das nur noch weniger als 3% der Leukozyten enthält (CHAPLIN et al., 1959, 1974a; SCHIFF, 1973). Diese Methode hat im Vergleich zur Herstellung gewaschener Erythrozyten den Vorteil, daß keine Zentrifugation der Zellen erforderlich ist. Bestehen bleibt jedoch die Gefahr der bakteriellen Kontamination, so daß die Transfusion nach der Präparation umgehend durchzuführen ist.

Filtration durch Nylonfasern. Frisches Blut wird entweder sofort mit Heparin versetzt (GREENWALT et al., 1962) oder zunächst mit ACD-Lösung antikoaguliert und erst nach Entfernung des plättchenreichen Plasmas sowie des Buffy-Coat heparinisiert und rekalzifiziert; vor der Heparinisierung kann das Blut bis zu 48 Std gelagert werden (HALTERMAN et al., 1972). Anschließend findet eine Filtration durch Nylonfasern statt; dabei werden die phagozytierenden Leukozyten fast vollständig entfernt. Bei Verwendung von unfraktioniertem Vollblut passiert jedoch ein großer Teil der Lymphozyten das Filter, so daß derartige Präparationen noch in der Lage sind, eine Sensibilisierung gegen HL-A-Antigene zu induzieren (GREENWALT et al., 1962). Mit der von HALTERMAN et al. (1972) angegebenen Modifikation können auch die Lympho- und Thrombozyten größtenteils eliminiert werden. Eine weitgehende Leukozytenverarmung läßt sich weiterhin durch die Kombination von Filtration und 3maligem Waschen erzielen (LANG-FELDER et al., 1970). Die Lagerungsfähigkeit der durch Filtration von heparinisiertem Vollblut und anschließende Suspension der Zellen in ACD-Lösung entstehenden Konserven soll zwischen 14 und 21 Tagen liegen (GREENWALT et al., 1962). Wegen der Gefahr der bakteriellen Kontamination ist jedoch eine baldige Transfusion zu empfehlen.

b) Kryokonserven

Tiefgefrorene Erythrozyten behalten nach dem Auftauen ihre Vitalität und sind zur Substitution gut geeignet (MOLLISON u. SLOVITER, 1951; VALERI, 1966). Es ist zu erwarten, daß 80% der unter optimalen Bedingungen präparierten und gelagerten Erythrozyten eine normale Funktion und Überlebenszeit aufweisen (CHAPLIN et al., 1974a). Erythrozyten aus Kryokonserven besitzen im Vergleich zu Erythrozyten, die in Suspension gelagert werden, verschiedene Vorteile. Da häufig nur Erythrozyten, die nicht länger als 24 Std in ACD-Lösung suspendiert waren, eingefroren werden und sich die Konzentrationen von ATP und 2,3-DPG auf dem Niveau halten, das zum Zeitpunkt des Einfrierens bestand, kann mit einem optimalen Gehalt der Zellen an diesen beiden Substanzen gerechnet werden (KEITT, 1972; BRYANT u. WALLACE, 1974). Werden die Erythrozyten vor dem Einfrieren eine Woche lang bei 4° C in ACD- oder CPD-Lösung gelagert und am Tag des Auftauens oder einen Tag später transfundiert, so weisen die in CPD suspendierten Zellen eine bessere Sauerstofftransportfunktion auf als die in ACD suspendierten Erythrozyten (VALERI, 1974a). Nach dem Auftauen und Waschen enthalten die Präparationen nur noch wenige Leukozyten und Thrombozyten (CHAPLIN, 1969; BRYANT u. WALLACE, 1974; CHAPLIN et al., 1974b; SUMIDA, 1974), so daß eine Sensibilisierung gegen HL-A-Antigene wahrscheinlich weitgehend vermieden werden kann. Obwohl das Hepatitis B-Oberflächenantigen (HB$_s$Ag) auch in der Waschflüssigkeit bzw. im Überstand aufgetauter Kryokonserven nachgewiesen wurde (WERCH et al., 1971), sprechen mehrere Studien (CARR et al., 1973; BRYANT u. WALLACE, 1974; CHAPLIN et al., 1974a) dafür, daß das Risiko einer transfusionsbedingten Hepatitis bei Verwendung von Kryokonserven sehr gering ist; für diesen günstigen Effekt könnte nicht der Einfrier- und Auftauvorgang an sich, sondern der kontinuierliche Waschprozeß verantwortlich sein (Chaplin *et al.*, 1974a).

Für die Herstellung von Kryokonserven kommen prinzipiell intrazellulär (z.B. Glycerin) oder extrazellulär (z.B. Hydroxyäthylstärke) wirkende kryoprotektive Substanzen in Frage; am häufigsten wird auch heute noch Glycerin verwendet. Bei langsamem Einfrieren der Zellen auf -70 bis $-85°$ C sind hohe Glycerinkonzentrationen erforderlich (Huggins, 1965; Meryman u. Hornblower, 1972, 1973; Valeri, 1974a), während ein rasches Kühlen auf Temperaturen von -120 bis $-196°$ C auch mit einem geringeren Zusatz von Glycerin möglich ist (Rowe *et al.*, 1966, 1968; Åkerblom u. Högman, 1974; Pepper *et al.*, 1974; Pepper, 1976). Aus den aufgetauten Präparationen werden hohe Glycerinkonzentrationen nach dem Prinzip der reversiblen Agglomeration (Huggins, 1963) oder durch Waschen in der Durchflußzentrifuge (Meryman u. Hornblower, 1972, 1973) entfernt. Geringere Glycerinmengen lassen sich durch einfaches manuelles Waschen oder ebenfalls mit Hilfe der Durchflußzentrifuge eliminieren (Rowe *et al.*, 1966, 1968; Morse, 1974). Es ist möglich, daß die extrazelluläre Kryoprotektion mit Hydroxyäthylstärke, die sich zur Zeit noch im experimentellen Stadium befindet, in Zukunft größere Bedeutung erlangen wird (Lionetti u. Hunt, 1975; Weatherbee *et al.*, 1975).

Kryokonserven können 1—5 Jahre oder länger gelagert werden (Perrault *et al.*, 1967; Chaplin *et al.*, 1974a; Valeri, 1974a). Die aufgetauten Erythrozyten müssen wegen der Gefahr der bakteriellen Kontamination während des Waschvorgangs innerhalb weniger Stunden transfundiert werden (Chaplin, 1969). Das *In-vitro-* und/oder *In-vivo*-Recovery bzw. die Überlebenszeit der Erythrozyten nach der Transfusion werden von mehreren Autoren als befriedigend bis ausgezeichnet angegeben (Huggins, 1964; Perrault *et al.*, 1967; Rowe *et al.*, 1968; Szymanski u. Valeri, 1968; Korn u. Stewart, 1971; Meryman u. Hornblower, 1972, 1973; Valeri u. Zaroulis, 1972; Åkerblom u. Högman, 1974; Pepper *et al.*, 1974; Sumida, 1974; Valeri, 1974a).

Grundsätzlich ist die Entwicklung der Kryokonservierung von Erythrozyten als ein wesentlicher Fortschritt anzusehen, der die Vorratshaltung in den Blutbanken erheblich erleichtert und extremen Anforderungen in idealer Weise Rechnung trägt (Bryant u. Wallace, 1974; Moss *et al.*, 1974). Da die Herstellung jedoch mit einem größeren apparativen und personellen Aufwand verbunden ist, übersteigen zur Zeit die Kosten von Kryokonserven diejenigen von Erythrozytensuspensionen in den meisten Zentren noch erheblich (Chaplin *et al.*, 1974b). Zu bedenken ist allerdings, daß durch die nahezu unbegrenzte, permanente und prompte Verfügbarkeit von Erythrozyten aller Blutgruppen und die Vermeidung von Verlusten durch Verfall von Erythrozytensuspensionen (in den USA zur Zeit 25%; Chaplin *et al.*, 1974a) auch erhebliche Einsparungen entstehen und kryokonservierte Erythrozyten qualitativ hochwertiger sind als nicht ganz frische suspendierte Zellen (Smiley, 1972; Bryant u. Wallace, 1974; Moss *et al.*, 1974).

Von Grove-Rasmussen (1965) stammt der Vorschlag, üblicherweise lediglich Erythrozyten der Gruppe 0 einzufrieren, da bei dem Waschvorgang nach dem Auftauen die Alloagglutinine entfernt werden und diese Zellen dann als echte Universalspender-Erythrozyten anzusehen sind. Wenn genügend Spender vorhanden sind, können auch A-Erythrozyten für die Transfusion auf A- und AB-Empfänger kryokonserviert werden; 0-Erythrozyten werden dann bei 0- und B-Patienten angewandt. Eine weitere Aufteilung der Erythrozyten kann entsprechend dem Nachweis der Antigene Rh_0 (D), rh′ (C), rh″ (E), hr′ (c),

hr″ (e), K, Fyᵃ und Fyᵇ erfolgen. Auf dieser Grundlage lassen sich vier Gruppen
von kryokonservierten Erythrozyten bilden (BRYANT u. WALLACE, 1974):

Häufige Erythrozyten:
Gruppen 0 Rh₀ (D) positiv und negativ.
Anwendung bei Patienten ohne Antikörperbildung gegen Erythrozyten.

Weniger häufige Erythrozyten:
Gruppe 0, Rh negativ (cde/cde), K negativ, Fyᵃ negativ;
Gruppe 0, Rh negativ (cde/cde), K negativ, Fyᵇ negativ;
Gruppe 0, Rh positiv (CDe/CDe), K negativ, Fyᵃ negativ;
Gruppe 0, Rh positiv (CDe/CDe), K negativ, Fyᵇ negativ;
Gruppe 0, Rh positiv (cDE/cDE), K negativ, Fyᵃ negativ;
Gruppe 0, Rh positiv (cDE/cDE), K negativ, Fyᵇ negativ.

Diese Gruppen kommen bei etwa 4% der Spender vor. Die Erythrozyten sind für Patienten
aller AB0-Gruppen mit Sensibilisierung gegen die Blutgruppenantigene Rh₀ (D), rh′ (C), rh″ (E),
hr′ (c), hr″ (e), K, Fyᵃ oder Fyᵇ sowie für Patienten mit multiplen Rh-Hr-Antikörpern (mit Ausnahme der seltenen Kombinationen Anti-Rh₀ (D)+hr″ (e) und Anti-Rh₀ (D)+hr′ (c)) geeignet.

Seltene Erythrozyten:
Dazu gehören Erythrozyten aller AB0-Gruppen, die ein Antigen nicht besitzen, das bei den
meisten Spendern einer unausgewählten Population gefunden wird, z.B. Negativität für Tjᵃ, U,
k, Luᵇ, Kpᵇ, Bombay, Rh₍ₙᵤₗₗ₎, r′r′ (Cde/Cde), r″r″ (cdE/cdE).

Autologe Erythrozyten (s.u.):
Sie sollten für Patienten hergestellt werden, die Antikörper gegen alle getesteten Spendererythro-
zyten aufweisen oder sich früher als intensive Antikörperbildner erwiesen haben.

Gefrorene Erythrozyten kommen außerdem für Patienten in Betracht, die
gegen Plasma und/oder Leuko- und/oder Thrombozytenantigene sensibilisiert
oder für Transplantationen vorgesehen sind (KORN u. STEWART, 1971).

c) Autologe Erythrozyten

Die Verwendung von Suspensions- oder Kryokonserven autologer Erythrozyten
bietet den Vorteil, daß eine Übertragung von Infektionen auf dem Blutwege
und eine Sensibilisierung gegenüber allogenischen Blutzellen (SCHECHTER *et al.*,
1972) ausgeschlossen sind und das Risiko einer Transfusionsreaktion auf ein
Minimum reduziert wird. Von dieser Möglichkeit sollte besonders bei chirurgischen Eingriffen, z.B. einer explorativen Laparotomie zur Stadiendiagnostik
bei malignen Lymphomen, Gebrauch gemacht werden. Außerdem können sich
autologe Erythrozyten von Patienten mit akuter Leukämie, die während der
Remissionsphase gewonnen wurden, bei Eintritt eines Rezidivs oder bei der
Durchführung einer Knochenmarktransplantation als günstig erweisen.

II. Stimulation der Erythropoese

Der Versuch, eine Besserung der meist hypoplastischen Anämie bei Leukämien
und malignen Non-Hodgkin-Lymphomen durch Stimulation der Erythropoese
zu erzielen, hat zum Einsatz androgener Steroide geführt. Einzelbeobachtungen bei Patienten mit akuter und subakuter Leukämie (einschließlich der
leukämischen Retikuloendotheliose, „smouldering leukaemia" und der akuten Erythrämie) des Kindes- und Erwachsenenalters sprechen dafür, daß die
mehrwöchige Behandlung mit diesen Substanzen zu einem Rückgang oder zum
Verschwinden der Anämie mit Aufhören der Transfusionsbedürftigkeit führen

kann, wobei der Effekt in einigen Fällen nach Absetzen des Medikamentes noch anhielt (Gardner u. Pringle, 1961; Kennedy, 1964; Sánchez-Medal, 1971a u. b; Berner u. Oehme, 1972). In einem Fall von „smouldering leukaemia" wurde außerdem ein Rückgang einer Hepatosplenomegalie und erhöhter Körpertemperaturen beobachtet (Sánchez-Medal, 1971a u. b).

Bei der chronischen lymphatischen Leukämie und anderen Non-Hodgkin-Lymphomen liegen ebenfalls Mitteilungen über eine Stimulation der Erythropoese mit Rückgang der Anämie durch androgene Steroide vor (Gardner u. Pringle, 1961; Kennedy, 1964, 1965; West, 1965; Zittoun *et al.*, 1968b; Silver, 1969; Sánchez-Medal, 1971a u. b). Teilweise wurden zusätzlich andere hämatologische Parameter und der leukämische Prozeß selbst günstig beeinflußt (Gardner u. Pringle, 1961; Sánchez-Medal, 1971a u. b).

Zur Verifizierung der genannten Androgen-Effekte sind prospektive randomisierte Studien an einem größeren Krankengut unbedingt erforderlich.

III. Splenektomie

Die Splenektomie ist die Therapie der Wahl, wenn ein verstärkter Erythrozytenabbau in der Milz nachweisbar ist (Hypersplenismus) (Gunz u. Baikie, 1974). Bei der chronischen myeloischen Leukämie, der chronischen lymphatischen Leukämie und der „myeloiden Metaplasie" werden meist nur eine geringe Verkürzung der Erythrozytenüberlebenszeit und — wenn überhaupt — nur ein unwesentlicher Anstieg des Milz/Leber-Index beobachtet; die nach der Splenektomie feststellbare Erhöhung des Hämatokrit ist anscheinend teilweise auf ein — nicht in allen Fällen persistierendes — Absinken des Plasmavolumens zurückzuführen (Nightingale *et al.*, 1972). Einige Autoren berichten jedoch über eine anhaltende Besserung einer nicht autoimmunhämolytisch bedingten Anämie durch die Milzexstirpation bei Patienten mit chronischer lymphatischer Leukämie (Christensen *et al.*, 1970; Christensen, 1971; Adler *et al.*, 1975; Videbaek *et al.*, 1976). Über die Indikation zur Splenektomie bei autoimmunhämolytischen Anämien s. S. 273f.

C. Infektionen

Günter Brittinger und Erika König

I. Häufigkeit, Art, Erreger

Infektionen stellen bei Patienten mit Leukämien und malignen Non-Hodgkin-Lymphomen die häufigste Komplikation und/oder Todesursache dar (Leach, 1961; Aroesty u. Furth, 1962; Miller u. Shanbrom, 1963; Hersh *et al.*, 1965; Casazza *et al.*, 1966; Viola, 1967; Levine *et al.*, 1972; Schimpff *et al.*, 1972a; Sickles *et al.*, 1973; Twomey, 1973; Levine *et al.*, 1974, Bodey, 1975; Lampert, 1975). Während nach Hersh *et al.* (1965) Infektionen und Blutungen in der Zeit von 1954—1959 bei Patienten mit akuter Leukämie noch je etwa die Hälfte der Todesursachen ausmachten, ging der Prozentsatz letaler Blutungen in den nächsten Jahren — möglicherweise infolge der häufiger durchgeführten Thrombozytensubstitution — zurück; im Gegensatz dazu beobachtete Viola (1967) in vergleichbaren Intervallen an einem kleineren Krankengut stets eine

Tabelle 2. Haupttodesursachen bei malignen hämatologischen Erkrankungen. CML=chronische myeloische Leukämie; CLL=chronische lymphatische Leukämie

Erkrankung, Autoren	Zeitraum	Patienten-zahl	Infektionen		Blutungen		Blutungen u. Infektionen (%)	Andere Ursachen (%)
			Gesamt-zahl (%)	iso-liert (%)	Gesamt-zahl (%)	iso-liert (%)		
Akute Leukämie								
Hersh et al. (1965)	1954—1959	184	—	24	—	22	41	13
Hersh et al. (1965)	1960—1963	170	—	47	—	15	25	13
Viola (1967)	1951—1960	28	50	39	—	29	—	21
Viola (1967)	1961—1966	42	45	40	—	36	—	19
Graw et al. (1972)	1965—1971	229	—	74	—	13	10	3
Brittinger (1973, 1974)	1967—1972	64	—	55	—	19	12	14
Bodey (1975)		366	70	—	—	—	—	—
Chang et al. (1976)	1966—1972	315	—	66	—	15	9	10
Akute Leukämie, CML, CLL, maligne Lymphome, aplastische Anämie								
Levine et al. (1972)	1965—1971	450	79	69	21	11	10	10
Maligne Non-Hodgkin-Lymphome								
Feld et al. (1974)	1966—1973	139	46	—	8	—	—	—

Prädominanz letaler Infektionen (Tabelle 2). In den letzten Jahren stellten Infektionen bei der akuten Leukämie in 55—74% (Graw et al., 1972; Brittinger, 1973, 1974; Bodey, 1975; Chang et al., 1976) die Todesursache dar. Von 139 zwischen 1966 und 1973 beobachteten Patienten mit malignen Non-Hodgkin-Lymphomen (ausschließlich CLL; Klassifikation nach Rappaport et al., 1956) verstarben 46% an Infektionen und nur 8% an Blutungen. Unter den Infektionen dominierten bakterielle Septikämien und Pneumonien. Mykosen und Infekte, die durch andere Erreger verursacht worden waren, traten demgegenüber weit in den Hintergrund (Feld et al., 1974) (Tabelle 2). Bei der akuten Leukämie des Erwachsenenalters entwickelten etwa 60% der Patienten während der Induktionschemotherapiephase eine schwere Organinfektion, etwa 25% starben an dieser Komplikation (Bodey, 1975); eine oder mehrere Infektionsepisoden wurden bei etwa 80% aller Patienten mit akuter Leukämie beobachtet (Bodey, 1973). Vor Einführung der Kombinationschemotherapie ließen 75% der Patienten mit malignen Lymphomen während des Krankheitsverlaufes schwere Infektionen erkennen; davon entwickelten 32% diese Komplikationen erst während der Endphase der Erkrankung (Casazza et al., 1966). Bei Patienten mit chronischer lymphatischer Leukämie beträgt die Gesamtmorbidität an Infektionen etwa 60—85% (Aroesty u. Furth, 1962; Bodey, 1973; Twomey, 1973); in ca. 60% der Fälle stellen Infektionen die primäre Todesursache dar (Twomey, 1973).

Wie Tabelle 3 zeigt, manifestieren sich die meisten letal verlaufenden Infektionen bei Patienten mit akuter Leukämie und malignen Lymphomen (mit Ausnahme der chronischen lymphatischen Leukämie) als disseminierte Erkrankungsformen. In beiden Gruppen folgen mit abnehmender Häufigkeit pneumonische Prozesse; andere Infektionen, z.B. Peritonitiden, machen zusammen weniger als 10% der Infektionen aus (Hersh et al., 1965; Viola, 1967; Levine et al., 1972, 1974; Bodey, 1975). Bei der chronischen lymphatischen Leukämie stehen

Tabelle 3. Lokalisation letaler Infektionen bei Patienten mit Leukämien und malignen Lymphomen

Erkrankung, Autoren	Patientenzahl	Gesamtzahl der Infektionen	Disseminierte Infektion bzw. Septikämie (%)	Pneumonie (%)	Peritonitis (%)	Andere Lokalisationen (%)
Akute Leukämie						
Hersh et al. (1965)	–	315	65	28	–	7
Viola (1967)	33	–	85	12	–	3
Bodey (1975)	366	–	65	28	0,1	6,9
Akute Leukämie, CML, CLL, maligne Lymphome, aplastische Anämie						
Levine et al. (1972)	354	–	53	43	–	4
Maligne Lymphome						
Bodey (1975)	206	–	53	40	3	4

Pneumonien mit etwa 50% aller Infektionen im Vordergrund; nur etwa 10% der infizierten Patienten entwickeln eine Septikämie (Bodey, 1973; Twomey, 1973).

Tödliche Infektionen, die bei Patienten mit akuter Leukämie auftraten, wurden bis 1959 in 91,8% und seit 1960 in 66—76,8% der Fälle durch Bakterien verursacht (Hersh et al., 1965; Bodey, 1975) (Tabelle 4). Der prozentuale Anteil der Mykosen an letal verlaufenen Infektionen stieg von 1959—1975 von 8,2 auf 33% an (Hersh et al., 1965; Bodey, 1975) (Tabelle 4), wofür die zunehmende Häufigkeit einer antibiotischen und/oder zytostatischen und/oder Glukokortikoid-Behandlung verantwortlich gemacht wird (Bodey, 1973; Scholer, 1974). Bei malignen Lymphomen wurden letal verlaufene bakterielle Infektionen in höherer Frequenz (86%) als bei akuter Leukämie angetroffen; letale Pilzinfektionen waren dementsprechend seltener (13%) (Bodey, 1975) (Tabelle 4). In einem europäischen Autopsiematerial (69 Leukämien, 92 maligne Lymphome) wurden in der Zeit von 1970 bis 1975 bei 13% der Leukämie-Patienten und 6,5%

Tabelle 4. Keimisolierung bei Leukämie- und Lymphom-Patienten mit letalen Infektionen

Erkrankung, Autoren	Zeitraum	Zahl der Beobachtungen (Zahl der Patienten)	Infektionstyp
Akute Leukämie			
Hersh et al. (1965)	1954—1959	134	Septikämie
Hersh et al. (1965)	1960—1963	125	Septikämie
Bodey (1975)		(366)	sämtliche Infektionen
Akute Leukämie, CML, CLL, maligne Lymphome, aplastische Anämie			
Levine et al. (1972, 1974)	1965—1971	462 (354)	sämtliche Infektionen Septikämie Pneumonie
Maligne Lymphome			
Bodey (1975)		(206)	sämtliche Infektionen

der Patienten mit malignen Lymphomen Systemmykosen gefunden (GLOOR u. WEGMANN, 1976).

Die bei Patienten mit Leukämien und malignen Lymphomen bestehende Resistenzminderung führt einerseits dazu, daß Infektionen sowohl mit den üblichen stark pathogenen Erregern als auch mit normalerweise wenig pathogenen sowie seltenen Keimen gehäuft auftreten. Andererseits ist sie für den schweren, häufig generalisierten und letalen Verlauf derartiger Komplikationen verantwortlich.

II. Risikofaktoren

Bei Patienten mit Leukämien und malignen Lymphomen werden die verschiedenen Abwehrmechanismen des Organismus (anatomische Schranken, Zellfunktionen, humorale Faktoren) nicht nur durch die neoplastische Grunderkrankung selbst, sondern auch durch die verschiedensten therapeutischen Maßnahmen beeinträchtigt (Tabelle 5). Die einzelnen Krankheitsentitäten lassen jedoch eine unterschiedliche Störung der genannten Systeme erkennen.

Akute Leukämie. Den wichtigsten infektionsfördernden Faktor stellt die durch die Krankheit selbst bedingte und durch die Therapie verstärkte Neutropenie dar (RODRIGUEZ u. BODEY, 1976). Es besteht eine reziproke Beziehung zwischen der Zahl der zirkulierenden Neutrophilen und der Infektionshäufigkeit; etwa 50% der schweren Organinfektionen und 70% der disseminierten Infektionen sind mit einer Neutropenie vergesellschaftet. Das Risiko einer Infektion steigt allerdings erst bei Neutrophilenwerten unter $1000/\mu l$ an (BODEY, 1975) (Abb. 1). Alle Patienten, die mehr als 3 Wochen lang Neutrophilenzahlen unter $100/\mu l$ aufwiesen, entwickelten eine Infektion (BODEY et al., 1966). Ein therapiebedingter Neutrophilenabfall ging unabhängig von seinem Ausmaß in 12% der Fälle mit einer schweren Infektion einher. Bei Neutrophilenzahlen oberhalb von $2000/\mu l$ beträgt die Infektionshäufigkeit 2%, bei einem Abfall unter $100/\mu l$ 28%. Patienten, deren Neutrophilenzahl während der ersten Woche der Infektion unter $100/\mu l$ bleibt, weisen eine Letalität von 80% auf. Bei initialen Neutrophilenzahlen unter $1000/\mu l$ besteht eine Letalität von 60%, wenn nach Auftreten der

Bakterien (%)	Pilze (%)	Bakterien und Pilze (%)	Viren (%)	Protozoen (%)	Andere bzw. nicht identifizierte Keime (%)	Misch-infektionen (%)
91,8	8,2	–	–	–	–	–
76,8	23,2	–	–	–	–	–
66	33	–	0,2	0,1	–	–
56	25	6	⊢———13———⊣			–
69,8	24,5	–	–	–	–	5,7
44,2	27,9	7,0	–	4,7	16,2	–
86	13	–	0,3	0,6	–	–

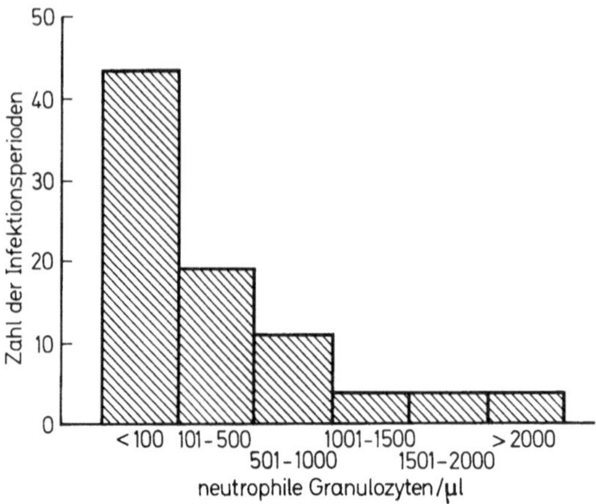

Abb. 1. Beziehung zwischen der Zahl schwerer Infektionen und der Blutneutrophilenkonzentration bei 52 Patienten mit akuter Leukämie. [Aus: Bodey, G.P.: Cancer Treatment Rev. **2**, 89−128 (1975)]

Tabelle 5. Infektionsbegünstigende Faktoren bei Patienten mit Leukämien und malignen Lymphomen. (Nach Nauta u. Van Furth, 1975)

Abwehrmechanismus	Art der Schädigung bzw. Störung	Schädigende Faktoren

Anatomische Schranken
  Haut
  Schleimhäute
	Mikro- und Makroläsionen	Zytostatika, Glukokortikoide, Infiltration mit neoplastischen Zellen, iatrogene Eingriffe (z.B. Venen- und Harnblasen-Katheter, Trachealkanülen), mechanische Läsionen

Zellfunktionen
  Phagozytose:
    Granulozyten
    Makrophagen
	Verminderung und Funktionsstörungen	Neoplastischer Prozeß per se, Zytostatika, ionisierende Strahlen, Glukokortikoide

Zelluläre Immunität:
    T-Lymphozyten +
    Makrophagen
	Verminderung und Funktionsstörungen	

Humorale Immunität:
    B-Lymphozyten
    Plasmazellen
	Verminderung und Funktionsstörungen (Immunglobulinmangel, s. u.)	

Humorale Faktoren
  Immunglobuline
  Komplement
  Interferon
  Unspezifische Faktoren
	Verminderung	Neoplastischer Prozeß per se, Zytostatika, ionisierende Strahlen, Glukokortikoide

Infektion kein Anstieg erfolgt; sie sinkt auf 27% ab, wenn sich die Neutrophilenkonzentration erhöht (Bodey, 1975). Die Neutropenie ist häufig mit Funktionsstörungen dieser Zellen verbunden (Perillie u. Finch, 1960, 1964; Tornyos, 1967; Rosner *et al.*, 1970a; Lehrer u. Cline, 1971; Holland *et al.*, 1971; Senn, 1972; Goldman u. Th'ng, 1973; Pickering *et al.*, 1975). Bei gleicher Neutrophilenzahl ist während einer aktiven Phase der Erkrankung eine größere Infektionshäufigkeit nachweisbar als während der Remission. Das Auftreten einer Infektion wird durch eine schwere Lymphozytopenie ebenfalls gefördert; das Infektionsrisiko ist bei einer isolierten Neutropenie allerdings höher als bei einer alleinigen Lymphozytenverminderung (BODEY et al., 1966). Eine gewisse Beeinträchtigung der T- und B-Lymphozytenfunktionen scheint bei der akuten Leukämie auftreten zu können (SILVER et al., 1960; OGRA et al., 1971; GATTI, 1974; HERSH et al., 1974; LEVINE et al., 1974).

Chronische myeloische Leukämie. Während der chronischen Phase besteht keine gesteigerte Infektneigung. Bei der Prüfung der Neutrophilenfunktion *in vitro* fanden sich allerdings neben normalen (GOLDMAN u. TH'NG, 1973) häufig pathologische Testergebnisse (PERILLIE u. FINCH, 1960; SBARRA et al., 1965; TORNYOS, 1967; ROSNER et al., 1970a; SENN et al., 1971; WHITTAKER et al., 1974; EL-MAALEM u. FLETCHER, 1976). Die Blastenphase ist wie die akute Leukämie zu beurteilen.

Chronische lymphatische Leukämie (CLL) und andere maligne Non-Hodgkin-Lymphome. Die bei Patienten mit chronischer lymphatischer Leukämie bestehende Infektneigung wird vorwiegend durch eine Beeinträchtigung der humoralen Immunität mit Immunglobulinmangel bedingt; die zelluläre Immunität erscheint bei vielen CLL-Patienten — zumindest im Anfangsstadium der Erkrankung — bei Prüfung mit der Hauttest-Methode ungestört, einige Patienten ließen jedoch eine verlängerte Hauttransplantatüberlebenszeit erkennen (ULTMANN et al., 1959; SHAW et al., 1960; HUDSON u. WILSON, 1960; MILLER et al., 1961; HEATH et al., 1964; MILLIAN et al., 1965; SCHARF u. UHR, 1965; HERSH et al., 1970; MILLER, 1971; AISENBERG, 1973; WESTERHAUSEN, 1973). Funktionelle Anomalien der Neutrophilen wurden gelegentlich auch bei der chronischen lymphatischen Leukämie und dem „Lymphosarkom" festgestellt (PERILLIE u. FINCH, 1960; SBARRA et al., 1964). Es besteht die Möglichkeit, daß bei Patienten mit malignen Non-Hodgkin-Lymphomen, die im Serum monoklonale Immunglobuline aufweisen, die Phagozytenfunktion durch diese Proteine beeinträchtigt wird (PENNY et al., 1971). Eine Reduktion der Überempfindlichkeit vom verzögerten Typ findet sich bei malignen Non-Hodgkin-Lymphomen unterschiedlichen histologischen Typs nicht selten (SOKAL u. PRIMIKIRIOS, 1961; DUMONT et al., 1975). Eine Lymphozytopenie ist nur bei einzelnen Patienten bzw. histologischen Entitäten festzustellen (JONES, 1974a). Eine Verminderung der Konzentration eines oder mehrerer Immunglobuline im Serum wurde beim „Lymphosarkom" in 14,9% und beim „Retikulosarkom" in 10,8% der Fälle (MILLER, 1971) bzw. bei maximal einem Drittel der Patienten mit zentrozytischem, zentroblastisch-zentrozytischem, lymphoblastischem und immunoblastischem Lymphom (Kiel-Klassifikation; LENNERT et al., 1975) nachgewiesen; dabei handelte es sich vorwiegend um einen IgA- und IgM-Mangel (BRITTINGER et al., 1976). 90% der Patienten mit „lymphozytischem Lymphom" und chronischer lymphatischer Leukämie, die eine Hypogammaglobulinämie aufwiesen, litten an Infektionen, während nur 15% der Patienten mit normalen Serum-Immunglobulinkonzentrationen diese Komplikationen erkennen ließen (ULTMANN et al., 1959). Eine ungenügende Antikörperbildung nach Immunisierung mit verschiedenen Antigenen wurde bei Patienten mit „Lymphosarkom" und „Retikulosarkom" gefunden (MILLER, 1971).
Für das gehäufte Auftreten von Virusinfektionen bei malignen Erkrankungen des lymphatischen Systems dürften vor allem eine verminderte Interferon-Pro-

duktion (vor allem bei lymphozytopenischen Patienten) sowie eine Reduktion der Makrophagenzahl und/oder eine Beeinträchtigung der Funktion dieser Zellen verantwortlich sein (Heath, 1969; Armstrong et al., 1970; Stevens u. Merigan, 1972; Merigan, 1974). Eine verminderte humorale Immunreaktion könnte die Neigung derartiger Patienten zu disseminierten und/oder rezidivierenden Virusinfektionen, die bei Gesunden wahrscheinlich durch spezifische Antikörper verhindert werden, erklären (Fahey et al., 1963; Heath, 1969; Bodey, 1975). – Über immunologische Störungen bei Leukämien und malignen Non-Hodgkin-Lymphomen s. auch Abschnitt F, I.

Infektionsfördernd kann sich bei allen malignen Bluterkrankungen, insbesondere bei der chronischen lymphatischen Leukämie und anderen Non-Hodgkin-Lymphomen, weiterhin die Obstruktion von Hohlsystemen auswirken (z.B. Respirationstrakt, Ductus choledochus, Tuba pharyngotympanica).

Exogene, insbesondere iatrogene Einflüsse. Glukokortikoide beeinträchtigen u.a. die Phagozytenfunktionen und die immunologischen Reaktionen und begünstigen dadurch die Invasion und Disseminierung von Mikroorganismen (Zimmerman, 1955; Robinson, 1960; Gruhn u. Sanson, 1963; Armstrong et al., 1971; Levine et al., 1974; Bodey, 1975). Zytostatika können zu Neutropenie und/oder Lymphozytopenie, Suppression der zellulären und humoralen Immunreaktionen, Hemmung der Makrophagen und einer Öffnung von Eintrittspforten für Bakterien im Gastrointestinaltrakt durch direkte Mukosaschädigung führen (Craig u. Farber, 1953; Zimmerman, 1955; Baker, 1962; Gruhn u. Sanson, 1963; Hersh et al., 1966; Armstrong et al., 1971; Bodey, 1975; Tattersall, 1975). Ionisierende Strahlen, z.B. bei Applikation zur Meningosisprophylaxe bei akuter lymphatischer Leukämie, bewirken neben einer Verminderung der Leukozyten- und Makrophagenzahl auch Funktionsstörungen der Phagozyten (Armstrong et al., 1971; Baehner et al., 1973). Antibiotika können durch eine Veränderung des ökologischen Gleichgewichts die Invasion von obligat und potentiell pathogenen Keimen sowie die Entwicklung resistenter Stämme begünstigen (Gruhn u. Sanson, 1963; Armstrong et al., 1971; Bodey, 1972; Greene et al., 1973b; Klastersky et al., 1974b). Bei Anwendung einer Dreierkombination von Antibiotika wurden bei 12, 25 und 50% der Patienten, die die Medikamente 6, 12 oder länger als 12 Tage erhalten hatten, Superinfektionen beobachtet (Greene et al., 1973a; Levine et al., 1974). Eine antibiotische Behandlung führt zu einem gesteigerten Pilzwachstum im Gastrointestinaltrakt (Armstrong et al., 1971; Scholz et al., 1972).

Als weitere exogene Risikofaktoren kommen ärztliche und/oder pflegerische Maßnahmen in Betracht, z.B. die Applikation von Venen- und Harnblasenkathetern, langliegende Injektionskanülen, kontaminierte Infusionslösungen sowie Infusions- oder Beatmungsgeräte, parenterale Ernährung, Transfusion von erregerhaltigem Blut oder Blutbestandteilen, starke Exposition gegenüber pathogenen Mikroorganismen in Mehrbettzimmern, ungenügende hygienische Maßnahmen beim Pflegepersonal, kontaminierte Speisen und Getränke (Kass u. Schneiderman, 1957; Bentley u. Lepper, 1968; Ringrose et al., 1968; Feingold, 1970; Lowenbraun et al., 1970; Cooke et al., 1970; Sanders et al., 1970; Lowbury et al., 1970; Armstrong et al., 1971; Curry u. Quie, 1971; Jameson et al., 1971; Buchholz et al., 1971; Cherubin u. Prince, 1971; Siegel et al., 1971; Whitby u. Rampling, 1972; Rhame et al., 1973; Buchholz, 1974b; Cassel u. Cassel, 1974; Janitschke et al., 1974; Levine et al., 1974). Viele Infektionen werden durch Hospitalkeime bewirkt (Schimpff et al., 1972a; Daschner, 1975) (s.S. 158f).

III. Prophylaxe von Infektionen

Eine wirkungsvolle Infektionsprophylaxe bei resistenzgeminderten Patienten
setzt sich aus folgenden Komponenten zusammen (nach LEVINE *et al.*, 1974):
1. Verminderung der Aufnahme pathogener Keime.
2. Weitgehende Vermeidung eingreifender ärztlicher und/oder pflegerischer
Maßnahmen.
3. Verminderung der bereits am Patienten lokalisierten pathogenen Keime.
4. Steigerung der Resistenz des Patienten.

1. Verminderung der Aufnahme pathogener Keime

Es sollte stets versucht werden, die Dauer von Krankenhausaufenthalten auf
ein Minimum zu reduzieren und die Patienten so lange wie möglich ambulant
zu betreuen, um die Exposition gegenüber schwer beeinflußbaren Hospitalkeimen einzuschränken. Im Krankenhaus müssen die Patienten in Einzelzimmern
oder kleinen Räumen untergebracht werden. Auf eine sorgfältige Händereini-
gung vor und nach jedem Kontakt mit dem Patienten ist besonders zu achten.
Bei der Wahl von Desinfektionsmitteln muß deren Wirkspektrum berücksichtigt
werden; von Bedeutung ist, daß gramnegative Bakterien, Staphylokokken und
Pilze erfaßt werden. Wegen der häufigen Kontamination der Kost mit pathogenen Keimen sind regelmäßige mikrobiologische Kontrollen erforderlich. Am
günstigsten sind gekochte, sterilisierte oder pasteurisierte Nahrungsmittel;
Frischgemüse und ungeschältes Obst sollten weitgehend vermieden werden.
Keimarmut oder Sterilität ist auch für das Trink- und Badewasser zu fordern.
Eine mikrobiologische Überwachung potentieller Keimherde, z.B. von Eisma-
schinen, Badewannen, Waschbecken oder Beatmungsgeräten ist erforderlich
(REINARZ *et al.*, 1965; EICKHOFF *et al.*, 1969; PIERCE *et al.*, 1970; MOODY *et al.*,
1972; GIBSON, 1974). Über die Prophylaxe gegenüber Hepatitisviren s.S. 198f.

Eine wesentlich intensivere Abschirmung gegenüber pathogenen Keimen
kann mit Hilfe von strikten Isolierungsmaßnahmen erfolgen (umgekehrte Isolierung; s.S. 218f).

2. Weitgehende Vermeidung eingreifender ärztlicher und/oder pflegerischer Maßnahmen

Venen- und Harnblasenkatheter, die Schrittmacher schwerer Infektionen sein
können, sollen nach Möglichkeit nur in Notfallsituationen angewandt werden.
Injektions-, insbesondere Kopfhautvenen-Kanülen, müssen in Abständen von
24—48 Std gewechselt, und alle intravenösen Schlauchsysteme sind täglich
auszutauschen. Die Verwendung eines neuen Schlauchsystems nach jeder Infusion von Blut oder Blutbestandteilen, die Vermeidung einer intravenösen Ernährung bei granulozytopenischen Patienten und der Austausch von Infusionsfla-
schen nach maximal 24 Std sind zu empfehlen (SCHIMPFF *et al.*, 1974).

3. Verminderung der bereits am Patienten lokalisierten pathogenen Keime

Elementarmaßnahmen sind eine sorgfältige Haut- und Nagelpflege sowie eine
gute Mundhygiene. Annähernd voll resorbierbare Nahrung („Astronautenkost")
kann die Stuhlmenge und den Gehalt des Kolons an Mikroorganismen reduzieren. LEVINE *et al.* (1974) schlagen vor, bei Patienten mit positivem Tuberkulin-

Hauttest und/oder röntgenologischem Nachweis einer alten Tuberkulose eine prophylaktische Dauertherapie mit Isonikotinsäurehydrazid (INH) durchzuführen, wenn eine protrahierte Glukokortikoidmedikation vorgenommen werden muß; unter dieser Behandlung werden leichte Leberschäden relativ häufig, schwere Hepatopathien jedoch nur selten beobachtet (Byrd *et al.*, 1972; Maddrey u. Boitnott, 1973; Barlow *et al.*, 1974; Brummer, 1974; Mitchell *et al.*, 1976).

Über die Wirkung einer intensiven Dekontamination des Gastrointestinaltraktes mit schwer resorbierbaren Antibiotika und Antimykotika, eventuell in Kombination mit Desinfektionsmaßnahmen im Bereich der Haut und Schleimhäute, mit oder ohne umgekehrte Isolierung s. S. 218f.

4. Steigerung der Resistenz des Patienten

Dieses Ziel wird naturgemäß am besten durch eine effektive spezifische Therapie der Grundkrankheit erreicht. An zusätzlichen unspezifischen Maßnahmen kommen vor allem eine ausgewogene Ernährung, eine Optimierung der Lufttemperatur und -feuchtigkeit, eine wirksame Behandlung von Erkrankungen, die von der malignen Blutkrankheit unabhängig sind (z.B. Diabetes mellitus, chronische Entzündungsherde), sowie die Beseitigung von Obstruktionen in wichtigen Organen (z.B. Ureteren, Respirationstrakt, Ductus choledochus, Tuba pharyngotympanica) in Betracht.

Immunisierungsmaßnahmen. Eine passive Immunisierung gegen Varizellen (Standard-Gammaglobulin, Zoster-Immunglobulin) und Masern (Masern-Immunglobulin) sollte unmittelbar nach der Exposition erfolgen (Stokes *et al.*, 1944; Brunell *et al.*, 1972; Brunell u. Gershon, 1973; Judelsohn *et al.*, 1974). Eine aktive Immunisierung gegen Masern mit Lebendvakzine ist wegen der Gefahr einer Riesenzellpneumonie nicht zu empfehlen; bei Applikation von Vakzine aus abgetöteten Viren besteht das Risiko von Komplikationen bei einer späteren Infektion mit Wildstämmen (Levine *et al.*, 1974; Bodey, 1975). Die Frage, ob bei Kindern mit akuter Leukämie, die sich in Remission befinden, eine Schutzimpfung mit Lebendvakzine vertretbar ist — wofür sich Vivell (1974) ausspricht —, kann zur Zeit nicht endgültig beantwortet werden; Levine *et al.* (1974) lehnen diese Maßnahme ab. Die Effektivität einer regelmäßig durchgeführten aktiven Immunisierung mit Influenza-Vakzine, die auch in Deutschland nachgewiesen werden konnte (Kuwert, 1973, 1976) sowie die Risikoarmut dieser Maßnahme haben Levine *et al.* (1974) sowie Feldman u. Cox (1976) veranlaßt, die Vakzination auch bei resistenzgeminderten Patienten zu empfehlen. Dagegen ist eine Schutzimpfung gegen andere Virusinfektionen, z.B. Pocken, Poliomyelitis, Varizellen, Röteln oder Mumps, kontraindiziert (Levine *et al.*, 1974; Arzneimittelkommission der Deutschen Ärzteschaft, 1976; Feldman u. Cox, 1976). Über Hepatitisprophylaxe s. S. 198f.

Zur Prophylaxe der häufig letalen Pseudomonas-Septikämie wird in den letzten Jahren zunehmend der Versuch einer aktiven Immunisierung gemacht. Günstige Erfahrungen bei Patienten mit schweren Verbrennungen (Alexander *et al.*, 1971) haben zur Anwendung einer heptavalenten, aus den Lipopolysaccharid-Antigenen der 7 Pseudomonas-Haupttypen stammenden Vakzine auch bei Patienten mit malignen Erkrankungen (Kinder mit akuter Leukämie, vorwiegend akuter lymphatischer Leukämie in Remission unter Erhaltungschemotherapie, Haghbin *et al.*, 1973; Erwachsene mit Leukämien, malignen Lymphomen und soliden Tumoren, YOUNG *et al.*, 1973a; Kinder und Erwachsene mit akuter lymphatischer und myeloischer Leukämie, PENNINGTON, 1974; PENNINGTON *et al.*, 1975) geführt. Die Vakzine wurde 4–6mal in Abständen von je 2–7 Tagen intramuskulär appliziert; ein Teil der Patienten erhielt Booster-Dosen in Abständen von 3 Wochen bis 3 Monaten. Als Nebenwirkungen der Impfungen waren Fieber und Schmerzen an der Applikationsstelle festzustellen, die durch die Beimischung von Glukokortikoiden zur Vakzine reduziert werden konnten, ohne daß dadurch der resultierende Antikörpertiter nennenswert beeinträchtigt wurde (PENNINGTON *et al.*, 1975). Während HAGHBIN *et al.* (1973) sowie PEN-NINGTON (1974) und PENNINGTON *et al.* (1975) bei Patienten mit akuter Leukämie keinen oder einen nur geringen Schutz gegenüber tödlichen Pseudomonasinfek-tionen beobachteten, sahen YOUNG *et al.* (1973a) bei den von ihnen untersuchten Erwachsenen mit verschiedenen Neoplasmen bei gleichbleibender Gesamthäufig-keit einen Rückgang letaler Pseudomonasinfektionen. Diese Ergebnisse lassen vermuten, daß für die Prophylaxe gegenüber schweren Pseudomonasinfektionen hohe Antikörpertiter, die bei den meisten Patienten nach der Vakzination gefun-den wurden, allein nicht genügen, sondern daß noch andere Abwehrmechanis-men, vor allem das granulozytäre System (YOUNG u. ARMSTRONG, 1972), intakt sein müssen. Somit bringt die aktive Immunisierung gerade den am stärksten gefährdeten Patienten mit akuter Leukämie den geringsten Schutz. Fortschritte sind hier eventuell von der zusätzlichen Durchführung einer Granulozytensubsti-tution zu erwarten (s. S. 201 f).

IV. Diagnostik von Infektionen

Die diagnostischen Überlegungen müssen sich an der Häufigkeit und der Art der Infektionen bei den einzelnen Erkrankungen orientieren. Bei Granulozytope-nie ist zunächst eine gramnegative Sepsis, ausgehend von einem Herd in den Lungen, im Rektum oder Pharynx, zu vermuten. Bei Patienten mit lange anhal-tender Krankheitsaktivität und protrahiertem Fieber kommt außerdem eine Pilz-infektion (Candida, Aspergillus, Mucor) in Betracht. Seltenere Komplikationen sind die Cryptococcose, die Listeriose, der disseminierte Zoster, die Infektion mit Cytomegalievirus (CMV), die Nocardiose, die Pneumocystis carinii-Pneumo-nie und die Miliartuberkulose. Im eigenen Krankengut wurde von diesen Kom-plikationen die Miliartuberkulose während der letzten Jahre am häufigsten beob-achtet. Außerdem ist an die Möglichkeit einer Infektion durch ärztliche und/oder pflegerische Maßnahmen zu denken.

Neben den üblichen klinischen, röntgenologischen, bakteriologischen und serologischen Untersuchungen können in Einzelfällen folgende Verfahren dia-gnostisch hilfreich sein: Transtracheale Aspiration, Bronchoskopie, „Bronchial-bürsten", Lungenbiopsie, Hautbiopsie (u.a. bei Verdacht auf eine disseminierte Aspergillose, Candidiasis oder bakterielle Sepsis), Nasenschleimhautbiopsie bei Verdacht auf Mucormykose, Ösophagoskopie (u.a. bei Verdacht auf Candida-, Herpes simplex- oder bakteriell bedingte Ösophagitis).

Spezielle Verfahren. Nachweis von Endotoxin aus gramnegativen Bakterien mit Hilfe des Limulus polyphemus-Tests (LEVIN u. BANG, 1968). Während bei der durch gramnegative Keime bedingten Bakteriurie (JORGENSEN *et al.*, 1973) und Meningitis (NACHUM *et al.*, 1973) eine sehr gute Übereinstimmung zwischen den Ergebnissen des Tests und der bakteriologischen Untersuchungen besteht, wird sein Nutzen für die Bestimmung von Endotoxin im Blut noch diskutiert (Levin *et al.*, 1972; Martinez *et al.*, 1973; Stumacher *et al.*, 1973; Das u. Folkman, 1975; Elin *et al.*, 1975a, b). Ein Vorteil dieses Tests im Vergleich zur bakteriologischen Diagnostik ist neben der raschen Durchführbarkeit die Tatsache, daß er auch während der Applikation von Antibiotika vorgenommen werden kann.

Der Nitroblau-Tetrazolium-(NBT-)Test (Park *et al.*, 1968) läßt sich prinzipiell zur Differentialdiagnose zwischen bakteriell und nichtbakteriell bedingtem Fieber heranziehen, allerdings kann die Quote falsch negativer Testergebnisse bis zu 50% betragen (Steigbigel *et al.*, 1974). Während er durch zahlreiche Zytostatika (mit Ausnahme von Procarbazin) und Prednison nicht verändert zu werden scheint (Levine *et al.*, 1974), wird sein Wert bei ausgeprägter Granulozytopenie, insbesondere bei akuter Leukämie, durch eine hohe Quote falsch positiver Resultate bzw. ein erratisches Verhalten erheblich eingeschränkt (Pilgrim *et al.*, 1974; Lange Wantzin u. Wantzin, 1975). Experimentelle Untersuchungen zeigen, daß die intravenöse Zufuhr kleiner Endotoxinmengen bereits zu einer deutlichen Steigerung der NBT-Reduktion durch die Blutgranulozyten führt (Srodes *et al.*, 1973a). Die Quote falsch positiver Ergebnisse scheint bei Patienten mit malignen Lymphomen gering zu sein, so daß eine Unterscheidung von bakteriell bedingtem Fieber und Fieber im Rahmen der sogenannten B-Symptomatik häufig möglich ist (Anderson *et al.*, 1974).

Als nützliche diagnostische Maßnahme bei septischen Zuständen hat sich die Szintigraphie nach intravenöser Applikation von ^{67}Gallium-Citrat bzw. ^{67}Gallium-Citrat $+ ^{99m}$Technetium (Schwefelkolloid und Mikrokügelchen aus Humanalbumin) erwiesen, da anscheinend eine Anreicherung von ^{67}Gallium in Sepsisherden stattfindet (Littenberg *et al.*, 1973; Damron *et al.*, 1974; Silva u. Harvey, 1974). Schwierigkeiten kann allerdings die Abgrenzung von neoplastisch bedingten Aktivitätsspeicherungen bereiten.

V. Fieber unklarer Genese

Als Regel kann gelten, daß Fieber bei Erwachsenen mit akuter Leukämie, insbesondere bei ausgeprägter Granulozytopenie, und „Lymphosarkom" in mehr als der Hälfte der Fälle auf eine Infektion zurückzuführen ist (Silver *et al.*, 1958; Boggs u. Frei, 1960; Raab *et al.*, 1960; Frei *et al.*, 1965; Schimpff *et al.*, 1971; Tattersall *et al.*, 1972a; Klastersky *et al.*, 1973a); dagegen dürften Fieberepisoden bei Kindern mit akuter Leukämie und Patienten mit chronischer myeloischer Leukämie wesentlich seltener infektiöser Genese sein (Boggs u. Frei, 1960; Klastersky *et al.*, 1973a). Fieberzustände bei Patienten mit chronischer lymphatischer Leukämie lassen sich dagegen meist mit Infektionen erklären (Boggs u. Frei, 1960). Da resistenzgeminderte Patienten außerordentlich stark zu bakteriell bedingten Septikämien neigen, die bei fehlender oder inadäquater Behandlung bei etwa 50% der Patienten innerhalb von weniger als 3 Tagen letal verlaufen (z.B. Pseudomonas-Septikämie; Forkner *et al.*, 1958), muß sofort nach Auftreten von Fieber eine Diagnostik in der oben angegebenen Weise erfolgen. Besondere diagnostische Schwierigkeiten kann dabei die erhebliche Verminderung der Entzündungsreaktionen bei schwerer Granulozytopenie bereiten (Schimpff *et al.*, 1971; Bodey, 1975; Rodriguez u. Bodey, 1976).
Über die Therapie von Fieber unklarer Genese s.S. 171f.

VI. Bakterielle Infektionen

1. Häufigkeit, Erreger, Manifestationsformen

Der hohe Prozentsatz der *letalen* Infektionen, die bei Patienten mit akuter Leukämie und malignen Lymphomen durch Bakterien verursacht werden, geht aus Tabelle 4 hervor.

Patienten mit akuter Leukämie und malignen Non-Hodgkin-Lymphomen erkranken am häufigsten an Pneumonie (40 bzw. 42%) und Septikämie (32 bzw. 41%), es folgen Haut- (20 bzw. 9%) und Urogenital-Infektionen (4 bzw. 8%); bei der chronischen lymphatischen Leukämie herrschen Pneumonien (42%) ebenfalls vor, dagegen ist der Prozentsatz an Haut- und Urogenital-Infektionen (23 bzw. 13%) höher als derjenige von Septikämien (10%) (BODEY, 1975). Schwere Infektionen, insbesondere Septikämien, werden bei Patienten mit akuter nicht-lymphatischer Leukämie, generalisierten malignen Lymphomen und fortgeschrittener chronischer lymphatischer Leukämie häufiger angetroffen als bei akuter lymphatischer Leukämie und malignen Lymphomen der Stadien I—III; eine Septikämie nimmt ihren Ausgang von Pneumonien, Rektalabszessen bzw. Kolonläsionen, Pharyngitiden und — am seltensten — von Infektionen der ableitenden Harnwege und wird vor allem durch eine schwere Neutropenie begünstigt (SCHIMPFF *et al.*, 1972c; LEVINE *et al.*, 1974; BODEY, 1975).

Die wichtigsten pathogenen Keime, die seit Anfang der 60er Jahre bei Patienten mit akuter Leukämie als Infektionserreger identifiziert werden, sind gramnegative Bakterien (MCCABE u. JACKSON, 1962; FREI *et al.*, 1965; HERSH *et al.*, 1965; SCHIMPFF *et al.*, 1971, 1973; GAYA *et al.*, 1973; VALDIVIESO, 1976), insbesondere E. coli (25%), Pseudomonas aeruginosa (25%), Klebsiella-Enterobacter (20%) und andere Erreger dieser Gruppe (15%) (BODEY, 1975) (Tabelle 6). Seit 1968 wurden von CHANG *et al.* (1976) eine deutliche Zunahme tödlicher Infektionen mit Klebsiella spp. und E. coli sowie eine Verminderung entsprechender, durch Pseudomonas aeruginosa verursachter Komplikationen beobachtet. Im Krankengut von KLASTERSKY *et al.* (1975b) waren letale Bakteriämien mit E. coli am häufigsten. Während vor Einführung der penicillinaseresistenten Penicilline etwa ein Viertel der Septikämien durch Staphylococcus aureus verursacht wurde (FORKNER *et al.*, 1958; SILVER *et al.*, 1958; SILVER, 1963; HERSH *et al.*, 1965), ist die Bedeutung dieses Keims als Erreger klinisch relevanter Infektionen inzwischen auf 4,8% (HERSH *et al.*, 1965) bis 10% (BODEY, 1975) zurückgegangen. Infektionen mit Streptokokken (5%; BODEY, 1975) und Serratia marcescens (10%, UMSAWASDI *et al.*, 1973; BODEY *et al.*, 1970b; SCHIMPFF *et al.*, 1973) sind bei der akuten Leukämie ebenfalls relativ selten. Im Vergleich dazu finden sich bei Patienten mit chronischer lymphatischer Leukämie und anderen malignen Non-Hodgkin-Lymphomen prozentual mehr Infektionen mit grampositiven Keimen (Staphylococcus aureus: 15 bzw. 30%, Streptokokken: 15 bzw. 10%); bei der chronischen lymphatischen Leukämie werden außerdem noch Pneumokokken (25%) nachgewiesen. Unter den gramnegativen Erregern dominiert in beiden Gruppen E. coli (je 30%), dagegen sind Infektionen mit Pseudomonas aeruginosa (5 bzw. 10%) und Klebsiella-Enterobacter (0 bzw. 10%) wesentlich seltener als bei der akuten Leukämie (BODEY, 1975) (Tabelle 6). In Tabelle 6 sind Keime unberücksichtigt geblieben, die insgesamt selten, bei Patienten mit Leukämien und Lymphomen jedoch im Vergleich zur Gesamtbevölkerung häufiger als Infektionserreger wirksam werden und/oder zu schweren Krankheitsverläufen führen, z.B. Listeria monocytogenes, Clostridium perfrin-

Tabelle 6. Art und Häufigkeit der für Infektionen verantwortlichen Bakterien. (Aufgrund von Literaturangaben nach Bodey, 1975)

Erreger	Akute Leukämie (%)	Chronische lymphatische Leukämie (%)	Andere Non-Hodgkin-Lymphome (%)
E. coli	25	30	30
Pseudomonas aeruginosa	25	5	10
Klebsiella-Enterobacter	20	0	10
Andere gramnegative Bakterien	15	5	10
Staphylococcus aureus	10	15	30
Streptokokken	5	15	10
Pneumokokken	0	25	0
Haemophilus influenzae	0	5	0

gens, Bacteriodes, Salmonella, Providencia, Neisseria catarrhalis, Shigella sonnei, Mycobacterium tuberculosis (Delta u. Pinkel, 1962; McCabe u. Jackson, 1962; Silver, 1963; Hersh et al., 1965; Han et al., 1967; Sinkovics u. Smith, 1969, 1970; Bodey, 1974a, b, 1975; Klastersky et al., 1974c; Levine et al., 1974; Spiers, 1974; Burnett et al., 1975). Darüber hinaus können bei granulozytopenischen Patienten, insbesondere bei Patienten mit akuter Leukämie, schwere Infektionen mit Bakterien auftreten, die beim Gesunden als wenig pathogen oder apathogen gelten. Dazu gehören u.a. Corynebacterium acnes (normaler Hautkeim), Bacillus cereus, Aeromonas hydrophila und Staphylococcus albus (normaler Hautkeim) (Silver, 1963; Hersh et al., 1965; Bodey, 1975). Septikämien mit multiplen pathogenen Keimen, vorzugsweise verschiedenen gramnegativen Bakterien, werden bei neutropenischen Patienten mit akuter Leukämie nicht selten nachgewiesen (Bodey et al., 1965b).

Mikrobiologische und klinische Besonderheiten von Infektionen
mit einigen der genannten Keime bei resistenzgeminderten Patienten

Pseudomonas aeruginosa. Dieses gramnegative Stäbchen kommt ubiquitär, insbesondere in feuchtem Milieu einschließlich Nahrungsmitteln (Kominos et al., 1972; Cassel u. Cassel, 1974), vor. Es ist vorwiegend bei Patienten mit akuter nicht-lymphatischer Leukämie pathogen (Schimpff et al., 1973, 1974). Etwa die Hälfte der Patienten mit Leukämie, vor allem akuter Leukämie, und malignen Lymphomen, die einen Befall des Knochenmarks aufwiesen, ließen eine Kolonisation mit Pseudomonas aeruginosa erkennen, während der Keim nur von 14% der Patienten mit Lymphomen ohne Knochenmarkbeteiligung beherbergt wurde (Schimpff et al., 1974). Die Besiedlung mit Pseudomonas aeruginosa wurde bei 36% der Leukämie- und Lymphom-Patienten mit Knochenmarkbefall von einer Septikämie gefolgt, während nur 4% der Lymphompatienten mit nicht infiltriertem Knochenmark diese Komplikation aufwiesen (Schimpff et al., 1970; Schimpff et al., 1974). Bei der akuten Leukämie mit schwerer Granulozytopenie ist das Risiko einer klinisch relevanten Infektion, insbesondere einer Septikämie, im Falle der Kolonisation mit Pseudomonas aeruginosa sehr hoch (Schimpff et al., 1972a, 1973, 1974). Die meisten Leukämie-Patienten, bei denen Pseudomonas aeruginosa nachgewiesen werden konnte, erwarben den Erreger während einer mehrwöchigen Hospitalisierung (Bodey, 1970; Schimpff et al., 1972a,

1973, 1974). 81% der Septikämie-Patienten (akute Leukämie, chronische lymphatische Leukämie, maligne Lymphome, chronische myeloische Leukämie, andere Malignome) wiesen Blutgranulozytenzahlen von weniger als 1000/µl, 37% von weniger als 100/µl auf (WHITECAR et al., 1970). Bei 58% der Patienten mit akuter nicht-lymphatischer Leukämie wurden 70% der Infektionen durch Hospitalkeime hervorgerufen; von den verschiedenen Pseudomonas-Spezies führte lediglich Pseudomonas aeruginosa zur Septikämie (SCHIMPFF et al., 1972a). Lokalisierte Infektionen kommen in allen Organen vor, am häufigsten in der Lunge, der Anorektalregion, der Haut und im Pharynx (SCHIMPFF et al., 1974). Besonders gefährlich sind: Endophthalmitis, pseudomembranöse Pharyngitis, Meningitis, nekrotisierende Enterocolitis (BODEY, 1975). Bei 30% der Patienten mit Pseudomonas-Septikämie wird ein Ecthyma gangraenosum, vor allem im Inguinal-, Perianal- und Axillarbereich, beobachtet (HELM u. STILLE, 1972; BODEY, 1975). Als pathologisch-anatomisches Substrat der Pseudomonas-Infektion sind anzusehen: Vasculitis der kleinen Arterien und Venen, Koagulationsnekrose des benachbarten Gewebes mit Hämorrhagie und Ödem, nur minimale Entzündungsreaktion (BODEY, 1975).

Klebsiella-Enterobacter. Es werden häufig Stämme mit Resistenz gegenüber zahlreichen Antibiotika nachgewiesen. Von 1968–1973 verdreifachte sich die Sepsishäufigkeit in einer onkologischen Klinik (UMSAWASDI et al., 1973). Die meisten Patienten mit Septikämie wiesen eine Neutropenie oder absinkende Neutrophilenzahl auf. Ein Zusammenhang zwischen der zunehmenden Häufigkeit von Klebsiellen-Infektionen und einer vorausgegangenen intensiven antibiotischen Behandlung, insbesondere mit Carbenicillin, ist zu diskutieren. Die Lungen, der Gastrointestinal- und Urogenitaltrakt sowie Verletzungen werden als Hauptausgangsorte einer Septikämie angesehen (BODEY et al., 1969d; UMSAWASDI et al., 1973). Bei Septikämie ist trotz adäquater antibiotischer Therapie mit einer Letalität von etwa 50% zu rechnen (BODEY, 1975).

Listeria monocytogenes. Eine Infektion mit diesem Erreger kommt besonders bei Patienten mit chronischer lymphatischer Leukämie und anderen malignen Non-Hodgkin-Lymphomen, seltener bei subakuter und akuter lymphatischer Leukämie vor; als häufigste Manifestationen gelten die Meningitis (etwa 70%) und die Septikämie (etwa 40%) (DELTA u. PINKEL, 1962; LOURIA et al., 1967b; SIMPSON et al., 1967). Die Erreger sind meist empfindlich gegenüber Penicillin, Ampicillin oder Tetracyclin. Es besteht eine Letalität von 20% innerhalb von 48 Std nach Auftreten der Symptome (BODEY, 1975).

Clostridium perfringens. Infektionen mit diesem Anaerobier kommen bei Patienten mit akuter Leukämie und malignen Lymphomen vor. Trotz einer gesteigerten Empfindlichkeit dieser Patienten ist die Häufigkeit von Infektionen mit Clostridium perfringens insgesamt gering (CABRERA et al., 1965); dieses Bakterium war bei Patienten mit akuter Leukämie in der Zeit von 1960–1963 nur in 0,8% der Fälle als Erreger einer letalen Sepsis anzusehen (HERSH et al., 1965). Eine Generalisation der Erkrankung kommt durch eine Invasion der Erreger aus dem Darm und der Vagina über Schleimhautläsionen zustande. Häufigste Manifestationsform ist die Septikämie (etwa 90%). An klinischen Erscheinungen werden beobachtet: Starker Ikterus, Blutdruckabfall bzw. therapierefraktärer Schock, intravasale Hämolyse bei weitgehendem Fehlen lokaler

Entzündungszeichen. Bei unbehandelten Patienten beträgt die Letalität etwa 75% innerhalb von 48 Std (Bodey, 1975). Antibiotikum der Wahl ist Penicillin.

Clostridium septicum. Etwa 50—85% aller Infektionen treten bei Patienten mit Leukämien und anderen malignen Erkrankungen auf (Alpern u. Dowell, 1969). Die häufigste Manifestationsform ist die Septikämie; an klinischen Erscheinungen werden beobachtet: Abdominalbeschwerden, Fieber, Schocksymptome, eventuell intravasale Hämolyse. Antibiotikum der Wahl ist Penicillin.

Salmonellen. Bei Patienten mit Leukämien und malignen Lymphomen sind Septikämien wesentlich häufiger (37—43% der Fälle) als in einem allgemeinen Krankengut; sie werden u.a. durch Keime verursacht, die bei Patienten ohne Resistenzminderung meist lediglich Gastroenteritiden verursachen, z.B. Salmonella typhimurium. Die wichtigsten Organmanifestationen sind: Pneumonie, Peritonitis, Osteomyelitis, Meningitis (Han et al., 1967; Sinkovics u. Smith, 1969; Bodey, 1975). Bei Neutropenie und entsprechender Empfindlichkeit des Keims sollte Ampicillin gegenüber Chloramphenicol bevorzugt werden (Bodey, 1975).

Serratia marcescens. Die Bedeutung von Serratia marcescens als Erreger von Hospitalinfektionen, u.a. durch kontaminierte Beatmungsgeräte, Vernebler, Kanülen, Lösungen und Katheter (Ringrose et al., 1968; Crowder et al., 1971; Modde, 1972), wurde in den letzten Jahren erkannt (Bodey et al., 1970b). Patienten mit malignen Bluterkrankungen sind stark gefährdet (Bodey et al., 1970b; Modde, 1972a). Häufig handelt es sich um eine Superinfektion nach Carbenicillin-, Cephalothin- und Streptomycin-Therapie (Bodey et al., 1969d, 1970b, 1971a). Die wichtigsten Manifestationsformen sind: Infektionen der Nieren und ableitenden Harnwege, Septikämie, Pneumonie (Bodey et al., 1970b). Viele Stämme sind gegenüber allen Antibiotika mit Ausnahme von Gentamicin resistent, einige Stämme weisen nur noch eine Empfindlichkeit gegenüber Amikacin auf (Bodey et al., 1970b; Bodey, 1975).

Mykobakterien. Die Häufigkeit von Infektionen mit diesen Erregern war bei Leukämie- und Lymphom-Patienten vor der Tuberkulostatika-Ära hoch (Literatur bei: Coburn et al., 1973). In den letzten 20 Jahren liegt sie zwar unter 1%, ist jedoch noch über 20mal höher als in der Gesamtbevölkerung (600 im Vergleich zu 22—25 Erkrankungen pro 100000; Valdivieso, 1976). Mykobakterien-Infektionen kommen hauptsächlich bei malignen Lymphomen, seltener bei akuter Leukämie vor (Kaplan et al., 1974). Etwa 30—50% der Infektionen waren disseminiert und traten ausschließlich während der spezifischen Behandlung auf; die Gesamtletalität betrug bei Patienten mit Non-Hodgkin-Lymphomen und chronischer myeloischer Leukämie 28—100% (Kaplan et al., 1974). In den letzten Jahren werden häufig atypische Stämme, z.B. Mycobacterium kansasii und Mycobacterium fortuitum, mit Resistenz gegenüber vielen Tuberkulostatika nachgewiesen (in einer onkologischen Klinik mehr als 50%) (Bodey, 1975; Feld et al., 1976).

2. Therapie nachgewiesener Infektionen

Die Behandlung der Wahl ist eine dem bakteriologischen Befund entsprechende antibiotische Therapie. Tabelle 7 gibt einen Überblick über die wichtigsten, für die Therapie von Patienten mit Leukämien und Lymphomen in Frage kommenden Antibiotika bzw. Chemotherapeutika mit antibakteriellem Wirkspektrum, Dosierungsrichtlinien und häufigsten Nebenwirkungen. Besteht bei Patienten ohne schwere Granulozytopenie und/oder stärkeren Immunglobulinmangel eine weitgehend lokalisierte Infektion, kann mit einer zur Beherrschung der relevanten Bakterien geeigneten Monotherapie begonnen werden. Bei ungenügendem oder fehlendem Ansprechen des Patienten ist — nicht zuletzt wegen der Möglichkeit einer Zweitinfektion — ein Wechsel des Antibiotikums oder der zusätzliche Einsatz eines zweiten Medikamentes mit anderem, möglichst breiterem Wirkspektrum gerechtfertigt. Bleibt der Erfolg auch dann aus, muß in erster Linie eine nicht-bakteriell bedingte Infektion, vor allem eine Mykose, in Erwägung gezogen und eine entsprechende Diagnostik mit konsekutiver Änderung der Behandlung vorgenommen werden.

Über seltenere Infektionen s. S. 182f.

Besteht eine Infektion bei einem Patienten mit sehr ausgeprägter Resistenzminderung, insbesondere hochgradiger Granulozytopenie, so ist auch bei klinisch noch lokalisiert erscheinendem Entzündungsprozeß das hohe Risiko einer Generalisation mit Septikämie gegeben (SPIERS et al., 1974). In diesen Fällen sowie bei bereits eingetretener Septikämie muß eine intensive Initialtherapie mit bakterizid wirkenden Antibiotika oder Antibiotika-Kombinationen erfolgen. Als wichtigste Substanzen bzw. Substanzgruppen haben sich das Carbenicillin und Ticarcillin, die Aminoglykoside, insbesondere Gentamicin, Tobramycin und Amikacin, sowie die Cephalosporine erwiesen. Da die Aminoglykoside und Cephalosporine auch auf penicillinasebildende Staphylokokken wirken, besteht keine Notwendigkeit, bei Anwendung dieser Substanzen zusätzlich Methicillin oder Isoxazolyl-Penicilline einzusetzen.

Carbenicillin. Von größter Bedeutung ist seine Wirksamkeit gegen Pseudomonas aeruginosa (KNUDSEN et al., 1967; BODEY u. TERRELL, 1968; BODEY et al., 1969c, d). Es ist erwiesen, daß Carbenicillin allein oder in Kombination mit Gentamicin schwere Pseudomonas-Infektionen auch bei hochgradig neutropenischen Patienten zum Rückgang bringen kann; seit seiner Einführung ist die Letalität an dieser Komplikation zurückgegangen (BODEY et al., 1969d, 1971a; RODRIGUEZ et al., 1971; SCHIMPFF et al., 1971, 1973, 1974; HELM u. STILLE, 1972; BODEY u. RODRIGUEZ, 1969; KLASTERSKY et al., 1973c; ROCHANT et al., 1975). Die Heilungsquote sank auch bei Neutrophilenzahlen unter $100-500/\mu l$ nicht wesentlich ab (BODEY et al., 1971a; BODEY, 1975) (Tabelle 8). Die tägliche Gesamtdosis darf nicht unter 30 g liegen, wenn optimale Ergebnisse erzielt werden sollen (BODEY et al., 1969d; BODEY, 1975). Die Gefahr einer Resistenzentwicklung von Pseudomonas-Stämmen gegenüber Carbenicillin, auf die von LOWBURY et al. (1969) aufgrund von *In-vitro*-Untersuchungen hingewiesen wurde, dürfte nach SCHOENKNECHT (1973) relativ gering sein, da nach den Erfahrungen dieses Autors ein Teil der positiven Befunde auf die falsche Durchführung der Testmethode zurückzuführen war. Nach BODEY (1975) sollte dieses wertvolle Medikament bei neutropenischen Patienten auch dann eingesetzt werden, wenn eine Penicillin-Allergie bekannt ist, da kein anderes zur Zeit verfügbares Antibiotikum so zuverlässig auf Pseudomonas-Infektionen wirkt. Bei langsamer Applikation und Zugabe von Antihistaminika bzw. Glukokortikoiden (GREEN et al., 1967) scheint die Gefahr des Wiederauftretens einer Anaphylaxie gering zu sein (BODEY, 1975). Außer Allergien sind an Nebenwirkungen u.a. reversible Leberfunktionsstörungen, Granulozytopenie, Hämostasedefekte und Hypernatriämie bekannt geworden (HOFFMAN u. BULLOCK, 1970; REYES et al., 1973; BARTMANN, 1974; BROWN et al., 1974).

Tabelle 7. Zusammenstellung der für die Behandlung bakterieller Infektionen bei Patienten mit Leukämien und malignen Non-Hodgkin-Lymphomen vorwiegend verwendeten Antibiotika bzw. Chemotherapeutika. (In Anlehnung an Bartmann, 1974; Bodey, 1975)

Substanz	Bevorzugtes Mittel bei Infektionen durch	Normale Tagesdosis für Erwachsene bei parenteraler Applikation und normaler Nierenfunktion[a]	Häufigste Nebenwirkungen	Bemerkungen
Penicilline				
Penicillin G	grampositive Kokken, Clostridien, Listerien (hier Maximaldosen erforderlich)	$6 \times 0,6 \times 10^6$ I.E. Maximaldosis: $40 - 100 \times 10^6$ I.E.	Allergie	
Methicillin	penicillinasebildende Staphylokokken, insbesondere Staphylococcus aureus	$4 - 6 \times 1 - 2$ g	Allergie, Nephritis	Nur parenteral anwendbar, weitgehend überholt
Isoxazolyl-Penicilline				
Cloxacillin, Dicloxacillin	penicillinasebildende Staphylokokken, insbesondere Staphylococcus aureus	$4 \times 0,5$ g	Allergie	Mittel der Wahl für orale Gabe
Oxacillin	penicillinasebildende Staphylokokken, insbesondere Staphylococcus aureus	$4 - 6 \times 0,5 - 1$ g	Allergie	
Ampicillin	Haemophilus influenzae, B. pertussis, E. coli, Proteus mirabilis, grampositive Kokken, Salmonellen, Shigellen, Listerien	6×1 g	Allergie, spezifische Hautreaktionen	
Carbenicillin	Pseudomonas aeruginosa, indolpositive Proteus-Sp., Providencia	6×5 g	Allergie	
Ticarcillin	Pseudomonas aeruginosa, indolpositive Proteus-Sp., Providencia	$3 - 4 \times 5$ g	Allergie	20% der Einzeldosis initial rasch applizieren, Rest als Dauerinfusion über 1 bis 2 Stunden
Cephalosporine	Klebsiella-Enterobacter, E. coli, Proteus mirabilis, grampositive Kokken		Allergie	In $< 15\%$ klinisch manifeste Kreuzallergie mit Penicillin
Cephalothin	Klebsiella-Enterobacter, E. coli, Proteus mirabilis, grampositive Kokken	$4 \times 2 - 3$ g	+Thrombophlebitis bei intravenöser Gabe, Nephrotoxizität in Kombination mit Aminoglykosiden	

Cephaloridin	Klebsiella-Enterobacter, E. coli, Proteus mirabilis, grampositive Kokken	4×1 g	+Nephrotoxizität bei hohen Dosen
Cefazolin		$3-4 \times 1-1,5$ g	
Cephapirin Cephradin Cephacetril		$4 \times 1-2$ g $2-3 \times 2$ g $4 \times 1-1,5$ g	
Chloramphenicol	Salmonellen	$4 \times 0,5$ g/m²	aplastische Anämie im engeren Sinne, Panmyelopathie
Aminoglykoside Gentamicin	gramnegative Bakterien einschließlich Pseudomonas und Serratia marcescens, methicillinresistente Staphylokokken	$3-4 \times 30-50$ mg/m²	Ototoxizität, Nephrotoxizität, neuromuskuläre Blockade, besonders in Kombination mit curareartigen Mitteln
Tobramycin	gramnegative Bakterien einschließlich Pseudomonas und Serratia marcescens, methicillinresistente Staphylokokken	$3-4 \times 50$ mg/m²	Ototoxizität, Nephrotoxizität, neuromuskuläre Blockade, besonders in Kombination mit curareartigen Mitteln
Amikacin	gramnegative Bakterien einschließlich Pseudomonas und Serratia marcescens, methicillinresistente Staphylokokken	$2-3 \times 5$ mg/kg	Ototoxizität, Nephrotoxizität, neuromuskuläre Blockade, besonders in Kombination mit curareartigen Mitteln
Sisomicin	gramnegative Bakterien einschließlich Pseudomonas und Serratia marcescens, methicillinresistente Staphylokokken	3×1 mg/kg	Ototoxizität, Nephrotoxizität, neuromuskuläre Blockade, besonders in Kombination mit curareartigen Mitteln
Kanamycin	gramnegative Bakterien außer Pseudomonas und zahlreichen Serratia-Stämmen	4×150 mg/m²	Ototoxizität, Nephrotoxizität, neuromuskuläre Blockade, besonders in Kombination mit curareartigen Mitteln
Cotrimoxazol (Trimethoprim, TMP, +Sulfamethoxazol, SMZ)	Reservemittel: Haemophilus influenzae, Pneumokokken, E. coli, Proteus-Sp., Klebsiella-Enterobacter, Salmonellen, Shigellen, Brucellen, Nocardia	$2 \times 160-240$ mg TMP+ $2 \times 800-1200$ mg SMZ	Granulo- und/oder Thrombozytopenie, megaloblastische Anämie, Allergie

[a] Bei eingeschränkter Nierenfunktion muß die Dosis der meisten Medikamente in Abhängigkeit vom Ausmaß der renalen Insuffizienz reduziert werden. Anmerkung bei der Korrektur: Als weitere Cephalosporine befinden sich inzwischen Cefamandol und Cefuroxim im Handel. Außerdem wurden Mezlocillin und Azlocillin, zwei neue semisynthetische Penicilline mit guter Wirkung auf gramnegative Bakterien, eingeführt; Azlocillin wird besonders für die Therapie von Infektionen mit Pseudomonas aeruginosa empfohlen, breitere klinische Erfahrungen bei Patienten mit Leukämien und malignen Non-Hodgkin-Lymphomen liegen allerdings noch nicht vor.

Tabelle 8. Einfluß der Neutrophilenzahl auf den Erfolg der antibiotischen Therapie. (Nach Bodey, 1975)

Neutrophilenzahl (pro µl)	Polymyxin B		Gentamicin [a]		Tobramycin [a]		Carbenicillin [b]		Ticarcillin [b]	
	Patientenzahl	Heilungen (%)	Patientenzahl	Heilungen (%)	Patientenzahl	Heilungen (%)	Patientenzahl	Heilungen (%)	Patientenzahl	Heilungen (%)
Gesamtkollektiv	—	—	63	52	59	57	51	75	20	80
< 100	—	20	22	23	21	24	16	75	12	92
101 – 1000	—	20	17	53	10	70	26	88	4	75
> 1000	—	30	24	79	28	79	9	56	4	100
Fallende Tendenz	—	8	32	31	23	39	29	72	—	—
Ansteigende Tendenz	—	58	31	74	36	70	22	82	—	—

[a]   Alle Infektionen mit gramnegativen Bakterien.
[b]   Nur Pseudomonas-Infektionen.

Das neuere Ticarcillin ist in seinem antibakteriellen Wirkspektrum dem Carbenicillin vergleichbar und übt *in vitro* sowie im Tierversuch eine noch etwas stärkere Wirkung auf Pseudomonas aeruginosa aus (Acred *et al.*, 1970; Bodey u. Deerhake, 1971). *In vivo* ist es allein oder in Kombination mit Gentamicin bzw. Cephalothin bei Pseudomonas-Infektionen ebenfalls gut wirksam (Rodriguez *et al.*, 1973b; Gaya *et al.*, 1975b; Klastersky *et al.*, 1975a). Durch eine Granulozytopenie wird die Effektivität von Ticarcillin nicht wesentlich beeinträchtigt (Tabelle 8); allerdings besteht eine Kreuzresistenz der Bakterien mit Carbenicillin (Bodey, 1975).

Aminoglykoside

Gentamicin. Dieses Antibiotikum ist im hämatologisch-onkologischen Bereich besonders deswegen von Interesse, weil es auf alle gramnegativen Bakterien einschließlich Pseudomonas aeruginosa wirkt (Waitz u. Weinstein, 1969; Modde, 1972b; Bartmann, 1974). Infektionen mit gramnegativen Keimen, vor allem mit Pseudomonas, Klebsiellen und Serratia marcescens, ließen sich bei Patienten mit Malignomen einschließlich Leukämien und Lymphomen in etwa 50% der Fälle günstig beeinflussen (Bodey *et al.*, 1972; Bodey, 1975). Bei schwerer Granulozytopenie nimmt die Wirksamkeit von Gentamicin deutlich ab (Bodey *et al.*, 1972; Bodey, 1975) (Tabelle 8). Dafür können ungenügende Serumkonzentrationen oder die Entwicklung resistenter Stämme nicht verantwortlich gemacht werden (Bodey, 1975). Die Gefahr der Nephrotoxizität steigt mit zunehmender Applikationsdauer deutlich an (Bodey, 1974a).

Tobramycin/Sisomicin. Tobramycin entspricht sowohl in seinem antibakteriellen Spektrum als auch in seiner klinischen Wirksamkeit weitgehend dem Gentamicin (Dienstag u. Neu, 1972; Valdivieso *et al.*, 1974; Linzenmeier, 1975). Die *In-vitro*-Aktivität gegen Pseudomonas aeruginosa ist anscheinend etwas höher als diejenige von Gentamicin; *in vitro* besteht keine vollständige Kreuzresistenz dieses Keims mit Gentamicin (Dienstag u. Neu, 1972; Holmes *et al.*, 1974; Houang u. McKay-Ferguson, 1976). Es wird angenommen, daß Tobramycin weniger nephrotoxisch ist als Gentamicin (Valdivieso *et al.*, 1974). Im Vergleich zu Gentamicin und Tobramycin erwies sich Sisomicin *in vitro* als etwas wirksamer gegen E. coli, Indol-positive Proteus spp. und Keime der Klebsiella-Enterobacter-Serratia-Gruppe (NAUMANN *et al.*, 1976). Seine Nephrotoxizität ist wahrscheinlich nicht geringer als diejenige von Gentamicin (APPEL u. NEU, 1977).

Amikacin. Es handelt sich um ein Derivat des Kanamycins, das *in vitro* antibakterielle Eigenschaften gegen Pseudomonas aeruginosa und gegen Enterobacteriaceae, die gegen andere Aminoglykoside resistent sind, besitzt (PRICE *et al.*, 1972; BODEY u. STEWART, 1973; EDITORIAL, 1975e; HOUANG u. MCKAY-FERGUSON, 1976; LINZENMEIER *et al.*, 1976b). Bei neutropenischen Malignom-Patienten lag die Heilungsquote von schweren, vorwiegend durch E. coli, Klebsiella pneumoniae und Serratia marcescens verursachten Infektionen bei 69%; sie sank allerdings bei persistierender Neutropenie (weniger als $100/\mu l$) auf 33% ab. Das Medikament wurde bei dieser Studie in Form einer intravenösen Dauertropf-infusion verabreicht. Statt der Applikation einer bestimmten Gesamtdosis wurde die Serumkonzentration auf $15\,\mu g/ml$ eingestellt (Dauer der Therapie: mindestens 7 Tage oder 5 Tage über den Zeitpunkt der Entfieberung hinaus); dabei lag die Toxizität im tolerablen Bereich (Azotämie in 13%, Ototoxizität in 6% der Fälle) (BODEY, 1975; VALDIVIESO *et al.*, 1975).

Bei *gramnegativer Meningitis* erwiesen sich Gentamicin und Tobramycin nach intraventrikulärer Applikation als wirksam (KAISER u. MCGEE, 1975).

Cephalosporine. Ihr breites antibakterielles Spektrum (grampositive und gramnegative Bakterien einschließlich der penicillinasebildenden Staphylokokken, Mehrzahl der E. coli-, Klebsiella- und Proteus mirabilis-Stämme; MOELLERING u. SWARTZ, 1976) machte diese Stoffklasse zu einem wertvollen Hilfsmittel bei der Bekämpfung von Infektionen bei resistenzgeminderten Patienten. Da jedoch einige klinisch relevante aerobe und fakultativ gramnegative Erreger wie Enterobacter, Indol-positiver Proteus, Providencia, Serratia marcescens und Pseudomonas sowie Bacteroides fragilis nicht bzw. nur ungenügend erfaßt werden (MOELLERING u. SWARTZ, 1976), müssen die Cephalosporine häufig in Kombination mit anderen Antibiotika eingesetzt werden. Das Risiko einer Allergie (ohne Anaphylaxie) gegen Cephalosporine bei bestehender Penicillinallergie (Kreuzallergie?) wird auf weniger als 15% geschätzt (PETZ, 1971; BARTMANN, 1974); bei Penicillin-Allergikern mit Neigung zu anaphylaktischen Reaktionen sollten Cephalosporine nicht verabreicht werden (MOELLERING u. SWARTZ, 1976). Da durch die gleichzeitige Gabe von Aminoglykosiden die Gefahr der Nephrotoxizität im Tierexperiment gesteigert wird (WILHELM u. SACK, 1975), sollten diese Kombinationen nur unter strenger Überwachung der Nierenfunktion eingesetzt werden.

Eine Monotherapie mit *Polymyxin*-Antibiotika ist nach den vorliegenden Erfahrungen bei Leukämie- und Lymphom-Patienten, insbesondere bei schwerer Granulozytopenie, nicht wirksam genug (Tabelle 8) und mit dem Risiko einer erheblichen Toxizität (RODRIGUEZ *et al.*, 1970) belastet (WHITECAR *et al.*, 1970; BODEY, 1975).

Bei infizierten Patienten mit schwerer Resistenzminderung muß stets mit der Möglichkeit einer Mischinfektion gerechnet werden, so daß der Nachweis eines einzelnen Erregers noch keine zuverlässige Aussage über die wahre bakteriologische Situation gestattet. Weiterhin entstehen durch die Infektion mit Hospitalkeimen nicht selten Resistenzprobleme gegenüber einzelnen Antibiotika. Die genannten Gründe haben zu der Überlegung geführt, bei stark gefährdeten Patienten bereits initial zwei oder mehr Antibiotika anzuwenden. Als Komponenten derartiger Kombinationen kommen vorwiegend die genannten Substanzen in Betracht.

Auf Tabelle 9 sind die wichtigsten bisher erprobten Antibiotikakombinationen zusammengestellt. Von den Zweierkombinationen haben sich Carbenicillin + Cephalothin und Carbenicillin + Gentamicin insgesamt als am effektivsten erwiesen. Sie zeigen nicht nur eine gute Wirkung auf Infektionen mit Pseudomonas aeruginosa, sondern auch auf Infektionen mit anderen, klinisch relevanten gramnegativen Bakterien, z.B. Klebsiella, E. coli und Proteus. Von besonderem Interesse ist die Tatsache, daß ihre Wirksamkeit durch eine Neutropenie nicht wesentlich eingeschränkt wird (Rodriguez et al., 1969; Middleman et al., 1972). Die Überlegenheit der Carbenicillin + Gentamicin-Behandlung im Vergleich zur alleinigen Gabe von Carbenicillin bei Pseudomonas- und Proteus-Infektionen

Tabelle 9. Wirkung verschiedener Antibiotika-Kombinationen bei Patienten mit Leukämien, malignen Lym-

Antibiotika	Autoren	Sämtliche Infektionen		Septikämie	
		Zahl der Infektionsperioden	Erfolgsquote (%)[a]	Zahl der Infektionsperioden	Erfolgsquote (%)[a]
Carbenicillin + Cephalothin	Middleman et al. (1972) Klastersky et al. (1972, 1973d, 1974a)	118	73	30	73
Carbenicillin + Cephalothin (nur Patienten mit Neutropenie)	Middleman et al. (1972)	50	60	10	60
Carbenicillin + Gentamicin	Rodriguez et al. (1969) Klastersky et al. (1972, 1973c, d) Schimpff et al. (1973) Tapper u. Armstrong (1974)	175	64	38	50
Carbenicillin + Gentamicin (nur Patienten mit Neutropenie)	Rodriguez et al. (1969)	32	56	–	–
Carbenicillin + Kanamycin (nur Patienten mit Neutropenie)	Middleman et al. (1972)	48	58	15	53
Carbenicillin + Colistin	Pratt u. Dugger (1971)	9	44	9	44
Carbenicillin + Polymyxin B	Klastersky et al. (1972)	22	46	–	–
Carbenicillin + Gentamicin oder: Carbenicillin + Colistin (nach erfolgloser Cephalothin- + Gentamicin- oder Colistin- + Gentamicin-Medikation)	Rochant et al. (1975)	29	69	17	59
Ticarcillin + Cephalothin oder: Ticarcillin + Gentamicin oder: Cephalothin + Gentamicin	Gaya et al. (1975b)	38	82	16	63

neutropenischer Patienten geht aus neuesten Befunden von Bodey (1975) u. Bodey *et al.* (1976) hervor (Erfolgsquoten 93 bzw. 83%). Die *In-vivo*-Aktivität beider Kombinationen korreliert gut mit einem *in vitro* bzw. im Tierversuch nachgewiesenen Synergismus, der insbesondere hinsichtlich der Hemmung von Pseudomonas aeruginosa, in geringerem Maße auch von anderen gramnegativen Bakterien besteht (Smith *et al.*, 1969, 1970; Klastersky *et al.*, 1970, 1972; Andriole, 1971; Noone u. Pattison, 1971). Nach ersten Ergebnissen einer randomisierten, multizentrischen Studie, die zur Zeit bei neutropenischen Patienten mit verschiedenen malignen Erkrankungen durchgeführt wird, sind Ticarcillin +Cephalothin und Ticarcillin+Gentamicin den genannten Medikamentenkombinationen wahrscheinlich äquivalent (Gaya *et al.*, 1975a, b). Über ähnliche Resultate berichten Klastersky *et al.* (1975a). Schimpff *et al.* (1976) konnten allerdings bei Patienten mit gramnegativer Septikämie, deren Blutgranulozyten unter 500/µl lagen, die Infektion durch die Gabe von Ticarcillin+Cephalothin oder Ticarcillin+Gentamicin häufig nicht beherrschen. Es besteht die Möglich-

phomen und soliden Tumoren mit bakteriologisch verifizierten Infektionen

Infektionen mit Pseudomonas		Infektionen mit Klebsiella u./o. Serratia		Infektionen mit E. coli		Infektionen mit Proteus-Sp.	
Zahl der Infektionsperioden	Erfolgsquote (%)[a]	Zahl der Infektionsperioden	Erfolgsquote (%)[a]	Zahl der Infektionsperioden	Erfolgsquote (%)[a]	Zahl der Infektionsperioden	Erfolgsquote (%)[a]
27	85	24	71	20	85	13	69
7	86	6	33	3	67	–	–
75	68	22	64	21	67	22	73
3	3/3	12	50	6	1/4	2	2/2
9	89	13	31	3	0/3	–	–
9	44	–	–	–	–	–	–
2	1/2	8	25	5	60	7	57
–	–	–	–	–	–	–	–
7	100	4	2/4	11	91	–	–

Tabelle 9 (Fortsetzung)

Antibiotika	Autoren	Sämtliche Infektionen		Septikämie	
		Zahl der Infektions-perioden	Erfolgs-quote (%)[a]	Zahl der Infektions-perioden	Erfolgs-quote (%)[a]
Ticarcillin + Cephalothin	Klastersky et al.	30	63	11	54
Ticarcillin + Tobramycin	(1975a)	33	60	15	47
Cephalothin + Tobramycin		38	42	19	58
Cephalothin + Gentamicin	Klastersky et al. (1971, 1972)	46	54	–	–
Ampicillin + Gentamicin	Klastersky et al. (1971, 1972)	50	62	–	–
Carbenicillin + Cephalothin + Gentamicin	Greene et al. (1973a) Bloomfield u. Kennedy (1974) Klastersky et al. (1974a)	141	74	79	67
Carbenicillin + Cephalothin + Gentamicin (nur Patienten mit Neutropenie)	Greene et al. (1973a)	59	63	51	57
Carbenicillin + Cephalothin + Gentamicin + Clindamycin (+ Probenecid); bei Penicillin-Allergie: Cephalothin + Gentamicin + Polymyxin B + Clindamycin	Tattersall et al. (1973)	22 (3 Doppel-infektionen)	55	–	–
Carbenicillin + Kanamycin + Benzylpenicillin + Methicillin (+ Probenecid; bei Penicillin-Allergie: Cephalothin + Gentamicin) oder: Carbenicillin + Cephalothin + Gentamicin + Clindamycin + Methi-cillin (+ Probenecid; bei Peni-cillin-Allergie: Cephalothin + Gentamicin + Polymyxin B + Clindamycin)	Tattersall et al. (1972a)	14 (4 Doppel-bzw. Dreifach-infektionen)	57	–	–

[a] Bei weniger als 5 Infektionsperioden keine Prozentangabe

keit, daß das Auftreten von Superinfektionen und die Entwicklung resistenter Bakterienstämme, die nach Monotherapie beschrieben wurden (Holmes et al., 1969; Lowbury et al., 1969; Smith et al., 1970), durch die kombinierte Anwendung von Carbenicillin + Gentamicin oder Cephalothin + Gentamicin hintangehalten werden (Bodey, 1975; Bodey et al., 1976). Allerdings wurden auch nach Gabe von Carbenicillin + Gentamicin Pseudomonas-Stämme mit Resistenz gegenüber einer oder beiden Substanzen beobachtet (Greene et al., 1973b).

Die Kombination von Carbenicillin + Kanamycin stellt nach den vorliegenden Befunden keine echte Alternative zu den genannten Antibiotika dar, da sie vor allem Infektionen mit Klebsiella und E. coli weniger gut beeinflußt.

Die Anwendung von Cephalothin + Gentamicin ist nicht unproblematisch. Nach den Untersuchungen von Klastersky et al. (1971, 1972) ist die Wirkung beider Substanzen auf Pseudomonas-Infektionen relativ gering; dagegen hatten

Infektionen mit Pseudomonas		Infektionen mit Klebsiella u./o. Serratia		Infektionen mit E. coli		Infektionen mit Proteus-Sp.	
Zahl der Infektionsperioden	Erfolgsquote (%)[a]	Zahl der Infektionsperioden	Erfolgsquote (%)[a]	Zahl der Infektionsperioden	Erfolgsquote (%)[a]	Zahl der Infektionsperioden	Erfolgsquote (%)[a]
5	60	5	40	14	71	–	–
10	80	7	28	13	69	–	–
8	25	11	36	13	54	–	–
9	44	13	85	9	56	15	33
11	64	3	1/3	22	73	14	50
38	63	42	67	37	78	12	89
24	58	17	47	16	75	–	–
3	1/3	2	1/2	7	57	1	1/1
10	60	3	1/3	2	0/2	–	–

GAYA *et al.* (1975b) u. GAYA (1976) in ihrer noch nicht abgeschlossenen Studie
gute Erfolge bei derartigen Komplikationen, was möglicherweise auf die von
diesen Autoren verwendeten höheren Dosen beider Antibiotika zurückzuführen
ist. Inzwischen wurde die Kombination allerdings von derselben Gruppe wegen
erheblicher nephrotoxischer Nebenwirkungen und der vergleichbar guten Effektivität von Ticarcillin + Cephalothin und Ticarcillin + Gentamicin aus dem therapeutischen Programm herausgenommen (WENDT u. WIDMAIER, 1976). Cephalothin + Gentamicin übertrafen die Wirkung der Kombination von Chloramphenicol + Gentamicin bei Infektionen neutropenischer Patienten (nach Ausschluß
von Infektionen mit Pseudomonas aeruginosa sowie Proteus und anderen Cepha-
lothin-empfindlichen gramnegativen Bakterien) (Erfolgsquoten 79 bzw. 68%,
bei Septikämie 89 bzw. 56%); interessanterweise sprachen selbst Infektionen,
die durch Keime mit Cephalothin-Resistenz, jedoch Chloramphenicol-Empfind-

lichkeit *in vitro* verursacht wurden, besser auf Cephalothin + Gentamicin als auf Chloramphenicol + Gentamicin an (Bodey, 1975). Nach Luboshitzky *et al.* (1973) besteht *in vitro* ein Antagonismus zwischen Chloramphenicol und Gentamicin. Bei neutropenischen Patienten mit Infektionen durch gramnegative, Cephalothin-empfindliche Keime zeigte sich, daß Cephalothin allein der Kombination von Cephalothin + Gentamicin nicht unterlegen war (Erfolgsquote insgesamt 64 bzw. 67%) (Bodey *et al.*, 1976). Patienten mit Septikämie und infizierte Patienten mit Granulozytenzahlen unter 100/µl reagierten auf eine Monotherapie (Carbenicillin oder Cephalothin, Heilungsquote 58 bzw. 55%) wesentlich schlechter als auf eine Kombinationsbehandlung (Carbenicillin + Gentamicin oder Cephalothin + Gentamicin, Heilungsquote 81 bzw. 71%) (Bodey, 1975; Bodey *et al.*, 1976).

Die Effektivität der Dreierkombination Carbenicillin + Cephalothin + Gentamicin ist auch bei neutropenischen Patienten nicht signifikant größer als diejenige von Carbenicillin + Cephalothin, so daß keine Notwendigkeit besteht, das mit der Applikation von Gentamicin entstehende Risiko einer höheren Nephrotoxizität sowie der Ototoxizität einzugehen. Der von Tattersall *et al.* (1972a, 1973) unternommene Versuch einer erfolgreicheren Infektionsbekämpfung bei Neutropenie durch die kombinierte Gabe von 4 oder 5 Antibiotika hat nicht zu dem erwarteten durchschlagenden Erfolg geführt.

Wegen ihrer bakteriziden Wirkung auf zahlreiche gramnegative und grampositive Keime hat die Kombination von Trimethoprim + Sulfamethoxazol (Cotrimoxazol) in den letzten Jahren große Bedeutung für die Behandlung u.a. von Infektionen des Respirationstraktes, der Nieren und ableitenden Harnwege und von Salmonellosen erlangt (Bartmann, 1974). Systematische Untersuchungen über die Effektivität dieser Medikamente bei Leukämie- und Lymphom-Patienten, insbesondere mit Neutropenie, liegen jedoch bisher nicht vor. Cotrimoxazol kann daher zur Zeit nur als Reservekombination gelten bzw. zur gezielten Bekämpfung z.B. von Toxoplasmose, Nocardiose, Infektionen mit Pneumocystis carinii und Salmonellosen versuchsweise eingesetzt werden (Bartmann, 1974; Fleischhacker, 1975; Nauta u. van Furth, 1975). Erste Behandlungsversuche mit Cotrimoxazol und Polymyxin B, die bei 16 Malignom-Patienten mit gramnegativer Septikämie durchgeführt wurden, ergaben in 13 Fällen eine Besserung, so daß diese Kombination weitere Beachtung verdient (Klastersky, 1976).

Kombinationen, die Carbenicillin oder Ticarcillin enthalten, führen häufig zu Hypokaliämie; diese Elektrolytstörung ist möglicherweise nicht nur durch einen renalen Kaliumverlust, sondern auch oder vorwiegend durch eine Kaliumverteilungsänderung im Organismus bedingt, sie kann trotz intensiver Substitutionsmaßnahmen zum Tode führen (Tattersall *et al.*, 1972a, b, 1973; Klastersky *et al.*, 1973b; Bloomfield u. Kennedy, 1974; Gaya *et al.*, 1975b). Dieselbe Komplikation wurde auch nach Applikation von Cephalexin + Gentamicin beobachtet (Young *et al.*, 1973b). Der hohe Natriumgehalt der Carbenicillin- und Cephalothin-Präparate bewirkt gelegentlich eine Natriumüberladung, die den Einsatz von Diuretika erforderlich machen kann (Tattersall *et al.*, 1972a, 1973). Am gefährlichsten ist die in Einzelfällen letale Nephrotoxizität der Kombinationen, die sich aus einem Cephalosporin-Derivat und einem Aminoglykosid (Gentamicin, Tobramycin, Kanamycin) zusammensetzen bzw. ein Aminoglykosid enthalten (Middleman *et al.*, 1972; Young *et al.*, 1973b; Bloomfield u. Kennedy, 1974; Klastersky *et al.*, 1974a; Gaya *et al.* 1975b; Gillett *et al.*, 1976; Tobias *et al.*, 1976); die von Valdivieso *et al.* (1974) im Vergleich zu Gentamicin beschriebene bessere Nierenverträglichkeit von Tobramycin macht sich anscheinend bei der Kombination mit Cephalothin nicht bemerkbar (Kla-

STERSKY *et al.*, 1975). Eine Nierenschädigung wurde gelegentlich auch nach Gabe von Carbenicillin + Cephalothin nachgewiesen (MIDDLEMAN *et al.*, 1972; KLASTERSKY *et al.*, 1974a). Superinfektionen mit Pilzen oder Bakterien können durch alle Antibiotika-Kombinationen induziert werden (MIDDLEMAN *et al.*, 1972; GREENE *et al.*, 1973a; BLOOMFIELD u. KENNEDY, 1974; GAYA *et al.*, 1975b).

Praktische Hinweise zur Therapie nachgewiesener bakterieller Infektionen

Umschriebene Infektionen, die bei neutropenischen Patienten stets als potentielle Sepsisherde angesehen werden müssen, erfordern eine adäquate Lokalbehandlung. Hier sind besonders die perianalen und anorektalen Entzündungen zu berücksichtigen, bei denen nach SEHDEV *et al.* (1973) neben den üblichen Maßnahmen, z.B. Sitzbäder, Stuhlregulierung, Verabreichung vollständig resorbierbarer Kost, auch eine Röntgenbestrahlung mit einer Gesamtdosis von 300–400 rd über 1–3 Tage von Erfolg sein kann; eine chirurgische Intervention sollte möglichst erst dann durchgeführt werden, wenn sich die Grundkrankheit unter Kontrolle befindet.

Für die Therapie von Infektionen mit Pseudomonas aeruginosa und anderen gramnegativen Bakterien kommen in erster Linie die Kombinationen Carbenicillin + Cephalothin oder Ticarcillin + Cephalothin in Frage; statt Cephalothin kann auch ein anderes Cephalosporin-Derivat verwendet werden. Außerdem ist der Einsatz von Carbenicillin + Gentamicin erfolgversprechend. Infektionen mit grampositiven Keimen oder anderen, seltenen Bakterien sollten der *In-vitro*-Testung der Keime (LINZENMEIER *et al.*, 1976a) bzw. dem Wirkspektrum der einzelnen Antibiotika (Tabelle 7) entsprechend behandelt werden. Im Falle einer floriden Tuberkulose ist die übliche antituberkulotische Kombinationsbehandlung indiziert.

Bei Nachweis einer Bakteriämie muß konsequent nach einem Herd gefahndet werden, da dieser noch andere, klinisch relevante Bakterien enthalten kann, die im Blut nicht zu züchten sind. Ein initial auftretender Schock verschlechtert die Prognose erheblich. Ob er durch die Gabe von Glukokortikoiden günstig beeinflußt werden kann, ist sehr fraglich.

Die Dauer der antibiotischen Therapie ist individuell zu gestalten. Bei fehlender Neutropenie sollte nach Fieberabfall, Besserung des Zustandes des Patienten und Negativität der Bakterienkulturen noch etwa eine Woche lang weiterbehandelt werden. Liegt eine persistierende Neutropenie vor, ist die Antibiotika-Gabe für die Dauer von mindestens 2 Wochen fortzusetzen. In Sonderfällen (z.B. Endokarditis, Osteomyelitis) wird eine längerdauernde Therapie notwendig.

Kommt es nach antibiotischer Behandlung erneut zu einem Anstieg der Körpertemperatur, muß in erster Linie mit einer bakteriellen oder mykotischen Superinfektion gerechnet werden. Die konsekutiven diagnostischen Maßnahmen sollten allerdings auch der Möglichkeit einer Virus- oder Protozoen-Infektion sowie der Aktivierung einer Tuberkulose Rechnung tragen. Außerdem ist ein medikamentös bedingtes Fieber zu diskutieren.

Über die Transfusion von Granulozyten zur adjuvanten Infektionsbehandlung s. S. 201f.

3. Therapie nicht nachgewiesener Infektionen
(„Fieber unklarer Ursache")

Wie erwähnt (s. S. 146f.), werden fieberhafte Zustände bei granulozytopenischen Patienten meist durch bakterielle Infektionen verursacht, die innerhalb weniger Tage zu tödlichen Septikämien führen können. Wenn in solchen Fällen keine bakteriologische Sofortdiagnose zu stellen und eine febrile Transfusionsreaktion auszuschließen ist, muß nach Einleitung der adäquaten Diagnostik innerhalb von 4 Std nach Fieberbeginn (Temperatur über 38° C) eine empirische antibiotische Kombinationstherapie begonnen werden (Rodriguez et al., 1973a; Tattersall et al., 1973; Bloomfield u. Kennedy, 1974; Levine et al., 1974; Bodey, 1975). Die vorwiegend zu erwartenden gramnegativen Keime lassen unter Berücksichtigung der bei dokumentierten bakteriellen Infektionen gewonnenen Ergebnisse die Anwendung von Carbenicillin oder Ticarcillin + Cephalothin (oder einem anderen Cephalosporin-Derivat) optimal erscheinen. Von diesen Medikamenten werden die meisten gramnegativen Bakterien einschließlich Pseudomonas Staphylococcus aureus, andere grampositive Keime und die meisten Anaerobier einschließlich Clostridium erfaßt. Als Alternative wird die Initialbehandlung mit der Dreierkombination Carbenicillin + Cephalothin + Gentamicin diskutiert (Bloomfield u. Kennedy, 1974; Klastersky et al., 1974a; Levine et al., 1974), die allerdings bisher — wie erwähnt — bei bakteriologisch nachgewiesenen Infektionen keine signifikant besseren Ergebnisse gezeitigt hat als die genannten Zweierkombinationen, jedoch mit dem höheren Risiko der Nephrotoxizität belastet ist (Klastersky et al., 1974a). Die hohe Effektivität der Kombination Carbenicillin + Cephalothin bei neutropenischen Patienten mit Fieber unklarer Genese wird durch die Ergebnisse einer Studie von Rodriguez et al. (1973a) unterstrichen. Von 81 Fieberepisoden verschwanden 56 (69%) nach 4tägiger Behandlung; eine Infektion ließ sich in dieser Gruppe letztlich nur 12mal sichern. Bei den Patienten, die ohne gesicherte Infektion innerhalb von 4 Tagen entfiebert hatten, trat nach Fortsetzung der antibiotischen Therapie für die Dauer von maximal 10 Tagen kein Todesfall auf, während zwei der nach dem Randomisationsprotokoll zunächst nicht mehr weiterbehandelten Patienten an Infektionen mit Keimen verstarben, die gegenüber der initial eingesetzten Kombination Carbenicillin + Cephalothin empfindlich waren. Diese Beobachtung zeigt, daß auch Patienten, die kurz nach Beginn der antibiotischen Initialbehandlung afebril werden, noch etwa 3—5 Tage über den Zeitpunkt der Entfieberung hinaus mit denselben Medikamenten weiterbehandelt werden müssen. In der Patientengruppe, die innerhalb der ersten 4 Tage nicht afebril geworden war und bei der 40% der Fieberepisoden auf eine gesicherte Infektion zurückgeführt werden konnten, trat die Entfieberung in etwa 80% der Fälle nach Gabe von Gentamicin ein, so daß nach 4tägiger erfolgloser Therapie eine Erweiterung der Zweier- zur Dreierkombination oder die Weiterbehandlung mit einer anderen, Gentamicin enthaltenden Zweierkombination indiziert ist.

Persistiert das Fieber nach 8—10tägiger antibiotischer Behandlung und bleibt die bakteriologische Diagnostik unergiebig, muß an die Möglichkeit einer nichtbakteriellen Infektion, z.B. einer Mykose, gedacht werden; eine derartige Komplikation liegt bei mindestens 20% dieser Kranken vor (Rodriguez et al., 1973a). Wegen der häufig bestehenden Schwierigkeit, eine Pilzinfektion rasch zu verifizieren, sollte sofort ein Therapieversuch mit einem Antimykotikum, z.B. Amphotericin B über 5 Tage, gemacht werden, der bei etwa 30% der Patienten erfolgreich ist (Bodey, 1975). Ist auch diese Behandlung ineffektiv, so sollten alle antimikrobiellen Medikamente zunächst abgesetzt und erneut eine genaue Diagnostik eingeleitet werden, die auch eine eventuell vorliegende Tuberkulose sowie eine Virus- oder Protozoeninfektion zu erfassen vermag (Bodey, 1975).

Lassen sich zu irgendeinem Zeitpunkt Mikroorganismen erfassen, die als Erreger einer dem Fieber zugrundeliegenden Infektion angesehen werden können, ist die rein empirische in eine gezielte, von der *In-vitro*-Empfindlichkeit der Keime ausgehende antimikrobielle Behandlung umzuwandeln.

Die prophylaktische Anwendung systemisch wirkender Antibiotika bei Patienten mit hochgradiger Granulozytopenie, aber ohne Fieber bzw. manifeste Infektion (Biskamp *et al.*, 1972; Stille *et al.*, 1972) ist nicht empfehlenswert, da sie das Risiko in sich birgt, daß resistente Keimstämme überhandnehmen oder — durch Beeinträchtigung der ökologischen Kontrolle — eine zunehmende Kolonisation mit seltenen, bei Gesunden kaum pathogenen Mikroorganismen eintritt (Cattan, 1966; E.O.R.T.C. Gnotobiotic Project Group, 1972; Pollack *et al.*, 1972; Smith, 1972; Spiers, 1972).

VII. Pilzinfektionen

1. Häufigkeit, Erreger, Manifestationsformen

Häufigkeit s. S. 146f.

Candida-, Aspergillus- und Mucor-Infektionen machen bei Patienten mit Leukämien und malignen Lymphomen über 75% der tödlichen Mykosen aus (Armstrong *et al.*, 1975). Am National Cancer Institute nahmen von 1954—1964 tödliche Candida-Infektionen mindestens um das Dreifache und letal verlaufene Aspergillosen um das 15fache zu; es besteht ein enger Zusammenhang mit der während dieser Zeit vorgenommenen Intensivierung der zytostatischen Chemotherapie (Levine *et al.*, 1974). Infektionen mit diesen Erregern sowie mit Torulopsis glabrata sind bei normaler Abwehrlage des Organismus selten und kommen hauptsächlich bei Patienten mit akuter Leukämie vor (Bodey, 1975).

Eine zweite Gruppe von Mykosen, verursacht durch Cryptococcus neoformans, Histoplasma capsulatum und Coccidioides immitis, wird auch bei Individuen mit normaler Abwehrlage gelegentlich beobachtet, sie tritt jedoch bei resistenzgeminderten Patienten, insbesondere mit chronischer lymphatischer Leukämie oder anderen malignen Lymphomen, häufiger, vor allem in disseminierter Form, auf (Zimmerman, 1955; Bodey, 1975; Salit u. Hand, 1975). Während der letzten Jahre stieg die Inzidenz dieser Infektionen nicht an; auch scheint keine Beziehung zur modernen Chemotherapie zu bestehen (Zimmerman, 1955; Levine *et al.*, 1972, 1974). Bei der akuten Infektion während der antineoplastischen Therapie handelt es sich anscheinend häufig um die Reaktivierung einer latenten Infektion (Bodey, 1975).

Eine zusammenfassende Darstellung der heute üblichen Erreger- und Serodiagnostik der Pilzerkrankungen findet sich in den Arbeiten von H.-L. Müller (1976) und J. Müller (1976).

Candidose. Sie stellt bei Leukämie- und Lymphom-Patienten die wichtigste, in den letzten Jahren viel häufiger gewordene Mykose dar (Zimmerman, 1955; Hutter u. Collins, 1962; Gruhn u. Sanson, 1963; Bodey, 1966, 1975) und hat klinisch verschiedene Manifestationsformen.

Oberflächliche Dermatitis (Bodey, 1975): Die Leisten- und Perianalregionen werden bevorzugt befallen, eine Ausdehnung über größere Hautbezirke wird beobachtet. Die Infektion tritt hauptsächlich während einer antibiotischen Behandlung auf.

Oropharyngeale Form (Zimmerman, 1955; Boggs *et al.*, 1961; Bodey, 1975): Sie entwickelt sich am häufigsten bei einer zytostatischen Chemotherapie oder einer Strahlenbehandlung, die zu Schleimhautläsionen führt.

Oberflächliche ösophageale und gastrointestinale Form (Zimmerman, 1955; Hutter u. Collins, 1962; Eras et al., 1972; Bodey, 1974a, 1975): Sie kommt bei etwa 15% der Patienten mit akuter Leukämie und bei etwa 10% der Lymphom-Patienten vor (Obduktionsergebnisse) und ist am häufigsten im Ösophagus und Magen lokalisiert; ein Befall mehrerer Regionen wird nicht selten beobachtet. Meist kommt es zu Ulzerationen und Pseudomembranbildung, gelegentlich auch zur Entwicklung von Tumormassen. Die klinisch am häufigsten nachweisbare Ösophagitis bleibt in 25% der Fälle asymptomatisch; sie birgt die Gefahr von Ernährungsstörungen, Blutungen, Perforationen sowie der Generalisation in sich.

Primäre pulmonale Form (Zimmerman, 1955; Hutter u. Collins, 1962; Bodey, 1966, 1975): Sie umfaßt etwa 5% der tiefen Candida-Infektionen und tritt häufig im Gefolge bakterieller Pneumonien auf.

Disseminierte Form einschließlich Septikämie (Zimmerman, 1955; Hutter u. Collins, 1962; Louria et al., 1962, 1967a; Hersh et al., 1965; Bodey, 1966, 1975; Ellis u. Spivack, 1967; Armstrong et al., 1971, 1975; Levine et al., 1974): Sie kommt bei 20–30% der Patienten mit akuter Leukämie und bei 2% der Lymphom-Patienten vor (Obduktionsergebnisse). Am häufigsten sind Lungen, Gastrointestinaltrakt, Nieren, Leber und Milz befallen. Als Erreger wurden in 75% der Fälle Candida albicans und in 20% Candida tropicalis nachgewiesen; außerdem wurden in Einzelfällen Candida parapsilosis und Candida guilliermondii isoliert. Grundsätzlich können bei resistenzgeminderten Patienten anscheinend aus allen lokalisierten Infektionen disseminierte Candidosen entstehen.

Als wichtigste klinische Symptome der generalisierten Candidose sind anhaltendes, gelegentlich auch septisches Fieber mit Schüttelfrost und arterieller Hypotension sowie eine allmähliche Reduktion des Allgemeinzustandes trotz antibiotischer Therapie anzusehen. Erythematöse, makronoduläre Hautveränderungen treten bei etwa 10% der Patienten auf (Bodey u. Luna, 1974); gelegentlich werden Augenveränderungen im Sinne einer Endophthalmitis beobachtet, die die Generalisation der Erkrankung beweisen (Fishman et al., 1972; Greene u. Wiernik, 1972; Meyers et al., 1973; Mohr et al., 1973; Edwards et al., 1974). Während in einem allgemeinen Krankengut eine lokalisierte Candidose und sogar eine Fungämie oft nicht zu einer Generalisation führen, signalisiert der Pilznachweis im Blut von Leukämie- und Lymphom-Patienten das sehr hohe Risiko einer Disseminierung der Erkrankung (Ellis u. Spivack, 1967; Toala et al., 1970; Young et al., 1974); Ausnahmen von dieser Regel können lediglich vorübergehende, katheterinduzierte Fungämien darstellen (Young et al., 1974).

Diagnose. Neben der klinischen, radiologischen und/oder endoskopischen hat die mikrobiologische und/oder serologische Diagnostik große Bedeutung. Eine tiefe oder disseminierte Candidose kann durch die Pilzisolierung nur dann bewiesen werden, wenn das Material aus dem befallenen Gewebe selbst oder aus Regionen stammt, die den Keim normalerweise nicht enthalten; für die Gefahr einer Candida-Invasion spricht der Nachweis von Pseudomycelien, die als Indikatoren der nicht-saprophytischen Natur der Pilze gelten (Kozinn u. Taschdjian, 1962; Portnoy et al., 1971). Bei disseminierter Candidose fielen die Blutkulturen nur in 25% der Fälle positiv aus (Bodey, 1966). Die Nachweishäufigkeit wird anscheinend durch die Anwendung der Membranfiltrationsmethode erhöht (Komorowski u. Farmer, 1973); außerdem könnte ein kürzlich angegebenes gaschromatographisches Verfahren zur raschen Diagnose einer

Candida-Septikämie beitragen (MILLER *et al.*, 1974). Lassen sich die Pilze aus dem Urin, dem Stuhl und dem Rachen neutropenischer Patienten mit Fieber züchten, liegt mit hoher Wahrscheinlichkeit eine klinisch relevante Candidose vor (BODEY, 1966, 1975). Bei Verdacht auf einen pulmonalen Candidabefall ist der Erregernachweis nicht nur im Sputum, sondern auch im transtrachealen Aspirat anzustreben (BODEY, 1975).

Der Wert der Bestimmung von Antikörpertitern ist umstritten. Der Nachweis von Präzipitinen gegen zytoplasmatische Candida-Antigene fiel bei mehr als 80% der Patienten mit disseminierter Candidose positiv aus; der Test blieb bei Patienten mit oberflächlicher oder fehlender Erkrankung meist negativ (TASCHDJIAN *et al.*, 1967). Bei zytostatisch therapierten Patienten mit akuter Leukämie ergab sich eine Korrelation zwischen den Präzipitin- und Agglutinin-Reaktionen einerseits und dem Bestehen einer disseminierten Candidose andererseits (ROSNER *et al.*, 1971). Der Hämagglutinationstiter gegen intrazelluläre Candida-Polysaccharide ließ bei starker klinischer Verschlechterung der Patienten mit Generalisation der Pilzerkrankung einen erheblichen Anstieg erkennen (WEGMANN *et al.*, 1971). Dagegen hatten in einer prospektiven Studie an 154 Patienten mit akuter Leukämie nur 7 von 14 Patienten, die an einer schweren Candidose verstarben, ansteigende Titer von agglutinierenden bzw. präzipitierenden Antikörpern gezeigt; falsch positive serologische Befunde wurden bei 9 Patienten, von denen 3 an einer anderen Pilzerkrankung (Aspergillose, Histoplasmose) litten, gefunden (PREISLER *et al.*, 1971). Ob durch den Nachweis von zirkulierendem Antigen bei infizierten Patienten (BODEY, 1975) die *In-vivo*-Diagnose der Candidose häufiger als bisher (derzeitiger Stand: etwa 30−50%) gestellt werden kann, bleibt abzuwarten.

Aspergillose. Sie stellt die zweithäufigste Pilzinfektion bei Patienten mit Leukämie und malignen Lymphomen dar (MIRSKY u. CUTTNER, 1972) und läßt während der letzten Jahre eine deutlich zunehmende Tendenz erkennen (BAKER, 1962; akute Leukämie: 11% von 1964−1965, 31% von 1970−1971, maligne Lymphome: maximal 5−6% von 1964−1970, etwa 15% im Jahre 1971, MEYER *et al.*, 1973). Etwa 50−60% aller Fälle von Aspergillose, die bei Malignom-Patienten auftreten, finden sich bei der akuten Leukämie, etwa 20% bei malignen Lymphomen und etwa 10% bei chronischen Leukämien (HUTTER *et al.*, 1964; YOUNG *et al.*, 1970; MEYER *et al.*, 1973). Aspergillosen werden vorwiegend durch Aspergillus fumigatus (59%) verursacht; es folgen Aspergillus flavus (31%) und Aspergillus glaucus (7,7%) (YOUNG *et al.*, 1972). Die in einem allgemeinen Krankengut fast ausschließlich auftretenden Aspergillome und allergischen bronchopulmonalen Aspergillosen werden bei resistenzgeminderten Patienten nur extrem selten nachgewiesen (BURKE u. COLTMAN, 1971; BRINCKER u. HANSEN, 1974); stattdessen finden sich vorwiegend invasive Erkrankungsformen. Etwa 90% der Aspergillosen manifestieren sich als Lungenerkrankungen (z.B. Broncho- oder Lobärpneumonien, hämorrhagische Infarkte, einzelne oder multiple Abszesse, Granulome); in 60−70% der Fälle ist die Lunge der einzige Krankheitsherd (HUTTER *et al.*, 1964; YOUNG *et al.*, 1970; MEYER *et al.*, 1973). Etwa ein Drittel der Patienten läßt neben dem pulmonalen Befall gastrointestinale, rhinozerebrale, hepatische (eventuell mit Budd-Chiari-Syndrom) und renale Infektionen erkennen; nur in wenigen Fällen wird eine ausschließlich extrapulmonale Manifestation beobachtet (YOUNG, 1969; YOUNG *et al.*, 1970). Etwa 30% der Patienten zeigen eine hämatogene Generalisation, wobei hauptsächlich Lungen, Gastrointestinaltrakt, Gehirn, Nieren, Leber und Schilddrüse betroffen sind (YOUNG *et al.*, 1970; MEYER *et al.*, 1973). Als Primärherd, von dem eine invasive Aspergillose ihren Ausgang nehmen kann, kommt nach den Beobachtungen von Prystowsky *et al.* (1976) gelegentlich eine Hautläsion in Betracht. Die invasive Aspergillose entwickelt sich in etwa 70% der Fälle nach oder gleichzeitig mit anderen Infektionen, insbesondere mit Candida oder Pseudomonas aeruginosa (Meyer *et al.,* 1973; Bodey, 1975).

Diagnose. Die intravitale Diagnose ist schwierig, was aus der Tatsache hervorgeht, daß etwa 40% der Patienten bei der initialen Röntgenuntersuchung keine Lungenveränderungen erkennen ließen (Bodey, 1966) und der Pilz nur bei 12–35% der infizierten Patienten kultiviert werden konnte (Young *et al.,* 1970; Meyer *et al.,* 1973; Levine *et al.,* 1974). Andererseits wird die Bedeutung des Erregernachweises dadurch eingeschränkt, daß auch bei 1–5% der Gesunden positive Sputum-, Rachen- und Stuhlkulturen gefunden wurden (Landau *et al.,* 1963). Blut-, Harn- und Liquor-Kulturen sind nur sehr selten positiv (Meyer *et al.,* 1973; Levine *et al.,* 1974). Eine gewisse Verbesserung der Diagnostik ist anscheinend von eingreifenderen Maßnahmen (z.B. transtracheale Aspiration, „Bronchialbürsten", Nadel- oder offene Biopsie der Lungen, gegebenenfalls Hautbiopsie) zu erwarten, wobei allerdings bei thrombozytopenischen Patienten nicht alle Methoden angewandt werden können (Young *et al.,* 1970; Bandt *et al.,* 1972; Meyer *et al.,* 1973).

Die serologische Diagnostik ist bei der invasiven Aspergillose im Gegensatz zu den allergischen bronchopulmonalen Formen sowie den Aspergillomen sehr problematisch. So wurden bei 15 Patienten (vorwiegend akute Leukämien) mit invasiver Aspergillose trotz Zuhilfenahme verschiedener Nachweisverfahren keine Antikörper gegen Aspergillus funigatus gefunden (Young u. Bennett, 1971). In einer anderen Studie ließen sich präzipitierende Antikörper bei 6 Patienten verifizieren; davon verstarben 5 Patienten an einer invasiven Aspergillose und 1 Patient an einer Mucormykose. Im Gegensatz dazu konnten bei 8 Patienten, die ebenfalls an disseminierter Aspergillose ad exitum kamen, keine zirkulierenden Präzipitine nachgewiesen werden (Meyer *et al.,* 1973).

Mucormykose (Phykomykose). Diese Infektion hat sowohl hinsichtlich des Manifestationsortes als auch bezüglich des histopathologischen Bildes große Ähnlichkeit mit der Aspergillose, ist aber trotz zunehmender Häufigkeit (Baker, 1962; Straatsma *et al.,* 1962; Meyer *et al.,* 1972) und bevorzugtem Auftreten bei Patienten mit Leukämien und malignen Lymphomen (Hutter, 1959; Meyer *et al.,* 1972) zur Zeit noch seltener als die Candidamykose und die Aspergillose. Grundsätzlich manifestiert sich die Erkrankung als oberflächliche (kutane) und viszerale Infektion; bei der viszeralen Form können ein pulmonaler und ein gastrointestinaler Typ sowie eine Lokalisationsform im Kopf-Hals-Bereich (rhinozerebraler oder kraniofazialer Typ, charakterisiert durch Sinusitis, Orbitalphlegmone und Meningoenzephalitis) unterschieden werden (Baker *et al.,* 1957; Hutter, 1959). Während sich der rhinozerebrale Typ vorwiegend bei unkontrolliertem Diabetes mellitus entwickelt, lassen Patienten mit Leukämien hauptsächlich den pulmonalen Typ erkennen (Hutter, 1959; Mc Bride *et al.,* 1960; Baker, 1962; Straatsma *et al.,* 1962; Murray *et al.,* 1966; Meyer *et al.,* 1972; Bennett, 1975). Daneben finden sich bei Leukämie- und Lymphom-Patienten auch primäre kutane und gastrointestinale Formen, die anscheinend durch therapiebedingte Haut- und Schleimhautläsionen begünstigt werden (Hutter, 1959; Bodey, 1975). In etwa 40% der Fälle kommt es zu einer hämatogenen Streuung mit Disseminierung der Infektion, die zu einer Beteiligung von Lungen, Zentralnervensystem, Milz, Nieren, Herz und Gastrointestinaltrakt führen kann (Meyer *et al.*, 1972). Als besondere prädisponierende Faktoren sind eine diabetische Stoffwechselstörung sowie vorausgegangene oder begleitende Infektionen, insbesondere mit Pilzen oder Pseudomonas aeruginosa, anzusehen (STRAATSMA *et al.*, 1962; MEYER *et al.*, 1972).

Diagnose. Eine intravitale Diagnose der pulmonalen oder disseminierten Form ist kaum zu stellen, da sich der Erreger entweder überhaupt nicht oder nur sehr selten isolieren läßt (MEYER *et al.*, 1972; LEVINE *et al.*, 1974; BODEY, 1975). Da auch serologische Untersuchungen nicht erfolgversprechend sind (LEVINE *et al.*, 1974), kann die Diagnose nur durch den Pilznachweis im Gewebe (z.B. Lungen-, Haut-, Gaumen-Biopsie) gesichert werden (MEDOFF u. KOBAYASHI, 1972; MEYER *et al.*, 1972).

Cryptococcose. Die Erkrankung wird hauptsächlich durch Cryptococcus neoformans verursacht. An Manifestationsformen sind ein akuter oder chronischer meningoenzephalitischer, ein pulmonaler und ein disseminierter Typ bekannt. Diese Mykose tritt bei Patienten mit chronischer lymphatischer Leukämie und anderen malignen Lymphomen häufiger auf als in einem allgemeinen Krankengut (COLLINS *et al.*, 1951; LEVINE *et al.*, 1974). Von 32 Patienten mit gesicherter Cryptococcose litten 10 an malignen Lymphomen; 5 dieser Patienten wiesen einen isolierten pulmonalen Befall auf (LEWIS u. RABINOVICH, 1972). Die disseminierte Form bevorzugt Patienten mit malignen Erkrankungen, insbesondere mit Morbus Hodgkin (BODEY, 1975). Die Inzidenz einer Cryptococcose bei Patienten mit Leukämien und malignen Lymphomen geht aus der Literatur nicht eindeutig hervor; lediglich die Studie von ZIMMERMAN u. RAPPAPORT (1954) läßt vermuten, daß etwa 1% der Patienten mit Morbus Hodgkin an dieser Komplikation leiden.

Der meningoenzephalitische Typ beginnt akut oder schleichend (LITTMAN, 1959); es besteht die Gefahr der Verwechslung mit einer lymphombedingten Meningealinfiltration (BODEY, 1975). Die pulmonale Cryptococcose kann akut oder chronisch verlaufen (COHEN *et al.*, 1965a; CAMPBELL, 1966; TYNES *et al.*, 1968). Röntgenologisch finden sich tuberkuloseähnliche Befunde mit miliaren, nodulären oder kavernösen Veränderungen (LITTMAN, 1959; COHEN *et al.*, 1965a; BODEY, 1975). Der disseminierte Typ geht möglicherweise vom Respirationstrakt aus und befällt Lungen, Zentralnervensystem, Herz, Milz, Pankreas, Nebennieren, Nieren, Haut (10%) und Skelett (BODEY, 1975).

Diagnose. Der Erreger kann kulturell im Sputum und/oder Urin und/oder Liquor nachgewiesen werden; er läßt sich eventuell auch mikroskopisch im Urinsediment verifizieren (LEVINE *et al.*, 1974). In einem Fall wurde ein Hyphenbildender Stamm im Liquor identifiziert (FREED *et al.*, 1971). Beim meningoenzephalitischen Typ können Hefezellen im Liquor bei 50–60% der Patienten durch Tuschefärbung sichtbar gemacht werden (LEVINE *et al.*, 1974; BODEY, 1975); die endgültige Sicherung der Diagnose sollte jedoch wegen der Gefahr von Artefakten durch die Kultur erfolgen (LITTMAN, 1959). Neuerdings wird die immunologische Identifizierung des Cryptococcen-Antigens in Liquor und/oder Blut, insbesondere bei negativen Kulturen, durch Komplementfixation, Immunfluoreszenz oder Latex-Agglutination mit Erfolg angewandt (BINDSCHADLER u. BENNETT, 1968; GOODMAN *et al.*, 1971; BODEY, 1974a).

Histoplasmose. Im Vergleich zu den besprochenenen Mykosen ist die Histoplasmose selbst in Endemiegebieten selten (LEVINE *et al.*, 1974). Ausgedehnte

Kontrollen in Deutschland, der Schweiz und Österreich ergaben praktisch keine Histoplasmin-Sensibilität in der Bevölkerung. Mit einer Histoplasmose ist demnach in Mitteleuropa nur dann zu rechnen, wenn Auslandsaufenthalte, vor allem in den USA und Afrika, in der Anamnese zu eruieren sind. Infektionen durch erregerhaltige Importware aus den genannten Gebieten wurden bisher nicht beobachtet (SEELIGER u. VÖGTLE-JUNKERT, 1976). Neben akuten oder chronischen pulmonalen Formen kommen bei Patienten mit malignen Bluterkrankungen wie in einem allgemeinen Krankengut auch disseminierte Formen, teils nach Reaktivierung alter Infektionen, mit Befall von einem oder mehreren Organen des retikulohistiozytären Systems einschließlich des Knochenmarks sowie der Lungen, der Leber und/oder des Zentralnervensystems vor; als Spätfolge entwickelt sich gelegentlich eine Nebennierenrindeninsuffizienz (ZIMMERMAN, 1955; SAROSI et al., 1971; COX u. HUGHES, 1974).

Diagnose. Sie wird durch den kulturellen Nachweis, z.B. in Sputum, Knochenmark, Blut, Magenspülflüssigkeit, Harn, Liquor, Aszites, Leber, oder die histologische Identifizierung der Erreger, z.B. in indolenten Gaumen- oder Wangenschleimhautulzera, Lymphknoten, Milz, Lungen, Leber, ermöglicht (UTZ, 1962; SAROSI et al., 1971; SMITH u. UTZ, 1972). Bei disseminierten Formen fallen Blut- und/oder Knochenmark-Kulturen in maximal 50−60% der Fälle positiv aus (UTZ, 1962; SAROSI et al., 1971); in Endemiegebieten sind Überwachungskulturen des Knochenmarks für die Frühdiagnose von disseminierten Formen angezeigt (HUGHES, 1971 b). Der Komplementfixations- und der Histoplasmin-Hauttest sind von untergeordneter diagnostischer Bedeutung; falsch positive Komplementfixationstests werden nach vorausgegangenen Hauttests gefunden (UTZ, 1962; CAMPBELL u. HILL, 1964; SMITH u. UTZ, 1972).

Coccidioidomykose. Bei resistenzgeminderten Patienten ist die Aktivierung einer alten Infektion durch Behandlung mit Glukokortikoiden und/oder Zytostatika möglich. Latente Lungeninfektionen können sich dann lokal ausbreiten oder hämatogen disseminieren (BODEY, 1975). Mit der Erkrankung ist fast ausschließlich in Endemiegebieten zu rechnen (PAPPAGIANIS, 1975).

Pilze mit geringer Pathogenität. Rhodotorula rubra: Es wurden bisher nur wenige Fälle von Fungämie beschrieben (LOURIA et al., 1967a).
Torulopsis glabrata: Infektionen mit diesem Mikroorganismus nehmen in den letzten Jahren bei Malignom-Patienten an Häufigkeit zu. Es kann zu Pneumonie, Ösophagitis, Pyelonephritis, Zystitis, Endometritis, Wundinfektionen und Septikämie kommen (ZIMMERMAN, 1955; BODEY, 1966; LOURIA et al., 1967a; AISNER et al., 1974).
Fusarium solani: Eine disseminierte Infektion mit diesem pflanzenpathogenen Pilz wurde bei einem Patienten mit akuter Leukämie klinisch diagnostiziert (CHO et al., 1973).

2. Therapie

Eine systemische Therapie ist bei allen Patienten mit Organbefall oder Disseminierung sowie bei ausgedehnten, mit Lokalmaßnahmen nicht zu beherrschenden mukokutanen Mykosen indiziert. Als parenteral und/oder oral zu applizierende Medikamente stehen zur Zeit Amphotericin B, 5-Fluorcytosin (Flucytosin), Clotrimazol und Miconazol zur Verfügung.

Amphotericin B. Die größten Erfahrungen liegen mit Amphotericin B vor, das neben einer fungistatischen eine ausgeprägte fungizide Wirksamkeit besitzt (SCHOLER, 1976) und prinzipiell zur Behandlung folgender Mykosen geeignet ist: Histoplasmose, Cryptococcose, Candidose, Torulopsose, Coccidioidomykose, Mucormykose, invasive Aspergillose. Die Resorption von Amphotericin B aus dem Gastrointestinaltrakt ist gering (LOURIA, 1958). Das Medikament wird daher intravenös in 5%iger Glukose-Lösung appliziert und von einer Anfangsdosis von 0,25−0,30 mg/kg Körpergewicht/Tag stufenweise auf 0,5−1,0 mg/kg Körpergewicht/Tag oder 1,0 mg/kg Körpergewicht jeden 2. Tag gesteigert, so daß bei den meisten Patienten maximale Blutkonzentrationen von etwa 0,5−2,0 µg/ml resultieren (UTZ *et al.*, 1964, 1971; DRUTZ *et al.*, 1968; BINDSCHADLER u. BENNETT, 1969; BARTMANN, 1974; BENNETT, 1974; PENNINGTON, 1976). Die Maximaldosis kann innerhalb von 3−5 Tagen erreicht werden (LOURIA *et al.*, 1962; UTZ *et al.*, 1964). Nicht selten ist eine Behandlungsdauer von 1−3 Monaten mit Gesamtdosen von 2,0−3,0 g erforderlich, um den Pilz zum Verschwinden zu bringen. Die Gabe von Amphotericin B ist mit dem Risiko zahlreicher toxischer Nebenwirkungen belastet. Dazu gehören u.a. Fieber, Schüttelfrost, Phlebitis, Kopfschmerzen, Nausea, Erbrechen, Azotämie, Zylindrurie, tubulär bedingte Azidose, Hypokaliämie, Anämie, Muskel- und Gelenkschmerzen; leuko- und thrombozytopenische Zustände sowie Leberfunktionsstörungen, Hypomagnesiämie, allergische Reaktionen und neurologische Störungen sind dagegen selten (UTZ *et al.*, 1964; BARTMANN, 1974; BENNETT, 1974). Die nephrotoxische Wirkung des Medikamentes ist bis zu einer Gesamtdosis von 4,0 g meist relativ gering; schwere, irreversible Nierenschäden treten bei Gesamtdosen über 5,0 g auf (BARTMANN, 1974; BENNETT, 1974). Durch die Gabe von Hydrocortison (25−50 mg intravenös) läßt sich die Fieberreaktion (UTZ *et al.*, 1964; BENNETT, 1974), durch die intravenöse Applikation von Heparin die Phlebitis (DRUTZ *et al.*, 1968; LEVINE *et al.*, 1974) günstig beeinflussen.

Bei der disseminierten Candidose wird mit Amphotericin B nur in 20−40% der Fälle ein Effekt erzielt. Nach Untersuchungen von BODEY (1966, 1974a, 1975) erholten sich mehr als 50% der Patienten mit akuter Leukämie, die in eine Remission kamen, von einer schweren Candida-Infektion, während in der Patientengruppe, bei der die antileukämische Therapie erfolglos blieb, die Mykose in keinem Fall zu beherrschen war; eine Spontanheilung kam gelegentlich nach einer Normalisierung des Blutbildes vor. Die pulmonale Form der Candidose ist − besonders bei neutropenischen Patienten − auch durch Amphotericin B nur schwer zu beeinflussen. Bei der Candida-Ösophagitis werden 0,5 mg/kg Körpergewicht/Tag über 5−7 Tage gegeben (BODEY, 1974a, 1975). Außerdem sind bei oropharyngealer Candidose, die keine Reaktion auf lokale antimykotische Maßnahmen zeigt und/oder starke Schmerzen verursacht bzw. die Nahrungsaufnahme behindert, kleine intravenöse Dosen von Amphotericin B (20−30 mg über 2 Tage) zu empfehlen, die meist sehr zuverlässig wirken (BODEY, 1975). In einem allgemeinen Krankengut wurden durch Minimaldosen von Amphotericin B (Gesamtmengen: 10−355 mg, Applikation über 4−18 Tage) bei Schleimhaut-Candidose günstige Effekte erzielt (MEDOFF *et al.*, 1972a). Die lokale Therapie des Mundsoors mit Nystatin ist nach den Ergebnissen einer randomisierten Studie von nur geringem Nutzen (BOGGS *et al.*, 1961). Eine persistierende Candida-Zystitis kann durch Spülung mit Amphotericin B beherrscht werden (WISE *et al.*, 1973).

Bei der Aspergillose sind die bisher vorliegenden Therapieergebnisse mit Amphotericin B sehr wenig befriedigend (YOUNG *et al.*, 1970; BODEY, 1974a). Die Erfahrungen sind allerdings nicht zuletzt deshalb spärlich, weil die Infektion häufig erst postmortal diagnostiziert wird. Am wichtigsten für die Prognose scheint die Entwicklung der Grundkrankheit zu sein, da sich z.B. bei Besserung einer akuten Leukämie Patienten von der früher ausnahmslos tödlichen Aspergillose erholen können (Bodey, 1974a, 1975).

Für die Behandlung der Mucormykose wird Amphotericin B zwar als Mittel der Wahl angesehen, Ergebnisse bei einer größeren Zahl von Patienten mit Leukämien und malignen Lymphomen liegen jedoch bisher nicht vor (Bodey, 1975).

Bei der disseminierten Cryptococcose ist die Amphotericin B-Therapie trotz hoher *In-vitro*-Empfindlichkeit des Erregers klinisch oft ineffektiv, so daß die Letalität behandelter Lymphom-Patienten bei etwa 60–70% liegt (Lewis u. Rabinovich, 1972); in einem allgemeinen Krankengut sind die Resultate günstiger (Drutz *et al.*, 1968). Eine kombinierte intravenös-intrathekale Behandlung mit Amphotericin B kommt bei der meningoenzephalitischen Form in Betracht; sie ist anscheinend gelegentlich erfolgreich (Littman, 1959; Spickard *et al.*, 1963; Bodey, 1974a). Intrathekal werden 0,25–0,75 mg der Substanz (gelöst in 2–3 ml einer 5%igen Glukose-Lösung oder in 5 ml von Elliot B-Lösung mit Zusatz von 20 mg Hydrocortison) jeden 2.–3. Tag langsam appliziert, wobei eine gute Durchmischung mit dem Liquor stattfinden soll (Bodey, 1974a; Levine *et al.*, 1974); als Nebenwirkungen treten starke Kopfschmerzen, Arachnoiditis (besonders bei wiederholter Applikation), gelegentlich Krampfanfälle und eventuell bleibende neurologische Schäden (z.B. Paraplegie) auf (Sarosi *et al.*, 1969).

Kinder mit akuter Leukämie sprechen auf die Behandlung der Histoplasmose mit Amphotericin B anscheinend nicht selten gut an (Cox u. Hughes, 1974). In einem gemischten Krankengut ließ sich die Letalität an pulmonaler und disseminierter Histoplasmose durch die Applikation dieses Antimykotikums deutlich senken (Drutz *et al.*, 1968; Parker *et al.*, 1970; Smith u. Utz, 1972).

Nach Bodey (1975) wird die Coccidioidomykose durch Amphotericin B nur selten günstig beeinflußt.

Bei pulmonaler Torulopsose wurden Spontanheilungen nach Rückbildung einer Granulozytopenie durch erfolgreiche Behandlung des zugrundeliegenden malignen Non-Hodgkin-Lymphoms beschrieben (Aisner *et al.*, 1974). Die disseminierte Infektion mit Torulopsis glabrata geht mit einer hohen Letalität einher (Louria *et al.*, 1967a; Bodey, 1975).

5-Fluorcytosin. In vitro hat diese vorwiegend fungistatisch wirkende Substanz ein selektives Wirkspektrum, das sich u.a. auf Hefen einschließlich Candida albicans und Cryptococcus neoformans sowie Aspergillen (ohne Aspergillus nidulans) erstreckt und somit in seiner Breite dem Amphotericin B unterlegen ist (Scholer, 1970, 1976). Die klinische Anwendung zur Behandlung von Candidosen, Cryptococcosen, Aspergillosen und Torulopsosen (Fungämie bzw. systemische Mykose, Endokarditis, Lungenaffektionen, Harnwegsinfektionen, Osteochondritis) hat bei Patienten mit nicht-hämatologischen Erkrankungen sowie Patienten mit Leukämien und malignen Lymphomen teilweise zu günstigen Ergebnissen geführt (Tassel u. Madoff, 1968; Utz *et al.*, 1968, 1971; Warner *et al.*, 1970; Webb *et al.*, 1970; Burnell, 1971; Fass u. Perkins, 1971; Record *et al.*, 1971; Holt u. Newman, 1972a; Isacson *et al.*, 1972; Steer *et al.*, 1972; Vandevelde *et al.*, 1972; Bennett, 1974; Eilard *et al.*, 1974; Levine *et al.*, 1974; Bodey, 1975; Krick u. Remington, 1976), größere Studien über die Effektivität bei Patienten mit malignen Blutkrankheiten liegen jedoch bisher nicht vor. 5-Fluorcytosin kann oral und parenteral verabreicht werden (Dosierung: 100–200, maximal 300 mg/kg Körpergewicht/Tag, verteilt auf 4 Einzeldosen). Bei einer Dosierung von 100 mg/kg Körpergewicht/Tag werden Liquorkonzentrationen von 8–20 µg/ml erreicht (ROSIN, 1974); die gute Liquorgängigkeit dürfte für die in zwei Fällen beobachtete Rückbildung einer Pilzmeningitis nach oraler Gabe von 5-Fluorcytosin verantwortlich sein (TASSEL u. MADOFF, 1968; VANDEVELDE *et al.*, 1972). Die Substanz ist anscheinend weniger toxisch als Amphotericin B (STEER *et al.*, 1972; ROSIN, 1974); an Nebenwirkungen wurden beschrieben: Nausea, gastrointestinale Störungen, Knochenmarkdepression mit Leuko- und/oder Thrombozytopenie und/oder Anämie, Eosinophilie, teilweise schwere, offenbar reversible Leberfunktionsstörungen, allergische Hautreaktionen (TASSEL u. MADOFF, 1968; UTZ *et al.*, 1968; RECORD *et al.*, 1971; STEER *et al.*, 1972; VANDEVELDE *et al.*, 1972; BARTMANN, 1974). Vier Fälle von schwerer, dreimal letal verlaufener Knochenmarkdepression sind inzwischen bekannt geworden. Alle Patienten hatten vor oder synchron mit der 5-Fluorcytosin-Applikation eine Amphotericin B-Behandlung erhalten (SCHLEGEL *et al.*, 1970; RECORD *et al.*, 1971; MEYER u. AXELROD, 1974). Bei eingeschränkter Nierenfunktion muß die Dosis wegen der Gefahr der Kumulation reduziert werden (BARTMANN, 1974; BENNETT, 1974). Die Behandlungsdauer kann mehrere Wochen bis Monate betragen. Cryptococcen entwickeln *in vivo* rasch eine Resistenz gegenüber diesem Medikament, so daß eine längerdauernde Monotherapie problematisch erscheint (BENNETT, 1974; LEVINE *et al.*, 1974).

Von einigen Autoren wird auf die Möglichkeit einer Potenzierung des antimykotischen Effektes von 5-Fluorcytosin (oder Rifampicin) durch Amphotericin B gegenüber Candida, Cryptococcus und Histoplasma *in vitro* und im Tierexperiment hingewiesen (MEDOFF *et al.*, 1972b; KOBAYASHI *et al.*, 1972; BLOCK u. BENNETT, 1973). Möglicherweise bewirkt ein durch Amphotericin B induzierter Membrandefekt einen verstärkten Einstrom von 5-Fluorcytosin oder Rifampicin in die Hefezellen und damit eine Steigerung der antimykotischen Wirkung. Unklar ist allerdings noch, ob durch diese Kombination die Toxizität für normale Zellen wesentlich erhöht wird. Klinisch wurden 5-Fluorcytosin + Amphotericin B in ersten Untersuchungen mit Erfolg angewandt (GARRIQUES *et al.*, 1973; SCHOLER, 1976; Mitteilung des Herstellers). Wegen der Gefahr einer gesteigerten Toxizität wird die Kombination bisher nur bei folgenden Indikationen eingesetzt: Candida-Meningitis, Candida-Endokarditis, Candida-Endophthalmitis, Cryptococcose, invasive Aspergillose oder bei Versagen der Monosubstanz. Dosierung am 1. Tag: Amphotericin B: 0,1 mg/kg, 5-Fluorcytosin: 150 mg/kg; am 2. Tag: Amphotericin B: 0,2 mg/kg, 5-Fluorcytosin: 150 mg/kg; ab 3. Tag: Amphotericin B: 0,3 mg/kg, 5-Fluorcytosin: 150 mg/kg.

Clotrimazol (BAY b 5097). Dieses für die systematische Anwendung noch nicht im Handel befindliche Imidazolderivat wird oral (3 × 20 mg/kg Körpergewicht/Tag) verabreicht. *In vitro* und im Tierexperiment zeigt es ein breites Wirkungsspektrum gegen human- und tierpathogene Pilze, u.a. Candida albicans, Cryptococcus neoformans, Coccidioides immitis, Aspergillus fumigatus, Histoplasma capsulatum (MARGET u. ADAM, 1969; PLEMPEL *et al.*, 1969; BARTMANN, 1974).

In einem allgemeinen Krankengut scheint das Medikament bei einem Teil der Organmykosen einschließlich mykotischer Harnwegsinfektionen sowie bei einzelnen Fällen von Candida-Septikämie Wirkung gezeigt zu haben (MARGET u. ADAM, 1969, 1971; OBERSTE-LEHN *et al.*, 1969; EVANS *et al.*, 1971; FREIS, 1971; BAGGESSEN u. OBERSTE-LEHN, 1972; CARTWRIGHT *et al.*, 1972; HOLT u. NEWMAN, 1972a, b, c; BEWICK u. RAPER, 1974; ROSIN, 1974; WEUTA, 1974); einschränkend ist allerdings zu sagen, daß die ätiologische Bedeutung der Pilze für die mit Clotrimazol behandelten Infektionen nicht in allen publizierten Fällen als gesichert angesehen werden kann (Bennett, 1970). Mitteilungen über eine günstige Beeinflussung schwerer Mykosen bei Patienten mit malignen Bluterkrankungen sind jedoch spärlich und ungenügend dokumentiert (Freis, 1971); nach Bodey (1974a) sprachen Leukämie-Patienten mit systemischen Candida-Infektionen auf Clotrimazol nicht an. Es besteht keine ausreichende Liquorwirksamkeit bei Candida-Meningitis (Keuth u. Wilhelmi, 1970). Bennett (1974) und Wegmann (1975) halten die Effektivität von Clotrimazol bei tiefen Mykosen für nicht erwiesen und betrachten die oberflächlichen Pilzerkrankungen als Hauptanwendungsgebiet. Die Substanz führt zu einer Induktion arzneimittelabbauender Enzyme in der Leber, die wahrscheinlich für ihren beschleunigten Katabolismus nach längerdauernder oder wiederholter Applikation verantwortlich zu machen ist (Rosin, 1974; Sandmann u. Müller, 1974; Weuta, 1974). Von der 2.—3. Behandlungswoche an ist daher eine Verdoppelung der Tagesdosis zu erwägen (Rosin, 1974). Als Nebenwirkungen der Clotrimazol-Therapie sind bekannt: Gastrointestinale Unverträglichkeit, leichte, reversible Leberfunktionsstörungen, Pollakisurie, Exantheme, passagere Bewußtseinstrübung, jedoch keine schwerwiegende Beeinträchtigung des hämatopoetischen Systems (Cartwright et al., 1972; Bartmann, 1974; Weuta, 1974).

Miconazol. Es handelt sich ebenfalls um ein Versuchspräparat aus der Imidazolreihe mit *In-vitro*-Wirkung auf die meisten pathogenen Pilze und grampositiven Bakterien; die antimykotische Aktivität von Miconazol soll etwa halb so groß sein wie diejenige von Clotrimazol (Holt u. Newman, 1972b; Rosin, 1974; Mitteilung des Herstellers). Dosierung: 600—1200 mg/Tag intravenös, verteilt auf 3—6 Einzeldosen; bei einigen Patienten mit Coccidioidomykose wurden Tagesmengen von 900—3600 mg für die Dauer von 7—89 Tagen verabreicht (Stevens et al., 1976; Sung, 1976). Das Medikament ist auch oral anwendbar (Rosin, 1974).

In Einzelfällen sprachen systemische Mykosen, insbesondere Candida-Septikämien, auf Miconazol an (Zazgornik et al., 1973; Daneels et al., 1974; Scheef et al., 1974); Behandlungsergebnisse bei Patienten mit malignen Bluterkrankungen liegen noch nicht vor. Die Verträglichkeit ist bei Applikation mittlerer Dosen offensichtlich gut (Rosin, 1974; Stevens et al., 1976; Sung, 1976); an Nebenwirkungen wurden vor allem Phlebitiden, Nausea, eine Aggregation der Erythrozyten und Hyperlipoproteinämien beobachtet; letztere sind wahrscheinlich auf den Lösungsvermittler zurückzuführen (Stevens et al., 1976; Bagnarello et al., 1977).

Inhalationen oder endobronchiale Spülungen mit Antimykotika und Jodiden können bei Lungenaspergilllose versucht werden (Landau et al., 1963; Ramirez-R., 1964; Stark, 1967). Der Candida-Befall der Haut und Schleimhäute ist mit Nystatin, Clotrimazol oder Pimaricin günstig zu beeinflussen (Klener et al., 1972; Bartmann, 1974; Bodey, 1975); bei der oberflächlichen Candida-Dermatitis kann eine mehrwöchige Behandlung erforderlich werden.

VIII. Infektionen mit höheren Bakterien

Nocardiose. Diese seltene Infektion wird in den letzten Jahren häufiger als früher diagnostiziert (Murray et al., 1961). Besonders gefährdet sind Patienten mit schweren Grunderkrankungen, vor allem mit Leukämien und malignen Lymphomen (Murray et al., 1961; Young et al., 1971). Es besteht anscheinend keine

Korrelation zwischen der peripheren Neutrophilenzahl und dem Auftreten einer Nocardiose (YOUNG et al., 1971); dagegen dürften Glukokortikoide, Zytostatika und ionisierende Strahlen prädisponierende Faktoren darstellen (MURRAY et al., 1961; YOUNG et al., 1971; BODEY, 1975). Als häufigster Erreger wird Nocardia asteroides aus der Familie der Actinomycetaceae gefunden (MURRAY et al., 1961; HATHAWAY u. MASON, 1962; YOUNG et al., 1971). Die Erkrankung kann akut oder chronisch verlaufen. Eine primäre pulmonale Form mit Lobär- oder Bronchopneumonie, Lungenabszessen, Kavernen, multiplen Knötchen und gelegentlich auftretender Pleurabeteiligung wird in 30−50% der Fälle beobachtet (MURRAY et al., 1961; HATHAWAY u. MASON, 1962; YOUNG et al., 1971; BODEY, 1975); sie manifestiert sich klinisch häufig mit Fieber, Nachtschweiß und produktivem Husten. Etwa 30% der Erkrankungen kommen in disseminierter Form mit Beteiligung von Lungen, Haut, Gehirn, Pleura, Milz, Nieren, Myokard, Leber, Knochen, Peritoneum, Lymphknoten, Nebennieren, Gastrointestinaltrakt, Meningen, Pankreas, Schilddrüse, Augen, Ohren, Knochenmark, Endokard, Rückenmark, Hypophyse und Harnblase vor (MURRAY et al., 1961; BODEY, 1975). Hirnabszesse, die klinisch teilweise inapparent bleiben, lassen sich bei etwa 30% der Patienten mit Nocardiose autoptisch verifizieren; etwa 20% dieser Kranken weisen einen normalen Liquorbefund auf (BODEY, 1975).

Diagnose. Der säurefeste Erreger kann aus dem Sputum relativ häufig kultiviert werden, dagegen nur selten aus dem Blut (MURRAY et al., 1961; YOUNG et al., 1971); die Kulturdauer kann 1−3 Wochen betragen (YOUNG et al., 1971). Bei Hirnabszessen läßt sich Nocardia asteroides nur in 10% der Liquorproben nachweisen (BODEY, 1975).

Therapie. Die Einführung der Therapie mit Sulfonamiden (besonders Sulfadiazin, initial 4−8 g, später 4−6 g/Tag über mindestens 3−6 Monate, erwünschte Serum-Konzentration: 10−12 mg/dl; MURRAY et al., 1961; UTZ et al., 1971; YOUNG et al., 1971; BARTMANN, 1974; LEVINE et al., 1974; BODEY, 1975) führte zu einem Rückgang der Letalität von 75% auf 46% (MURRAY et al., 1961); allerdings erholen sich nur 30% der Patienten mit disseminierter Infektion (BODEY, 1975). Bei Patienten mit schwerer Nocardiose werden neuerdings auch andere Medikamente, z.B. Erythromycin+Ampicillin sowie Ampicillin, Tetracyclin, Gentamicin oder Cycloserin, eventuell in Kombination mit Sulfadiazin, eingesetzt, die gelegentlich auch bei Hirnabszessen (in Kombination mit neurochirurgischen Eingriffen) eine gute Wirkung zeigten (HOEPRICH et al., 1968; ORFANAKIS et al., 1972; BACH et al., 1973; BARTMANN, 1974).

Aktinomykose. Sie wird bei Patienten mit Leukämien und malignen Lymphomen nicht häufiger beobachtet als in einem allgemeinen Krankengut; die moderne zytostatische Chemotherapie hat anscheinend keine Zunahme der Inzidenz oder eine Veränderung der Manifestationsformen dieser Infektion bewirkt (LEVINE et al., 1974).

Tuberkulose. s.S. 153 u. 160.

IX. Protozoen-Infektionen

Die Häufigkeit letaler Protozoen-Infektionen wird bei akuter Leukämie mit 0,1% und bei malignen Lymphomen mit 0,6% angegeben (BODEY, 1975); in einem gemischten Krankengut, das maligne Bluterkrankungen und aplastische Anämien umfaßte, fanden Levine *et al.* (1972, 1974) derartige Infektionen bei 4,7% der Patienten (Tabelle 4). Von klinischer Bedeutung sind vor allem Infektionen mit Pneumocystis carinii und Toxoplasma gondii.

Pneumocystis-carinii-Infektionen. In den U.S.A. wird die jährliche Erkrankungsrate bei Patienten mit akuter lymphatischer Leukämie auf 1,1%, bei Patienten mit akuter myeloischer Leukämie auf 0,2%, bei Patienten mit chronischer myeloischer und lymphatischer Leukämie auf je 0,05% und bei Patienten mit malignen Non-Hodgkin-Lymphomen auf 0,01% geschätzt. Andererseits litten Patienten mit gesicherter Pneumocystis-carinii-Pneumonie während des Beobachtungszeitraumes von 1967—1970 in 46,9% an Leukämien, insbesondere an akuter (29,9%) und chronischer (9,3%) lymphatischer Leukämie und nur in 6,2% an anderen akuten Leukämien sowie in 1,5% an chronischer myeloischer Leukämie; maligne Non-Hodgkin-Lymphome stellten bei 6,7% der Patienten die Grunderkrankung dar (Walzer *et al.,* 1974); im Gegensatz dazu waren während eines früheren Zeitraums (1955—1967) nur 19,6% der Pneumocystis-carinii-Pneumonien mit einer Leukämie assoziiert (Le Clair, 1969). Etwa 35% der Infektionen wurden bei Patienten unter 20 Jahren beobachtet, 5% der Kinder mit Malignomen wiesen eine Erkrankung bei der Obduktion auf (Bodey, 1975). In einem unselektierten Obduktionsgut schwankte die Häufigkeit von Pneumocystis-carinii-Pneumonien zwischen 0,2 und 4%; fast alle Patienten litten an malignen Grunderkrankungen (Esterly, 1968; Vogel *et al.,* 1968). Als Ursache einer interstitiellen Pneumonie konnte bei Patienten mit akuter Leukämie und soliden Tumoren in etwa 45% der Fälle Pneumocystis carinii verifiziert werden (Goodell *et al.,* 1970). Eine hohe Morbidität fand sich bei Kindern mit Leukämie während der Remission unter Erhaltungschemotherapie und bei Patienten nach Erholung von einer Knochenmarkdepression durch zytostatische Behandlung bzw. bei Reduktion oder nach Absetzen von Glukokortikoiden (Levine *et al.,* 1974); Perera *et al.* (1970) vermuten einen Zusammenhang zwischen dem Auftreten einer Klinikepidemie und der Einführung einer intensiveren zytostatischen Chemotherapie in diesem Hause. Die klinisch manifeste Erkrankung kann auf die Reaktivierung eines latenten Prozesses, z.B. durch eine therapie- und/oder krankheitsbedingte Reduktion der körpereigenen Abwehr, oder aber auf eine Neuinfektion zurückgeführt werden (Woodward u. Sheldon, 1961; Bode *et al.,* 1974; Walzer *et al.,* 1974; Bodey, 1975; Editorial, 1975b); sie ist potentiell kontagiös (Ruskin u. Remington, 1967; Brazinsky u. Phillips, 1969; Bodey, 1975; Editorial, 1975b; Yates *et al.,* 1975).

Die Infektion führt zu einer interstitiellen Pneumonie mit Fieber, unproduktivem Husten, Dys- und Tachypnoe sowie zunehmender respiratorischer Insuffizienz mit Zyanose, aber geringen oder fehlenden physikalischen Befunden (jedoch meist positivem Röntgenbefund) und nur selten zu einer Generalisation in Leber, Milz, Lymphknoten und Knochenmark (Jarnum *et al.,* 1968; Vogel *et al.,* 1968; Goodell *et al.,* 1970; Johnson u. Johnson, 1970; Rosen *et al.,* 1972; Bode *et al.,* 1974; Walzer *et al.,* 1974; Editorial, 1975b). Die Erkrankung kann sich über 1—2 Monate hin entwickeln oder innerhalb von 4—5 Tagen fortschreiten (Bodey, 1975); neben den klassischen, manifest verlaufenden Formen wurden auch klinisch inapparente Infektionen beschrieben (Woodward u. Sheldon, 1961; Rosen *et al.,* 1972).

Diagnose. Da der Erreger nur selten im Sputum, Hypopharynxsekret, Magensaft oder Trachealaspirat nachweisbar ist, besitzt die Lungenbiopsie (offene Biopsie, eventuell perkutane transthorakale Nadelaspiration, insbesondere bei Kindern, Bronchialbiopsie, perkutane Lungenbiopsie) große diagnostische Bedeutung (ROBBINS et al., 1965; DEVITA et al., 1969; JOHNSON u. JOHNSON, 1970; ROSEN et al., 1972; WALZER et al., 1974); die Nadelaspiration gestattet lediglich die Identifizierung des Erregers, jedoch keine pathohistologische Untersuchung, das Risiko einer perkutanen Nadelbiopsie wird teilweise als zu hoch beurteilt (EDITORIAL, 1975b). Erfolgversprechend ist weiterhin das „Bronchialbürsten" (REPSHER et al., 1972; KNIGHT u. PUGSLEY, 1975). Die Zysten können durch Färbung mit Methenamin-Silber nach Gomori oder Toluidinblau O sichtbar gemacht werden (JOHNSON u. JOHNSON, 1970; WALZER et al., 1974; EDITORIAL, 1975b); die Sporozoiten- und Trophozoiten-Formen lassen sich nach Giemsa, Gram-Weigert oder mit Methylenblau färben (EDITORIAL, 1975b). Immunfluoreszenz-methoden und der Komplementfixationstest haben bei immunsupprimierten Patienten keine wesentliche diagnostische Bedeutung (RIFKIND et al., 1966; EDITORIAL, 1975b).

Therapie. Als Mittel der Wahl ist Pentamidin-Isäthionat (4 mg/kg Körpergewicht intramuskulär über 12–14 Tage) anzusehen, das bei 46–81% der Patienten eine Heilung bewirkte; eine Behandlungsdauer von mehr als 7 Tagen wirkte sich auf die Prognose günstig aus (ROBBINS et al., 1965; DEVITA et al., 1969; WESTERN et al., 1970; LEVINE et al., 1974). Die intravenöse Applikation dieser Substanz ist gefährlich (WESTERN et al., 1970; LEVINE et al., 1974). Eine klinische Besserung tritt meist bereits innerhalb von 1–6 Tagen nach Therapiebeginn ein (BODEY, 1975; JEHN u. HELLRIEGEL, 1977). Nebenwirkungen wurden bei 42% der Patienten in Form von Azotämie (24% aller Nebenwirkungen), Leberfunktionsstörungen (9%), Hypoglykämie (12%), Hauteffloreszenzen (3%), lokalen Schmerzreaktionen bzw. Abszeßbildung (21%) und akutem Blutdruckabfall (5%) beobachtet; 2 von 164 Patienten verstarben wahrscheinlich an arzneimittelbedingten Reaktionen (WESTERN et al., 1970). Bei einem eigenen Fall traten im Applikationsbereich von Pentamidin ausgedehnte Muskelnekrosen auf.

Als mögliche Alternativen kommen Cotrimoxazol (Trimethoprim: 20 mg/kg Körpergewicht/Tag, Sulfamethoxazol: 100 mg/kg Körpergewicht/Tag) (BODEY, 1975; EDITORIAL, 1975b; HUGHES et al., 1975; HUGHES, 1976) und Pyrimethamin (25 mg/Tag)+Sulfadiazin (1–4 g/Tag) (RUSKIN u. REMINGTON, 1967; KIRBY et al., 1971; EDITORIAL, 1975b) in Betracht, z.B. wenn intramuskuläre Injektionen kontraindiziert sind. In sehr schweren Fällen können eine assistierte Beatmung mit einem kontinuierlich wirkenden Unterdrucksystem (SANYAL et al., 1975) und eventuell auch eine extrapulmonale Oxygenierung mit einer Membranlunge (GEELHOED et al., 1974) versucht werden.

Toxoplasmose. Die Erkrankung ist bei Patienten mit malignen Bluterkrankungen relativ selten; sie wird bei Morbus Hodgkin häufiger als bei Leukämien und malignen Non-Hodgkin-Lymphomen beobachtet (VIETZKE et al., 1968; RUSKIN u. REMINGTON, 1976). Diese Verteilung dürfte auf die Tatsache zurückzuführen sein, daß die zelluläre Immunität bei der körpereigenen Abwehr gegenüber Toxoplasma gondii im Vordergrund steht und dieses Lymphozyten-Makrophagen-System bei Patienten mit fortgeschrittenem Morbus Hodgkin besonders stark beeinträchtigt ist (COHNEN u. BRITTINGER, 1971; REMINGTON et al., 1972; ANDERSON u. REMINGTON, 1974; JONES, 1974b; BORGES u. JOHNSON, 1975; JONES et al., 1975). Die klinische Manifestation der Erkrankung ist sehr variabel, jedoch wurden neurologische Syndrome (diffuse Enzephalopathie, Meningoenzephalitis, umschriebene, große Hirnläsionen) mit oft tödlichem Verlauf in etwa 40 bis über 90% der Fälle beschrieben (VIETZKE et al., 1968; CAREY et al., 1973; TOWNsend *et al.,* 1975; Ruskin u. Remington, 1976); in einem größeren Autopsiematerial fand Remington (1974) am häufigsten einen Befall des Zentralnervensystems (92%); es folgten Herz (38%), Lungen (27%), Leber und Nieren (je 11%), Skelettmuskulatur (8%), Lymphknoten und Milz (je 5%), Knochenmark (8%) und andere Organe (11%). Der Herzbefall kann sich klinisch als Myokarditis manifestieren (Wertlake u. Winter, 1965). Neben einer Reaktivierung latenter Infektionen kommen auch Neuinfektionen vor; die Übertragung des Erregers kann durch infiziertes Fleisch, Haustiere oder Leukozytentransfusionen von Patienten mit chronischer myeloischer Leukämie erfolgen (Roth *et al.,* 1971; Siegel *et al.,* 1971; Krogstad *et al.,* 1972; Ruskin u. Remington, 1976). Interessant ist das überzufällig häufige Auftreten einer Doppelinfektion mit Toxoplasma gondii und DNS-, z.B. Herpes- und Cytomegalie-Viren (Vietzke *et al.,* 1968; Ruskin u. Remington, 1976).

Diagnose. Der Erreger kann mikroskopisch in Blut, Sputum, Liquor und infiziertem Gewebe verifiziert werden. Dabei ist zu beachten, daß während einer akuten Infektion vorwiegend Trophozoiten auftreten und nur gelegentlich gleichzeitig Zysten-Formen gebildet werden; andererseits schließt der Nachweis von Zysten-Formen eine akute Infektion nicht aus (Bodey, 1975; Ruskin u. Remington, 1976). Für die serologische Diagnostik stehen der Sabin-Feldman-Farb- und der konventionelle Immunfluoreszenz-Test zur Verfügung, mit denen hauptsächlich IgG-Antikörper erfaßt werden; weiterhin können Komplementfixations- und indirekte Hämagglutinations-Reaktionen durchgeführt werden. Als wichtige Bereicherung des diagnostischen Repertoires hat sich der vor einigen Jahren entwickelte Immunfluoreszenz-Test zum Nachweis von IgM-Antikörpern (IgM-IFA-Test) erwiesen (Remington *et al.,* 1968). Der Sabin-Feldman- und der konventionelle Immunfluoreszenz-Test können nach einer akuten Infektion in einer Titerhöhe von 1:1000 und mehr 10 Jahre oder länger positiv bleiben, sie fallen bei 35—70% der normalen Erwachsenen positiv aus (Feldman, 1968; Remington, 1974). Eine akute Toxoplasmose darf nur bei einem eindeutigen Titeranstieg und/oder bei einem positiven Komplementfixations- und/oder IgM-IFA-Test angenommen werden (Feldman, 1968; Remington, 1974; Ruskin u. Remington, 1976). Lunde *et al.* (1970) wandten alle genannten Methoden simultan an und wiesen zusätzlich Präzipitine gegen Toxoplasma-gondii-Lysat mit Hilfe der Geldiffusion nach. Während der Sabin-Feldman- und der indirekte Hämagglutinations-Test bei Patienten mit und ohne klinische Zeichen einer floriden Toxoplasmose gleichermaßen erhöhte, konstante Titer erkennen ließen, entwickelten 2 von 3 Patienten mit gesicherter akuter Infektion während der Erkrankungsphase einen positiven Komplementfixations-Test und alle 3 Patienten ließen Präzipitine sowie IgM-Antikörper im IgM-IFA-Test erkennen. Die Untersuchungen von Vogel u. Lunde (1969) und Carey *et al.* (1973) zeigten, daß auch immunsuppressiv behandelte Patienten mit Leukämien und malignen Lymphomen nach einer Toxoplasma-Infektion zu einer ausreichenden Antikörperbildung befähigt waren; im Gegensatz dazu fand Bodey (1975) bei Malignom-Patienten nicht selten eine verminderte Immunreaktion. Verschiedene Autoren (Feldman, 1968; Vogel u. Lunde, 1969; Anderson u. Remington, 1975) empfehlen die Durchführung einer serologischen Toxoplasmose-Diagnostik bei allen Patienten, die einer immunsuppressiven Therapie unterzogen werden sollen, um mit dieser Basisuntersuchung die Interpretation von Folgebefunden, die bei Verdacht auf eine akute Infektion erhoben werden, zu erleichtern. Nach Bluttransfusionen kann es durch Übertragung von Antikörpern des Spenders beim Empfänger zu positiven serologischen Reaktionen kommen, die jedoch im allgemeinen keine hohen Titer aufweisen und meist innerhalb von 2 Monaten wieder negativ werden (VOGEL u. LUNDE, 1969).

Die histopathologischen Lymphknotenveränderungen (Lymphadenitis Piringer-Kuchinka) korrelieren gut mit der Toxoplasma-Serologie, so daß sie eine akute Infektion sehr wahrscheinlich machen, auch wenn der Erreger im Schnittpräparat nicht gefunden werden kann (DORFMAN u. REMINGTON, 1973). Im Falle des begründeten Verdachtes auf eine Hirnbeteiligung bei akuter Toxoplasmose kann die Sicherung der Diagnose durch eine Hirnbiopsie versucht werden, wenn die genannten Untersuchungsmethoden (Erregernachweis in Körperflüssigkeiten, serologische Tests, Lymphknotenbiopsie) keine eindeutigen Ergebnisse erbracht haben (VIETZKE et al., 1968; RUSKIN u. REMINGTON, 1976).

Therapie. Als Therapie der Wahl ist die Applikation von Pyrimethamin (Erwachsene: 25 mg/Tag oral über 28 Tage)+Sulfonamiden (z.B. Sulfadiazin, Erwachsene: 4 g/Tag oral über 28 Tage) anzusehen. Wegen der Gefahr der Knochenmarkdepression und der Entwicklung einer megaloblastischen Anämie kann Folinsäure (Leukovorin, 6 mg/Tag oral) zugegeben werden, ohne daß dadurch die Wirkung von Pyrimethamin auf den Erreger beeinträchtigt wird; gegen diese Maßnahme wurden allerdings in jüngster Zeit Einwände erhoben, da Folinsäure möglicherweise den Verlauf akuter Leukämien ungünstig beeinflußt (HELMER, 1975). Die Therapie mit Pyrimethamin+Sulfonamiden ist lediglich bei 35% der Malignom-Patienten mit intravital diagnostizierter Toxoplasmose erfolgreich; besonders ungünstig ist die Prognose der zentralnervösen Verlaufsformen (BODEY, 1975). Clindamycin hat sich zwar im Tierversuch als wirksam gegen Toxoplasma gondii erwiesen, seine Anwendung beim Menschen wird jedoch durch die Gefahr einer pseudomembranösen Enterocolitis limitiert (TEDESCO et al., 1974; RUSKIN u. REMINGTON, 1976).

X. Infestation mit Strongyloides stercoralis

Ein Befall mit diesem Parasiten wurde gelegentlich bei Patienten mit chronischer lymphatischer Leukämie sowie anderen malignen Lymphomen und Leukämien auch außerhalb der Tropen nachgewiesen (ROGERS u. NELSON, 1966; VIOLA, 1967; RASSIGA et al., 1974; KUBERSKI et al., 1975). Bei stärkerer Resistenzminderung und/oder Behandlung mit Glucokortikoiden bzw. Zytostatika kann ein ernstes Krankheitsbild („Hyperinfektions-Syndrom") mit Invasion der Schleimhaut des Gastrointestinaltrakts durch große Mengen filariformer Larven mit Nausea, Erbrechen, Diarrhoe, Fieber, Bauchschmerzen, Malabsorption, Dehydratation, Schock, paralytischem Ileus und Peritonitis sowie massivem Befall der Lungenalveolen (Bronchospasmus, Bronchopneumonie, Hämorrhagie, respiratorische Insuffizienz) und gelegentlich auch anderer Organe (Leber, Nieren, Gehirn) resultieren (RASSIGA et al., 1974; BODEY, 1975; KUBERSKI et al., 1975; MARSDEN, 1975). Es findet sich häufig eine Superinfektion mit Bakterien, die gelegentlich zur Septikämie führt (KUBERSKI et al., 1975; MARSDEN, 1975).

Diagnose. Die Larven können im Stuhl, im Duodenalaspirat, Sputum oder – selten – im Trachealaspirat nachgewiesen werden. Larven oder ausgereifte Parasiten lassen sich auch durch eine Jejunalbiopsie verifizieren. Der Filarien-Komplement-Fixationstest ist stets positiv. Die üblicherweise beobachtete Eosinophilie kann bei Patienten mit primärer oder sekundärer Beeinträchtigung des Immunsystems vermißt werden (KUBERSKI et al., 1975).

Therapie. Tiabendazol (2 mal 25 mg/kg Körpergewicht/Tag oral als Kautablette über 2–4 Tage). Die Ergebnisse bei immunsupprimierten Patienten sind allerdings nicht befriedigend (Kuberski *et al.*, 1975).

XI. Virusinfektionen

1. Häufigkeit, Erreger

Virusinfektionen können per se durch die Gefahr eines fulminanten Verlaufs oder der Generalisation sowie durch die Disposition zu schweren bakteriellen Superinfektionen Probleme aufwerfen (Bodey, 1975). Nach Bodey (1975) werden bei Patienten mit akuter Leukämie und malignen Lymphomen weniger als 1% der letalen Infektionen durch Viren verursacht (Tabelle 4); diese Zahlen sagen naturgemäß nichts über die Gesamtinzidenz von Virusinfektionen aus. Infektionen mit den üblichen Erregern, z.B. Rhino-, Adeno- und Enteroviren, treten nach Levine *et al.* (1972) bei diesen Patientengruppen nicht häufiger als in einem allgemeinen Krankengut auf und zeigen in ihrem Verlauf anscheinend keine Besonderheiten. Dagegen besteht die Tendenz zur Entwicklung schwerer, zum Teil generalisierter Infektionen mit den Viren der Herpes-Gruppe, aber auch mit Vaccinia-, Masern-, Cytomegalie- und anderen Viren (Mitus *et al.*, 1959; Nordén u. Swahn, 1961; Pinkel, 1961; Aroesty u. Furth, 1962; Fekety *et al.*, 1962; Silver, 1963; Merselis *et al.*, 1964; Bodey *et al.*, 1965a; Frei *et al.*, 1965; Casazza *et al.*, 1966; Cangir *et al.*, 1967; Viola, 1967; Heath, 1969; Armstrong *et al.*, 1970, 1971; Cappel u. Klastersky, 1971; Hughes, 1971a; Prager *et al.*, 1971; Henson *et al.*, 1972; Schimpff *et al.*, 1972b; Feldman *et al.*, 1973; Levine *et al.*, 1974; Bodey, 1975; O'Malley *et al.*, 1975). Die Viren der Herpes-Gruppe infizieren den Organismus während der Jugend; trotz der dabei auftretenden Immunreaktionen können die Erreger in latenter Form im Organismus persistieren.

2. Manifestationsformen, Diagnose, Prophylaxe und Therapie

Varizellen. Sehr schwere bzw. letal verlaufende Infektionen wurden bei Kindern mit akuter Leukämie gelegentlich beobachtet (Pinkel, 1961; Hughes, 1971a; Prager *et al.*, 1971; Kay u. Maycock, 1974); Patienten mit akuter lymphatischer Leukämie sind wesentlich häufiger betroffen als Kinder mit akuter myeloischer Leukämie (Seligman u. Rosner, 1970). Nach Bodey (1975) tritt bei etwa 30% der infizierten und zytostatisch behandelten Kinder eine Generalisation mit Befall von Lungen, Leber, Pankreas, Nebennieren und Zentralnervensystem ein. Die Letalität beträgt etwa 5% (Bodey, 1975); für den Tod sind vorwiegend Lungenaffektionen verantwortlich zu machen (Pinkel, 1961; Bodey, 1975). In etwa 25% der Fälle entwickelt sich eine bakterielle Superinfektion mit Pneumonie, Septikämie und Pyoderma (Bodey, 1975).

Diagnose. Die Sicherung der Diagnose bereitet bei Anwendung der üblichen virologischen und serologischen (Nachweis des Antigens und/oder der Antikörper) Methoden keine Schwierigkeiten. Das Virus kann im Bläscheninhalt elektronenmikroskopisch (Banatvala *et al.*, 1975) oder kulturell nachgewiesen werden. Mehrkernige Riesenzellen und intranukleäre Einschlüsse sind in Material, das von der Bläschenbasis stammt, lichtmikroskopisch zu verifizieren (Tzank-Test).

Schließlich hat sich in unklaren Fällen die histologische Untersuchung von Haut- und Schleimhautbiopsien bewährt (JUEL-JENSEN u. MacCALLUM, 1972).

Prophylaxe und Therapie. Durch die Applikation von Standard-Gammaglobulin während der Frühphase der Inkubationszeit kann der Krankheitsverlauf mitigiert werden (PINKEL, 1961; ROSS, 1962). Von besonderem Interesse ist das neuerdings in den USA erhältliche Zoster-Immunglobulin, das von Patienten mit kurz zurückliegender Zoster-Infektion gewonnen wird. An der ausgezeichneten prophylaktischen Wirkung dieser Präparation ist nicht zu zweifeln, wenn sie innerhalb von 48—72 Std nach Exposition appliziert wird; die Erkrankung wird in 80—90% der Fälle verhindert und bei den übrigen Patienten abgemildert (BRUNELL et al., 1972; BRUNELL u. GERSHON, 1973; GERSHON et al., 1974; JUDELSOHN et al., 1974; KAY u. MAYCOCK, 1974). Zoster-Immunglobulin sollte bei allen exponierten Kindern, die weder eine Varizellen- noch eine Zoster-Infektion durchgemacht haben bzw. bei denen keine Immunität gegenüber dem Varicella-Zoster-Virus nachgewiesen werden kann, angewandt werden (GERSHON et al., 1974). Dosierung: Bei stark gefährdeten Kindern 2—5 ml intramuskulär (BRUNELL u. GERSHON, 1973); bei weniger stark exponierten Kindern und Erwachsenen mit anamnestisch nicht gesicherter Infektion Applikation von Zoster-Immunplasma mit einem Antikörper-Titer von über 1:256 (2—4 ml/kg Körpergewicht) (LEVINE et al., 1974). PINKEL (1961) empfiehlt außerdem eine Reduktion der Glukokortikoid- bzw. Zytostatika-Dosen oder nach Möglichkeit das Absetzen derartiger Medikamente für die Dauer von etwa 3 Wochen, wenn eine Exposition stattgefunden hat. Fulminant verlaufende Varizellen-Infektionen wurden in Einzelfällen anscheinend durch die Gabe von Cytarabin oder Idoxuridin günstig beeinflußt (HALL et al., 1969a, b, 1973; FOERSTER u. HRYNIUK, 1971; PRAGER et al., 1971; HRYNIUK et al., 1972). Zoster-Immunglobulin steht in der Bundesrepublik Deutschland derzeit noch nicht zur Verfügung; ersatzweise kann die Applikation höherer Dosen des durch Proteolyse modifizierten Immunglobulin-Präparates Gamma-Venin^R versucht werden (Mitteilung des Herstellers Behringwerke AG., Marburg/Lahn).

Zoster. Während nur 0,2—2% der allgemeinen Erwachsenenbevölkerung von dieser Erkrankung betroffen werden (BURGOON et al., 1957; CAPPEL u. KLASTERSKY, 1971), tritt sie bei etwa 8—25% der Patienten mit Morbus Hodgkin, bei etwa 7—10% der Patienten mit chronischer lymphatischer Leukämie und anderen malignen Non-Hodgkin-Lymphomen sowie bei etwa 10% der Kinder mit akuter lymphatischer Leukämie bzw. „Lymphosarkom" auf (SHANBROM et al., 1960; SOKAL u. FIRAT, 1965; HEATH, 1969; CAPPEL u. KLASTERSKY, 1971; GOFFINET et al., 1972; SCHIMPFF et al., 1972b; FELDMAN et al., 1973). Im Gegensatz dazu ist die Inzidenz bei der akuten myeloischen Leukämie des Kindesalters mit etwa 1% wesentlich niedriger (FELDMAN et al., 1973); vergleichbare Zahlen finden sich bei SCHIMPFF et al. (1972b) für Patienten mit akuten Leukämien, bei denen es sich wahrscheinlich vorwiegend um Erwachsene gehandelt hat. Zoster-Infektionen sind bei Patienten mit chronischer myeloischer Leukämie offensichtlich sehr selten (SHANBROM et al., 1960; SCHIMPFF et al., 1972b). Ob neben der Reaktivierung einer latenten Varicella-Zoster-Infektion in den sensiblen Zellen der Spinalganglien, die durch eine krankheits- und/oder therapiebedingte Immunsuppression zustande kommen dürfte, bei Malignom-Patienten auch exogene Reinfektionen auftreten, wird noch diskutiert (MILLER u. BRUNELL, 1970; CHANG, 1971; SCHIMPFF et al., 1972b). In je 20% der Fälle manifestiert sich der Zoster primär in Regionen, in denen sich Tumorgewebe in der Nachbarschaft eines Nervenstrangs befindet, oder in Bestrahlungsfeldern (Bodey, 1975). Bei malignen Non-Hodgkin-Lymphomen sind lokalisierte Erkrankungen zu etwa 50–60% in thorakalen, zu etwa 15–20% in lumbalen und sakralen sowie zu etwa 20–25% in zervikalen und kranialen Dermatomen zu beobachten (Goffinet et al., 1977). Etwa 15–35% der Malignom-Patienten mit Zoster weisen eine Disseminierung auf, während diese Komplikation in einem allgemeinen Krankengut nur bei etwa 2% der Fälle festzustellen ist (Burgoon et al., 1957); dabei kommen sowohl lebensbedrohliche als auch leichtere Formen vor (Sokal u. Firat, 1965; Goffinet et al., 1972; Schimpff et al., 1972b). Etwa 65% der Generalisationen betreffen nur die Haut (Bodey, 1975); daneben finden sich jedoch auch Schleimhautläsionen und seltener ein Organbefall (Lungen, Gastrointestinaltrakt, Leber, Milz, Pankreas, Nebennieren, Augen, Gehirn) (Merselis et al., 1964; Rosen u. Hajdu, 1971a; Goffinet et al., 1972; Feldman et al., 1973). Die Disseminierung wird möglicherweise vor allem durch die Anergie des Patienten in Spätphasen der Erkrankung begünstigt; eine zytostatische Behandlung fördert diesen Prozeß nicht notwendigerweise (Schimpff et al., 1972b).

Diagnose. Da der Zoster und die Varizellen durch dasselbe Virus hervorgerufen werden (Varicella-Zoster-Virus), gelten dieselben Prinzipien wie für die Diagnose der Varizellen.

Therapie. Gegen Infektionen mit DNS-Viren wurden bisher antineoplastische Substanzen, z.B. Idoxuridin und Cytarabin, eingesetzt, die *in vitro* eine antivirale Aktivität besitzen. Beim Zoster kann die kontinuierliche lokale Applikation von Idoxuridin (40%ig in Dimethylsulfoxid) über 3–4 Tage versucht werden (Juel-Jensen et al., 1970; Juel-Jensen, 1973). Idoxuridin (z.B. in Form einer 0,5%igen Salbe) zeigt auch bei der im Rahmen des Zoster ophthalmicus auftretenden Keratitis eine gute Wirkung (Juel-Jensen u. Mac Callum, 1972). Bei lokalisiertem und disseminiertem Zoster einschließlich der Zosterenzephalitis wurden von mehreren Arbeitsgruppen in unkontrollierten Studien mit Cytarabin in niedriger (20–40 mg/m² Körperoberfläche/Tag) und höherer Dosierung (maximal 200 mg/m² Körperoberfläche/Tag bzw. 3–5 mg/kg Körpergewicht/Tag, in einigen Fällen Reduktion der Initialdosis während der folgenden Tage) bei einer Applikationsdauer von 2–7 Tagen teilweise gute Ergebnisse erzielt (Hall et al., 1969a, b, 1973; Mc Kelvey u. Kwaan, 1969; Foerster u. Hryniuk, 1971; Hryniuk et al., 1972; Juel-Jensen u. Mac Callum, 1972; Fortuny et al., 1973; Huis et al., 1973; Juel-Jensen, 1973; Reis et al., 1973). Eine kontrollierte Untersuchung zeigte jedoch, daß die Dauer der aktiven Disseminierung des Zoster durch relativ hohe Dosen von Cytarabin (100 mg/m² Körperoberfläche/Tag über maximal 3 Tage) nicht hintangehalten, sondern in Fällen von fortgeschrittenen malignen Lymphomen sogar verlängert wurde; bei diesen Patienten wurden niedrigere Titer komplementfixierender Antikörper, ein langsamerer Anstieg und ein geringerer Maximalwert der Interferon-Konzentration und niedrigere Zellzahlen in den Bläschen als in der Placebo-Gruppe sowie eine ausgeprägte Hämatotoxizität beobachtet (Stevens et al., 1973). Auch von anderen Autoren wird berichtet, daß eine Disseminierung der Erkrankung noch nach der Behandlung mit hohen Dosen von Cytarabin (150 mg/m² Körperoberfläche/36 Std) eintrat (Davis et al., 1973). Es bleibt zur Zeit offen, ob für die ungünstigen Ergebnisse der genannten Studien immun- und myelosuppressive Effekte verantwortlich zu machen sind, die durch die hohe Dosierung von Cytara-

Cytarabin induziert worden sein könnten. In Fällen von Zosterenzephalitis wurde Cytarabin auch intrathekal in einer Dosis von 10 mg/m^2 Körperoberfläche/Tag über 3–5 Tage verabreicht (WEINSTEIN u. CHANG, 1973). Adenin-Arabinosid, das bei guter antiviraler Aktivität *in vitro* eine geringere Myelotoxizität und immunsuppressive Wirkung besitzt (MERIGAN, 1976), wird neuerdings bei Zoster-Infektionen, teilweise in kontrollierten Studien, erprobt (Dosierung: 10 mg/kg Körpergewicht/Tag in einer Dauertropfinfusion über 5 Tage) (JUEL-JENSEN u. MAC CALLUM, 1972; LEVINE *et al.*, 1974). Erste Ergebnisse einer derartigen Untersuchungsreihe sprechen dafür, daß bei jüngeren Patienten, die die Substanz innerhalb der ersten 6 Krankheitstage erhalten hatten, das Virus rascher aus den Bläschen verschwand, die Vesikelbildung früher sistierte und die Pustulationszeit insgesamt geringer war als bei unbehandelten Kontrollen (WHITLEY *et al.*, 1976). Weiterhin wird zur Zeit eine randomisierte Untersuchung über die Wirkung von Interferon bei disseminiertem Zoster durchgeführt (LEVINE *et al.*, 1974).

Herpes simplex (Herpesvirus hominis: Erreger des Herpes febrilis bzw. labialis = Serotyp I und des Herpes genitalis = Serotyp II). Die Infektion manifestiert sich meist als lokalisierte Erkrankung mit einer Affektion von Lippen, Mundhöhle, Nase oder Genitalien. Bei Leukämie- und Lymphom-Patienten treten gelegentlich ausgedehnte phlegmonöse Entzündungen oder mukokutane Läsionen, eventuell mit Superinfektion durch Staphylococcus aureus oder gramnegative Bakterien, auf (LEVINE *et al.*, 1974; BODEY, 1975). Ein Befall des Ösophagus mit Herpes simplex wurde bei Malignom-Patienten in etwa 2% (allgemeines Krankengut: etwa 0,1%) der Fälle gefunden (Obduktionsergebnisse) (BERG, 1955); röntgenologisch kann die differentialdiagnostische Abgrenzung gegenüber der Candida-Ösophagitis schwierig sein, so daß gegebenenfalls eine Endoskopie und Biopsie erfolgen müssen (CASE RECORDS MASS. GEN. HOSP., 1973; LEVINE *et al.*, 1974). Die Herpes-Ösophagitis neigt zur Superinfektion mit Pilzen oder Bakterien (BERG, 1955; ROSEN u. HAJDU, 1971 a; BODEY, 1975). Etwa 25% der Malignom-Patienten mit Ösophagitis weisen auch einen Befall des Larynx und der Trachea, eventuell mit schwerer Tracheobronchitis, auf (NASH u. FOLEY, 1970; NASH u. ROSS, 1974). Gelegentlich kommt es zu Bronchopneumonie mit Hämorrhagie, Koagulationsnekrose, Thrombose der Blutgefäße mit interstitiellen mononukleären Infiltraten und intraalveolären Fibrinexsudaten, die hyaline Membranen bilden können (ROSEN u. HAJDU, 1971 a; JUEL-JENSEN u. MAC CALLUM, 1972), und zur disseminierten Form mit Befall von Lungen, Leber, Milz, Lymphknoten, Gastrointestinaltrakt, Nebennieren, Pankreas und Gehirn (JUEL-JENSEN u. MAC CALLUM, 1972; JUEL-JENSEN, 1973; NAHMIAS u. ROIZMAN, 1973; BODEY, 1975). Die Herpesenzephalitis, die in einem allgemeinen Krankengut einen akuten Beginn mit Kopfschmerzen, Fieber, Nausea, Erbrechen, psychotischen Veränderungen, Apathie, Krämpfen und Lähmungen zeigt (JUEL-JENSEN u. MAC CALLUM, 1972), kann bei immunsupprimierten Patienten einen atypischen, protrahierten Verlauf nehmen (PRICE *et al.*, 1973) und muß differentialdiagnostisch von der progressiven multifokalen Leukoenzephalopathie abgegrenzt werden (LEVINE *et al.*, 1974) (s. S. 199 f.).

Diagnose. Die klinische Verdachtsdiagnose kann durch die Isolierung des Virus von infizierten Körperstellen mit Hilfe von Kulturverfahren bestätigt werden; dabei ist auch eine Typisierung des Erregers möglich. Diese Methoden lassen sich seit der Entwicklung neuerer Medien, die den Versand von Abstrichmaterial bei Raumtemperatur gestatten, auf breiterer Basis anwenden (Juel-Jensen u. Mac Callum, 1972; Nahmias u. Roizman, 1973). Für den raschen Virusnachweis eignet sich die von Timperley et al. (1975) propagierte elektronenmikroskopische Technik; die Abgrenzung des Herpes simplex-Virus von anderen Viren der Herpes-Gruppe kann allerdings nur mit zusätzlichen Methoden (z.B. durch eine Untersuchung mit Antikörpern, die mit Meerrettich-Peroxidase markiert sind) erfolgen (Nahmias u. Roizman, 1973). Intranukleäre Einschlüsse und mehrkernige Riesenzellen sind in infiziertem Gewebe lichtmikroskopisch zu identifizieren; in der Haut und im Gehirn lassen sich diese Veränderungen jedoch nicht von denjenigen unterscheiden, die durch das Varicella-Zoster-Virus bzw. andere Viren, z.B. das Herpes B- und das Masern-Virus, induziert werden (Nahmias u. Roizman, 1973). Bei isolierter Herpesenzephalitis kann die Diagnose dadurch erschwert werden, daß das Virus bzw. die intranukleären Einschlüsse nur durch eine Hirnbiopsie nachgewiesen werden können (Juel-Jensen u. Mac Callum, 1972).

Im Vergleich zum direkten Virusnachweis spielt die serologische Diagnostik (u.a. Nachweis von neutralisierenden, komplementfixierenden und präzipitierenden Antikörpern) eine untergeordnete Rolle, da die Antikörper nach Erstinfektion häufig sehr lange persistieren und bei rekurrierenden Infektionen meist keine signifikanten Titerbewegungen erkennen lassen; eine Ausnahme dürfte lediglich der bei Herpesenzephalitis gelegentlich beobachtete Antikörpertiteranstieg in Blut und Liquor darstellen (Juel-Jensen u. Mac Callum, 1972; Nahmias u. Roizman, 1973).

Therapie. Bei lokalisiertem Befall (Herpes labialis, Herpes genitalis) wurde die photodynamische Inaktivierung des Virus durch Aufbringen von Farbstoffen (z.B. Neutralrot, Proflavin), die sich *in vivo* an die Herpesvirus-DNS binden, auf die Basis der eröffneten Bläschen versucht; diese Behandlung führte in einer kontrollierten Studie zu einem deutlichen Rückgang der Rezidivrate (Felber et al., 1973), ein Effekt, der jedoch durch eine neuere, ebenfalls mit einem Placebo-Vergleich durchgeführte Untersuchungsreihe nicht bestätigt werden konnte (Myers et al., 1975). Wenig ermutigende Ergebnisse wurden auch von Roome et al. (1975) sowie von Taylor u. Doherty (1975) erhalten. Die Lokaltherapie rekurrierender kutaner Infektionen wurde weiterhin mit Idoxuridin (5–20%ige Lösung in Dimethylsulfoxid, Applikation 4 mal täglich für die Dauer von 3 Tagen) mit anscheinend recht gutem Erfolg versucht; beim Herpes genitalis ist wegen der größeren Resistenz des Virus-Serotyps II gegenüber dieser Substanz eine Konzentrationssteigerung auf 40% ratsam (Juel-Jensen u. Mac Callum, 1972; Juel-Jensen, 1973). Einzelne Mitteilungen sprechen für eine gute Reaktion von Hautmanifestationen auf die lokale Applikation von Äthyläther (Nugent u. Chou, 1973; Sabin, 1975). Herpetische Augenveränderungen (Konjunktivitis, Keratitis) können mit Idoxuridin-Tropfen oder -Salben (0,5%) häufig beherrscht werden; einige klinische Beobachtungen sprechen auch für eine befriedigende Wirksamkeit von Cytarabin (Leopold, 1965; Juel-Jensen u. Mac Callum, 1972).

Bei schweren bzw. generalisierten oder enzephalitischen Formen wurden in den letzten Jahren Idoxuridin (Dosierung: 40–100, meist 100 mg/kg Körpergewicht/Tag für die Dauer von 2–6, meist 5 Tagen; Nebenwirkungen: passagere Knochenmarkdepression, Leberfunktionsstörungen, Stomatitis, Alopezie, blutige Durchfälle; Breeden et al., 1966; Marshall, 1967; Golden et al., 1969; Nolan et al., 1970; Tomlinson u. Mac Callum, 1970; Weinstein u. Chang, 1973), Cytarabin (Dosierung intravenös: 10–200, meist 40 mg/m² Körperoberfläche/Tag für die Dauer von 1 – 7, meist 5 Tagen; intrathekal: 10 mg/m² Körperoberfläche/Tag für die Dauer von 5 Tagen; JUEL-JENSEN, 1970; HRYNIUK et al., 1972; JUEL-JENSEN u. MAC CALLUM, 1972; CHOW et al., 1973; WEINSTEIN u. CHANG, 1973) und Adenin-Arabinosid (Dosierung: 3,3 – 15 mg/kg Körpergewicht/Tag in einer 12stündigen Dauertropfinfusion für die Dauer von 5 – 15 Tagen; CH'IEN et al., 1973) systemisch appliziert. Obwohl in Einzelfällen günstige Ergebnisse zu erzielen waren, kann über den Nutzen dieser Behandlung wegen des Fehlens kontrollierter Studien noch keine definitive Aussage gemacht werden (JUEL-JENSEN u. MAC CALLUM, 1972; NAHMIAS u. ROIZMAN, 1973). In kooperativen Studien werden zur Zeit Idoxuridin, Cytarabin und Adenosin-Arabinosid auf ihre Wirksamkeit bei mukokutaner Infektion und/oder Enzephalitis untersucht (NAHMIAS u. ROIZMAN, 1973; LEVINE et al., 1974; ANONYMUS, 1975).*

Standard-Gammaglobulin ist bei schweren Herpesinfektionen ohne sicheren Effekt (NAHMIAS u. ROIZMAN, 1973; LEVINE et al., 1974). Es ist fraglich, ob das Polyanion Polyriboinosin-Polyribocytidylsäure (Poly-I:C), ein Interferon-Induktor, einen wesentlichen Beitrag zur Therapie der Herpesenzephalitis zu leisten vermag (BELLANTI et al., 1971; JUEL-JENSEN u. MAC CALLUM, 1972; LEVINE et al., 1974). Möglicherweise läßt sich die Situation durch die Entwicklung stabiler Derivate von Poly-I:C und eine sehr frühzeitige Therapie verbessern (LEVINE et al., 1974). Die Immunisierung mit Vakzinen, die inaktivierte Herpes simplex-Viren enthalten, reduziert möglicherweise lediglich die Quote an rekurrierenden Infektionen mit dem Virus-Serotyp I (NAHMIAS u. ROIZMAN, 1973). Glukokortikoide dürfen bei herpetischen Augeninfektionen nur in Kombination mit Idoxuridin oder Cytarabin gegeben werden (JUEL-JENSEN, 1973; NAHMIAS u. ROIZMAN, 1973). Ob die Herpesenzephalitis durch Glukokortikoide letztlich günstig oder ungünstig beeinflußt wird, ist zur Zeit noch nicht zu entscheiden (NAHMIAS u. ROIZMAN, 1973). Zusammenfassend läßt sich sagen, daß alle genannten therapeutischen Verfahren bisher nur bei relativ wenigen Patienten mit Leukämien und malignen Lymphomen angewandt wurden, so daß die referierten Ergebnisse nicht ohne weiteres für diese Patientengruppen zutreffen müssen.

Infektion mit Cytomegalie-Virus (CMV). Die Infektion kann sich klinisch als Mononukleose-ähnliches Syndrom mit rubeolenartigem Exanthem (jedoch ohne Tonsillopharyngitis und stärkere Lymphadenopathie) oder als Hepatitis äußern. Weiterhin werden ein- oder doppelseitige Pneumonien mit Beteiligung der subpleuralen Regionen der Unterlappen, die durch eine bakterielle oder mykotische Superinfektion besonders gefährlich werden können, sowie isolierte Infektionen des Gastrointestinaltraktes und disseminierte Krankheitsbilder mit Beteiligung von Lungen, Nieren, Leber, Lymphknoten, Herz, Nebennieren, Milz, Pankreas und Knochenmark beobachtet; der Tod wird in diesen Fällen durch eine Myokarditis, ein Nierenversagen oder eine Nebennierenrindeninsuffizienz herbeigeführt (NELSON u. WYATT, 1959; BODEY et al., 1965a; RINKER u. MC GRAW, 1967; DYMENT et al., 1968; ROSEN u. HAJDU, 1971b; WELLER, 1971; BODEY, 1975). Bei Gesunden tritt eine subklinische Infektion häufig während der Kindheit auf (HEATH, 1969); jenseits des 35. Lebensjahres besitzen über

---

* Anmerkung bei der Korrektur: In einer Doppelblindstudie wurde bei insgesamt 28 Patienten mit bioptisch gesicherter Herpes simplex-Enzephalitis durch die Applikation von Adenin-Arabinosid (15 mg/kg Körpergewicht/Tag für die Dauer von 10 Tagen) ein Rückgang der Letalität von 70% (in der Placebogruppe) auf 28% erzielt (WHITLEY, R.J., SOONG, S.-J., DOLIN, R., GALASSO, G.J., CH'IEN, L.T., ALFORD, C.A., THE COLLABORATIVE STUDY GROUP: Adenine arabinoside therapy of biopsy-proved herpes simplex encephalitis. National Institute of Allergy and Infectious Diseases collaborative antiviral study. New Engl. J. Med. **297**, 289 – 294 (1977).

80% der gesunden Erwachsenen komplementfixierende Antikörper gegen CMV (ROWE *et al.*, 1956). Neben primären kommen endogene oder exogene Reinfektionen vor (CHANG, 1971; WELLER, 1971). Die Möglichkeit der Übertragung des CMV durch Bluttransfusionen gilt als gesichert, ohne daß es danach notwendigerweise zu einer klinisch manifesten Infektion kommt (STEVENS *et al.*, 1970). Das CMV wurde bei Kindern mit akuter Leukämie und malignen Lymphomen in 8—27% der Fälle im Urin und/oder Rachenabstrich und/oder Sputum bzw. Speichel gefunden (HANSHAW u. WELLER, 1961; BENYESH-MELNICK *et al.*, 1964; ARMSTRONG *et al.*, 1971; HENSON *et al.*, 1972), während der Virusnachweis in Urin und/oder Sputum bzw. Speichel bei 34% der Erwachsenen mit derartigen Erkrankungen, jedoch bei keiner der gesunden Kontrollpersonen gelang (DUVALL *et al.*, 1966). Die Häufigkeit einer Virusausscheidung mit dem Urin dürfte bei Kindern mit akuter Leukämie nicht größer sein als in einem allgemeinen Krankengut und bei Gesunden (BENYESH-MELNICK *et al.*, 1964; WELLER, 1971). Kinder mit akuter Leukämie, die CMV ausschieden, boten häufiger eine Pneumonie und Fieber mit Exanthem als Patienten ohne Virusexkretion; dagegen war die Zahl von Hepatitiden, Fieberepisoden ungeklärter Ursache (ohne Exanthem) und Entzündungen des oberen Respirationstraktes bei Patienten mit und ohne Virusausscheidung gleich (HENSON *et al.*, 1972).

Bei der Obduktion von Patienten mit akuter Leukämie konnte eine CMV-Infektion histologisch in etwa 1—3% der Fälle nachgewiesen werden (BODEY *et al.*, 1965a; DYMENT *et al.*, 1968). Von einigen Autoren wird über eine Häufigkeitszunahme während der ersten Hälfte der 60er Jahre berichtet, die möglicherweise auf Klinikepidemien zurückzuführen war (BODEY *et al.*, 1965a; CANGIR u. SULLIVAN, 1966). Die Auswertung eines großen Autopsiematerials, das sich ausschließlich aus Malignom-Patienten zusammensetzte, ergab eine 0,3%ige Inzidenz von CMV-Infektionen; die Erkrankung wurde vorwiegend bei Patienten mit Morbus Hodgkin und Non-Hodgkin-Lymphomen, seltener bei Kranken mit chronischer myeloischer und akuter Leukämie oder soliden Tumoren gefunden (ROSEN u. HAJDU, 1971 b).

Diagnose. Wegen des Fehlens typischer klinischer Zeichen wird die Diagnose häufig erst bei der Obduktion durch den Nachweis der charakteristischen intranukleären Einschlüsse gestellt; dabei ist allerdings zu berücksichtigen, daß derartige Zellveränderungen auch bei Infektionen mit anderen Viren der Herpes-Gruppe beobachtet werden können (WELLER, 1971). *In vivo* werden Einschlußkörperzellen im Urinsediment und Sputum sowie in Organbiopsien gefunden (HANSHAW u. WELLER, 1961; CANGIR *et al.*, 1967). Das CMV läßt sich kulturell in Urin, Speichel, Sputum, Rachenabstrichen und Blutzellen nachweisen (WELLER, 1971); positive Befunde sichern jedoch, wie erwähnt, keineswegs das Vorliegen florider bzw. klinisch relevanter Infektionen.

Für die serologische Diagnostik kommt besonders die Bestimmung komplementfixierender und/oder hämagglutinierender Antikörper im Serum in Betracht. Bei Patienten mit akuter Leukämie stellten HENSON *et al.* (1972) in einigen Fällen während des Krankheitsverlaufes vierfache Titeranstiege fest, die gut mit einer klinisch manifesten, disseminierten CMV-Infektion korrelierten; von denselben Autoren wird jedoch darauf hingewiesen, daß signifikante Titererhöhungen häufig nur während der Remissionen auftraten und während aktiver Phasen der Grunderkrankung fehlten, obwohl floride, teilweise autoptisch gesicherte CMV-Infektionen bestanden hatten. Daß serologische Untersuchungen nur in sehr begrenztem Umfang zur Diagnose beitragen können, geht auch aus den Arbeiten von SULLIVAN *et al.* (1968) und ARMSTRONG *et al.* (1971) hervor.

Therapie. Bei Patienten mit einer schweren Infektion, die wahrscheinlich durch CMV verursacht wird, ist der Einsatz antiviraler Medikamente gerechtfertigt. In Einzelfällen von kindlicher akuter Leukämie wurden gute Erfahrungen mit Floxuridin + Glukokortikoiden gemacht (CANGIR *et al.*, 1967); außerdem wurden Cytarabin (PLOTKIN u. STETLER, 1969) und Idoxuridin (CONCHIE *et al.*, 1968) zur Behandlung konnataler CMV-Infektionen eingesetzt, kontrollierte Studien über die klinische Wirksamkeit dieser Substanzen fehlen jedoch bisher. Wegen der engen Verwandtschaft des CMV mit den Herpes-Viren dürfte grundsätzlich ein analoges Dosierungsschema in Frage kommen; allerdings werden in der Gewebekultur für die Hemmung dieses Virus zehnmal höhere Dosen von Cytarabin benötigt als für eine entsprechende Inhibition des Varicella-Zoster- oder des Herpes simplex-Virus (LEVINE *et al.*, 1974).

Pocken. Bei Patienten mit malignen Bluterkrankungen, vorwiegend akuter Leukämie, chronischer lymphatischer Leukämie und Morbus Hodgkin, besteht — insbesondere während einer Therapie mit Zytostatika und/oder Glukokortikoiden — nach einer Hetero- oder Autoinokulation des Pocken-Virus (meist Impfung) die Gefahr einer ausgedehnten Lokalerkrankung oder der Generalisation (Vaccina gangraenosa, Eczema vaccinatum, Vaccina generalisata) (KEMPE, 1960; FEKETY *et al.*, 1962; ROSENBAUM *et al.*, 1966; NEFF *et al.*, 1967; HEATH, 1969; LANE *et al.*, 1969). Unbehandelt können diese Komplikationen zur Virämie mit dem Risiko einer Pneumonie, Myokarditis oder Osteomyelitis führen; die Letalität ist extrem hoch (KEMPE *et al.*, 1956; KEMPE, 1960).

Therapie. Als Behandlung der Wahl ist die Gabe von Vaccinia-Immunglobulin (200 — 1000 I.E./kg Körpergewicht intramuskulär) anzusehen (Dosierung nach Mitteilung des Herstellers, Behringwerke AG, Marburg/Lahn). Die Letalität kann so beträchtlich gesenkt werden (KEMPE, 1956; LANE *et al.*, 1969). Eine günstige Wirkung wurde auch mit Methisazon (1-Methylisatin-3-Thiosemicarbazon) bei Vaccina gangraenosa und Eczema vaccinatum erzielt (BAUER, 1965, Gesamtdosis: 350 — 880 mg/kg Körpergewicht für die Dauer von 2 — 7 Tagen; ROSENBAUM *et al.*, 1966; LANE *et al.*, 1969). Als Dosierung schlagen LEVINE *et al.* (1974) sowie FELDMAN u. COX (1976) vor: Initial 200 mg/kg Körpergewicht oral, anschließend 50 mg/kg Körpergewicht oral alle 6 Std für die Dauer von 2 — 3 Tagen.

Masern. Da Mitteilungen über schwere Verlaufsformen dieser Infektion spärlich sind, darf angenommen werden, daß die Masernerkrankung in der Regel auch bei Patienten mit Leukämien und malignen Lymphomen keine Besonderheiten zeigt. In Einzelfällen wurden jedoch gefährliche, teilweise letal endende Riesenzellpneumonien beobachtet, die mit und ohne Exanthem einhergingen (SIMPSON u. PINKEL, 1958; ENDERS *et al.*, 1959; MITUS *et al.*, 1959, 1962); bemerkenswert ist die Tatsache, daß 1 von 6 Patienten diese Komplikation nach einer Impfung mit Masernlebendvakzine zeigte (MITUS *et al.*, 1962). Bei den letalen Infektionen waren neben den Lungen auch andere Organe (u.a. Herz, Pankreas, Leber, Lymphknoten, Milz, Tonsillen, Thymus, Knochenmark und Gehirn) betroffen (SIMPSON u. PINKEL, 1958; MITUS *et al.*, 1959). Das Virus wurde aus Sekreten des oberen Respirationstraktes leukämischer Kinder noch mehrere Wochen nach dem Beginn der Erkrankung gezüchtet, während es bei Kindern ohne hämatologische Grunderkrankung 48 Std nach Auftreten des Exanthems nicht mehr nachweisbar ist (MITUS *et al.*, 1959). An Masern verstorbene Kinder hatten 2 — 4 Wochen nach Ausbruch des Exanthems keine Bildung komplementfixierender und neutralisierender Antikörper erkennen lassen; normale Kinder zeigten diese Immunreaktion innerhalb von einer Woche (Mitus *et al.*, 1959).

Die Masern-Infektion soll in seltenen Fällen den Verlauf akuter lymphatischer Leukämien günstig beeinflussen können (Gross, 1971; Pasquinucci, 1971); bei einem Fall von unbehandeltem, afrikanischen Burkitt-Lymphom wurde eine Tumorregression beschrieben (Bluming u. Ziegler, 1971).

Prophylaxe und Therapie. 24—48 Std nach Exposition sollte eine passive Immunisierung durch intramuskuläre Injektion von mindestens 0,25 ml/kg Körpergewicht eines Standard-Gammaglobulin-Präparates vorgenommen werden, die eine zuverlässige Wirkung erwarten läßt (Stokes *et al.*, 1944). Wird diese Maßnahme erst 5 Tage nach der Exposition vorgenommen, so kann sie zu einem mitigierten Verlauf der Erkrankung führen. Dagegen ist bisher unbekannt, ob bei resistenzgeminderten Patienten durch die Gabe von Gammaglobulin der Übergang einer bereits etablierten Infektion in eine Riesenzellpneumonie zu verhindern ist (Levine *et al.*, 1974). Die Gabe von Lebendvirus-Vakzine oder Impfstoff aus abgetöteten Viren ist nicht zu empfehlen (s. S. 154f). Schwere Masern-Infektionen werden rein symptomatisch behandelt.

Mumps. Es liegen bisher keine Mitteilungen darüber vor, daß Mumps bei Leukämie- oder Lymphom-Patienten schwerer verläuft als bei Normalpersonen, obwohl das Virus bei einem Patienten mit einem malignen Lymphom mehrere Wochen lang im Rachen nachgewiesen werden konnte (Henson *et al.*, 1971). Eine Parotitis kann außer durch das Mumps-Virus durch folgende Viren hervorgerufen werden: Parainfluenza Typ 1 und 3, Coxsackie A, Echo, CMV, Virus der lymphozytären Choriomeningitis (Banks, 1968; Levine *et al.*, 1974).

Prophylaxe. Es ist nicht endgültig gesichert, daß Mumps-Immunglobulin bei hämatologisch Gesunden die Erkrankung zu verhindern oder zu modifizieren vermag; anscheinend wird jedoch die Häufigkeit einer komplizierenden Orchitis reduziert (Gellis *et al.*, 1945). Rister (1972) berichtet über das rasche Abklingen einer Parotitis nach vorausgegangener Applikation von Standard-Gammaglobulin und Mumps-Immunglobulin bei einem Kind mit akuter lymphatischer Leukämie. Auf eine Impfung mit Lebendvakzine sollte bei resistenzgeminderten Patienten verzichtet werden (s. S. 154f).

Röteln. Diese Erkrankung hat keine besondere Bedeutung bei Leukämie- und Lymphom-Patienten. Das Virus führt selten zu einer Hepatitis (Levine *et al.*, 1974).

Prophylaxe. Eine Prophylaxe kann grundsätzlich mit hochtitrigem Röteln-Immunglobulin erfolgen (Schiff, 1969). Die Impfung mit Lebendvakzine sollte vermieden werden (s. S. 154f).

Influenza. Über Immunisierungsmaßnahmen s. S. 154f.
Amantadin scheint gegen Influenza A_2 prophylaktisch wirksam zu sein, während die floride Erkrankung durch dieses Medikament nur dann abgeschwächt wird, wenn die Applikation sehr frühzeitig nach Einsetzen der Symptome erfolgt (Wingfield *et al.*, 1969; Hornick *et al.*, 1970). Die Substanz zeigt keine Wirkung gegenüber Influenza B (Weinstein u. Chang, 1973). Die Prophylaxe muß sofort beginnen, wenn die ersten Anzeichen einer Epidemie erkennbar sind, spätestens jedoch nach Exposition des Patienten. Dosierung: Erwachsene

200 mg/Tag, Kinder 6 mg/kg Körpergewicht/Tag oral, bei einmaliger Exposition für die Dauer von 10 Tagen, während einer Epidemie für die Dauer von 90 Tagen. Nebenwirkungen: Sie betreffen das Zentralnervensystem (Ataxie, Schwindelgefühl), sind dosisabhängig, leicht und reversibel (LEVINE et al., 1974).

Virus-Hepatitis. Die Hepatitis A wird meist oral, sehr selten parenteral (z.B. durch Bluttransfusionen) übertragen und weist eine kurze Inkubationszeit auf, während die Infektion mit Hepatitis B, die u.a. durch die Anwesenheit des Hepatitis B-Oberflächen-(Surface-)Antigens (HB$_s$Ag) und eine lange Inkubationszeit charakterisiert ist, vorwiegend auf parenteralem (z.B. durch Transfusion von Blut oder Blutbestandteilen), jedoch auch auf oralem Wege (Speichel) oder durch sexuellen Kontakt erfolgt (FULFORD et al., 1973; HEATHCOTE u. SHERLOCK, 1973; HEATHCOTE et al., 1974; MEYER ZUM BÜSCHENFELDE u. BOLTE, 1974; JEFFRIES, 1975). Neuerdings wird darauf hingewiesen, daß nicht selten posttransfusionelle Hepatitiden auftreten, bei denen es sich anscheinend weder um den Typ A noch um den Typ B handelt und ein kausaler Zusammenhang mit einer CMV- oder Epstein-Barr-Virus-Infektion nicht zu sichern ist; es muß daher mit einem dritten oder weiteren, bisher unbekannten Hepatitis-Virus-Typ(en) gerechnet werden (ALTER et al., 1975a; EDITORIAL, 1975c; FEINSTONE et al., 1975; DIENSTAG et al., 1977). Die Wahrscheinlichkeit des Auftretens einer Hepatitis steigt mit der Zahl der Bluttransfusionen (CREUTZFELDT et al., 1966a; REINICKE, 1974). Die Häufigkeit einer posttransfusionellen Hepatitis hat sich nach Auffassung einiger Autoren durch den Ausschluß von HB$_s$Ag-positivem Blut deutlich reduzieren lassen (6—20% nach Transfusion von HB$_s$Ag-negativem, 42—52% nach Transfusion von HB$_s$Ag-positivem Blut; GOCKE et al., 1970; GOCKE, 1972). Diese Beobachtungen konnten allerdings von anderen Arbeitsgruppen nicht oder nur teilweise bestätigt werden; die Kontagiosität von HB$_s$Ag-positivem Blut scheint wechselnd zu sein (REINICKE, 1974). Von großer Bedeutung ist die in den USA gemachte Erfahrung, daß die Übertragung von Blut bezahlter, d.h. meist aus ungünstigen sozialen Verhältnissen stammender Spender ein wesentlich höheres Hepatitisrisiko in sich birgt als die Transfusion von Blut freiwilliger Spender; in der Gruppe der bezahlten Spender wurde eine deutlich höhere Inzidenz des HB$_s$Ag nachgewiesen (WALSH et al., 1970; CHERUBIN u. PRINCE, 1971; GOCKE et al., 1972). Durch die Eliminierung sowohl HB$_s$Ag-positiver als auch bezahlter Spender konnte die Hepatitishäufigkeit entscheidend (um 82%) gesenkt werden (ALTER et al., 1972); analoge Beobachtungen stammen von ALLEN (1974) und SEEFF et al. (1975a). In einer englischen Studie wurde bei Verwendung von Blut freiwilliger Spender eine Hepatitisrate von nur 1% gefunden (REPORT OF THE M.R.C. BLOOD TRANSFUSION RESEARCH COMMITTEE, 1974). Ob die Gabe von Blut von Spendern mit Antikörper-(Anti-HB$_s$AK-)Nachweis gegen HB$_s$Ag mit einem höheren Hepatitisrisiko als die Transfusion von Blut Anti-HB$_s$AK-negativer Spender belastet ist, wird zur Zeit lebhaft diskutiert (SCHLAAK et al., 1974; SEIFERT u. GANZONI, 1974; FIEDLER, 1975; LEHMANN u. SCHLAAK, 1975; RENTON u. WADSWORTH, 1975a, b; SEEFF et al., 1975b). In den letzten Jahren konnte gezeigt werden, daß bei Patienten mit Hepatitis B Antikörper (Anti-HB$_c$AK) gegen das Nukleokapsid- oder Core-Antigen (HB$_c$Ag) auftreten, das im Gegensatz zur zytoplasmatischen Lokalisation des Oberflächen-Antigens (HB$_s$Ag) in den Kernen infizierter Leberzellen vorhanden ist (KUWERT, 1975). Nach HOOFNAGLE et al. (1974) ist der Anti-HB$_c$-Antikörper ein sehr sensibler Indikator für die Replikation des Hepatitis B-Virus im Organismus. Es besteht anscheinend keine Korrelation zwischen dem Nachweis von HB$_s$Ag und Anti-HB$_c$-Antikörpern. Von 16 Spendern, deren Blut bei den Empfängern eine Hepatitis B hervorgerufen hatte, wiesen 10 Anti-HB$_c$-Antikörper auf. Bei 4 Spendern konnten zusätzlich das HB$_s$Ag und/oder Anti-HB$_s$-Antikörper verifiziert werden; in 6 Fällen wurde die Infektiosität der Probanden lediglich durch das Vorhandensein von Anti-HB$_c$-Antikörpern bewiesen (Hoofnagle et al., 1974). Lassen sich im Blut von Patienten, die mit Hepatitis B-Virus infiziert waren, Antikörper (Anti-HB$_e$AK) gegen das wahrscheinlich mit dem Core-Antigen assoziierte, lösliche e-Antigen (HB$_e$Ag) feststellen, so kann angenommen werden, daß das Core-Antigen aus der Leberzelle vollständig eliminiert worden ist; in diesen Fällen wird keine Infektionsgefahr mehr angenommen (Berg, 1977).

Die Prognose der posttransfusionellen Hepatitis ist anscheinend bei resistenzgeminderten Patienten schlechter als bei Normalpersonen. So verstarben 28% der erkrankten Malignom-Patienten gegenüber nur 9% der Normalpersonen an dieser Komplikation; allerdings wurde dabei die Quote der Patienten, die der Grundkrankheit erlagen, nicht berücksichtigt (zitiert bei Bodey, 1975). Die Entwicklung einer Hepatitis wirkt sich ungünstig auf die Möglichkeit der Durchführung einer zytostatischen Chemotherapie aus, da diese Substanzen größtenteils hepatotoxisch sind. Bei Leukämien und malignen Lymphomen muß damit gerechnet werden, daß bis zu 50% der Patienten nach Abheilung der akuten Hepatitis eine Persistenz des HB$_s$Ag aufweisen, ohne daß damit notwendigerweise eine chronische Lebererkrankung verbunden ist (Levine et al., 1974).

Prophylaxe. Für eine den heutigen Kenntnissen entsprechende Risikokontrolle bei der Applikation von Blut und Blutbestandteilen stehen folgende Möglichkeiten zur Verfügung (Meyer zum Büschenfelde u. Bolte, 1974; Kuwert, 1975; Weidner, 1976): Ausschluß von Spendern mit gesteigerter Serum-Transaminasenaktivität, Ausschluß von Spendern mit HB$_s$Ag-Positivität (Nachweis des HB$_s$Ag mit sensiblen Methoden, z.B. Radioimmunoassay), Ausschluß bezahlter Spender, Ausschluß Anti-HB$_c$AK-positiver und — bis auf weiteres — auch Ausschluß Anti-HB$_s$AK-positiver Spender, Kontrolle aller Empfänger (Serum-Transaminasen, HB$_s$Ag, Anti-HB$_s$AK, Anti-HB$_c$AK) mindestens 6 Monate nach der Transfusion zur Einengung der Infektionsursache.

Wie erwähnt, scheint durch die Transfusion von Erythrozyten-Kryokonserven das Hepatitisrisiko eingeschränkt werden zu können (s. S. 143f.).

Im experimentellen Stadium befinden sich noch Verfahren zur Erregerinaktivierung (z.B. durch kombinierte Beta-Propiolacton-UV-Behandlung) in Plasma oder Plasmaprodukten (Lo Grippo u. Hayashi, 1973).

Menschliches Standard-Gamma-(Immun-)Globulin besitzt bei intramuskulärer Anwendung (5—15 ml einer etwa 16%igen Lösung; Dosierung nach Mitteilung des Herstellers) eine sichere protektive Wirkung gegenüber Hepatitis A (Stokes u. Neefe, 1945; Stokes et al., 1951; Meyer zum Büschenfelde u. Bolte, 1974). Die Beimischung von Standard-Gammaglobulin zum Blut bewirkte eine Abnahme der Häufigkeit einer ikterischen und teilweise auch einer anikterischen Transfusionshepatitis (Creutzfeldt et al., 1966b; Katz et al., 1971). Nach über 4000 Transfusionen trat eine ikterische Hepatitis bei Empfängern, die dieser prophylaktischen Maßnahme unterzogen worden waren, in 0,25% und bei unbehandelten Patienten in 0,9% der Fälle auf; nur bei den Kontrollpatienten kam es zu schweren, tödlichen Verläufen (Katz et al., 1971). Da der Antikörpergehalt der einzelnen Gammaglobulin-Präparationen bisher nicht standardisiert war und aufgrund einer unterschiedlichen regionalen Durchseuchung variabel sein muß, können aus den genannten Studien keine allgemein verbindlichen praktischen Konsequenzen gezogen werden.

Ausgedehnte randomisierte Studien zeigten in jüngster Zeit, daß gesunde Personen und/oder Dialyse-Patienten mit starker Exposition gegenüber dem Hepatitis B-Virus nach Applikation von hochtitrigem, spezifischen Immunglobulin („Hepatitis B-Immunglobulin", HBIg; SURGENOR et al., 1975) während eines Beobachtungszeitraums von 3—6 Monaten seltener eine manifeste oder subklinische Erkrankung aufwiesen als Individuen, die Immunglobulin-Präparationen mit niedrigerem Titer gegenüber $HB_s Ag$ erhalten hatten (EDITORIAL, 1975a; GRADY u. LEE, 1975; PRINCE et al., 1975; REDEKER et al., 1975; SEEFF et al., 1975c). Antikörperbestimmungen zeigten, daß das HBIg bei starker Exposition alle 3—4 Monate gegeben werden muß (SEEFF et al., 1975c). Diese Notwendigkeit wird durch die Feststellung unterstrichen, daß Probandengruppen, die hochtitriges HBIg erhalten hatten, bei Ausdehnung der Beobachtungszeit auf 9—12 Monate nach Applikation der Präparation wieder eine Zunahme der Hepatitishäufigkeit erkennen ließen (GINSBERG et al., 1972; GRADY u. LEE, 1975). Die vorliegenden Befunde machen andererseits eine ausreichende protektive Wirkung von Standard-Immunglobulin bei Patienten wahrscheinlich, die nur in relativ geringem Maße gegenüber dem Hepatitis B-Virus exponiert sind (z.B. Heimkinder) (SZMUNESS et al., 1974). Eine gewisse Zurückhaltung gegenüber der Behandlung mit HBIg wäre dann erforderlich, wenn weitere Untersuchungen bestätigen sollten, daß die Antikörperbildung gegen das Hepatitis B-Virus nach Gabe von Standard-Immunglobulin stärker ist als nach Applikation von HBIg (ALTER et al., 1975b; SEEFF et al., 1975c). Von großem Interesse ist auch die Beobachtung, daß Standard-Immunglobulin bei Patienten, denen lediglich $HB_s Ag$-negatives (Radioimmunoassay), von freiwilligen Spendern stammendes Blut übertragen wurde, hinsichtlich der Prophylaxe gegenüber einer posttransfusionellen Hepatitis ebenso effektiv war wie HBIg (KNODELL et al., 1976); dieser Befund wird verständlich, wenn man berücksichtigt, daß die genannten Transfusionskautelen die Häufigkeit einer Infektion mit dem Hepatitis B-Virus stark reduzieren. Somit dürfte das HBIg für die Verhütung der unter den genannten Bedingungen noch auftretenden Transfusionshepatitiden (vorwiegend „Non A/Non B-Hepatitis") keine größere Bedeutung erlangen (ALTER et al., 1975b). Die von MILAZZO et al., (1975) geäußerte Vermutung, daß sich eine fulminante Hepatitis B durch die Gabe von HBIg günstig beeinflussen läßt, konnte durch die neueste, randomisierte Untersuchungen (ACUTE HEPATIC FAILURE STUDY GROUP, 1977) nicht bestätigt werden.

Die Indikation zum Einsatz von Immunglobulin ist grundsätzlich streng zu stellen, da das $HB_s Ag$ in den üblichen Handelspräparaten vorhanden sein kann (DIOGUARDI u. DE FRANCHIS, 1975) und damit die Möglichkeit der Übertragung einer Hepatitis B gegeben sein dürfte (NAKAMURA u. SATO, 1976).

Das Ziel einer aktiven Immunisierung ist lediglich für das Hepatitis B-, nicht jedoch für das Hepatitis A-Virus und den neuerdings postulierten, nicht mit dem Hepatitis A- und dem Hepatitis B-Virus identischen Erreger in Sicht (ALTER et al., 1975b).

Progressive multifokale Leukoenzephalopathie. Diese seltene Erkrankung des Zentralnervensystems, die anscheinend durch ein Papova-Virus hervorgerufen wird, kommt bei Malignom-, insbesondere Lymphom-Patienten vor (RICHARDSON, 1961). Der Beginn ist schleichend, die Krankheit führt meist innerhalb von 3—4 Monaten zum Tode, kann aber gelegentlich auch länger bestehen. Klinisch fällt eine progrediente geistige Alteration mit Desorientiertheit, Beeinträchtigung des Denkvermögens und abnormen emotionalen Reaktionen auf; weiterhin können sich Gesichtsfeldausfälle, Erblindung, Aphasie oder Dysarthrie, Empfindungsstörungen und zerebellare Symptome finden. Der Liquor ist meist normal; gelegentlich wird eine erhöhte Proteinkonzentration oder eine leichte Lymphozytose nachgewiesen. Das Elektroenzephalogramm ist stets abnorm, aber unspezifisch verändert (Richardson, 1961; Bodey, 1975). Pathologisch-anatomisch lassen sich multiple Demyelinisierungsherde in den Großhirnhemisphären, dem Kleinhirn und dem Hirnstamm verifizieren. Die Kerne der Oligodendrozyten sind vergrößert, haben eine verwaschene Struktur, enthalten intranukleäre Einschlüsse und sind stark basophil. Hyperplastische Astrozyten bilden bizarre Riesenzellen (Muller u. Watanabe, 1967). Ätiologisch kommen sowohl die JC- als auch die SV 40-Papova-Viren in Betracht (Narayan *et al.*, 1973); 70% der gesunden Erwachsenen weisen Antikörper gegen das JC-Virus auf. Die progressive multifokale Leukoenzephalopathie könnte durch Reaktivierung einer latenten Infektion oder eine Neuinfektion bei Patienten auftreten, die während der Kindheit keine Immunisierung erfahren haben.

Therapie. In neuester Zeit wurden 3 Fälle von progressiver multifokaler Leukoenzephalopathie beschrieben, bei denen die intravenöse Applikation von Cytarabin, die bei 2 Patienten mit einer intrathekalen Gabe kombiniert wurde, zum weitgehenden oder vollständigen Verschwinden der klinischen Symptomatik führte (Bauer *et al.*, 1973; Marriott *et al.*, 1975; Buckman u. Wiltshaw, 1976). Bei dem von Bauer *et al.* (1973) beobachteten Patienten war seit 4 Jahren eine chronische lymphatische Leukämie bekannt, die mit niedrigen Dosen von Chlorambucil und Prednison behandelt wurde. Cytarabin wurde in einer Tagesdosis von 60 mg/m^2 Körperoberfläche für die Dauer von 6 Tagen intravenös und in einer Tagesdosis von 10 mg/m^2 Körperoberfläche für die Dauer von 2 Tagen intrathekal gegeben. Die von Marriott *et al.* (1975) beschriebene Patientin, die wegen einer Sarkoidose 7$^1/_2$ Jahre lang mit kleinen Prednison-Dosen therapiert worden war, erhielt täglich 2 mg/kg Körpergewicht Cytarabin intravenös für die Dauer von 5 Tagen. Nach 13, in verschiedenen Intervallen applizierten Zyklen wurde eine intravenöse Erhaltungstherapie mit 2 mg/kg Körpergewicht/Tag für die Dauer von 5 Tagen eingeleitet, die von Herbst 1973 bis Februar 1975 (Zeitpunkt der Publikation) in dreiwöchigen Abständen zur Anwendung kam. Buckman u. Wiltshaw (1976) setzten am 1. Tag intravenös 60 mg und intrathekal 15 mg Cytarabin ein. Die intravenöse Gabe wurde am 3., 4. und 5. Tag wiederholt. Interessanterweise rezidivierten die neurologischen Veränderungen bei dieser Patientin, die an einem Morbus Hodgkin (Stadium IV B) litt, während der zytostatischen Chemotherapie nach dem „MOPP"-Schema mehrfach. Sie konnten jedoch stets durch die intrathekale Gabe von Cytarabin zur Rückbildung gebracht werden. Anschließend wurde Cytarabin am 1., 8. und 18. Tag des MOPP-Zyklus prophylaktisch intrathekal (30 mg pro Applikation) verabfolgt, ohne daß in der Folgezeit nochmals Zeichen der progressiven multifokalen Leukoenzephalopathie auftraten.

XII. Pneumatosis cystoides intestini

Bei diesem seltenen Krankheitsbild kommt es zur Bildung multipler gasgefüllter Zysten von Stecknadelkopf- bis Kirschgröße in der Wand des Dünndarms oder — seltener — des Colons. Bei Jugendlichen liegen diese Gebilde vorwiegend submucös, bei Erwachsenen meist subserös; die pathologisch-anatomische Untersuchung kann ein kommunizierendes System von Gaszysten, kollabierten Blasen und Fistelgängen zeigen, die zum Teil innerhalb des Lymphsystems liegen (Hafter, 1973). Das Gas entspricht in seiner Zusammensetzung der atmosphärischen Luft. Da die Zysten mit dem Darmlumen nicht in Verbindung stehen, führt ihre Ruptur in der Regel nicht zur Peritonitis, sondern allenfalls zu einem Pneumoperitoneum. Für die Entstehung der Gasblasen werden ventilartig verschließende Läsionen der Darmwand bei verschiedenen Darmerkrankungen oder der retroperitoneale Durchtritt von Luft aus dem Thoraxraum bei chronischen Lungenerkrankungen verantwortlich gemacht (HAFTER, 1973; EARNEST, 1975). Eine primär infektiöse Genese durch gasbildende Bakterien wurde dagegen bisher nicht nachgewiesen.

Wegen des Fehlens typischer Symptome wird die Pneumatosis cystoides intestini häufig zufällig bei der Röntgenuntersuchung des Abdomens oder des Intestinaltraktes festgestellt. Gelegentlich kommen Abdominalkrämpfe, Tenesmen, rezidivierende, eventuell blutig-schleimige Durchfälle und eine partielle Okklusion des Darmvolumens vor (EARNEST, 1975).

Eine Pneumatosis cystoides intestini wurde bei Patienten mit Leukämien und malignen Non-Hodgkin-Lymphomen bisher nur sehr selten beobachtet. Es handelte sich dabei einerseits um Kinder mit akuter Leukämie (JAFFE et al., 1972a) oder um Erwachsene mit chronischer lymphatischer Leukämie (MUJAHED u. EVANS, 1958) bzw. „Lymphosarkom" (WILLIAMS et al., 1963). Aufgrund der Beobachtungen von JAFFE et al. (1972a) muß an die Möglichkeit gedacht werden, daß die Gaszysten Eintrittspforten für Erreger und damit potentielle Sepsisherde darstellen.

Eine spezifische Behandlung der Erkrankung ist nicht bekannt. Chirurgische Maßnahmen kommen nur bei Auftreten von Komplikationen, z.B. von Blutungen oder einer partiellen Okklusion des Darmlumens, in Betracht (HAFTER, 1973; EARNEST, 1975).

XIII. Experimentelle bzw. noch nicht allgemein anwendbare Maßnahmen zur Infektionsbehandlung oder -prophylaxe

1. Granulozytensubstitution

Vom pathophysiologischen Standpunkt aus ist die Granulozytensubstitution bei neutropenischen Patienten als Mittel der Wahl für die Therapie (oder Prophylaxe) lebensbedrohlicher Infektionen anzusehen. Daß homo- und heterologe Leukozyten beim Empfänger im peripheren Blut zirkulieren und zu funktionellen Leistungen, z.B. einer Immigration in entzündliche Exsudate, befähigt sind, wurde tierexperimentell bereits vor längerer Zeit bewiesen (BRECHER et al., 1953, 1958); analoge Befunde konnten beim Menschen erhoben werden (ROSSE u. GURNEY, 1959; KAUDER et al., 1965). Ein Granulozytenersatz kann beim neutropenischen Empfänger nur dann klinisch wirksam werden, wenn die Zahl der transfundierten Zellen ausreicht, um die Konzentration der zirkulierenden und/oder der im Gewebe befindlichen Granulozyten so stark anzuheben, daß eine signifikante Resistenzsteigerung resultiert.

Von der beim Gesunden vorhandenen Gesamtgranulozytenreserve (120×10^{10} Zellen bei einem Körpergewicht von 70 kg) befinden sich über 95% im Knochenmark (Proliferations- und Reifungsspeicher); lediglich 5×10^{10} Granulozyten sind im Blut und in blutreichen parenchymatösen Organen nachweisbar ($40\% = 0,03 \times 10^{10}$/kg Körpergewicht im zirkulierenden, $60\% = 0,04 \times 10^{10}$/kg Körpergewicht im marginalen Granulozytenpool) (CARTWRIGHT et al., 1964; SENN, 1975). Wegen der kurzen Verweildauer der Granulozyten im Blut von 6–8 Std muß die periphere Zellmenge täglich 1–2mal ersetzt werden, so daß ein Granulozytenumsatz von $10-13 \times 10^{10}$ Zellen resultiert (Athens, 1963; Cartwright *et al.*, 1964; Boggs, 1967; Senn, 1975); bei schweren Infektionen ist der tägliche Bedarf wahrscheinlich noch wesentlich höher. Um die Granulozytenkonzentration bei einem 70 kg schweren Menschen von 0 auf die normale Blutkonzentration von etwa $5 \times 10^3/\mu l$ bei gleichzeitiger Auffüllung des marginalen Pools anzuheben, werden demnach etwa 5×10^{10} Neutrophile benötigt. Von diesen Überlegungen ausgehend sind theoretisch Gesamtzellmengen von $5-10 \times 10^{10}$ alle $1-2$ Tage erforderlich (Senn, 1975); die klinische Erfahrung hat jedoch gezeigt, daß auch mit geringeren Zellzahlen eine erfolgreiche Infektionsbehandlung möglich ist (s.u.).

Die Hauptschwierigkeit bei der Herstellung von Granulozytenpräparationen gesunder Spender besteht somit darin, eine starke Anreicherung vorzunehmen, ohne daß eine wesentliche Beeinträchtigung der Funktionsfähigkeit dieser Zellen resultiert. Die Übertragung ausreichender Granulozytenmengen von Spendern mit chronischer myeloischer Leukämie ist zwar leichter möglich, erscheint jedoch aus anderen Gründen problematisch (s.u.).

Für die Granulozytengewinnung stehen zur Zeit folgende Verfahren zur Verfügung:

Plasmapherese ("single unit plasmapheresis", "single unit leukapheresis"). Von ACD-Vollblut werden die Erythrozyten durch Sedimentation oder Zentrifugation mit oder ohne Zusatz von Gelatine (Bussel *et al.*, 1975a) oder Dextran (Mathé *et al.*, 1971; Schwarzenberg *et al.*, 1975) abgetrennt und retransfundiert. Nach Bolland *et al.* (1971) wiesen normale Granulozyten, bei deren Präparation Dextran bzw. Ammoniumchlorid zur Sedimentation bzw. Lyse der Erythrozyten verwendet worden war, nach der Transfusion eine hohe Verschwinderate aus dem peripheren Blut des Empfängers auf.

Aus dem abgepreßten Plasma wird durch Zentrifugation ein Leukozytensediment hergestellt. Es ist möglich, von einem Spender bis zu 8 Einheiten Blut zu je etwa 500 ml innerhalb von einigen Stunden in der genannten Weise zu verarbeiten (Morse *et al.*, 1966). Eine ausreichende Leukozytenausbeute ist mit der Plasmapherese jedoch nur bei Verwendung von Blut von Patienten mit chronischer myeloischer Leukämie möglich (s.u.).

Kontinuierliche Durchflußzentrifugation (,,continuous flow centrifugation", *CFC).* Das erste Modell einer für die Leukapherese geeigneten Durchflußzentrifuge wurde von Tullis *et al.* (1956) entwickelt. 1962 folgte der vom National Cancer Institute und der International Business Machines Corporation (IBM Ltd., Endicott, New York) gemeinsam entwickelte NCI-IBM-Blutzellseparator (Freireich *et al.*, 1965; Judson *et al.*, 1968), der inzwischen von der American Instrument Company (AMINCO, Silver Spring, Maryland) unter der Bezeichnung ,,Celltrifuge" hergestellt wird.

Prinzip der Zellgewinnung: Durch Kanülierung von 2 peripheren Venen wird ein extrakorporaler Kreislauf geschaffen, in dem eine Antikoagulation mit ACD-Lösung und Heparin stattfindet. Beim Durchströmen des zwischengeschalteten Zentrifugenrotors fließt das Blut zunächst zum Boden und erreicht dort das Beschleunigungsfeld (Abb. 2). Die verschiedenen Blutbestandteile werden an den Mantel der Zentrifuge geschleudert und bilden hier—ihrer Dichte entsprechend—mehrere Schichten, die einzeln durch Kanäle abgesaugt werden. Während das Leukozytenkonzentrat in einem Transfusionsbeutel gesammelt wird, fließen die Erythrozyten und das thrombozytenreiche Plasma nach Rekombination dem Spender wieder zu. Um die Leukozytenausbeute zu steigern, wurden verschiedene technische Modifikationen vorgenommen, u.a. Veränderungen

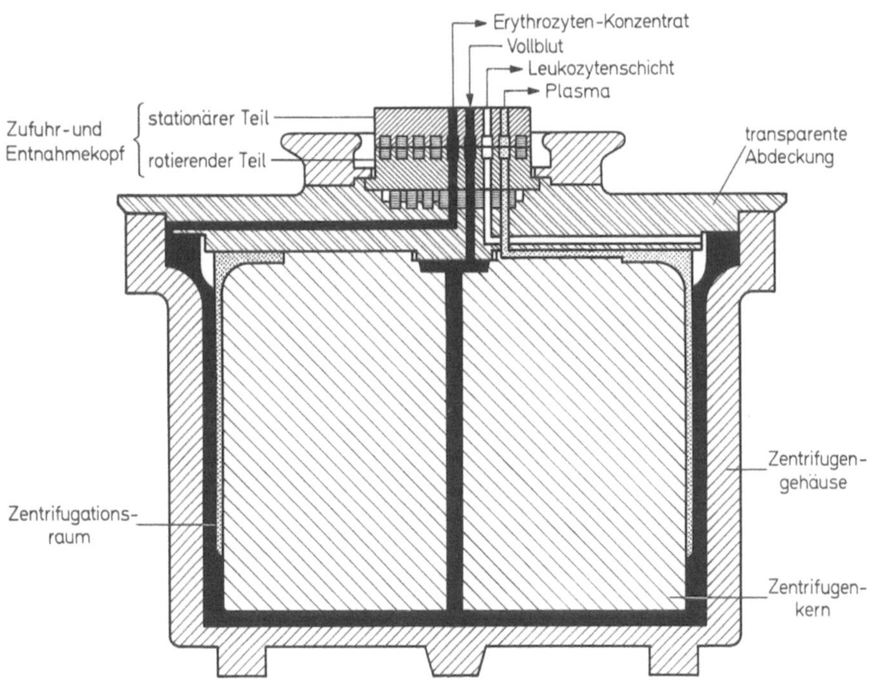

Abb. 2. Längsschnitt durch einen NCI-IBM-Blutzellseparator. [Aus: LANI, K., *et al.:* Klin. Wschr. **49**, 327−332 (1971)]

am Rotor (KRUGER *et al.,* 1975), Parallelschalten von 2 Zentrifugen (CLIFT *et al.,* 1973) und Anbringen einer elektronischen Steuerung (WEST u. WILLIS, 1975). Die Durchflußrate durch den Zellseparator beträgt im Mittel 40 ml Blut pro Minute; sie wird bei normalen Spendern etwa 4 Std lang aufrechterhalten (GRAW *et al.,* 1971). Die Effizienz der Granulozytengewinnung ist gering, da nur durchschnittlich 14% der Granulozyten, die das Gerät passieren, zu isolieren sind; die Lymphozytenausbeute ist dagegen höher (GRAW *et al.,* 1971). Während einer Zentrifugationsperiode können durchschnittlich etwa $0,7 \times 10^{10}$ ($0,072 \times 10^{10}$/l zentrifugiertes Blut) Granulozyten gewonnen werden (Tabelle 10). Pro Stunde sind mit dieser Methode dreimal mehr Granulozyten als mit der Plasmapherese ($0,15 \times 10^{10}$ gegenüber $0,05 \times 10^{10}$) zu isolieren (GRAW *et al.,* 1971). Es bestehen erhebliche Schwankungen in der Granulozytenausbeute von Spender zu Spender, die durch die unterschiedlichen Neutrophilenkonzentrationen im Blut nicht hinreichend erklärt werden (CLIFT *et al.,* 1973).

Es wurden Versuche unternommen, durch eine Erhöhung der Blutneutrophilenkonzentration beim Spender („Konditionierung") den Granulozytenertrag zu steigern. Glukokortikoide bewirken eine Verlagerung marginaler Granulozyten in den zirkulierenden Pool. So konnte z.B. die durchschnittliche Granulozytenausbeute nach Spenderkonditionierung mit Dexamethason (4 mg/m^2 Körperoberfläche oral 12 Std vor Leukapherese) von $1,07 \times 10^{10}$ auf $1,58 \times 10^{10}$ angehoben werden (MISHLER *et al.,* 1974b); günstige Ergebnisse wurden auch mit Cortison oder Hydrocortison erzielt (GRAW *et al.,* 1971; BENBUNAN *et al.,* 1973; SHOJI u. VOGLER, 1974). Ätiocholanolon (4 mg/m^2 Körperoberfläche intramuskulär 10−12 Std vor Leukapherese) führt zu einer Mobilisierung der Granulozytenreserve im Knochenmark und damit zu einer Steigerung der Blutgranulozytenzahl. Nach Applikation dieser Substanz ließ sich die von einem Spender gewonnene Granulozytenmenge wesentlich erhöhen (z.B. von $0{,}2 \times 10^{10}$ auf $0{,}8 \times 10^{10}$) (Mc Credie u. Freireich, 1970; Mc Credie et al., 1973, 1974a). Die Injektion von Ätiocholanolon ist häufig mit Schmerzen verbunden; außerdem werden Fieber und grippeähnliche Allgemeinerscheinungen (insbesondere Muskel- und Kopfschmerzen) beobachtet (Graw et al., 1971; Mc Credie et al., 1974a). Wegen der genannten Nebenwirkungen führen Graw et al. (1971) die Spenderkonditionierung nur noch mit Glukokortikoiden durch. Eine durch körperliche Belastung beim Spender provozierte Blutgranulozytose kann ebenfalls für die Granulozytengewinnung nutzbar gemacht werden (Söderlund et al., 1975).

Das Einbringen von hochmolekularen Polymeren, z.B. Hydroxyäthylstärke oder flüssiger Gelatine, in den afferenten Schenkels des Systems hat durch Agglomeration und Geldrollenbildung eine Beschleunigung der Sedimentation der Erythrozyten und damit eine bessere Trennung dieser Zellen von den Leukozyten mit höherer Neutrophilenausbeute zur Folge (Mc Credie et al., 1973, 1974a; Mishler et al., 1974a, b, 1975). Bei Verwendung von Hydroxyäthylstärke stieg z.B. der Granulozytenertrag auf das Fünffache an (Mc Credie et al., 1973, 1974a). Ob die Anwendung von Hydroxyäthylstärke bei Gesunden völlig unbedenklich ist, kann allerdings noch nicht endgültig entschieden werden (Clift et al., 1973; Graw, 1975).

Faßt man die mit den genannten Methoden (einschließlich der Verwendung von 2 Zentrifugen) gewonnenen Ergebnisse zusammen, so ist im Mittel mindestens eine Verdoppelung der Granulozytenausbeute zu erreichen ($1{,}6 \times 10^{10}$ Zellen pro Zentrifugationsperiode; $0{,}156 \times 10^{10}$ pro Liter zentrifugiertes Blut) (Tabelle 10). Die Konditionierung der Spender mit relativ hohen Dosen von Hydrocortison bzw. mit Ätiocholanolon oder Glukokortikoiden bei gleichzeitiger Verwendung von Hydroxyäthylstärke oder flüssiger Gelatine hat zu den höchsten, mit der CFC bei Normalpersonen erreichten Granulozytenausbeuten ($2{,}0-4{,}4 \times 10^{10}$) geführt (Mc Credie u. Freireich, 1970; Benbunan et al., 1973; Mc Credie et al., 1973, 1974a; Mishler et al., 1974b, 1975a).

Der mit der CFC verbundene technische und personelle Aufwand ist beträchtlich. Dem vor wenigen Jahren eingeführten, zunächst für die Thrombozytengewinnung entwickelten, billigeren Haemonetics-[1] (Latham-) Separator liegt dasselbe Zelltrennungsprinzip wie dem NCI-IBM-Separator zugrunde; die Zentrifuge wird jedoch nicht kontinuierlich mit Blut beschickt. Es wechseln somit Zentrifugationsperioden zur Gewinnung von Leukozyten und/oder Thrombozyten mit Phasen der Reinfusion von Erythrozyten ab (Tullis et al., 1971; Szymanski et al., 1973; Huestis et al., 1975). Ohne Zusatz von Hydroxyäthylstärke wurden von normalen Spendern $0{,}34 \times 10^{10}$ Granulozyten pro Zentrifugationsperiode ($0{,}1 \times 10^{10}$ pro Liter zentrifugiertes Blut) isoliert (Huestis et al., 1975); diese Zahlen stiegen nach Zugabe der genannten Substanz auf $0{,}7-1{,}33 \times 10^{10}$ pro Zentrifugationsperiode bzw. $0{,}19-0{,}35 \times 10^{10}$ pro Liter zentrifugiertes Blut an (Huestis et al., 1975; Sussman u. Colli, 1975).

Filtrationsleukapherese (FL). Dieses Verfahren beruht auf der bekannten Tatsache, daß Neutrophile und Monozyten unter bestimmten Voraussetzungen (z.B. in Gegenwart von frischem Serum, Kalzium- und Magnesiumionen) an Oberflächen, z.B. Glasperlen oder Nylonfasern, haften und so von den übrigen Blutzellen getrennt werden können; die adhärenten Zellen lassen sich durch

---

[1] Haemonetics Corporation, Natick, Massachusetts.

Tabelle 10. Granulozytengewinnung von normalen Spendern mit Hilfe der kontinuierlichen Durchflußzentrifugation. (Nach MISHLER *et al.*, 1975a). HÄS=Hydroxyäthylstärke; * Mittel- oder Medianwerte

Autoren	Zellseparator	Zusätzliche Maßnahmen	Gewonnene Granulozytenmenge pro Liter zentrifugiertes Blut $(\times 10^{10})$*	Gewonnene Granulozytenmenge pro Zentrifugationsperiode $(\times 10^{10})$*
BENBUNAN *et al.* (1973)	NCI-IBM	keine	0,048	0,53
CLIFT *et al.* (1973)	NCI-IBM	keine	0,08	1,08
GRAW *et al.* (1969)	NCI-IBM	keine	–	0,15
GRAW *et al.* (1971)	NCI-IBM	keine	0,058	0,49
GRAW *et al.* (1972)	NCI-IBM	keine	–	0,56
KOZA *et al.* (1971)	NCI-IBM	keine	0,099	0,79
KRUGER *et al.* (1975)	IBM 2990-6:			
	Rotor I	keine	–	2,7
	Rotor II	keine	–	0,239
LANI *et al.* (1970)	NCI-IBM	keine	–	0,15
MCCREDIE *et al.* (1973)	NCI-IBM +AMINCO	keine	0,02	0,2
MCCULLOUGH u. FORTUNY (1973)	AMINCO	keine	–	0,63
MISHLER *et al.* (1974a)	AMINCO	keine	0,069	0,47
MISHLER *et al.* (1975a)	AMINCO	keine	0,133	1,07
SÖDERLUND *et al.* (1975)	AMINCO	keine	–	0,3
BENBUNAN *et al.* (1973)	NCI-IBM	Hydrocortison (225 mg) +Gelatine	0,363	4,43
		Hydrocortison (225 mg)	0,183	2,09
		Hydrocortison (100 mg)	0,067	0,81
CLIFT *et al.* (1973)	NCI-IBM	2 Zentrifugen	0,151	1,81
KOZA *et al.* (1971)	NCI-IBM	Dexamethason	0,151	1,21
MCCREDIE u. FREIREICH (1970)	NCI-IBM	Ätiocholanolon (4 mg/m^2)	0,078	0,705
MCCREDIE u. FREIREICH (1971)	NCI-IBM	Ätiocholanolon + HÄS	0,19	2,21
MCCREDIE *et al.* (1973)	NCI-IBM +AMINCO	Ätiocholanolon (4 mg/m^2)	0,08	0,8
		HÄS	0,1	1,0
		Ätiocholanolon + HÄS	0,22	2,2
MISHLER *et al.* (1974a)	AMINCO	HÄS	0,124	0,97
MISHLER *et al.* (1974b, 1975a)	AMINCO	Dexamethason (4 mg/m^2)	0,145	1,58
		Dexamethason + HÄS	0,198	2,03
NUSBACHER *et al.* (1973)	AMINCO	Prednison	0,1	–
SÖDERLUND *et al.* (1975)	AMINCO	Körperliche Belastung + Hydrocortison (1mal)	–	0,8
		Körperliche Belastung + Hydrocortison (mehrfach)	–	1,0

die Entfernung der Kalzium- und Magnesiumionen (z.B. durch Chelatbildung mit EDTA oder Citrat) ohne Vitalitätsverlust wieder in Suspension bringen (RABINOWITZ, 1964). Eine Methode zum Herausfiltern größerer Mengen von

Neutrophilen und Monozyten aus dem strömenden Blut wurde von Djerassi *et al.* (1970, 1971a, 1972) entwickelt und von Herzig *et al.* (1972) modifiziert. Inzwischen existiert ein industriell hergestelltes Gerät (Leukopherator; RAD Instruments, Philadelphia, Pennsylvania), das die automatische Durchführung der FL ermöglicht (Harris *et al.*, 1974; Djerassi *et al.*, 1975).

Prinzip der Zellgewinnung. Nach Antikoagulation des Spenders mit Heparin werden mit Nylonfasern gefüllte Filter in einen extrakorporalen veno-venösen Kreislauf eingeschaltet (Abb. 3). Mit Hilfe peristaltischer Schlauchpumpen durchströmt das Blut dieses Filtersystem. Die Durchflußrate beträgt maximal 80 ml/min, die Durchströmungsdauer etwa 2 Std; anschließend kann die Zellgewinnung bei demselben Spender mit neuen Filtern für die Dauer von weiteren 2 Std fortgesetzt werden (Harris *et al.*, 1974). Die am Filter haftenden Granulozyten werden mit einem kalten ACD-Plasma-Gemisch (pH 6,5) oder 0,02–0,2%iger EDTA-Lösung (pH 7,4) eluiert (Djerassi *et al.*, 1972, 1975; Herzig *et al.*, 1972; De Fliedner *et al.*, 1974; Harris *et al.*, 1974). Von den im Blut vorhandenen Neutrophilen, die das Filter passieren, werden 90–95% retiniert (Boggs, 1974). Die Elutionsrate vom Filter beträgt bei einer maximalen Beladung mit 4×10^{10} Granulozyten 70–75%, so daß das Gesamt-Recovery aus dem Vollblut ungefähr 60% ausmacht und somit wesentlich höher liegt als bei Anwendung der Plasmapherese und der CFC (Herzig *et al.*, 1972; Boggs, 1974; Goldman, 1974). Da etwa 80% der vom Filter eluierten Granulozyten in der ersten Elutionsfraktion erschienen und im Gegensatz zu den stärker haftenden Zellen nach der Ablösung keine morphologischen und funktionellen

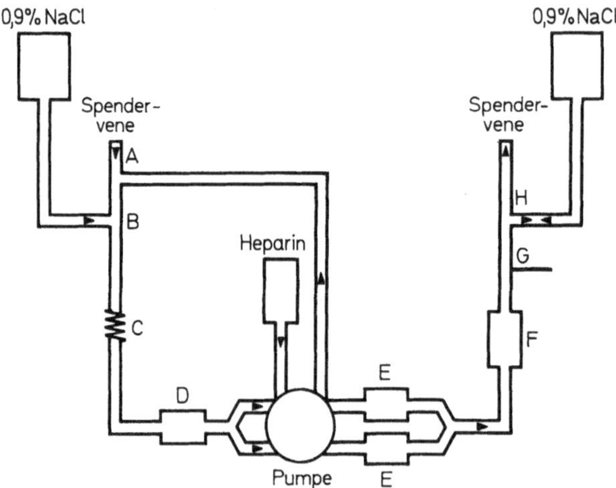

Abb. 3. Schema eines Filtrationsleukapherese-Systems. *A* Zufluß von Antikoagulans zum Spenderblut. *B* Anschlußstelle für die Zufuhr von 0,9%iger NaCl-Lösung zur Entfernung von Luft aus dem System vor Beginn der Präparation bzw. zur Elution der Granulozyten von den Nylonfaser-Filtern. *C* System zur Überwachung des Blutzustroms. *D* Filter zum Abfangen von Thrombozytenaggregaten. *E* Filter aus Nylonfasern zur Isolierung der Granulozyten. *F* Detektorsystem für Luftblasen + Filter zum Abfangen von Thrombozytenaggregaten. *G* Luer-Adapter zur Entnahme von Blutproben und zum Anschluß von Sammelbeuteln für die isolierten Granulozyten am Ende der Präparation. *H* Anschlußstelle für die Zufuhr von 0,9%iger NaCl-Lösung zur Überwachung des Drucks im Rückflußschlauch zum Spender. Der Eintritt von Blut in das mit 0,9%iger NaCl-Lösung gefüllte System signalisiert einen zu hohen Druck im Rückflußschlauch zum Spender. (Aus: Buchholz, D.H., *et al.:* In: Leucocytes: Separation, Collection and Transfusion, S. 137–144. London-New York-San Francisco: Academic Press 1975c)

Defekte erkennen ließen, wird von DE FLIEDNER *et al.* (1974) lediglich diese Fraktion durch wiederholte Filtrations-Elutionszyklen gewonnen und ohne Zentrifugation direkt transfundiert; die Bedeutung dieses Vorgehens wird durch die Befunde von WRIGHT *et al.* (1975) unterstrichen (s.u.). Die Gesamtzahl der Neutrophilen, die innerhalb von $2^1/_2 - 4$ Std mit der FL präpariert werden können, beträgt $2 - 10 \times 10^{10}$ (HERZIG *et al.*, 1972; DE FLIEDNER *et al.*, 1974; HARRIS *et al.*, 1974; BUCHHOLZ *et al.*, 1975a, b; DJERASSI, 1975; DJERASSI *et al.*, 1975; HIGBY *et al.*, 1975a; HILL *et al.*, 1975; MEURET *et al.*, 1975; SENN, 1975; RUSSELL u. POWLES, 1976; ZAHARIA *et al.*, 1976); ein Teil dieser Befunde wurde bei Leukapheresen von Spendern erhoben, die mit Glukokortikoiden konditioniert worden waren (DE FLIEDNER *et al.*, 1974; HARRIS *et al.*, 1974; HIGBY *et al.*, 1975a; MEURET *et al.*, 1975; SENN, 1975).

Insgesamt sind somit sowohl mit der CFC als auch mit der FL ausreichende Granulozytenmengen zu gewinnen, wobei die zuletzt genannte Methode zweifellos die größere Effizienz besitzt. Daß die bei Anwendung der FL teilweise beschriebenen sehr hohen Granulozytenausbeuten, die mit einer forcierten Elution zusammenhängen könnten, nur auf Kosten der funktionellen Kapazität der Zellen *in vivo* zu erreichen sind, läßt sich nach den Befunden von DE FLIEDNER *et al.* (1974) nicht ausschließen (s.u.).

Granulozytengewinnung von Patienten mit chronischer myeloischer Leukämie (CML). Von CML-Patienten lassen sich sowohl mit der Plasmapherese (im Mittel $23 - 30 \times 10^{10}$; MORSE *et al.*, 1966; BUSSEL *et al.*, 1975a) als auch mit der CFC (im Mittel $14 - 40 \times 10^{10}$; BUCKNER *et al.*, 1969; VALLEJOS *et al.*, 1973a; LOWENTHAL *et al.*, 1975a, b; BORBERG *et al.*, 1976) wesentlich höhere Leukozytenzahlen gewinnen als von normalen Spendern. Bei Anwendung der Plasmapherese gewährleisten Blutleukozytenzahlen von über $100000/\mu l$ einen optimalen Zellertrag (BUCKNER *et al.*, 1969; BUSSEL *et al.*, 1975a).

Funktion und Kinetik transfundierter Granulozyten

Granulozyten gesunder Spender. Durch FL gewonnene Granulozyten ließen bei licht- und elektronenmikroskopischer Untersuchung Veränderungen erkennen, die vorwiegend durch eine mäßiggradige Vakuolisierung, Degranulierung und/ oder Zusammenballung von Granula sowie eine erhöhte Membranfragilität charakterisiert waren; weiterhin ergaben sich Anhaltspunkte für eine Verklumpung des intrazytoplasmatischen Glykogens und eine Schwellung der Mitochondrien (HERZIG *et al.*, 1972; DE FLIEDNER *et al.*, 1974; HARRIS *et al.*, 1974; HIGBY *et al.*, 1975a, c; SANEL *et al.*, 1975; SCHIFFER *et al.*, 1975a). DE FLIEDNER *et al.* (1974) konnten morphologische Alterationen nur bei Granulozyten nachweisen, die in forcierter Weise vom Nylonfilter eluiert worden waren. Die mit dem Farbstoffausschluß-Test gemessene Zellvitalität war nicht vermindert (HERZIG *et al.*, 1972; DE FLIEDNER *et al.*, 1974; HARRIS *et al.*, 1974; BUCHHOLZ *et al.*, 1975c; HIGBY *et al.*, 1975a, c; ROOT *et al.*, 1975; SANEL *et al.*, 1975; SCHIFFER *et al.*, 1975a). Eine Beeinträchtigung der Phagozytosefähigkeit und der Bakterizidie konnte nur von einigen Autoren bei Verwendung von Staphylococcus aureus, nicht jedoch von Klebsiella, Enterobacter, E. coli oder Latex-Partikeln verifiziert werden (HERZIG *et al.*, 1972; DE FLIEDNER *et al.*, 1974; HARRIS *et al.*, 1974; HIGBY *et al.*, 1975a, c; ROOT *et al.*, 1975; SANEL *et al.*, 1975; SCHIFFER *et al.*, 1975a); morphologische Granulozytenalterationen gingen nicht notwendigerweise mit einer Phagozytosestörung einher (SANEL *et al.*, 1975). Die mit dem Nitroblau-Tetrazolium-Test gemessene Aktivität des Hexosemonophosphat-Shunts war leicht gesteigert (Herzig *et al.*, 1972; Higby *et al.*, 1975a, c); Stoffwechselvorgänge, die mit der Bildung oder Utilisation von H_2O_2 verbunden sind, liefen normal ab (Harris *et al.*, 1974; Root *et al.*, 1975). Bei der Prüfung der Chemotaxis wurden unterschiedliche Ergebnisse erzielt (Harris *et al.*, 1974; Higby *et al.*, 1975a, c; Root *et al.*, 1975; Wright *et al.*, 1975). Die Haftfähigkeit von FL-Granulozyten war bei einer zweiten Passage über Nylonfilter geringer als diejenige von Kontrollzellen (Root *et al.*, 1975). Interessanterweise konnten nach Resuspension der Granulozyten in heparinisiertem Plasma keine wesentlichen morphologischen oder funktionellen Veränderungen mehr beobachtet werden (Sanel *et al.*, 1975).

In-vitro-Untersuchungen an Granulozyten, die durch CFC (NCI-IBM- und Haemonetics-Separator) präpariert worden waren, sprechen für eine weitgehend normale Morphologie, Vitalität und Funktion (Phagozytose, Bakterizidie) dieser Zellen (Graw *et al.*, 1972; Benbunan *et al.*, 1975; Cooper *et al.*, 1975; Huestis *et al.*, 1975); lediglich der Nitroblau-Tetrazolium-Test bzw. die Aktivität des Hexosemonophosphat-Shunts erwies sich in einigen Fällen als abnorm (Benbunan *et al.*, 1975; Cooper *et al.*, 1975). Shoji u. Vogler (1974) beobachteten, daß CFC-Granulozyten, die von unkonditionierten und mit Hydrocortison vorbehandelten normalen Spendern stammten, hinsichtlich ihrer Phagozytosefähigkeit und bakteriziden Kapazität nicht unterschiedlich waren.

In einer vergleichenden Studie konnten Wright *et al.* (1975) zeigen, daß FL-Granulozyten, die 3 Std nach Beginn der Präparation eluiert worden waren, morphologisch und funktionell (Phagozytose, Bakterizidie, Chemotaxis) wesentlich stärker gestört waren als CFC-Granulozyten und durch Dextran-Sedimentation gewonnene Zellen. Diese Alterationen waren geringer, wenn die Zellen von Spendern stammten, die mit Dexamethason konditioniert worden waren, oder wenn die Verweildauer im Filter auf $1-2$ Std reduziert wurde. In Übereinstimmung mit De Fliedner *et al.* (1974) war die nur schwach am Filter haftende Granulozytenfraktion im Gegensatz zum schwer eluierbaren Anteil morphologisch und funktionell weitgehend intakt.

Weitere Untersuchungen sind zur endgültigen Klärung der Frage erforderlich, ob die Spenderkonditionierung mit Ätiocholanolon und der Zusatz von Hydroxyäthylstärke zum Blut die Funktionsfähigkeit der isolierten Granulozyten beeinflussen.

Der durch die Transfusion beim Empfänger bewirkte Anstieg der zirkulierenden Granulozytenzahl ist abhängig von der Menge der zugeführten Zellen; dies gilt sowohl für CFC- als auch für FL-Granulozyten (Benbunan *et al.*, 1975; Djerassi *et al.*, 1975; Hill *et al.*, 1975; Moriau *et al.*, 1975; Zaharia *et al.*, 1976). Das Ausmaß des posttransfusionellen Granulozytenanstiegs bzw. -Recovery[2] ist jedoch bei Verwendung von CFC-Zellen um etwa eine Zehnerpotenz größer als bei Applikation von FL-Granulozyten (Graw *et al.*, 1972; Herzig *et al.*, 1975; Ruder u. Hartz, 1975; Schiffer *et al.*, 1975b, c). ^{3}H-DFP-markierte FL-Granulozyten gelangten bei Blutgesunden nach Autotransfusion nur zu etwa 10% in den zirkulierenden Pool, während etwa 90% eine Margination erfuhren; durch Behandlung der Empfänger mit Prednison konnte die

---

[2] Der Recovery-Wert (=maximaler Prozentsatz der transfundierten Granulozyten im peripheren Blut des Empfängers) wird nach der Formel

Recovery (%)=

$$\frac{\text{Anstieg der Granulozytenzahl pro ml Blut 1 Std nach Transfusion} \times \text{Blutvolumen (ml)} \times 100}{\text{Gesamtzahl der transfundierten Granulozyten}}$$

berechnet (Graw *et al.*, 1972).

zirkulierende Fraktion wesentlich vergrößert werden (DE FLIEDNER *et al.*, 1974; MEURET *et al.*, 1975). Für eine Rückkehr sequestrierter Zellen ins zirkulierende Blut sprechen auch Befunde von DJERASSI *et al.* (1975). Diese Beobachtungen machen wahrscheinlich, daß bei den Granulozyten durch den Filtrationsprozeß eine (Oberflächen-?) Alteration (HERZIG *et al.*, 1975) eintritt, die für das relativ schlechte Recovery im peripheren Blut verantwortlich zu machen ist, jedoch offensichtlich eine Remobilisierung der Zellen nicht verhindert. Interessanterweise besteht keine feste Korrelation zwischen der klinischen Wirkung von Granulozytentransfusionen und dem posttransfusionellen Zellanstieg im Blut. Daß transfundierte FL-Granulozyten innerhalb von 5—14 Std in Hautfenstern bzw. -kammern und Entzündungsgebieten erscheinen können, ist erwiesen (DE FLIEDNER *et al.*, 1974; MEURET *et al.*, 1975; SCHIFFER *et al.*, 1975a).

Granulozyten von Patienten mit chronischer myeloischer Leukämie. Bisher liegen keine eingehenden Untersuchungen über die funktionelle Kapazität isolierter CML-Granulozyten vor. Bei normaler Phagozytosefähigkeit fanden BUSSEL *et al.* (1975a, b) eine Verminderung der Nitroblau-Tetrazolium-Reduktion, die sich jedoch nach Transfusion auf neutropenische infizierte Patienten besserte. Weiterhin wurde nachgewiesen, daß die Granulozyten neutropenischer Empfänger posttransfusionell zu einer stärkeren Latex-Phagozytose befähigt waren als vor Applikation der CML-Zellen (EYRE *et al.*, 1970). Für eine gute *In-vivo*-Funktion spricht die Einwanderung von CML-Granulozyten in Hautfenster und Entzündungsherde (FREIREICH *et al.*, 1964; EYRE *et al.*, 1970). Im peripheren Blut oder Knochenmark konnten Philadelphia-positive Granulozyten 20—52 Tage nach der Transfusion verifiziert werden (FREIREICH *et al.*, 1964).

Wie bei Verwendung normaler Granulozyten besteht eine Korrelation zwischen der Menge der transfundierten Zellen und dem posttransfusionellen Neutrophilenanstieg (FREIREICH *et al.*, 1964; MORSE *et al.*, 1966). Das Recovery im peripheren Blut der Empfänger war nach Gabe von CML-Granulozyten etwas geringer als nach Transfusion normaler Zellen (3,4 bzw. 5,5% nach 1 Std). Um einen Granulozytenanstieg von $1000/m^2$ Körperoberfläche zu erzielen, wurden $4,1 \times 10^{10}$ normale und $6,5 \times 10^{10}$ CML-Granulozyten benötigt (YANKEE *et al.*, 1964).

Klinische Erfahrungen. Erfahrungen der vergangenen Jahre (Tabelle 11) machen wahrscheinlich, daß normale und CML-Granulozyten unabhängig von der Art ihrer Gewinnung in der Lage sind, zur Überwindung schwerer Infektionen bei neutropenischen Patienten beizutragen (EDITORIAL, 1975e). Die Erfolgsquote bei allen Infektionen schwankte zwischen etwa 50 und 90% und lag—von einigen Ausnahmen abgesehen (Tabelle 11)—wesentlich höher als bei den ausschließlich mit Antibiotika und/oder Antimykotika behandelten Kontrollpatienten. Bemerkenswert ist die Tatsache, daß etwa 40—70% der Septikämien, die teilweise auf eine vorausgegangene antibiotische Behandlung nicht angesprochen hatten, beherrscht werden konnten. Um eine vergleichbare klinische Wirkung zu erzielen, wurden etwa viermal mehr FL-Granulozyten als CFC-Zellen benötigt, so daß nicht nur eine *in vitro* faßbare, sondern auch eine *in vivo* relevante funktionelle Beeinträchtigung der FL-Granulozyten angenommen werden muß (GRAW *et al.*, 1972; HERZIG *et al.*, 1972, 1975). Im Vergleich zu normalen Granulozyten wurden generell wesentlich größere Mengen von CML-Zellen transfundiert, ohne daß dadurch die Erfolgsquote gesteigert werden konnte. Da für die Gewinnung der CML-Zellen nie die Filtrationsmethode verwendet wurde

Tabelle 11. Klinische Erfahrungen mit Granulozytentransfusionen bei neutropenischen Patienten (vorwie-
L = Leukozyten, G = Granulozyten, FL = Filtrationsleukapherese, CFC = kontinuierliche Durchflußzentri-
tenkultur, — = keine Angabe.

Autoren	Präpa-rations-methode (Art der Spender)	Konditio-nierung der Spender	Zahl der trans-fundierten Patienten (Zahl der Kontroll-Patienten)	Mittlere Zellzahl ($\times 10^{10}$) pro Transfusion (Vorbehandlung *in vitro*)	Mittlere Zahl der Trans-fusionen pro Empfänger	Immuno-logische Kompa-tibilität von Spender und Empfänger
Alavi et al. (1975, 1977)	FL (Normal)	Hydro-cortison	12 (16)	5 – 10 G (keine)	–	AB0 (LA)
Benbunan et al. (1973, 1975)	CFC (Normal)	Hydro-cortison	74	5,2 G (keine)	–	AB0, LA, LC
Bussel et al. (1975a, b)	Plasma-pherese (CML)	keine	158	10 G/m² (54% be-strahlt)	–	AB0,LA
Clift et al. (1975)	CFC + FL (Normal)	keine	43	1,5 G (teilweise bestrahlt)	–	AB0, HL-A, MLC
Debusscher et al. (1975) Stryckmans u. Debusscher (1975)	CFC (Normal)	teilweise Gluko-kortikoide	11 (11)	1,05 G (–)	2	AB0, HL-A
Freireich et al. (1964) Morse et al. (1966)	Plasma-pherese (CML)	keine	40	6,8 G/m² (keine)	3	AB0
Graw et al. (1972)	CFC + FL (Normal)	keine	39 (37)	CFC: 0,6 G (keine) FL: 2,0 G (keine)	2,5 (1 – 14)	AB0, LA, LC, HL-A
Herzig et al. (1975)	FL (Normal)	keine	9	1,4 G (keine)	minde-stens 4	AB0, LA, LC
Herzig et al. (1977)	CFC + FL (Normal)	keine	16 (14)	CFC: 0,4 G/m² FL: 1,7 G/m² (keine)	–	AB0, LA
Higby et al. (1975a, b)	FL (Normal)	Dexa-methason	17 (19)	3,5 G (keine)	4	AB0, LA, LC (HL-A)
Lowenthal et al. (1975a, b)	CFC (Normal) CFC (CML)	keine keine	41	1,7 L (keine) 14 L (teilweise bestrahlt)	1 – 4 1 – 4	AB0 (HL-A) AB0 (HL-A)

gend mit akuter Leukämie) (teilweise in Anlehnung an GRAW, 1975).
fugation, LA = Leukozytenagglutinationstest, LC = Lymphozytotoxizitätstest, MLC = gemischte Lymphozy-

Vorbehandlung der Empfänger	Nebenwirkungen	Septikämie in % (Kontroll-Patienten)	Dauer der Behandlung mit Antibiotika vor Transfusion	Fieberabfall	Überlebensquote der Patienten mit Septikämie	Gesamtüberlebensquote	Überlebensquote nicht transfundierter Kontroll-Patienten
Hydrocortison, Antihistaminikum	23%	46 (35)	maximal $1^1/_2$ Tage	—	—	79%	53%
keine	sehr selten	60	variabel (keine Antibiotikawirkung)	$>5 \times 10^{10}/m^2$: +	—	62%	keine Kontrolle
keine	10%	60	variabel (keine Antibiotikawirkung)	nicht bestrahlte G: 59%; bestrahlte G: 44%	—	—	keine Kontrolle
keine	keine	47	variabel	—	60%	70%	keine Kontrolle
—	—	—	maximal 3 Tage	—	—	100%	100%
keine	67% (leicht)	30	mindestens 2 Tage	Gesamtgruppe: 54%; Septikämie: 67%	43%	—	keine Kontrolle
keine	keine	100 (100) (gram-negativ)	1—2 Tage	—		46% <4 Transf.: ≦50% >4 Transf.: 100%	30%
keine	50%	100 (gram-negativ)	1—2 Tage	—		56%	keine Kontrolle
keine	CFC:<15% FL:>75%	100 (gram-negativ)	1—2 Tage	—		75%	36%
keine	59% (leicht)	29 (32)	mindestens 2 Tage	100%	—	88%	26%
keine keine	12% 33% (schwerer als nach normalen Zellen)	40	1—5 Tage	nach 7 Tagen: 1 Transf.: 13%; mehrere Transf.: 30%	71%	1 Transf.: 67%; mehrere Transf.: 79%	keine Kontrolle

Tabelle 11 (Fortsetzung)

Autoren	Präpa-rations-methode (Art der Spender)	Konditio-nierung der Spender	Zahl der trans-fundierten Patienten (Zahl der Kontroll-Patienten)	Mittlere Zellzahl ($\times 10^{10}$) pro Transfusion (Vorbehandlung in vitro)	Mittlere Zahl der Trans-fusionen pro Empfänger	Immuno-logische Kompa-tibilität von Spender und Empfänger
McCredie et al. (1975)	CFC (Normal)	teilweise Ätio-cholanolon	130 (−)	1,7 G (keine)	5,5	AB0, HL-A, LA
McCullough u. Fortuny (1973) Fortuny et al. (1975)	CFC (Normal)	keine	17 (22)	0,6 G (keine)	6	AB0
Schiffer et al. (1975a)	FL (Normal)	keine	16	2,8 G (keine)	5,8	AB0, HL-A ± LA und LC
Schwarzenberg et al. (1975)	Plasma-phorese oder CFC (Normal oder CML)	−	499	< 10 bis > 10 L (Inkubation bei 37° C)	−	AB0, LA, LC, HL-A (MLC)
Vallejos et al. (1975)	CFC (CML)	keine	128	13 L (keine)	2	AB0
Yankee (1975), zit. nach Graw (1975)	FL (Normal)	keine	−	2,8 L (−)	−	AB0, LA

und somit eine stärkere *In-vitro*-Schädigung während der Präparation auszu-schließen ist, kann auf eine primär verminderte funktionelle Kapazität dieser Granulozyten geschlossen werden, wie sie sich auch durch experimentelle Unter-suchungen wahrscheinlich machen ließ (Perillie u. Finch, 1960; Tornyos, 1967; Rosner et al., 1970a; Senn et al., 1971; Whittaker et al., 1974). Bei Verwen-dung von normalen und CML-Granulozyten stieg die Quote der beherrschten Infektionen mit der Zahl der Granulozyten pro Transfusion bzw. der Zahl der Transfusionen an (Freireich et al., 1964; Morse et al., 1966; Schwarzen-berg et al., 1967, 1975; Graw et al., 1972; Benbunan et al., 1975; Herzig et al., 1975; Lowenthal et al., 1975a, b; McCredie et al., 1975). Graw et al. (1972) stellten z.B. fest, daß alle Patienten mit gramnegativer Septikämie, die 4 oder mehr Tage lang täglich je eine Transfusion (CFC- und/oder FL-Granulo-zyten) erhalten hatten, diese Komplikation überstanden. Dieselbe Arbeitsgruppe (Herzig et al., 1975) hält etwa $0,5 \times 10^{10}$ normale CFC-Granulozyten pro m^2 Körperoberfläche pro Tag oder 2×10^{10} normale FL-Zellen pro m^2 Körperober-fläche pro Tag für ausreichend.

    Obwohl die beschriebenen klinischen Ergebnisse keine prinzipiellen Zweifel an der Wirksamkeit der Granulozytensubstitution mehr zulassen, geben sie An-

Vor-behandlung der Empfänger	Neben-wirkungen	Septik-ämie in % (Kontroll-Patien-ten)	Dauer der Behandlung mit Anti-biotika vor Transfusion	Fieber-abfall	Über-lebens-quote der Patien-ten mit Septik-ämie	Gesamt-überlebens-quote	Über-lebens-quote nicht transfun-dierter Kontroll-Patienten
Anti-histaminikum	keine schweren	etwa 50	variabel (keine Anti-biotika-wirkung)	—	etwa 60%	66% (1 Transf.: 40%; 4−8 Transf.: 81%)	<25%
—	—	—	2 Tage	—	—	71%	76%
Anti-histaminikum	27% (schwer)	45	variabel	—	etwa 40%	50%	keine Kontrolle
—	—	—	—	—	—	$< 10 \times 10^{10}$: 38% $> 10 \times 10^{10}$: 64%	keine Kontrolle
Anti-histaminikum	29%	50	2−3 Tage	—	36%	49%	keine Kontrolle
keine	>30%	—	1−3 Tage	—	—	57%	keine Kontrolle

laß zu einigen kritischen Überlegungen. Zunächst fällt auf, daß etwa zwei Drittel der in Tabelle 11 zusammengestellten Untersuchungsreihen ohne adäquate Kontrollgruppen durchgeführt wurden, was die Aussagekraft der gewonnenen Resultate reduziert. Weiterhin besteht die Möglichkeit, daß Erfolgsquoten, wie sie in älteren Studien lediglich mit Hilfe der Granulozytensubstitution erhalten wurden, heute ganz oder zumindest teilweise auch durch die Applikation von Kombinationen inzwischen eingeführter, hochwirksamer Antibiotika erzielt werden können. Gegen einige Untersuchungen (z.B. von DEBUSSCHER *et al.*, 1975, FORTUNY *et al.*, 1975, und STRYCKMANS u. DEBUSSCHER, 1975), die keinen Vorteil einer zusätzlich zur Antibiotikamedikation vorgenommenen Granulozytensubstitution aufzeigen konnten, läßt sich der Einwand erheben, daß die Granulozytentransfusionen vorgenommen wurden, ohne daß eine Antibiotika-Empfindlichkeit der substituierten Patienten vorher ausgeschlossen worden war. Weiterhin beeinträchtigen Unterschiede in der Definition des klinischen Erfolgs bzw. des Überlebens einer Infektion die Vergleichbarkeit der Daten. Schließlich bestehen erhebliche Differenzen in der Zusammensetzung der einzelnen Patientenkollektive (Alter der Patienten, Art, Prognose und Therapie der Grunderkrankungen, Art und Ausmaß der bestehenden infektiösen Komplikationen usw.). So weisen z.B. McCredie et al. (1975), Schiffer et al. (1975a, d) sowie Russell u. Powles (1976) darauf hin, daß von der Granulozytentransfusion letztlich nur diejenigen Patienten dauerhaft profitieren, bei denen eine Erholung der Knochenmarkfunktion mit Wiedereinsetzen der Granulozytenproduktion stattfindet. Zur endgültigen Klärung der noch offenen klinischen Fragen ist die Durchführung weiterer prospektiver, randomisierter Studien an großen Patientenzahlen zwingend geboten. Eine derartige Untersuchung wurde von der European Organization for Research on Treatment of Cancer (E.O.R.T.C.) vorgeschlagen. Dabei soll der Wert prophylaktischer und therapeutischer (bei eingetretener Infektion) Granulozytentransfusionen geprüft werden (Gaya, 1976).

Immunologische Probleme. Neutrophile Granulozyten tragen an ihrer Oberfläche Antigene der AB0- (Walford, 1969), HL-A- (Kissmeyer-Nielsen u. Thorby, 1970) und 5-(Ke-)(Lalezari u. Bernard, 1965)Systeme; außerdem existieren Neutrophilen-spezifische Antigene (z.B. NA- und NB-Determinanten; Lalezari u. Radel, 1974). Granulozyten induzieren daher nicht selten immunologische Reaktionen, so daß u.a. agglutinierende oder lymphozytotoxische Antikörper im Serum von Menschen gefunden werden, die früher Transfusionen erhalten haben. Leukozytenagglutinine kommen allerdings vereinzelt auch bei Gesunden vor, bei denen anamnestisch keine Transfusionen eruiert werden können (Hester et al., 1975). Diese Antikörper werden verantwortlich gemacht für Transfusionsreaktionen (s.u.), eine verstärkte Sequestration der Granulozyten in der Milz (Eyre et al., 1970) und funktionelle Störungen der Zellen (Goldstein et al., 1971). Liegen beim Empfänger antileukozytäre Antikörper vor, so ist das posttransfusionelle Granulozyten-Recovery sehr gering (Eyre et al., 1970; Goldstein et al., 1971; Graw et al., 1972; De Bruyère et al., 1975). Eine Abhängigkeit des Anstiegs der Blutgranulozytenzahl bzw. des Recovery von der Übereinstimmung der Spender- und Empfänger-Leukozyten im HL-A-System konnte von mehreren Arbeitsgruppen nachgewiesen werden (Graw et al., 1972; Hester u. Rossen, 1974; De Bruyère et al., 1975; McCredie et al., 1975; Mishler et al., 1975b). So betrug nach Graw et al. (1972) das Recovery bei neutropenischen Patienten im Mittel 50%, wenn alle 4 HL-A-Loci identisch waren; es sank bei einer geringeren Übereinstimmung in diesem System deutlich ab (Abb. 4). Clift et al. (1975) sowie Ruder und Hartz (1975) stellten bei infizierten neutropenischen Empfängern keinen günstigen Einfluß der HL-A-Kompatibilität auf den Blutgranulozytenanstieg fest; dagegen ließ sich von Clift et al. (1975) eine derartige Korrelation bei nicht-infizierten Patienten verifizieren. Daß eine AB0-Kompatibilität in diesem Zusammenhang von größerer Bedeutung ist als eine Übereinstimmung im HL-A-System, geht aus den Untersuchungen von Graw et al. (1972) eindrucksvoll hervor (Abb. 4).

Die Beziehungen zwischen immunologischen Parametern und der klinischen Wirksamkeit transfundierter Granulozyten können derzeit noch nicht endgültig beurteilt werden. Es scheint sicher zu sein, daß die Anwesenheit von Leukozyten-Antikörpern die Erfolgschancen stark reduziert (Eyre et al., 1970; Reich et al., 1975; Schwarzenberg et al., 1975). De Bruyère et al. (1975), Mishler et al. (1975) und Reich et al. (1975) konnten eine Verbesserung der klinischen Resultate durch Gabe weitgehend HL-A-kompatibler Granulozyten, die von verwandten Spendern gewonnen worden waren, wahrscheinlich machen; dabei korrelierte das Ausmaß des posttransfusionellen Granulozytenanstiegs nicht mit dem klinischen Ansprechen (Hester u. Rossen, 1974; Reich et al., 1975). Cooper et al. (1975) vermuten einen Zusammenhang zwischen der Applikation kompatibler (AB0-+Rh-System, Fehlen antileukozytärer Antikörper, HL-A-Identität oder

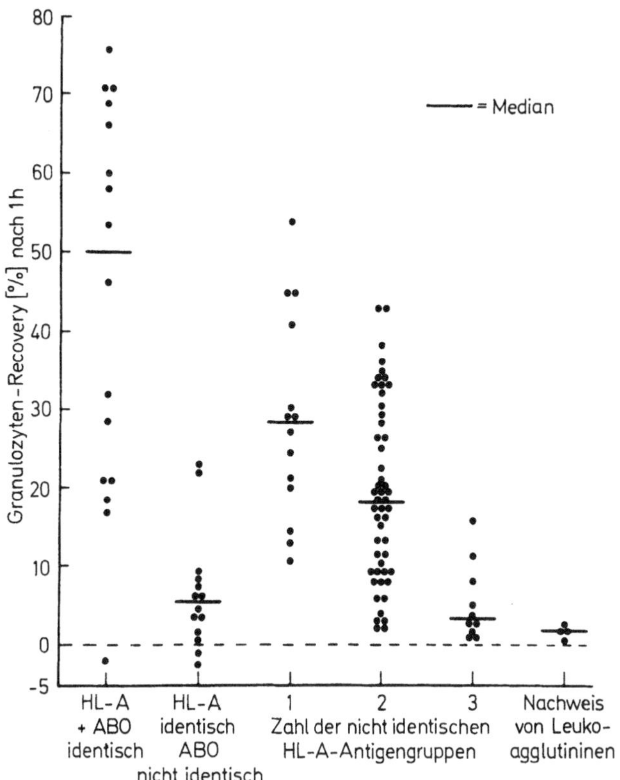

Abb. 4. *In-vino*-Recovery transfundierter Granulozyten in Abhängigkeit vom Grad der Übereinstimmung der HL-A-Antigene sowie von der Identität der AB0-Gruppen bei Spender und Empfänger. Leukoagglutinine waren nur bei den auf der Abbildung dargestellten 4 Patienten nachweisbar. Granulozytenpräparation durch CFC im NCI-IBM-Blutzellseparator. [Aus: GRAW, R.G., *et al.*: New Engl. J. Med. **287**, 367−371 (1972)]

Haplo-Identität) Granulozyten und Thrombozyten von verwandten Spendern und einem Rückgang der Häufigkeit schwerer Infektionen und Blutungen sowie einer Steigerung der Remissionsquote bei ihren Patienten mit akuter myeloischer Leukämie; einschränkend ist allerdings zu erwähnen, daß die Kontrollgruppe offensichtlich nicht mit Granulozytentransfusionen behandelt wurde. Zweifel an der Relevanz der HL-A-Kompatibilität für die zu erwartenden klinischen Ergebnisse wurden von HIGBY *et al.* (1975a, b) sowie RUSSELL u. POWLES (1976) geäußert.

Nebenwirkungen und Gefahren

Empfänger. Sowohl nach Gabe normaler Granulozyten als auch nach Transfusion von CML-Zellen wurden Fieber, Schüttelfrost, Rigor, Muskelschmerzen, Exantheme sowie selten auch schwere respiratorische Störungen (möglicherweise durch Anhäufung transfundierter Granulozyten in der Lunge) und Schocksymptome beobachtet (WALFORD, 1969; WARD, 1970; HERZIG *et al.*, 1975; HIGBY *et al.*, 1975a, b; LOWENTHAL *et al.*, 1975a, b; SCHIFFER *et al.*, 1975b, c, d; KAY, 1976); die Häufigkeit dieser Nebenwirkungen schwankte zwischen 0 und 67% (Tabelle 11). Die Vermutung, daß das Auftreten von Transfusionsreaktionen von der Anwesenheit antileukozytärer Antikörper abhängig ist (Graw et al., 1972), wurde von anderen Autoren nicht bestätigt (Schiffer et al., 1975b). Mehrere Arbeitsgruppen zeigten, daß nach Gabe von CFC-Granulozyten Unverträglichkeitserscheinungen seltener und leichter waren als nach Applikation von FL-Zellen (Herzig et al., 1975; Higby et al., 1975a; Schiffer et al., 1975b, c). Da immunologische Inkompatibilitäten zur Erklärung der durch FL-Granulozyten ausgelösten Reaktionen nicht ohne weiteres herangezogen werden können (Schiffer et al., 1975b), wird eine durch die Präparationstechnik verursachte (Oberflächen-?) Läsion diskutiert, die im Empfängerorganismus zu einer rascheren Zerstörung größerer Zellmengen mit Freisetzung pyrogener und/oder gefäßaktiver Substanzen führen könnte (Herzig et al., 1975). Von Interesse ist in diesem Zusammenhang auch die Beobachtung von De Fliedner et al. (1974), wonach die locker am Filter haftenden Granulozyten (s.o.) ebenso gut verträglich waren wie CFC-Zellen. Die Zwischenfallsquote konnte durch eine langsame bzw. fraktionierte Gabe der Granulozyten reduziert werden (Djerassi et al., 1975; Higby et al., 1975a, b).

Transfusionsreaktionen wurden nach Gabe von CML-Granulozyten häufiger als nach Applikation normaler Zellen nachgewiesen (Freireich et al., 1964; Morse et al., 1966; Mathé et al., 1971; Lowenthal et al., 1975a, b; Vallejos et al., 1975). Es ist nicht auszuschließen, daß dafür lediglich die meist relativ hohen Zellzahlen verantwortlich zu machen sind, die von CML-Spendern übertragen wurden (Russell u. Powles, 1976).

Eine sehr seltene Komplikation stellt die Graft-Versus-Host-Reaktion dar, die bisher lediglich bei immunsuppressiv behandelten Empfängern nach Transfusion von CML-Leukozyten beobachtet wurde und gelegentlich letal verläuft (Schwarzenberg et al., 1967, 1975; Graw et al., 1970; Mathé et al., 1971; Lowenthal et al., 1975a, b). Sie wird auf die große Zahl von immunkompetenten Zellen zurückgeführt, die den CML-Granulozyten beigemischt sind, und kann anscheinend durch eine Bestrahlung der Leukozytenpräparationen mit 1000—1500 rd, vielleicht auch durch eine Vorinkubation der Zellen bei 37° C verhindert werden (Schwarzenberg et al., 1967, 1975; Graw et al., 1970; Mathé et al., 1971). Die Frage, ob die klinische Wirksamkeit von CML-Granulozyten durch die Bestrahlung beeinträchtigt wird, kann aufgrund der vorliegenden Befunde noch nicht entschieden werden (Bussel et al., 1975b; Lowenthal et al., 1975a, b).

Da Leukozytenpräparationen von CML-Spendern hämatopoetische Stammzellen enthalten, ist es nicht verwunderlich, daß gelegentlich ein vorübergehendes Angehen von CML-Gewebe beim immunsupprimierten Empfänger mit Nachweisbarkeit des Philadelphia-Chromosoms für mehrere Wochen beobachtet wurde (Levin et al., 1963; Schwarzenberg et al., 1967; Buckner et al., 1969; Lowenthal et al., 1975a, b; Coltman et al., 1975; Russell u. Powles, 1976).

Eine leicht verlaufende Graft-Versus-Host-Reaktion und das Angehen transfundierter Stammzellen beim Empfänger müssen anscheinend bei Patienten mit akuter Leukämie nicht unbedingt als ungünstige Nebenwirkungen angesehen werden (Boggs, 1974). In der Tat traten nach wiederholten Leukozytentransfusionen (meist von CML-Spendern) eine Verminderung der Blastenzahl im peripheren Blut (Khan et al., 1975) bzw. einige Vollremissionen auf; interessanterweise waren bei diesen Patienten teilweise auch Symptome einer Graft-Versus-Host-Reaktion nachweisbar (Schwarzenberg et al., 1967; Mathé et al., 1971).

Spender. Die CFC- und Filtrationsleukapherese können grundsätzlich als für den Spender ungefährliche Maßnahmen angesehen werden (Koza et al.,

1971; McCullough u. Fortuny, 1973; De Fliedner *et al.*, 1974; McCredie *et al.*, 1974a; Buchholz *et al.*, 1975a, b; Hester *et al.*, 1975; Higby *et al.*, 1975d; Ruder u. Hartz, 1975). Beschwerden bzw. leichte Krankheitszeichen, wie Schwäche- oder Schwindelgefühl, Frösteln oder Schüttelfrost, Parästhesien und Fieber, wurden nur selten beobachtet (Koza *et al.*, 1971; Herzig *et al.*, 1972; McCredie *et al.*, 1974a; Buchholz *et al.*, 1975a, b; Hester *et al.*, 1975; Higby *et al.*, 1975d; Ruder u. Hartz, 1975). Da das Frösteln anscheinend teilweise durch die Applikation größerer Mengen gekühlten Blutes bedingt ist, wird eine Anwärmung vor der Retransfusion empfohlen (McCredie *et al.*, 1974a). In Einzelfällen ließen sich als Ursache von Schüttelfrost und Fieber pyrogenhaltige ACD-Lösungen wahrscheinlich machen (Buchholz *et al.*, 1975b). Bei der CFC war gelegentlich ein Syndrom mit Atemnot, Blutdruckabfall, Tachykardie und retrosternalem Schmerz festzustellen, das auf Lungenembolien durch im Rotor entstandene Thrombo- und Leukozytenaggregate zurückgeführt wurde; diese Komplikation kann anscheinend durch eine Filtration des Blutes vor der Retransfusion vermieden werden (Moriau *et al.*, 1975). Mit der Möglichkeit einer Unverträglichkeit von Protaminsulfat, das häufig am Ende der Leukapherese zur Neutralisation des Heparineffektes verwendet wird, muß gerechnet werden (Koza *et al.*, 1971; Buchholz *et al.*, 1975b).

Unmittelbar nach Beendigung von CFC- oder Filtrationsleukapheresen wurde bei gesunden Spendern stets eine geringfügige Erniedrigung der Hämoglobinkonzentration nachgewiesen, die wahrscheinlich durch eine Dilution des Blutes zustande kommt. Der echte Blutverlust dürfte bei 60—80 ml pro Spende liegen, so daß nach häufigen, in kurzen Intervallen durchgeführten Leukapheresen eine signifikante Reduktion der Erythrozytenzahl eintreten kann (Herzig *et al.*, 1972; McCullough u. Fortuny, 1973; McCredie *et al.*, 1974a; Buchholz *et al.*, 1975a, b; Hester *et al.*, 1975; Higby *et al.*, 1975d; Ruder u. Hartz, 1975; Russell u. Powles, 1976). Spender mit CML entwickelten dagegen bereits nach wenigen Plasmapheresen ausgeprägte Anämien, für die u.a. der selektive Entzug von Retikulozyten, die im Buffy-Coat angereichert sind, verantwortlich gemacht wird (Woods *et al.*, 1975). Leukapheresen, die mit Hilfe der CFC durchgeführt wurden, bewirkten bei normalen Spendern praktisch keine Veränderung der Leuko- bzw. Granulozytenzahl im Blut (Koza *et al.*, 1971; Herzig *et al.*, 1972; McCullough u. Fortuny, 1973; McCredie *et al.*, 1974; Buchholz *et al.*, 1975a, b; Hester *et al.*, 1975; Ruder u. Hartz, 1975). Spender, die einer FL unterzogen wurden, ließen bereits 5 min nach Retransfusion des Blutes eine schwere Neutropenie erkennen, die nach 30 min wieder verschwunden und somit am ehesten durch eine Granulozytenmargination zu erklären war; als Ursache werden Granulozytenalterationen durch die Adhärenz der Zellen an den Nylonfasern diskutiert (Schiffer *et al.*, 1975b, c). Nach Beendigung der FL fand sich häufig ein leichter Anstieg der Blutgranulozytenzahlen (Herzig *et al.*, 1972; Buchholz *et al.*, 1975a, b; Higby *et al.*, 1975d; Ruder u. Hartz, 1975). Die Blutthrombozytenkonzentration sank nach Anwendung der CFC und FL um etwa 30000—50000/µl ab, von Einzelfällen abgesehen (Russell u. Powles, 1976) trat jedoch stets eine prompte Normalisierung dieses Parameters ein (Herzig *et al.*, 1972; McCullough u. Fortuny, 1973; McCredie *et al.*, 1974a; Buchholz *et al.*, 1975a, b; Hester *et al.*, 1975; Higby *et al.*, 1975d; Ruder u. Hartz, 1975).

McCredie *et al.* (1974a) fanden bei 15% ihrer Spender meist gegen Ende der CFC-Leukapherese klinische Zeichen der Hypokalzämie, die wahrscheinlich auf die Zufuhr großer Mengen des Antikoagulans ACD zu beziehen waren und nach intravenöser Applikation von Kalzium rasch verschwanden. Die Prüfung zahlreicher biochemischer Parameter im peripheren Blut (u.a. harnpflichtige Substanzen, Elektrolyte, Proteine einschließlich Haptoglobin und Immunglobuline, Leberfunktionstests) ließ keine eindeutig pathologischen Veränderungen erkennen (McCullough u. Fortuny, 1973; McCredie *et al.*, 1974a; Buchholz *et al.*, 1975a, b; Hester *et al.*, 1975; Higby *et al.*, 1975d; Ruder u. Hartz, 1975).

Lagerung. In Vollblut, das mit ACD, CPD oder Heparin antikoaguliert und bei 4° C gelagert worden war, konnten 24 Std nach der Abnahme noch mehr als 85% der ursprünglich vorhandenen Granulozyten nachgewiesen werden. Die funktionelle Kapazität (gemessen im NBT- und Bakterizidie-Test) war zu diesem Zeitpunkt voll erhalten. Während der folgenden 3 Tage sank die Zahl der Granulozyten stark ab, bei Verwendung von ACD oder CPD als Antikoagulans behielten die verbleibenden Zellen jedoch ihre bakterizide Eigenschaft (McCullough *et al.*, 1969, 1974). Analoge Untersuchungen an granulozytenreichen Präparationen stehen noch aus.

Der naheliegende Versuch, Granulozytenkonzentrate durch Einfrieren zu konservieren, hat bisher zu keinen befriedigenden Ergebnissen geführt (Greenwalt u. Perry, 1969; Skeel *et al.*, 1969; Malinin, 1972; Crowley *et al.*, 1974a; Graw, 1975; Stryckmans u. De Busscher, 1975).

Indikationen, Spenderauswahl. Die Granulozytentransfusion wird wegen des relativ hohen Kosten- und Arbeitsaufwandes sowie der methodischen Probleme, die bisher mit ihr verbunden waren, zur Zeit nur an wenigen Zentren durchgeführt. Eine weitere Verbreitung könnte in Zukunft dadurch möglich werden, daß sich die FL inzwischen zur Routineanwendung eignet und im Vergleich zur CFC insgesamt weniger kostspielig ist (Buchholz *et al.*, 1975b; Graw, 1975; Meuret u. Senn, 1975).

Als sichere Indikationen für eine Granulozytensubstitution können derzeit lediglich schwere Infektionen (insbesondere Septikämien) bei Patienten mit Blutgranulozytenzahlen unter 500/µl angesehen werden, die sich nach 2—3 Tagen als Antibiotika- und/oder Antimykotika-resistent erwiesen haben. Dagegen müssen weitere Untersuchungen klären, ob die Granulozytensubstitution bereits initial nach Diagnose einer Infektion bei der genannten Patientengruppe zusammen mit der Gabe von Antibiotika und/oder Antimykotika indiziert ist.

Als Empfänger kommen nur Patienten in Frage, bei denen sich die Knochenmarkfunktion mit großer Wahrscheinlichkeit nach relativ kurzer Zeit erholen wird (z.B. Patienten mit akuter Leukämie in der remissionsinduzierenden Phase, Patienten mit Zytostatika- oder Strahlen-induzierter Knochenmarkhypoplasie und prognostisch aussichtsreichen Grundleiden).

Für die Spenderauswahl gilt nach immunologischen Überlegungen — unter der Voraussetzung der AB0-Kompatibilität — folgende absteigende Priorität: Zwillingsgeschwister (mit HL-A-Identität), Geschwister, Eltern, Kinder, weitere Blutsverwandte, nicht verwandte Spender, Patienten mit chronischer myeloischer Leukämie (Senn, 1975). Spender, gegen deren Leukozyten im Empfängerblut Antikörper vorhanden sind, sollten ausgeschlossen werden.

2. Expositionsprophylaxe durch umgekehrte Isolierung — Prophylaktische Gabe schwer resorbierbarer Antibiotika

Die intensivste Form der Expositionsprophylaxe stellt die umgekehrte Isolierung („protected environment") dar, die eine Eliminierung oder wenigstens eine signifikante Verminderung exogener pathogener oder potentiell pathogener Mikroorganismen anstrebt. Die umgekehrte Isolierung umfaßt die Desinfektion und keimarme bzw. sterile Belüftung des Raumes sowie einen nur indirekten Kontakt von Arzt, Pflegepersonal und Besuchern mit dem Patienten. Weiterhin kann eine Dekontamination des Kranken vorgenommen werden, die sich gegen die endogene, vor allem die intestinale Mikroflora richtet. Sie beinhaltet die Applikation schwer resorbierbarer Antibiotika und Antimykotika sowie einer keimarmen Kost und eventuell die Desinfektion von Haut und Oronasopharynx. Durch regelmäßige mikrobiologische Kontrolluntersuchungen wird eine genaue Kenntnis der unter diesen Bedingungen am Patienten und in seiner „geschützten" Umgebung noch verbleibenden Mikroflora erreicht, die gegebenenfalls eine gezielte lokale und/oder systemische antibiotische und/oder antimykotische Therapie ermöglicht („Gnotobiose").

Die Bedeutung der endogenen intestinalen Mikroflora für die Entstehung schwerer Infektionen bei resistenzgeminderten Patienten geht aus der Tatsache hervor, daß ein großer Teil dieser Komplikationen durch Erreger verursacht wird, die zur normalen Darmflora gehören, z.B. E. coli, Proteus, Klebsiella-Aerobacter, Enterokokken, Bacteroides und Hefepilze. Daß Mikroorganismen bereits unter physiologischen Bedingungen die Darmmukosa passieren können, geht aus Tierversuchen von GORDON et al. (1955) hervor, die Darmbakterien bei unbehandelten Mäusen stets in den mesenterialen Lymphknoten, jedoch nur selten in Leber und Milz nachweisen konnten. Eine Störung der Schleimhautintegrität durch Ganzkörperbestrahlung führte zu einer massiven Bakterieneinschwemmung in Leber und Milz mit konsekutiver Bakteriämie. Bei Patienten mit Leukämien und malignen Non-Hodgkin-Lymphomen dürfte ein verstärkter Einstrom von Darmbakterien in den Organismus nicht nur durch krankheits- und/oder therapiebedingte Mukosaläsionen, sondern auch durch die bei schwerer Granulozytopenie verminderte Emigration von Neutrophilen auf die innere Körperoberfläche zustande kommen, die normalerweise einen Schutzmechanismus gegen endogene bakterielle Infektionen darzustellen scheint (FLIEDNER u. CRONKITE, 1964). Auf den prophylaktischen Wert einer Reduktion der intestinalen Mikroflora durch Dekontaminationsmaßnahmen weist die Beobachtung von ROSOFF (1963) hin, der bei Ratten die Masse der koliformen Bakterien durch orale Applikation schwer resorbierbarer Antibiotika verminderte und anschließend eine deutlich höhere Resistenz dieser Tiere gegenüber einer Strahlendosis feststellen konnte, die bei Ratten mit normaler Darmflora tödlich war.

Für die Isolierung werden heute vorwiegend technisch ausgereifte geschlossene (Prototyp „Life Island") (Abb. 5) oder „offene", mit Laminar-Air-Flow-Belüftung (Abb. 6) ausgestattete transportable oder fest installierte Betteinheiten verwendet. Daneben sind auch Spezialräume bzw. für die Patientenisolierung umgebaute Krankenzimmer oder -stationen in Gebrauch, die jedoch nur bei Belüftung nach dem Laminar-Air-Flow-Prinzip eine vollständige Abschirmung des Patienten gegenüber exogenen Keimen gewährleisten (RITTENBURRY et al., 1962; BAGSHAWE, 1964; BOWIE et al., 1964; MATHÉ et al., 1964, 1970; JAMES et al., 1967; BODEY u. GEWERTZ, 1969; WILLIAMS u. HARDING, 1969; BODEY et al., 1970a; HOLLAND et al., 1970).

Das Laminar-Air-Flow-System bewirkt, daß die Luft, die durch Hochleistungsfilter gereinigt wird (Entfernung von 99,97% aller Partikel mit einem Durchmesser über 0,3 μm), den Raum in laminarer Form horizontal oder vertikal durchströmt, wobei sie mehrere hundertmal pro Stunde ausgetauscht wird. Der gerichtete Luftstrom verhindert ein Eindringen von Mikroorganismen aus der Umgebung. Manipulationen am Patienten sind bei „offenen" Systemen

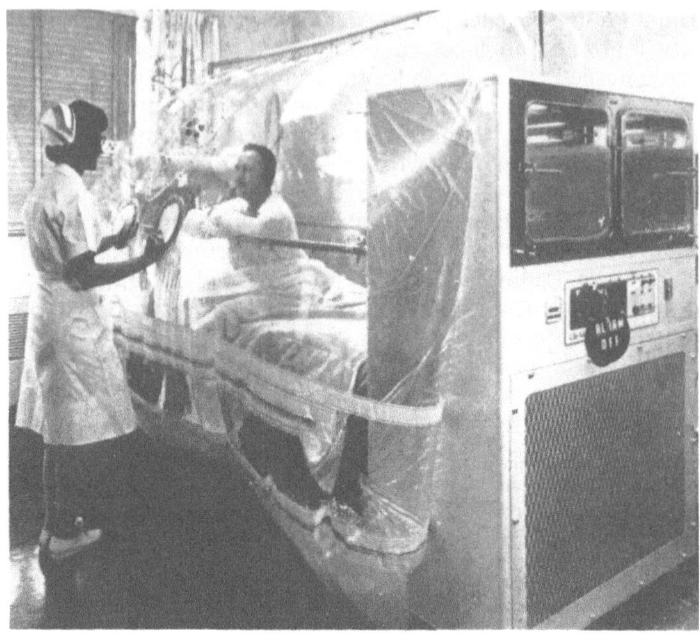

Abb. 5. Isolierbetteinheit vom Typ „Life Island". Rechts: Konsolenteil mit Ultraviolettschleusen zur Ver- und Entsorgung des Patienten sowie Filtersystem zur Be- und Entlüftung. [Aus: Levitan, A.A., Perry, S.: Amer. J. Med. **44**, 234—242 (1968)]

mit Laminar-Air-Flow-Belüftung entweder über Handschuhe, die in Plastikvorhänge eingelassen sind, oder direkt unter Operationssaal-ähnlichen Bedingungen möglich. Beim geschlossenen System wird die Isolierbetteinheit ebenfalls von keimarmer Luft durchströmt, das Bett ist jedoch von einer allseits geschlossenen Plastikhülle umgeben. Die Desinfektion des Patientenraumes erfolgt initial und während der Belegung mit den üblichen Desinfizienzien, z.B. mit Peressigsäure. Alle Gegenstände, die in den Innenraum eingebracht werden sollen, müssen durch Autoklavieren oder Behandlung mit Äthylenoxid sterilisiert werden (Dietrich, 1975). Konstruktive und bedienungstechnische Einzelheiten von Isolierbetteinheiten finden sich bei Shadomy et al. (1965a, b), Barnes et al. (1968), Levitan u. Perry (1968), Meindersma u. van der Waay (1968), Dietrich et al. (1969, 1975), Penland u. Perry (1970) sowie Perry u. Penland (1970).

Die vorliegenden mikrobiologischen Untersuchungsergebnisse zeigen, daß durch die genannten Verfahren wirksame Barrieren für Mikroorganismen geschaffen werden können, so daß die isolierten Patienten einer signifikant geringeren exogenen mikrobiellen Kontamination ausgesetzt waren als Patienten in üblichen Krankenzimmern (Schwartz et al., 1965; Shadomy et al., 1965a, b; Schwartz u. Perry, 1966; Levitan et al., 1967; Levitan u. Perry, 1967, 1968; Bodey u. Gewertz, 1969; Dietrich et al., 1969; Bodey et al., 1970a; Bodey u. Johnston, 1971; Scholz et al., 1972; Yates u. Holland, 1973; Schimpff et al., 1975). Bei der Untersuchung von Laminar-Air-Flow-Räumen zeigte sich, daß die Mehrzahl der Kulturen, die zur Überwachung der Luft, des Bodens, der Wände und der im Innenraum befindlichen Gegenstände angelegt wurden, steril blieben. Wurden Mikroorganismen nachgewiesen, so war ihre Konzentration wesentlich geringer als in normalen Krankenzimmern. Weiterhin enthielten

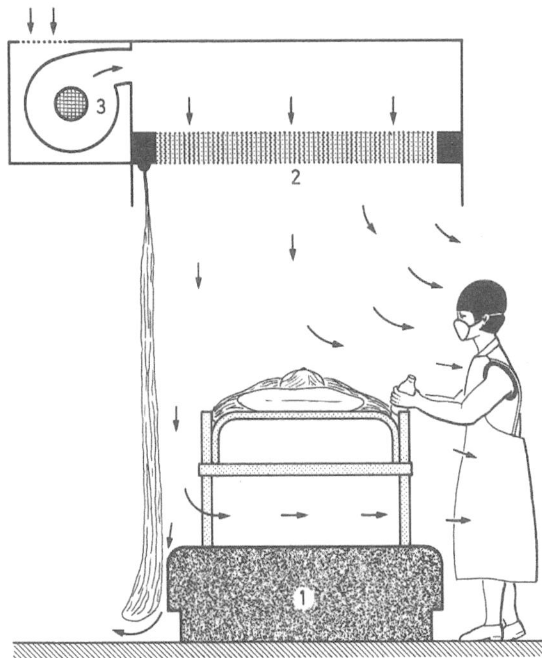

Abb. 6. Schematische Darstellung einer Laminar-Air-Flow-Einheit, Manipulation am Patienten bei geöffneter Plastikgardine. *1* Sockel. *2* Sterilfilter („High Efficiency Particulate Air Filters" zur 99,97%igen Retention von Partikeln mit einem Durchmesser über 0,3 µm). *3* Gebläse. (Aus: Einführungsbroschüre zum „Downflow Patient Isolator for Strict Isolation", Organization for Health Research TNO, Rijswijk, Holland)

nur wenige Kulturen potentiell pathogene Keime, während etwa 50—60% der Luft- und Bodenproben sowie 26% der Sedimentationsplatten aus normalen Krankenzimmern derartige Mikroorganismen aufwiesen (BODEY u. JOHNSTON, 1971) (Tabelle 12). Nach Untersuchungen von LEVINE *et al.* (1973, 1975) war der Keimgehalt der Luft im konventionellen Life Island wesentlich höher als in der Luft von Laminar-Air-Flow-Räumen. Wurden während der Isolierung eine orale Behandlung mit schwer resorbierbaren Antibiotika und Antimykotika sowie antimikrobielle Maßnahmen im Bereich der Haut und des Oronasopharynx durchgeführt, so konnte die Menge der beherbergten, insbesondere der pathogenen Mikroorganismen meist deutlich reduziert werden, wenn auch bei Erwachsenen eine vollständige Keimfreiheit nicht zu erzielen war (BODEY u. ROSENBAUM, 1974) (Tabelle 13). Vergleichbare Ergebnisse waren früher von derselben Arbeitsgruppe mitgeteilt worden (BODEY *et al.*, 1968b, 1969a, b, 1970a); sie entsprechen den Resultaten anderer Autoren (LEVITAN u. PERRY, 1967; DIETRICH *et al.*, 1969, 1973, 1977; SCHOLZ *et al.*, 1972; LEVINE *et al.*, 1973, 1975; YATES u. HOLLAND, 1973; NAGEL *et al.* 1974; SCHIMPFF *et al.*, 1975). Bei den Untersuchungen von BODEY u. ROSENBAUM (1974) konnten nach Isolierung und Dekontamination der Patienten über 95% der Bakterien-, jedoch nur 44% der Pilzstämme, die initial nachgewiesen worden waren, nicht mehr aus dem Stuhl gezüchtet werden; 24% der Patienten hatten ständig sterile Stuhlbefunde. Über 80% der aeroben und anaeroben Bakterien ließen sich aus dem Rachenraum eliminieren, dagegen waren die Antimykotika in diesem Bereich praktisch inef-

Tabelle 12. Mikrobiologische Situation in Laminar-Air-Flow-Räumen während der Belegung. (Nach Bodey u. Johnston, 1971)

	Laminar-Air-Flow-Räume	Normale Krankenzimmer
Luft		
Zahl der Proben	1 168	53
Prozentsatz steriler Proben	72	0
Prozentsatz der Proben mit potentiell pathogenen Keimen	1	59
Mikroorganismen/1000 ft^3	5	3 064
Fußboden		
Zahl der Proben	315	120
Prozentsatz steriler Proben	80	0
Prozentsatz der Proben mit potentiell pathogenen Keimen	4	47
Prozentsatz der Proben mit mehr als 500 Mikroorganismen/ft^2	2	99
Sedimentationsplatten		
Zahl der Proben	1 959	54
Prozentsatz steriler Proben	58	0
Prozentsatz der Proben mit potentiell pathogenen Keimen	6	26
Sedimentationsdauer (Stunden)/Mikroorganismus	4,5	0,1

Tabelle 13. Wirkung dekontaminierender Maßnahmen auf die endogene Mikroorganismenflora isolierter Patienten. (Nach Bodey u. Rosenbaum, 1974)

Material bzw. Körperregion	Zahl der untersuchten Patienten	Zahl (Prozentsatz) der Patienten mit				
		ständig sterilen Kulturen	Persistenz nicht pathogener Bakterien	Persistenz pathogener Bakterien	Persistenz von Pilzen	neu erworbenen Mikroorganismen
Stuhl	91	22 (24)	13 (14)	15 (16)	60 (66)	44 (48)
Rachen	91	3 (3)	73 (80)	23 (25)	55 (60)	73 (80)
Nase	91	29 (32)	58 (64)	8 (9)	6 (7)	48 (62)
Ohren	90	29 (32)	59 (66)	2 (2)	6 (7)	56 (62)
Haut	84	2 (2)	81 (96)	28 (33)	34 (40)	73 (87)
Vagina	30	18 (60)	2 (7)	4 (13)	9 (30)	13 (43)

fektiv. Als am schwierigsten erwies sich — trotz lokaler Applikation von Antibiotika und Antimykotika — die Befreiung der Haut, insbesondere der Inguinal- und Perianalregionen, aber auch des Gesichtes, der Brust, der Arme und der Beine, von potentiell pathogenen Keimen. So konnten zwar 76% der aeroben Bakterien entfernt werden, es persistierten jedoch Stämme von Enterobacter, Klebsiella, Proteus und Pseudomonas aeruginosa. Etwa 50% der Anaerobier und der Pilzstämme wurden durch die Reinigungsmaßnahmen zum Verschwinden gebracht. Insgesamt bewirkte die lokale Desinfektion immerhin eine Reduktion der Hautflora etwa um den Faktor 10^4; am keimärmsten waren Hals, Rücken, Abdomen, Beine und Kopfhaut.

Der Wert der umgekehrten Isolierung und/oder Dekontamination kann erst dann als gesichert gelten, wenn die positiven mikrobiologischen Ergebnisse mit günstigen klinischen Resultaten einhergehen. Erfahrungen an Einzelpatienten oder kleinen Patientengruppen ließen bereits annehmen, daß die strikte Isolierung und gleichzeitige Dekontamination im Vergleich zu einer konventionellen Behandlung einen Rückgang der Infektions- und Fieberhäufigkeit mit sich bringt (SCHWARTZ *et al.*, 1965; SCHWARTZ u. PERRY, 1966; LEVITAN u. PERRY, 1967, 1968; MATHÉ *et al.*, 1967, 1970; BODEY *et al.*, 1968a, 1969a, 1970a; ROBERTSON *et al.*, 1968; WENDT *et al.*, 1969; JAMESON *et al.*, 1971; BRÜCHER *et al.*, 1972; DIETRICH *et al.*, 1972, 1973; SCHOLZ *et al.*, 1972; BRITTINGER, 1973; BRITTINGER *et al.*, 1973; BEYER *et al.*, 1975; HONETZ *et al.*, 1976; KOEPPEN *et al.*, 1976). Dagegen konnte die Quote von Infektions- und Fiebertagen durch eine unvollständige Isolierung (Unterbringung der Patienten in konventionellen, desinfizierten, mit Ultraviolett-Strahlern ausgestatteten Einzelzimmern ohne Keimbarriere; keimarme Ernährung; Kontakt des Pflegepersonals mit den Patienten unter Operationssaal-ähnlichen Bedingungen) mit gleichzeitiger Dekontamination im Vergleich zu einer konventionellen Behandlung ohne protektive Maßnahmen — insbesondere während der risikoreichsten Phase mit Blutgranulozytenzahlen unter 500/µl — nicht signifikant gesenkt werden (SCHOLZ *et al.*, 1972; BRITTINGER, 1973) (Abb. 7); diese Beobachtungen stehen in Einklang mit den Befunden von YATES u. HOLLAND (1973).

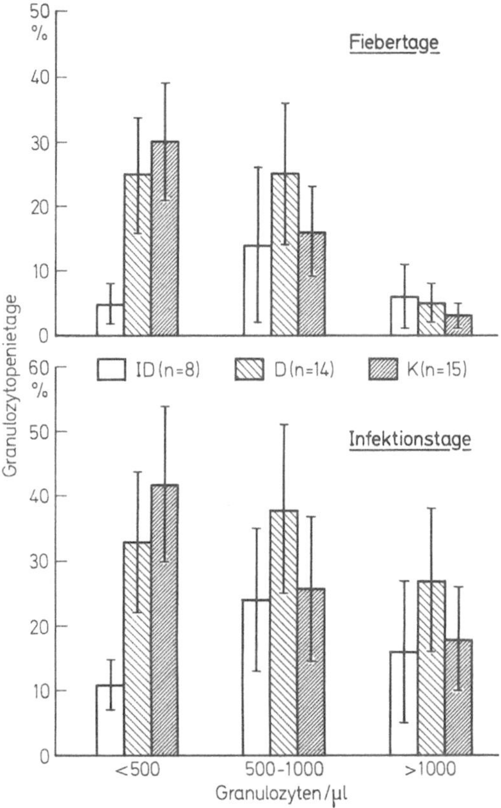

Abb. 7. Fieber- und Infektionstage in Abhängigkeit von der peripheren Granulozytenzahl. *ID* vollständige Isolierung („Life Island", Laminar-Air-Flow-Einheit) + intestinale und kutane Dekontamination. *D* „unvollständige" Isolierung + intestinale und kutane Dekontamination. *K* konventionelle Behandlung ohne Isolierung und Dekontamination. *n* Anzahl der untersuchten Patienten. [Aus: BRITTINGER, G.: Verh. dtsch. Ges. inn. Med. **79**, 311–322 (1973)]

Tabelle 14. Klinische Wirkung der Prophylaxe gegenüber exogenen Keimen durch umgekehrte Isolierung und/oder gegenüber endogenen Keimen durch Dekontaminationsmaßnahmen bei Patienten mit akuter Leukämie.

AL = akute Leukämie; AML = akute myeloische Leukämie; ANLL = akute nicht lymphoblastische Leukämie; LI = Isolator vom Typ „Life Island"; LAF = Laminar-Air-Flow-Einheit; PFR = „Pathogen"-freie Räume; I = Isolierung, meist mit keimarmer Ernährung; HO = Dekontamination von Haut und Oropharynx; A = orale Applikation schwer resorbierbarer Antibiotika, meist zusammen mit Antimykotika; K = Behandlung in konventionellen Krankenzimmern; UI = unvollständige Isolierung in desinfizierten Einzelzimmern ohne Keimbarriere, Kontakt mit Patient unter Operationssaal-ähnlichen Bedingungen; DR = Daunorubicin; „historisch" = Untersuchung in früheren Studien durchgeführt.

Autoren	Zahl der Patienten	Leukämie-form	Randomi-sierung	Art der Iso-lierung	Patientengruppen				Allgemeine Infektions-häufigkeit	Weitere Beobachtungen
MATHE *et al.* (1970)	51	AL	—	PFR	—	I	—	K (retro-spektiv, n = ?)	I < K	Letale Infektionen↓
PREISLER *et al.* (1970)	39	AL (+einige andere Er-krankun-gen)	—	LI	I+HO+A (teilweise „histo-risch")	—	A	K („histo-risch", n = 52)	I+HO+A / A $\}$ < K	
BODEY *et al.* (1971b)	33	AL	—	LI, LAF	I+HO+A	—	—	K („histo-risch", n = 66)	I+HO+A < K	Remissionsquote in beiden Gruppen nicht signifikant unterschiedlich; I+HO+A: Remissions-dauer und Überlebenszeit↑
DIETRICH *et al.* (1973)	30	AL	—	LI	I+HO+A	I	—	K (retro-spektiv)	I+HO+A = I	I+HO+A u. I: Remissionsquote↑
KEATING u. PENNINGTON (1973)	38	AL	—	—	—	—	A	K (retro-spektiv, n = 66)	A = K	A: Septikämien↓
LEVI *et al.* (1973)	47	AL	—	PFR, LAF	I+HO+A	I+HO	—	—	I+HO+A < I+HO	Remissionsquote in beiden Gruppen nicht unter-schiedlich

LEVINE *et al.* (1973)	88	AL	+	LI, LAF	I+HO+A	–	A	K	I+HO+A < {A, K}	I+HO+A: lebensbedrohliche Infektionen↓, Remissionsquote und -dauer in allen Gruppen nicht signifikant unterschiedlich
REITER *et al.* (1973)	52	ANLL	+	–	–	–	A	K	A = K	A: Remissionsquote↑
YATES u. HOLLAND (1973)	116	AML	+	LI, LAF	I+HO+A	I	A+HO+UI	K	I+HO+A, I < {A+HO+UI, K}	I+HO+A u. A+HO+UI: lebensbedrohliche Infektionen↓, lebensbedrohliche Blutungen↑, Remissionsquote und Überlebenszeit in allen Gruppen nicht signifikant unterschiedlich
KLASTERSKY *et al.* (1974b)	38	AL	partiell	LI	I+HO+A	–	A+HO	K	I+HO+A, A+HO < K; I+HO+A = A+HO	Bei Blutleukozyten >1000/µl Infektionshäufigkeit in allen Gruppen gleich
SCHIMPFF *et al.* (1975)	64	ANLL	+	LAF	I+A	–	A	K	I+A, A < K	I+A u. A: lebensbedrohliche Infektionen↓, Überlebenszeit↑, Remissionsquote bei zytostatischer Monotherapie mit DR↑, nicht bei Kombinationstherapie
DIETRICH *et al.* (1977) (Gnotobiotic Project Group d. E.O.R.T.C.)	137	AL	+	LI, LAF	I+HO+A	I	–	K	I+HO+A, I < K	I+HO+A u. I: Remissionsquote↑
M.D. Anderson Hospital, zit. nach LEVINE *et al.* (1975, 1976*) (laufende Studie)	105	AL	+	LAF	I+A	–	A	–	I+A < A	Remissionsquote: I+A > A

Subrandomisierung für beide Patientengruppen
1. Orale Applikation schwer und leicht resorbierbarer Antibiotika
2. Systemische Applikation von Antibiotika

* Anmerkung bei der Korrektur: LEVINE, A.S.: Protected environment-prophylactic antibiotic programmes; clinical studies. Clin. Haemat. **5**, 409–424 (1976).

Größere Aussagekraft haben die Ergebnisse umfangreicherer, größtenteils neuerer, teilweise kontrollierter und randomisierter Untersuchungsreihen. Tabelle 14 zeigt allerdings, daß die Versuchsanordnungen häufig so unterschiedlich waren, daß die Ergebnisse nicht ohne weiteres miteinander verglichen werden können. Alle einschlägigen Studien (Bodey et al., 1971b; Dietrich et al., 1973, 1977; Levine, 1973; Levine et al., 1973; Yates u. Holland, 1973; Klastersky et al., 1974b; Schimpff et al., 1975; laufende Studie des M.D. Anderson-Hospitals, zitiert nach Levine et al., 1975) belegen jedoch, daß die allgemeine Infektionshäufigkeit durch die strikte Isolierung in Kombination mit der Applikation schwer resorbierbarer Antibiotika und Antimykotika (teilweise unter Zusatz dekontaminierender Maßnahmen im Bereich der Haut und des Oronasopharynx) gegenüber der Behandlung in konventionellen Krankenzimmern deutlich gesenkt werden konnte. Interessanterweise sprechen die Ergebnisse von 3 Arbeitsgruppen (Mathé et al., 1970; Dietrich et al., 1973, 1977; Yates u. Holland, 1973) dafür, daß bereits die Isolierung der Patienten ohne zusätzliche Dekontaminationsmaßnahmen einen deutlichen Infektionsschutz gewährt. Aus diesen Beobachtungen kann geschlossen werden, daß zumindest ein Teil der während einer Phase hochgradiger Resistenzminderung klinisch relevant werdenden pathogenen Mikroorganismen nicht zu der primär vorhandenen endogenen Flora des Patienten gehört, sondern aus der Umgebung akquiriert wird. Andererseits wird die Vorstellung, daß auch die intestinalen Mikroorganismen bei derartigen Patienten Infektionen hervorrufen können, durch die von einigen Autoren (Preisler et al., 1970; Keating u. Pennington, 1973; Levi et al., 1973; Klastersky et al., 1974b; Schimpff et al., 1975) mitgeteilte Reduktion derartiger Komplikationen bei Patienten gestützt, die lediglich schwer resorbierbare Antibiotika und Antimykotika ohne gleichzeitige Isolierung erhalten hatten. Einschränkend ist jedoch zu sagen, daß andere, offensichtlich äquivalente Untersuchungen zu divergierenden Ergebnissen geführt haben (Levine et al., 1973; Reiter et al., 1973; Yates u. Holland, 1973; laufende Studie des M.D. Anderson-Hospitals, zitiert nach Levine et al., 1975), die in einem Fall sogar eine Änderung der Auffassung innerhalb derselben Arbeitsgruppe bewirkten (Preisler et al., 1970; Levine et al., 1973). Als noch nicht definitiv gelöst ist weiterhin die Frage nach der Beeinflussung der Remissionsquote, Remissionsdauer und Überlebenszeit durch die Isolierungs- und/oder intestinalen Dekontaminationsmaßnahmen anzusehen. So stiegen in den Studien von Bodey et al. (1971b) und Schimpff et al. (1975) die Remissionsdauer und/oder die mediane Überlebenszeit bei den isolierten Patienten — die allerdings teilweise auch eine intensivere Chemotherapie erhalten hatten (Bodey et al., 1971b) — an, während Levine et al. (1973) sowie Yates u. Holland (1973) keine günstige Beeinflussung dieser Parameter beobachten konnten. Die Remissionsquote war nach Bodey et al. (1971b), Levine et al. (1973) sowie Yates u. Holland (1973) in der Isolierungs- und Kontrollgruppe nicht signifikant unterschiedlich. Dagegen fanden Dietrich et al. (1973, 1977), Schimpff et al. (1975) sowie das M.D. Anderson-Hospital (laufende Studie, zitiert nach Levine et al., 1975) einen Anstieg der Remissionsquote zumindest bei einem Teil der Patienten; vergleichbare Beobachtungen wurden auch bei Patienten gemacht, die nur mit intestinaler Dekontamination (Reiter et al. 1973; Schimpff et al., 1975) bzw. lediglich mit strikter Isolierung (Dietrich et al., 1973, 1977) behandelt worden waren. Interessanterweise fanden Reiter et al. (1973) in ihrer randomisierten Studie bei Patienten mit intestinaler Dekontamination eine Erhöhung der Remissionsquote auch ohne Rückgang der Häufigkeit schwerer Infektionen. Zur Zurückhaltung gegenüber einer oralen Applikation schwer resorbierbarer Antibiotika und Antimykotika mit dem Ziel der

Infektionsprophylaxe mahnen zur Zeit besonders die Beobachtungen von YATES u. HOLLAND (1973), die nach Durchführung dieser Maßnahmen mit oder ohne gleichzeitige strikte Isolierung zwar einen Rückgang lebensbedrohlicher Infektionen, jedoch gleichzeitig eine Zunahme letaler Blutungen feststellten. Außerdem darf die Möglichkeit der Entwicklung resistenter Keime, insbesondere gegenüber Gentamicin, das für die systemische Behandlung schwerer Infektionen unentbehrlich ist, nicht außer acht gelassen werden (GREENE *et al.*, 1973b; KLASTERSKY *et al.*, 1974a).

Es ist das Ziel der erwähnten laufenden Studie des M.D. Anderson-Hospitals (zitiert nach LEVINE *et al.*, 1975) herauszufinden, ob die strikte Isolierung mit Dekontamination bei Patienten mit akuter Leukämie über die beschriebene Minderung des Infektionsrisikos eine intensivere und effektivere zytostatische Chemotherapie gestattet.

Die genannten strikten Isolierungsverfahren sind angesichts der zahlreichen noch offenen Fragen sowie der hohen Sach- und Personalkosten bisher nicht allgemein und in größerem Umfang anwendbar. DRAZEN u. LEVINE (1974) sowie LEVINE *et al.* (1975) haben berechnet, daß die Pflege eines Patienten in einer Laminar-Air-Flow-Einheit im Vergleich zu einem konventionell behandelten Patienten — unabhängig vom Anschaffungspreis der Einrichtung — zusätzliche Kosten in Höhe von 200—300 Dollar pro Tag verursacht. Als einschränkender Faktor ist auch die Tatsache anzusehen, daß wegen der Resistenz zahlreicher Patienten gegenüber den heute verfügbaren Zytostatika nur bei einem Teil der Leukämiepatienten die Remission dadurch verhindert wird, daß eine interkurrente, letale Infektion auftritt (LEVINE *et al.*, 1975). Schließlich muß berücksichtigt werden, daß die strikte Isolierung notwendigerweise eine erhebliche Reduktion der Lebensqualität der Patienten und damit psychologische und ethische Probleme mit sich bringt.

D. Hämorrhagische Diathesen

ERIKA KÖNIG und GÜNTER BRITTINGER

I. Häufigkeit

Wie erwähnt (Tabelle 2), hatten Blutungen und Infektionen bis zur Einführung moderner Behandlungsverfahren, insbesondere der Thrombozytentransfusion, etwa den gleichen Anteil an den Todesursachen von Patienten mit akuter Leukämie und Blastenphase der CML (HERSH *et al.*, 1965); nach neueren Statistiken werden letale Blutungen jedoch nur noch in 10—20% der Fälle gefunden (GRAW *et al.*, 1972; LEVINE *et al.*, 1972). Im Gegensatz zu den genannten Erkrankungen versterben Patienten mit malignen Non-Hodgkin-Lymphomen nur selten an Hämorrhagien (GUNZ u. BAIKIE, 1974; WINTROBE *et al.*, 1974).

II. Pathogenetische Faktoren

Thrombozytopenie. Die Blutungskomplikationen der akuten Leukämie und der Blastenphase der CML sind fast ausschließlich durch eine schwere Thrombozytopenie bedingt, die vorwiegend auf eine Plättchenbildungsstörung im Knochenmark zurückzuführen ist. Eine Umsatzstörung mit Verkürzung der Thrombozytenüberlebenszeit wird neuerdings als weiterer pathogenetischer Faktor der Thrombozytopenie diskutiert, sie ist jedoch von untergeordneter Bedeutung (Heck et al., 1972; Cowan, 1973). Über 90% aller Patienten mit akuter lymphatischer Leukämie und mehr als 80% der Patienten mit akuter myeloischer Leukämie weisen zum Zeitpunkt der Diagnose Thrombozytenzahlen unter 150000/µl auf; eine Thrombozytopenie von weniger als 50000/µl findet sich bei allen Formen der akuten Leukämie in etwa 60%, bei der akuten lymphatischen Leukämie in etwa 50—60% und bei der akuten myeloischen Leukämie in etwa 40—50% der Fälle (Boggs et al., 1962; Gross et al., 1968; Brakman et al., 1970; Rosner et al., 1970b; Henderson u. Goldstein, 1971; Wintrobe et al., 1974). Während des weiteren Krankheitsverlaufes kann sich die Thrombozytopenie noch erheblich verstärken, wofür häufig die intensive zytostatische Chemotherapie verantwortlich zu machen ist (Henderson u. Goldstein, 1971). Lebensbedrohliche Blutungen werden bei Thrombozytenzahlen über 50000/µl nur selten beobachtet, während bei einer Thrombozytopenie von weniger als 1000—5000/µl stets mit derartigen Komplikationen gerechnet werden muß; Patienten mit Thrombozytenzahlen zwischen 20000 und 30000/µl entwickeln eine perikulöse hämorrhagische Diathese meist erst dann, wenn weitere, die Hämostase beeinträchtigende Faktoren, z.B. Infektionen, insbesondere mit gramnegativen Bakterien, hinzutreten (Gaydos et al., 1962; Hey u. Lasch, 1972; Buchholz, 1974a; Wintrobe et al., 1974). Blutungsbereitschaft und Thrombozytenzahl sind allerdings nicht streng korreliert, wofür u.a. die im Einzelfall unterschiedliche Funktionsfähigkeit der gebildeten Thrombozyten verantwortlich sein dürfte (Gaydos et al., 1962; Henderson u. Goldstein, 1971). Bei einzelnen Fällen von akuter Leukämie wurde eine Thrombozytose oder eine Megakaryozytenvermehrung im Knochenmark beschrieben (Zittoun et al., 1968a; Armata et al., 1971). Diese Veränderung wird bei Patienten in der chronischen Phase der CML häufiger beobachtet, ohne daß es allerdings zu einem vermehrten Auftreten von hämorrhagischen oder thrombembolischen Komplikationen kommt (Wintrobe et al., 1974). Eine Thrombozytopenie findet sich während dieses Krankheitsstadiums nur selten (Scott, 1957; Gerhartz, 1963; Gross et al., 1968; Henderson u. Goldstein, 1971; Wintrobe et al., 1974).

Bei der CLL werden leichte bis mäßiggradige Thrombozytopenien (50000—150000/µl) in etwa 20—50% der Fälle festgestellt (Gerhartz, 1963; Gross et al., 1968; Hansen, 1973; Lisiewicz, 1976; Stacher et al., 1976); dagegen finden sich Werte unter 50000/µl bzw. Blutungskomplikationen zum Zeitpunkt der Diagnose nur vereinzelt (Scott, 1957; Hansen, 1973). Die Verminderung der Thrombozytenzahl kann durch eine Bildungsstörung im Knochenmark, einen verstärkten, autoimmunologisch bedingten peripheren Plättchenuntergang (s. S. 271 f.) und ein gesteigertes „Pooling" in der vergrößerten Milz zustandekommen (Ebbe et al., 1962; Aster, 1966a; Henderson u. Goldstein, 1971; Hansen, 1973). Schwere Thrombozytopenien stellen auch bei anderen Non-Hodgkin-Lymphomen seltene Komplikationen dar (Gerhartz, 1963; Wintrobe et al., 1974; Landberg et al., 1975; Rosenberg, 1975). So wurden bei lymphoplasmozytoiden, zentrozytischen, zentroblastisch-zentrozytischen, lymphoblastischen und immunoblastischen Lymphomen (Kiel-Klassifikation; Lennert et al., 1975) Thrombozytenzahlen unter 100000/µl nur in 5—22% der Fälle gemessen (Brittinger et al., 1976; Stacher et al., 1976).

Thrombozytenfunktionsstörungen. Es hat sich gezeigt, daß bei der akuten Leukämie und der Blastenphase der CML neben der Thrombozytopenie auch

Störungen der Thrombozytenfunktion (z.B. der ADP-, Adrenalin-, Kollagen- und Thrombin-induzierten Aggregation) vorkommen (PERRY, 1957; ROSNER et al., 1970b; HENDERSON u. GOLDSTEIN, 1971; CAEN et al., 1972; COWAN u. HAUT, 1972; SULTAN u. CAEN, 1972; COWAN, 1973). Außerdem wurden bei Patienten mit akuter Leukämie und Präleukämie eine Verlängerung der Blutungszeit und eine Verminderung der Plättchenfaktor 3-Aktivität bei normaler Thrombozytenzahl nachgewiesen (FRIEDMAN et al., 1964). Eine Beeinträchtigung der Thrombozytenfunktion (ohne Thrombozytopenie) mit oder ohne manifeste hämorrhagische Diathese fand sich auch bei Patienten in der chronischen Phase der CML sowie bei Kranken mit CLL (PERRY, 1957; THOMAS et al., 1960; GROSS et al., 1968; HENDERSON u. GOLDSTEIN, 1971; CARDAMONE et al., 1972; MANDELLI et al., 1972).

Koagulopathien. Die Untersuchung der plasmatischen Gerinnung mit Hilfe von Globaltests (z.B. Gerinnungszeit, Thromboplastinzeit, partielle Thromboplastinzeit, Thrombinzeit) und der Faktorenanalyse (Faktoren I—XII) bei Patienten mit akuter Leukämie und CML sowie CLL und einigen anderen Non-Hodgkin-Lymphomen hat zu divergierenden Ergebnissen geführt, wobei neben Normalbefunden (etwa 50% der Fälle) sowohl Zeichen der Hypo- als auch Zeichen der Hyperkoagulabilität festzustellen waren, ohne daß sich jedoch in den meisten Fällen direkte Beziehungen zur klinischen Situation (Anwesenheit oder Fehlen einer Blutungsbereitschaft) ergaben (SOULIER u. DAUSSET, 1950; SAMAMA u. COLOMBANI, 1956; LEWIS et al., 1957; WELSH et al., 1961; GERHARTZ, 1963; DIDISHEIM et al., 1964; ROSENTHAL u. SLOAN, 1967; BRAKMAN et al., 1970; GRALNICK u. HENDERSON, 1970; ROSNER et al., 1970b; ACHENBACH, 1972; GRALNICK et al., 1972; HEY u. LASCH, 1972; OGSTON et al., 1972; RASCHE u. DIETRICH, 1975). Während bei der akuten Leukämie der Faktor VIII mehrfach erhöht gefunden wurde (ROSENTHAL u. SLOAN, 1967; BRAKMAN et al., 1970; HENDERSON u. GOLDSTEIN, 1971), berichten die meisten Autoren bei dieser Erkrankung sowie bei anderen Leukämieformen häufiger über eine Erniedrigung als über eine Erhöhung der Konzentrationen der Faktoren II und/oder V und/oder VII (LEWIS et al., 1957; GERHARTZ, 1963; ROSENTHAL u. SLOAN, 1967; BRAKMAN et al., 1970; GRALNICK u. HENDERSON, 1970; HENDERSON u. GOLDSTEIN, 1971).
Eine Sonderstellung nimmt die Frage nach der Häufigkeit und klinischen Bedeutung einer disseminierten intravasalen Gerinnung (DIG) und einer erhöhten Fibrinolyse ein. HILLESTAD hatte bereits 1957 darauf hingewiesen, daß bei der akuten Promyelozytenleukämie eine verstärkte Fibrinolyse mit Hypofibrinogenämie vorkommt. In der Zwischenzeit konnte durch zahlreiche klinische und pathologisch-anatomische Beobachtungen das gehäufte Auftreten einer typischen DIG mit Hypofibrinogenämie, Verminderung der Faktoren II, V, VII, VIII, X, XIII und Vermehrung von Fibrinspaltprodukten bei dieser Leukämieform gesichert werden (HIRSH et al., 1967; STRAUB u. FRICK, 1968; RAND et al., 1969; ROSNER et al., 1970b; ALBARRACIN u. HAUST, 1971; HENDERSON u. GOLDSTEIN, 1971; LASCH et al., 1971; POLLIACK, 1971; OGSTON et al., 1972; AZNAR et al., 1973; NAGAI et al., 1973; SULTAN et al., 1973; GÉNOVA u. GEORGIEF, 1974). Zahlreiche Arbeiten belegen eine Neigung zur verstärkten intravasalen Gerinnung auch bei einem Teil der Patienten mit anderen Typen der akuten Leukämie sowie bei einzelnen Patienten in der akuten und chronischen Phase der CML (HUSEBYE et al., 1956; EDSON et al., 1967; HIRSH et al., 1967; BRAKMAN et al., 1970; HENDERSON u. GOLDSTEIN, 1971; LASCH et al., 1971; PITTNEY, 1971; GRALNICK et al., 1972; OGSTON et al., 1972; DAWSON et al., 1973; GÉNOVA u. GEORGIEF, 1974), ohne daß schwere Infektionen, insbesondere Septikämien, für

das Auftreten dieser Komplikation verantwortlich gemacht werden konnten. Bei akuter Leukämie wurden verschiedene Schweregrade einer verstärkten intravasalen Gerinnung nachgewiesen (Gralnick et al., 1972). In ihrer leichtesten Form ließ sie sich nur durch einen verstärkten Fibrinogen-Katabolismus erfassen (Straub u. Frick, 1968; Gralnick et al., 1972; Al-Mondhiry, 1975). Weiterhin fand sich eine Form der DIG, die alle gerinnungsphysiologischen Kriterien erfüllte, ohne daß die Patienten Blutungen und Thrombosen aufwiesen; nur ein Teil der Patienten bot das klassische Krankheitsbild der Verbrauchskoagulopathie (Gralnick et al., 1972). Eine DIG kann bei Leukämien anscheinend auch durch eine zytostatische Chemotherapie ausgelöst werden (Leavay et al., 1970; Sultan et al., 1973). Es besteht die Möglichkeit, daß Inhaltsstoffe der Leukozyten eine DIG zu „triggern" vermögen (Pittney, 1971; Gralnick u. Abrell, 1973; Lisiewicz, 1976); bei der besonders zur DIG neigenden akuten Promyelozytenleukämie enthalten die Granula der Leukämiezellen große Mengen von Gewebsthromboplastin (Gralnick u. Abrell, 1973).

Es liegt nahe, einen Teil der bei Patienten mit akuten und chronischen Leukämien beobachteten Hypofibrinogenämien und/oder Fibrinolysesteigerungen als Ausdruck einer verstärkten intravasalen Gerinnung aufzufassen, auch wenn nicht alle einschlägigen Gerinnungstests durchgeführt wurden oder nicht sämtliche klinischen Kriterien einer DIG erfüllt waren (Lewis et al., 1957; Brown et al., 1962; Rosenthal, 1963; Didisheim et al., 1964; Girolami u. Clifton, 1966; Ogston et al., 1968; Rand et al., 1969; Rosner et al., 1970b; Stavem, 1973; Sultan et al., 1973). Ob darüber hinaus „primäre" Fibrinolyseaktivierungen vorkommen, die von einer verstärkten intravasalen Gerinnung unabhängig sind, muß offen bleiben (Brakman et al., 1970). Weiterhin ist zu diskutieren, daß Hypofibrinogenämien nicht nur durch einen verstärkten Verbrauch und/oder eine Hyperfibrinolyse, sondern auch durch eine verminderte Synthese in der durch die Grunderkrankung und/oder Therapie in Mitleidenschaft gezogenen Leber bedingt sein können (Ryder, 1966; Bettigole et al., 1970; Wintrobe et al., 1974). Alterationen der Leberfunktion kommen neben Umsatzstörungen auch als Ursache einer Reduktion anderer Gerinnungsfaktoren, z.B. der Faktoren II, V, VII, IX, X, im Blut in Betracht (Wintrobe et al., 1974). Eine hepatogene plasmatische Gerinnungsstörung wurde gehäuft nach Behandlung mit L-Asparaginase diagnostiziert (Gralnick u. Henry, 1969; Bettigole et al., 1970; Lechler et al., 1971). Schließlich wird eine partielle Proteolyse von Gerinnungsfaktoren durch Proteasen, die aus leukämischen Zellen stammen, diskutiert (Egbring et al., 1973, 1977).

Der in Plasma und Thrombozyten im Verhältnis 1:1 vorkommende fibrinstabilisierende Faktor XIII (Wachtel, 1973) wurde bei Patienten mit akuter Leukämie und Blastenphase der CML von mehreren Arbeitsgruppen deutlich vermindert gefunden (Nussbaum u. Morse, 1964; Egbring u. Havemann, 1971; Egbring et al., 1972, 1973; Rasche et al., 1972, 1973, 1974a, b; Kreissel u. Oehme, 1973); im Gegensatz dazu stellten Rosner et al. (1970b) bei ihren Patienten normale oder sogar erhöhte Faktor XIII-Konzentrationen fest. Eine gesteigerte intravasale Gerinnung, in deren Gefolge eine Reduktion der Faktor XIII-Aktivität aufzutreten pflegt (Lasch et al., 1971), konnte nur in einem kleinen Teil der Fälle verifiziert werden (Egbring u. Havemann, 1971; Rasche et al., 1972, 1974a). Die Frage, ob bzw. inwieweit der Faktor XIII-Mangel bei Leukämie-Patienten für die Entwicklung oder Verstärkung einer hämorrhagischen Diathese verantwortlich zu machen ist, läßt sich angesichts der Komplexität der bei der akuten Leukämie auftretenden Hämostasestörungen noch nicht sicher beantworten; die Gabe von Faktor XIII-Konzentrat scheint in Einzelfällen eine hämostypische Wirkung entfaltet zu haben (Nussbaum u. Morse, 1964; Egbring *et al.*, 1972, 1973; Rasche *et al.*, 1972, 1973, 1974a; Kreissel u. Oehme, 1973). Nach den Untersuchungen von Rasche *et al.* (1974b) führt die verminderte Faktor XIII-Aktivität zu einer unvollständigen, qualitativ minderwertigen Fibrinvernetzung. Divergent sind die Befunde über das Verhalten des Faktors XIII im plättchenarmen Plasma während der Remissionsphase; neben Normalisierungen wurde auch eine Persistenz des Defektes beobachtet (Egbring u. Havemann, 1971; Rasche *et al.*, 1972; Kreissel u. Oehme, 1973; Rasche u. Dietrich, 1975).

Störungen der Blutgefäße. Wardle (1968) stellte fest, daß die bei Patienten mit malignen Bluterkrankungen häufig beobachtete Steigerung der Gefäßfragilität nicht mit einer erhöhten Gefäßpermeabilität korreliert war; die Gefäßpermeabilität wies ihrerseits keine enge Beziehung zur Thrombozytenzahl auf. Histopathologische Untersuchungen zeigten, daß bei Patienten mit akuter Leukämie eine Stase von Leukämiezellen („Leukostase") in den kleinen, meist dilatierten intrazerebralen Gefäßen sowie Gefäßdestruktionen mit Ausbildung kleiner leukämischer Knötchen im Parenchym auftreten, wobei hohe Blutleukozytenzahlen die Entwicklung derartiger Alterationen zu begünstigen scheinen. Die genannten Veränderungen sowie eine Hypoxämie prädisponieren offensichtlich auch bei Fehlen einer schweren Thrombozytopenie zu intrakraniellen parenchymatösen Blutungen, während die Entstehung von Subarachnoidalblutungen enger mit einer thrombozytopenisch bedingten Hämostasestörung verknüpft sein dürfte (Freireich *et al.*, 1960; Groch *et al.*, 1960; Phair *et al.*, 1964; Henderson u. Goldstein, 1971).

Hämostasestörungen bei Patienten mit Makroglobulinämie Waldenström. Die bei Patienten mit Makroglobulinämie Waldenström gelegentlich vorkommende Blutungsbereitschaft ist offensichtlich auf eine komplexe Hämostasestörung zurückzuführen (Gunz u. Baikie, 1974; Wintrobe *et al.*, 1974; Lisiewicz, 1976). Neben einer Thrombozytopenie wurden Plättchenfunktionsstörungen nachgewiesen, die durch ein „Coating" der Thrombozyten mit dem monoklonalen Immunglobulin bedingt sein dürften (Pachter *et al.*, 1959; Rozenberg u. Dintenfass, 1965; Lackner, 1973). Weiterhin ist eine Interaktion der monoklonalen Proteine mit plasmatischen Gerinnungsfaktoren, vor allem Faktor VIII, aber auch mit den Faktoren II, V, VII, X und XI, zu diskutieren (Waldenström, 1965; Castaldi u. Penny, 1970; Perkins *et al.*, 1970; Lackner, 1973). Castaldi u. Penny (1970) weisen darauf hin, daß monoklonales IgM eine antikörperartige Aktivität gegen Faktor VIII besitzen kann. Für die Pathogenese der hämorrhagischen Diathese sind schließlich Gefäßveränderungen von Bedeutung, die sich durch die Hyperviskosität des Blutes sowie eventuell durch Kryopräzipitat-, Immunkomplex- und Amyloidablagerungen ausbilden können (MacKenzie u. Fudenberg, 1972; Grey u. Kohler, 1973; Gunz u. Baikie, 1974; Wintrobe *et al.*, 1974).

III. Therapie und Prophylaxe

Die Behandlung und/oder Prophylaxe der Hämostasestörungen soll sich möglichst an den zugrundeliegenden pathogenetischen Faktoren orientieren. Da die Thrombozytopenie mit oder ohne Thrombozytenfunktionsstörung bei den Leukämien, insbesondere bei akuten Leukämien, am häufigsten zu einer hämorrhagischen Diathese führt, stellt die Thrombozytensubstitution die wichtigste Maßnahme dar.

1. Thrombozytentransfusion

Normale Thrombozyten haben bei gesunden Empfängern eine Überlebenszeit von maximal 7—10 Tagen (Seidl, 1968; Mayer *et al.*, 1972), die hämostyptische Wirkung einer Thrombozytentransfusion hält jedoch bei thrombozytopenischen Patienten anscheinend nicht länger als 2—3 Tage lang an (Hardisty u. Ingram, 1965). Die Plättchenkonzentration ist 5 min nach der Transfusion autologer Thrombozyten am höchsten (Alvarado *et al.*, 1965; Mayer *et al.*, 1972). Nach 15—45 min tritt ein vorübergehender Abfall ein, der durch eine Thrombozytensequestration bedingt ist, wie durch einen Anstieg der Radioaktivität über Leber und Milz nach Transfusion ^{51}Cr-markierter Plättchen gezeigt werden konnte (Aster u. Jandl, 1964; Davey u. Lander, 1964; Alvarado *et al.*, 1965). Der größte Teil der intakten Thrombozyten kehrt anschließend ins periphere Blut zurück, so daß 60—90 min nach der Transfusion eine Konzentration gemessen wird, die zwar niedriger ist als nach 5 min, jedoch dem echten Thrombozyten-„Increment" (=Anstieg der Thrombozytenzahl pro µl Blut des Empfängers, meist berechnet pro 10^{11} transfundierte Thrombozyten pro m^2 Körperoberfläche) entsprechen dürfte (Aster u. Jandl, 1964; Mayer *et al.*, 1972). Die Sequestration ist bei der Antikoagulation des Blutes mit saurem ACD relativ gering, so daß zwei Drittel der autologen Thrombozyten in der Zirkulation verbleiben oder wieder in sie zurückkehren; dagegen wird bei Verwendung von EDTA nur ein Drittel der zugeführten Plättchen im Blut nachweisbar (Aster u. Jandl, 1964). Ein 65% überschreitendes Recovery (Recovery=maximaler Prozentsatz der transfundierten Thrombozyten im peripheren Blut des Empfängers; Berechnung s. „Funktion und Kinetik transfundierter Granulozyten", S. 208) wird nur nach Splenektomie gefunden, während sehr niedrige Ausbeuten bei Patienten mit Hepato- und/oder Splenomegalie zu erwarten sind (Aster, 1966a).

In der Transfusionspraxis werden bei Leukämie-Patienten Recovery-Werte von 65% nicht erreicht; die Angaben für die Median- oder Mittelwerte schwanken meist zwischen 20 und maximal 50% (Freireich *et al.*, 1963; Alvarado *et al.*, 1965; Djerassi u. Farber, 1965; Freireich, 1966; Han *et al.*, 1966; Cavins *et al.*, 1968; Seidl, 1968; Zucker *et al.*, 1969; Murphy *et al.*, 1970). Als Ursache dieser relativ geringen *In-vivo*-Ausbeute kommen u.a. immunologische Inkompatibilitäten bei Verwendung homologer Thrombozyten sowie Faktoren in Betracht, die mit der jeweiligen Grunderkrankung und deren Komplikationen zusammenhängen. So wurden bei akuter myeloischer Leukämie (39,9%), Lymphosarkom (54,6%) und soliden Tumoren (55,7%) höhere Recovery-Werte gemessen als bei chronischer myeloischer Leukämie (20,6%) (Cavins *et al.*, 1968). Es kann weiterhin als gesichert gelten, daß Fieber und Infektionen, insbesondere Septikämien, die *In-vivo*-Ausbeute transfundierter Plättchen stark reduzieren (Freireich *et al.*, 1963; Alvarado *et al.*, 1965; Djerassi u. Farber, 1965; Djerassi, 1966; Freireich, 1966; Grumet u. Yankee, 1970; Höcker u. Reizenstein, 1975), wofür eine Thrombozytenaggregation durch Bakterienprodukte, z.B. Endotoxine, mit konsekutiver Eliminierung dieser Plättchen aus der Zirkulation verantwortlich sein könnte (Zucker *et al.*, 1969). Neben einem Rückgang des Recovery wurde bei Patienten mit Leukämie auch eine Verminderung der Thrombozytenüberlebenszeit beobachtet (Freireich *et al.*, 1963; Alvarado *et al.*, 1965; Freireich, 1966; Tullis *et al.*, 1971). Die Beziehungen zwischen Recovery und Überlebenszeit der Thrombozyten im peripheren Blut einerseits und der hämostyptischen Wirkung andererseits sind noch nicht endgültig geklärt. So haben Untersuchungen von WEGMÜLLER *et al.* (1973) gezeigt, daß durch Behandlung mit Acetyl-Salicylsäure in ihrer Funktion beeinträchtigte Thrombozyten beim thrombozytopenischen Hund im peripheren Blut eine höhere numerische Ausbeute aufwiesen als normale Plättchen. Es ist somit erforderlich, zur Beurteilung des hämostypischen Effektes *in vivo* nicht nur das Recovery und die Überlebenszeit, sondern zusätzlich andere Tests, z.B. die Blutungszeit und die Gerinnselretraktion, heranzuziehen. Letztlich dürfte jedoch für die Einschätzung der Wirksamkeit transfundierter Thrombozyten nur eine Veränderung des klinischen Bildes, d.h. ein Rückgang der hämorrhagischen Diathese, beim Empfänger maßgebend sein, wobei allerdings naturgemäß erhebliche Unsicherheitsfaktoren durch die unterschiedliche subjektive Beurteilung in Kauf genommen werden müssen (CRONKITE, 1966).

Der praktischen Durchführung der Thrombozytentransfusion können folgende quantitative Erwägungen zugrundegelegt werden. Der durchschnittliche Empfänger weist nach Gabe von 1×10^{11} Thrombozyten pro m^2 Körperoberfläche ein Increment von 12000 Thrombozyten/µl Blut auf. So läßt z.B. ein Patient mit einer Körperoberfläche von 1,5 m^2 nach Transfusion von 2×10^{11} Plättchen ein Increment von etwa 18000 Thrombozyten/µl Blut erwarten; er würde — bei fast völligem Sistieren der körpereigenen Thrombozytenproduktion — zweimal wöchentlich 2×10^{11} Plättchen benötigen, um eine periphere Thrombozytenzahl von etwa 20000/µl aufrechtzuerhalten (HOAK u. KOEPKE, 1976). Nach den Richtlinien des PLATELET TRANSFUSION SUBCOMMITTEE OF THE ACUTE LEUKEMIA TASK FORCE (1968) sind bei Patienten mit Thrombozytenzahlen unter 50000/µl und manifester hämorrhagischer Diathese die aus 6 Einheiten Vollblut gewonnenen Thrombozyten ($=6 \times$ etwa $0,7 \times 10^{11}$) jeden 2. bis 3. Tag erforderlich, wenn konventionell hergestellte Plättchenkonzentrate Verwendung finden; bei gleichzeitigem Bestehen von Fieber und Infektionen müssen diese Zahlen unter Umständen verdoppelt werden (CASH, 1972). Nach SHARP (1976) ist für die Dauer der klinischen Wirkung vorwiegend die Qualität der transfundierten Thrombozyten ausschlaggebend. Der Autor empfiehlt bei Verwendung von frischem (1—8 Std altem) plättchenreichen Plasma oder Plättchenkonzentrat 3 Einheiten pro m^2 Körperoberfläche, während bei Applikation älterer (8—24 Std alter) Präparationen 4 Einheiten pro m^2 Körperoberfläche für erforderlich gehalten werden; er geht dabei allerdings von einem stark wechselnden Plättchengehalt pro Einheit ($0,1—1,0 \times 10^{11}$) aus.

Auswahl der Spender. Neben den üblichen Voraussetzungen für die Blutspende muß der Spender normale Thrombozytenzahlen aufweisen. Die Plättchenausbeute ist im großen und ganzen der Thrombozytenzahl im Spenderblut proportional (HOAK u. KOEPKE, 1976). Salicylsäure oder Salicylsäure-haltige Medikamente sind 72 Std vor der Thrombozytenspende abzusetzen, da diese Substanz die Plättchenfunktion *in vitro* und *in vivo* beeinträchtigt (STUART *et al.*, 1972).

Wahl des Antikoagulans. Als Antikoagulans der Wahl ist ACD-Lösung mit einem pH von 6,5—6,8 anzusehen, da die Thrombozyten dadurch am wenigsten in ihrer *In-vitro-* und *In-vivo*-Funktion alteriert werden und die Ausbeute am höchsten ist (ASTER, 1965; PERT *et al.*, 1967; ZUCKER *et al.*, 1969; GRAW u. YANKEE, 1973; HOAK u. KOEPKE, 1976). Durch die Ansäuerung der ACD-Lösung wird allerdings die Ausbeute an Faktor VIII aus dem bei der Herstellung von

Plättchenkonzentraten anfallenden Plasma erheblich reduziert (Pert *et al.*, 1967; Gilchrist u. Ekert, 1968). Dieser Grund und der Nachweis eines nicht signifikant unterschiedlichen *In-vivo*-Recovery der Thrombozyten aus angesäuerten (pH 6,4) und nicht angesäuerten (pH 7,0) Plättchenkonzentraten veranlaßten Cavins *et al.* (1968 b), sich für die Verwendung von Plättchenkonzentraten mit neutralem pH einzusetzen. Die neuerdings für die Erythrozytenpräparation häufig benutzte CPD-Lösung (pH 7,19−7,26) wird von einigen Autoren für die Thrombozytengewinnung nicht empfohlen, da eine stärkere Tendenz zur Plättchenverklumpung als bei Verwendung von saurem ACD festgestellt wurde, die das *In-vitro*-Recovery reduziert; außerdem fiel ein Rückgang des *In-vivo*-Recovery auf (Pert *et al.*, 1967; Hoak u. Koepke, 1976). Im Gegensatz dazu fanden Tranum u. Haut (1972) nach Antikoagulation des Blutes mit CPD und saurem ACD vergleichbare *In-vitro-* und *In-vivo*-Ausbeuten. Als günstige Nebeneffekte von CPD sind die bessere Erhaltung von 2,3-Diphosphoglycerat in den Erythrozyten und die Möglichkeit der Gewinnung größerer Mengen von Faktor VIII aus dem thrombozytenarmen Plasma anzusehen.

EDTA und Heparin führen zu einer stärkeren Thrombozytenschädigung bzw. -aggregation und kommen daher als Antikoagulantien nicht in Betracht (Aster u. Jandl, 1964; Aster, 1965, 1966 b; Buchholz, 1974 a).

Thrombozytenpräparationen

Frischblut. Der Vorteil des Thrombozytenersatzes mit Hilfe von Frischblut besteht darin, daß die Plättchen nicht durch eingreifendere präparative Maßnahmen geschädigt werden. Eine optimale hämostyptische Wirkung tritt allerdings nur dann ein, wenn die Transfusion innerhalb von 6 Std nach der Blutentnahme erfolgt. Der hämostyptische Effekt von Frischblut war selbst dann stärker als derjenige von gelagertem (5° C, 2−9 Tage) ACD-Blut, wenn das Frischblut mit EDTA antikoaguliert worden war (Freireich *et al.*, 1959). Da in 1 Einheit Vollblut (450−500 ml) lediglich etwa $1{,}1-1{,}25 \times 10^{11}$ Thrombozyten enthalten sind, kann der Thrombozytenbedarf nur bei einem Teil der Patienten gedeckt werden, ohne daß die Gefahr einer transfusionsbedingten Hypervolämie und Polyglobulie besteht. Um thrombozytopenischen Patienten ohne wesentliche Anämie größere Mengen von Vollblut applizieren zu können, wurde von Shaw (1969) die „Mini-Exchange"-Transfusion entwickelt. Dabei werden dem Empfänger zunächst 500 ml Vollblut entzogen und anschließend 1 000 ml frisches Spenderblut transfundiert. Die Menge des zugeführten übersteigt diejenige des entnommenen Blutes deutlich, da der Autor annimmt, daß bei thrombozytopenischen Patienten mit Blutungsbereitschaft eine Hypovolämie mit Eiweißverlust ins Gewebe besteht, durch deren Korrektur die für die Hämostase erforderliche lokale Vasokonstriktion gesteigert werden soll. Nach Shaw (1969) war der therapeutische Effekt der Transfusion von 2 Einheiten Frischblut bei einigen Patienten der Gabe von plättchenreichem Plasma aus 4−6 Einheiten Blut oder von Plättchenkonzentrat aus 10−12 Einheiten Blut äquivalent.

Plättchenreiches Plasma (PRP). Das für die Plättchengewinnung bestimmte antikoagulierte Blut wird zur Entfernung der Hauptmasse der Erythrozyten bei niedriger g-Zahl, z.B. 400 g während 10−15 min (Cash, 1972) bei 22−25° C, zentrifugiert. Bei Anwendung stärkerer Beschleunigungen muß die Zentrifugationsdauer erheblich reduziert werden, z.B. 4000 g während 2−3 min (Cash, 1972; Valeri, 1974 b). Die Qualität der gewonnenen Thrombozyten ist hoch und mit derjenigen vergleichbar, die in Vollblut enthaltene Plättchen aufweisen (KUMMER, 1973).

Nach KUMMER *et al.* (1973) kann die Abtrennung der Erythrozyten vom PRP auch durch eine Spontansedimentation nach Zusatz hochmolekularer Substanzen, z.B. modifizierter Gelatine, erreicht werden. Die mittlere *In-vitro*-Ausbeute betrug 88%, wobei die Thrombozyten in weniger als der Hälfte des Ausgangsvolumens suspendiert waren und keine Beeinträchtigung ihrer Aggregationsfähigkeit erkennen ließen. Dieses Trennverfahren macht die Thrombozytentransfusion weitgehend unabhängig von apparativen Einrichtungen.

Im PRP ist die Thrombozytenkonzentration naturgemäß noch niedriger als in Vollblut, da bei der Zentrifugation mit einem Verlust von mindestens 10—15% der Plättchen gerechnet werden muß (PLATELET TRANSFUSION SUBCOMMITTEE OF THE ACUTE LEUKEMIA TASK FORCE, 1968; KUMMER, 1973). Andererseits ist das Gesamtvolumen des PRP im Vergleich zur verwendeten Ausgangsmenge von Vollblut auf etwa die Hälfte reduziert (KUMMER, 1973). Dennoch müssen bei hohem Plättchenbedarf große Plasmamengen appliziert werden, so daß auch durch die Gabe von PRP eine Hypervolämie induziert werden kann. Es wird angenommen, daß ein Herz-Kreislauf-gesunder Erwachsener die tägliche Applikation von 2000 ml Plasma lediglich für die Dauer von 3 Tagen ohne Zeichen der Kreislaufüberlastung toleriert (CASH, 1972).

Plättchenkonzentrat (PK). Die Substitution sehr großer Thrombozytenmengen kann nur durch die Transfusion von Plättchenkonzentraten erfolgen, da hierbei die transfundierbare Thrombozytenzahl nicht durch das Suspensionsvolumen und damit durch das Risiko einer Hypervolämie limitiert wird. PK mehrerer Spender können ohne weiteres gepoolt werden. Als Nachteil des PK ist die — insbesondere bei Anwendung der konventionellen Herstellungsverfahren — auftretende Schädigung der Thrombozyten anzusehen (LEVIN *et al.*, 1965; SEIDL, 1968).

Herstellung von PK aus einzelnen Blutkonserven oder aus PRP nach Plasmapherese. Da nach ASTER (1965, 1966b, 1969) die Ansäuerung des mit ACD antikoagulierten Blutes von pH 7,4 auf pH 6,5 eine Verklumpung der Thrombozyten bei den folgenden, mit Zentrifugationsmaßnahmen verbundenen Präparationsschritten hintanhält und das *In-vivo*-Recovery verbessert, wird von den meisten Autoren diese Modifikation angewandt, wobei die Erniedrigung des pH vorwiegend durch Zugabe von zusätzlichem ACD erfolgt (SHIVELEY *et al.*, 1966; MORRISON u. BALDINI, 1967; PERT *et al.*, 1967; GILCHRIST u. EKERT, 1968; MURPHY u. GARDNER, 1969). Um die Erythrozyten nicht dieser hohen ACD-Konzentration auszusetzen, wird nicht selten die von CHAPPELL (1966) eingeführte sogenannte „Split-ACD"-Methode benutzt, bei der das Vollblut mit einer geringeren, für die Antikoagulation jedoch ausreichenden Menge von ACD-Lösung versetzt und erst das durch Zentrifugation bei 1500 g × 3 min gewonnene PRP im Satellitenbeutel eines Zweibeutelsystems durch Zugabe von „Extra"-ACD auf ein pH von 6,4—6,8 gebracht wird (HANDIN u. VALERI, 1971; LOHRMANN *et al.*, 1974; MITTAL *et al.*, 1976). Für die Zentrifugation des Vollblutes werden entweder niedrige g-Zahlen und relativ lange Zentrifugationszeiten (z.B. 250—275 g × 20—30 min; MORRISON u. BALDINI, 1967; MURPHY u. GARDNER, 1969) oder stärkere Beschleunigungen und dementsprechend kürzere Schleuderzeiten (z.B. 750 g × 4 min bis 4500—5000 g × 3—4 min; CAVINS *et al.*, 1968a; HANDIN *et al.*, 1970; HANDIN u. VALERI, 1971, 1972; TRANUM u. HAUT, 1972; CROWLEY *et al.*, 1974) angegeben. Die Umgebungstemperatur schwankt zwischen 4 und 22° C; in den letzten Jahren wird zur Reduktion der Verklumpungstendenz der Thrombozyten vorwiegend bei Raumtemperatur gearbeitet. Das PRP wird — eventuell nach Einschaltung eines weiteren Zentrifugationsschrittes zur Eliminierung kontaminierender Erythrozyten (250 — 1 000 g × 5 min; Murphy u. Gardner, 1969; Handin u. Valeri, 1971) — bei 750 — 1 500 g × 20 — 30 min bis 4000 — 4500 g × 5 — 10 min (Chappell, 1966; Cavins et al., 1968; Murphy u. Gardner, 1969; Handin u. Valeri, 1971, 1972; Tranum u. Haut, 1972; Crowley et al., 1974) meist bei Raumtemperatur abgeschleudert. Die Resuspension erfolgt in 10 — 30 ml Plasma; sie ist nach Ansäuern des Plasmas, z.B. mit Hilfe der „Split-ACD"-Methode, sofort möglich, während eine klumpenfreie Aufschwemmung der Thrombozyten nach Anwendung des konventionellen ACD-Verfahrens ein Stehenlassen des Sedimentes bei Raumtemperatur während 30 min voraussetzt (Mourad, 1968; Handin u. Valeri, 1971).

Die Präparation von PK wird anscheinend durch die Zugabe von Prostaglandinen, z.B. Prostaglandin E_1 (PGE_1), wesentlich erleichtert. Niedrige Dosen dieser Substanzen, z.B. 4 — 12 ng/ml Blut, verhinderten die Verklumpung der Thrombozyten in ACD- oder CPD-haltigem Plasma sowohl bei 22° C als auch bei 4° C; die Resuspension der Plättchensedimente war ohne weiteres möglich, das *In-vitro*-Recovery stieg von durchschnittlich 64 auf 79,5% an. Aus Vollblut, das mit PGE_1 versetzt worden war, konnten nach dreitägiger Lagerung bei 4° C noch mehr als 75% und nach sechstägiger Aufbewahrung bei dieser Temperatur noch 50% der Thrombozyten isoliert werden, die sich aus frischem Blut gewinnen ließen, während PGE_1-freies Vollblut nach einer Lagerungszeit von 6 Tagen nur noch verklumpte Plättchen enthielt (Becker et al., 1974). Die Plättchenfunktion wurde durch den Zusatz von PGE_1 nicht beeinträchtigt, eine Verbesserung der Lagerungsfähigkeit und des *In-vivo*-Verhaltens trat nicht ein (Becker et al., 1972; Valeri et al., 1972).

Bei Anwendung der Plasmapherese lassen sich größere Blutmengen (4 — 8 Einheiten à 450 — 500 ml) von einem Spender konsekutiv verarbeiten, so daß in geeigneten Fällen auf wenige Dauerspender zurückgegriffen werden kann, was im Interesse einer möglichst geringen Immunisierung gegen Blutzellantigene und zur Reduktion des Hepatitis-Risikos wünschenswert ist (Yankee et al., 1969, 1973; Handin u. Valeri, 1971). Bei Plasmapheresen sollten nach Möglichkeit nicht nur die Erythrozyten, sondern auch der größte Teil des Plasmas retransfundiert werden. Erfahrungen mit der Herstellung von PRP haben allerdings gezeigt, daß einem gesunden Spender bei einer Plasmapherese das in 2 — 4 Einheiten Vollblut à 450 — 500 ml enthaltene Plasma entzogen werden kann (Platelet Transfusion Subcommittee of the Acute Leukemia Task Force, 1968; McCredie et al., 1974 b). Gesunde Spender sind anscheinend in der Lage, den Verlust von 1000 ml Plasma pro Woche ohne wesentlichen Rückgang der Serum-Proteinkonzentrationen und der Thrombozytenzahlen zu tolerieren (Kliman et al., 1961, 1964; Cohen u. Oberman, 1970).

Herstellung von PK mit Hilfe von Blutzellseparatoren. Es ist das Ziel dieser Präparationsverfahren, von einem Spender eine Höchstzahl funktionsfähiger Thrombozyten zu gewinnen. Am längsten werden die kontinuierliche Durchflußzentrifugation im NCI-IBM-Zellseparator und der AMINCO-Celltrifuge angewandt, Geräte, die auch der Granulozytengewinnung dienen. Die pro Sitzung innerhalb von 2 — 5 Std gewonnenen Plättchenzahlen übersteigen die Menge der Thrombozyten, die innerhalb derselben Zeit durch Plasmapherese präpariert werden können, deutlich (Tabelle 15). Die auf diese Weise erhaltenen Thrombozyten erwiesen sich *in vivo* als wirksam (Borberg et al., 1974).

Tabelle 15. Gewinnung von Plättchenkonzentraten bzw. -anreicherungen mit verschiedenen Methoden

Autoren	Methode	Anti-koagulans	Thrombozytenzahl $\times 10^{11}$ (Mittelwert)
CHAPPELL (1966)	Einzel-konserven	ACD	0,75 aus 480 ml Vollblut
CAVINS et al. (1968a)	Einzel-konserven	ACD	0,75 aus 500 ml Vollblut
ZUCKER et al. (1969)	Einzel-konserven	ACD	0,75 aus 450 ml Vollblut
TRANUM u. HAUT (1972)	Einzel-konserven	CPD	0,81 aus 480 ml Vollblut
GRUMET u. YANKEE (1970)	Plasma-pherese	ACD	0,73 aus 500 ml Vollblut
HOAK u. KOEPKE (1976)	Plasma-pherese	ACD	1,03 aus 2 Einheiten Vollblut
LANI et al. (1971)	NCI-IBM	ACD	4,8 pro Sitzung (2 Std)
BORBERG et al. (1972)	AMINCO-Celltrifuge	ACD + Heparin	3,5−4,5* pro Sitzung (4−5 Std) (nach Entfernung der Erythrozyten)
BORBERG et al. (1974)	AMINCO-Celltrifuge	−	3,3 pro Sitzung (4$^1/_2$ Std) (nach Entfernung der Erythrozyten)
HOAK u. KOEPKE (1976)	AMINCO-Celltrifuge	−	0,53 aus 1 Einheit Vollblut
MITTAL et al. (1976)	AMINCO-Celltrifuge	−	5,29 pro Sitzung (keine Zeitangabe)
TULLIS et al. (1971)	TULLIS et al. (1971)	ACD ACD	3,21 aus 1875 ml Vollblut 3,29 aus 2936 ml Vollblut
SZYMANSKI et al. (1973)	Latham (Haemonetics)	ACD ACD ACD	0,67 aus 710 ml Vollblut 1,26 aus 710 ml Vollblut (modifizierte Methode) 4,16 pro Sitzung (keine Zeitangabe)
HUESTIS et al. (1975)	Latham (Haemonetics)	ACD Hydroxy-äthylstärke (3−6%) + Citrat ± Heparin	1,9 aus 1 Liter Vollblut 5,9 pro Sitzung (2$^1/_2$Std) 1,5−1,6 aus 1 Liter Vollblut 5,8−6,3 pro Sitzung (2$^1/_2$ Std)
SUSSMAN u. COLLI (1975)	Latham (Haemonetics)	Hydroxy-äthylstärke (3%) + Citrat	2,06 aus 1 Liter Vollblut 7,69 pro 6−8 Zyklen (2 Std)
HOAK u. KOEPKE (1976)	Latham (Haemonetics)	ACD CPD	0,43 aus 1 Einheit Vollblut 2,59 pro 6 Zyklen (kleiner Rotor, Kapazität 225 ml) (2 Std) 1,80 pro 6 Zyklen (kleiner Rotor, Kapazität 225 ml) (2 Std)
MITTAL et al. (1976)	Latham (Haemonetics)	−	4,04 pro Sitzung
DE WIT et al. (1975a, b)	IBM 2991	ACD	0,54 aus 425−500 ml Vollblut

* = Bereich, − = keine Angabe.

Nach eingehenden Vorarbeiten, die zunächst zu dem „ADL Cohn Blood Fractionator" und anschließend zu einem von Tullis *et al.* (1968, 1971) konstruierten Zentrifugationssystem unter Benutzung herkömmlicher Zentrifugen geführt hatten, entstand der von der Firma Haemonetics entwickelte Lathäm-Blutzellseparator (Latham u. Kingsley, 1975). Innerhalb von etwa $2-2^1/_2$ Std lassen sich auf diese Weise $3-4$ Liter Blut verarbeiten; die Gesamtausbeute an Thrombozyten ist dabei hoch (Tabelle 15). Die Thrombapheresen konnten bei denselben Spendern zweimal pro Woche durchgeführt werden, ohne daß eine Beeinträchtigung der Blutthrombozytenzahlen resultierte (Huestis *et al.*, 1975). Die mit der von Tullis *et al.* (1971) entwickelten Methode präparierten Thrombozyten erwiesen sich als funktionsfähig.

Erfahrungen liegen weiterhin mit dem IBM-2991-Blutzellseparator vor. Im Gegensatz zu den erwähnten Methoden wird hier der Spender nicht an das Zentrifugationssystem angeschlossen, das Gerät wird vielmehr mit ACD-Blutkonserven beschickt. Die erzielte Ausbeute betrug 55%, die gewonnenen Thrombozytenpräparationen enthielten keine oder nur wenige Aggregate, die funktionelle *In-vitro*-Kapazität war gut (De Wit *et al.*, 1975a, b).

Tabelle 15 zeigt, daß — bei nicht oder nicht wesentlich erhöhter prozentualer Ausbeute — mit Hilfe der verschiedenen Blutzellseparatoren innerhalb von $2-5$ Std eine Gesamtthrombozytenmenge präpariert werden kann, die den aus $3-6$ Vollblut-Einzelkonserven isolierten Plättchen entspricht. Im Vergleich zur Plasmapherese haben diese Geräte — mit Ausnahme des IBM-2991-Blutzellseparators — den Vorteil, daß bei Reinfusion der Erythrozyten und des Plasmas kein Irrtum entstehen kann, da der Spender fest mit dem System verbunden ist. Außerdem kann bei längerfristigem Bedarf an großen Plättchenmengen die Zahl der Spender kleiner gehalten werden als bei der Thrombozytenpräparation aus Einzelkonserven oder mittels Plasmapherese, was die Exposition des Empfängers gegenüber verschiedenen Thrombozyten- und Leukozyten-Antigenen sowie gegenüber dem Hepatitisvirus reduziert (Hoak u. Koepke, 1976). Bei der Plättchenpräparation mit Blutzellseparatoren muß dagegen der Kontakt des Spenders mit dem verwendeten Antikoagulans in Kauf genommen werden (s. S. 216f.). Die Verwendung von Hydroxyäthylstärke zur Erhöhung der Thrombozytenausbeute wird wegen des noch nicht völlig auszuschließenden Risikos von Nebenwirkungen auf den Spender zurückhaltend beurteilt (Sussman u. Colli, 1975).

Klinische Erfahrungen. Eine absolute Indikation zur Plättchensubstitution stellen durch Thrombozytopenie und/oder durch Störungen der Thrombozytenfunktion bedingte Blutungen im Bereich des Gastrointestinal-, Urogenital- und Respirationstraktes, der Muskulatur, des Intra- oder Retroperitonealraumes sowie der Retina und des Zentralnervensystems dar (Platelet Transfusion Subcommittee of the Acute Leukemia Task Force, 1968; Lohrmann, 1975). Starke Zahnfleisch- und Nasenblutungen, die durch lokale hämostyptische Maßnahmen nicht zum Stehen gebracht werden können, sowie ausgedehnte Haut- und Schleimhautblutungen machen gleichfalls die Gabe von Thrombozyten erforderlich. Bezüglich der zur Substitution notwendigen Thrombozytenmengen s.S. 233. Tabelle 16 zeigt, daß bei thrombozytopenisch bedingten Blutungen eine hämostyptische Wirkung mit frischem Vollblut, PRP oder PK erzielt werden konnte. Mehrere Autoren weisen darauf hin, daß der Rückgang der Blutungsbereitschaft vom Ausmaß des Thrombozytenanstiegs beim Empfänger abhängig war. So fanden Alvarado *et al.* (1965) sowie Djerassi u. Farber (1965) bei Kindern mit akuter Leukämie in $62-81\%$ der Fälle

Tabelle 16. Hämostyptische Wirkung transfundierter Thrombozyten bei Patienten mit manifester hämorrhagischer Diathese

Autoren	Patienten	Art der Erkrankung	Verabreichte Thrombozytenmenge	Art der Präparation (Antikoagulans)	Klinische Wirkung
HIRSCH u. GARDNER (1952)	Kinder und Erwachsene	AL, aplastische Anämie bzw. Panzytopenie, „Thrombozytopenie"	bis zu 1500 ml/ Transfusion	Vollblut: Direktübertragung	Gute HW bei den meisten Patienten
FREIREICH et al. (1961)	Kinder	AL	2 E, 3mal pro Woche	PRP ($-$)	Gute HW bei einem Teil der Patienten in Abhängigkeit vom Anstieg der peripheren Thrombozytenzahl
DJERASSI et al. (1963)	Kinder	AL, metastasierende Malignome, Knochenmarkdepression nach Chemotherapie	0,04$-$0,2 E/ lb* Körpergewicht	PK (ACD)	Gute HW nach Gabe von 0,08 E/lb* Körpergewicht oder mehr
FREIREICH et al. (1963); FREIREICH (1966)	Kinder	vorwiegend AL	2 E $(2-2,6 \times 10^{11}/\text{m}^2$ Körperoberfläche/ Transfusion; 1$-$19 Transfusionen/ Empfänger)	PRP ($-$)	HW bei 51/57 Blutungsperioden; keine Resistenz bei länger dauernder Behandlung
ALVARADO et al. (1965)	Kinder	AL	8$-$10 E/100 lb* Körpergewicht	PK (ACD)	Increment**: $< 20\,000/\mu$l: HW in 44% der Fälle; $21\,000-40\,000/\mu$l: HW in 62% der Fälle; $\geqq 40\,000/\mu$l: HW in 75% der Fälle
DJERASSI u. FARBER (1965)	Kinder	AL	0,08 E/lb* $=0,045 \times 10^{11}/$ lb* Körpergewicht	PK (ACD)	Increment** $< 20\,000/\mu$l: HW in 33% der Fälle; $21\,000-40\,000/\mu$l: HW in 67% der Fälle; $\geqq 40\,000/\mu$l: HW in 81% der Fälle
HAN et al. (1966)	Kinder und Erwachsene	AL	0,2 E/kg Körpergewicht; 3mal pro Woche oder häufiger	PK ($-$)	Rückgang tödlicher (vorwiegend intrakranieller und pulmonaler) Blutungen von 63% (bei „historischen" Kontrollen) auf 15%

* 1 b = amerikanisches Pfund; ** Increment = Anstieg der Thrombozytenzahl/μl Blut/10^{11} transfundierte Thrombozyten/m² Körperoberfläche; HW = hämostyptische Wirkung; 1 E PRP oder PK = Thrombozytenmenge aus 450$-$500 ml Vollblut; AL = akute Leukämie; CML = chronische myeloische Leukämie; $-$ = keine Angabe.

Tabelle 16 (Fortsetzung)

Autoren	Patienten	Art der Erkrankung	Verabreichte Thrombozytenmenge	Art der Präparation (Antikoagulans)	Klinische Wirkung
Cavins et al. (1968a)	Erwachsene	AL, CML, „Lymphosarkom", solide Tumoren	$0,02-0,2$ E à $0,75 \times 10^{11}$/ 1b* Körpergewicht	PK (ACD)	Gute HW bei allen blutenden Patienten
Borberg et al. (1974)	Erwachsene	„Thrombozytopenie"	$10^{11}-10^{12}$/ Transfusion	PK: AMINCO-Celltrifuge	Gute HW bei allen Patienten

eine Besserung der Hämostase, wenn das Thrombozyten-Increment 20000/µl überschritt, während ein geringeres Increment nur bei $33-44\%$ der Patienten mit einem hämostyptischen Effekt einherging. Han et al. (1966) berichten über autoptische Befunde bei Patienten mit akuter Leukämie, die zeigten, daß die Thrombozytensubstitution zu einem Rückgang tödlicher, vorwiegend intrakranieller und pulmonaler Blutungen von 63% („historische" Kontrollen) auf 15% geführt hatte. Freireich et al. (1963) stellten auch bei länger dauernder Thrombozytensubstitution keine Resistenzentwicklung fest (s. Abschnitt „Immunologische Probleme").

Eine prophylaktische Plättchensubstitution bei Thrombozytopenie ohne manifeste hämorrhagische Diathese wird von mehreren Arbeitsgruppen befürwortet. Das Platelet Transfusion Subcommittee of the Acute Leukemia Task Force stellte 1968 dafür folgende Kriterien auf:

1. Plättchenzahlen unter 10000/µl.

2. Plättchenzahlen zwischen 10000 und 30000/µl: a) bei Tendenz zum weiteren Absinken nach Kontrollen in 24stündigen Intervallen; b) bei gleichzeitigem Bestehen von Fieber und/oder nachgewiesenen Infektionen; c) bei gleichzeitigem Bestehen von Ulzerationen im Gastrointestinaltrakt oder im Bereich anderer Schleimhäute.

3. Plättchenzahlen zwischen 30000 und 100000/µl: a) bei gleichzeitigem Bestehen schwerer Infektionen; b) bei zytostatischer Chemotherapie, die zu ausgedehnten Schleimhautulzerationen geführt hat oder führen kann; c) bei Durchführung größerer chirurgischer Eingriffe.

Roy et al. (1973) und Higby et al. (1974) (Tabelle 17) führten bei Patienten mit akuter Leukämie und Thrombozytenzahlen von weniger als $25000-30000$/µl ohne manifeste Blutungsbereitschaft oder Fieber eine Prophylaxe mit PK durch. In diesen Studien wurden schwere Blutungskomplikationen bei substituierten Patienten seltener beobachtet als bei unbehandelten Kontrollen. In beiden Patientengruppen gingen dem Auftreten einer Blutung meist febrile Körpertemperaturen voraus. Die Manifestation von Blutungen war unabhängig von der verabreichten Thrombozytenmenge bzw. den nach der Substitution bei den Patienten bestimmten Blutthrombozytenzahlen.

Diese Erfahrungen lassen die prophylaktische Gabe von PK bei Patienten mit Thrombozytenzahlen unter 30000/µl wünschenswert erscheinen. Es ist jedoch zweifelhaft, daß die derzeit vorhandenen Kapazitäten der Blutbanken die Realisierung einer derartigen Maßnahme immer zulassen. In diesem Zusammenhang verdient die von Shaw (1969) getroffene Feststellung besonderes Interesse, wonach die Applikation von Frischblut in Form einer „Mini-Exchange"-Transfu-

Tabelle 17. Prophylaktische Wirkung transfundierter Thrombozyten bei thrombozytopenischen Patienten

Autoren	Patienten	Art der Erkrankung	Status der Patienten	Verabreichte Thrombozytenmenge	Art der Präparation (Antikoagulans)	Klinische Wirkung
Roy *et al.* (1973)	Kinder und Jugendliche	AL	Thrombozytopenie ($\leqq 25\,000/\mu$l); keine manifeste hämorrhagische Diathese; kein Fieber	0,03 E/lb* Körpergewicht oder 0,06—0,07 E/lb* Körpergewicht. „Historische" Kontrollen (Thrombozytopenie: $< 50\,000/\mu$l, kein Fieber)	PK (ACD)	Bei transfundierten Patienten Blutungen seltener als bei Kontroll-Patienten; Blutungen nach Transfusion niedriger und hoher Thrombozytendosen etwa gleich häufig
Higby *et al.* (1974) (Doppelblindstudie)	Erwachsene	AML	Thrombozytopenie ($< 30\,000/\mu$l); keine manifeste hämorrhagische Diathese; kein Fieber	3 E/m^2 Körperoberfläche; Kontrollen: plättchenarmes Plasma; 2mal/Woche	PK (—)	Nach PK Blutungen seltener (5/12 Pat., davon bei 3 schwere Blutungen) als nach plättchenarmem Plasma (8/9 Pat., davon bei 6 schwere Blutungen); vor Blutung bei 10/13 Pat. Fieber; Blutthrombozytenzahlen bei beiden Gruppen nicht different

AML = akute myeloische Leukämie; AL = akute Leukämie; 1 E PK = Thrombozytenmenge aus 450—500 ml Vollblut; *1b = amerikanisches Pfund; — = keine Angabe.

sion (s.S. 234) in ihrem klinischen Effekt der Gabe von PK äquivalent oder sogar überlegen ist. Die breitere Anwendung des Shaw'schen Verfahrens könnte zu einer erheblichen Entlastung der Blutbanken führen.

Immunologische Probleme. Es gilt heute als sicher, daß an der Plättchenoberfläche Transplantations-(HL-A-) Antigene lokalisiert sind (Shulman *et al.*, 1964; Colombani, 1971). Weiterhin wird die Existenz von thrombozytenspezifischen Antigenen angenommen (Shulman *et al.*, 1964; Dausset u. Tangün, 1965; Shulman, 1966). Zahlreiche Autoren stimmen darin überein, daß Thrombozyten keine Blutgruppen-Antigene vom B- und Rh-Typ tragen (Lawler u. Shatwell, 1962; Freireich *et al.*, 1963; Aster, 1966; Cohen *et al.*, 1968; Yankee *et al.*, 1973; Lohrmann *et al.*, 1974). Dafür sprechen u.a. ein nicht vermindertes posttransfusionelles Thrombozyten-Recovery und/oder -Increment und/oder eine Besserung der Hämostase nach Transfusion von Plättchen B- und Rh-inkompatibler Spender. Die Anwesenheit des A-Antigens an der Thrombozytenoberfläche wird durch analoge Befunde von Freireich *et al.* (1963), Cohen *et al.* (1968) und Lohrmann *et al.* (1974) unwahrscheinlich gemacht. Dagegen fanden Aster (1965) und Pfisterer *et al.* (1968) eine Verminderung des Recovery (nicht der Überlebenszeit der wiedergefundenen Plättchen) nach Transfusion von Thrombozyten A-inkompatibler Spender. Der von Aster (1965) erhobene Befund ist durch eine Kontamination der Thrombozytenpräparationen mit A-Erythrozyten allein nicht zu erklären. Da somit eine Besetzung der Thrombozytenoberfläche mit dem Blutgruppen-Antigen A nicht auszuschließen ist, sollte bei Verwendung derartiger Thrombozytenpräparationen auf eine Kompatibilität zwischen Spender und Empfänger geachtet werden. Läßt sich eine stärkere Kontamination des PRP oder PK mit Erythrozyten nicht vermeiden, wie dies bei verschiedenen Herstellungsverfahren der Fall ist, sind generell nur ABO- und Rh-kompatible Spender-Empfänger-Paare auszuwählen, um so einer Alloimmunisierung gegen Blutgruppen-Antigene und damit Komplikationen bei Erythrozytentransfusionen vorzubeugen (Mayer *et al.*, 1972; Buchholz, 1974a).

Das Vorhandensein der genannten Antigene muß dazu führen, daß sich nach wiederholter Applikation immunologisch inkompatibler Plättchen beim Empfänger Alloantikörper gegen Thrombozyten entwickeln. Dabei ist von Bedeutung, daß diese Antikörper offensichtlich vorwiegend gegen die HL-A- und nicht gegen die plättchenspezifischen Antigene gerichtet sind. Eine derartige Immunisierung kann zu einem Rückgang des Recovery und der Überlebenszeit der transfundierten Thrombozyten (Mittal *et al.*, 1976) sowie einer Verminderung oder einem Verlust der hämostyptischen Wirkung führen. Es ist zu beachten, daß bei Patienten, die Thrombozytentransfusionen benötigen, bereits in der Vergangenheit eine Immunisierung gegen Transplantationsantigene stattgefunden haben kann (z.B. durch Schwangerschaften, Übertragung von Blut oder zellulären Blutbestandteilen bei Operationen etc.). In diesen Fällen, insbesondere bei Vorliegen lymphozytotoxischer Antikörper, muß mit der Möglichkeit einer „primären" Resistenz gegenüber transfundierten Plättchen gerechnet werden (Mittal *et al.*, 1976). Als extrem seltene immunologische Komplikation ist die Posttransfusions-Purpura anzusehen, bei der die Empfänger (meist Frauen in einer postoperativen Phase) Antikörper gegen die Spenderthrombozyten (teilweise gegen das Plättchenantigen Pl^{A1}) entwickeln, die aus bisher ungeklärten Gründen mit den autologen Thrombozyten reagieren und 5—8 Tage nach der Transfusion zu einer schweren Thrombozytopenie mit bedrohlicher hämorrhagischer Diathese führen (Cimo u. Aster, 1972; Zeigler *et al.*, 1975). HL-A-inkompatible Thrombozytenpräparationen können bei Patienten mit reduzierter Leukozytenproduktion im Knochenmark eine mehrere Tage lang anhaltende Granulozytopenie induzieren (YANKEE *et al.*, 1973; HERZIG *et al.*, 1974), als deren Ursache eine Adsorption von Antigen-Antikörper-Komplexen an die entsprechenden Leukozytenrezeptoren mit anschließender Eliminierung der Zellen durch das retikulo-histiozytäre System diskutiert wird (HERZIG *et al.*, 1974).

Die klinische Erfahrung hat gezeigt, daß mit einer immunologisch bedingten Resistenzentwicklung nur bei einem Teil der Patienten mit Leukämie zu rechnen ist (DJERASSI *et al.*, 1963; FREIREICH *et al.*, 1963). So beobachteten z.B. FREIREICH *et al.* (1963) nur bei 1 von 28 Patienten, die mit durchschnittlich 7 Transfusionen von Plättchen unausgewählter Spender behandelt worden waren, das Auftreten eines refraktären Zustandes. Interessanterweise fanden TEJADA *et al.* (1973), daß 9 Patienten mit akuter Leukämie innerhalb von 20—50 Tagen nach Transfusionsbeginn lymphozytotoxische (wahrscheinlich Anti-HL-A-) Antikörper entwickelten, die zu einer Verminderung der Thrombozytenüberlebenszeit führten; trotz Fortsetzung der Immunisierung durch gelegentlich vorgenommene Plättchengaben kam es bei den 7 überlebenden Patienten während eines Beobachtungszeitraums von 8—24 Wochen zu einem Rückgang des Antikörpertiters. Es wird die Möglichkeit diskutiert, daß eine immunsuppressive Chemotherapie die Ausbildung refraktärer Zustände verzögert (YANKEE *et al.*, 1973). GOLDFINGER und MCGINNISS (1971) fanden bei Rh-negativen Patienten, die mit immunsuppressiv wirkenden Medikamenten behandelt wurden, nach Applikation von erythrozytenhaltigen Thrombozytenpräparationen Rh-positiver Spender nur in 7,8% der Fälle eine Alloimmunisierung, während die Immunisierungsquote bei Gesunden zwischen 60 und 80% liegt.

Nach den Untersuchungen der Arbeitsgruppe um YANKEE (YANKEE *et al.*, 1969; YANKEE, 1971; YANKEE *et al.*, 1973) kann eine immunologisch bedingte Resistenz gegenüber Thrombozyten bei Patienten mit aplastischer Anämie und Leukämie nicht nur durch die Gabe von Plättchen HL-A-identischer Geschwister, sondern auch durch die Transfusion von Thrombozyten HL-A-kompatibler, jedoch nicht verwandter Spender (HL-A-Kompatibilität = Nachweis von mindestens 2 der 4 möglichen HL-A-Antigene an den Spenderthrombozyten; Nachweis aller an den Spenderthrombozyten definierten Antigene an den Empfängerplättchen) durchbrochen werden. Diese Studien wurden von LOHRMANN *et al.* (1974) unter Verwendung des folgenden Klassifikationssystems für die Definition der HL-A-Kompatibilität (im Lymphozytensystem) erweitert:

A-Match: Spender und Empfänger besitzen einen identischen HL-A-Phänotyp bezüglich der definierten Antigene des ersten und zweiten Sublocus.

B-Match: Alle HL-A-Antigene des Spenders sind im Phänotyp des Empfängers enthalten, der Spender besitzt jedoch nicht alle Antigene des Empfängers; B_1-Match bzw. B_2-Match: 1 bzw. 2 Antigene des Empfängers können beim Spender nicht nachgewiesen werden.

Mismatch: Der Spender besitzt HL-A-Antigene, die beim Empfänger nicht gefunden werden.

15 thrombozytopenische Patienten (ohne Fieber über 38,5° C, Septikämie, disseminierte intravaskuläre Gerinnung oder Splenomegalie) mit akuter Leukämie, malignen Non-Hodgkin-Lymphomen, anderen hämatologischen Erkrankungen und soliden Tumoren, die gegen transfundierte Thrombozyten nicht ausgewählter Spender refraktär geworden waren (Increment von weniger als $2500/\mu l/m^2$ Körperoberfläche/PK 20 Std nach der Transfusion), ließen nach der Gabe kompatibler Plättchen wieder ein höheres Increment erkennen. Die besten Resultate wurden bei einem A- und B_1-Match erhalten; dagegen war das Increment im Falle eines B_2-Matchs nur noch geringfügig besser als bei

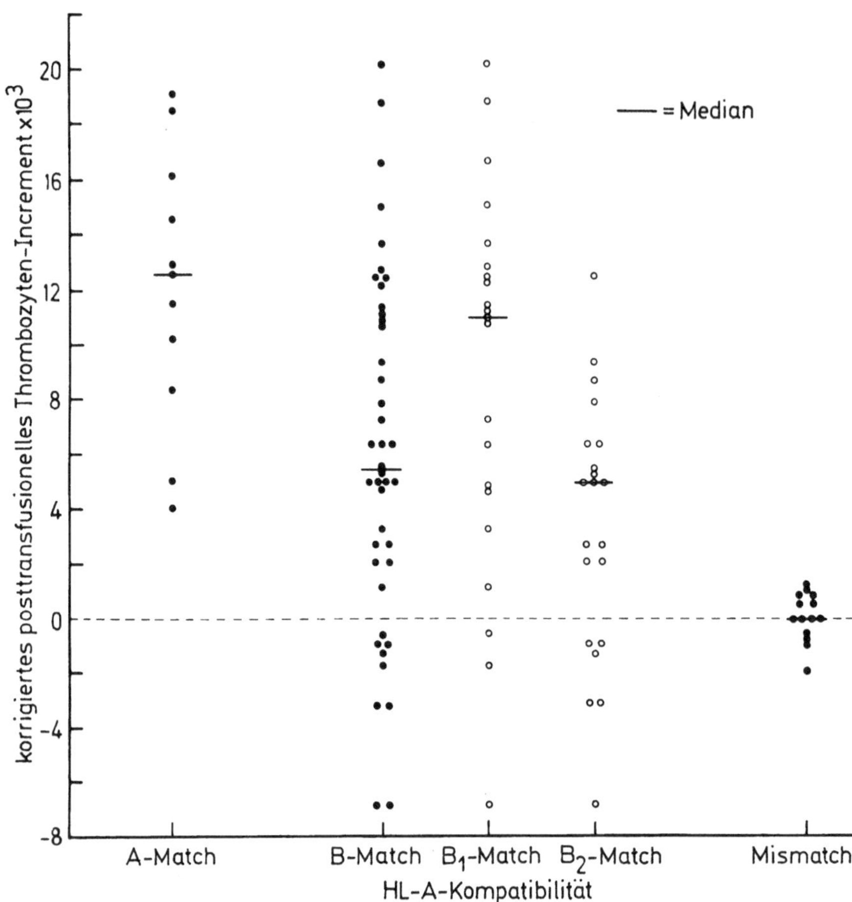

Abb. 8. Korrigiertes posttransfusionelles Thrombozyten-Increment (nach 20 Std) nach Transfusion HL-A-kompatibler und -inkompatibler Thrombozyten auf alloimmunisierte, thrombozytopenische Patienten. Jedes Symbol repräsentiert ein Spender-Empfänger-Paar. Die B-Gruppe wurde in Spender-Empfänger-Paare mit B₁- und B₂-Match unterteilt (offene Symbole). [Aus: Lohrmann, H.-P., *et al.: Ann. Intern. Med.* **80**, 9−14 (1974)]

einem Mismatch (Abb. 8). In analogen Untersuchungen konnten De Bruyère *et al.* (1975) zeigen, daß Patienten mit Thrombozytopenie, bei denen antithrombozytäre Antikörper nachweisbar waren, auf die Transfusion AB0- und HL-A-kompatibler Plättchen nicht verwandter Spender mit einem höheren Recovery reagierten als auf die Gabe AB0-kompatibler, aber HL-A-inkompatibler Thrombozyten; bei Thrombozytopenikern ohne faßbare antithrombozytäre Antikörper war die Kompatibilität im HL-A-System ohne Bedeutung für das posttransfusionelle Recovery. Nach den Befunden von Yankee (1971) sind Thrombozyten von nicht verwandten Spendern mit phänotypischer HL-A-Identität Plättchen von HL-A-identischen Geschwistern insofern unterlegen, als sich relativ rasch eine erneute Resistenz entwickeln kann.

Einer prospektiven Studie von Cooper *et al.* (1975) ist zu entnehmen, daß Patienten mit akuter myeloischer Leukämie, die von vornherein mit HL-A-identischen und/oder haploidentischen AB0- und Rh-kompatiblen Thrombozyten verwandter Spender (bei negativem Lymphozytotoxizitätstest) behandelt wurden, ein höheres Increment, eine fehlende Antikörperbildung gegen Thrombozyten und eine niedrigere Rate an Blutungskomplikationen erkennen ließen als Vergleichspatienten, denen histoinkompatible Plättchen nicht verwandter Spender appliziert wurden. Letale Blutungen traten in der Patientengruppe, die histokompatible Thrombozyten erhalten hatte, nicht auf, während es bei etwa 40% der Vergleichspatienten zu lebensbedrohlichen Hämorrhagien kam; die Quote kompletter Remissionen war mit 64% deutlich höher als im Vergleichskollektiv (27%). Die Gesamtbeurteilung dieser Ergebnisse wird allerdings dadurch eingeschränkt, daß bei den mit histokompatiblen Thrombozyten therapierten Patienten die Bereitschaft zur Entwicklung schwerer Infektionen mit konsekutiver Verstärkung der Blutungsbereitschaft möglicherweise durch prophylaktische Granulozytentransfusionen reduziert wurde, während eine entsprechende Substitution in der Vergleichsgruppe unterblieben war.

Die diskutierten immunologischen Ergebnisse lassen grundsätzlich die Gabe von Thrombozyten AB0-, Rh- und HL-A-kompatibler Spender immer dann wünschenswert erscheinen, wenn sich die Notwendigkeit einer langdauernden Plättchensubstitution ergibt, z.B. bei Präleukämie, „smouldering leukaemia" oder Patienten mit Knochenmarkinsuffizienz bei Non-Hodgkin-Lymphomen von niedrigem Malignitätsgrad. Der Realisierbarkeit eines derartigen Protokolls stehen allerdings erhebliche Schwierigkeiten entgegen. Einerseits fehlen häufig histokompatible Verwandte, andererseits ist die Zahl histokompatibler nicht verwandter Spender sehr gering, so daß diese in der Regel nur in großen Zentren, die in Regionen hoher Bevölkerungsdichte gelegen sind, für eine regelmäßig erforderliche Thrombozytenspende zur Verfügung stehen. In der täglichen Praxis wird daher auch weiterhin vorwiegend auf unausgewählte Thrombozytenspender zurückgegriffen werden müssen, ein Nachteil, der angesichts der klinisch nur relativ selten eintretenden Resistenzentwicklung bei den zur Diskussion stehenden Patientengruppen in Kauf genommen werden kann.

Lagerung. Die in den letzten Jahren in zunehmendem Umfang durchgeführte Thrombozytensubstitution hat den Bedarf an Plättchenpräparationen erheblich gesteigert. Aus dieser Tatsache resultieren zahlreiche Versuche, Thrombozyten so zu lagern, daß sie in ihrer Zahl und Funktionsfähigkeit so wenig wie möglich beeinträchtigt werden.
Verschiedene Untersuchungen befaßten sich mit der Reaktion der Plättchen auf eine ein- bis mehrtägige Lagerung bei 4° C. Bei *In-vitro*-Untersuchungen zeigte sich, daß die Spontanaggregation der Thrombozyten im Vergleich zu derjenigen nichtgekühlter Plättchen deutlich anstieg (KATTLOVE u. ALEXANDER, 1971; KATTLOVE, 1974). Weiterhin waren eine Verminderung des Gehaltes an Adeninnukleotiden (ATP, ADP) und eine Beeinträchtigung bestimmter funktioneller Leistungen, z.B. der ADP-induzierten Aggregation und Serotonin-Aufnahme (KOTELBA-WITKOWSKA *et al.*, 1972; MOORE *et al.*, 1973; HARDEMAN u. HEYNENS, 1974; KAULEN u. GROSS, 1974; FILIP *et al.*, 1975), festzustellen. Nach BREDDIN *et al.* (1964) behielten Thrombozyten, die im eigenen Plasma in Polyvinylchlorid-Beuteln der Firma Biotest (Frankfurt am Main) bei 4° C gelagert worden waren, 7 Tage lang eine annähernd normale Retraktions- und Ausbreitungsfähigkeit, während diese Funktionen in silikonisierten und unsilikonisierten Glasflaschen sowie in Polyvinylchlorid-Beuteln der Firma Fenwal (Morton Grove, Illinois) schon nach 1—2 Tagen verloren gingen. Wurden bei 4° C aufbewahrte Plättchen transfundiert, so waren das Increment bzw. das Recovery und die Überlebenszeit geringer als nach Applikation frischer Thrombozytenprä-

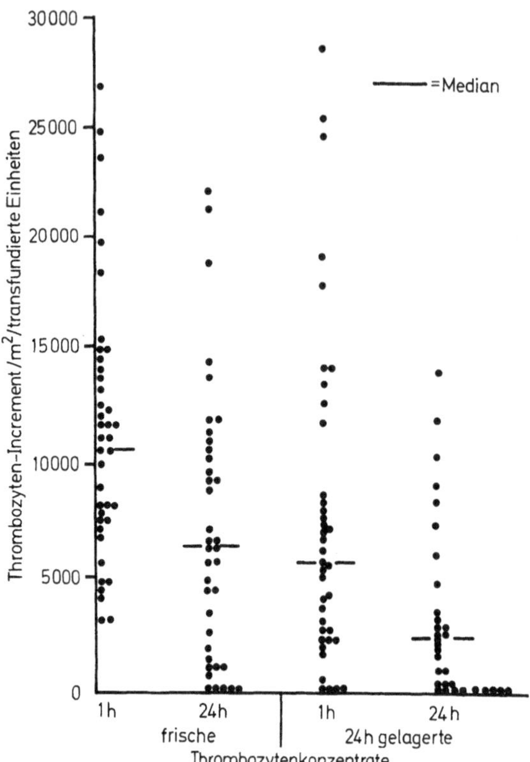

Abb. 9. Increment (=Anstieg der peripheren Thrombozytenzahl/m²Körperoberfläche/Zahl der transfundierten Plättchenkonzentrate) bei thrombozytopenischen Patienten mit akuter Leukämie nach Transfusion von frischen Plättchen und Thrombozyten, die 24 Std lang bei Raumtemperatur (22° C) gelagert worden waren. [Aus: McCredie, K.B., *et al.:* Hum. Path. **5**, 699−708 (1974b)]

parationen (Levin u. Freireich, 1964; Morrison u. Baldini, 1967; Handin u. Valeri, 1971; Becker u. Aster, 1972; Becker *et al.*, 1973; Kattlove, 1974).

Da die Spontanaggregation der Thrombozyten bei Raumtemperatur geringer ist als in Kälte, wurden zahlreiche Studien über das *In-vitro-* und *In-vivo-*Verhalten von Plättchenpräparationen nach Lagerung bei 22−25° C durchgeführt. Dabei ergab sich, daß die ADP-bedingte Aggregation gegenüber frischen sowie bei 5° C und 37° C aufbewahrten Thrombozyten vermindert war (Shively *et al.*, 1970; Murphy u. Gardner, 1971), während die Serotonin-Aufnahme höhere Werte erreichte als bei Thrombozyten, die bei 4° C gelagert worden waren (Moore *et al.*, 1973; Hardeman u. Heynens, 1974). Andere physiologische Parameter bzw. Leistungen, z.B. die elektrophoretische Beweglichkeit, die Kalziumaufnahme und die Erholung nach einem hypotonen Schock, waren nach Lagerung bei Raumtemperatur teilweise besser, teilweise jedoch weniger gut erhalten als nach Aufbewahrung bei 4° C (Handin *et al.*, 1970; Ando *et al.*, 1974). Die Konzentration der Adeninnukleotide fiel bei Raumtemperatur nur dann nicht wesentlich ab, wenn das pH der Präparationen, das unter diesen Bedingungen zum Absinken tendiert (Murphy *et al.*, 1970), den Wert von 6,0 nicht unterschritt (Filip *et al.*, 1975). Das posttransfusionelle Increment wird nach 24stündiger Lagerung bei Raumtemperatur im Vergleich zu frischen Thrombozytenpräparationen als vermindert angegeben (Abb. 9) (McCredie *et al.*, 1974b), wobei nach VALLEJOS *et al.* (1973b) 12—16 gelagerte etwa 4 frischen Plättchenkonzentraten entsprechen. Keine stärkere Beeinträchtigung des *In-vivo*-Recovery und der Überlebenszeit der transfundierten Plättchen wurde dann nachgewiesen, wenn das pH über 6,0 lag (MURPHY *et al.*, 1970; KATTLOVE, 1974). Im Vergleich zu gekühlten (4° C) Thrombozyten wiesen bei Raumtemperatur während 24—48 Std aufbewahrte Plättchen ein günstigeres *In-vivo*-Recovery und eine längere Überlebenszeit auf (HANDIN u. VALERI, 1971), während sich das posttransfusionelle 1 Std-Increment nach einer Lagerungsdauer von 48 Std umgekehrt verhielt (BECKER *et al.*, 1973).

Die Arbeitsgruppe um BUCHHOLZ (BUCHHOLZ *et al.*, 1971, 1973) wies besonders auf die Gefahr eines Bakterienwachstums in Plättchenpräparationen hin, die bei Raumtemperatur gelagert werden. Diese Autoren konnten in 1,4% der frischen Plättchenkonzentrate eine bakterielle Kontamination verifizieren, während nach einer Lagerungsdauer von 11—72 Tagen 6% der Präparationen bakteriell verunreinigt waren. Diese Untersuchungen gingen von der Beobachtung aus, daß mehrere Patienten nach Transfusion von Plättchenkonzentraten, die nur 1—2 Tage gelagert worden waren, schwere bakterielle Komplikationen, zum Teil mit tödlichem Ausgang, erkennen ließen. Bei umfangreichen Untersuchungen kamen andere Autoren allerdings zu günstigeren *In-vitro-* und *In-vivo*-Resultaten (KATZ u. TILTON, 1970; SILVER *et al.*, 1970; GODDARD *et al.*, 1973; MALLIN *et al.*, 1973; WRENN u. SPEICHER, 1974). Trotzdem ist eine routinemäßige bakteriologische Untersuchung derartiger Plättchenkonserven vor der Transfusion wünschenswert (GODDARD *et al.*, 1973).

Das Einfrieren von Plättchenkonzentraten nach Zusatz des Kryoprotektivums Dimethylsulfoxid (DMSO, 5—6%) und eine anschließende Lagerung bei −70 bis −80° C, teilweise auch bei −150 bis −196° C, für die Dauer von 1 Tag bis zu 6 Wochen bewirkte nur einen geringen Rückgang der Plättchenzahl bzw. des *In-vitro*-Recovery (GREIFF u. MACKEY, 1970; VALERI *et al.*, 1974). Ultrastrukturell fanden sich nach einer Lagerungszeit von 24 Std bei 58% der Thrombozyten keine gröberen morphologischen Veränderungen (CROWLEY *et al.*, 1974b). Im Gegensatz dazu ließen biochemische Untersuchungen von KIM u. BALDINI (1974) eine komplexe Plättchenschädigung nach 1—4tägigem Einfrieren erkennen. Im Retraktionstest zeigten Thrombozyten nach 1—24tägiger Lagerung bei −190° C nur noch 80% der mit frischen Thrombozyten erreichten Wirkung, und die Agglomerationsfähigkeit war reduziert (NIEMEYER *et al.*, 1968). Die Transfusion von Thrombozyten, die bei tiefen Temperaturen konserviert worden waren, führte zu einem gegenüber frischen Thrombozyten erniedrigten, jedoch durchaus noch befriedigenden Increment bzw. Recovery, ihre Überlebenszeit war häufig normal oder nur leicht vermindert (DJERASSI u. FARBER, 1965; DJERASSI *et al.*, 1966; ZUCKER *et al.*, 1969; HANDIN u. VALERI, 1972; KIM u. BALDINI, 1973a, b, 1974; VALERI *et al.*, 1974). Zu einem Anstieg der Thrombozytenzahl kam es beim Empfänger auch dann, wenn als Kryoprotektiva statt DMSO Dimethylacetamid (5%) oder Glyzerin (10—14%) verwendet wurden (COHEN *et al.*, 1965b; COHEN u. GARDNER, 1966; DJERASSI *et al.*, 1971b; SUMIDA, 1974). Während *In-vitro*-Untersuchungen dafür sprachen, daß Thrombozyten, die in Polyvinylchlorid-Beuteln präpariert und gelagert worden waren, eine geringere Vitalität und ein niedrigeres Recovery aufwiesen als Plättchen, die sich in Polyolefin-Beuteln befunden hatten, ließen sich bei der Prüfung der Überlebenszeit *in vivo* keine entsprechenden Unterschiede zwischen beiden Thrombozytenpräparationen feststellen (KIM u. BALDINI, 1973a). Es kann als sicher gelten, daß aus Polyvinylchlorid-Beuteln während der Lagerung Di-2-äthylhexylphthalat (DÄHP) herausgelöst wird (JAEGER u. RUBIN, 1973). Konserven, die bei 22° C während 72 Std aufbewahrt worden waren, enthielten höhere Konzentrationen dieser Substanz als bei 4° C gelagerte Präparationen; im Plasma von Vollblut, das mit ACD antikoaguliert und maximal 38 Tage lang bei 4° C gelagert worden war, ließ sich mehr DÄHP nachweisen als in Plasma von CPD-Vollblutkonserven (Contreras *et al.*, 1974). Rubin u. Schiffer (1976) konnten zeigen, daß 60–90% der applizierten DÄHP-Menge innerhalb von 24 Std nach der Transfusion über die Nieren ausgeschieden wurden. Toxische Wirkungen dieser Substanz sind bisher nicht bekannt geworden.

Über die klinische Wirkung gelagerter Thrombozytenpräparationen liegen nur einige Publikationen vor. Becker u. Aster (1972) sowie Becker *et al.* (1973) fanden einen hämostyptischen Effekt, wenn thrombozytopenische Patienten Plättchenkonzentrate erhalten hatten, die nach der Präparation maximal 4 Tage lang bei 4° C aufbewahrt worden waren; bei Raumtemperatur gelagerte Präparationen führten zu ungünstigeren Ergebnissen. Djerassi u. Farber (1965) sowie Kim u. Baldini (1974) konnten durch die Transfusion kryokonservierter Thrombozyten thrombozytopenisch bedingte Hämostasestörungen bei Patienten mit akuter Leukämie und aplastischer Anämie ebenfalls günstig beeinflussen.

Die Arbeitsgruppe um Valeri (Handin u. Valeri, 1971; Valeri *et al.*, 1972, 1973, 1974; Valeri, 1974b) befaßte sich eingehend mit dem Einfluß gelagerter autologer Thrombozyten auf die bei Gesunden durch Einnahme von Acetylsalicylsäure induzierte Verlängerung der Blutungszeit. Während bei Raumtemperatur und −150° C (nach Zusatz von 5% DMSO) für die Dauer von weniger als 4 bis zu 24 Std gelagerte Plättchenkonzentrate innerhalb von 2 Std nach der Transfusion keine Korrektur der Blutungszeit bewirkten, konnte eine rasche Verkürzung dieses Parameters durch Thrombozyten, die bei 4° C während 24 Std und bei −80° C (nach Zusatz von 6% DMSO) für die Dauer von 1 Tag bis zu 6 Wochen aufbewahrt worden waren, erreicht werden; um denselben Soforteffekt zu erzielen, wurde die vierfache Menge frischer Thrombozyten benötigt. Da bei 22° C gelagerte Thrombozyten nach einer Latenzzeit von 24 Std ebenfalls zu einer Normalisierung der Blutungszeit führten und sich die entsprechende Wirkung von Plättchen, die bei −80° C gelagert worden waren, innerhalb dieses Intervalls deutlich verstärkte, darf angenommen werden, daß *in vivo* eine Erholung der Funktion gelagerter Thrombozyten eintreten kann. Die Modellversuche der Arbeitsgruppe um Valeri, analoge Untersuchungen von Becker *et al.* (1972, 1973), die erwähnten Beobachtungen dieser Autoren bei blutenden Patienten mit Thrombozytopenie und funktionelle *In-vitro*-Studien an gekühlten (4° C) und bei Raumtemperatur gelagerten Plättchen (Kattlove, 1974) haben zu der Überlegung geführt, daß — sofern frische Thrombozyten nicht verfügbar sind — zur Behandlung akuter Blutungen bei Thrombozytopenikern kühl (4° C) aufbewahrte Thrombozytenpräparationen besser geeignet sind als Plättchenkonzentrate, die bei Raumtemperatur gelagert wurden. Dagegen dürften die zuletzt genannten Präparationen — wegen der längeren *In-vivo*-Überlebenszeit der Thrombozyten — dann effektiver sein, wenn im Rahmen einer Blutungsprophylaxe keine Sofortwirkung erforderlich ist (Kattlove, 1974).

Die bisherigen Erfahrungen mit der Transfusion kryokonservierter Thrombozyten müssen noch erheblich erweitert werden, bevor diese Methode in größerem Umfang zur Schaffung von „Plättchen-Banken" angewandt werden kann. Buchholz (1974a) weist darauf hin, daß bereits heute die Möglichkeit besteht, Thrombozyten von einem Individuum, z.B. autologe Plättchen oder Thrombozyten eines Spenders, der mit dem potentiellen Empfänger HL-A-kompatibel ist, in größeren Mengen bei tiefen Temperaturen zu lagern. Der Autor konnte

Thrombozyten von Patienten mit akuter Leukämie während der Remission präparieren und in flüssigem Stickstoff aufbewahren, bis sie während des Rezidivs erforderlich wurden. Derartige autologe Plättchen sind besonders dann von Vorteil, wenn Thrombozyten fremder Spender aus immunologischen Gründen nicht mehr oder nur noch schwach hämostyptisch wirksam sind.

Nebenwirkungen. Die Thrombozytentransfusion ist beim Empfänger nur selten mit schweren akuten Nebenwirkungen belastet (DJERASSI *et al.*, 1963; ALVARADO *et al.*, 1965; FREIREICH, 1966; ZUCKER *et al.*, 1969; MAYER *et al.*, 1972). Am häufigsten wurden Fieber und Schüttelfrost, Erbrechen, Kopfschmerzen und Übelkeit innerhalb von 12 Std nach der Transfusion beobachtet (FREIREICH, 1966; ZUCKER *et al.*, 1969; MAYER *et al.*, 1972). ASTER *et al.* (1964) konnten bei Leukämie-Patienten, die Transfusionsreaktionen (Fieber und Schüttelfrost) zeigten, häufiger komplementfixierende Thrombozyten-Alloantikörper nachweisen als bei Patienten, die die Plättchentransfusionen reaktionslos vertrugen. Ob derartige Reaktionen allerdings stets immunologischer Genese sind, ist zweifelhaft (SVEJGAARD, 1969; CASH, 1972). Darüber hinaus wurden u.a. allergische Reaktionen und Schmerzen im Thoraxbereich, wahrscheinlich als Folge der Applikation von Plättchenaggregaten, beobachtet (COMMITTEE ON BLOOD AND TRANSFUSION PROBLEMS, 1966; ZUCKER *et al.*, 1969; MAYER *et al.*, 1972). Über das Risiko einer posttransfusionellen Granulozytopenie bzw. Purpura s.S. 242 u. 243. Wie die Gabe von Vollblut und anderen Blutbestandteilen bringt die Thrombozytentransfusion das Risiko der posttransfusionellen Hepatitis mit sich, die, wie erwähnt (s.S. 197f.), durch die Viren B und A sowie durch ein oder mehrere, noch nicht definierte Viren hervorgerufen werden kann (PRINCE *et al.*, 1975). In einem Knochenmarktransplantationszentrum wurden nach Thrombozytentransfusionen Erkrankungen an Hepatitis A beobachtet, die nicht nur die Empfänger der Thrombozyten, sondern auch einen großen Teil der Spender, die zu multiplen Thrombapheresen herangezogen worden waren, betrafen (MEYERS *et al.*, 1974). Die Autoren diskutieren die Möglichkeit, daß sich das Virus in der Umgebung der Spender, z.B. im Wasser, das zur Äquilibrierung der Zentrifugenbecher benutzt wurde, befand und bei der Reinfusion von Plasma und Erythrozyten auf die Spender übertragen wurde. Für diese Annahme spricht die Tatsache, daß Spender von Vollblut nicht an Hepatitis A erkrankten.

2. Therapie plasmatischer Hämostasestörungen

Disseminierte intravasale Gerinnung (DIG) und Hyperfibrinolyse. Kann das klinische und gerinnungsphysiologische Vollbild der DIG nachgewiesen werden, besteht die Chance, die Umsatzsteigerung durch eine Antikoagulation mit Heparin zu unterbrechen. Als Dosen werden 7500−10000 I.E. pro 12 Std bzw. 300 I.E. pro kg Körpergewicht pro 24 Std (MUELLER-ECKHARDT *et al.*, 1972; LASCH *et al.*, 1975) bzw. 50−70 I.E. pro kg Körpergewicht alle 6 Std (GRALNICK *et al.*, 1972) empfohlen. Durch diese Therapie konnten bei einigen Patienten mit akuter Leukämie und malignen Non-Hodgkin-Lymphomen innerhalb von 1−5 Tagen ein Rückgang der hämorrhagischen Diathese und eine Besserung der gerinnungsphysiologischen Parameter erzielt werden (VERSTRAETE *et al.*, 1965; STREIFF *et al.*, 1966; EDSON *et al.*, 1967; QUIGLEY, 1967; GRALNICK *et al.*, 1972). Nach den Beobachtungen von GÉNOVA u. GEORGIEF (1974) sowie eigenen Erfahrungen muß allerdings damit gerechnet werden, daß sehr schwere

Formen der DIG auch durch diese Behandlung häufig nicht unter Kontrolle gebracht werden können. Bei schweren akuten Verläufen mit kritischer Reduktion des gesamten Gerinnungspotentials ist außer der Heparinmedikation eine Substitution mit gerinnungsaktivem Plasma und/oder Thrombozytenpräparationen vorzunehmen (Mueller-Eckhardt et al., 1972; Lasch et al., 1975).

Die nach einer Verbrauchskoagulopathie eintretende sekundäre (systemische) Hyperfibrinolyse macht neben dem Einsatz von Heparin die Gabe von Antifibrinolytika, z.B. Epsilon-Aminocapronsäure, Tranexamsäure (AMCHA) oder Kallikrein-Inhibitor, erforderlich; in derartigen Fällen kann auch die Substitution von Fibrinogen notwendig werden (Lasch et al., 1975). Die alleinige Gabe von Fibrinogen und/oder Antifibrinolytika bei einer Hyperfibrinolyse im Gefolge einer Verbrauchskoagulopathie gilt als nicht gerechtfertigt (Lasch et al., 1975). Diese Auffassung wird auch durch die Beobachtung von Génova u. Georgief (1974) nicht widerlegt, die 8 Patienten mit akuter Leukämie, Blastenphase der CML und akuter „Retikulose", die eine DIG aufwiesen, ausschließlich mit Fibrinogen bzw. Antifibrinolytika behandelten. Die Tatsache, daß nur 3 dieser Patienten die Komplikation überlebten, spricht eher gegen die Wirksamkeit der genannten Therapie; es kann nicht ausgeschlossen werden, daß in diesen Fällen leichte Verlaufsformen mit spontaner Rückbildungstendenz vorlagen.

Ist lediglich ein gesteigerter Fibrinogenkatabolismus mit Fehlen einer Hypofibrinogenämie oder einer gesteigerten intravasalen Gerinnung ohne das klinische Bild der DIG, insbesondere ohne hämorrhagische Diathese, nachweisbar, ist eine Heparintherapie anscheinend entbehrlich, da sich die Gerinnungsparameter innerhalb von 3–10 Tagen spontan normalisieren können (Gralnick et al., 1972).

Sollte sich in Einzelfällen eine „primäre" Hyperfibrinolyse (systemische Lyse nach systemischer Plasminogenaktivierung, „Fibrinogenolyse") sichern lassen, wäre eine rein antifibrinolytische Behandlung, eventuell in Kombination mit Fibrinogen, indiziert (Nilsson, 1961; Nilsson et al., 1961; Lasch et al., 1975).

Bildungsstörung von Gerinnungsfaktoren. Führt eine Bildungsstörung von Gerinnungsfaktoren, z.B. bei schwerer Leberparenchymschädigung, ausnahmsweise zu einer hämorrhagischen Diathese oder ist ihr eine entscheidende Rolle beim Zustandekommen von klinisch relevanten Blutungen beizumessen, besteht die Indikation zur Substitution, z.B. mit Frischplasma oder Plasmafraktionen (u.a. Cohn-Fraktion I, Prothrombin-Konzentrat) (Mueller-Eckhardt *et al.,* 1972). Im Falle eines Faktor XIII-Mangels, der nicht auf eine DIG zurückgeführt werden kann, ist der Versuch einer entsprechenden Substitution gerechtfertigt (s.S. 230f.).

3. Unspezifische Therapie hämorrhagischer Diathesen

Da Glukokortikoide eine gewisse Stimulation der Thrombopoese bewirken dürften und außerdem über eine Hemmung der Dilatation und Permeabilität der Gefäße der Bildung von Petechien entgegenwirken, können sie in der Therapie der hämorrhagischen Diathese bei Leukämien und malignen Non-Hodgkin-Lymphomen, insbesondere bei Thrombozytenbildungsstörungen, unterstützend eingesetzt werden. Nach Mueller-Eckhardt *et al.* (1972) kommt Prednison in einer Dosis von 0,5–1 mg pro kg Körpergewicht oder die Äquivalenzdosis eines anderen Glukokortikoids in Frage.

E. Hyperurikämie und Hyperurikurie, Elektrolytstörungen, endokrine Störungen

GÜNTER BRITTINGER und ERIKA KÖNIG

I. Hyperurikämie und Hyperurikurie

1. Vorkommen, klinische Manifestation

Eine Hyperurikämie (Serumharnsäurekonzentration über 6,5 mg/dl; MERTZ, 1977) und/oder eine erhöhte Harnsäureexkretion treten als krankheitsbedingte Komplikationen der Leukämien und malignen Non-Hodgkin-Lymphome auf. Die höchsten Serumharnsäurekonzentrationen wurden bei der akuten Leukämie und der chronischen myeloischen Leukämie gemessen (z.B. Mittelwerte 6,53 mg/dl bzw. 7,75 mg/dl bei 57 bzw. 71 Patienten; RICHTER *et al.*, 1971) (SANDBERG *et al.*, 1956; KRAKOFF u. BALIS, 1964; RIESELBACH *et al.*, 1964). Bei der chronischen lymphatischen Leukämie und anderen Non-Hodgkin-Lymphomen fanden sich dagegen vorwiegend normale und nur gelegentlich leicht erhöhte Serumharnsäurekonzentrationen (SANDBERG *et al.*, 1956; KRAKOFF u. BALIS, 1964; RICHTER *et al.*, 1971; MERTZ, 1973); im Gegensatz dazu war die Harnsäureausscheidung im Urin bei Patienten mit Morbus Hodgkin, „Lymphosarkom", „Retikulosarkom" und Morbus Brill-Symmers höher (PRIMIKIRIOS *et al.*, 1961) als bei Patienten mit chronischer lymphatischer Leukämie (SANDBERG *et al.*, 1956; KRAKOFF u. BALIS, 1964). Die Hyperurikämie bzw. Hyperurikurie ist am ausgeprägtesten während Phasen hoher Krankheitsaktivität, d.h. bei einem starken Zellumsatz und vor allem nach Zytolyse im Gefolge einer Radio- und/oder zytostatischen Chemotherapie (SANDBERG *et al.*, 1956; LILJE, 1970; DEMÉNY, 1973; EDITORIAL, 1974; OBERLING u. LANG, 1974). Von VIALA *et al.* (1974) wurde je ein Patient mit chronischer myeloischer Leukämie und chronischer lymphatischer Leukämie beobachtet, bei dem es nach langem, wenig aktiven Verlauf der Erkrankung zu einer rasch einsetzenden Hyperurikämie kam, die offensichtlich durch erhebliche Zellnekrosen bedingt war und — bei Fehlen einer Blastentransformation — retrospektiv zusammen mit einer Steigerung der Aktivität der Laktatdehydrogenase als erstes Zeichen einer innerhalb weniger Wochen letal endenden Exazerbation der Krankheit angesehen werden konnte. Während der Remission der akuten Leukämie ist eine Hyperurikämie nur selten zu beobachten, auch wenn eine zytostatische Erhaltungstherapie vorgenommen wird (GALTON u. HARDISTY, 1974).

Die Hauptrisiken der Hyperurikämie bzw. der erhöhten Harnsäureexkretion sind die Bildung von Uratkonkrementen in den Nieren und/oder ableitenden Harnwegen sowie die Entwicklung eines hyperurikämischen akuten Nierenversagens (FIRMAT *et al.*, 1960; LILJE, 1970; DEMÉNY, 1973; EDITORIAL, 1974; KJELLSTRAND *et al.*, 1974). Die erhöhte Serumharnsäurekonzentration geht nur bei wenigen Patienten mit gichtartigen Gelenkbeschwerden einher (RICHTER *et al.*, 1971; MERTZ, 1973); das Auftreten arthritischer Veränderungen wird in diesen Fällen durch eine familiäre Belastung mit Gicht anscheinend nicht begünstigt (TALBOTT, 1959; YÜ, 1965; MERTZ, 1973). Ältere Arbeiten hatten das hyperurikämische akute Nierenversagen, das insgesamt selten ist (z.B. 2 von insgesamt 380 Blutkranken; RICHTER *et al.*, 1971), ausschließlich auf eine Ureterenverlegung durch Harnsäurekristalle zurückgeführt (BEDRNA u. POLČÁK, 1929). Auch etwa 30% der von LILJE (1970) bis zum Jahre 1966 zusammengestellten 30 Patienten hatten Symptome gezeigt, die eine Obstruktion der ableitenden Harnwege vermuten ließen. Im Gegensatz dazu erwähnt eine neuere Übersichtsarbeit (Kjellstrand *et al.*, 1974), die 16 weitere, bis 1971 beobachtete Fälle beschreibt, nur 1 Patienten (Maher *et al.*, 1969), bei dem eine Ureterenverlegung durch Harnsäurekristalle nachgewiesen werden konnte, ohne daß jedoch eine Ureterenspülung zu einer Steigerung der Urinausscheidung führte. 11 der genannten 16 Patienten litten an einer akuten Leukämie (7 akute lymphatische, 4 akute myeloische Leukämien), der Rest an „Retikulo-" oder „Lymphosarkomen"; bei 3 Patienten mit akuter Leukämie und 2 Patienten mit malignen Non-Hodgkin-Lymphomen entwickelte sich die Komplikation vor Beginn der zytostatischen Therapie. Nach derzeitiger Auffassung (Editorial, 1974) dürfte die bereits 1964 von Rieselbach *et al.* geäußerte Vermutung zutreffen, wonach die führende pathogenetische Veränderung in einer Harnsäurepräzipitation in den distalen Tubuli und den Sammelrohren, d.h. an den Stellen der maximalen Konzentration und Ansäuerung des Harns, besteht. Eine primäre Schädigung des Nierenparenchyms ist dagegen weniger wahrscheinlich, da das Nierenversagen bei adäquater Therapie häufig rasch reversibel ist (Kjellstrand *et al.*, 1974). Die Tatsache, daß in neueren Arbeiten nur selten über eine Ureterenobstruktion beim hyperurikämischen akuten Nierenversagen berichtet wird, hängt am ehesten mit einer Änderung der Zusammensetzung der untersuchten Patientenkollektive zusammen (Editorial, 1974). So waren in den älteren Publikationen zahlreiche Patienten mit chronischen Leukämien enthalten, bei denen eine Hyperurikämie bzw. Hyperurikurie längere Zeit bestanden haben dürfte, während Kjellstrand *et al.* (1974) ausschließlich Patienten mit akuter Leukämie und malignen Non-Hodgkin-Lymphomen referieren, die die renale Komplikation meist im Gefolge einer zytostatischen Chemotherapie entwickelt hatten. Nach Richter *et al.* (1971) wurde eine akute Harnsäurenephropathie bei einem Patienten mit ausgeprägter Hyperurikämie und Nierenfunktionseinschränkung durch die Gabe eines Urikosurikums ausgelöst. Sinks *et al.* (1966) beschrieben bei Kindern mit akuter Leukämie akute Zustandsbilder mit Anorexie, Nausea, anhaltendem Erbrechen, starker Schwäche und Lethargie sowie teilweise mit Krampfanfällen und Koma. Als Ursache dieser schweren Komplikation wurde eine extreme Hyperurikämie mit einer von Patient zu Patient wechselnden Nierenfunktionsstörung angesehen, ohne daß anscheinend ein akutes Nierenversagen im engeren Sinne vorlag.

2. Therapie

Die Therapie der Wahl der Hyperurikämie und Hyperurikurie besteht in der Senkung der Serumharnsäurekonzentration durch Hemmung der Harnsäurebildung mit Allopurinol. Diese Substanz hemmt im Wettbewerb um die Xanthinoxidase die Produktion von Harnsäure aus endogenem Hypoxanthin und Xanthin; das dabei entstehende Alloxanthin (=Oxypurinol) inhibiert seinerseits die Xanthinoxidase (Mertz, 1973). Die Dosierung des Medikamentes liegt zwischen 200 und 600 mg/Tag; bei Niereninsuffizienz mit Serumkreatininkonzentrationen bis 4 mg/dl muß die übliche Dosis auf die Hälfte, bei Serumkreatininwerten bis 10 mg/dl auf ein Drittel reduziert werden (Mertz, 1973). Die Wirksamkeit dieser Behandlung ist unbestritten, es lassen sich eine Normalisierung der Serumharnsäurekonzentration und eine Reduktion der Harnsäureausscheidung erzielen (Krakoff u. Meyer, 1965; De Conti u. Calabresi, 1966; Muggia *et al.*, 1967; Richter *et al.*, 1971; Demény, 1973). Die Gabe von Allopurinol ist stets indiziert, wenn bei Patienten mit Leukämien und malignen Non-Hodgkin-Lymphomen eine Hyperurikämie und/oder Hyperurikurie nachweisbar sind. Weiterhin müssen Patienten ohne diese Veränderungen, bei denen eine zytolytische Therapie eine hohe Harnsäureproduktion erwarten läßt, mit diesem Medikament prophylaktisch behandelt werden; dies gilt insbesondere für die akute Leukämie und die chronische myeloische Leukämie (DE CONTI u. CALABRESI, 1966; MUGGIA et al., 1967). Während einerseits die unbegrenzte Gabe von Allopurinol befürwortet wird (EDITORIAL, 1974), halten andererseits GALTON u. HARDISTY (1974) ein derartiges Vorgehen während Phasen mit geringer oder fehlender Krankheitsaktivität, bei denen die Gefahr einer Hyperurikämie gering ist, nicht für erforderlich.

Da für den Abbau von 6-Mercaptopurin und Azathioprin Xanthinoxidase benötigt wird, muß im Falle einer kompetitiven Hemmung dieses Enzyms durch die gleichzeitige Gabe von Allopurinol mit einer Akkumulation der genannten Zytostatika und einer damit verbundenen Steigerung der Knochenmarktoxizität gerechnet werden. Daher ist unter diesen Bedingungen die Dosis von 6-Mercaptopurin und Azathioprin unbedingt auf ein Viertel der im Einzelfall erforderlichen Menge zu reduzieren (MUGGIA et al., 1967; MERTZ, 1973; GALTON u. HARDISTY, 1974). Da 6-Thioguanin kein Substrat für die Xanthinoxidase darstellt und der Metabolismus dieser Substanz daher durch Allopurinol nicht beeinträchtigt wird, ist es aus Sicherheitsgründen bei gleichzeitiger Therapie mit Allopurinol dem 6-Mercaptopurin vorzuziehen (GALTON u. HARDISTY, 1974). Auch eine Verlängerung der Plasmahalbwertszeit von Antipyrin und Bishydroxycumarin wurde nach Applikation von Allopurinol gemessen, so daß bei Allopurinolapplikation eine Reduktion der Dosen dieser Medikamente ebenfalls empfehlenswert ist (VESELL et al., 1970). Wie Einzelbeobachtungen zeigen, besteht bei der Behandlung mit Allopurinol grundsätzlich das Risiko des Auftretens von Leukopenien bzw. aplastischen Agranulozytosen (KLINENBERG et al., 1965; GREENBERG u. ZAMBRANO, 1972). RYWLIN et al. (1972) beobachteten nach Behandlung mit Allopurinol eine ausgeprägte Knochenmarkeosinophilie, die als Ausdruck einer Überempfindlichkeitsreaktion auf das Medikament interpretiert wurde. An weiteren Nebenwirkungen fanden sich u.a. Hauteruptionen, Fieber, Schüttelfrost, Pruritus, gastrointestinale Symptome (z.B. Brechreiz, Erbrechen, Durchfälle) und Trockenheit der Schleimhäute (KLINENBERG et al., 1965; DE CONTI u. CALABRESI, 1966; MIKKELSEN et al., 1966; RUNDLES et al., 1966; MERTZ, 1973); außerdem wiesen BAILEY et al. (1976) auf die Möglichkeit der Entwicklung einer systemischen Arteriitis hin, die sich nach Absetzen von Allopurinol und Behandlung mit Prednison besserte.

Durch Allopurinolgabe wird eine beträchtliche Steigerung der Xanthinausscheidung (25–150 mg/Tag statt 6 mg/Tag unter normalen Bedingungen) bewirkt, die die Gefahr der Bildung von Xanthin-Konkrementen bzw. -Präzipitaten in den Nieren und den ableitenden Harnwegen in sich birgt. Diese Komplikation wurde jedoch bisher nur bei einigen Gichtpatienten mit einer Überproduktion von Purinen im Rahmen des Lesch-Nyhan-Syndroms sowie bei einem Fall von „Lymphosarkom" unter zytostatischer Therapie beobachtet (SORENSEN, 1968; GREENE et al., 1969; BAND et al., 1970; MERTZ, 1973). Xanthin-, Hypoxanthin- und Oxypurinol-Kristalle wurden auch in der Muskulatur von Allopurinolbehandelten Gichtpatienten nachgewiesen (WATTS et al., 1971). Zur Prophylaxe der Bildung von Xanthinkonkrementen werden eine gesteigerte Flüssigkeitszufuhr und eine Alkalisierung des Urins auf pH 7,0 oder mehr durch Applikation eines Zitronensäure-Zitrat-Gemischs vorgeschlagen (BAND et al., 1970; MERTZ, 1973).

Über die Allopurinolbehandlung hinaus ist bei ausgeprägter Hyperurikämie mit Werten zwischen 12 und 15 mg/dl oder mehr die Einstellung des Harn-pH auf Werte von 6,4–6,8, z.B. mit Natriumbicarbonat oder Zitratkomplexen bedeutsam (Vietti u. Ragab, 1975); außerdem ist eine reichliche, bilanzierte Flüssigkeitszufuhr erforderlich. Läßt sich der Säuregrad des Urins mit diesen Mitteln nicht rasch vermindern, so kann Acetazolamid, ein Carboanhydrasehemmer, eingesetzt werden (Vietti u. Ragab, 1975). Unter dieser alkalisierenden Behandlung lösen sich nicht selten sogar bereits entstandene Harnsäurekonkremente wieder auf (Richter et al., 1971). Schließlich sollte wegen der Hyperphosphatämie, die häufig die durch zytotoxische Maßnahmen induzierte Hyperurikämie begleitet und mit Plasmaphosphatkonzentrationen von 15–20 mg/dl sowie der metastatischen Präzipitation von Calciumphosphat einhergehen kann, die Resorption des Nahrungsphosphats durch oral zugeführtes Aluminiumhydroxidgel vor und während der zytostatischen Behandlung reduziert werden (Editorial, 1974; Kjellstrand et al., 1974).

Als neues Behandlungsverfahren empfehlen Oberling u. Lang (1974) die Applikation von Uratoxidase. Dieses Enzym, das die Umwandlung von Harnsäure in das zehnmal wasserlöslichere Allantoin katalysiert, wurde von den Autoren 50 zytostatisch behandelten Patienten mit malignen Bluterkrankungen (vorwiegend akute Leukämie, chronische myeloische Leukämie, multiples Myelom, Osteomyelosklerose) in einer Dosierung von 1000–6000 E/Tag für die Dauer von durchschnittlich 22 Tagen intravenös verabfolgt. In allen Fällen kam es zu einer deutlichen Reduktion der Serumharnsäurekonzentration; eine Harnsäurenephropathie wurde nicht beobachtet. Die Wirkung trat bei intakter Nierenfunktion innerhalb von 1–4 Tagen ein, war jedoch etwas verzögert, wenn eine Niereninsuffizienz vorlag. Eine Potenzierung des Effekts von Chemotherapeutika schien nicht einzutreten. Eine Erschöpfung der therapeutischen Wirkung wurde auch während einer Behandlungsdauer bis zu 254 Tagen nicht beobachtet. Als Nebenwirkung kam es in einem Fall zum Zeitpunkt der Injektion zu einer leichten Ohnmacht.

Die Behandlung der akuten Harnsäurenephropathie erfolgt durch eine Hydratation des Patienten und eine Alkalisierung des Urins. Wenn durch diese Maßnahmen die Oligurie nicht rasch behoben werden kann, sollte eine Hämodialyse vorgenommen werden, die zehn- bis zwanzigmal wirksamer ist als eine Peritonealdialyse (Kjellstrand et al., 1974). Die von diesen Autoren beobachteten Patienten erholten sich bereits nach 2–5 Dialysen und ließen innerhalb von 3 Wochen wieder eine ausreichende Nierenfunktion erkennen. Selbstverständlich muß stets eine Ureterenkatheterisierung zum Ausschluß einer obstruktiven Veränderung erfolgen. Die akute Harnsäurenephropathie hatte bis zum Jahre 1966 eine Letalität von 47%, während sich die Prognose in der Folgezeit erheblich besserte, so daß alle 16 von Kjellstrand et al. (1974) zusammengestellten, bis 1971 beobachteten Patienten überlebten.

II. Elektrolytstörungen

1. Hypokaliämie

Eine signifikante Hypokaliämie (Serumkaliumkonzentration unter 3,5 mol/l) wurde von Pickering u. Catovsky (1973) bei 11 von 26 unbehandelten Patienten mit akuter monozytärer und myelomonozytärer Leukämie gefunden, während nur 1 von 23 Patienten mit akuter myeloblastischer Leukämie diese Komplikation initial aufwies. Im Gegensatz dazu konnten Wiernik u. Serpick (1969) bei keinem von 19 Patienten mit akuter monozytärer und myelomonozytärer

Leukämie vor Beginn der Behandlung eine Hypokaliämie verifizieren; die Serumkaliumkonzentration fiel allerdings bei einigen Patienten im weiteren Verlauf ab, was die Autoren auf die Applikation nephrotoxischer Antibiotika zurückführten. In einer retrospektiven Studie stellten HÖCKER u. REIZENSTEIN (1974) bei 40 Patienten mit akuter myeloischer und akuter lymphatischer Leukämie in keinem Fall eine konstante Hypokaliämie fest; jedoch ließen 23 Patienten bei einer oder mehreren Untersuchungen Serumkaliumkonzentrationen unter 3,2 mmol/l erkennen. Bei 3 Patienten bestand anscheinend ein Zusammenhang zwischen einem Rückgang der Serumkaliumkonzentration und einer Zunahme der Blutleukozytose, so daß ein gesteigerter Kaliumverbrauch im Knochenmark diskutiert wird. Im übrigen wurden hypokaliämische Situationen häufig bei Fieber und nach Gabe systemisch wirkender sowie zur Darmsterilisation eingesetzter Antibiotika beobachtet; ein möglicher Zusammenhang besteht auch mit der Applikation von Glukokortikoiden. OSSERMAN u. LAWLOR (1966) fanden bei Patienten mit monozytärer und myelomonozytärer Leukämie stets eine Proteinurie und Erhöhung der Muramidase-(Lysozym-) Ausscheidung im Harn; in einigen dieser Fälle wurden eine Hypokaliämie und Hyperkaliurie festgestellt, die die Autoren auf eine tubuläre Nierenschädigung bezogen, als deren Ursache die Exkretion der kationischen Muramidase diskutiert wird. Dieselbe Arbeitsgruppe (MUGGIA et al., 1969) konnte diese Hypothese durch Bilanzstudien, die sie bei 3 Patienten durchführte, stützen. Analoge Schlüsse wurden von GREENBERGER et al. (1975) aufgrund von Untersuchungen an leukämischen Ratten gezogen. Dagegen konnten PRUZANSKI u. PLATTS (1970) bei Patienten mit denselben Erkrankungen keine Korrelation zwischen dieser Elektrolytstörung und der Konzentration von Muramidase in Serum und Urin verifizieren; 2 Patienten mit Hypokaliämie zeigten bei der Autopsie eine tropfige Degeneration der Zellen der proximalen Tubuli, 1 Patient wies eine chronische Pyelonephritis auf. In neueren Untersuchungen über die Kaliumbilanz beobachteten MIR et al. (1975a) bei 19 von 32 Patienten mit akuter myeloischer Leukämie (akute myeloblastische, monozytäre und myelomonozytäre Leukämie) während des Krankheitsverlaufs eine Hypokaliämie mit Werten unter 3,5 mmol/l; 5 Patienten hatten bereits vor Beginn aller therapeutischen Maßnahmen niedrige Serumkaliumkonzentrationen gezeigt. Eine Abhängigkeit der Hypokaliämie von der Behandlung, insbesondere der Gabe von Gentamicin, Carbenicillin und anderen Antibiotika, die eine derartige Störung hervorrufen können (TATTERSALL et al., 1972b; KLASTERSKY et al., 1973b), war nicht zu eruieren; die niedrige Serumkaliumkonzentration persistierte auch nach Absetzen der Medikamente. Eine eindeutige Korrelation zwischen der Muramidaseaktivität in Serum und Urin und der Hypokaliämie ließ sich wiederum nicht verifizieren. Alle Patienten schieden im Verhältnis zu ihren niedrigen Serumkaliumkonzentrationen hohe Kaliummengen im Urin aus, eine Kaliumsubstitution führte zu einer Zunahme der Kaliumexkretion, Spironolacton hatte bei 2 von 3 Patienten eine geringgradige, passagere Verminderung der Hyperkaliurie zur Folge. Eine negative Kaliumbilanz wurde bei 12 der 19 Patienten festgestellt, 14 Patienten entwickelten die Hypokaliämie nach der in jedem Fall vorgenommenen Applikation von Zytostatika sowie einer in 13 Fällen durchgeführten antibiotischen Behandlung; dabei überwog die Kombination von Gentamicin und Cephaloridin. Die Autoren nehmen an, daß bei einzelnen Patienten eine Kaliumverteilungsstörung mit einer gesteigerten Einschleusung des Kations in die Zellen (auf dem Boden einer Membranstörung?) stattfindet, ein Schluß, der sich auch aus den Beobachtungen von TATTERSALL et al. (1972b) und KOSMIDIS et al. (1975) ziehen läßt. Für eine Dysfunktion des proximalen Tubulus, die bei einem Teil der Patienten auch für die Hypokaliämie verantwortlich gewesen sein könnte, sprechen die im Verlauf einer akuten myeloischen Leukämie häufig beobachtete Aminoazidurie und unvollständige Rückresorption von Urat und Phosphat (Mir u. Delamore, 1974c; Mir *et al.*, 1975b).

Therapie. Eine intensive Kaliumsubstitution ist erforderlich, jedoch nicht immer erfolgreich (Klastersky *et al.*, 1973b; Kosmidis *et al.*, 1975). Bei einem Fall von Kaliumverteilungsstörung versuchten Kosmidis *et al.* (1975) eine Mobilisierung von intrazellulärem Kalium durch die intravenöse Gabe von Ammoniumchlorid; der Effekt dieser Maßnahme ließ sich allerdings wegen des kurz nach Beginn der Therapie eingetretenen Todes des Patienten nicht beurteilen. In Einzelfällen von Hyperkaliurie kann Spironolacton vorübergehend hilfreich sein (Mir *et al.*, 1975a).

2. Hyperkaliämie

Eine echte Hyperkaliämie kommt bei Patienten mit Leukämien und malignen Non-Hodgkin-Lymphomen naturgemäß im Rahmen bestimmter Komplikationen, z.B. eines akuten Nierenversagens oder einer Nebennierenrindeninsuffizienz nach langdauernder Glukokortikoid-Therapie vor (Case Records of the Massachusetts General Hospital, 1965, Pickering u. Catovsky, 1973).

Eine Pseudohyperkaliämie, d.h. eine Erhöhung der Serumkaliumkonzentration *in vitro* ohne klinische oder elektrokardiographische Zeichen der Hyperkaliämie, wurde 1955 erstmals von Hartmann u. Mellinkoff bei einem Patienten mit einer Thrombozytose unklarer Genese beschrieben. In der Zwischenzeit wurden mehrere Fälle von Osteomyelosklerose, Polycythaemia vera, akuter und chronischer myeloischer Leukämie, akuter und chronischer lymphatischer Leukämie sowie idiopathischer Thrombozythämie beobachtet, bei denen entsprechende Befunde zu erheben waren (Frick, 1960; Ingram u. Seki, 1962; Wills u. Fraser, 1964; Bronson *et al.*, 1966; Whitfield, 1966; Chumbley, 1970; Salomon, 1974; Bellevue *et al.*, 1975; Holland *et al.*, 1976). Als Ursachen dieser Veränderung werden eine Freisetzung von Kalium aus abnormen Thrombozyten bzw. Leukozyten während der Gerinnung (Hartmann *et al.*, 1958; Ingram u. Seki, 1962; Bronson *et al.*, 1966; Chumbley, 1970; Salomon, 1974) oder beim Stehenlassen der Vollblutprobe (Wills u. Fraser, 1964; Bellevue *et al.*, 1975; Holland *et al.*, 1976) diskutiert; bei einem Teil dieser Patienten bestand zum Zeitpunkt der Untersuchung eine extreme Leukozytose. Holland *et al.* (1976) stellten eine Pseudohyperkaliämie bei einem Patienten mit einer Blutleukozytenzahl von 790000/µl (90% Lymphoblasten) fest, wenn das Blut zur leichteren Abtrennung des Plasmas in Lithium-Heparin-Röhrchen, die Plastikperlen enthielten, zentrifugiert wurde; die Autoren diskutieren daher die Möglichkeit einer mechanischen Schädigung der Leukozyten mit konsekutiver Kaliumfreisetzung. Aus den referierten Mitteilungen ergibt sich die Notwendigkeit, bei Feststellung einer ausgeprägten Erhöhung der Serumkaliumkonzentration eine Pseudohyperkaliämie durch die Elektrolytbestimmung in Plasma auszuschließen, das sofort nach der Blutentnahme durch Zentrifugation ohne Zusatz von Partikeln gewonnen wurde.

3. Hyponatriämie

Mir u. Delamore (1974a, b) fanden bei über 75% aller Patienten mit akuter myeloischer Leukämie niedrige Serumnatriumkonzentrationen. Zur Klärung des

Mechanismus dieser Störung wurden bei 42 Patienten mit der genannten Erkrankung Bilanzstudien durchgeführt. Dabei zeigte sich, daß 32 Patienten eine Hyponatriämie entwickelten, wobei als Frühveränderungen eine Verstärkung der Natriumausscheidung im Urin, eine Unfähigkeit zur Exkretion von osmotisch freiem Wasser und ein Anstieg der Harnosmolalität über diejenige des Serums hinaus zu beobachten waren. Diese Veränderungen erinnerten stark an eine „unangemessene" Sekretion von antidiuretischem Hormon (ADH), eine Konstellation, wie sie beim Schwartz-Bartter-Syndrom gefunden wird, bei dem als Gegenregulation zur Volumenzunahme der extrazellulären Flüssigkeit die Natriumausscheidung über den sogenannten dritten Faktor gesteigert wird (BUCHBORN, 1970; SIEGENTHALER, 1970). Bei den untersuchten Patienten war die ADH-Konzentration im Plasma allerdings normal. Der Rückgang der Serumnatriumkonzentration fiel zeitlich mit einem Absinken der Blastenzahl nach zytostatischer Behandlung (Daunorubicin, Cytarabin) zusammen. 24 Patienten ließen eine negative Natriumbilanz und eine Zunahme der Natriurese nach Natriumsubstitution erkennen; die Autoren beziehen diese anderwertig nicht erklärte Komplikation (Fehlen einer Nebennierenrindeninsuffizienz oder Schilddrüsenunterfunktion) auf eine natriuretische Substanz (dritter Faktor?), die aus leukämischen Zellen freigesetzt werden könnte. Bei 16 Patienten fanden sich die Zeichen einer Wasserintoxikation mit Symptomen wie Nausea, Erbrechen und Kopfschmerzen. In 5 Fällen waren diese Erscheinungen sehr schwer; 2 Patienten waren bewußtlos, besserten sich jedoch prompt nach Wasserrestriktion.

Therapie. In sehr schweren Fällen von Hyponatriämie kann eine konsequente Wasserrestriktion lebensrettend sein. Eine Substitution von Kochsalz ist bei diesem Syndrom nicht sinnvoll.

4. Hypokalzämie mit Hyperphosphatämie oder Hypophosphatämie

JAFFE *et al.* (1972b) stellten bei 14 von 135 Kindern mit akuter Lymphoblastenleukämie eine Hypokalzämie (Serumkalziumkonzentration unter 7,2 mg/dl) fest. Bei 3 Patienten konnte ein akutes Nierenversagen für diese Störung verantwortlich gemacht werden; in diesen Fällen bestanden neben einer Erhöhung der Serumharnstoff- und -harnsäurekonzentrationen eine Hyperphosphatämie und Hyperkaliämie. Die übrigen Patienten ließen meist eine Verminderung der Serumkonzentrationen von Natrium, Kalium, Phosphor und Harnstoff erkennen. Eine Reduktion der Serummagnesiumkonzentration ließ sich in 4 von 9 untersuchten Krankheitsphasen verifizieren; sie war unabhängig von der Serumphosphorkonzentration. ZUSMAN *et al.* (1973) führten bei 4 Kindern mit derselben Erkrankung prospektive Bilanzstudien durch und fanden 24—48 Std nach Beginn der zytostatischen Chemotherapie eine Hypokalzämie (6,6—8,3 mg/dl), eine Hyperphosphatämie (5,7—9,4 mg/dl) und eine ausgeprägte Hyperphosphaturie; die tubuläre Phosphorrückresorption sank auf 20—70% des Niveaus ab, das vor der Therapie bestanden hatte. Parallel zum Anstieg der Serumphosphorkonzentration und der Reduktion der leukämischen Zellen kam es zu einer Erhöhung der Serumharnstoffkonzentration, es bestand jedoch keine Abhängigkeit der Phosphor-Kalzium-Störung von der Kreatinin-Clearance; die Serumkreatininkonzentrationen blieben bei allen Patienten im Normbereich. Die Autoren führen das beschriebene Syndrom auf die Freisetzung erheblicher Phosphormengen aus den lysierten Lymphoblasten zurück und vergleichen die Störung mit den Veränderungen, die im Experiment nach intravenöser Phosphorzufuhr sowie nach Vergiftung mit phosphorhaltigen Laxantien oder nach Phosphorverbrennungen auftreten. Die von Jaffe *et al.* (1972b) bei mehreren Patienten beobachtete Konstellation von Hypokalzämie und Hypophosphatämie läßt sich durch den genannten Mechanismus nicht erklären. Hier ist an verschiedene pathogenetische Möglichkeiten zu denken, u.a. an den Einfluß septischer Prozesse, die Gabe von zitrathaltigen Vollblut- und Thrombozytenpräparationen, Störungen der Nieren- und Magen-Darm-Funktion, hormonale Dysregulationen sowie die Applikation von Glukokortikoiden und Zytostatika (Jaffe *et al.*, 1972b; Zusman *et al.*, 1973).

Ein jugendlicher Patient mit akuter Lymphoblastenleukämie, der von Clarkson *et al.* (1973) beschrieben wurde und regelmäßig hohe Dosen von Calciumcarbonat einnahm, entwickelte eine Hypophosphatämie, eine Hypophosphaturie sowie eine Verminderung des erythrozytären ATP; diese Veränderungen wurden auf eine Hemmung der Phosphorresorption im Darm bezogen. Während des Krankheitsverlaufs kam es trotz der vorbestehenden Phosphorverarmung nach der Applikation von Prednison (einmal auch in Kombination mit Zytostatika) parallel zum Abfall der Blutlymphozytenzahl und einer deutlichen Milzverkleinerung zum passageren Auftreten einer Hyperphosphatämie, Hyperphosphaturie und Hypokalzämie. Diese Beobachtung und eine weitere kasuistische Mitteilung derselben Autoren (Clarkson *et al.*, 1973) stützen die erwähnte Auffassung, daß die Hyperphosphatämie aus der Zell-Lyse resultiert.

Höcker u. Reizenstein (1974) fanden bei 3 Patienten mit akuter Leukämie eine schwere hypokalzämische Tetanie und im Rahmen einer retrospektiven Studie bei 6 von 17 Erwachsenen mit akuter Leukämie (akute myeloische und lymphatische Leukämie) konstant erniedrigte Serumkalziumkonzentrationen, 4 weitere Patienten wiesen eine intermittierende Hypokalzämie auf. Mit dieser Elektrolytstörung war eine Hypalbuminämie eng korreliert, außerdem ging ihr häufig die Applikation darmsterilisierender Antibiotika, die möglicherweise mit der Kalziumresorption interferierten, oder von Glukokortikoiden voraus. Eine Hypokalzämie ließ sich auch bei 2 Patienten mit chronischer myeloischer Leukämie verifizieren, die Busulfan erhielten (Case Records of the Massachusetts General Hospital, 1965; Sprunt u. Rizza, 1966).

Therapie. Zusman *et al.* (1973) erwägen zur Prophylaxe des Hypokalzämie-Hyperphosphatämie-Syndroms die Gabe von Aluminiumhydroxid-Gel. Vietti u. Ragab (1975) konnten sich jedoch von der Wirksamkeit dieser Medikation nicht überzeugen. Im übrigen kommt eine adäquate Kalziumsubstitution in Betracht. Bei niedriger Serummagnesiumkonzentration, mit der auch bei Applikation von Amphotericin B zu rechnen ist (Goodman u. Gilman, 1975), empfiehlt sich zusätzlich die Applikation dieser Substanz (Jaffe *et al.*, 1972b).

5. Hyperkalzämie

Eine Hyperkalzämie ist relativ häufig beim multiplen Myelom und einigen Karzinomen, wird jedoch bei Leukämie-Patienten recht selten beobachtet. McKee (1974) konnte nur 21 einschlägige Fälle aus der Literatur zusammenstellen (Mawdsley u. Holman, 1957; David *et al.*, 1962; Kronfield u. Reynolds, 1964; Jordan, 1966; Knisley, 1966; Schwarz *et al.*, 1966; Benvenisti *et al.*, 1969; Ballard u. Marcus, 1970; Butler, 1970; Haskell *et al.*, 1971; Stein, 1971) und selbst über 4 weitere Patienten (2 Patienten mit chronischer lymphatischer Leukämie, je 1 Patient mit akuter myeloischer Leukämie und einer Blastenphase einer chronischen myeloischen Leukämie) berichten. In 24 Fällen stellte die Leukämie die einzige pathologische Veränderung dar; bei 4 Patienten ergab sich autoptisch, daß ein malignes Lymphom („Lymphosarkom", „Retikulumzellsarkom") mit leukämischer Ausschwemmung vorgelegen hatte (JORDAN, 1966; SCHWARZ et al., 1966; BENVENISTI et al., 1969), 10 der von McKEE (1974) referierten Patienten litten an akuter Leukämie, 5 Patienten an chronischer myeloischer Leukämie und 5 Patienten an chronischer lymphatischer Leukämie. Bei einem Patienten mit chronischer lymphatischer Leukämie war ein Nebenschilddrüsenadenom als Ursache der Hyperkalzämie anzusehen (JORDAN, 1966). Die Inzidenz einer Hyperkalzämie bei allen Leukämieformen ist nach den Angaben von JORDAN (1966) und McKEE (1974) mit 2,4 bzw. 2,2% anzusetzen. Es bestand keine Korrelation zwischen der Blutleukozyten- oder Thrombozytenzahl, dem Hämatokrit sowie der Serum-Gesamteiweiß- und -Albuminkonzentration einerseits und der Hyperkalzämie andererseits. Im allgemeinen war die Serumphosphorkonzentration noch normal; sie stieg lediglich an, wenn eine schwere Niereninsuffizienz vorlag. Die meisten Patienten ließen eine Nierenfunktionsstörung erkennen. Die Aktivität der alkalischen Serumphosphatase war bei vielen Patienten normal, es wurden jedoch auch erhöhte Werte gemessen. Die meisten Fälle von Hyperkalzämie (15 von 20) traten bei Männern auf (McKEE, 1974). Eine Hyperkalzämie ist offensichtlich auch bei Patienten mit malignen Non-Hodgkin-Lymphomen (außer chronischer lymphatischer Leukämie) nicht häufig. Sie wurde in einigen Fällen von „Retikulumzell"- und „Lymphosarkom" beschrieben; dabei war ein Tumorbefall des Skeletts nicht obligat (MOSES u. SPENCER, 1963; RIGGS et al., 1971; ROOF et al., 1971; SINGER et al., 1973).

Die Ursache der Hyperkalzämie ist unbekannt. Bei den meisten Patienten konnten die üblichen Ursachen einer derartigen Störung ausgeschlossen werden. So wurden Nebenschilddrüsenadenome — abgesehen von dem erwähnten Patienten mit chronischer lymphatischer Leukämie (JORDAN, 1966) — von verschiedenen Autoren weder bei autoptischer Untersuchung (MAWDSLEY u. HOLMAN, 1957; DAVID et al., 1962; JORDAN, 1966; KNISLEY, 1966; BALLARD u. MARCUS, 1970; BUTLER, 1970; HASKELL et al., 1971; ROOF et al., 1971; STEIN, 1971; SINGER et al., 1973; McKEE, 1974) noch bei chirurgischer Exploration (JORDAN, 1966; McKEE, 1974) gefunden; allerdings war gelegentlich eine leukämische Infiltration dieser Organe festzustellen (JORDAN, 1966; SCHWARZ et al., 1966). Die in einzelnen Fällen durchgeführte Entfernung von nicht adenomatös verändertem Nebenschilddrüsengewebe führte zu keiner Besserung (JORDAN, 1966; McKEE, 1974). Anhaltspunkte für die Einnahme von Vitamin D oder hohen Dosen von Kalzium ergaben sich nicht. Da durch die Autopsie keine Zweiterkrankungen nachgewiesen werden konnten, die eine Hyperkalzämie zu induzieren vermögen, wird der leukämische Prozeß selbst als Ursache angeschuldigt (McKEE, 1974). Es besteht die Möglichkeit, daß in den neoplastischen Zellen eine „ektope" Produktion von Parathormon oder eines Parathormon-ähnlichen humoralen Faktors stattfindet, der sich immunologisch vom echten Parathormon unterscheidet, jedoch wie dieses zu einer Hyperkalzämie führt (RIGGS et al., 1971; ROOF et al., 1971; NEIMAN u. LI, 1972; SINGER et al., 1973). Auf die Wirkung einer derartigen Substanz könnten auch die bei einigen Patienten beobachteten umschriebenen und/oder diffusen Skelettveränderungen (KRONFIELD u. REYNOLDS, 1964; JORDAN, 1966; BALLARD u. MARCUS, 1970; HASKELL et al., 1971) zurückzuführen sein. Andererseits ist als Ursache ossärer Destruktionen eine Tumorinfiltration zu diskutieren, die durch die Knochenresorption sekundär eine Hyperkalzämie bedingen könnte (McKEE, 1974).

Therapie. Liegt kein Adenom vor, ist die Entfernung der Nebenschilddrüse, wie erwähnt, ohne Einfluß auf die Hyperkalzämie. Von größter Bedeutung ist eine ausreichende Flüssigkeitszufuhr. Da eine Erhöhung der Natrium-Clearance gleichzeitig eine Steigerung der Kalzium-Clearance bewirkt, ist die Infusion von NaCl-Lösungen indiziert. Die Einfuhr ist so zu gestalten, daß eine Urinausscheidung von mindestens 2000 ml/Tag resultiert (Wintrobe *et al.*, 1974). Glukokortikoide, Phosphate und Natriumsulfat, die von fast allen oben genannten Autoren eingesetzt wurden, bewirkten nur eine vorübergehende Senkung der Serumkalziumkonzentration; vergleichbare kurzdauernde Besserungen wurden auch durch Peritoneal- und Hämodialyse erreicht (McKee, 1974). Die nachhaltigsten Erfolge waren jedoch nach einer intensiven und erfolgreichen Therapie der Grunderkrankung zu beobachten.

III. Endokrine Störungen

1. Hypoglykämie

Während der chronischen und akzelerierten Phase der chronischen myeloischen Leukämie sowie bei malignen Non-Hodgkin-Lymphomen kommen gelegentlich hypoglykämische Zustände vor, die anscheinend häufig im nicht beherrschbaren Koma zum Tode führen (Tashima *et al.*, 1968; Renoux *et al.*, 1973; Bontoux, 1973; Buffet *et al.*, 1974; Najman *et al.*, 1974; Baumgartner *et al.*, 1976). Najman *et al.* (1974) bezogen diese Veränderung bei 2 Patienten mit einer Blastenphase der chronischen myeloischen Leukämie, die Leukozytenzahlen zwischen 400000 und 500000/µl gezeigt hatten, auf einen erhöhten Glukoseverbrauch *in vivo* durch die leukämischen Zellen. Sie stellten in einem Fall *in vitro* eine stark gesteigerte Glukosekonsumption und eine Normalisierung der Blutglukosekonzentration nach Rückgang der Blutleukozytose fest. Eine leukämische Infiltration des Pankreas und/oder der Nebennieren wurde nicht regelmäßig nachgewiesen (Tashima *et al.*, 1968; Renoux *et al.*, 1973; Buffet *et al.*, 1974).

Eine Hypoglykämie ohne klinisches Korrelat wurde bei Patienten mit akuter Leukämie sowie chronischer myeloischer (einschließlich Blastenphase) und lymphatischer Leukämie hin und wieder beobachtet. Diese Veränderung dürfte auf einen gesteigerten Glukoseverbrauch *in vitro* zurückzuführen sein, wobei das Phänomen offensichtlich erst bei Blutleukozytenzahlen über 60000/µl auftritt. Bei Verdacht auf eine derartige unechte Hypoglykämie muß die Glukosebestimmung sofort nach der Blutentnahme erfolgen (Field u. Williams, 1961; Rawnsley u. Bowman, 1965; Salomon, 1974).

2. Diabetes insipidus

Ein Diabetes insipidus ist als seltene Komplikation der akuten Leukämie und der chronischen myeloischen Leukämie (einschließlich Blastenphase) anzusehen. Als Ursache werden Blutungen und/oder Thrombosen der kleinen Gefäße und/oder leukämische Infiltrationen im Bereich der neuro-hypophysären Region diskutiert (Kovács u. Mónus, 1956; Landman u. Stumpf, 1965; Rosenzweig u. Kendall, 1966; Malter *et al.*, 1969; Boga *et al.*, 1970; Miller u. Campbell, 1971; Colonna u. Belhani, 1974).

Therapie. Durch die Applikation von Vasopressin kann anscheinend eine Besserung des Zustandsbildes erzielt werden (Malter *et al.*, 1969; Colonna

u. BELHANI, 1974). Außerdem wurde ein günstiger Effekt nach Gabe von Chlorpropamid beobachtet (COLONNA u. BELHANI, 1974).

3. Morbus Addison-ähnliche Zustandsbilder nach Busulfan-Therapie

Nach länger dauernder Busulfan-Behandlung von Patienten mit chronischer myeloischer Leukämie wurde in einigen Fällen ein Syndrom beschrieben, das sich unter anderem aus einer Hyperpigmentation der Haut, starkem Schwächegefühl, Müdigkeit, Anorexie, Nausea, Gewichtsverlust und Schmerzen im Abdomen zusammensetzt und klinisch daher an einen Morbus Addison erinnert. Bei den Laboratoriumsuntersuchungen ließ sich jedoch — soweit dies den älteren Arbeiten zu entnehmen ist — das typische Bild der Nebennierenrindeninsuffizienz nicht verifizieren. Bei Auftreten dieser Komplikationen muß das Medikament sofort abgesetzt werden. Die Prognose ist allerdings trotzdem ungünstig (KYLE *et al.*, 1961; CASE RECORDS OF THE MASSACHUSETTS GENERAL HOSPITAL, 1965; HARROLD, 1966; SPRUNT u. RIZZA, 1966).

4. Schilddrüsenfunktionsstörungen

Aus älteren Arbeiten geht hervor, daß bei Patienten mit myeloischen und lymphatischen Leukämien sowie malignen Non-Hodgkin-Lymphomen nicht selten ein gesteigerter Grundumsatz gemessen wurde, der sich jedoch mit den damals zur Verfügung stehenden diagnostischen Verfahren in der Regel nicht auf eine Überfunktion der Schilddrüse zurückführen ließ (ALBRIGHT u. MIDDLETON, 1950; SILVER *et al.*, 1950). Erhöhte Plasmakonzentrationen von ^{131}Jodid bei verminderter Jodaufnahme durch die Schilddrüse fanden SCOTT *et al.* (1960) bei 3 Patienten mit „Lymphosarkom". Während LIECHTY *et al.* (1963) über 7 Patienten mit Lymphomen berichten, die weder bei den klinischen noch bei den Laboratoriumsuntersuchungen (Grundumsatz, PBI-Konzentration, Radiojodtest) eine sichere Hypothyreose erkennen ließen, fand LOGAN (1965) bei 68 Lymphom-Patienten eine reduzierte Aufnahme von radioaktivem Jod durch die Schilddrüse, ohne daß das klinische Bild eines Myxödems vorlag; einige dieser Patienten wiesen sogar einen gesteigerten Grundumsatz auf. Interessanterweise bewirkte eine Lymphknotenbestrahlung im Bereich des Abdomens einen gewissen Anstieg der Radiojodaufnahme. Der Autor vermutet, daß TSH durch Lymphomgewebe inaktiviert werden kann, und denkt an die Möglichkeit, daß eine durch die Bestrahlung induzierte stärkere Reduktion der Tumormasse einen Anstieg der Konzentration dieses Hormons im peripheren Blut nach sich zieht.

F. Immunologische Komplikationen

GÜNTER BRITTINGER und ERIKA KÖNIG

I. Krankheitsbedingte Störungen des Immunsystems

Die zelluläre und humorale Immunität von Patienten mit Leukämien und malignen Non-Hodgkin-Lymphomen wurde in den letzten Jahren vorwiegend anhand folgender Parameter beurteilt: Blutlympho- und Monozytenzahl, Prozentsatz und absolute Zahl der T- und B-Lymphozyten im peripheren Blut, *In-vitro*-Transformationsfähigkeit der Blutlymphozyten und Bildung sogenannter Mediatoren durch die transformierten Zellen, Prüfung der primären und sekundären Überempfindlichkeitsreaktion vom verzögerten Typ sowie der primären und sekundären humoralen Immunantwort, Untersuchung der Phagozytoseleistung der Blutgranulozyten und -monozyten *in vitro* sowie der Fähigkeit zur Entwicklung einer lokalen Entzündungsreaktion *in vivo* (Hersh et al., 1976a, b).

Wie in Abschnitt C,II ausgeführt, stehen bei der akuten Leukämie und der Blastenphase der chronischen myeloischen Leukämie (CML) ein hochgradiger Mangel an Phagozyten und eine Funktionsstörung der noch verbleibenden Granulozyten im Vordergrund. Die Blutlymphozytenzahl sowie der Prozentsatz an T- und B-Zellen werden als normal oder vermindert angegeben (Hersh et al., 1971, 1976a). Diese Feststellung dürfte allerdings nur für die akute myeloische bzw. myelomonozytäre Leukämie zutreffen. Bei der akuten lymphatischen Leukämie bzw. dem lymphoblastischen Lymphom der Kiel-Klassifikation (Lennert et al., 1975) lassen sich durch die Untersuchung von Oberflächenmerkmalen ein seltener B-, ein T- und ein Non-B/Non-T-Typ voneinander abgrenzen; letzterer umfaßt die Mehrzahl der Fälle (Brouet et al., 1976; Stein, 1976; Belpomme et al., 1977). Ob bzw. in welchem Umfang bei diesen Erkrankungsformen Restpopulationen normaler T- und B-Lymphozyten vorhanden sind, kann zur Zeit noch nicht entschieden werden. Die Überempfindlichkeit vom verzögerten Typ (Primär- und Sekundärantwort) ist bei mindestens der Hälfte der Patienten normal; allerdings wurden bei Patienten mit akuter myeloischer Leukämie günstigere Resultate als bei Kranken mit akuter lymphatischer Leukämie erhalten (Lamb et al., 1962; Miller, 1962; Dupuy et al., 1971; Hersh et al., 1971, 1976a; Miller, 1971; Greene et al., 1974; Gmür et al., 1976). Es bestand eine Korrelation zwischen der Hautreaktion und der *In-vitro*-Reaktion der Blutlymphozyten auf lösliche Antigene, z.B. Tuberkulin und Influenza-Antigen (Gmür et al., 1976). Die bei einem Teil der Patienten mit akuter myeloischer Leukämie gefundene Beeinträchtigung der Überempfindlichkeitsreaktion vom verzögerten Typ korrelierte nach den Erfahrungen von Hersh et al. (1971, 1974) mit einer ungünstigeren Prognose. So wurde bei primär immuninkompetenten Patienten, die während der Therapie eine Besserung des immunologischen Status erkennen ließen, eine Remission erzielt, während Kranke, die die umgekehrte immunologische Entwicklung zeigten, durch die angewandte zytostatische Behandlung nicht zu bessern waren (Hersh et al., 1971). In einer vergleichbar angelegten Studie fanden Greene et al. (1974) bei Patienten mit akuter nichtlymphatischer Leukämie keine direkte Beziehung zwischen der vor Therapiebeginn vorhandenen Fähigkeit zur Entwicklung einer primären und sekundären Überempfindlichkeitsreaktion vom verzögerten Typ einerseits und bestimmten prognostischen Parametern (Eintritt einer Vollremission, Remissionsdauer, Überlebenszeit) andererseits. Nach Beobachtungen der Arbeitsgruppe um Hersh (Gutterman et al., 1972, 1973a, b; Hersh et al., 1976a, c) sprechen nicht nur positive Überempfindlichkeitsreaktionen vom verzögerten Typ, sondern auch eine gute *In-vitro*-Transformationsfähigkeit der Blutlymphozyten, eine B-Lymphozytenzahl, die das bei Patienten mit akuter Leukämie bestimmte niedrige Durchschnittsniveau überschreitet, und eine intensive Produktion des Makrophagen-Migrations-Inhibitions-Faktors (MIF) nach Stimulation mit autologen Leukämiezellen sowie der Nachweis der Adsorption von Immunglobulinen an die Oberfläche der leukämischen Blasten („Coating"), die als Ausdruck einer humoralen Immunreaktion aufgefaßt werden kann, für eine relativ günstige Prognose; dies gilt besonders für Patienten mit akuter myeloischer Leukämie.

Die humoralen Immunreaktionen sowie die Serum-γ- bzw. Immunglobulin-Konzentrationen sind bei Patienten mit akuter myeloischer und akuter lymphatischer Leukämie vor Beginn der zytostatischen Chemotherapie in der Regel ungestört bzw. normal (LARSON u. TOMLINSON, 1953; FAHEY u. BOGGS, 1960; SILVER et al., 1960; FAIRLEY u. AKERS, 1962; HEATH et al., 1964; LIBÁNSKY, 1965; McKELVEY u. CARBONE, 1965; McKELVEY u. FAHEY, 1965; HERSH et al., 1966; HERSH u. FREIREICH, 1968; LEONCINI et al., 1968; KIRAN u. GROSS, 1969; RAGAB et al., 1970; HARRIS u. BAGAI, 1972; HUGHES u. SMITH, 1973; CANNAT u. SELIGMANN, 1973). Eine leichte Verminderung der Serumkonzentration von IgA wurde von McKELVEY und CARBONE (1965) sowie von McKELVEY und FAHEY (1965) bei Kindern mit akuter lymphatischer Leukämie beschrieben. Im Gegensatz dazu weisen Kinder und Erwachsene mit akuter monozytärer bzw. myelomonozytärer Leukämie nicht selten erhöhte Immunglobulinkonzentrationen im Serum auf; interessanterweise wurden dabei auch eine eingeschränkte Heterogenität der Immunglobuline bis zur Ausbildung monoklonaler Gammopathien sowie ein gehäuftes Vorkommen von antinukleären und Anti-IgG-Antikörpern festgestellt (OSSERMAN, 1967; CANNAT u. SELIGMANN, 1973; LAW et al., 1976). Die Neigung zum Auftreten monoklonaler Immunglobuline dürfte weitgehend spezifisch für die akute monozytäre bzw. myelomonozytäre Leukämie sein. McKELVEY und FAHEY (1965) sowie LEONCINI et al. (1968) konnten bei ihren Patienten mit akuter lymphatischer und akuter myeloischer Leukämie eine derartige Veränderung in keinem Fall verifizieren.

Die Granulozyten von Patienten mit CML weisen während der chronischen Phase der Erkrankung *in vitro* faßbare Funktionsstörungen (Einschränkung der Fähigkeit zur Phagozytose und intrazellulären Abtötung von Mikroorganismen) auf (s. Abschnitt C, II). HESTER et al. (1974) fanden bei 10 von 12 unbehandelten Patienten eine Beeinträchtigung der sekundären Überempfindlichkeitsreaktion vom verzögerten Typ, die in 6 Fällen nach Chemo- oder Immuntherapie verschwand. Weitere Untersuchungen müssen zeigen, ob die Persistenz dieses immunologischen Defektes eine ungünstige Prognose anzeigt. SOKAL (1977) stellte bei 48 Patienten, die nach einer vorausgegangenen Therapie mit Busulfan keine stärkere Krankheitsaktivität mehr erkennen ließen und für die von diesem Autor inaugurierte Immuntherapie ausgewählt worden waren, eine positive Reaktion auf mindestens eines von mehreren intrakutan applizierten Antigenen fest. Die humorale Immunreaktion wird bei der CML teils als normal, teils als abgeschwächt angegeben (LARSON u. TOMLINSON, 1953; HEATH et al., 1964; LIBÁNSKY, 1965). Die Serumimmunglobulin-Konzentrationen sind anscheinend auch bei Patienten mit hoher Krankheitsaktivität weitgehend normal (McKELVEY u. FAHEY, 1965; LEONCINI et al., 1968; FERLITO u. LO FURNO, 1969; HESTER et al., 1974). Eine monoklonale Gammopathie wurde von McKELVEY und FAHEY (1965) bei 10 untersuchten Patienten nicht beobachtet.

Die umfangreichsten Informationen über die immunologische Situation liegen bei der chronischen lymphatischen Leukämie (CLL) vor. Es kann als gesichert gelten, daß bei den in Europa und Nordamerika auftretenden Krankheitsformen fast stets eine monoklonale Proliferation sowie eine Akkumulation funktionell abnormer Lymphozyten mit Oberflächencharakteristika von B-Zellen besteht (Übersicht bei BRITTINGER et al., 1975). Es dürfte sich dabei in den meisten Fällen um Zellen handeln, die sich auf einer frühen Entwicklungsstufe der B-Lymphozyten-Reihe (wahrscheinlich vorwiegend auf dem Niveau der B1-, seltener der B2-Lymphozyten) befinden und damit nicht-sekretorisches Immunglobulin bildende Elemente darstellen (SELIGMANN et al., 1973; LENNERT, 1976; STEIN, 1976; BROUET u. SELIGMANN, 1977). Die sogenannte T-CLL wird nur extrem selten beobachtet und unterscheidet sich offensichtlich auch in ihrem klinischen Bild von der B-CLL (Seligmann *et al.*, 1973; Huhn *et al.*, 1976; Brouet u. Seligmann, 1977). Bei der B-CLL ist zwar der Prozentsatz an T-Lymphozyten stark vermindert, die absolute Zahl dieser Zellen jedoch häufig gesteigert (Smith *et al.*, 1973; Catovsky *et al.*, 1974; Holowiecki *et al.*, 1976). Die funktionelle Kapazität der T-Lymphozyten bei B-CLL wird teils als normal, teils als gestört angegeben (Wybran *et al.*, 1973; Bremer *et al.*, 1975; Utsinger, 1975; Fernandez *et al.*, 1977). Im Gegensatz zu normalen T-Zellen ließen T-Lymphozyten von Patienten mit CLL nach Zusatz autologer, an Nylonfasern adhärenter Zellen (wahrscheinlich vorwiegend B-Lymphozyten) in der gemischten Lymphozytenkultur keine Stimulation erkennen; offen bleiben muß dabei allerdings die Frage, ob diese Störung auf einen funktionellen Defekt bestimmter T-Lymphozyten-Populationen (Helfer- oder Suppressor-Zellen?) oder auf die eingeschränkte Heterogenität der B-Zellen zurückzuführen ist (Smith *et al.*, 1977). Die bereits seit langer Zeit bekannte Verminderung sowie das verzögerte Eintreten der Blutlymphozytentransformation *in vitro* nach Zusatz von Phytohämagglutinin und anderen, vorwiegend die T-Zellen stimulierenden Mitogenen (Oppenheim *et al.*, 1965; Sharman *et al.*, 1966; Havemann u. Rubin, 1968; Bouroncle *et al.*, 1969; Rubin *et al.*, 1969; König *et al.*, 1972; Smith *et al.*, 1972; Douglas *et al.*, 1973), wird heute meist auf die hochgradige Verdünnung der T-Lymphozyten durch die zahlenmäßig dominierenden pathologischen B-Zellen zurückgeführt (Wybran *et al.*, 1973; Brittinger *et al.*, 1975); Utsinger (1975) diskutiert darüber hinaus die Existenz eines transformationshemmenden Serumfaktors, der von den T-Zellen inkorporiert wird und diese Lymphozyten so an der normalen Reaktion hindern kann. Die als T-Zellen-Funktion angesehene Überempfindlichkeitsreaktion vom verzögerten Typ ist in ihrer sekundären Form meist ungestört und anscheinend nur bei aggressiven Krankheitsverläufen wesentlich eingeschränkt; hinsichtlich der Fähigkeit der Patienten, eine Primärreaktion zu erzeugen, liegen unterschiedliche Befunde vor (Shaw *et al.*, 1960; Miller u. Karnofsky, 1961; Miller, 1962; Cone u. Uhr, 1964; Block *et al.*, 1969; Hersh *et al.*, 1970; Miller, 1971; Westerhausen, 1973; Moayeri *et al.*, 1975). Miller *et al.* (1961) fanden allerdings bei einem Teil ihrer Patienten eine verzögerte Abstoßungsreaktion nach allo- und xenogenischer Hauttransplantation; interessanterweise bestand keine Korrelation zwischen der Transplantatabstoßung und der Fähigkeit der Patienten, Überempfindlichkeitsreaktionen vom verzögerten Typ oder eine humorale Immunantwort auszubilden. Die Tatsache, daß in Kulturen von CLL-Lymphozyten nach Zusatz von Pokeweed-Mitogen, das neben den T-Lymphozyten auch B-Zellen zur Transformation anregt, typische Plasmazellen entstehen, spricht für das Vorhandensein einer Restpopulation normaler B-Lymphozyten (Cohnen *et al.*, 1973). Es wird angenommen, daß der bei der B-CLL überwiegende Klon der pathologischen Lymphozyten auf seiner frühen Differenzierungsstufe arretiert ist und die Reifung zu Immunglobulin sezernierenden Zellen nicht vollziehen kann, so daß ein Mangel an antikörperproduzierenden Zellen resultiert (Brouet u. Seligmann, 1977). Diese grundlegende Störung erklärt sowohl die bei Patienten mit CLL bereits Anfang des Jahrhunderts vermutete (Rotky, 1914; Howell, 1920) und inzwischen häufig nachgewiesene Einschränkung der primären und sekundären humoralen Immunantwort (Shaw *et al.*, 1960; Miller u. Karnofsky, 1961; Saslaw *et al.*, 1961; Fairley u. Akers, 1962; Cone u. Uhr, 1964; Libánsky, 1965; Hersh *et al.*, 1970) als auch die zumindest in fortgeschrittenen Krankheitsphasen beobachtete Verminderung der Serum-γ- bzw. Immunglobulin-Konzentrationen sowie der Alloagglutinin- oder „spontanen" Virusantikörper-Titer (sekundäres Antikörpermangelsyndrom) (JIM, 1957; VAN GELDER, 1957; CREYSSEL *et al.*, 1958; PRASAD, 1958; ULTMANN *et al.*, 1959; BOGGS u. FAHEY, 1960; SHAW *et al.*, 1960; FAIRLEY u. AKERS, 1962; MILLER, 1962; MCKELVEY u. FAHEY, 1965; MILLIAN *et al.*, 1965; LEONCINI *et al.*, 1968; SCAMPS *et al.*, 1971; FIDDES *et al.*, 1972; WESTERHAUSEN, 1973; HERSH *et al.*, 1976a). Die Konzentration von sekretorischem IgA im Speichel wurde bei Patienten mit CLL und Makroglobulinämie Waldenström auch dann normal gefunden, wenn ein Mangel an Serum-IgA vorlag (PATAKFALVI *et al.*, 1971).

Einer besonderen Betrachtung bedarf die Tatsache, daß bei der CLL autoimmunologische Komplikationen, z.B. autoimmunhämolytische Anämien und Immunthrombozytopenien, in einem höheren Prozentsatz als bei den anderen Leukämieformen auftreten. Nach Beobachtungen an Versuchstieren, z.B. den zur spontanen Entwicklung autoimmunhämolytischer Anämien und maligner Lymphome neigenden New Zealand Black(NZB)-Mäusen, kann man davon ausgehen, daß sogenannte Suppressor-T-Zellen normalerweise die Bildung von Autoantikörpern durch B-Lymphozyten verhindern (GERSHON *et al.*, 1974; WEENS u. SCHWARTZ, 1974; WEIGLE *et al.*, 1975; TALAL, 1976). Das Auftreten autoimmunologischer Phänomene ist nach dieser Hypothese somit vorwiegend durch ein Versagen der T-Zellen-abhängigen Regulation der B-Lymphozyten zu erklären (HERSH *et al.*, 1976a). Überträgt man das genannte Konzept auf humanpathologische Veränderungen, so könnte bei der B-CLL in bestimmten Fällen eine primäre Funktionsstörung der Suppressor-T-Zellen und/oder ein relativer Mangel an derartigen Elementen bestehen, die eine Autoantikörperproduktion durch die zu postulierende Restpopulation normaler B-Lymphozyten oder durch die neoplastischen B-Zellen selbst zuläßt. Auf die komplexen Zusammenhänge zwischen chronischer Immunstimulation, Immundefizienz, autoimmunologischen Störungen und der Pathogenese der CLL sowie anderer maligner Non-Hodgkin-Lymphome wird in dem Beitrag „Ätiologie und Pathogenese der Non-Hodgkin-Lymphome" (Bd. II/7) ausführlich eingegangen.

Eine Beurteilung der immunologischen Kapazität der Patienten mit Non-Hodgkin-Lymphomen (außer CLL) wird dadurch erheblich erschwert, daß entsprechende Untersuchungen bisher erst von wenigen Arbeitsgruppen durchgeführt wurden und daß diese Ergebnisse nur in begrenztem Umfang miteinander verglichen werden können, da der pathologisch-anatomischen Lymphknotendiagnostik neben der „klassischen" Klassifikation, die u.a. in „Lympho"- und „Retikulumzell"-Sarkome, das großfollikuläre Lymphoblastom (Morbus Brill-Symmers) und die Makroglobulinämie Waldenström untergliedert, in neuerer Zeit auch das Einteilungsschema von RAPPAPORT (1966) und die Kiel-Klassifikation (LENNERT *et al.*, 1975) zugrundegelegt wurden. Da nach dem heutigen Stand des Wissens T-Zell-Lymphome selten sind (PATHOULI *et al.*, 1977), kann davon ausgegangen werden, daß der größte Teil der im folgenden dargelegten immunologischen Befunde bei Patienten mit Non-Hodgkin-Lymphomen erhoben wurde, die sich von der B-Zellen-Reihe ableiteten; dazu gehören z.B. das lymphozytische „Lymphosarkom" der klassischen Einteilung bzw. das „zentrozytische" Lymphom der Kiel-Klassifikation und das „lymphoplasmozytoide" Lymphom (Immunozytom), das die Makroglobulinämie Waldenström umfaßt (STEIN, 1976).

Die Blutlymphozytenzahl wird beim „Lymphosarkom" als normal bis vermehrt, beim „Retikulumzellsarkom" als vermindert oder normal angegeben (PAPAC, 1970). In fortgeschrittenen Krankheitsstadien kommt es offensichtlich häufig zu einer ausgeprägten Lymphozytopenie (ROSENBERG *et al.*, 1961). Etwa die Hälfte der nach RAPPAPORT klassifizierten Patienten mit Non-Hodgkin-Lymphomen wies zum Zeitpunkt der Diagnose eine Verminderung der Blutlymphozytenzahl (< 1500/µl) auf, ohne daß sich dabei Unterschiede zwischen den diffusen und nodulären Formen eruieren ließen (Bloomfield et al., 1976). Im Gegensatz dazu fanden Jones et al. (1977) bei Patienten mit diffusem histiozytischen Lymphom, das wahrscheinlich weitgehend dem immunoblastischen Lymphom der Kiel-Klassifikation entspricht (Lennert, 1976), deutlich niedrigere mittlere Blutlymphozytenzahlen als bei Kranken mit anderen diffusen sowie mit nodulären Lymphomen; 32% der Patienten mit diffusem histiozytischen Lymphom zeigten eine ausgeprägte Lymphozytopenie (< 1000/µl). Lee et al. (1974) stellten fest, daß sich Patienten mit nicht-leukämischen Non-Hodgkin-Lymphomen (Rappaport-Klassifikation) aller klinischen Stadien, die eine initiale Lymphozytopenie (< 1000/µl) aufgewiesen hatten, prognostisch ungünstiger als die übrigen Kranken verhielten. Bei retrospektiven Studien an Patienten, deren Non-Hodgkin-Lymphome nach der Kiel-Klassifikation diagnostiziert worden waren, ergab die Erstuntersuchung in den meisten Fällen normale Blutlymphozytenwerte; eine Lymphozytopenie wurde wesentlich seltener beobachtet (lymphoblastisches Lymphom: 8%; zentrozytisches Lymphom: 9%; zentroblastisch-zentrozytisches Lymphom: 13%; lymphoplasmozytoides Lymphom: 15%; immunoblastisches Lymphom: 28%) (Brittinger et al., 1976; Stacher et al., 1976). Nach Zugabe von Phytomitogenen (meist PHA) zu Kulturen von Blutlymphozyten wurden sowohl eine normale als auch eine verminderte bis aufgehobene Reaktivität festgestellt; die Zahl der untersuchten Patienten ist allerdings insgesamt nicht sehr groß (Hirschhorn et al., 1964; Quaglino u. Cowling, 1964; Trubowitz et al., 1966; Astaldi et al., 1968; Hersh u. Irvin, 1969; Salmon u. Fudenberg, 1969; Papac, 1970; Gajl-Peczalska et al., 1973; Hansen et al., 1974; Sheklashvili et al., 1976; Lapes et al., 1977). Die sekundäre Überempfindlichkeitsreaktion vom verzögerten Typ wurde bei Patienten mit „Lympho"- und „Retikulumzell"-Sarkomen der Krankheitsstadien I und II in 73—88% der Fälle positiv gefunden, während bei ausgedehnterem Befall (Stadien III und IV) nur noch 28 bzw. 16% der Kranken reagierten (Sokal u. Aungst, 1971). Auf die Möglichkeit einer Beziehung zwischen dem klinischen Zustand und dem positiven Ausfall der Hautreaktionen hatten Lamb et al. bereits 1962 hingewiesen. Bei den nach Rappaport klassifizierten Patienten mit Non-Hodgkin-Lymphomen, über die Gajl-Peczalska et al. (1973) und Lapes et al. (1977) berichten, war die sekundäre Überempfindlichkeitsreaktion vom verzögerten Typ meist auslösbar. In einer detaillierten Studie (71 Patienten) fanden Jones et al. (1977) bei Patienten mit diffusen Lymphomen eine verminderte Quote und geringere Intensität von Hautreaktionen nach Applikation von 5 Antigenen, die zur Prüfung der sekundären Überempfindlichkeitsreaktion vom verzögerten Typ benutzt wurden. Dagegen sprachen Kranke mit nodulären Lymphomen nur auf 2 Antigene (Streptokinase-Streptodornase, Mumps) vermindert an, während die Reaktion auf die 3 anderen Antigene (Candida albicans, Coccidioidin, Tuberkulin) normal ausfiel. Die wenigen Patienten mit „Lympho"- und „Retikulumzell"-Sarkomen, die allogenische Hauttransplantate erhalten hatten, zeigten meist eine verzögert einsetzende Abstoßungsreaktion (Green u. Corso, 1959; Miller et al., 1961). Die Fähigkeit der Patienten mit „Lympho"- und „Retikulumzell"-Sarkom sowie Makroglobulinämie Waldenström, eine humorale Immunantwort zu entwickeln, wird als annähernd normal (Larson u. Tomlinson, 1953; Heath et al., 1964) oder als vermindert (Geller, 1953; Barr u. Fairley, 1961; Saslaw et al., 1961; Fairley u. Akers, 1962; Pachter u. Havey, 1962; Fahey et al., 1963; Pitts u. McDuffie, 1967) angegeben. Auch hier scheint die Progredienz der Erkrankung mit einer Abschwächung der Immunreaktion einherzugehen (Libánsky, 1965). Die Serum-γ- bzw. Immun-

globulin-Konzentrationen sind offensichtlich — von Patienten mit sehr ausgedehntem Befall abgesehen — in der Mehrzahl der Fälle normal oder nur leicht
reduziert (ULTMANN et al., 1959; ROSENBERG et al., 1961; MILLER, 1962; LEON-
CINI et al., 1968; GAJL-PECZALSKA et al., 1973; BRITTINGER et al., 1976; LAPES
et al., 1977). Zu einer etwas differenzierteren Aussage gelangten JONES et al.
(1977) insofern, als sie bei Patienten mit diffusem histiozytischen Lymphom
eine Verminderung der Serum-IgA-Konzentration nachweisen konnten, während
Patienten mit nodulären Lymphomen einen kombinierten IgG- und IgA-Mangel
erkennen ließen; die Serum-IgM-Konzentration lag bei allen Patienten im Normbereich. Beim lymphoplasmozytoiden Lymphom der Kiel-Klassifikation, das
die Makroglobulinämie Waldenström der klassischen Nomenklatur einschließt,
treten in etwa der Hälfte der Fälle monoklonale Gammopathien, vorwiegend
vom IgM-Typ, auf (STACHER et al., 1976), die häufig mit einer Verminderung
von IgG und IgA einhergehen (MCKELVEY u. FAHEY, 1965; STACHER et al.,
1976). Im Vergleich dazu dürfte die Inzidenz einer derartigen Veränderung bei
allen malignen Non-Hodgkin-Lymphomen (noduläre und diffuse Formen der
RAPPAPORT-Klassifikation) nach Untersuchungen von MOORE et al. (1970) an
einer großen Patientenzahl etwa 4% betragen (2,5% IgM, 1,5% IgG). Bei den
nodulären und diffusen Lymphomen fand sich in 1,4—1,5% der Fälle eine
monoklonale Gammopathie vom IgG-Typ. Patienten mit nodulären Lymphomen wiesen nie eine monoklonale IgM-Vermehrung auf, während diese Veränderung bei 3,6% der Patienten mit diffusen Formen zu beobachten war.

II. Beeinträchtigung immunologischer Funktionen durch therapeutische Maßnahmen

Die Applikation zytostatisch wirkender Medikamente führt nicht nur zu einer
Depression des Knochenmarks mit konsekutiver Neutro-, Mono- und — weniger
ausgeprägt — Lymphozytopenie, sondern auch zu einer erheblichen Beeinträchtigung der verschiedenen immunologischen Funktionen. Die einzelnen Chemotherapeutika (einschließlich der Glukokortikoide) greifen dabei an unterschiedlichen
Stellen während des Ablaufs der Immunantwort ein. Neben einer Wirkung
auf die Antigen-Aufnahme (z.B. Actinomycin D, Glukokortikoide, Cyclophosphamid) und auf die Antigen-Erkennung oder auf Präkursorzellen (z.B. Glukokortikoide, Cyclophosphamid) sind Hemmeffekte auf die Lymphozytentransformation und -proliferation (z.B. Actinomycin D, Cyclophosphamid, L-Asparaginase, 5-Fluoruracil, 6-Mercaptopurin, Cytarabin, Amethopterin, Vinca-Alka-
loide) bekannt geworden. Die Antikörperbildung wird hauptsächlich durch Cyclophosphamid inhibiert, während Glukokortikoide mit Effektor-Funktionen der
zellvermittelten und der humoralen Immunität interferieren (Übersicht bei BO-
DEY et al., 1975). Gemessen am Ausfall der primären und sekundären humoralen
Immunantwort sowie der Überempfindlichkeit vom verzögerten Typ können
nach Untersuchungen an Versuchstieren und am Menschen Cyclophosphamid,
6-Mercaptopurin, Amethopterin und Procarbazin als die stärksten Immunsuppressiva angesprochen werden; dabei beeinträchtigen 6-Mercaptopurin, Amethopterin und Procarbazin im Bereich der humoralen Immunreaktionen vorwiegend die primäre Form (Tabelle 18). Der immunsuppressive Effekt der genannten
Medikamente ist meist nur dann nachweisbar, wenn das Antigen nach der
Gabe des Chemotherapeutikums appliziert wird. Cyclophosphamid und Procarbazin führen allerdings auch dann zu einer Reduktion der Immunreaktionen,

Tabelle 18. Beeinflussung der primären und sekundären humoralen Immunantwort und der Überempfindlichkeitsreaktion vom verzögerten Typ durch Chemotherapeutika. [Nach Bodey, G.P., et al.: Effects of cytotoxic and immunosuppressive agents on the immune system. Postgrad. Med. **58**, 67—74 (1975)]

Chemotherapeutikum	Hemmung der primären humoralen Immunantwort	Hemmung der sekundären humoralen Immunantwort	Hemmung der Überempfindlichkeitsreaktion vom verzögerten Typ	Eintritt der Wirkung in Abhängigkeit von der Exposition gegenüber den Antigenen
Cyclophosphamid	+ + +	+ +	+ + +	vor oder nach
Mechloräthaminhydrochlorid (Stickstoff-Lost)	±			vor
6-Mercaptopurin	+ +	±	+ +	nach
Amethopterin (Methotrexat)	+ +	±	+ +	nach
Cytarabin	+	±	±	nach
Vinca-Alkaloide	±	0	±	nach
Actinomycin D	±	0	±	nach
L-Asparaginase	+	±	+	nach
Procarbazin	+ +	0	+ +	vor oder nach

wenn das Antigen vor der Behandlung mit diesen Zytostatika verabfolgt wird (Hersh, 1974). Nach Untersuchungen von Lehane et al. (1975a, b) bewirkt Bleomycin beim Menschen weder eine Störung der zellulären noch der humoralen Immunität; die *in vitro* bei normaler Inkorporation von Leucin nachgewiesene Verminderung des Thymidin-Einbaus in PHA-stimulierte Lymphozyten wird als Ausdruck einer biochemischen Wirkung des Medikamentes auf die DNS interpretiert.

In einer älteren Studie fanden Hersh und Oppenheim (1967) eine deutliche Verminderung der Transformationsfähigkeit der Blutlymphozyten *in vitro* nach zytostatischer Behandlung (6-Mercaptopurin, Amethopterin, Cytarabin, Prednisolon) von Patienten mit akuter Leukämie. *In-vivo*-Untersuchungen an Patienten mit dieser Erkrankung haben ergeben, daß eine primäre Überempfindlichkeitsreaktion vom verzögerten Typ während der remissionsinduzierenden Therapie, für die Cyclophosphamid, Vincristin, Cytarabin und Prednison (sogenanntes COAP-Schema) verwendet wurden, in 60% der Fälle nicht zustande kam, während fast alle Patienten, die mit 6-Mercaptopurin, Vincristin, Amethopterin und Prednison (sogenanntes POMP-Schema) behandelt wurden, positiv reagierten; der Hemmeffekt trat nur dann ein, wenn das Antigen mindestens 5—8 Tage vor der Behandlung appliziert worden war (Hersh et al., 1971). Die sekundäre Überempfindlichkeitsreaktion vom verzögerten Typ blieb bei Patienten, die im Gefolge der remissioninduzierenden Behandlung keine Knochenmarkaplasie zeigten, offensichtlich unbeeinflußt, während etwa ein Drittel der Patienten, die eine Markaplasie entwickelten, eine Anergie erkennen ließ. Etwa die Hälfte der therapierten Patienten produzierte keine Antikörper gegen ein zur Prüfung der humoralen Immunantwort eingesetztes Testantigen. In dieser Studie wurde die zytostatische Therapie hauptsächlich mit Daunorubicin vorgenommen (Dupuy et al., 1971).

Die primäre humorale Immunantwort wurde durch die Gabe von Amethopterin, Methylglyoxal-bis-guanylhydrazon (Methyl-GAG), 6-Mercaptopurin, Vincristin und Prednison, die in Form einer Mono- oder Kombinationstherapie

Anwendung fanden, um 46—75% gehemmt; die Alloantikörper-Titer sowie die sekundäre Überempfindlichkeitsreaktion vom verzögerten Typ zeigten in diesem Krankengut keine Veränderungen (HERSH et al., 1965). Der inhibitorische Effekt von 6-Mercaptopurin und Amethopterin trat dann ein, wenn das Antigen 24 Stunden nach der Medikamentengabe getestet wurde; eine schrittweise Restitution der Reaktivität wurde 24—72 Stunden nach Beendigung der zytostatischen Behandlung beobachtet (HERSH et al., 1966). Eine Reduktion der Serum-IgG-(und IgM-)Konzentrationen, die sich während der Remissionsinduktion mit Amethopterin, 6-Mercaptopurin, Cyclophosphamid, Vincristin oder Mitomycin C entwickelte (MCKELVEY u. CARBONE, 1965; BLÄKER et al., 1967; KIRAN u. GROSS, 1969; RAGAB et al., 1970), bildete sich entweder nach Absetzen der Medikamente (mit Ausnahme von Cyclophosphamid; BLÄKER et al., 1967) oder auch bei Durchführung einer zytostatischen Dauertherapie zurück (MCKELVEY u. CARBONE, 1965; KIRAN u. GROSS, 1969); ein erneuter Abfall der Serum-IgG-Konzentration zeigte sich allerdings bei einem Wechsel des therapeutischen Regimes oder bei Auftreten eines Rezidivs (KIRAN u. GROSS, 1969; RAGAB et al., 1970).

Die Verlaufskontrolle bei Erwachsenen mit akuter Leukämie im Stadium der Remission, die eine Erhaltungstherapie mit Vincristin, Cytarabin und Prednison mit oder ohne Cyclophosphamid erhielten, führte zum Nachweis einer Verminderung der sekundären Überempfindlichkeitsreaktion vom verzögerten Typ und der Transformationsfähigkeit der Blutlymphozyten in vitro während der ersten 2—5 Monate. Nach 6 Monaten trat eine weitgehende Erholung dieser immunologischen Funktionen ein, eine erneute Verschlechterung signalisierte ein Rezidiv der Erkrankung (HERSH et al., 1973, 1974). Bei Kindern mit akuter lymphatischer Leukämie, die während der Remission 2—3 Jahre lang mit 6-Mercaptopurin, Amethopterin und Cyclophosphamid behandelt wurden, stellten BORELLA et al. (1972) sowie SEN und BORELLA (1973) eine ausgeprägte Lymphozytopenie mit bevorzugter Verminderung der B-Zellen fest; es wird diskutiert, daß es sich dabei um B-Lymphozyten handelt, die die antikörperabhängige Zytotoxizität vermitteln (CAMPBELL et al., 1973). Nach Absetzen der Zytostatika konnte im Laufe von 12 Monaten eine Normalisierung der T- und B-Lymphozytenzahlen verifiziert werden; außerdem kam es zu einer verstärkten Antikörperbildung gegen Antigene, gegenüber denen früher eine Exposition stattgefunden hatte, sowie zu einer Erholung der Lymphozytentransformationsfähigkeit in vitro (BORELLA et al., 1972; GREEN u. BORELLA, 1973; SEN u. BORELLA, 1973, 1974). Bei kindlichen akuten lymphatischen Leukämien bewirkte die übliche Radiotherapie des Zentralnervensystems eine stärkere Lymphozytopenie als die Chemotherapie (CAMPBELL et al., 1973). Die ionisierenden Strahlen führten bei diesen Patienten zu einer Verminderung der T-Lymphozyten (CAMPBELL et al., 1973), wie sie auch bei bestrahlten Erwachsenen mit Mammakarzinom beschrieben wurde (STJERNSWÄRD et al., 1972).

Neuere, bei Gesunden vorgenommene Untersuchungen über die Wirkung der Glukokortikoide auf immunologische Reaktionen haben zum Nachweis eines Abfalls der Serumkonzentration von IgG geführt; als Ursache dieser Veränderung sind ein gesteigerter Katabolismus und eine verminderte Synthese dieses Immunglobulins anzunehmen (BUTLER u. ROSSEN, 1973). Außerdem werden durch Glukokortikoide die Zahl und die bakterizide Kapazität der Blutmonozyten reduziert (RINEHART et al., 1974, 1975; YU et al., 1974), und es tritt ein Abfall der Blutlymphozytenzahl auf etwa 36% der Werte vor der Behandlung ein; dabei sind die T-Zellen stärker als die B-Zellen betroffen (YU et al., 1974). Die Restitution der normalen Verhältnisse erfolgte 24—48 Stunden nach Absetzen der Glukokortikoid-Medikation (Rinehart *et al.*, 1974, 1975; Yu *et al.*, 1974). Diese Beobachtungen sowie Untersuchungen über die immunologische Situation nach intermittierender und kontinuierlicher Applikation einzelner oder mehrerer Zytostatika lassen von der intermittierenden Therapie eine geringere Beeinträchtigung des Immunsystems erwarten (Bläker *et al.*, 1967; Hersh *et al.*, 1973; Bodey *et al.*, 1975).

Von einigen Autoren wurde die Hypothese aufgestellt, daß bei Patienten mit CLL und anderen Non-Hodgkin-Lymphomen autoimmunologische Komplikationen, insbesondere autoimmunhämolytische Anämien und Immunthrombozytopenien, durch eine Radio- oder zytostatische Chemotherapie ausgelöst werden können (Rosenthal *et al.*, 1955; Schwartz, 1965; Lewis *et al.*, 1966; Schwartz u. Costea, 1966). Während Ludwin *et al.* (1974) einen zeitlichen Zusammenhang zwischen dem Beginn einer Chemo- oder Radiotherapie und dem Auftreten autoimmunhämatologischer Komplikationen vermuten, wird diese Auffassung von Jones (1973) aufgrund seiner Beobachtungen an einer großen Zahl von Patienten mit Non-Hodgkin-Lymphomen nicht geteilt. Dieser Autor weist besonders auf die Tatsache hin, daß die autoimmunologischen Störungen in etwa der Hälfte der Fälle vor Einleitung jeglicher Therapie manifest wurden.

III. Häufigkeit, Manifestation und Therapie einzelner immunologischer Komplikationen

1. Autoimmunhämolytische Anämie

Bei etwa der Hälfte aller Patienten mit autoimmunhämolytischer Anämie läßt sich eine Leukämie oder eine Neoplasie des lymphoretikulären Systems (einschließlich Plasmozytom und Thymom) verifizieren (Pirofsky, 1969). Sie wird am häufigsten bei der CLL gefunden und betrifft etwa 10—25% der an dieser Erkrankung leidenden Patienten (Steinkamp *et al.*, 1963; Dacie, 1967; Miller, 1971; Rundles, 1972; Pirofsky, 1975; Phillips *et al.*, 1977). Eine wesentlich geringere Inzidenz (ca. 2%) fand dagegen Jones (1973, 1974) bei 515 Patienten mit Non-Hodgkin-Lymphomen, die entsprechend der Rappaport-Klassifikation diagnostiziert worden waren, so daß das Kollektiv wahrscheinlich nur wenige oder keine Fälle von CLL enthielt. Bei der Makroglobulinämie Waldenström bzw. dem lymphoplasmozytoiden Lymphom der Kiel-Klassifikation ist der Antiglobulin-Test häufig positiv (Osserman u. Isobe, 1972; Stacher *et al.*, 1976), eine klinisch manifeste hämolytische Anämie ist jedoch nur selten zu verifizieren (Dacie, 1967; Rastetter, 1975). Bei Patienten mit akuter Leukämie und CML ist diese Komplikation bisher nur selten beschrieben worden (Frumin u. Kohn, 1955; Wasserman *et al.*, 1955; Dausset u. Colombani, 1959; Desforges *et al.*, 1960; Dacie, 1967; Pirofsky, 1969).

Die autoimmunhämolytische Anämie ist in den meisten Fällen durch das Auftreten von Wärmeautoantikörpern vom IgG-Typ (positiver direkter Antiglobulin-Test) charakterisiert (Dacie, 1967; Pirofsky, 1969). Kryopathische Formen, bei denen Kälteagglutinine des IgM-Typs nachweisbar sind, werden demgegenüber nur sehr selten beobachtet; bestimmte Krankheitsentitäten sind dabei nicht bevorzugt betroffen (Übersicht bei Pirofsky, 1969).

Die hämolytische Komplikation bzw. der positive direkte Coombs-Test kann vor, synchron mit oder nach der Diagnose einer lymphoproliferativen Erkrankung auftreten (Rosenthal *et al.*, 1955; Dausset u. Colombani, 1959; Kyle *et al.*, 1959; DACIE, 1967; JONES, 1973; SWEET *et al.*, 1977). Bei der CLL besteht anscheinend keine Beziehung zwischen der Schwere und Dauer der Grunderkrankung einerseits und dem Auftreten einer Hämolyse andererseits (WINTROBE *et al.*, 1974).

Die Diagnose der autoimmunhämolytischen Anämie wird prinzipiell durch den Nachweis einer verstärkten Hämolyse gestellt. Der direkte Antiglobulin-Test fällt meist positiv aus. Es muß jedoch mit der Möglichkeit gerechnet werden, daß auch Coombs-negative Anämien auf immunologischem Wege zustandekommen, da bei einigen Patienten mit einer erworbenen, allerdings nicht auf dem Boden einer lymphoproliferativen Erkrankung entstandenen hämolytischen Anämie an der Oberfläche der Erythrozyten IgG-Antikörper in so niedriger Konzentration gefunden wurden, daß sie im Routine-Antiglobulin-Test noch nicht erfaßbar waren (GILLILAND *et al.*, 1971). Eine Retikulozytose als Ausdruck der kompensatorischen erythropoetischen Leistung des Knochenmarks kann fehlen oder nur gering ausgeprägt sein; dies wird gelegentlich dann beobachtet, wenn eine präexistente krankheits- oder therapiebedingte hypoproliferative Anämie durch eine Autoimmunhämolyse kompliziert wird (ROSENTHAL *et al.*, 1955; CROSBY u. RAPPAPORT, 1957; JONES, 1973; SACKS, 1974; WINTROBE *et al.*, 1974). Ein positiver Coombs-Test allein rechtfertigt noch nicht die Diagnose einer autoimmunhämolytischen Anämie, da er nicht immer mit einer manifesten Hämolyse einhergeht (PENGELLY u. WILKINSON, 1962; DACIE, 1967; SACKS, 1974). Differentialdiagnostisch muß die autoimmunhämolytische Anämie abgegrenzt werden von Anämien, die durch eine verminderte Erythropoese im Knochenmark (hypoproliferative Formen) oder ein verstärktes „Pooling" mit erhöhter Sequestration in der durch die Grunderkrankung vergrößerten Milz (CHRISTENSEN, 1971) zustandekommen. CHRISTENSEN (1971) weist darauf hin, daß bei autoimmunhämolytischen Anämien die Erythrozytensequestration in der Milz unabhängig vom Volumen des lienalen Erythrozytenpools verstärkt abläuft, während bei der rein splenogen bedingten Anämie eine Korrelation zwischen der Milzgröße und dem Erythrozytenabbau in diesem Organ besteht. Weiterhin muß eine aplastische Anämie im engeren Sinne ausgeschlossen werden (s.S. 275).

Bei der CLL ist der Nachweis einer ausgeprägten Anämie zum Zeitpunkt der Diagnose grundsätzlich als prognostisch ungünstiger Faktor aufzufassen (RAI *et al.*, 1975; PHILLIPS *et al.*, 1977), die autoimmunhämolytische Komplikation wirkt sich jedoch nicht zusätzlich verschlechternd auf die Überlebenszeit der Patienten aus (PHILLIPS *et al.*, 1977).

Therapie. s. Abschnitt 2. Immunthrombozytopenie.

2. Immunthrombozytopenie

Eine autoimmunologisch bedingte Thrombozytopenie mit hämorrhagischer Diathese stellt wie die autoimmunhämolytische Anämie eine Komplikation dar, die im Verlauf der CLL, anderer Non-Hodgkin-Lymphome und des Morbus Hodgkin auftritt, sie ist jedoch seltener (0,4% bei Patienten mit Non-Hodgkin-Lymphomen; JONES, 1973) als die autoimmunhämolytische Anämie (EBBE *et al.*, 1962; RUDDERS *et al.*, 1972; JONES, 1973; LUDWIN *et al.*, 1974). Wie die zuletzt genannte Komplikation geht sie in seltenen Fällen der klinischen Manifestation der lymphoproliferativen Erkrankung voraus (RUDDERS *et al.*, 1972; JONES, 1973), im allgemeinen entwickelt sie sich jedoch nach Stellung der Diagnose spontan oder im Verlaufe therapeutischer Maßnahmen (EBBE *et al.*, 1962; JONES, 1973; LUDWIN *et al.*, 1974; SACKS, 1974). Charakteristisch für die Immunthrombozytopenie ist ein starker, isolierter Abfall der Thrombozytenzahl (häufig bis auf Werte unter 20000 /µl), so daß die Thrombozytopenie viel stärker ausgeprägt ist als eine eventuell gleichzeitig bestehende Leukozytopenie und Anämie. Eine Thrombozytopenie durch verstärkte Sequestration in der vergrößerten Milz, die differentialdiagnostisch erwogen werden muß, ist meist nicht so schwer und häufig mit einer Leukozytopenie und/oder Anämie vergesellschaftet (Sacks, 1974). Da zuverlässige, im Routinebereich leicht anwendbare Methoden zum Nachweis von Antikörpern gegen Thrombozyten bisher weitgehend fehlen (Sacks, 1974), muß sich die Diagnose auf die genannten Kriterien sowie eventuell auf eine Vermehrung der Megakaryozyten im Knochenmark und den Nachweis einer verkürzten Überlebenszeit radioaktiv markierter Thrombozyten stützen.

Therapie. Das Auftreten einer autoimmunhämolytischen Anämie und/oder Immunthrombozytopenie stellt stets die Indikation zum Beginn einer spezifischen Therapie der Grunderkrankung dar (Wiltshaw, 1977). Es ist jedoch nicht erwiesen, daß eine günstige Beeinflussung des neoplastischen Prozesses regelmäßig mit einer wesentlichen Besserung der genannten Komplikationen einhergeht (Pirofsky, 1975). Daraus ergibt sich die Notwendigkeit, für die autoimmunhämolytische Anämie und die Immunthrombozytopenie ein eigenes, von der spezifischen Behandlung weitgehend unabhängiges Therapiekonzept zu entwickeln.

Glukokortikoide. Als Mittel der Wahl für die Behandlung der durch Wärmeautoantikörper induzierten hämolytischen Anämie gelten die Glukokortikoide. Es hat sich gezeigt, daß eine initiale Tagesdosis von 30–60 mg Prednison oder der Äquivalenzmenge eines anderen Glukokortikoids in den meisten Fällen in der Lage ist, eine klinisch-hämatologische Remission herbeizuführen (Pirofsky, 1975; Wiltshaw, 1977). Höhere Dosen sind offensichtlich nicht wirksamer, die Applikation von ACTH bringt keinen therapeutischen Vorteil (Pirofsky, 1975). Das Ansprechen der Patienten auf die Behandlung läßt sich an einem Rückgang der Hämolysezeichen und einer Stabilisierung des roten Blutbildes objektivieren, an die sich eine langsame Erholung dieser Parameter anschließt. Im Falle der Besserung ist eine allmähliche Reduktion der Tagesmenge des Glukokortikoids auf die tiefstmögliche Erhaltungsdosis erforderlich. Pirofsky (1975) empfiehlt, die von ihm vorgeschlagene initiale Tagesdosis von 60 mg Prednison so lange beizubehalten, bis der Hämatokrit 30% erreicht hat. Anschließend soll in wöchentlichen Schritten eine Verminderung der Tagesdosis um je 10 mg bis auf 30 mg stattfinden. In der Folgezeit wird die Reduktionsquote verringert (alle 1–2 Wochen 5 mg pro Tag weniger). Eine Tagesmenge von 10–15 mg soll 1–2 Monate lang beibehalten und dann von einer weiteren Verminderung um jeweils 2,5 mg täglich in Abständen von 2 Wochen gefolgt werden. Bei einer Exazerbation der Hämolyse ist die Dosis wieder so lange zu erhöhen, bis eine ausreichende Reaktion eintritt. Bleibt ein täglicher Prednisonbedarf von mehr als 10 mg bestehen, so ist eine Dauertherapie mit Glukokortikoiden allein nicht möglich.

Im Gegensatz zu Patienten mit autoimmunhämolytischer Anämie vom idiopathischen sowie vom symptomatischen Typ bei generalisiertem Lupus erythematodes, die eine Ansprechquote von 75–76% aufwiesen (Pirofsky, 1969), reagierten nur maximal 40–50% der Kranken, bei denen diese Störung als Komplikation einer CLL oder einer anderen lymphoproliferativen Erkrankung entstanden war, auf die alleinige Glukokortikoidtherapie (Kyle *et al.*, 1959; Pirofsky, 1969; Jones, 1973).

Eine günstige Beeinflussung der kryopathischen autoimmunhämolytischen Anämie läßt sich mit Glukokortikoiden offensichtlich nicht erzielen (DACIE, 1962; DAUSSET u. COLOMBANI, 1959; PIROFSKY, 1969; SWISHER, 1972; WINTROBE et al., 1974).

Bei einer Immunthrombozytopenie können anscheinend wie bei der idiopathischen thrombozytopenischen Purpura mit initialen täglichen Prednisondosen von 40—60 mg Besserungen induziert werden (EBBE et al., 1962; JONES, 1973; SACKS, 1974); für das weitere Vorgehen dürften die bei der autoimmunhämolytischen Anämie aufgestellten Richtlinien gelten.

Immunsuppressiv wirkende Medikamente. Es kann davon ausgegangen werden, daß bei autoimmunhämatologischen Störungen die Zugabe immunsuppressiv wirkender Medikamente, z.B. von Azathioprin bzw. 6-Mercaptopurin, 6-Thioguanin, Cyclophosphamid, Chlorambucil, Amethopterin oder Vincristin, zu Glukokortikoiden Besserungen zu bewirken vermag, die durch Nebennierenrindenhormone allein nicht erreicht werden können (SACKS, 1974; PIROFSKY, 1975). Bei der CLL und fortgeschrittenen Fällen von anderen Non-Hodgkin-Lymphomen, bei denen die spezifische Therapie meist mit Zytostatika (Mono- oder Kombinationstherapie) durchgeführt wird, erübrigt sich die oben genannte Maßnahme, da das Auftreten der autoimmunhämatologischen Komplikation — wie erwähnt — bereits die Indikation zur Einleitung der spezifischen Behandlungsmaßnahmen darstellt. In diesen Fällen kommt allenfalls ein Wechsel oder der zusätzliche Einsatz eines oder mehrerer Zytostatika in Betracht; hier muß jedoch unbedingt auch an die Möglichkeit einer günstigen Beeinflussung des Krankheitsbildes durch die Splenektomie gedacht werden. Die Zugabe immunsuppressiv wirkender Zytostatika zu den Glukokortikoiden ist jedoch immer dann erforderlich, wenn die spezifische Behandlung lediglich in der Applikation ionisierender Strahlen besteht (z.B. bei Patienten mit bestimmten Non-Hodgkin-Lymphomen der Stadien I und II); dies gilt insbesondere für Patienten, bei denen die Splenektomie bereits im Rahmen von Staging-Maßnahmen stattgefunden hat.

In Einzelfällen von idiopathischer Kälteagglutininkrankheit wurde eine Suppression der Antikörperproduktion durch Cyclophosphamid (SCHUBOTHE, 1966) oder Chlorambucil (OLESEN, 1964; DACIE u. WORLLEDGE, 1969; HIPPE et al., 1970) mit Rückgang der Hämolyse erreicht.

Splenektomie und Milzbestrahlung. Die Splenektomie ist immer dann zu erwägen, wenn sich die autoimmunologische Komplikation durch die beschriebene medikamentöse Therapie nicht unter Kontrolle bringen läßt. Als wichtige Entscheidungshilfe für die Frage des chirurgischen Vorgehens ist bei autoimmunhämolytischer Anämie mit Wärmeautoantikörpern der Nachweis einer verstärkten Sequestration markierter Erythrozyten in der Milz anzusehen (PIROFSKY, 1969; BOWDLER, 1975). Das Risiko der Splenektomie, das früher recht hoch war (STRUMIA et al., 1966), ist durch die in jüngerer Zeit erfolgte Verbesserung der operativen Technik sowie der prä- und postoperativen Behandlung geringer geworden (MORRIS et al., 1975; PIROFSKY, 1975). Patienten mit CLL, deren Erkrankung weit fortgeschritten und insgesamt therapierefraktär geworden ist, sollten diesem Eingriff allerdings wegen der Gefahr letaler Komplikationen nicht mehr unterzogen werden (WILTSHAW, 1977).

Die Chance, eine idiopathische autoimmunhämolytische Anämie durch die Splenektomie zu bessern, wird von BOWDLER (1975) bei 50% angesetzt, ein Prozentsatz, der bereits 1950 von WELCH und DAMESHEK mitgeteilt wurde. Im

Vergleich dazu stellten die zuletzt genannten Autoren bei symptomatischen Formen nur eine Erfolgsquote von 33% fest; in diesem Kollektiv waren allerdings nur wenige Patienten mit CLL enthalten. Aus Beobachtungen an kleinen Gruppen von Patienten mit CLL und anderen Non-Hodgkin-Lymphomen geht hervor, daß die Splenektomie in Einzelfällen einen zum Teil langdauernden Rückgang der Hämolyse zu bewirken vermochte (Welch u. Dameshek, 1950; Fisher et al., 1952; Crosby u. Rappaport, 1957; Strumia et al., 1966; Jones, 1973).

Bei kryopathischer autoimmunhämolytischer Anämie dürfte die Splenektomie keinen wesentlichen therapeutischen Gewinn bringen, da die in der Kälte wirkenden Autoantikörper im allgemeinen komplette, komplementabhängige Hämagglutinine darstellen, die zu einer intravasalen Hämolyse oder zu einer Sequestration der Erythrozyten in der Leber führen, während der Abbau in der Milz meist nur gering ist (Pirofsky, 1969, 1975).

Nach Djaldetti et al. (1962) führte die Bestrahlung der Milz (200–700 rd) bei einigen CLL-Patienten mit schwerer Hämolyse, die auf eine Glukokortikoid- und Zytostatika-Behandlung nicht angesprochen hatten, zu einer Besserung; allerdings war bei keinem der genannten Patienten ein positiver direkter Antiglobulin-Test gefunden worden. Über einen durch die Milzbestrahlung (maximal 778 rd) induzierten temporären Rückgang der Hämolyse bei einigen CLL- und CML-Patienten mit autoimmunhämolytischer Anämie berichtet Pirofsky (1969, 1975).

Weitere therapeutische Maßnahmen. Die Applikation von Antilymphozytenglobulin oder Antithymozytenserum hatte bei einzelnen Patienten mit autoimmunhämolytischer Anämie und Immunthrombozytopenie verschiedener Genese, die teilweise gegenüber der konventionellen Therapie refraktär waren, überraschende Besserungen zur Folge (Pirofsky, 1975; Marmont et al., 1976).

ε-Aminocapronsäure, die durch die Blockade der C1-Proesterase die Aktivierung des Komplementsystems inhibieren kann, wirkte sich bei einigen von Bardana et al. (1970) und Pirofsky (1975) beobachteten Patienten mit Kälteagglutininkrankheit günstig aus.

Rosenfield (1976) weist darauf hin, daß bei Vorliegen von Kälteautoantikörpern auch wiederholte Plasmapheresen, bei denen allerdings keine Abkühlung des Blutes eintreten darf, von Nutzen sein können.

Heparin wurde in Einzelfällen von autoimmunhämolytischer Anämie (Wärmetyp) mit (Heine et al., 1964; Ten Pas u. Monto, 1966) und ohne Erfolg (Pirofsky, 1969; Bardana et al., 1970) eingesetzt. Fraglich ist weiterhin, ob eine Thymusbestrahlung oder die Exstirpation des nicht vergrößerten Thymus, die bei Kleinkindern eine autoimmunhämolytische Anämie anscheinend zu bessern vermag, auch für den Erwachsenen von Wert ist (Wilmers u. Russell, 1963; Karaklis et al., 1964; Oski u. Abelson, 1965; Mackay u. Smalley, 1966; Pirofsky, 1969).

Bluttransfusionen. Bei autoimmunhämolytischer Anämie ist damit zu rechnen, daß sich für eine geplante Transfusion kein vollständig kompatibles Blut finden läßt. Dies hängt häufig damit zusammen, daß die autologen Antikörper des Patienten mit den in der Blutbank üblichen Typisierungs- und Kompatibilitätsreaktionen interferieren. Außerdem können die Erkennung und Identifizierung von Alloantikörpern bei Vorliegen einer autoimmunologischen Störung große Probleme aufwerfen (Rosenfield, 1976). Da somit die Substitution von Blut bei Patienten mit autoimmunhämolytischer Anämie stets mit dem Risiko schwerer Transfusionsreaktionen belastet ist, muß die Indikation zu diesem therapeutischen Eingriff so streng wie möglich gestellt werden. Dies bedeutet, daß nur bei einer Anämie, deren Schwere im individuellen Fall mit der akuten Gefahr kardiovaskulärer oder neurologischer Komplikationen verbunden ist, transfundiert werden darf. Da die Toleranz der Patienten gegenüber der anämiebedingten Hypoxie bei Einhalten strenger Bettruhe im allgemeinen relativ hoch ist bzw. von Fall zu Fall erheblich schwankt, lassen sich für die Hämoglobinkonzentration und die Erythrozytenzahl keine unteren Grenzwerte angeben, die die Notwendigkeit einer Bluttransfusion signalisieren. In diesem Zusammenhang ist außerdem zu bedenken, daß die übertragenen Erythrozyten bei dekompensierter autoimmunhämolytischer Anämie meist rasch wieder hämolysiert werden, so daß nur ein vorübergehender Effekt resultiert (PIROFSKY, 1975).

3. Aplastische Anämie im engeren Sinne (Pure red cell aplasia)

Es wurden einzelne Patienten mit CLL beschrieben, bei denen das Auftreten einer Anämie weitgehend auf eine isolierte Aplasie der Erythropoese im Knochenmark zu beziehen war (aplastische Anämie im engeren Sinne) (STOHLMAN et al., 1971; ABELOFF u. WATERBURY, 1974). Bei diesen Störungen fanden sich wie bei der primären Form der aplastischen Anämie im engeren Sinne, die häufig mit einem Thymom einhergeht (DAMESHEK et al., 1967; KRANTZ, 1973), neben einer starken Verminderung der Erythrozytenzahl im peripheren Blut eine ausgeprägte Retikulozytopenie und ein fast vollständiges Fehlen der erythropoetischen Vorstufen im Knochenmark. In einem Fall bestanden gleichzeitig eine autoimmunhämolytische Komponente mit positivem direkten Antiglobulin-Test und eine Thrombozytopenie (STOHLMAN et al., 1971). Bei einem weiteren Patienten war die Erythrozytenüberlebenszeit deutlich verkürzt, so daß ebenfalls zusätzlich eine verstärkte periphere Hämolyse diskutiert werden mußte (ABELOFF u. WATERBURY, 1974).

Die primäre Form der aplastischen Anämie im engeren Sinne wird heute als Autoimmunerkrankung aufgefaßt, wobei inhibitorisch wirkende IgG-Antikörper gegen erythropoetische Vorstufen im Knochenmark und gegen zirkulierendes Erythropoetin die entscheidende pathogenetische Rolle spielen dürften (KRANTZ, 1973; SACKS, 1974; MARMONT et al., 1975; MARMONT, 1977). Weitere Untersuchungen müssen zeigen, ob für die Entstehung aplastischer Anämien im engeren Sinne bei der CLL analoge Mechanismen in Frage kommen.

Die bisher vorliegenden spärlichen Mitteilungen lassen vermuten, daß durch die Applikation von Glukokortikoiden mit oder ohne Cyclophosphamid oder die Splenektomie ein Rückgang der Anämie mit Wiederauftreten erythropoetischer Vorstufen im Knochenmark erzielt werden kann (STOHLMAN et al., 1971; ABELOFF u. WATERBURY, 1974). Bei 1 Patienten mit primärer aplastischer Anämie im engeren Sinne, bei dem 2 Jahre vor dem Auftreten der Anämie ein Thymom entfernt worden war, wurde die Therapie mit Glukokortikoiden und Cyclophosphamid erst nach Durchführung der Milzexstirpation wirksam (SAFDAR et al., 1970). Es wird diskutiert, daß durch die Splenektomie ein Hauptbildungsort spezifischer Autoantikörper eliminiert wird (SACKS, 1974).

4. Immunglobulinmangel (sekundäres Antikörpermangelsyndrom)

Angaben über die Häufigkeit eines Immunglobulinmangels bei Patienten mit Leukämien und malignen Non-Hodgkin-Lymphomen finden sich in den Abschnitten C,II und F,I. Wie aus Abschnitt F,II hervorgeht, können Störungen der humoralen Immunantwort bzw. eine Verminderung der Serumimmunglobu-lin-Konzentrationen auch durch Glukokortikoide und Zytostatika induziert wer-den.

Therapie. Für die Behandlung eines Immunglobulinmangels kommen bisher fast nur entsprechende Substitutionsmaßnahmen in Betracht. Einen anderen Weg weist lediglich die Mitteilung von Johnson (1977), der bei Patienten mit CLL, die einer Ganzkörperbestrahlung unterzogen worden waren und auf diese Therapie ansprachen, einen Anstieg der Serumimmunglobulin-Konzentrationen feststellen konnte, ein Effekt, der bei dieser Erkrankung durch die sonst üblichen therapeutischen Maßnahmen in der Regel nicht zu erzielen ist (Miller *et al.,* 1962; Wintrobe *et al.,* 1974).

Für den Ersatz von Immunglobulinen stehen intramuskulär oder intravenös applizierbare Präparationen von humanem γ-Globulin zur Verfügung (Ta-belle 19). Es handelt sich dabei vorwiegend um Anreicherungen von intaktem IgG oder IgG-Anteilen, die nur geringfügige Mengen anderer Immunglobuline enthalten. Neuerdings sind auch Konzentrate im Handel, die sich aus IgG (80 mg/ml) und IgA (20 mg/ml) oder IgM (20 mg/ml) zusammensetzen, jedoch nur intramuskulär injiziert werden können (Barandun *et al.,* 1975).

Natives γ-Globulin, wie es in der 16%igen Standard-Handelspräparation vorliegt, sollte wegen der bei immundefizienten Patienten bestehenden Gefahr schwerer Nebenwirkungen nach intravenöser Zufuhr, die nach Barandun (1964) sowie Barandun *et al.* (1975) vorwiegend auf eine unspezifische, d.h. ohne Antigenbeteiligung ablaufende Aktivierung des Komplementsystems durch IgG-Aggregate zurückzuführen ist, nur noch intramuskulär oder subkutan verabfolgt werden. Es wird langsam aus der Muskulatur resorbiert. Die maximale Serum-konzentration nach intramuskulärer Gabe beträgt lediglich etwa 30% derjenigen, die mit derselben Dosis nach intravenöser Applikation zu erzielen ist; sie wird außerdem erst am 4.—6. Tag nach der Injektion beobachtet. Selbst kleine Dosen von intramuskulär appliziertem Standard-γ-Globulin führen an der Injektions-stelle zu schmerzhaften Lokalreaktionen; bei antikoagulierten Kranken oder Patienten mit einer krankheits- oder therapiebedingten hämorrhagischen Dia-these ist diese Applikationsart kontraindiziert (Barandun *et al.,* 1975).

Ein akuter und/oder hoher Bedarf an Immunglobulinen, wie er gelegentlich bei Patienten mit Leukämien und malignen Non-Hodgkin-Lymphomen besteht, kann somit nur durch die intravenöse Injektion von γ-Globulin gedeckt werden. Für die Herstellung von Präparationen, die bei intravenöser Verabreichung keine oder eine klinisch nicht relevante unspezifische antikomplementäre Wirkung entfalten und daher gut verträglich sind, können folgende Verfahren angewandt werden (Barandun *et al.,* 1975, 1976):

a) Nachträgliche Entfernung von Immunglobulin-Aggregaten, die eine unspezifi-sche Aktivierung des Komplementsystems auslösen können, aus Standard-Präparationen.
b) Proteolytische Abspaltung oder chemische Modifikation des komplementakti-vierenden Fc-Anteils von IgG.
c) Verhinderung der Bildung komplementaktivierender Aggregate bei der Her-stellung.

Versuche, Immunglobulin-Aggregate nachträglich mit verschiedenen Methoden, z.B. durch Verdünnung mit Vollblut oder Plasma, Ultrazentrifugation, Milli-pore-Filtration oder Adsorption an Aktivkohle bzw. Tricalciumphosphat, zu eliminieren, sind unbefriedigend geblieben, da auch die so gewonnenen Präparationen bei Patienten mit Immunglobulin-Synthesestörungen (insbesondere mit IgA-Mangel) noch zu stärkeren Unverträglichkeitsreaktionen führen können.

Die Behandlung von Standard-γ-Globulin mit dem proteolytisch wirkenden Enzym Pepsin bewirkt eine Spaltung des IgG-Moleküls unmittelbar hinter der Disulfid-Brücke. Die auf diese Weise gewonnene Präparation enthält neben geringen Konzentrationen von Pepsin-resistentem monomeren und dimeren IgG vorwiegend das bivalente F (ab')$_2$-Fragment. Vom abgespaltenen Fc-Fragment liegen der sogenannte pFc'-Anteil und kleine Peptide vor, die keine antikomplementäre Aktivität besitzen, so daß auch bei Patienten mit schwerer Immundefizienz eine praktisch risikolose Applikation möglich ist. Das kleine F (ab')$_2$-Fragment weist eine bessere Diffusion in den Extravasalraum als natives IgG auf; in Tierversuchen konnten F (ab')$_2$-Moleküle mit Antikörperaktivität intrazellulär nachgewiesen werden (VOLLERTHUN et al., 1977).

Die Inkubation von IgG mit Plasmin, das das Molekül unmittelbar vor der Disulfid-Brücke spaltet, läßt zwei identische, monovalente Fab-Fragmente sowie ein Fc-Fragment entstehen. 30–40% des IgG erweisen sich allerdings als Plasmin-resistent, so daß eine bestimmte Menge von dimerem IgG, monomerem 7S-IgG und von Fragmenten mit einem Molekulargewicht von etwa 115000 erhalten bleibt. Dennoch ist die klinische Verträglichkeit anscheinend auch bei agammaglobulinämischen Patienten gut, da die Präparation selbst nach langer Lagerung keine unspezifische Komplementaktivierung auslöst. Insgesamt unterscheidet sich die immunologische Kapazität nicht wesentlich von derjenigen des Ausgangsmaterials (Standard-γ-Globulin); die intakten 7S-Antikörper weisen offensichtlich die Fähigkeit auf, im Komplex mit ihrem spezifischen Antigen Komplement zu aktivieren.

Die Behandlung der Cohnschen Fraktion II mit Säure (pH 4,1) führt interessanterweise zu einem weitgehenden Verlust der unspezifischen antikomplementären Eigenschaften, obwohl dadurch keine Spaltung des IgG eintritt und in der Präparation neben einer aus monomerem 7S-IgG bestehenden Hauptkomponente auch dimere und polymere IgG-Moleküle gefunden wurden. Da dieses Immunglobulin-Präparat Antikörperaktivitäten besitzt, die im Vergleich zu Standard-γ-Globulin nicht wesentlich vermindert sind, und da das monomere IgG bei Anwesenheit des spezifischen Antigens Komplement zu aktivieren vermag, ist es für den klinischen Einsatz gut geeignet. Als Nachteil ist die Tatsache anzusehen, daß sich bei Lagerung im Verlauf einiger Monate eine Aggregation einstellt, die mit einer antikomplementären Wirkung einhergeht.

Auf eine chemische Veränderung des Fc-Anteils des IgG mit konsekutivem Verlust der Fähigkeit, das Komplementsystem unspezifisch zu aktivieren, zielt die Behandlung von Immunglobulin mit β-Propiolacton. Die Präparation, aus der das überschüssige, toxische β-Propiolacton durch Hydrolyse bei pH 8,0 und 37°C entfernt wird, setzt sich vorwiegend aus einer 7S-Komponente und — zu einem kleineren Teil — aus aggregiertem Material zusammen. Die biologische Verträglichkeit scheint meist gut zu sein, die Antigenbindungsfähigkeit der Antikörper und die spezifische Komplementaktivierung durch Antigen-Antikörper-Komplexe sollen nicht wesentlich reduziert sein.

In dem Bestreben, eine Spaltung oder chemische Alteration der Immunglobuline zu vermeiden, werden in neuerer Zeit Versuche unternommen, die Bildung antikomplementär wirkender Aggregate im Verlauf der Fraktionierung zu verhindern. Dies ist offensichtlich z.B. durch Ausschaltung von Grenzflächenwirkungen, die eine Aggregation und unspezifische Komplementaktivierung zu induzieren vermögen, mittels Zusatz von oberflächenaktiven Substanzen, z.B. Polyäthylenglykol oder Polyvinylpyrrolidon oder Biopolymeren, z.B. Albumin oder Gelatine, möglich; ein entsprechend hergestelltes Präparat befindet sich bereits im Handel (Schneider u. Ziegler, 1976), ohne daß seine Verträglichkeit bei Risikopatienten bisher abschließend beurteilt werden kann. Nicht unerwähnt bleiben darf der Versuch, eine Antikörpersubstitution durch Applikation von Frischplasma vorzunehmen, das sofort nach der Entnahme tiefgefroren wird. Die Verträglichkeit dieser Präparation ist gut. Als Nachteile sind jedoch u.a. die relativ niedrigen Immunglobulin-Konzentrationen (IgG etwa 10 mg/ml, IgA etwa 2 mg/ml, IgM etwa 1 mg/ml), die eine adäquate Substitution nur über die Verabreichung großer Volumina möglich machen (Gefahr der Kreislaufüberlastung), das etwas höhere Hepatitisrisiko, die Gefahr von Transfusionsreaktionen durch die Anwesenheit von Antikörpern, die mit den Empfänger-Erythrozyten reagieren, und die Möglichkeit einer Sensibilisierung IgA-defizienter Patienten durch das in diesen Präparationen in größerer Menge als in anderen Zubereitungen enthaltene Serum-IgA anzusehen.

Wie aus Tabelle 19 hervorgeht, ist die *In-vivo*-Halbwertszeit des Pepsin-behandelten Präparates im Gesamtorganismus recht kurz (2 Tage), während alle anderen Präparationen eine wesentlich längere Verweildauer (15—22 Tage) aufweisen (Barandun *et al.*, 1976). Die Eliminationsrate der in Pepsin-behandelten Zubereitungen vorwiegend enthaltenen F (ab')$_2$-Fragmente aus dem Plasma beträgt nur 10—20 Std (Janeway *et al.*, 1968; Mai u. Bläker, 1971), während sie bei Präparaten, die zu 30—98% aus intaktem IgG bestehen, zwischen 4 und 22 Tagen schwankt (Janeway *et al.*, 1968; Bläker *et al.*, 1972). Alle Präparationen weisen die Fähigkeit zur Virus- und Toxin-Neutralisation auf, die Bakteriolyse und Phagozytose werden dagegen nur durch Standard-γ-Globulin und frisch gefrorenes Plasma in normaler Weise begünstigt; Pepsin-behandelte Immunglobuline haben diese Eigenschaft offensichtlich verloren (Barandun *et al.*, 1976). Es ist jedoch bemerkenswert, daß F(ab')$_2$-Fragmente im Tierexperiment eine Schutzwirkung gegenüber bakteriellen Infektionen entfalten (Steele *et al.*, 1975; Ronneberger u. Zwisler, 1977) und *in vitro* eine Aktivierung des Komplementsystems über den „alternative pathway" induzieren können (Fujita *et al.*, 1976; Perrin *et al.*, 1976).

Hat die klinische Anwendung von Immunglobulinen eine Infektionsprophylaxe zum Ziel, sollten Präparationen mit langer Halbwertszeit angewandt werden. Pepsin-behandelte Zubereitungen sollten dagegen der Therapie bereits etablierter Infektionen vorbehalten bleiben; sie dürften bei dieser Indikation — nicht zuletzt wegen ihrer guten Gewebegängigkeit (Vollerthun *et al.*, 1977) — zu bevorzugen sein.

Es ist unbestritten, daß Immunglobulin-Präparationen für die Prophylaxe bestimmter viraler und bakteriotoxischer Infektionskrankheiten geeignet sind; bei einem Teil dieser Erkrankungen lassen sich auch nach der klinischen Manifestation noch günstige Effekte erzielen. Als allgemein anerkannte Indikationen für die prophylaktische Gabe von Immunglobulinen werden die Virushepatitis A (Verwendung von Standard-γ-Globulin oder einem entsprechenden intravenös applizierbaren Präparat), die Virushepatitis B (Verwendung von Hyperimmunglobulin) und der Tetanus (Verwendung von Hyperimmunglobulin) angesehen. Bei Risikopatienten stellen Röteln, Infektionen mit dem Varicella-Zoster-Virus und Pocken spezielle Indikationen dar, die zur Applikation des entsprechenden Hyperimmunglobulin-Präparates Anlaß geben. Dieselbe Patientengruppe sollte auch einer Masernprophylaxe unterzogen werden, für die Standard-γ-Globulin oder entsprechende intravenös anwendbare Präparate in Frage kommen. Ob der Gabe von Hyperimmunglobulin bei Exposition gegenüber Mumps oder Keuchhusten prophylaktische Wirkung zukommt, ist noch nicht gesichert (Ba-

Tabelle 19. Zusammensetzung und Eigenschaften verschiedener Immunglobulinpräparationen. [Nach: BARANDUN, S., et al.: Prophylaxe und Therapie mit γ-Globulin. Allgemeine Charakterisierung und klinische Anwendung von γ-Globulin-Präparaten. Schweiz. med. Wschr. **106**, 533−542 (1976)]

Präparation	Eiweißkonzentration der gebrauchsfertigen Lösung (g/dl)	Einzeldosis (ml/kg Körpergewicht)	Applikation	Verträglichkeit	Antikörperspektrum (im Vergleich zum Ausgangsplasma)	Fähigkeit zur Virus- und Toxin-Neutralisation	Begünstigung der Bakteriolyse und Phagozytose	Mittlere biologische Halbwertszeit[a]	Hauptindikation zur klinischen Anwendung
Standard-γ-Globulin	16	0,1−0,5	im./sc.	meist gut[b]	IgA und IgM nur in Spuren vorhanden	vorhanden	vorhanden	22 Tage	Prophylaxe
Pepsin-behandeltes γ-Globulin	5	1−3	iv.	meist gut	IgA und IgM nur in Spuren vorhanden	vorhanden	nicht vorhanden	2 Tage	Therapie
Plasmin-behandeltes γ-Globulin	1−5	1−3	iv.	meist gut	IgA und IgM fehlen, IgG eingeschränkt	vorhanden	teilweise vorhanden	22 Tage (Plasmin-resistente Komponente)	Prophylaxe, Therapie
Säure-behandeltes γ-Globulin	0,6−1,8	0,5−2	iv.	meist gut	IgA und IgM nur in Spuren vorhanden	vorhanden	teilweise vorhanden	18 Tage	Prophylaxe, Therapie
β-Propiolacton-behandeltes γ-Globulin	5	Prophylaxe von Virusinfektionen: 1−3[c] Substitution bei AMS[d]: 2[c] Therapie von Infektionen: 3−6[c]	iv.	meist gut	IgM fehlt, IgA vermindert	vorhanden	teilweise vorhanden	15 Tage	Prophylaxe, Therapie
Frisch gefrorenes Plasma	Gesamteiweiß: 5−6; Immunglobuline: 1−1,5	10−20	iv.	meist gut[e]	identisch	vorhanden	vorhanden	22 Tage (Serum-IgG)	Prophylaxe, Therapie

[a] Eliminationsrate aus dem Gesamtorganismus (Plasmahalbwertszeit in der Regel etwas kürzer).
[b] Reizerscheinungen an der Injektionsstelle möglich.
[c] Angaben eines Herstellers.
[d] AMS = Antikörpermangelsyndrom.
[e] Enthält Antikoagulans.

Randun *et al.*, 1976). Einzelheiten der Prophylaxe und Therapie von Virusinfektionen, die für Patienten mit Leukämien und malignen Non-Hodgkin-Lymphomen relevant sind, sind in Abschnitt C, XI, 2 dargestellt.

Wird eine Prophylaxe und/oder Therapie bakterieller Infektionen mit Immunglobulinen in Erwägung gezogen, ist zu bedenken, daß spezifische Antikörper vorzugsweise über eine Opsonierung der Bakterien wirken und daß dafür wesentlich größere Mengen von Immunglobulinen erforderlich sind als für die Neutralisierung von Viren und Exotoxinen. Wenn ein derartiger Effekt durch eine handelsübliche Präparation von Immunglobulinen bei Patienten mit sekundärem Antikörpermangelsyndrom erzielt werden soll, muß dieses Produkt nach Möglichkeit alle Antikörper gegen endemische pathogene Bakterien enthalten und in hoher Dosierung intravenös verabfolgt werden (Barandun *et al.*, 1975, 1976). Die Intervalle zwischen den einzelnen Gaben sind vom Ausmaß des Antikörpermangelsyndroms und — bei manifester Infektion — von der Schwere der Komplikation sowie der biologischen Halbwertszeit der verwendeten Präparation abhängig zu machen. Von den Herstellern werden als Dosierungsrichtlinien z.B. für das β-Propiolacton-behandelte Immunglobulin 2 ml der 5%igen Lösung pro kg Körpergewicht zur Substitution (Wiederholung in vierwöchigen Intervallen) und 3—6 ml der 5%igen Lösung pro kg Körpergewicht zur Therapie empfohlen. Eine Behandlung mit Pepsin-behandelten Immunglobulinen macht die Gabe von 1—3 ml der 5%igen Lösung pro kg Körpergewicht erforderlich, die Applikation ist in Abhängigkeit vom klinischen Bild eventuell in Abständen von wenigen Tagen zu wiederholen. Die Notwendigkeit, bei schweren bakteriellen Infektionen Pepsin-behandelte Präparationen in kürzeren Intervallen als β-Propiolacton-behandelte Produkte zu verabreichen, wird nicht zuletzt durch Untersuchungen über die Beeinflußbarkeit einer experimentell induzierten Staphylokokkensepsis bei der Maus nahegelegt; bei diesen Untersuchungen konnte eine Vermehrung der Bakterien in der Milz durch eine Pepsin-behandelte Immunglobulin-Präparation für die Dauer von 12 Std hintangehalten werden, während ein vergleichbarer Effekt nach Gabe einer β-Propiolacton-behandelten Zubereitung mindestens 48 Std anhielt (Tata u. Werner, 1974a, b).

In einer älteren kontrollierten Studie, für die von Bodey *et al.* (1964) Patienten mit akuter Leukämie herangezogen wurden, ergab sich kein Anhalt dafür, daß bakterielle Infektionen durch Standard-γ-Globulin (10 ml/m^2 Körperoberfläche einer 16,5%igen Lösung für die Dauer von 10 Tagen intravenös) ohne Zusatz von Antibiotika zu beeinflussen sind. Einzelmitteilungen schließen dagegen die Möglichkeit nicht aus, daß γ-Globuline in der Kombination mit Antibiotika bei Patienten mit Leukämien und Lymphomen eine günstige Wirkung entfalten (Stampfli *et al.*, 1959; Miller *et al.*, 1962; Hasegawa *et al.*, 1971; Ishiguro *et al.*, 1972). Außerdem wurde durch Dauersubstitution von γ-Globulin bei einzelnen Patienten mit Makroglobulinämie Waldenström und Plasmozytom anscheinend ein Rückgang der Infektneigung erreicht (Stampfli *et al.*, 1959).

In dieser letztlich ungeklärten Situation erscheint es sinnvoll, bei Patienten mit Leukämien und malignen Non-Hodgkin-Lymphomen, die ein krankheits- und/oder therapiebedingtes Antikörpermangelsyndrom aufweisen und zu rezidivierenden Infektionen neigen, zur Prophylaxe eine regelmäßige Substitution mit einer Immunglobulin-Präparation von langer biologischer Halbwertszeit durchzuführen. Tritt bei Patienten dieser Gruppe eine akute Infektion auf, wird auch die therapeutische Anwendung von Immunglobulinen zusammen mit Antibiotika bzw. Chemotherapeutika als notwendig erachtet. Dagegen ist eine schwere Infektion bei Patienten ohne nachweisbaren Immunglobulinmangel nur als relative Indikation für die Applikation von γ-Globulin anzusehen.

5. Monoklonale Gammopathien

Über die Häufigkeit des Auftretens einer monoklonalen Gammopathie bei Patienten mit Leukämien und malignen Lymphomen s.S. 263 u. 276.

Die Hauptgefahr dieser Komplikation besteht in der Entwicklung eines Hyperviskositätssyndroms mit hämorrhagischer Diathese (s. Abschnitt D, II) sowie neurologischen, ophthalmologischen und kardiovaskulären Störungen (OSSERMAN u. ISOBE, 1972; WINTROBE *et al.*, 1974). Es ist auf die Anwesenheit großer Mengen von asymmetrischen Molekülen im Serum zurückzuführen und tritt vorwiegend bei monoklonaler IgM-Vermehrung auf; eine klinische Symptomatik wird meist erst bei einer Erhöhung der Serumviskosität auf das Fünffache der Norm beobachtet (FRANKLIN u. BUXBAUM, 1977). Nach MAC KENZIE und LEE (1977) lassen Patienten mit dem Bild des Hyperviskositätssyndroms im Vollblut Viskositäten über 8 Centipoise erkennen, die mit den im Serum gewonnenen Werten meist direkt korrelieren. In Einzelfällen von zentralnervöser Manifestation des Syndroms kann die Serumviskosität jedoch im Gegensatz zur Viskosität des Vollblutes niedrig sein. In Zweifelsfällen ist daher eine Viskositätsbestimmung im Vollblut vorzunehmen.

Bewirkt die Behandlung der Grunderkrankung keinen signifikanten Rückgang der Konzentration des monoklonalen Immunglobulins oder tritt das Hyperviskositätssyndrom ein, bevor die Chemotherapie wirksam werden konnte, müssen Plasmapheresen vorgenommen werden. Die Häufigkeit dieses Vorgehens und die jeweils zu eliminierende Plasmamenge sind im Einzelfall von der klinischen Symptomatik und dem Schweregrad der Hyperviskosität abhängig zu machen; gelegentlich wurde bereits nach der Entnahme von 500 ml Plasma eine rasche klinische Besserung festgestellt (SOLOMON u. FAHEY, 1963; McCALLISTER *et al.*, 1967; OSSERMAN u. ISOBE, 1972; WINTROBE *et al.*, 1974; RASTETTER, 1975). Zur Durchführung von Plasmapheresen können auch Blutzellseparatoren eingesetzt werden (BUCKNER *et al.*, 1975; PITTERMANN *et al.*, 1975).

In älteren Arbeiten wird darauf hingewiesen, daß bei einer monoklonalen Gammopathie vom IgM-Typ Mercaptane (z.B. Penicillamin, Mercaptoäthanol), die durch Wirkung auf die Disulfid-Brücken eine Dissoziation des IgM-Moleküls bewirken, vorübergehend zu einer Verminderung der Hyperviskosität führen können (BLOCH *et al.*, 1960; LEVIN u. RITZMANN, 1963). OSSERMAN und ISOBE (1972) relativieren allerdings den Wert dieser Behandlung.

Die bei Patienten mit Makroglobulinämie Waldenström und CLL (SCHWARTZ u. JAGER, 1949; CRAIG *et al.*, 1952; OSSERMAN u. ISOBE, 1972; WINTROBE *et al.*, 1974) gelegentlich beobachtete Kryoglobulinämie kann zu Raynaudartigen Durchblutungsstörungen, Kälteempfindlichkeit, Kälteurtikaria und Gefäßverschlüssen mit konsekutiver Gangrän nach Kälteexposition führen (OSSERMAN u. ISOBE, 1972; WINTROBE *et al.*, 1974; RASTETTER, 1975). Auch bei dieser Komplikation erweist sich eine Plasmapheresetherapie gelegentlich als nützlich, wenn die spezifische Behandlung nicht oder noch nicht in der Lage war, eine Senkung der Kryoglobulinkonzentration zu bewirken (WINTROBE *et al.*, 1974). Eine bei 1 Patienten mit akuter myeloischer Leukämie beobachtete Kryofibrinogenämie, die mit einer Thrombophlebitis migrans einherging, verschwand nach Therapie der Grunderkrankung mit 6-Mercaptopurin bzw. Amethopterin (FREIREICH u. MACRI, 1958).

6. Ausblick

Seit einigen Jahren wird in zunehmendem Maße der Versuch gemacht, bei Patienten mit malignen Erkrankungen die Immunkompetenz durch spezifische

Tabelle 20. Möglichkeiten der Immuntherapie maligner Erkrankungen. [Nach HERSH, E.M., *et al.*: Effect of haematological malignancies and their treatment on host defence factors. Clin. Haemat. **5**, 425–448 (1976a)]

Aktive unspezifische Immuntherapie	Passive Immuntherapie
BCG und Derivate von BCG	Zytotoxische Antikörper
Corynebacterium parvum	„Deblockierende" Antikörper
Gemischte Bakterientoxine	An der Antikörper-abhängigen zellvermittelten Zytotoxizität beteiligte Antikörper
Levamisol	
Aktive spezifische Immuntherapie	Lokale Immuntherapie
Unmodifizierte oder modifizierte Tumorzellen, Tumorzell-Membranen oder gereinigte Tumor-Antigene	BCG Corynebacterium parvum DNCB
Adoptive Immuntherapie	PPD
Transfer-Faktor Immun-RNS Thymosin Transfer von immunologisch kompetenten Zellen	Kombination der obengenannten Maßnahmen

oder unspezifische Maßnahmen zu steigern und so eine Verbesserung der therapeutischen Ergebnisse zu erzielen (sogenannte Immuntherapie). Auf Tabelle 20 sind die zur Zeit diskutierten und teilweise bereits in der klinischen Anwendung befindlichen Methoden zusammengestellt. Eine ausführliche Besprechung dieser Problematik findet sich bei TERRY (1976).

Es bleibt abzuwarten, ob dieser Ansatz zu einer wesentlichen Verbesserung der immunologischen Gesamtsituation oder wenigstens von Teilfunktionen des Immunsystems führen kann und auf diese Weise für Patienten mit Leukämien und malignen Non-Hodgkin-Lymphomen prognostische Relevanz erlangen wird.

(Abschluß des Manuskriptes: April 1977)

Literatur

(zu Kapitel B, C, D, E)

ACHENBACH, W.: Klinik der hämorrhagischen Diathesen bei Leukosen. In: Leukämie (Hrsg.: GROSS, R., VAN DE LOO, J.) S. 433–435. Berlin-Heidelberg-New York: Springer 1972.

ACRED, P., HUNTER, P.A., MIZEN, L., ROLINSON, G.N.: α-Carboxy-3-thienylmethylpenicillin (BRL 2288), a new semisynthetic penicillin: *In vivo* evaluation. Antimicrob. Agents Chemother. **1970**, 396–401.

ACUTE HEPATIC FAILURE STUDY GROUP: Failure of specific immunotherapy in fulminant type B hepatitis. Ann. intern. Med. **86**, 272–277 (1977).

ADLER, A., STUTZMAN, L., SOKAL, J.E., MITTELMAN, A.: Splenectomy for hematologic depression in lymphocytic lymphoma and leukemia. Cancer **35**, 521–528 (1975).

AISENBERG, A.C.: Malignant lymphoma. New. Engl. J. Med. **228**, 883–890 (1973); 935–941 (1973).

AISNER, J., SICKLES, E.A., SCHIMPFF, S.C., YOUNG, V.M., GREENE, W.H., WIERNIK, P.H.: Torulopsis glabrata pneumonitis in patients with cancer. Report of three cases. J. Amer. med. Ass. **230**, 584–585 (1974).

ÅKERBLOM, O., HÖGMAN, C.F.: Frozen blood: A method for low-glycerol, liquid nitrogen freezing allowing different postthaw deglycerolization procedures. Transfusion **14**, 16–26 (1974).

ALAVI, J.B., ROOT, R.K., DJERASSI, I., EVANS, A.E., GLUCKMAN, S.J., MACGREGOR, R.R., GUERRY,

D., SCHREIBER, A.D., SHAW, J.M., KOCH, P., COOPER, R.A.: A randomized clinical trial of granulocyte transfusions for infection in acute leukemia. New Engl. J. Med. **296**, 706–711 (1977).

ALAVI, J.B., ROOT, R.K., REMISCHOVSKY, J., DJERASSI, I., EVANS, A.E., SCHREIBER, A.D., GUERRY, D., COOPER, R.A.: Leucocyte transfusions in acute leukaemia. In: Leucocytes: Separation, Collection and Transfusion (Eds.: GOLDMAN, J.M., LOWENTHAL, R.M.), p. 329–331. London-New York-San Francisco: Academic Press 1975.

ALBARRACIN, N.S., HAUST, M.D.: Intravascular coagulation in promyelocytic leukemia: A case study including ultrastructure. Amer. J. clin. Path. **55**, 677–685 (1971).

ALBRIGHT, E.C., MIDDLETON, W.S.: The uptake of radioactive iodine by the thyroid gland of leukemic patients. Blood **5**, 764–766 (1950).

ALEXANDER, J.W., FISHER, M.W., MACMILLAN, B.G.: Immunological control of Pseudomonas infection in burn patients: A clinical evaluation. Arch. Surg. **102**, 31–35 (1971).

ALLEN, J.G.: Advantages of volunteer blood donors. New Engl. J. Med. **291**, 1365–1366 (1974).

AL-MONDHIRY, H.: Hypofibrinogenemia associated with vincristine and prednisone therapy in lymphoblastic leukemia. Cancer **35**, 144–147 (1975).

ALPERN, R.J., DOWELL, V.R. JR.: Clostridium septicum infections and malignancy. J. Amer. med. Ass. **209**, 385–388 (1969).

ALTER, H.J., BARKER, L.F., HOLLAND, P.V.: Hepatitis B immune globulin: Evaluation of clinical trials and rationale for usage. New Engl. J. Med. **293**, 1093–1094 (1975b).

ALTER, H.J., HOLLAND, P.V., PURCELL, R.H., LANDER, J.J., FEINSTONE, S.M., MORROW, A.G., SCHMIDT, P.J.: Posttransfusion hepatitis after exclusion of commercial and hepatitis-B antigen-positive donors. Ann. intern. Med. **77**, 691–699 (1972).

ALTER, H.J., PURCELL, R.H., HOLLAND, P.V., FEINSTONE, S.M., MORROW, A.G., MOITSUGU, Y.: Clinical and serological analysis of transfusion-associated hepatitis. Lancet **1975**a II, 838–841.

ALVARADO, J., DJERASSI, I., FARBER, S.: Transfusion of fresh concentrated platelets to children with acute leukemia. J. Pediat. **67**, 13–22 (1965).

ANDERSON, S.E. JR., REMINGTON, J.S.: Effect of normal and activated human macrophages on toxoplasma gondii. J. exp. Med. **139**, 1154–1174 (1974).

ANDERSON, S.E., REMINGTON, J.S.: The diagnosis of toxoplasmosis. Sth. med. J. (Bgham, Ala.) **68**, 1433–1443 (1975).

ANDERSON, T., SCHEIN, P.S., JENCKS, J.A., BINDER, R.A.: The nitroblue tetrazolium (NBT) dye test in determining fever source in lymphoma. Cancer **34**, 705–710 (1974).

ANDO, Y., STEINER, M., BALDINI, M.: Effect of chilling on membrane related functions of platelets. Transfusion **14**, 453–461 (1974).

ANONYMUS: Cytarabine in herpes encephalitis. Lancet **1975** I, 815.

ANDRIOLE, V.T.: Synergy of carbenicillin and gentamicin in experimental infection with Pseudomonas. J. infect. Dis. **124**, S46–S55 (1971).

APPEL, G.B., NEU, H.C.: The nephrotoxicity of antimicrobial agents. New Engl. J. Med. **296**, 663–670; 722–728; 784–787 (1977).

ARMATA, J., BRYNIAK, C., GARWICZ, WYSZKOWSKI, J.: Thrombocytosis in acute leukemia. Bull. pol. med. Hist. Sci. **14**, 55–57 (1971).

ARMSTRONG, D., CHMEL, H., SINGER, C., TAPPER, M., ROSEN, P.P.: Non-bacterial infections associated with neoplastic disease. Europ. J. Cancer **11** (Suppl.), 79–94 (1975).

ARMSTRONG, D., YOUNG, L.S., MEYER, R.D., BLEVINS, A.H.: Infectious complications of neoplastic disease. Med. Clin. N. Amer. **55**, 729–745 (1971).

ARMSTRONG, R.W., GURWITH, M.J., WADDELL, D., MERIGAN, T.C.: Cutaneous interferon production in patients with Hodgkin's disease and other cancers infected with varicella or vaccinia. New Engl. J. Med. **283**, 1182–1187 (1970).

AROESTY, J.M., FURTH, F.W.: Infection and chronic lymphocytic leukemia. N.J.St.J. Med. **62**, 1946–1952 (1962).

ARZNEIMITTELKOMMISSION DER DEUTSCHEN ÄRZTESCHAFT: Arzneiverordnungen. Ratschläge für Ärzte und Studenten. 13. Auflage. Köln: Deutscher Ärzte-Verlag 1976.

ASTER, R.H.: Effect of anticoagulant and ABO incompatibility on recovery of transfused human platelets. Blood **26**, 732–743 (1965).

ASTER, R.H.: Pooling of platelets in the spleen: Role in the pathogenesis of „hypersplenic" thrombocytopenia. J. clin. Invest. **45**, 645–657 (1966a).

ASTER, R.H.: The anticoagulants of choice for platelet transfusions. Transfusion **6**, 32–38 (1966b).

ASTER, R.H.: Effect of acidification in enhancing viability of platelet concentrates: Current status. Vox Sang. **17**, 23–27 (1969).

ASTER, R.H., JANDL, J.H.: Platelet sequestration in man. I. Methods. J. clin. Invest. **43**, 843–855 (1964).

ASTER, R.H., LEVIN, R.H., COOPER, H., FREIREICH, E.J.: Complement-fixing platelet isoantibodies in serum of transfused persons. Correlation of antibodies with platelet survival in thrombocytopenic patients. Transfusion **4**, 428–440 (1964).

Athens, J.W.: Blood leukocytes. Ann. Rev. Physiol. **25**, 195–212 (1963).

Aznar, J.A., Mayans, J., Aznar, J., Vila, V., Calabuig, R.: Aportaciones al diagnostico biologico de la coagulacion intravascular diseminada (CID) (A propósito de un caso de CID en una leucemia promielocítica aguda). Rev. clín. esp. **130**, 313–318 (1973).

Bach, M.C., Monaco, A.P., Finland, M.: Pulmonary nocardiosis. Therapy with minocycline and with erythromycin plus ampicillin. J. Amer. med. Ass. **224**, 1378–1381 (1973).

Baehner, R.L., Neiburger, R.G., Johnson, D.E., Murrmann, S.M.: Transient bactericidal defect of peripheral blood phagocytes from children with acute lymphoblastic leukemia receiving craniospinal irradiation. New Engl. J. Med. **289**, 1209–1213 (1973).

Baggessen, I., Oberste-Lehn, H.: Klinische Erfahrungen bei Systemmykosen. In: Chemotherapie und Immunologie der Pilzkrankheiten (Hrsg.: Polemann, C. *et al.*), S. 129–130. Köln: Dtsch. Ärzte-Verlag 1972.

Bagnarello, A.G., Lewis, L.A., McHenry, M.C., Weinstein, A.J., Naito, H.K., McCullough, A.J., Lederman, R.J., Gavan, T.L.: Unusual serum lipoprotein abnormality induced by the vehicle of miconazole. New Engl. J. Med. **296**, 497–499 (1977).

Bagshawe, K.D.: Ultra-clean ward for cancer chemotherapy. Brit. med. J. **1964 II**, 871–873.

Bailey, R.R., Neale, T.J., Lynn, K.L.: Allopurinol-associated arteritis. Lancet **1976 II**, 907.

Baker, R.D., Bassert, D.E., Ferrington, E.: Mucormycosis of the digestive tract. Arch. Pathol. **63**, 176–182 (1957).

Baker, R.D.: Leukopenia and therapy in leukemia as factors predisposing to fatal mycoses. Mucormycosis, aspergillosis, and cryptococcosis. Amer. J. clin. Pathol. **37**, 358–373 (1962).

Ballard, H.S., Marcus, A.J.: Hypercalcemia in chronic myelogenous leukemia. New Engl. J. Med. **282**, 663–665 (1970).

Banatvala, J.E., Chrystie, I.L., Flower, A.J.E.: Rapid diagnosis of virus infections. Lancet **1975 II**, 79–80.

Band, P.R., Silverberg, D.S., Henderson, J.F., Ulan, R.A., Wensel, R.H., Banerjee, T.K., Little, A.S.: Xanthine nephropathy in a patient with lymphosarcoma treated with allopurinol. New Engl. J. Med. **283**, 354–357 (1970).

Bandt, P.D., Blank, N., Castellino, R.A.: Needle diagnosis of pneumonitis. Value in high-risk patients. J. Amer. med. Ass. **220**, 1578–1580 (1972).

Banks, P.: Nonneoplastic parotid swellings: A review. Oral Surg. **25**, 732–745 (1968).

Barlow, P.B., Black, M., Brummer, D.L., Comstock, G.W., Dubin, I.N., Enterline, P., Gibson, M.L., Hardy, G.E. Jr., Harrel, J.A., Johnston, R.F., Kent, D.C., Marvin, B.A., McCaig, N.C., Mitchell, J.R., Mosley, J.W.: Preventive therapy of tuberculous infection. Amer. Rev. resp. Dis. **110**, 371–374 (1974).

Barnes, R.D., Tuffrey, M., Cook, R.: A „germfree“ human isolator. Lancet **1968 I**, 622–623.

Bartmann, K.: Antimikrobielle Chemotherapie. Berlin-Heidelberg-New York: Springer 1974.

Bauer, D.J.: Clinical experience with the antiviral drug marboran (1-methyl isatin 3-thiosemicarbazone). Ann. N.Y. Acad. Sci. **130**, 110–117 (1965).

Bauer, W.R., Turel, A.P. Jr., Johnson, K.P.: Progressive multifocal leukoencephalopathy and cytarabine. Remission with treatment. J. Amer. med. Assoc. **226**, 174–176 (1973).

Baumgartner, G., Höcker, P., Pittermann, E., Klein, H.J.: Hypoglykämie bei chronischen Myelosen. In: Erkrankungen der Myelopoese. Leukämien, myeloproliferatives Syndrom, Polyzythämie (Hrsg.: Stacher, A., Höcker, P.), S. 344–346. München-Berlin-Wien: Urban und Schwarzenberg 1976.

Beal, R.W.: The ammonia content of stored blood. Med. J. Aust. **1960 2**, 961–693.

Beal, R.W.: The rationed use of whole blood and red cell concentrates. Drugs **6**, 127–136 (1973).

Becker, G.A., Aster, R.H.: Short term platelet preservation at 22° C and 4° C. Blood **40**, 593 (1972).

Becker, G.A., Chalos, M.K., Tuccelli, M., Aster, R.H.: Prostaglandin E_1 in preparation and storage of platelet concentrates. Science **175**, 538–539 (1972).

Becker, G.A., Kunicki, T., Aster, R.H.: Effect of prostaglandin E_1 on harvesting of platelets from refrigerated whole blood. J. Lab. clin. Med. **83**, 304–309 (1974).

Becker, G.A., Tuccelli, M., Kunicki, T., Chalos, M.K., Aster, R.H.: Studies of platelet concentrates stored at 22 C and 4 C. Transfusion **13**, 61–68 (1973).

Bedrna, J., Polčák, J.: Akuter Harnleiterverschluß nach Bestrahlung chronischer Leukämien mit Röntgenstrahlen. Med. Klin. **25**, 1700–1701 (1929).

Bellanti, J.A., Catalano, L.W. Jr., Chambers, R.W.: Herpes simplex encephalitis: Virologic and serologic study of a patient treated with an interferon inducer. J. Pediat. **78**, 136–145 (1971).

Bellevue, R., Dosik, H., Spergel, G., Gussoff, B.D.: Pseudohyperkalemia and extreme leukocytosis. J. Lab. clin. Med. **85**, 660–664 (1975).

Benbunan, M., Bussel, A., Grange, M.J., Reviron, J., Bernard, J.: Collection by blood cell separator and *in vitro* function of normal granulocytes. In: Leucocytes: Separation, Collection and Transfusion (Eds.: Goldman, J.M., Lowenthal, R.M.), p. 81–85. London-New York-San Francisco: Academic Press 1975.

BENBUNAN, M., BUSSEL, A., REVIRON, J., BOIRON, M., BERNARD, J.: Les transfusions de granulocytes normaux prélevés sur séparateur de cellules. Résultats techniques et cliniques. Nouv. Rev. franç. Hémat. **13**, 469—486 (1973).

BENNETT, J.E.: Clotrimazole: New drug for systemic mycoses? Ann. intern. Med. **73**, 653—654 (1970).

BENNETT, J.E.: Chemotherapy of systemic mycoses. New Engl. J. Med. **290**, 30—32; 320—323 (1974).

BENNETT, J.E.: Mucormycosis. In: Textbook of Medicine (Eds.: BEESON, P.B., MCDERMOTT, W.), p. 452. Philadelphia-London-Toronto: Saunders 1975.

BENTLEY, D.W., LEPPER, M.H.: Septicemia related to indwelling venous catheter. J. Amer. med. Ass. **206**, 1749—1752 (1968).

BENVENISTI, D.S., SHERWOOD, L.M., HEINEMANN, H.O.: Hypercalcemic crisis in acute leukemia. Amer. J. Med. **46**, 976—984 (1969).

BENYESH-MELNICK, M., DESSY, S.I., FERNBACH, D.J.: Cytomegaloviruria in children with acute leukemia and in other children. Proc. Soc. exp. Biol. **117**, 624—630 (1964).

BERG, J.W.: Esophageal herpes: A complication of cancer therapy. Cancer **8**, 731—740 (1955).

BERG, P.A.: Virushepatitiden. Med. Welt **28**, 551 (1977).

BERNER, H., OEHME, J.: Über die Behandlung der aplastischen Anämie von Leukämien mit Oxymetholon. Mschr. Kinderheilk. **120**, 405—409 (1972).

BETTIGOLE, R.E., HIMELSTEIN, E.S., OETTGEN, H.F., CLIFFORD, G.O.: Hypofibrinogenemia due to L-asparaginase: Studies of fibrinogen survival using autologous ^{131}I-fibrinogen. Blood **35**, 195—200 (1970).

BEUTLER, E.: Preservation of erythrocytes — liquid storage. In: Hematology (Eds.: WILLIAMS, W.J., BEUTLER, E., ERSLEV, A.J., RUNDLES, R.W.), p. 1299—1300. New York: McGraw-Hill 1972.

BEUTLER, E., WOOD, L.: The *in vivo* regeneration of red cell 2,3 diphosphoglyceric acid (DPG) after transfusion of stored blood. J. Lab. clin. Med. **74**, 300—304 (1969).

BEWICK, M., RAPER, D.A.: The diagnosis of systemic fungal infection in renal transplant patients and treatment with clotrimazole. Postgrad. med. J. **50** (July Suppl.), 34—38 (1974).

BEYER, J.-H., SCHMIDT, C.G., LINZENMEIER, G., HANTSCHKE, D.: Die Behandlung akuter Myeloblastenleukämien unter sterilen Bedingungen in einem Laminar down flow-System zur Infektionsprophylaxe im Vergleich mit der Behandlung in Einzelzimmern. Verh. dtsch. Ges. inn. Med. **81**, 1119—1121 (1975).

BINDSCHADLER, D.D., BENNETT, J.E.: Serology of human cryptococcosis. Ann. intern. Med. **69**, 45—52 (1968).

BINDSCHADLER, D.D., BENNETT, J.E.: A pharmacologic guide to the clinical use of amphotericin B. J. infect. Dis. **120**, 427—436 (1969).

BISKAMP, K., SCHUBERT, J.C.F., STILLE, W., MARTIN, H.: Infektionsprophylaxe mit Cephalothin und Gentamycin bei myeloischer Insuffizienz. In: Leukämie (Hrsg.: GROSS, R., VAN DE LOO, J.), S. 665—668. Berlin-Heidelberg-New York: Springer 1972.

BLOCK, E.R., BENNETT, J.E.: The combined effect of 5-fluorocytosine and amphotericin B in the therapy of murine cryptococcosis. Proc. Soc. exp. Biol. **142**, 476—480 (1973).

BLOOMFIELD, C.D., KENNEDY, B.J.: Cephalothin, carbenicillin, and gentamicin combination therapy for febrile patients with acute non-lymphocytic leukemia. Cancer **34**, 431—437 (1974).

BLUMING, A.Z., ZIEGLER, J.L.: Regression of Burkitt's lymphoma in association with measles infection. Lancet **1971 II**, 105—106.

BODE, F.R., PARÉ, J.A.P., FRASER, R.G.: Pulmonary diseases in the compromised host. A review of clinical and roentgenographic manifestations in patients with impaired host defense mechanisms. Medicine **53**, 255—293 (1974).

BODEY, G.P.: Fungal infections complicating acute leukemia. J. chron. Dis. **19**, 667—687 (1966).

BODEY, G.P.: Epidemiological studies of Pseudomonas species in patients with leukemia. Amer. J. med. Sci. **260**, 82—89 (1970).

BODEY, G.P.: Oral antibiotic prophylaxis in protected environment units: Effect of nonabsorbable and absorbable antibiotics on the fecal flora. Antimicrob. Agents Chemother. **1**, 343—347 (1972).

BODEY, G.P.: Infection in patients with cancer. In: Cancer Medicine (Eds.: HOLLAND, J.F., FREI. III), p. 1135—1165. Philadelphia: Lea and Febiger 1973.

BODEY, G.P.: Antibiotic therapy of infections in patients undergoing cancer chemotherapy. Antibiot. and Chemother. **18**, 49—88 (1974a).

BODEY, G.P.: Microbiologic aspects in patients with leukemia. Human Pathology **5**, 687—698 (1974b).

BODEY, G.P.: Infections in cancer patients. Cancer Treatment Rev. **2**, 89—128 (1975).

BODEY, G.P., BUCKLEY, M., SATHE, Y.S., FREIREICH, E.J.: Quantitative relationships between circulating leukocytes and infection in patients with acute leukemia. Ann. intern. Med. **64**, 328—340 (1966).

Bodey, G.P., Deerhake, B.: *In vitro* studies of a α-carboxyl-3-thienylmethyl penicillin, a new semisynthetic penicillin. Appl. Microbiol. **21**, 61–65 (1971).

Bodey, G.P., Feld, R., Burgess, M.A.: β-Lactam antibiotics alone or in combination with gentamicin for therapy of gram-negative bacillary infections in neutropenic patients. Amer. J. med. Sci. **271**, 179–186 (1976).

Bodey, G.P., Freireich, E.J., Frei, E. III: Studies of patients in a laminar air flow unit. Cancer **24**, 972–980 (1969a).

Bodey, G.P., Gehan, E.A., Freireich, E.J., Frei, E. III: Protected environment-prophylactic antibiotic program in the chemotherapy of acute leukemia. Amer. J. med. Sci. **262**, 138–151 (1971b).

Bodey, G.P., Gewertz, B.: Microbiological studies of a laminar air flow unit for patients. Arch. environm. Hlth. **19**, 798–805 (1969).

Bodey, G.P., Hart, J., Freireich, E.J., Frei, E. III: Studies of a patient isolator unit and prophylactic antibiotics in cancer chemotherapy. General techniques and preliminary results. Cancer **22**, 1018–1026 (1968a).

Bodey, G.P., Johnston, D.: Microbiological evaluation of protected environments during patient occupancy. Appl. Microbiol. **22**, 828–836 (1971).

Bodey, G.P., Kim, Z., Bowen, E.: A semi-quantitative total body skin culture technique for patients in a protected environment. Amer. J. med. Sci. **257**, 100–115 (1969b).

Bodey, G.P., Loftis, J., Bowen, E.: Protected environment for cancer patients. Effect of a prophylactic antibiotic regimen on the microbial flora of patients undergoing cancer chemotherapy. Arch. intern. Med. **122**, 23–30 (1968b).

Bodey, G.P., Luna, M.: Skin lesions associated with disseminated candidiasis. J. Amer. med. Ass. **229**, 1466–1468 (1974).

Bodey, G.P., Middleman, E., Umsawadi, T., Rodriguez, V.: Infections in cancer patients. Results with gentamicin sulfate therapy. Cancer **29**, 1697–1701 (1972).

Bodey, G.P., Nies, B.A., Freireich, E.J.: Multiple organism septicemia in acute leukemia. Analysis of 54 episodes. Arch. intern. Med. **116**, 266–272 (1965b).

Bodey, G.P., Rodriguez, V.: Advances in the management of pseudomonas aeruginosa infections in cancer patients. Europ. J. Cancer **9**, 435–441 (1973).

Bodey, G.P., Rodriguez, V., Freireich, E.J., Frei, E. III: Protected environment, prophylactic antibiotics and cancer chemotherapy. Recent Results Cancer Res. **29**, 16–23 (1970a).

Bodey, G.P., Rodriguez, V., Luce, J.K.: Carbenicillin therapy of gram-negative bacilli infections. Amer. J. med. Sci. **257**, 408–414 (1969d).

Bodey, G.P., Rodriguez, V., Smith, J.P.: Serratia sp. infections in cancer patients. Cancer **25**, 199–205 (1970b).

Bodey, G.P., Rodriguez, V., Stewart, D.: Clinical pharmacological studies of carbenicillin. Amer. J. med. Sci. **257**, 185–190 (1969c).

Bodey, G.P., Rosenbaum, B.: Effect of prophylactic measures on the microbial flora of patients in protected environment units. Medicine **53**, 209–228 (1974).

Bodey, G.P., Stewart, D.: *In vitro* studies of BB-K 8, a new aminoglycoside antibiotic. Antimicrob. Agents Chemother. **4**, 186–192 (1973).

Bodey, G.P., Terrell, L.M.: *In vitro* activity of carbenicillin against gram-negative bacilli. J. Bacteriol. **95**, 1587–1590 (1968).

Bodey, G.P., Wertlake, P.T., Douglas, G., Levin, R.H.: Cytomegalic inclusion disease in patients with acute leukemia. Ann. intern. Med. **62**, 899–906 (1965a).

Bodey, G.P., Whitecar, J.P. Jr., Middleman, E., Rodriguez, V.: Carbenicillin therapy for Pseudomonas infections. J. Amer. med. Ass. **218**, 62–66 (1971a).

Boga, M., Halmy, L., Rutkai, P.: Diabetes insipidus occurring with acute leukaemia. Haematologia (Budapest) **4**, 235–239 (1970).

Boggs, D.R.: The kinetics of neutrophilic leukocytes in health and in disease. Semin. Hemat. **4**, 359–386 (1967).

Boggs, D.R.: Transfusion of neutrophils as prevention or treatment of infection in patients with neutropenia. New Engl. J. Med. **290**, 1055–1062 (1974).

Boggs, D.R., Frei, E. III: Clinical studies of fever and infection in cancer. Cancer **13**, 1240–1253 (1960).

Boggs, D.R., Sofferman, S.A., Wintrobe, M.M., Cartwright, G.E.: Factors influencing the duration of survival of patients with chronic lymphocytic leukemia. Amer. J. Med. **40**, 243–254 (1966).

Boggs, D.R., Wintrobe, M.M., Cartwright, G.E.: The acute leukemias. Analysis of 322 cases and review of the literature. Medicine **41**, 163–225 (1962).

Boggs, D.R., Utah, K., Williams, A.F., Howell, A. Jr.: Trush in malignant neoplastic disease. Arch. intern. Med. **107**, 354–360 (1961).

Bolland, H., Pfisterer, H., Ruppelt, W., Michlmayr, G.: Verkürzung der Lebensdauer DF ^{32}P-markierter Granulozyten nach Isolierung mit Dextran oder Ammoniumchlorid. Blut **22**, 60–66 (1971).

BONTOUX, D.: Hypoglycémie terminale au cours d'une maladie de Waldenstrom. Nouv. Presse méd. **2**, 3123 (1973).

BORBERG, H., HELLRIEGEL, K.P., GROSS, R.: Erfahrungen zur klinischen Anwendung der Zelltrifuge. Verh. dtsch. Ges. inn. Med. **80**, 1499−1502 (1974).

BORBERG, H., HELLRIEGEL, K.P., MÜLLER, T.: Die Leukapheresebehandlung chronischer myeloischer Leukämien zur Leukozytensubstitution bei akuten Leukämien. In: Erkrankungen der Myelopoese. Leukämien, myeloproliferatives Syndrom, Polyzythämie (Hrsg.: STACHER, A., HÖCKER, P), S. 294−296. München-Berlin-Wien: Urban und Schwarzenberg 1976.

BORBERG, H., VOIGTMANN, R., SALFNER, B., HEUMANN, H., SIEBEL, E.: Continuous flow plateletpheresis for the preparation of platelet derived HL-A antigens. Tissue Antigens **2**, 478−479 (1972).

BORGES, J.S., JOHNSON, W.D. JR.: Inhibition of multiplication of toxoplasma gondii by human monocytes exposed to T-lymphocyte products. J. exp. Med. **141**, 483−496 (1975).

BOWEN, J.L., FLEMING, W.H.: Increased oxyhemoglobin affinity after transfusions of stored blood: Evidence for circulatory compensation. Ann. Surg. **180**, 760−764 (1974).

BOWIE, J.H., TONKIN, R.W., ROBSON, J.S., DIXON, A.A.: The control of hospital infection by design. Lancet **1964 II**, 1383−1387.

BRAKMAN, P., SNYDER, J., HENDERSON, E.S., ASTRUP, T.: Blood coagulation and fibrinolysis in acute leukaemia. Brit. J. Haemat. **18**, 135−145 (1970).

BRAZINSKY, J.H., PHILLIPS, J.E.: Pneumocystis pneumonia transmission between patients with lymphoma. J. Amer. med. Ass. **209**, 1527 (1969).

BRECHER, G., CRONKITE, E.P., BOND, V.P., DUTCHER, T.F.: Problems of leucocyte transfusions. Acta haemat. **20**, 179−184 (1958).

BRECHER, G., WILBUR, K.M., CRONKITE, E.P.: Transfusion of separated leukocytes into irradiated dogs with aplastic marrows. Proc. Soc. exp. Biol. **84**, 54−56 (1953).

BREDDIN, K., FRITZSCHE, W., SPIELMANN, W.: Zur Frage der Thrombocytenkonservierung. Klin. Wschr. **42**, 180−188 (1964).

BREEDEN, C.J., HALL, T.C., TYLER, H.R.: Herpes simplex encephalitis treated with systemic 5-iodo-2′-deoxy-uridine. Ann. intern. Med. **65**, 1050−1056 (1966).

BRINCKER, H., HANSEN, P.B.: Development of pulmonary aspergillomas coinciding with induction of remission in acute myeloid leukaemia. Dan. med. Bull. **21**, 37−40 (1974).

BRITTINGER, G.: Unspezifische Basistherapie der Leukämien und ihrer Komplikationen. Verh. dtsch. Ges. inn. Med. **79**, 311−322 (1973).

BRITTINGER, G.: Unspezifische Basistherapie der Leukämien und ihrer Komplikationen. Med. Klin. **69**, 1344−1351 (1974).

BRITTINGER, G., BARTELS, H., BREMER, K., DÜHMKE, E., GUNZER, U., KÖNIG, E., STEIN, H.: Klinik der malignen Non-Hodgkin-Lymphome entsprechend der Kiel-Klassifikation: Centrocytisches Lymphom, centroblastisch-centrocytisches Lymphom, lymphoblastisches Lymphom, immunoblastisches Lymphom. In: Maligne Lymphome und monoklonale Gammopathien (Hrsg.: LÖFFLER, H.). Hämatologie und Bluttransfusion, Bd. **18**, S. 211−223. München: Lehmann 1976.

BRITTINGER, G., SCHOLZ, N., LINZENMEIER, G., WENDT, F.: Infektiöse Komplikationen bei Erkrankungen der Granulopoese. Wien. klin. Wschr. **85**, 341−350 (1973).

BRONSON, W.R., DE VITA, V.T., CARBONE, P.P., COTLOVE, E.: Pseudohyperkalemia due to release of potassium from white blood cells during clotting. New Engl. J. Med. **274**, 369−375 (1966).

BROWN, C.H., NATELSON, E.A., BRADSHAW, M.W., WILLIAMS, T.W., ALFREY, C.P.: The hemostatic defect produced by carbenicillin. New Engl. J. Med. **291**, 265−270 (1974).

BROWN, R.C., CAMPBELL, D.C., THOMPSON, J.H.: Increased fibrinolysin with malignant disease. Arch. intern. Med. **109**, 201−204 (1962).

BRÜCHER, H., KIRSTAEDTER, H.-J., RÜHL, H.: Vorläufige Erfahrungen mit einem Isolierbett-System bei Patienten mit akuter Leukämie. In: Leukämie (Hrsg.: GROSS, R., VAN DE LOO, J.), S. 669−673. Berlin-Heidelberg-New York: Springer 1972.

BRUMMER, D.L.: Preventive therapy of tuberculosis. Ann. Rev. Med. **25**, 115−122 (1974).

BRUNELL, P.A., GERSHON, A.A., HUGHES, W.T., RILEY, H.D. JR., SMITH, J.: Prevention of varicella in high risk children: A collaborative study. Pediatrics **50**, 718−722 (1972).

BRUNELL, P.A., GERSHON, A.A.: Passive immunization against varicella-zoster infections and other modes of therapy. J. infect. Dis. **127**, 415−423 (1973).

BRYANT, L.R., WALLACE, M.E.: Experiences with frozen erythrocytes in a private hospital. Transfusion **14**, 481−485 (1974).

BUBE, F.W.: Die Substitution von cellulären Blutelementen. Internist **15**, 454−460 (1974).

BUCHBORN, E.: Harnkonzentrierung. In: Klinische Pathophysiologie (Hrsg.: SIEGENTHALER, W.), S. 764−769. Stuttgart: Thieme 1970.

BUCHHOLZ, D.H.: Blood transfusion: Merits of component therapy. I. The clinical use of red cells, platelets, and granulocytes. J. Pediat. **84**, 1−15 (1974a).

BUCHHOLZ, D.H.: Blood transfusion: Merits of component therapy. II. The clinical use of plasma and plasma components. J. Pediat. **84**, 165−172 (1974b).

BUCHHOLZ, D.H., SCHIFFER, C.A., WIERNIK, P.H., BETTS, S.W., REILLY, J.A.: Granulocyte harvest for transfusion: Donor response to repeated leukapheresis. Transfusion **15**, 96−106 (1975a).

Buchholz, D.H., Schiffer, C.A., Wiernik, P.H., Betts, S.W., Reilly, J.A.: Granulocyte transfusion: Donor response to repeated leucapheresis. In: Leucocytes: Separation, Collection and Transfusion (Eds.: Goldman, J.M., Lowenthal, R.M.), p. 177—189. London-New York-San Francisco: Academic Press 1975b.

Buchholz, D.H., Schiffer, C.A., Wiernik, P.H., Betts, S.W., Reilly, J.A.: Granulocyte transfusion: A low cost method for filtration leucapheresis. In: Leucocytes: Separation, Collection and Transfusion (Eds.: Goldman, J.M., Lowenthal, R.M.), p. 137—144. London-New York-San Francisco: 1975c.

Buchholz, D.H., Young, V.M., Friedman, N.R., Reilly, J.A., Mardiney, M.R. Jr.: Bacterial proliferation in platelet products stored at room temperature. Transfusion-induced enterobacter sepsis. New Engl. J. Med. **285**, 429—433 (1971).

Buchholz. D.H., Young, V.M., Friedman, N.R., Reilly, J.A., Mardiney, M.R. Jr.: Detection and quantitation of bacteria in platelet products stored at ambient temperature. Transfusion **13**, 261—275 (1973).

Buckman, R., Wiltshaw, E.: Progressive multifocal leucoencephalopathy successfully treated with cytosine arabinoside. Brit. J. Haemat. **34**, 153—155 (1976).

Buckner, D., Graw, R.G. Jr., Eisel, R.J., Henderson, E.S., Perry, S.: Leukapheresis by continuous flow centrifugation (CFC) in patients with chronic myelocytic leukemia (CML). Blood **33**, 353—369 (1969).

Buffet, C., Bonnefond, A., Mignon, M., Hakim, J.: Hypoglycémie au cours d'un lymphosarcome et d'un réticulosarcome. Nouv. Presse méd. **3**, 181—184 (1974).

Bunn, H.F., May, M.H., Kocholaty, W.F., Shields, C.E.: Hemoglobin function in stored blood. J. clin. Invest. **48**, 311—321 (1969).

Burgoon, C.F. Jr., Burgoon, J.S., Baldridge, G.D.: The natural history of herpes zoster. J. Amer. med. Ass. **164**, 265—269 (1957).

Burke, P.S., Coltman, C.A. Jr.: Multiple pulmonary aspergillomas in acute leukemia. Cancer **28**, 1289—1292 (1971).

Burnell, R.H.: Systemic candidiasis in an infant treated with 5-fluorocytosine. Med. J. Aust. **1971 2**, 859—860.

Burnett, A.K., Easton, D.J., Gordon, A.M., Rowan, R.M.: Neisseria catarrhalis septicaemia in acute lymphoblastic leukaemia. Scot. med. J. **20**, 37—38 (1975).

Bussel, A., Benbunan, M., Tanzer, J., Bernard, J.: Report of a simple method of collecting leucocytes from patients with chronic myeloid leukaemia. In: Leucocytes: Separation, Collection and Transfusion (Eds.: Goldman, J.M., Lowenthal, R.M.), p. 112—119. London-New York-San Francisco: Academic Press 1975a.

Bussel, A., Benbunan, M., Grange, M.J., Boiron, M., Bernard, J.: Comparison of clinical results induced by irradiated and non-irradiated chronic myelocytic leukaemia cell transfusions and the relationship to in vitro studies. In: Leucocytes: Separation, Collection and Transfusion (Eds.: Goldman, J.M., Lowenthal, R.M.), p. 395—401. London-New York-San Francisco: Academic Press 1975b.

Butler, M.L.: Hypercalcemia and leukemia. Sth. med. J. (Bgham, Ala.) **63**, 591—592 (1970).

Button, L.N.: The value of 2,3 DPG levels in transfused blood. Amer. J. med. Technol. **39**, 5—8 (1974).

Byrd, R.B., Nelson, R., Elliott, R.C.: Isoniazid toxicity. A prospective study of secondary chemoprophylaxis. J. Amer. med. Ass. **220**, 1471—1473 (1972).

Cabrera, A., Tsukada, Y., Pickren, J.W.: Clostridial gas gangrene and septicemia in malignant disease. Cancer **18**, 800—806 (1965).

Caen, J., Rendu, F., Sultan, Y., Gruyer, P., Scrobohaci, M.-L., Levy-Toledano, S., Delobel, J., Flandrin, G., Bernard, J.: Platelet aggregation and populations in acute leukemias. Haemostasis **1**, 61—72 (1972).

Campbell, C.C., Hill, G.B.: Further studies on development of complement-fixing antibodies and precipitins in healthy histoplasmin-sensitive persons following a single histoplasmin skin test. Amer. Rev. resp. Dis. **90**, 927—934 (1964).

Campbell, G.D.: Primary pulmonary cryptococcosis. Amer. Rev. resp. Dis. **94**, 236—243 (1966).

Cangir, A., Sullivan, M.P.: The occurrence of cytomegalovirus infections in childhood leukemia. Report of three cases. J. Amer. med. Ass. **195**, 616—622 (1966).

Cangir, A., Sullivan, M.P., Sutow, W.W., Taylor, G.: Cytomegalovirus syndrome in children with acute leukemia. Treatment with floxuridine. J. Amer. med. Ass. **201**, 612—615 (1967).

Cappel, R., Klastersky, J.: Viral infections in patients with malignant diseases. Europ. J. Cancer **8**, 175—179 (1971).

Cardamone, J.M., Edson, J.R., McArthur, J.R., Jacob, H.S.: Abnormalities of platelet function in the myeloproliferative disorders. J. Amer. med. Ass. **221**, 270—273 (1972).

Carey, R.M., Kimball, A.C., Armstrong, D., Lieberman, P.H.: Toxoplasmosis: Clinical experiences in a cancer hospital. Amer. J. Med. **54**, 30—38 (1973).

Carr, J.B., De Quesada, A.M., Shires, D.L.: Decreased incidence of transfusion hepatitis after exclusive transfusion with reconstituted frozen erythrocytes. Studies in a dialysis unit. Ann. intern. Med. **78**, 693–695 (1973).

CARTWRIGHT, G.E., ATHENS, J.W., WINTROBE, M.M.: The kinetics of granulopoiesis in normal man. Blood **24**, 780–803 (1964).

CARTWRIGHT, R.Y., SHALDON, C., HALL, G.H.: Urinary candidiasis after renal transplantation. Brit. med. J. **1972 II**, 351.

CASAZZA, A.R., DUVALL, C.P., CARBONE, P.P.: Infection in lymphoma. Histology, treatment, and duration in relation to incidence and survival. J. Amer. med. Ass. **197**, 710–716 (1966).

CASE RECORDS OF THE MASSACHUSETTS GENERAL HOSPITAL. Case 3 – 1965. New Engl. J. Med. **272**, 95–100 (1955).

CASE RECORDS OF THE MASSACHUSETTS GENERAL HOSPITAL. Case 28 – 1973. New Engl. J. Med. **289**, 91–99 (1973).

CASH, J.D.: Platelet transfusion therapy. Clin. Haemat. **1**, 395–411 (1972).

CASSEL, G.A., CASSEL, R.: Role of dietary restriction in the prevention of infection in leukaemia. S. Afr. med. J. **48**, 1994–1996 (1974).

CASTALDI, P.A., PENNY, R.: A macroglobulin with inhibitory activity against coagulation factor VIII. Blood **35**, 370–376 (1970).

CATTAN, A.: Le traitement des agranulocytoses. Presse méd. **74**, 1055–1056 (1966).

CAVINS, J.A., FARBER, S., ROY, A.J.: Transfusion of fresh platelet concentrates to adult patients with thrombocytopenia. Transfusion **8**, 24–27 (1968a).

CAVINS, J.A., PIRNAR, A., ROY, A.J., FARBER, S.: Clinical effectiveness of platelet concentrates prepared with or without acidification of the plasma. Transfusion **8**, 289–293 (1968b).

CHANG, H.Y., RODRIGUEZ, V., NARBONI, G., BODEY, G.P., LUNA, M. A., FREIREICH, E.J.: Causes of death in adults with acute leukemia. Medicine **55**, 259–268 (1976).

CHANG, I.: Recurrent viral infection (reinfection). New Engl. J. Med. **284**, 765–773 (1971).

CHANUTIN, A., CURNISH, R.R.: Effect of organic and inorganic phosphates on the oxygen equilibrium of human erythrocytes. Arch. Biochem. Biophys. **121**, 96–102 (1967).

CHAPLIN, H. JR.: Packed red blood cells. New Engl. J. Med. **281**, 364–367 (1969).

CHAPLIN, H. JR., BRITTINGHAM, T.E., CASSELL, M.: Methods for preparation of suspensions of buffy coat-poor red blood cells for transfusion. Amer. J. clin. Path. **31**, 373–383 (1959).

CHAPLIN, H. JR., BEUTLER, E., COLLINS, J.A., GIBLETT, E.R., POLESKY, H.F.: Current status of red-cell preservation and availability in relation to the developing national blood policy. New Engl. J. Med. **291**, 68–74 (1974a).

CHAPLIN, H. JR., BEUTLER, E., COLLINS, J.A., GIBLETT, E.R., POLESKY, H.F.: Use of frozen-stored red cells. New Engl. J. Med. **291**, 1033–1034 (1974b).

CHAPPELL, W.S.: Platelet concentrates from acidified plasma: A method of preparation without the use of additives. Transfusion **6**, 308–309 (1966).

CHERUBIN, C.E., PRINCE, A.M.: Serum hepatitis specific antigen (SH) in commercial and volunteer sources of blood. Transfusion **11**, 25–27 (1971).

CH'IEN, L.T., CANNON, N.J., CHARAMELLA, L.J., DISMUKES, W.E., WHITLEY, R.J., BUCHANAN, R.A., ALFORD, C.A. JR.: Effect of adenine arabinoside on severe herpesvirus hominis infections in man. J. infect. Dis. **128**, 658–663 (1973).

CHO, C.T., VATS, T.S., LOWMAN, J.T., BRANDSBERG, J.W., TOSH, F.E.: Fusarium solani infection during treatment for acute leukemia. J. Pediat. **83**, 1028–1031 (1973).

CHOW, A.W., RONALD, A., FIALA, M., HRYNIUK, W., WEIL, M.L., GEME, J.S. JR., GUZE, L.B.: Cytosine arabinoside therapy for herpes simplex encephalitis-Clinical experience with six patients. Antimicrob. Agents Chemother. **3**, 412–417 (1973).

CHRISTENSEN, B.E.: Effects of an enlarged splenic erythrocyte pool in chronic lymphocytic leukaemia. Scand. J. Haemat. **8**, 92–103 (1971).

CHRISTENSEN, B.E., HANSEN, L.K., KRISTENSEN, J.K., VIDEBAEK, A.A.: Splenectomy in haematology. Indications, results, and complications in 41 cases. Scand. J. Haemat. **7**, 247–260 (1970).

CHUMBLEY, L.C.: Pseudohyperkalemia in acute myelocytic leukemia. J. Amer. med. Ass. **211**, 1007–1009 (1970).

CIMO, P.L., ASTER, R.H.: Post-transfusion purpura. Successful treatment by exchange transfusion. New Engl. J. Med. **287**, 290–292 (1972).

CLARKSON, D.R., BLONDIN, J., CRYER, P.E.: Phosphate depletion and glucocorticoid-induced hyperphosphatemia in lymphoblastic leukemia. Metabolism **22**, 611–616 (1973).

CLIFT, R.A., BUCKNER, C.D., WILLIAMS, B.M., HICKMAN, R.O., THOMAS, E.D.: Improved granulocyte procurement with the continuous flow centrifuge. Transfusion **13**, 276–282 (1973).

CLIFT, R.A., BUCKNER, C.D., WILLIAMS, B., THOMAS, E.D.: Granulocyte transfusions in marrow transplant recipients. In: Leucocytes: Separation, Collection and Transfusion (Eds.: GOLDMAN, J.M. LOWENTHAL, R.M.), p. 340–348. London-New York-San Francisco: Academic Press 1975.

COBURN, R.J., ENGLAND, J.M., SAMSON, D.M., WALFORD, D.M., BLOWERS, R., CHANARIN, I., LEVI, A.J., SLAVIN, G.: Tuberculosis and blood disorders. Brit. J. Haemat. **25**, 793–799 (1973).

Cohen, A.A., Davis, A., Finegold, S.M.: Chronic pulmonary cryptococcosis. Amer. Rev. resp. Dis. **91**, 414–423 (1965a).

Cohen, E., Feliciano, H., Glidewell, O.: Platelet increments following transfusion of AB0 group specific and nonspecific platelets. Transfusion **8**, 310 (1968).

Cohen, M.A., Oberman, H.A.: Safety and long-term effects of plasmapheresis. Transfusion **10**, 58–66 (1970).

Cohen, P., Gardner, F.H.: Platelet preservation. IV. Preservation of human platelet concentrates by controlled slow freezing in a glycerol medium. New Engl. J. Med. **274**, 1400–1407 (1966).

Cohen, P., Watrouse, P., Gardner, F.H.: Glycerol preservation of platelet concentrates derived from ACD blood. Blood **25**, 608 (1965b).

Cohnen, G., Brittinger, G.: Immunpathologische Veränderungen bei der Lymphogranulomatose. Blut **23**, 302–319 (1971).

Collins, J.A.: Problems associated with the massive transfusion of stored blood. Surgery **75**, 274–295 (1974).

Collins, J.A.: Massive blood transfusion. Clin. Haemat. **5**, 201–222 (1976).

Collins, V.P., Gellhorn, A., Trimble, J.R.: The coincidence of cryptococcosis and disease of the reticulo-endothelial and lymphatic systems. Cancer **4**, 883–889 (1951).

Colonna, P., Belhani, M.: Diabète insipide au cours de l'évolution d'une leucémie myéloïde chronique acutisée. Nouv. Presse méd. **3**, 1505 (1974).

Coltman, C.A. Jr., Uhl, G.S., Bearden, J.D., Ratkin, G.A.: Marrow engraftment with extreme leucocytosis in a patient with non-Hodgkin's lymphoma. In: Leucocytes: Separation, Collection and Transfusion (Eds.: Goldman, J.M., Lowenthal, R.M.), p. 385–394. London-New York-San Francisco: Academic Press 1975.

Committee on Blood and Transfusion Problems, National Academy of Sciences-National Research Council, and the Leukemia Task Force, National Cancer Institute: The clinical application of platelet transfusions. Transfusion **6**, 62–63 (1966).

Conchie, A.F., Barton, B.W., Tobin, J.O'H.: Congenital cytomegalovirus infection treated with idoxuridine. Brit. med. J. **1968 IV**, 162–163.

Contreras, T.J., Sheibley, R.H., Valeri, C.R.: Accumulation of di-2-ethylhexyl phthalate (DEHP) in whole blood, platelet concentrates, and platelet-poor plasma. Transfusion **14**, 34–46 (1974).

Cooke, E.M., Shooter, R.A., Kumar, P.J., Rousseau, S.A., Foulkes, A.L.: Hospital food as a possible source of Escherichia coli in patients. Lancet **1970 I**, 436–437.

Cooper, M.R., Heise, E., Richards, F., Kaufmann, J., Spurr, C.L.: A prospective study of histocompatible leucocyte and platelet transfusions during chemotherapeutic induction of acute myeloblastic leukaemia. In: Leucocytes: Separation, Collection and Transfusion (Eds.: Goldman, J.M., Lowenthal, R.M.), p. 436–449. London-New York-San Francisco: Academic Press 1975.

Cowan, D.H.: Platelet metabolism in acute leukemia. J. Lab. clin. Med. **82**, 54–66 (1973).

Cowan, D.H., Haut, M.J.: Platelet function in acute leukemia. J. Lab. clin. Med. **79**, 893–905 (1972).

Cox, F., Hughes, W.T.: Disseminated histoplasmosis and childhood leukemia. Cancer **33**, 1127–1133 (1974).

Craig, J.M., Farber, S.: The development of disseminated visceral mycosis during therapy for acute leukemia. Amer. J. Path. **29**, 601 (1953).

Creutzfeldt, W., Severidt, H.-J., Brachmann, H., Schmidt, G., Tschaepe, U.: Untersuchungen zur Prophylaxe der Transfusionshepatitis durch Gammaglobulin. Dtsch. med. Wschr. **91**, 1905–1908 (1966b).

Creutzfeldt, W., Severidt, H.-J., Schmitt, H., Gallasch, E., Arndt, H.J., Brachmann, H., Schmidt, G., Tschaepe, U.: Untersuchungen über Häufigkeit und Verlauf der ikterischen und anikterischen Transfusionshepatitis. Dtsch. med. Wschr. **91**, 1813–1820 (1966a).

Cronkite, E.P.: Measurement of the effectiveness of platelet transfusions. Transfusion **6**, 18–22 (1966).

Crowder, J.G., Gilkey, G.H., White, A.C.: Serratia marcescens bacteremia. Clinical observations and studies of precipitin reactions. Arch. intern. Med. **128**, 247–253 (1971).

Crowley, J.P., Rene, A., Valeri, C.R.: The recovery, structure, and function of human blood leukocytes after freeze-preservation. Cryobiology **11**, 395–409 (1974a).

Crowley, J.P., Rene, A., Valeri, C.R.: Changes in platelet shape and structure after freeze preservation. Blood **44**, 599–603 (1974b).

Curry, C.R., Quie, P.G.: Fungal septicemia in patients receiving parenteral hyperalimentation. New Engl. J. Med. **285**, 1221–1225 (1971).

Damron, J.R., Beihn, R.M., Selby, J.B., Rosenbaum, H.D.: Gallium-Technetium subtraction scanning for the localization of subphrenic abscess. Radiology **113**, 117–122 (1974).

Daneels, R., Demeyere, R., Eggers, L., Lust, P., Van Landuyt, H., Symoens, J.: Zur Behandlung systemischer Candidiasis mit Miconazol. Med. Wschr. **25**, 428–429 (1974).

Das, J., Folkman, J.: Limulus test. New Engl. J. Med. **293**, 1102–1103 (1975).

DASCHNER, F.: Nosokomiale Infektionen — der sogenannte infektiöse Hospitalismus. Med. Klin. **70**, 1065–1070 (1975).

DAUSSET, J., TANGÜN, Y.: Leucocyte and platelet groups and their practical significance. Vox Sang. **10**, 641–659 (1965).

DAVEY, M.G., LANDER, H.: The behaviour of infused human platelets during the first twenty-four hours after infusion. Brit. J. Haemat. **10**, 94–109 (1964).

DAVID, N.J., VERNER, J.V., ENGEL, F.L.: The diagnostic spectrum of hypercalcemia. Case reports and discussion. Amer. J. Med. **33**, 88–110 (1962).

DAVIS, C.M., VANDERSARL, J.V., COLTMAN, C.A. JR.: Failure of cytarabine in varicella-zoster infections. J. Amer. med. Ass. **224**, 122–123 (1973).

DAWSON, A.A., OGSTON, D., DOUGLAS, A.S.: The fibrinolytic enzyme system in haematological malignancy. Bibl. anat. **12**, 272–278 (1973).

DE BRUYÈRE, M., MORIAU, M., BELLENOT, C.: Histocompatibility matching and results of granulocyte and platelet transfusions. In: Leucocytes: Separation, Collection and Transfusion (Eds.: GOLDMAN, J.M., LOWENTHAL, R.M.), p. 450–455. London-New York-San Francisco: Academic Press 1975.

DEBUSSCHER, L., BADJOU, R., STRYCKMANS, P.: The collection and therapeutic effects of transfusion of polymorphonuclear cells. In: Leucocytes: Separation, Collection and Transfusion (Eds.: GOLDMAN, J.M., LOWENTHAL, R.M.), p. 349–353. London-New York-San Francisco: Academic Press 1975.

DE CONTI, R.C., CALABRESI, P.: Use of allopurinol for prevention and control of hyperuricemia in patients with neoplastic disease. New Engl. J. Med. **274**, 481–486 (1966).

DE FLIEDNER, V., MEURET, G., SENN, H.J.: Normal granulocyte collection with a modified repetitive cycle filtration leukapheresis. Blut **29**, 265–276 (1974).

DELIVORIA-PAPADOPOULOS, M., MORROW III, G., OSKI, F.A.: Exchange transfusion in the newborn infant with fresh and „old" blood: The role of storage on 2,3-diphosphoglycerate, hemoglobin-oxygen affinity, and oxygen release. J. Pediat. **79**, 898–903 (1971).

DELTA, B.G., PINKEL, D.: Listeriosis complicating acute leukemia. Report of a case. J. Pediat. **60**, 191–194 (1962).

DEMÉNY, P.: Hyperurikämie und Harnsäure-Nephropathie bei Hämoblastose. Ther. hung. **21**, 68–72 (1973).

DE VITA, V.T., EMMER, M., LEVINE, A., JACOBS, B., BERARD, C.: Pneumocystis carinii pneumonia. Successful diagnosis and treatment of two patients with associated malignant processes. New Engl. J. Med. **280**, 287–291 (1969).

DE WIT, J.J.F.M., HENRICHS, H.J.P., ODINK, J., PRINS, H.K.: Experiments on the preparation of blood components with the IBM 2991 blood cell processor. In: Leucocytes: Separation, Collection and Transfusion (Eds.: GOLDMAN, J.M., LOWENTHAL, R.M.), p. 46–57. London-New York-San Francisco: Academic Press 1975a.

DE WIT, J.J.F.M., HENRICHS, H.J.P., ODINK, J., PRINS, H.K.: Experiments on the preparation of blood components with the IBM 2991 blood cell processor. Vox Sang. **29**, 352–362 (1975b).

DIDISHEIM, P., TROMBOLD, J.S., VANDERVOORT, R.L.E., MIBASHAN, R.S.: Acute promyelocytic leukemia with fibrinogen and factor V deficiencies. Blood **23**, 717–728 (1964).

DIENSTAG, J., NEU, H.C.: *In vitro* studies of tobramycin, an aminoglycoside antibiotic. Antimicrob. Agents Chemother. **1**, 41–45 (1972).

DIENSTAG, J.L., FEINSTONE, S.M., PURCELL, R.H., WONG, D.C., ALTER, H.J., HOLLAND, P.V.: Non-A, non-B post-transfusion hepatitis. Lancet **1977 I**, 560–562.

DIETRICH, M.: Gnotobiotics in hematology: Improvement of treatment of acute leukemia. Europ. J. Cancer **11** (Suppl.), 49–55 (1975).

DIETRICH, M., ABT, C., PFLIEGER, H.: Experiences with a new isolated bed system in the treatment of acute leukemia. Med. Progr. Technol. **3**, 85–89 (1975).

DIETRICH, M., FLIEDNER, T.M., HEIMPEL, H.: Isolierbett-System zur Infektionsprophylaxe bei verminderter Resistenz. Dtsch. med. Wschr. **94**, 1003–1012 (1969). ·

DIETRICH, M., FLIEDNER, T.M., KUBANEK, B., HEIMPEL, H.: Gnotobiotische Therapie als wirksame Infektionsprophylaxe bei der akuten Leukämie. In: Leukämie (Hrsg.: GROSS, R., VAN DE LOO, J.), S. 675–678. Berlin-Heidelberg-New York: Springer 1972.

DIETRICH, M., GAUS, W., VOSSEN, J., VAN DER WAAIJ, D., WENDT, F.: Protective isolation and antimicrobial decontamination in patients with high susceptibility to infection. A prospective cooperative study of gnotobiotic care in acute leukemia patients. I: Clinical results. Infection **5**, 107–114 (1977).

DIETRICH, M., RASCHE, H., ROMMEL, K., HOCHAPFEL, G.: Antimicrobial therapy as a part of the decontamination procedures for patients with acute leukemia. Europ. J. Cancer **9**, 443–447 (1973).

DIOGUARDI, N., DE FRANCHIS, R.: Hepatitis-B surface antigen in commercial gamma-globulin. Lancet **1975 II**, 816.

Djerassi, I.: The role of platelet administration in a blood transfusion service. Transfusion **6**, 55–61 (1966).

Djerassi, I.: Transfusions of filtered granulocytes. New Engl. J. Med. **292**, 803–804 (1975).

Djerassi, I., Farber, S.: Control and prevention of hemorrhage: Platelet transfusion. Cancer Res. **25**, 1499–1503 (1965).

Djerassi, I., Farber, S., Evans, A.E.: Transfusions of fresh platelet concentrates to patients with secondary thrombocytopenia. New Engl. J. Med. **268**, 221–226 (1963).

Djerassi, I., Farber, S., Roy, A., Cavins, J.: Preparation and *in vivo* circulation of human platelets preserved with combined dimethylsulfoxide and dextrose. Transfusion **6**, 572–576 (1966).

Djerassi, I., Kim, J., Suvansri, U.: Filtration-leukopheresis for separation and transfusion of large amounts of granulocytes from single normal donors. Proc. Amer. Ass. Cancer Res. **12**, 28 (1971a).

Djerassi, I., Kim, J.S., Mitrakul, C., Suvansri, U., Ciesielka, W.: Filtration leukopheresis for separation and concentration of transfusable amounts of normal human granulocytes. J. Med. **1**, 358–364 (1970).

Djerassi, I., Kim, J.S., Suvansri, U., Ciesielka, W., Lohrke, J.: Filtration leucopheresis: Principles and techniques for harvesting and transfusion of filtered granulocytes and monocytes. In: Leucocytes: Separation, Collection and Transfusion (Eds.: Goldman, J.M., Lowenthal, R.M.), p. 123–136. London-New York-San Francisco: Academic Press 1975.

Djerassi, I., Kim, J.S., Suvansri, U., Mitrakul, C., Ciesielka, W.: Continuous flow filtration-leukopheresis. Transfusion **12**, 75–83 (1972).

Djerassi, I., Roy, A., Kim, J., Cavins, J.: Dimethylacetamide, a new cryoprotective agent for platelets. Transfusion **11**, 72–76 (1971b).

Dorfman, R.F., Remington, J.S.: Value of lymph-node biopsy in the diagnosis of acute acquired toxoplasmosis. New Engl. J. Med. **289**, 878–881 (1973).

Drazen, E.C., Levine, A.S.: Laminar air-flow rooms. Hospitals (J. Amer. Hosp. Assoc.) **48**, 88–93 (1974).

Drutz, D.J., Spickard, A., Rogers, D.E., Koenig, M.G.: Treatment of disseminated mycotic infections. A new approach to amphotericin B therapy. Amer. J. Med. **45**, 405–418 (1968).

Dumont, J., Duffillot, C., Flandrin, G., Chelloul, N., Tristant, H., Bernard, J.: Non-Hodgkin's lymphomata: Clinical and immunological data in relation to histology. Brit. J. Cancer **31** (Suppl. II), 187–200 (1975).

Duvall, C.P., Casazza, A.R., Grimley, P.M., Carbone, P.P., Rowe, W.P.: Recovery of cytomegalovirus from adults with neoplastic disease. Ann. intern. Med. **64**, 531–539 (1966).

Dyment, P.G., Orlando, S.J., Isaacs, H. Jr., Wright, H.T. Jr.: The incidence of cytomegaloviruria and postmortem cytomegalic inclusions in children with acute leukemia. J. Pediat. **72**, 533–536 (1968).

Earnest, D.L.: Other diseases of the colon, rectum, and anus. In: Textbook of Medicine (Eds.: Beeson, P.B., McDermott, W.), p. 1303–1308. Philadelphia-London-Toronto: Saunders 1975.

Ebbe, S., Wittels, B., Dameshek, W.: Autoimmune thrombocytopenic purpura ("ITP" type) with chronic lymphocytic leukemia. Blood **19**, 23–37 (1962).

Editorial: Importance of blood components for transfusion. New Engl. J. Med. **273**, 1391 (1965).

Editorial: Platelets for transfusion. Lancet **1972 I**, 25–26.

Editorial: Hyperuricaemic acute renal failure. Lancet **1974 I**, 1266–1267.

Editorial: Specific immunoglobulin in prevention of hepatitis B. Lancet **1975a II**, 1132–1134.

Editorial: Pneumocystis carinii pneumonitis. Lancet **1975b II**, 1023–1024.

Editorial: Non-A, non-B? Lancet **1975c II**, 64–65.

Editorial: Granulocyte transfusions. Lancet **1975d I**, 377–378.

Editorial: Amikacin. Lancet **1975e II**, 804–805.

Edson, J.R., Krivit, W., White, J.G., Sharp, H.L.: Intravascular coagulation in acute stem cell leukemia successfully treated with heparin. J. Pediat. **71**, 342–350 (1967).

Edwards, J.E. Jr., Foos, R.Y., Montgomerie, J.Z., Guze, L.B.: Ocular manifestations in candida septicemia: Review of seventy-six cases of hematogenous candida endophthalmitis. Medicine **53**, 47–75 (1974).

Egbring, R., Havemann, K.: Faktor XIII-Mangel bei einigen Patienten mit akuter Leukose. Verh. dtsch. Ges. inn. Med. **77**, 97–100 (1971).

Egbring, R., Schmidt, W., Havemann, K.: Untersuchungen zur Ätiologie des Faktor XIII-, Faktor V- und Fibrinogenmangels bei akuten Leukämien. Verh. dtsch. Ges. inn. Med. **79**, 1351–1354 (1973).

Egbring, R., Schmidt, W., Fuchs, G., Havemann, K.: Demonstration of granulocytic proteases in plasma of patients with acute leukemia and septicemia with coagulation defects. Blood **49**, 219–231 (1977).

Egbring, R., Trobisch, H., Havemann, K., Malchow, H.: Untersuchungen zur Blutungsneigung bei akuten Leukämien. In: Leukämie (Hrsg. GROSS, R., VAN DE LOO, J.), S. 443−447. Berlin-Heidelberg-New York: Springer 1972.

EICKHOFF, T.C., BRACHMAN, P.S., BENNETT, J.V., BROWN, J.F.: Surveillance of nosocomial infections in community hospitals. I. Surveillance methods, effectiveness, and initial results. J. infect. Dis. **120**, 305−317 (1969).

EILARD, T., ALESTIG, K., WAHLÉN, P.: Treatment of disseminated candidiasis with 5-fluorocytosine. J. infect. Dis. **130**, 155−159 (1974).

ELIN, R.J., ROBINSON, R.A., LEVINE, A.S., WOLFF, S.M.: Lack of clinical usefulness of the Limulus test in the diagnosis of endotoxemia. New Engl. J. Med. **293**, 521−524 (1975a).

ELIN, R.J., ROBINSON, R.A., LEVINE, A.S., WOLFF, S.M.: Limulus test. New Engl. J. Med. **293**, 1103 (1975b).

ELLIS, C.A., SPIVACK, M.L.: The significance of candidemia. Ann. intern. Med. **67**, 511−522 (1967).

EL-MAALEM, H., FLETCHER, J.: Defective neutrophil function in chronic granulocytic leukaemia. Brit. J. Haemat. **34**, 95−103 (1976).

ELWOOD, P.C.: Evaluation of the clinical importance of anemia. Amer. J. clin. Nutr. **26**, 958−964 (1973).

ENDERS, J.F., MCCARTHY, K., MITUS, A., CHEATHAM, W.J.: Isolation of measles virus at autopsy in cases of giant-cell pneumonia without rash. New Engl. J. Med. **261**, 875−881 (1959).

E.O.R.T.C. GNOTOBIOTIC PROJECT GROUP: Protocol for an evaluative study of the protective effect of isolation systems and decontamination in patients with high susceptibility to infection. Europ. J. Cancer **8**, 367−371 (1972).

ERAS, P., GOLDSTEIN, M.J., SHERLOCK, P.: Candida infection of the gastrointestinal tract. Medicine **51**, 367−379 (1972).

ESTERLY, J.A.: Pneumocystis carinii in lungs of adults at autopsy. Amer. Rev. resp. Dis. **97**, 935−937 (1968).

EVANS, E.G.V., WATSON, D.A., MATTHEWS, N.R.: Pulmonary aspergillomata in a child treated with clotrimazole. Brit. Med. J. **1971 IV**, 599−600.

EYRE, H.J., GOLDSTEIN, I.M., PERRY, S., GRAW, R.G. JR.: Leukocyte transfusions: Function of transfused granulocytes from donors with chronic myelocytic leukemia. Blood **36**, 432−442 (1970).

FAHEY, J.L., SCOGGINS, R., UTZ, J.P., SZWED, C.F.: Infection, antibody response and gamma globulin components in multiple myeloma and macroglobulinemia. Amer. J. Med. **35**, 698−707 (1963).

FASS, R.J., PERKINS, R.L.: 5-Fluorocytosine in the treatment of cryptococcal and candida mycoses. Ann. intern. Med. **74**, 535−539 (1971).

FEINGOLD, D.S.: Hospital-acquired infections. New Engl. J. Med. **283**, 1384−1391 (1970).

FEINSTONE, S.M., KAPIKIAN, A.Z., PURCELL, R.H., ALTER, H.J., HOLLAND, P.V.: Transfusion-associated hepatitis not due to viral hepatitis type A or B. New Engl. J. Med. **292**, 767−770 (1975).

FEKETY, F.R. JR., MALAVISTA, S.E., YOUNG, D.L.: Vaccinia gangrenosa in chronic lymphatic leukemia. Arch. int. Med. **109**, 205−208 (1962).

FELBER, T.D., SMITH, E.B., KNOX, J.M., WALLIS, C., MELNICK, J.L.: Photodynamic inactivation of herpes simplex. Report of a clinical trial. J. Amer. med. Ass. **223**, 289−292 (1973).

FELD, R., BODEY, G.P., GRÖSCHEL, D.: Mycobacteriosis in patients with malignant disease. Arch. intern. Med. **136**, 67−70 (1976).

FELD, R., BODEY, G.P., RODRIGUEZ, V., LUNA, M.: Causes of death in patients with malignant lymphoma. Amer. J. med. Sci. **268**, 97−106 (1974).

FELDMAN, H.A.: Toxoplasmosis. New Engl. J. Med. **279**, 1370−1375 (1968).

FELDMAN, S., COX, F.: Viral infections and haematological malignancies. Clin. Haemat. **5**, 311−328 (1976).

FELDMAN, S., HUGHES, W.T., KIM, H.Y.: Herpes zoster in children with cancer. Amer. J. Dis. Child. **126**, 178−184 (1973).

FIEDLER, H.: Risk of transfusing blood containing anti-HB$_s$. Lancet **1975 I**, 341.

FIELD, J.B., WILLIAMS, H.E.: Artifactual hypoglycemia associated with leukemia. New Engl. J. Med. **265**, 946−948 (1961).

FILIP, D.J., ECKSTEIN, J.D., SIBLEY, C.A.: The effect of platelet concentrate storage temperature on adenine nucleotide metabolism. Blood **45**, 749−756 (1975).

FIRMAT, J., VANAMEE, P., KLAUBER, L., KRAKOFF, I., RANDALL, H.T.: The artificial kidney in the treatment of renal failure and hyperuricemia in patients with lymphoma and leukemia. Cancer **13**, 276−282 (1960).

FISHMAN, L.S., GRIFFIN, J.R., SAPICO, F.L., HECHT, R.: Hematogenous candida endophthalmitis−a complication of candidemia. New Engl. J. Med. **286**, 675−681 (1972).

FLEISCHHACKER, H.: Erkrankungen des lymphatischen Systems. Der informierte Arzt **3**, 203−204; 206−208 (1975).

Fliedner, T.M., Cronkite, E.P.: Reifung, Lebenserwartung und Schicksal neutrophiler Granulozyten. Med. Welt **1964**, 466—472.

Foerster, J., Hryniuk, W.: Cytosine arabinoside and herpes zoster. Lancet **1971 II**, 712.

Forkner, C.E., Frei, E. III, Edgcomb, J.H., Utz, J.P.: Pseudomonas septicemia. Observations on twenty-three cases. Amer. J. Med. **25**, 877—889 (1958).

Fortuny, I.E., Hadlock, D.C., Kennedy, B.J., McCullough, J.J.: Granulocyte transfusions in acute leukaemia. Lancet **1975 I**, 579.

Fortuny, I.E., Weiss, R., Theologides, A., Kennedy, B.J.: Cytosine arabinoside in herpes zoster. Lancet **1973 I**, 38.

Freed, E.A., Duma, R.J., Shadomy, H.J., Utz, J.P.: Meningoencephalitis due to hyphae—forming cryptococcus neoformans. Amer. J. clin. Path. **55**, 30—33 (1971).

Frei, E. III, Levin, R.H., Bodey, G.P., Morse, E.E.: The nature and control of infections in patients with acute leukemia. Cancer Res. **25**, 1511—1515 (1965).

Freireich, E.J.: Effectiveness of platelet transfusion in leukemia and aplastic anemia. Transfusion **6**, 50—54 (1966).

Freireich, E.J., Judson, G., Levin, R.H.: Separation and collection of leukocytes. Cancer Res. **25**, 1516—1520 (1965).

Freireich, E.J., Kliman, A., Gaydos, L.A., Mantel, N., Frei, E. III: Response to repeated platelet transfusion from the same donor. Ann. intern. Med. **59**, 277—287 (1963).

Freireich, E.J., Kliman, A., Gaydos, L.A., Schroeder, L.R.: Response to repeated platelet transfusions from the same donor. J. clin. Invest. **40**, 1039 (1961).

Freireich, E.J., Levin, R.H., Whang, J., Carbone, P.P., Bronson, W., Morse, E.E.: The function and fate of transfused leukocytes from donors with chronic myelocytic leukemia in leukopenic recipients. Ann. N.Y. Acad. Sci. **113**, 1081—1089 (1964).

Freireich, E.J., Schmidt, P.J., Schneiderman, M.A., Frei, E. III: A comparative study of the effect of transfusion of fresh and preserved whole blood on bleeding in patients with acute leukemia. New Engl. J. Med. **260**, 6—11 (1959).

Freireich, E.J., Thomas, L.B., Frei, E. III, Fritz, R.D., Forkner, C.E. Jr.: A distinctive type of intracerebral hemorrhage associated with "blastic crisis" in patients with leukemia. Cancer **13**, 146—154 (1960).

Freis, A.: Vorläufige Ergebnisse der Therapie von Lungenmykose mit BAY b 5097. In: Lungenmykosen (Hrsg.: Bartsch, H.), Tuberkulose-Bücherei, S. 54—64. Stuttgart: Thieme 1971.

Frick, P.G.: Pseudohyperkaliämie bei Thrombocytose. Schweiz. med. Wschr. **90**, 433—435 (1960).

Friedman, I.A., Schwartz, S.O., Leithold, S.L.: Platelet function defects with bleeding. Early manifestation of acute leukemia. Arch. intern. Med. **113**, 177—185 (1964).

Fulford, K.W.M., Dane, D.S., Catterall, R.D., Woof, R., Denning, J.V.: Australia antigen and antibody among patients attending a clinic for sexually transmitted diseases. Lancet **1973 I**, 1470—1473.

Gabuzda, T.G., Shute, H.E., Erslev, A.J.: Regulation of erythropoiesis in erythroleukemia. Arch. intern. Med. **123**, 60—63 (1969).

Galton, D.A.G., Hardisty, R.M.: Allopurinol in leukaemias and lymphomas. Lancet **1974 II**, 160—161.

Gardner, F.H., Pringle, J.C. Jr.: Androgens and erythropoiesis. I. Preliminary clinical observations. Arch. intern. Med. **107**, 846—862 (1961).

Garriques, I.L., Sande, M.A., Utz, J.P., *et al.*: Combined amphotericin B-flucytosine chemotherapy in human cryptococcosis. Abstracts, 13th Interscience Conference on Antimicrobial Agents and Chemotherapy, Washington, D.C., Sept. 19—21, 1973, p. 239 (zitiert nach Bennett, 1974).

Gatti, R.A.: Immunity in leukemia. Boll. Ist. sieroter. milan. **53** (Suppl.), 275—281 (1974).

Gaya, H.: International Antimicrobial Therapy Project Group: Proposal for a cooperative trial of empirical antibiotic treatment and prophylactic granulocyte transfusion in febrile neutropenic patients. European Organization for Research on Treatment of Cancer (E.O.R.T.C.) News Letter Nr. 46, März 1976.

Gaya, H., Klastersky, J., Schimpff, S.C., Fière, D., Widmaier, S., Nagel, G.: Prospective randomly controlled trial of three antibiotic combinations for empirical therapy of suspected sepsis in neutropenic cancer patients. Europ. J. Cancer **11** (Suppl.), 5—8 (1975b).

Gaya, H., Klastersky, J., Schimpff, S.C., Tattersall, M.H.N.: Protocol for an international prospective trial of initial therapy regimens in neutropenic patients with malignant disease. Europ. J. Cancer **11** (Suppl.), 1—4 (1975a).

Gaya, H., Tattersall, M.H.N., Hutchinson, R.M., Spiers, A.S.D.: Changing patterns of infection in cancer patients. Europ. J. Cancer **9**, 401—406 (1973).

Gaydos, L.A., Freireich, E.J., Mantel, N.: The quantitative relation between platelet count and hemorrhage in patients with acute leukemia. New Engl. J. Med. **266**, 905—909 (1962).

Geelhoed, G.W., Corso, P., Joseph, W.L.: The role of membrane lung support in transient acute respiratory insufficiency of pneumocystis carinii pneumonia. J. thorac. cardiovasc. Surg. **68**, 802—809 (1974).

Gellis, S.S., McGuinness, A.C., Peters, M.: A study on the prevention of mumps orchitis by gamma globulin. Amer. J. med. Sci. **210**, 661−664 (1945).

Génova, V., Georgief, Z.: Syndrome de coagulation intravasculaire disséminée dans la leucose blastique et certaines autres affections. Folia haemat. **101**, 300−312 (1974).

Gerhartz, H.: Der Einfluß der Chemotherapie auf die Blutgerinnung bei Hämoblastosen. Folia haemat. N.F. **8**, 39−47 (1963).

Gershon, A.A., Steinberg, S., Brunell, P.A.: Zoster immune globulin. A further assessment. New Engl. J. Med. **290**, 243−245 (1974).

Gibson, G.L.: Infection in Hospital. A Code of Practice. Edinburgh and London: Churchill Livingstone 1974.

Gilchrist, G.S., Ekert, H.: Reduction of factor VIII activity in cryoprecipitate obtained from acidified plasma. Transfusion **8**, 294−298 (1968).

Gillett, P., Wise, R., Melikian, V., Falk, R.: Tobramycin/cephalothin nephrotoxicity. Lancet **1976 I**, 547.

Ginsberg, A.L., Conrad, M.E., Bancroft, W.H., Ling, C.M., Overby, L.R.: Prevention of endemic HAA-positive hepatitis with gamma globulin. Use of a simple radioimmune assay to detect HAA. New Engl. J. Med. **286**, 562−566 (1972).

Girolami, A., Cliffton, E.E.: Fibrinolytic and proteolytic activity in acute and chronic leukemia. Amer. J. med. Sci. **251**, 638−645 (1966).

Gloor, F., Wegmann, T.: Pathologie und Klinik der einheimischen Systemmykosen. Chemotherapy **22**, (Suppl. 1), 31−52 (1976).

Gocke, D.J.: A prospective study of posttransfusion hepatitis. The role of Australia antigen. J. Amer. med. Ass. **219**, 1165−1170 (1972).

Gocke, D.J., Greenberg, H.B., Kavey, N.B.: Correlation of Australia antigen with posttransfusion hepatitis. J. Amer. med. Ass. **212**, 877−879 (1970).

Goddard, D., Jacobs, S.I., Manohitharajah, S.M.: The bacteriological screening of platelet concentrates stored at 22 C. Transfusion **13**, 103−106 (1973).

Goffinet, D.R., Glatstein, E.J., Merigan, T.C.: Herpes zoster−varicella infections and lymphoma. Ann. intern. Med. **76**, 235−240 (1972).

Golden, B., Bell, W.E., McKee, A.P.: Disseminated herpes simplex with encephalitis in a neonate. Treatment with idoxuridine. J. Amer. med. Ass. **209**, 1219−1221 (1969).

Goldfinger, D., McGinniss, M.H.: Rh-incompatible platelet transfusions-Risks and consequences of sensitizing immunosuppressed patients. New Engl. J. Med. **284**, 942−944 (1971).

Goldman, J.M.: Leucocyte separation and transfusion. Brit. J. Haemat. **28**, 271−275 (1974).

Goldman, J.M., Th'ng, K.H.: Phagocytic function of leucocytes from patients with acute myeloid and chronic granulocytic leukaemia. Brit. J. Haemat. **25**, 299−308 (1973).

Goldstein, I.M., Eyre, H.J., Terasaki, P.I., Henderson, E.S., Graw, R.G.: Leukocyte transfusions: Role of leukocyte alloantibodies in determining transfusion response. Transfusion **11**, 19−24 (1971).

Goodell, B., Jacobs, J.B., Powell, R.D., de Vita, V.T.: Pneumocystis carinii. The spectrum of diffuse interstitial pneumonia in patients with neoplastic disease. Ann. intern. Med. **72**, 337−340 (1970).

Goodman, J.S., Kaufman, C., Koenig, M.G.: Diagnosis of cryptococcal meningitis. Value of immunologic detection of cryptococcal antigen. New Engl. J. Med. **285**, 434−436 (1971).

Goodman, L.S., Gilman, A.: The Pharmacological Basis of Therapeutics. 5th edition, p. 1237−1238. New York-Toronto-London: Macmillan 1975.

Gordon, L.E., Ruml, D., Hahne, H.J., Miller, C.P.: Studies on susceptibility to infection following ionizing radiation. IV. The pathogenesis of the endogenous bacteremias in mice. J. exp. Med. **102**, 413−424 (1955).

Grady, G.F., Lee, V.A.: Hepatitis B immune globulin−Prevention of hepatitis from accidental exposure among medical personnel. New Engl. J. Med. **293**, 1067−1070 (1975).

Gralnick, H.R., Abrell, E.: Studies of the procoagulant and fibrinolytic activity of promyelocytes in acute promyelocytic leukaemia. Brit. J. Haemat. **24**, 89−99 (1973).

Gralnick, H.R., Henderson, E.: Acquired coagulation factor deficiencies in leukemia. Cancer **26**, 1097−1101 (1970).

Gralnick, H.R., Henry, P.H.: L-asparaginase induced coagulopathy. Proc. Amer. Ass. Cancer Res. **10**, 32 (1969).

Gralnick, H.R., Marchesi, S., Givelber, H.: Intravascular coagulation in acute leukemia: Clinical and subclinical abnormalities. Blood **40**, 709−718 (1972).

Graw, R.G. Jr.: Leucocyte transfusion therapy−Past, present and future. In: Leucocytes: Separation, Collection and Transfusion (Eds.: Goldman, J.M., Lowenthal, R.M.), p. 587−599. London-New York-San Francisco: Academic Press 1975.

Graw, R.G., Jr., Buckner, C.D., Eisel, R.: Leukocyte collection with the NCI-IBM blood cell separator from leukemic and normal donors. Proc. Amer. Ass. Cancer Res. **10**, 32 (1969).

Graw, R.G. Jr., Buckner, C.D., Whang-Peng, J., Leventhal, B.G., Krüger, G., Berard, C., Henderson, E.S.: Complication of bone-marrow transplantation. Graft-versus-host disease resulting from chronic-myelogenous-leukaemia leucocyte transfusions. Lancet 1970 II, 338–341.

Graw, R.G. Jr., Herzig, G.P., Eisel, R.J., Perry, S.: Leukocyte and platelet collection from normal donors with the continuous flow blood cell separator. Transfusion 11, 94–101 (1971).

Graw, R.G. Jr., Herzig, G., Perry, S., Henderson, E.S.: Normal granulocyte transfusion therapy. Treatment of septicemia due to gram-negative bacteria. New Engl. J. Med. 287, 367–371 (1972).

Graw, R.G. Jr., Yankee, R.A.: Principles of hematologic supportive care. Med. Clin. N. Amer. 57, 441–461 (1973).

Green, G.R., Peters, G.A., Geraci, J.E.: Treatment of bacterial endocarditis in patients with penicillin hypersensitivity. Ann. intern. Med. 67, 235–249 (1967).

Greenberg, M.S., Zambrand, S.S.: Aplastic agranulocytosis after allopurinol therapy. Arthr. and Rheum. 15, 413–416 (1972).

Greenberger, J.S., Rosenthal, D.S., Moloney, W.C.: Hypokalemia in leukemia. Ann. intern. Med. 82, 854 (1975).

Greene, M.L., Fujimoto, W.Y., Seegmiller, J.E.: Urinary xanthine stones – A rare complication of allopurinol therapy. New Engl. J. Med. 280, 426–427 (1969).

Greene, W.H., Moody, M., Schimpff, S., Young, V.M., Wiernik, P.H.: Pseudomonas aeruginosa resistant to carbenicillin and gentamicin. Epidemiologic and clinical aspects in a cancer center. Ann. intern. Med. 79, 684–689 (1973 b).

Greene, W.H., Schimpff, S.C., Young, V.W., Wiernik, P.H.: Empiric carbenicillin, gentamicin and cephalothin therapy for presumed infection in patients with granulocytopenia and cancer. Ann. intern. Med. 78, 825–826 (1973 a).

Greene, W.H., Wiernik, P.H.: Candida endophthalmitis. Successful treatment in a patient with acute leukemia. Amer. J. Ophthal. 74, 1100–1103 (1972).

Greenwalt, T.J., Gajewski, M., McKenna, J.L.: A new method for preparing buffy coat-poor blood. Transfusion 2, 221–229 (1962).

Greenwalt, T.J., Jamieson, G.A. (Eds.): Transmissible Disease and Blood Transfusion. New York-San Francisco-London: Grune and Stratton 1975.

Greenwalt, T.J., Perry, S.: Preservation and utilization of the components of human blood. Prog. Hemat. 6, 148–180 (1969).

Greiff, D., Mackey, S.: Cryobiology of platelets. II. Effects of freezing and storage at low temperatures on the survival of isolated blood platelets as measured by assays for aminopeptidases. Cryobiology 7, 9–13 (1970).

Grey, H.M., Kohler, P.F.: Cryoimmunoglobulins. Semin. Hemat. 10, 87–112 (1973).

Groch, S.N., Sayre, G.P., Heck, F.J.: Cerebral hemorrhage in leukemia. Arch. Neurol. (Chic.) 2, 439–451 (1960).

Gross, R., Schulten, H.K., Zach, J.: Die Leukosen der Erwachsenen. Eine klinisch-statistische Übersicht anhand von 1200 Fällen. Internist 9, 476–483 (1968).

Gross, S.: Measles and leukaemia. Lancet 1971 I, 397–398.

Grove-Rasmussen, M.: Selection of donors for frozen blood based on specific blood group combinations. J. Amer. med. Ass. 193, 48–50 (1965).

Grove-Rasmussen, M., Lesses, M.F., Anstall, H.B.: Transfusion therapy. New Engl. J. Med. 264, 1043–1044; 1088–1095 (1961).

Gruhn, J.G., Sanson, J.: Mycotic infections in leukemic patients at autopsy. Cancer 16, 61–73 (1963).

Grumet, F.C., Yankee, R.A.: Long-term platelet support of patients with aplastic anemia. Effect of splenectomy and steroid therapy. Ann. intern. Med. 73, 1–7 (1970).

Gunz, F., Baikie, A.G.: Leukemia. 3rd edition. New York-San Francisco-London: Grune and Stratton 1974.

Hafter, E.: Praktische Gastroenterologie. 5. Auflage. Stuttgart: Thieme 1973.

Haghbin, M., Armstrong, D., Murphy, M.L.: Controlled prospective trial of pseudomonas aeruginosa vaccine in children with acute leukemia. Cancer 32, 761–766 (1973).

Hall, T.C., Douglas, R.G., Holton, C., Hanshaw, J.B., Betts, R.F.: Cytosine arabinoside treatment of varicella-zoster. Postgrad. med. J. 49, 429–436 (1973).

Hall, T.C., Wilfert, C., Jaffe, N., Traggis, D., Lux, S., Rompf, P., Katz, S.: Treatment of varicella-zoster with cytosine arabinoside. Clin. Res. 17, 470 (1969 a).

Hall, T.C., Wilfert, C., Jaffe, N., Traggis, D., Lux, S., Rompf, P., Katz, S.: Treatment of varicella-zoster with cytosine arabinoside. Trans. Ass. Amer. Phycns. 82, 201–210 (1969 b).

Halterman, R.H., Grumet, F.C., Watson, L., Yanchulis, E., Yankee, R.A.: Comparison of methods for the preparation of leukocyte-poor blood. Transfusion 12, 23–26 (1972).

Han, T., Sokal, J.E., Neter, E.: Salmonellosis in disseminated malignant diseases. A seven-year review (1959–1965). New Engl. J. Med. 276, 1045–1052 (1967).

HAN, T., STUTZMAN, L., COHEN, E., KIM, U.: Effect of platelet transfusion on hemorrhage in patients with acute leukemia. An autopsy study. Cancer 19, 1937–1942 (1966).

HANDIN, R.I., FORTIER, N.L., VALERI, C.R.: Platelet response to hypotonic stress after storage at 4 C or 22 C. Transfusion 10, 305–309 (1970).

HANDIN, R.I., VALERI, C.R.: Hemostatic effectiveness of platelets stored at 22° C. New Engl. J. Med. 285, 538–543 (1971).

HANDIN, R.I., VALERI, C.R.: Improved viability of previously frozen platelets. Blood 40, 509–513 (1972).

HANSEN, M.M.: Chronic lymphocytic leukaemia. Clinical studies based on 189 cases followed for a long time. Scand. J. Haemat., Suppl. 18 (1973).

HANSHAW, J.B., WELLER, T.H.: Urinary excretion of cytomegaloviruses by children with generalized neoplastic disease. J. Pediat. 58, 305–311 (1961).

HARDEMAN, M.R., HEYNENS, C.J.L.: Storage of human blood platelets. The serotonin uptake and hypotonic shock response as in vitro viability tests. Thrombos. Diathes. haemorrh. 32, 405–416 (1974).

HARDISTY, R.M., INGRAM, G.I.C.: Bleeding Disorders. Oxford 1965 (zitiert nach: EDITORIAL: Platelets for transfusion. Lancet 1972 I, 25–26).

HARRIS, M.B., DJERASSI, I., SCHWARTZ, E., ROOT, R.K.: Polymorphonuclear leukocytes prepared by continuous-flow filtration leukapheresis: Viability and function. Blood 44, 707–713 (1974).

HARROLD, B.P.: Syndrome resembling Addison's disease following prolonged treatment with busulphan. Brit. med. J. 1966 I, 463–464.

HARTMANN, R.C., AUDITORE, J.V., JACKSON, D.P.: Studies on thrombocytosis. I. Hyperkalemia due to release of potassium from platelets during coagulation. J. clin. Invest. 37, 699–707 (1958).

HARTMANN, R.C., MELLINKOFF, S.M.: The relationship of platelets to the serum potassium concentration. J. clin. Invest. 34, 938 (1955).

HASKELL, C.M., DE VITA, V.T., CANELLOS, G.P.: Hypercalcemia in chronic granulocytic leukemia. Cancer 27, 872–880 (1971).

HATHAWAY, B.M., MASON, K.N.: Nocardiosis. Study of fourteen cases. Amer. J. Med. 32, 903–909 (1962).

HEATH, R.B.: Virus infections in patients with malignant disease. Postgrad. Med. 45, 36–41 (1969).

HEATH, R.B., FAIRLEY, G.H., MALPAS, J.S.: Production of antibodies against viruses in leukaemia and related diseases. Brit. J. Haemat. 10, 365–370 (1964).

HEATHCOTE, J., SHERLOCK, S.: Spread of acute type-B hepatitis in London. Lancet 1973 I, 1468–1470.

HEATHCOTE, J., CAMERON, C.H., DANE, D.S.: Hepatitis-B antigen in saliva and semen. Lancet 1974/I, 71–73.

HECK, J., ELBERS, C., GEHRMANN, G.: Thrombocytenfunktion und Thrombocytenumsatz bei Leukämien. In: Leukämie (Hrsg.: GROSS, R., VAN DE LOO, J.), S. 453–457. Berlin-Heidelberg-New York: Springer 1972.

HELM, E., STILLE, W.: Klinik und Therapie der Sepsis durch Pseudomonas aeruginosa. Dtsch. med. Wschr. 97, 1584–1589 (1972).

HELMER, R.E.: Hazard of folinic acid with pyrimethamine and sulfadiazine. Ann. intern. Med. 82, 124–125 (1975).

HENDERSON, E.S., GOLDSTEIN, I.M.: Platelets and leukemia. In: The Platelet (Eds.: BRINKHOUS, K.M., SHERMER, R.W.), p. 315–343. Baltimore: Williams and Wilkins 1971.

HENSON, D., SIEGEL, S., STRANO, A.J., PRIMACK, A., FUCCILLO, D.A.: Mumps virus sialoadenitis: An autopsy report. Arch. Path. 92, 469–474 (1971).

HENSON, D., SIEGEL, S.E., FUCCILLO, D.A., MATTHEW, E., LEVINE, A.S.: Cytomegalovirus infections during acute childhood leukemia. J. infect. Dis. 126, 469–481 (1972).

HERSH, E.M., BODEY, G.P., NIES, B.A., FREIREICH, E.J.: Causes of death in acute leukemia. A ten-year study of 414 patients from 1954–1963. J. Amer. med. Ass. 193, 105–109 (1965).

HERSH, E.M., CURTIS, J.E., HARRIS, J.E., MC BRIDE, C., ALEXANIAN, R., ROSSEN, R.: Host defense mechanisms in lymphoma and leukemia. In: Leukemia–Lymphoma, p. 149–167. Chicago: Year Book medical Publishers 1970.

HERSH, E.M., GUTTERMAN, J.U., MAVLIGIT, G.M., MCCREDIE, K.B., BURGESS, M.A., MATTHEWS, A., FREIREICH, E.J.: Serial studies on immunocompetence of patients undergoing chemotherapy for acute leukemia. J. clin. Invest. 54, 401–408 (1974).

HERSH, E.M., WONG, V.G., FREIREICH, E.J.: Inhibition of the local inflammatory response in man by antimetabolites. Blood 27, 38–48 (1966).

HERZIG, G.P., BULL, M.I., LOHRMANN, H.-P., HERZIG, R.H., DECTER, J.A., GRAW, R.G. JR.: Impaired transfusion response to granulocytes collected by filtration leucapheresis. In: Leucocytes: Separation, Collection and Transfusion (Eds.: GOLDMAN, J.M., LOWENTHAL, R.M.), p. 324–328. London-New York-San Francisco: Academic Press 1975.

HERZIG, G.P., ROOT, R.K., GRAW, R.G. JR.: Granulocyte collection by continuous-flow filtration leukapheresis. Blood 39, 554–567 (1972).

HERZIG, R.H., HERZIG, G.P., GRAW, R.G. JR., BULL, M.I., RAY, K.K.: Succesful granulocyte transfusion therapy for gram-negative septicemia. A prospectively randomized controlled study. New Engl. J. Med. **296**, 701 – 705 (1977).

HERZIG, R.H., POPLACK, D.G., YANKEE, R.A.: Prolonged granulocytopenia from incompatible platelet transfusions. New Engl. J. Med. **290**, 1220 – 1223 (1974).

HESTER, J.P., MCCREDIE, K.B., FREIREICH, E.J.: Effects of leucapheresis on normal donors. In: Leucocytes: Separation, Collection and Transfusion (Eds.: GOLDMAN, J.M., LOWENTHAL, R.M.), p. 75 – 80. London-New York-San Francisco: Academic Press 1975.

HESTER, J.P., ROSSEN, R.O.: Multiple granulocyte transfusions (TX): Role of HLA compatibility and leukoagglutinins. Proc. Amer. Ass. Cancer Res. **15**, 53 (1974).

HEY, D., LASCH, H.G.: Coagulopathien bei Leukosen. In: Leukämie (Hrsg.: GROSS, R., VAN DE LOO, J.), S. 437 – 442. Berlin-Heidelberg-New York: Springer 1972.

HIGBY, D.J., BURNETT, D., RUPPERT, K., HENDERSON, E.S.: Filtration leucapheresis: Studies on donors. In: Leucocytes: Separation, Collection and Transfusion (Eds.: GOLDMAN, J.M., LOWENTHAL, R.M.), p. 153 – 159. London-New York-San Francisco: Academic Press 1975d.

HIGBY, D.J., COHEN, E., HOLLAND, J.F., SINKS, L.: The prophylactic treatment of thrombocytopenic leukemic patients with platelets: A double blind study. Transfusion **14**, 440 – 446 (1974).

HIGBY, D.J., HENDERSON, E.S., HOLLAND, J.F.: Granulocyte transfusion therapy: A randomized clinical trial. In: Leucocytes: Separation, Collection and Transfusion (Eds.: GOLDMAN, J.M., LOWENTHAL, R.M.), p. 307 – 315. London-New York-San Francisco: Academic Press 1975b.

HIGBY, D.J., MAZZONE, T., WALCZAK, I., HENNAS, J., HENDERSON, E.S.: *In vitro* studies of granulocytes obtained by filtration leucapheresis. In: Leucocytes: Separation, Collection and Transfusion (Eds.: GOLDMAN, J.M., LOWENTHAL, R.M.), p. 229 – 235. London-New York-San Francisco: Academic Press 1975c.

HIGBY, D.J., YATES, J.W., HENDERSON, E.S., HOLLAND, J.F.: Filtration leukapheresis for granulocyte transfusion therapy. Clinical and laboratory studies. New Engl. J. Med. **292**, 761 – 766 (1975a).

HILL, N.O., KHAN, A., HILL, J.M., LOEB, E., MAC LELLAN, A., DANDONA, S.: Granulocyte preparation by continuous flow filtration leucapheresis. In: Leucocytes: Separation, Collection and Transfusion (Eds.: GOLDMAN, J.M., LOWENTHAL, R.M.), p. 168 – 173. London-New York-San Francisco: Academic Press 1975.

HILLESTAD, L.K.: Acute promyelocytic leukemia. Acta med. Scand. **159**, 189 – 194 (1957).

HIRSCH, E.O., GARDNER, F.H.: The transfusion of human blood platelets with a note on the transfusion of granulocytes. J. Lab. clin. Med. **39**, 556 – 569 (1952).

HIRSH, J., BUCHANAN, J.G., DE GRUCHY, G.C., BAIKIE, A.G.: Hypofibrinogenaemia without increased fibrinolysis in leukaemia. Lancet **1967 I**, 418 – 420.

HOAK, J.C., KOEPKE, J.A.: Platelet transfusions. Clin. Haemat. **5**, 69 – 79 (1976).

HÖCKER, P., REIZENSTEIN, P.: Calcium and potassium disturbances in acute leukemia. Blut **29**, 398 – 406 (1974).

HÖCKER, P., REIZENSTEIN, P.: Effect on platelet counts and fever of platelet transfusion in leukemia. Blut **31**, 143 – 148 (1975).

HOEPRICH, P.D., BRANDT, D., PARKER, R.H.: Nocardial brain abscess cured with cycloserine and sulfonamides. Amer. J. med. Sci. **255**, 208 – 216 (1968).

HOFFMAN, T.A., BULLOCK, W.E.: Carbenicillin therapy of Pseudomonas and other gram-negative bacillary infections. Ann. intern. Med. **73**, 165 – 171 (1970).

HOLLAND, J.F., SAMAL, B., YATES, J.: Protected environmental rooms in Buffalo. Recent Results Cancer Res. **29**, 31 – 33 (1970).

HOLLAND, J.F., SENN, H., BANERJEE, T.: Quantitative studies of localized leukocyte mobilization in acute leukemia. Blood **37**, 499 – 511 (1971).

HOLLAND, M.R., JACOBS, A.G., KITIS, G.: Pseudohyperkalaemia in acute lymphocytic leukaemia. Lancet **1976 II**, 1139.

HOLMES, K.K., CLARK, H., SILVERBLATT, F., TURCK, M.: Emergence of resistance in Pseudomonas during carbenicillin therapy. Antimicrob. Agents Chemother. **1969**, 391 – 397.

HOLMES, R.K., MINSHEW, B.H., SANFORD, J.P.: Resistance of Pseudomonas aeruginosa to aminoglycoside antibiotics. J. infect. Dis. **130** (Suppl.), S163 – S166 (1974).

HOLT, R.J., NEWMAN, R.L.: The treatment of urinary candidosis with the oral antifungal drugs 5-fluorocytosine and "clotrimazole". Develop. Med. Child Neurol. **14** (Suppl. 27), 70 – 79 (1972a).

HOLT, R.J., NEWMAN, R.L.: Laboratory assessment of the antimycotic drug clotrimazole. J. clin. Path. **25**, 1089 – 1097 (1972b).

HOLT, R.J., NEWMAN, R.L.: Urinary candidiasis after renal transplantation. Brit. med. J. **1972 c II**, 714 – 715.

HONETZ, N., DEUTSCH, E., KOLLER, W., MITTERMAYER, K., NEUMANN, E., WEWALKA, G.: Erfahrungen mit dem Isolierbettsystem bei Patienten mit akuter Leukämie. In: Erkrankungen der Myelopoese. Leukämien, myeloproliferatives Syndrom, Polyzythämie (Hrsg.: STACHER, A., HÖCKER, P.), S. 290 – 293. München-Berlin-Wien: Urban und Schwarzenberg 1976.

HOOFNAGLE, J.H., GERETY, R.J., NI, L.Y., BARKER, L.F.: Antibody to hepatitis B core antigen. A sensitive indicator of hepatitis B virus replication. New Engl. J. Med. **290**,1336–1340 (1974).

HORNICK, R.B., TOGO, Y., MAHLER, S., IOZZONI, D.: Evaluation of amantadine hydrochloride in the treatment of A_2 influenzal disease. Ann. N.Y. Acad. Sci. **73**, 10–19 (1970).

HOUANG, E.T., MCKAY-FERGUSON, E.: Activities of tobramycin and amikacin against gentamicin-resistant gram-negative bacilli. Lancet **1976 I**, 423–424.

HRYNIUK, W., FOERSTER, J., SHOJANIA, M., CHOW, A.: Cytarabine for herpes virus infection. J. Amer. med. Ass. **219**, 715–718 (1972).

HUDSON, R.P., WILSON, S.J.: Hypogammaglobulinemia and chronic lymphocytic leukemia. Cancer **13**, 200–204 (1960).

HUESTIS, D.W., GOODSITE, L.M., PRICE, M.J., WHITE, R.F.: Granulocyte collection with the Haemonetics blood cell separator. In: Leucocytes: Separation, Collection and Transfusion (Eds.: GOLDMAN, J.M., LOWENTHAL, R.M.), p. 208–218. London-New York-San Francisco: Academic Press 1975.

HUGGINS, C.E.: Reversible agglomeration used to remove dimethylsulfoxide from large volumes of frozen blood. Science **139**, 504–505 (1963).

HUGGINS, C.E.: Frozen blood. Ann. Surg. **160**, 643–649 (1964).

HUGGINS, C.E.: Frozen blood: Theory and practice. J. Amer. med. Ass. **193**, 941–944 (1965).

HUGHES, W.T.: Fatal infections in childhood leukemia. Amer. J. Dis. Child. **122**, 283–287 (1971a).

HUGHES, W.T.: Leukemia monitoring with fungal bone marrow cultures. J. Amer. med. Ass. **218**, 441–443 (1971b).

HUGHES, W.T.: Protozoan infections in haematological diseases. Clin. Haemat. **5**, 329–345 (1976).

HUGHES, W.T., FELDMAN, S., SANYAL, S.K.: Treatment of Pneumocystis carinii pneumonitis with trimethoprim-sulfamethoxazole. Canad. med. Ass. J. **112**, 47 S–50 S (1975).

HUIS, J., VAN VAERENBERGH, P.M., KINDT, R.: Cytosine arabinoside et zona généralisé. Nouv. Presse méd. **2**, 2752 (1973).

HUSEBYE, K.O., STICKNEY, J.M., BENNETT, W.A.: "Platelet" thrombosis in leukemia. Ann. intern. Med. **44**, 975–984 (1956).

HUTTER, R.V.P.: Phycomycetous infection (mucormycosis) in cancer patients: A complication of therapy. Cancer **12**, 330–350 (1959).

HUTTER, R.V.P., COLLINS, H.S.: The occurrence of opportunistic fungus infections in a cancer hospital. Lab. Invest. **11**, 1035–1045 (1962).

HUTTER, R.V.P., LIEBERMAN, P.H., COLLINS, H.S.: Aspergillosis in a cancer hospital. Cancer **17**, 747–756 (1964).

INGRAM, R.H. JR., SEKI, M.: Pseudohyperkalemia with thrombocytosis. New Engl. J. Med. **267**, 895–900 (1962).

ISACSON, M., NOAH, Z., FABER, J., HERISHANO, Y., GOTTFRIED, L.: Use of 5-fluorocytosine in systemic candidiasis in infancy. Arch. Dis. Child. **47**, 954–959 (1972).

JAEGER, R.J., RUBIN, R.J.: Di-2-ethylhexyl phthalate, a plasticizer contaminant of platelet concentrates. Transfusion **13**, 107–108 (1973).

JAFFE, N., CARLSON, D.H., VAWTER, G.F.: Pneumatosis cystoides intestinalis in acute leukemia. Cancer **30**, 239–243 (1972a).

JAFFE, N., PAED, D., KIM, B.S., VAWTER, G.F.: Hypocalcemia–A complication of childhood leukemia. Cancer **29**, 392–398 (1972b).

JAMES, K.W., JAMESON, B., KAY, H.E.M., LYNCH, J., NGAN, H.: Some practical aspects of intensive cytotoxic therapy. Lancet **1967 I**, 1045–1049.

JAMESON, B., GAMBLE, D.R., LYNCH, J., KAY, H.E.M.: Five-year analysis of protective isolation. Lancet **1971 I**, 1034–1040.

JANITSCHKE, K., WERNER, H., HASSE, W.: Untersuchungen über die Möglichkeit der Übertragung von Toxoplasmen durch Bluttransfusionen. Blut **29**, 407–415 (1974).

JARNUM, S., RASMUSSEN, E.F., OHLSEN, A.S., SORENSON, A.W.S.: Generalized Pneumocystis carinii infection with severe idiopathic hypoproteinemia. Ann. intern. Med. **68**, 138–145 (1968).

JEFFRIES, G.H.: Diseases of the liver. In: Textbook of Medicine (Eds.: BEESON, P.B., MCDERMOTT, W.), p. 1324–1353. Philadelphia-London-Toronto: Saunders 1975.

JEHN, U., HELLRIEGEL, K.P.: Die Therapie der Pneumocystis-carinii-Pneumonie im Erwachsenenalter. Dtsch. med. Wschr. **102**, 488–489 (1977).

JOHNSON, H.D., JOHNSON, W.W.: Pneumocystis carinii pneumonia in children with cancer. Diagnosis and treatment. J. Amer. med. Ass. **214**, 1067–1073 (1970).

JONES, S.E.: Clinical features and course of the non-Hodgkin's lymphomas. Clin. Haemat. **3**, 91–129 (1974a).

JONES, T.C.: Macrophages and intracellular parasitism. J. reticuloendoth. Soc. **15**, 439–450 (1974b).

JONES, T.C., LEN, L., HIRSCH, J.G.: Assessment *in vitro* of immunity against toxoplasma gondii. J. exp. Med. **141**, 466–482 (1975).

JORDAN, G.W.: Serum calcium and phosphorus abnormalities in leukemia. Amer. J. Med. **41**, 381–390 (1966).

Jorgensen, J.H., Carvajal, H.F., Chipps, B.E., Smith, R.F.: Rapid detection of gram-negative bacteriuria by use of the Limulus endotoxin assay. Appl. Microbiol. **26**, 38–42 (1973).

Judelsohn, R.G., Meyers, J.D., Ellis, R.J., Thomas, E.K.: Efficiency of zoster immune globulin. Pediatrics **53**, 476–480 (1974).

Judson, G., Jones, A., Kellogg, R., Buckner, D., Eisel, R., Perry, S., Greenough, W.: Closed continuous-flow centrifuge. Nature **217**, 816–818 (1968).

Juel-Jensen, B.E.: Severe generalized primary herpes treated with cytarabine. Brit. med. J. **1970 II**, 154–155.

Juel-Jensen, B.E.: Herpes simplex and zoster. Brit. med. J. **1973 I**, 406–410.

Juel-Jensen, B.E., Mac Callum, F.O.: Herpes simplex, varicella and zoster. Clinical manifestations and treatment. London: Heinemann 1972.

Juel-Jensen, B.E., Mac Callum, F.O., Mackenzie, A.M.R., Pike, M.C.: Treatment of zoster with idoxuridine in dimethyl sulphoxide. Results of two double-blind controlled trials. Brit. med. J. **1970 IV**, 776–780.

Kaiser, A.B., McGee, Z.A.: Aminoglycoside therapy of gram-negative bacillary meningitis. New Engl. J. Med. **293**, 1215–1220 (1975).

Kaplan, M.H., Armstrong, D., Rosen, P.: Tuberculosis complicating neoplastic disease. A review of 201 cases. Cancer **33**, 850–858 (1974).

Kass, E.H., Schneiderman, L.J.: Entry of bacteria into the urinary tracts of patients with inlying catheters. New Engl. J. Med. **256**, 556–557 (1957).

Kattlove, H.E.: Platelet preservation–What temperature? A rationale for strategy. Transfusion **14**, 328–330 (1974).

Kattlove, H.E., Alexander, B.: The effect of cold on platelets. I. Cold-induced platelet aggregation. Blood **38**, 39–48 (1971).

Katz, A.J., Tilton, R.C.: Sterility of platelet concentrates stored at 25 C. Transfusion **10**, 329–330 (1970).

Katz, R., Rodriguez, J., Ward, R.: Post-transfusion hepatitis–Effect of modified gamma globulin added to blood *in vitro*. New Engl. J. Med. **285**, 925–932 (1971).

Kauder, E., Boggs, D.R., Athens, J.W., Vodopick, H.A., Cartwright, G.E., Wintrobe, M.M.: Leukokinetic studies. XII. Kinetic studies of normal isologous neutrophilic granulocytes transfused into normal subjects. Proc. Soc. exp. Biol. **120**, 595–599 (1965).

Kaulen, H.D., Gross, R.: Nukleotid-Stoffwechsel und Freisetzungsreaktion kurzzeitig gelagerter Thrombozyten. Verh. dtsch. Ges. inn. Med. **80**, 1497–1499 (1974).

Kay, A.B.: Some complications associated with the administration of blood and blood products. Clin. Haemat. **5**, 165–181 (1976).

Kay, H.E.M., Maycock, W.D.A.: Danger of varicella to immunosuppressed patients. Lancet **1974 II**, 298–299.

Keating, M.J., Penington, D.G.: Prophylaxis against septicaemia in acute leukaemia: The use of oral framycetin. Med. J. Aust. **1973 2**, 213–217.

Keitt, A.S.: Preservation of erythrocytes–Frozen storage. In: Hematology (Eds.: Williams, W.J., Beutler, E., Erslev, A.J., Rundles, R.W.), p. 1301–1303. New York: Mc Graw-Hill 1972.

Kempe, C.H.: Studies on smallpox and complications of smallpox vaccination. Pediatrics **26**, 176–189 (1960).

Kempe, C.H., Berge, T.O., England, B.: Hyperimmune vaccinal gamma globulin. Source, evaluation, and use in prophylaxis and therapy. Pediatrics **18**, 177–188 (1956).

Kennedy, B.J.: Androgenic hormone therapy in lymphatic leukemia. J. Amer. med. Ass. **190**, 1130–1133 (1964).

Kennedy, B.J.: Stimulation of hematopoiesis by androgenic hormones. Geriatrics **20**, 808–815 (1965).

Keuth, U., Wilhelmi, J.: Keine Liquorwirksamkeit des Antimykotikums Bay b 5097 bei einem Fall von Candida-Meningitis. Mschr. Kinderheilk. **118**, 654–655 (1970).

Khan, A., Hill, N., Hill, J.M., Loeb, E., Mac Lellan, A.: Unusual responses in acute leukaemia after CGL granulocyte transfusions. In: Leucocytes: Separation, Collection and Transfusion (Eds.: Goldman, J.M., Lowenthal, R.M.), p. 409–414. London-New York-San Francisco: Academic Press 1975.

Kim, B.K., Baldini, M.G.: Preservation of viable platelets by freezing. Effect of plastic containers. Proc. Soc. exp. Biol. **142**, 345–350 (1973 a).

Kim, B.K., Baldini, M.G.: Biochemistry, function and hemostatic effectiveness of human platelets stored by freezing. Cryobiology **10**, 525–526 (1973 b).

Kim, B.K., Baldini, M.G.: Biochemistry, function, and hemostatic effectiveness of frozen human platelets. Proc. Soc. exp. Biol. **145**, 830–835 (1974).

Kirby, H.B., Kenamore, B., Guckian, J.C.: Pneumocystis carinii pneumonia treated with pyrimethamine and sulfadiazine. Ann. intern. Med. **75**, 505–509 (1971).

Kissmeyer-Nielsen, F., Thorby, E.: Transplantation antigens. Transplant. Rev. **4**, 72–85 (1970).

KJELLSTRAND, C.M., CAMPBELL, D.C., VON HARTITZSCH, B., BUSELMEIER, T.J.: Hyperuricemic acute renal failure. Arch. intern. Med. 133, 349–359 (1974).

KLASTERSKY, J.: The use of synergistic combinations of antibiotics in patients with haematological diseases. Clin. Haemat. 5, 361–377 (1976).

KLASTERSKY, J., BOGAERTS, A.-M., NOTERMAN, J., VAN LAER, E., DANEAU, D., MOUAWAD, E.: Infections caused by providence bacilli. Scand. J. infect. Dis. 6, 153–160 (1974c).

KLASTERSKY, J., CAPPEL, R., DANEAU, D.: Clinical significance of in vitro synergism between antibiotics in gram-negative infections. Antimicrob. Agents Chemother. 2, 470–475 (1972).

KLASTERSKY, J., CAPPEL, R., DANEAU, D.: Therapy with carbenicillin and gentamicin for patients with cancer and severe infections caused by gram-negative rods. Cancer 31, 331–336 (1973c).

KLASTERSKY, J., CAPPEL, R., SWINGS, G., VANDENBORRE, L.: Bacteriological and clinical activity of the ampicillin/gentamicin and cephalothin/gentamicin combinations. Amer. J. med. Sci. 262, 283–290 (1971).

KLASTERSKY, J., DANEAU, D., HENRI, A., CAPPEL, R., HENSGENS, C.: Antibiotic combinations for gram-negative infections in patients with cancer. Europ. J. Cancer 9, 407–415 (1973d).

KLASTERSKY, J., DEBUSSCHER, L., WEERTS, D., DANEAU, D.: Use of oral antibiotics in protected units environment: Clinical effectiveness and role in the emergence of antibiotic-resistant strains. Path. et Biol. 22, 5–12 (1974b).

KLASTERSKY, J., HENRI, A., HENSGENS, C., DANEAU, D.: Gram-negative infections in cancer. Study of empiric therapy comparing carbenicillin-cephalothin with and without gentamicin. J. Amer. med. Ass. 227, 45–48 (1974a).

KLASTERSKY, J., HENSGENS, C., DEBUSSCHER, L.: Empiric therapy for cancer patients: Comparative study of ticarcillin-tobramycin, ticarcillin-cephalothin, and cephalothin-tobramycin. Antimicrob. Agents Chemother. 7, 640–645 (1975a).

KLASTERSKY, J., SWINGS, G., DANEAU, D.: Antimicrobial activity of the carbenicillin/gentamicin combination against gram-negative bacilli. Amer. J. med. Sci. 260, 373–380 (1970).

KLASTERSKY, J., VANDERKELEN, B., DANEAU, D., MATHIEU, M.: Carbenicillin and hypokalemia. Ann. intern. Med. 78, 774–775 (1973b).

KLASTERSKY, J., WEERTS, D., GOMPEL, C.: Causes of death in acute non-lymphocytic leukemia. Europ. J. Cancer 11 (Suppl.), 21–27 (1975b).

KLASTERSKY, J., WEERTS, D., HENSGENS, C., DEBUSSCHER, L.: Fever of unexplained origin in patients with cancer. Europ. J. Cancer 9, 649–656 (1973a).

KLENER, P., DONNER, L., NEUWIRTOVA, R.: Pimaricin in der Therapie mykotischer Komplikationen bei Hämoblastosen. Blut 24, 180–183 (1972).

KLIMAN, A.: Low risk of hepatitis after packed red cells. New Engl. J. Med. 277, 1320 (1967).

KLIMAN, A., CARBONE, P.P., GAYDOS, L.A., FREIREICH, E.J.: Effects of intensive plasmapheresis on normal blood donors. Blood 23, 647–656 (1964).

KLIMAN, A., GAYDOS, L.A., SCHROEDER, L.R., FREIREICH, E.J.: Repeated plasmapheresis of blood donors as a source of platelets. Blood 18, 303–309 (1961).

KLINENBERG, J.R., GOLDFINGER, S.E., SEEGMILLER, J.E.: The effectiveness of the xanthine oxidase inhibitor allopurinol in the treatment of gout. Ann. intern. Med. 62, 639–647 (1965).

KNIGHT, D., PUGSLEY, D.: Early diagnosis of pneumocystis carinii infection. Lancet 1975 II, 717.

KNISLEY, R.E.: Hypercalcemia associated with leukemia. Arch. intern. Med. 118, 14–16 (1966).

KNODELL, R.G., CONRAD, M.E., GINSBERG, A.L., BELL, C., FLANNERY, E.P.: Efficacy of prophylactic gamma-globulin in preventing non-A, non-B posttransfusion hepatitis. Lancet 1976 I, 557–561.

KNUDSEN, E.T., ROBINSON, G.N., SUTHERLAND, R.: Carbenicillin: A new semi-synthetic penicillin active against Pseudomonas pyocyanea. Brit. med. J. 1967 III, 75–78.

KOBAYASHI, G.S., MEDOFF, G., SCHLESSINGER, D., KWAN, C.N., MUSSER, W.E.: Amphotericin B potentiation of rifampicin as an antifungal agent against the yeast phase of histoplasma capsulatum. Science 177, 709–710 (1972).

KOEPPEN, K.-M., PAULISCH, R., SCHNEIDER, D., BALLENA-BECERRA, E., ANAGNOU, J.: Erfahrungen bei der Behandlung akuter Leukämien in sterilen Einheiten. In: Erkrankungen der Myelopoese. Leukämien, myeloproliferatives Syndrom, Polyzythämie (Hrsg.: STACHER, A., HÖCKER, P.), S. 286–289. München-Berlin-Wien: Urban und Schwarzenberg 1976.

KOMINOS, S.D., COPELAND, C.E., GROSIAK, B., POSTIC, B.: Introduction of pseudomonas aeruginosa into a hospital via vegetables. Appl. Microbiol. 24, 567–570 (1972).

KOMOROWSKI, R.A., FARMER, S.G.: Rapid detection of candidemia. Amer. J. clin. Path. 59, 56–61 (1973).

KORN, H.E.T., STEWART, J.W.: Experience with frozen blood for transfusion. Brit. J. Haemat. 20, 671 (1971).

KOSMIDIS, P., JAMSEK, M., AXELROD, A.R.: Hypokalemia in leukemia. Ann. intern. Med. 82, 854–855 (1975).

KOTELBA-WITKOWSKA, B., HOLMSEN, H., MÜRER, E.H.: Storage of human platelets: Effects on metabolically active ATP and on the release reaction. Brit. J. Haemat. 22, 429–435 (1972).

Kovács, K., Mónus, Z.B.: Diabetes insipidus syndrome developed with myelocytic leukaemia. Schweiz. Z. Path. **19**, 278−287 (1956).

Koza, I., Holland, J.F., Cohen, E.: Histocompatible leukocyte transfusion during granulocytopenia. Neoplasma **18**, 185−191 (1971).

Kozinn, P.J., Taschdjian, C.L.: Enteric candidiasis. Diagnosis and clinical considerations. Pediatrics **30**, 71−85 (1962).

Krakoff, I.H., Balis, M.E.: Abnormalities of purine metabolism in human leukemia. Ann. N.Y. Acad. Sci. **113**, 1043−1052 (1964).

Krakoff, I.H., Meyer, R.L.: Prevention of hyperuricemia in leukemia and lymphoma. Use of allopurinol, a xanthine oxidase inhibitor. J. Amer. med. Ass. **193**, 89−94 (1965).

Kreissel, M., Oehme, J.: Faktor-XIII-Aktivität im Plasma bei akuter Leukämie im Kindesalter. Klin. Pädiat. **185**, 267−270 (1973).

Krick, J.A., Remington, J.S.: Opportunistic invasive fungal infections in patients with leukemia and lymphoma. Clin. Haemat. **5**, 249−310 (1976).

Krogstad, D.J., Juranek, D.D., Waus, K.W.: Toxoplasmosis. With comments on risk of infection from cats. Ann. intern. Med. **77**, 773−778 (1972).

Kronfield, S.J., Reynolds, T.B.: Leukemia and hypercalcemia. Report of a case and review of the literature. New Engl. J. Med. **271**, 399−401 (1964).

Kruger, V.R., McCredie, K.B., Freireich, E.J.: Continuous flow centrifugation in a modified centrifuge bowl. In: Leucocytes: Separation, Collection and Transfusion (Eds.: Goldman, J.M., Lowenthal, R.M.), p. 14−29. London-New York-San Francisco: Academic Press 1975.

Kuberski, T.T., Gabor, E.P., Boudreaux, D.: Disseminated strongyloidiasis. A complication of the immunosuppressed host. West. J. Med. **122**, 504−508 (1975).

Kummer, H.: Fortschritte in der Plättchentransfusion. Ther. Umsch. **30**, 797−801 (1973).

Kummer, H., Schwander, D., Dezaules, M., Mosimann, W.: Separation of platelet rich plasma and red cells with modified gelatin. Vox. Sang. **24**, 76−88 (1973).

Kuwert, E.: Eine bilanzierende und normative Betrachtung zur Influenzaschutzimpfung in der BRD auf experimenteller Grundlage. Med. Mschr. **27**, 438−447 (1973).

Kuwert, E.: Die Virologie der HB-Antigene. In: Aktuelle Probleme der klinischen Hepatologie (Hrsg.: Neumayr, A.), S. 114−128. Baden-Baden u. Brüssel: Witzstrock 1975.

Kuwert, E.K.: Influenza und Influenzaschutzimpfung. Medizin **4**, 1939−1953 (1976).

Kyle, R.A., Schwartz, R.S., Oliner, H.L., Dameshek, W.: A syndrome resembling adrenal cortical insufficiency associated with long term busulfan (myleran) therapy. Blood **18**, 497−510 (1961).

Lackner, H.: Hemostatic abnormalities associated with dysproteinemias. Semin. Hemat. **10**, 125−133 (1973).

Lalezari, P., Bernard, G.E.: Identification of a specific leukocyte antigen: Another presumed example of 5^{b}. Transfusion **5**, 135−142 (1965).

Lalezari, P., Radel, E.: Neutrophil-specific antigens: Immunology and clinical significance. Semin. Hemat. **11**, 281−290 (1974).

Lampert, F.: Standardisierte Krebsbekämpfung im Kindesalter. Med. Klin. **70**, 1474−1479 (1975).

Landau, J.W., Newcomer, V.D., Schulz, J.: Aspergillosis. Report of two instances in children associated with acute leukemia and review of the pertinent literature. Mycopath. Mycol. Appl. **20**, 177−224 (1963).

Landberg, T., Garwicz, S., Åkerman, M.: A clinico-pathological study of non-Hodgkin's lymphomata in childhood. Brit. J. Cancer **31** (Suppl. II), 332−336 (1975).

Landman, M.E., Stumpf, H.H.: Diabetes insipidus complicating chronic myelogenous leukemia. J. med. Soc. N.J. **62**, 205−207 (1965).

Lane, J.M., Ruben, F.L., Neff, J.M., Millar, J.D.: Complications of smallpox vaccination, 1968. National surveillance in the United States. New Engl. J. Med. **281**, 1201−1208 (1969).

Lange Wantzin, G., Wantzin, J.: The NBT test: Erratic behaviour in acute leukaemia. Blut **31**, 133−142 (1975).

Langfelder, M., Jakschitz, M., Jánossy, A.: Comparison of different methods used in the preparation of leucocyte-free whole blood and erythrocyte concentrates. Vox Sang **19**, 57−63 (1970).

Lani, K., Pfisterer, H., Ruppelt, W., Bolland, H., Stich, W.: Studies on the separation of granulocytes for transfusion from normal persons by the IBM cell separator. Blut **22**, 35−38 (1970).

Lani, K., Pfisterer, H., Ruppelt, W., Bolland, H., Stich, W.: Leuko- und Thrombophorese bei Gesunden mit dem NCI-IBM Blutzellseparator. Klin. Wschr. **49**, 327−332 (1971).

Lasch, H.-G., Heene, D., Mueller-Eckhardt, C.: Pathophysiologie und Klinik der hämorrhagischen Diathesen. In: Klinische Hämatologie (Hrsg.: Begemann, H.), S. 676−774. Stuttgart: Thieme 1975.

Lasch, H.G., Huth, K., Heene, D.L., Müller-Berghaus, G., Hörder, M.-H., Janzarik, H., Mittermayer, C., Sandritter, W.: Die Klinik der Verbrauchskoagulopathie. Dtsch. med. Wschr. **96**, 715−727 (1971).

LATHAM, A. JR., KINGSLEY, G.F.: Cell separator design considerations. In: Leucocytes: Separation, Collection and Transfusion (Eds.: GOLDMAN, J.M., LOWENTHAL, R.M.), p. 203–207. London-New York-San Francisco: Academic Press 1975.

LAWLER, S.D., SHATWELL, H.S.: Are Rh antigens restricted to red cells? Vox Sang. 7, 488–491 (1962).

LEACH, W.B.: Acute leukemia: A pathologic study of the causes of death in 157 proved cases. Canad. med. Ass. J. 85, 345–349 (1961).

LEAVEY, R.A., KAHN, S.B., BRODSKY, I.: Disseminated intravascular coagulation. A complication of chemotherapy in acute myelomonocytic leukemia. Cancer 26, 142–145 (1970).

LECHLER, E., SCHUMACHER, K., HIRSCHMANN, W.-D.: Gerinnungs- und Immunproteinveränderungen unter L-Asparaginasetherapie. Med. Welt 22, 127–134 (1971).

LE CLAIR, R.A.: Descriptive epidemiology of interstitial pneumocystic pneumonia. An analysis of 107 cases from the United States, 1955–1967. Amer. Rev. resp. Dis. 99, 542–547 (1969).

LEHMANN, H., SCHLAAK, M.: Is blood containing anti-HB$_s$ infective? Lancet 1975 I, 1036.

LEHRER, R.I., CLINE, M.J.: Leukocyte candidacidal activity and resistance to systemic candidiasis in patients with cancer. Cancer 27, 1211–1217 (1971).

LENNERT, K., MOHRI, N., STEIN, H., KAISERLING, E.: The histopathology of malignant lymphoma. Brit. J. Haemat. 31 (Suppl.), 193–203 (1975).

LEOPOLD, I.H.: Clinical experience with nucleosides in herpes simplex eye infections in man and animals. Ann. N.Y. Acad. Sci. 130, 181–191 (1965).

LEVI, J.A., VINCENT, P.C., JENNIS, F., LIND, D.E., GUNZ, F.W.: Prophylactic oral antibiotics in the management of acute leukaemia. Med. J. Aust. 1973 I, 1025–1029.

LEVIN, J., BANG, F.B.: Clottable protein in Limulus: Its localization and kinetics of its coagulation by endotoxin. Thrombos. Diathes. haemorrh. 19, 186–197 (1968).

LEVIN, J., POORE, T.E., YOUNG, N.S., MARGOLIS, S., ZAUBER, N.P., TOWNES, A.S., BELL, W.R.: Gram-negative sepsis: Detection of endotoxemia with the Limulus test. Ann. intern. Med. 76, 1–7 (1972).

LEVIN, R.H., FREIREICH, E.J.: Effect of storage up to 48 hours on response to transfusions of platelet rich plasma. Transfusion 4, 251–256 (1964).

LEVIN, R.H., PERT, J.H., FREIREICH, E.J.: Response to transfusion of platelets pooled from multiple donors and the effects of various technics of concentrating platelets. Transfusion 5, 54–63 (1965).

LEVIN, R.H., WHANG, J., TJIO, J.H., CARBONE, P.P., FREI, E. III., FREIREICH, E.J.: Persistent mitosis of transfused homologous leukocytes in children receiving antileukemic therapy. Science 142, 1305–1311 (1963).

LEVINE, A.S.: Germ-free biology and the patient with malignant disease: Clinical and preclinical studies. Cancer Chemother. Rep., Part 3, 4, 61–71 (1973).

LEVINE, A.S., GRAW, R.G. JR., YOUNG, R.C.: Management of infections in patients with leukemia and lymphoma: Current concepts and experimental approaches. Semin. Hemat. 9, 141–179 (1972).

LEVINE, A.S., ROBINSON, R.A., HAUSER, J.M.: Analysis of studies on protected environments and prophylactic antibiotics in adult acute leukemia. Europ. J. Cancer 11 (Suppl.), 57–66 (1975).

LEVINE, A.S., SCHIMPFF, S.C., GRAW, R.G. JR., YOUNG, R.C.: Hematologic malignancies and other marrow failure states: Progress in the management of complicating infections. Semin. Hemat. 11, 141–202 (1974).

LEVINE, A.S., SIEGEL, S.E., SCHREIBER, A.D., HAUSER, J., PREISLER, H., GOLDSTEIN, I.M., SEIDLER, F., SIMON, R., PERRY, S., BENNETT, J.E., HENDERSON, E.S.: Protected environments and prophylactic antibiotics. A prospective controlled study of their utility in the therapy of acute leukemia. New Engl. J. Med. 288, 477–483 (1973).

LEVITAN, A.A., PERRY, S.: Infectious complications of chemotherapy in a protected environment. New Engl. J. Med. 276, 881–886 (1967).

LEVITAN, A.A., PERRY, S.: The use of an isolator system in cancer chemotherapy. Amer. J. Med. 44, 234–242 (1968).

LEVITAN, A.A., SCHULTE, F.L., STRONG, C.D., PERRY, S.: Bacteriologic surveillance of the patient isolator system. Arch. environm. Hlth. 14, 837–843 (1967).

LEWIS, J.H., BURCHENAL, J.H., ELLISON, R.R., FERGUSON, J.H., PALMER, J.H., MURPHY, M.L., ZUCKER, M.B.: Studies of hemostatic mechanisms in leukemia and thrombocytopenia. Amer. J. clin. Path. 28, 433–446 (1957).

LEWIS, J.L., RABINOVICH, S.: The wide spectrum of cryptococcal infections. Amer. J. Med. 53, 315–322 (1972).

LIECHTY, R.D., HODGES, R.D., BURKET, J.: Cancer and thyroid function. J. Amer. med. Ass. 183, 30–32 (1963).

LILJE, E.: Hyperurikaemi og akut nyreinsufficiens. Ugeskr. Laeg. 132, 12–14 (1970).

LINZENMEIER, G.: Resistenzverhalten frisch isolierter Bakterienstämme gegenüber Tobramycin und Gentamicin. Infection 3 (Suppl. 1), S 11–S 15 (1975).

Linzenmeier, G., Naumann, P., Neussel, H., Rosin, H.: *In vitro* susceptibility of clinically important bacteria to amikacin: Correlation of results of broth dilution and disk sensitivity tests and effect of medium composition. J. infect. Dis. **134** (Suppl.), S 262 – S 270 (1976b).

Linzenmeier, G., Naumann, P., Ritzerfeld, W., Knothe, H.: Resistenzbestimmung schnellwachsender Bakterien. Minimalforderungen – 1. Ergänzung 1976. Ärztl. Lab. **22**, 377 – 378 (1976a).

Lionetti, F.J., Hunt, S.M.: Cryopreservation of human red cells in liquid nitrogen with hydroxyethyl starch. Cryobiology **12**, 110 – 118 (1975).

Lisiewicz, J.: Hemorrhage in Leukemias. Warsaw: Polish Medical Publishers 1976.

Littenberg, R.L., Taketa, R.M., Alazraki, N.P., Halpern, S.E., Ashburn, W.L.: Gallium-67 for localization of septic lesions. Ann. intern. Med. **79**, 403 – 406 (1973).

Littman, M.L.: Cryptococcosis (torulosis). Current concepts and therapy. Amer. J. Med. **27**, 976 – 998 (1959).

Logan, J.: Thyroid hypofunction in patients with lymphomatous tumours. N.Z. med. J. **64**, 135 – 142 (1965).

Lo Grippo, G.A., Hayashi, H.: Incidence of hepatitis and Australia antigenemia among laboratory workers. Hlth. Lab. Sci. **10**, 157 – 162 (1973).

Lohrmann, H.-P.: Therapie der Thrombozytopenien. Dtsch. med. Wschr. **100**, 2494 – 2496 (1975).

Lohrmann, H.-P., Bull, M.I., Decter, J.A., Yankee, R.A., Graw, R.G. Jr.: Platelet transfusions from HL-A-compatible unrelated donors to alloimmunized patients. Ann. intern. Med. **80**, 9 – 14 (1974).

Lostumbo, M.M., Holland, P.V., Schmidt, P.J.: Isoimmunization after multiple transfusions. New Engl. J. Med. **275**, 141 – 144 (1966).

Louria, D.B.: Some aspects of the absorption, distribution, and excretion of amphotericin B in man. Antibiot. Med. **5**, 295 – 301 (1958).

Louria, D.B., Blevins, A., Armstrong, D., Burdick, R., Lieberman, P.: Fungemia caused by "nonpathogenic" yeasts. Arch. intern. Med. **119**, 247 – 252 (1967a).

Louria, D.B., Hensle, T., Armstrong, D., Collins, H.S., Blevins, A., Krugman, D., Buse, M.: Listeriosis complicating malignant disease. A new association. Ann. intern. Med. **67**, 261 – 281 (1967b).

Louria, D.B., Stiff, D.P., Bennett, B.: Disseminated moniliasis in the adult. Medicine **41**, 307 – 337 (1962).

Lowbury, E.J.L., Kidson, A., Lilly, H.A., Ayliffe, G.A.J., Jones, R.J.: Sensitivity of pseudomonas aeruginosa to antibiotics: Emergence of strains highly resistant to carbenicillin. Lancet **1969 II**, 448 – 452.

Lowbury, E.J.L., Thom, B.T., Lilly, H.A., Babb, J.R., Whittall, K.: Sources of infection with pseudomonas aeruginosa in patients with tracheostomy. J. med. Microbiol. **3**, 39 – 56 (1970).

Lowenbraun, S., Young, V., Kenton, D., Serpick, A.A.: Infection from intravenous "scalp-vein" needles in a susceptible population. J. Amer. med. Ass. **212**, 451 – 453 (1970).

Lowenthal, R.M., Grossman, L., Goldman, J.M., Storring, R.A., Buskard, N.A., Park, D.S., Murphy, B.C., Galton, D.A.G.: Granulocyte transfusion therapy: A comparison of the use of cells obtained from normal donors with those from patients with chronic granulocytic leukaemia. In: Leucocytes: Separation, Collection and Transfusion (Eds.: Goldman, J.M., Lowenthal, R.M.), p. 363 – 379. London-New York-San Francisco: Academic Press 1975b.

Lowenthal, R.M., Grossman, L., Goldman, J.M., Storring, R.A., Buskard, N.A., Park, D.S., Murphy, B.C., Spiers, A.S.D., Galton, D.A.G.: Granulocyte transfusions in treatment of infections in patients with acute leukaemia and aplastic anaemia. Lancet **1975 a I**, 353 – 358.

Luboshitzky, R., Sacks, T., Michel, J.: Bactericidal effect of combinations of antibiotics on Klebsiella-Enterobacter-Serratia. Chemotherapy **19**, 354 – 366 (1973).

Lunde, M.N., Gelderman, A.H., Hayes, S.L., Vogel, C.L.: Serologic diagnosis of active toxoplasmosis complicating malignant diseases. Cancer **25**, 637 – 643 (1970).

MacKenzie, M.R., Fudenberg, H.H.: Macroglobulinemia: An analysis of forty patients. Blood **39**, 874 – 889 (1972).

Maddrey, W.C., Boitnott, J.K.: Isoniazid hepatitis. Ann. intern. Med. **79**, 1 – 12 (1973).

Maher, J.F., Rath, C.E., Schreiner, G.E.: Hyperuricemia complicating leukemia. Treatment with allopurinol and dialysis. Arch. intern. Med. **123**, 198 – 200 (1969).

Malinin, T.I.: Injury of human polymorphonuclear granulocytes frozen in the presence of cryoprotective agents. Cryobiology **9**, 123 – 130 (1972).

Mallin, W.S., Reuss, D.T., Bracke, J.W., Roberts, S.C., Moore, G.L.: Bacteriological study of platelet concentrates stored at 22 C and 4 C. Transfusion **13**, 439 – 442 (1973).

Malter, I.J., Gross, S., Teree, T.M.: Diabetes insipidus complicating acute lymphocytic leukemia. Amer. J. Dis. Child. **117**, 228 – 230 (1969).

Mandelli, F., Amadori, S., Gandolfo, G., Isacchi, G., Mariani, G., Papa, G., Pisarri, S., Salsano, F.: Blood coagulation abnormalities in chronic myeloid leukaemia. Haematologica (Pavia) **57**, 686 – 696 (1972).

MARGET, W., ADAM, D.: Erste Erfahrungen mit dem Breitbandantimykotikum BAY b 5097. Med. Klin. **64**, 1235–1238 (1969).

MARGET, W., ADAM, D.: BAY b 5097, a new orally applicable antifungal substance with broadspectrum activity. Preliminary clinical and laboratory experiences in children. Acta paediat. Scand. **60**, 341–345 (1971).

MARRIOTT, P.J., O'BRIEN, M.D., MACKENZIE, I.C.K., JANOTA, I.: Progressive multifocal leucoencephalopathy: Remission with cytarabine. J. Neurol. Neurosurg. Psychiat. **38**, 205–209 (1975).

MARSDEN, P.D.: The nematodes (roundworms). In: Textbook of Medicine (Eds.: BEESON, P.B., McDERMOTT, W.), p. 522–538. Philadelphia-London-Toronto: Saunders 1975.

MARSHALL, W.J.S.: Herpes simplex encephalitis treated with idoxuridine and external decompression. Lancet **1967 II**, 579–580.

MARTINEZ-G., L.A., QUINTILIANI, R., TILTON, R.C.: Clinical experience on the detection of endotoxemia with the limulus test. J. infect. Dis. **127**, 102–105 (1973).

MASOUREDIS, S.P.: Clinical use of whole blood. In: Hematology (Eds.: WILLIAMS, W.J., BEUTLER, E., ERSLEV, A.J., RUNDLES, R.W.), p. 1308–1319. New York: Mc Graw-Hill 1972a.

MASOUREDIS, S.P.: Clinical use of erythrocyte preparations. In: Hematology (Eds.: WILLIAMS, W.J., BEUTLER, E., ERSLEV, A.J., RUNDLES, R.W.), p. 1319–1321. New York: Mc Graw-Hill 1972b.

MATHÉ, G., AMIEL, J.L., SCHWARZENBERG, L.: Treatment of acute total-body irradiation injury in man. Ann. N.Y. Acad. Sci. **114**, 368–392 (1964).

MATHÉ, G., AMIEL, J.-L., SCHWARZENBERG, L.: Bone marrow transplantation and leucocyte transfusions. Publication number 793, American Lecture Series. Springfield/Illinois: Thomas 1971.

MATHÉ, G., HAYAT, M., SCHWARZENBERG, L., AMIEL, J.L., SCHNEIDER, M., CATTAN, A., SCHLUMBERGER, J.R., JASMIN, C.: Acute lymphoblastic leukaemia treated with a combination of prednisone, vincristine, and rubidomycin. Value of pathogen-free rooms. Lancet **1967 II**, 380–383.

MATHÉ, G., SCHNEIDER, M., SCHWARZENBERG, L., AMIEL, J.L., CATTAN, A., SCHLUMBERGER, J.R., HAYAT, M., DE VASSAL, F., JASMIN, C., ROSENFELD, C.: Five years experience of the clinical use of a pathogen-free isolation unit. Recent Results Cancer Res. **29**, 3–13 (1970).

MAWDSLEY, C., HOLMAN, R.L.: Hypercalcaemia in acute leukaemia. Lancet **1957 I**, 78–80.

MAYER, G., MAYER, S., KALOGJERA, V.: Bluttransfusionen bei Leukosen. In: Leukämie (Hrsg.: GROSS, R., VAN DE LOO, J.), S. 617–660. Berlin-Heidelberg-New York: Springer 1972.

McBRIDE, R.A., CORSON, J.M., DAMMIN, G.J.: Mucormycosis. Two cases of disseminated disease with cultural identification of Rhizopus; review of literature. Amer. J. Med. **28**, 832–846 (1960).

McCABE, W.R., JACKSON, G.G.: Gram-negative bacteremia. I. Etiology and ecology. Arch. intern. Med. **110**, 847–855 (1962).

McCREDIE, K.B., FREIREICH, E.J.: The use of etiocholanolone to increase collection of granulocytes with the IBM blood cell separator. J. clin. Invest. **49**, 63a (1970).

McCREDIE, K.B., FREIREICH, E.J.: Increased granulocyte collection from normal donors with increased granulocyte recovery following transfusion. Proc. Amer. Ass. Cancer Res. **12**, 58 (1971).

McCREDIE, K.B., FREIREICH, E.J., HESTER, J.P., VALLEJOS, C.: Leukocyte transfusion therapy for patients with host-defense failure. Transplant. Proc. **5**, 1285–1289 (1973).

McCREDIE, K.B., FREIREICH, E.J., HESTER, J.P., VALLEJOS, C.: Increased granulocyte collection with the blood cell separator and the addition of etiocholanolone and hydroxyethyl starch. Transfusion **14**, 357–364 (1974a).

McCREDIE, K.B., HESTER, J.P., FREIREICH, E.J., BRITTIN, G.M., VALLEJOS, C.: Platelet and leukocyte transfusions in acute leukemia. Hum. Path. **5**, 699–708 (1974b).

McCREDIE, K.B., HESTER, J.P., VALLEJOS, C.S., FREIREICH, E.J.: Clinical results of granulocyte transfusions using normal donors. In: Leukocytes: Separation, Collection and Transfusion (Eds.: GOLDMAN, J.M., LOWENTHAL, R.M.), p. 287–293. London-New York-San Francisco: Academic Press 1975.

McCULLOUGH, J., BENSON, S.J., YUNIS, E.J., QUIE, P.G.: Effect of blood-bank storage on leucocyte function. Lancet **1969 II**, 1333–1337.

McCULLOUGH, J., CARTER, S.J., QUIE, P.G.: Effects of anticoagulants and storage on granulocyte function in bank blood. Blood **43**, 207–217 (1974).

McCULLOUGH, J., FORTUNY, I.E.: Laboratory evaluation of normal donors undergoing leukapheresis on the continuous flow centrifuge. Transfusion **13**, 394–398 (1973).

McCULLOUGH, J., WEIBLEN, B.J.: Citrate phosphate dextrose (CPD) anticoagulant in blood transfusion. Minn. Med. **56**, 980–982 (1973).

McKEE, L.C.: Hypercalcemia in leukemia. Sth. med. J. (Bgham, Ala.) **67**, 1076–1079 (1974).

McKELVEY, E.M., KWAAN, H.C.: Cytosine arabinoside therapy for disseminated herpes zoster in a patient with IgG pyroglobulinemia. Blood **34**, 706–711 (1969).

MEDOFF, G., DISMUKES, W.E., MEADE, R.H., MOSES, J.M.: A new therapeutic approach to Candida infection. A preliminary report. Arch. intern. Med. **130**, 241–245 (1972a).

MEDOFF, G., KOBAYASHI, G.S.: Pulmonary mucormycosis. New Engl. J. Med. **286**, 86–87 (1972).

Medoff, G., Kobayashi, G.S., Kwan, C.N., Schlessinger, D., Venkov, P.: Potentiation of rifampicin and 5-fluorocytosine as antifungal antibiotics by amphotericin B. Proc. nat. Acad. Sci. (USA) **69**, 196–199 (1972b).

Meindersma, T.E., van der Waay, D.: Observations on isolators for patients. Folia med. neerl. **11**, 76–80 (1968).

Merigan, T.C.: Host defenses against viral disease. New Engl. J. Med. **290**, 323–329 (1974).

Merigan, T.C.: Efficacy of adenine arabinoside in herpes zoster. New Engl. J. Med. **294**, 1233–1234 (1976).

Merselis, J.G. Jr., Kaye, D., Hook, E.W.: Disseminated herpes zoster. A report of 17 cases. Arch. intern. Med. **113**, 679–686 (1964).

Mertz, D.P.: Gicht. Stuttgart: Thieme 1973.

Mertz, D.P.: Zur Definition und Behandlungsbedürftigkeit einer Hyperurikämie. Fortschr. Med. **95**, 8–14 (1977).

Meryman, H.T., Hornblower, M.: A method for freezing and washing red blood cells using a high glycerol concentration. Transfusion **12**, 145–156 (1972).

Meryman, H.T., Hornblower, M.: Red cell recovery and leukocyte depletion following washing of frozen-thawed red cells. Transfusion **13**, 388–393 (1973).

Meuret, G., de Fliedner, V., Senn, H.J., Jungi, W.F.: Multiple-cycle filtration–elution leucapheresis. In: Leucocytes: Separation, Collection and Transfusion (Eds.: Goldman, J.M., Lowenthal, R.M.), p. 145–152. London-New York-San Francisco: Academic Press 1975.

Meuret, G., Senn, H.J.: Granulozytentransfusion. Ein Überblick. Schweiz. med. Wschr. **105**, 225–235 (1975).

Meyer, R., Axelrod, J.L.: Fatal aplastic anemia resulting from flucytosine. J. Amer. med. Ass. **228**, 1573 (1974).

Meyer, R.D., Rosen, P., Armstrong, D.: Phycomycosis complicating leukemia and lymphoma. Ann. intern. Med. **77**, 871–879 (1972).

Meyer, R.D., Young, L.S., Armstrong, D., Yu, B.: Aspergillosis complicating neoplastic disease. Amer. J. Med. **54**, 6–15 (1973).

Meyers, B.R., Lieberman, T.W., Ferry, A.P.: Candida endophthalmitis complicating candidemia. Ann. intern. Med. **79**, 647–653 (1973).

Meyers, J.D., Huff, J.C., Holmes, K.K., Thomas, E.D., Bryan, J.A.: Parenterally transmitted hepatitis A associated with platelet transfusions. Epidemiologic study of an outbreak in a marrow transplantation center. Ann. intern. Med. **81**, 145–151 (1974).

Meyer zum Büschenfelde, K.H., Bolte, J.P.: Hepatitis-Risiko durch Blut und Blutprodukte und Möglichkeiten einer Hepatitis-Prophylaxe. Internist **15**, 471–478 (1974).

Middleman, E.L., Watanabe, A., Kaizer, H., Bodey, G.P.: Antibiotic combinations for infections in neutropenic patients. Evaluation of carbenicillin plus either cephalothin or kanamycin. Cancer **30**, 573–579 (1972).

Mikkelsen, W.M., Strottman, M.P., Thompson, G.R.: The effects of allopurinol on serum and urinary uric acid. Arch. intern. Med. **118**, 224–228 (1966).

Milazzo, F., Vigevani, G.M., Resta, M.: Immunotherapy of fulminant hepatitis B. Lancet **1975 II**, 707–708.

Miller, D.G.: Immunological disturbances in lymphoma and leukemia. In: Immunological Diseases (Ed.: Samter, M.). 2nd edition, vol. I, p. 548–570. Boston: Little, Brown and Company 1971.

Miller, D.G., Lizardo, J.G., Snyderman, R.K.: Homologous and heterologous skin transplantation in patients with lymphomatous disease. J. nat. Cancer Inst. **26**, 569–579 (1961).

Miller, G.G., Witwer, M.W., Braude, A.I., Davis, C.E.: Rapid identification of Candida albicans septicemia in man by gas-liquid chromatography. J. clin. Invest. **54**, 1235–1240 (1974).

Miller, L.H., Brunell, P.A.: Zoster, reinfection or activation of latent virus? Observations on the antibody response. Amer. J. Med. **49**, 480–483 (1970).

Miller, S.P., Shanbrom, E.: Infectious syndromes of leukemias and lymphomas. Amer. J. med. Sci. **246**, 420–428 (1963).

Miller, V.I., Campbell, W.G. Jr.: Diabetes insipidus as a complication of leukemia. A case report with a literature review. Cancer **28**, 666–673 (1971).

Millian, S.J., Miller, D.G., Schaeffer, M.: Viral complement-fixing antibody in patients with Hodgkin's disease, lymphosarcoma, reticulum cell sarcoma and chronic lymphocytic leukemia. Cancer **18**, 674–678 (1965).

Mir, M.A., Brabin, B., Tang, O.T., Leyland, M.J., Delamore, I.W.: Hypokalaemia in acute myeloid leukaemia. Ann. intern. Med. **82**, 54–57 (1975a).

Mir, M.A., Brabin, B., Tang, O.T., Leyland, M.J., Delamore, I.W.: Hypokalemia in leukemia. Ann. intern. Med. **82**, 855 (1975b).

Mir, M.A., Delamore, I.W.: Hyponatraemia syndrome in acute myeloid leukaemia. Brit. J. Med. **1974a I**, 52–55.

Mir, M.A., Delamore, I.W.: The syndrome of inappropriate renal sodium wasting and hyponatraemia in acute myeloid leukaemia. Brit. J. Haemat. **28**, 149–150 (1974b).

Mir, M.A., Delamore, I.W.: Hyporuricaemia and proximal renal tubular dysfunction in acute myeloid leukaemia. Brit. med. J. 1974cIII, 775–777.

Mirsky, H.S., Cuttner, J.: Fungal infection in acute leukemia. Cancer 30, 348–352 (1972).

Mishler, J.M., Hadlock, D.C., Fortuny, I.E., Nicora, R.W., McCullough, J.J.: Increased efficiency of leukocyte collection by the addition of hydroxyethyl starch to the continuous flow centrifuge. Blood 44, 571–581 (1974a).

Mishler, J.M., Higby, D.J., Cohen, E., Rhomberg, W., Nicora, R.W., Holland, J.F.: Evaluation of donor-recipient serological discordance and effectiveness of granulocyte replacement therapy. In: Leucocytes: Separation, Collection and Transfusion (Eds.: Goldman, J.M., Lowenthal, R.M.), p. 427–435. London-New York-San Francisco: Academic Press 1975b.

Mishler, J.M., Higby, D.J., Rhomberg, W., Cohen, E., Nicora, R.W., Holland, J.F.: Hydroxyethyl starch and dexamethasone as an adjunct to leukocyte separation with the IBM blood cell separator. Transfusion 14, 352–356 (1974b).

Mishler, J.M., Higby, D.J., Rhomberg, W., Nicora, R.W., Holland, J.F.: Leucapheresis: Increased efficiency of collection by the use of hydroxyethyl starch and dexamethasone. In: Leucocytes: Separation, Collection and Transfusion (Eds.: Goldman, J.M., Lowenthal, R.M.), p. 61–74. London-New York-San Francisco: Academic Press 1975a.

Mitchell, J.R., Zimmerman, H.J., Ishak, K.G., Thorgeirsson, U.P., Timbrell, J.A., Snodgrass, W.R., Nelson, S.D.: Isoniazid liver injury: Clinical spectrum, pathology, and probable pathogenesis. Ann. intern. Med. 84, 181–192 (1976).

Mitchell, R.: Red cell transfusion. Clin. Haemat. 5, 33–51 (1976).

Mittal, K.K., Ruder, E.A., Green, D.: Matching of histocompatibility (HL-A) antigens for platelet transfusion. Blood 47, 31–41 (1976).

Mitus, A., Enders, J.F., Craig, J.M., Holloway, A.: Persistence of measles virus and depression of antibody formation in patients with giant-cell pneumonia after measles. New Engl. J. Med. 261, 882–889 (1959).

Mitus, A., Holloway, A., Evans, A.E., Enders, J.F.: Attenuated measles vaccine in children with acute leukemia. Amer. J. Dis. Child. 103, 413–418 (1962).

Modde, H.: Durch Serratia marcescens („Prodigiosus") verursachte Krankheiten. Schweiz. med. Wschr. 102, 1386–1390 (1972a).

Modde, H.: Die Gentamicin-Sensibilität der gramnegativen „Problemkeime" und Staphylokokken, nachgewiesen mittels Reihenverdünnungstest. Path. et Microbiol. (Basel) 38, 286–295 (1972b).

Moellering, R.C., Swartz, M.N.: The newer cephalosporins. New Engl. J. Med. 294, 24–28 (1976).

Mohr, J.A., Nichols, N.B., Jones, J.H., Cherry, P., Shaver, R.P.: Fungal endophthalmitis. Sth. med. J. (Bgham, Ala.) 66, 685–688 (1973).

Mollison, P.L., Sloviter, H.A.: Successful transfusion of previously frozen human red cells. Lancet 1951 II, 862–864.

Moody, M.R., Young, V.M., Kenton, D.M., Vermeulen, G.D.: Pseudomonas aeruginosa in a center for cancer research. I. Distribution of intraspecies types from human and environmental sources. J. infect. Dis. 125, 95–101 (1972).

Moore, G.L., Mallin, W.S., Roberts, S.C., Failla, M.L., Gray, J.L.: In vitro analysis of platelet function during storage of platelets from plasmapheresed donors. Transfusion 13, 130–134 (1973).

Moriau, M., de Bruyere, M., Bellenot, C.: Granulocyte collections from normal donors using the continuous flow centrifuge. In: Leucocytes: Separation, Collection and Transfusion (Eds.: Goldman, J.M., Lowenthal, R.M.), p. 88–95. London-New York-San Francisco: Academic Press 1975.

Morrison, F.S., Baldini, M.: The favorable effect of ACD on the viability of fresh and stored human platelets. Vox Sang. 12, 90–105 (1967).

Morse, E.E.: Use of frozen blood. Ann. clin. Lab. Sci. 4, 36–40 (1974).

Morse, E.E., Freireich, E.J., Carbone, P.P., Bronson, W., Frei, E. III.: The transfusion of leukocytes from donors with chronic myelocytic leukemia to patients with leukopenia. Transfusion 6, 183–192 (1966).

Moses, A.M., Spencer, H.: Hypercalcemia in patients with malignant lymphoma. Ann. intern. Med. 59, 531–536 (1963).

Moss, G.S., Telischi, M., Patel, A.R.: Use of frozen-stored red cells. New Engl. J. Med. 291, 1033 (1974).

Mourad, N.: A simple method for obtaining platelet concentrates free of aggregates. Transfusion 8, 48 (1968).

Müller, H.-L.: Serologische Diagnostik der Mykosen. Chemotherapy 22 (Suppl. 1), 87–102 (1976).

Müller, J.: Die Erregerdiagnostik der systemischen Pilzerkrankungen mit besonderer Berücksichtigung quantitativer Methoden. Chemotherapy 22 (Suppl. 1), 53–86 (1976).

Mueller-Eckhardt, Ch., Kretschmer, V., Heinrich, D., Kwapisz, A.: Therapie der hämorrhagischen Diathesen bei Leukosen unter besonderer Berücksichtigung der Thrombocytentransfusion.

In: Leukämie (Hrsg.: Gross, R., van de Loo, J.), S. 685–688. Berlin-Heidelberg-New York: Springer 1972.

Muggia, F.M., Ball, T.J., Ultmann, J.E.: Allopurinol in the treatment of neoplastic disease complicated by hyperuricemia. Arch. intern. Med. 120, 12–18 (1967).

Muggia, F.M., Heinemann, H.O., Farhangi, M., Osserman, E.F.: Lysozymuria and renal tubular dysfunction in monocytic and myelomonocytic leukemia. Amer. J. Med. 47, 351–366 (1969).

Mujahed, Z., Evans, J.A.: Gas cysts of the intestine (pneumatosis intestinalis). Surg. Gynec. Obstet. 107, 151–160 (1958).

Muller, J., Watanabe, I.: Progressive multifocal leukoencephalopathy. A virus disease? Amer. J. clin. Path. 47, 114–123 (1967).

Murphy, S., Gardner, F.H.: Platelet preservation. Effect of storage temperature on maintenance of platelet viability–Deleterious effect of refrigerated storage. New Engl. J. Med. 280, 1094–1098 (1969).

Murphy, S., Gardner, F.H.: Platelet storage at 22° C; metabolic, morphologic, and functional studies. J. clin. Invest. 50, 370–377 (1971).

Murphy, S., Sayar, S.N., Gardner, F.H.: Storage of platelet concentrates at 22° C. Blood 35, 549–557 (1970).

Murray, J.F., Finegold, S.M., Froman, S., Will, D.W.: The changing spectrum of nocardiosis. A review and presentation of nine cases. Amer. Rev. resp. Dis. 83, 315–330 (1961).

Murray, J.F., Haegelin, H.F., Hewitt, W.L., Latta, H., McVickar, D., Rasmussen, A.F., Rigler, L.G.: Opportunistic pulmonary infections. Ann. intern. Med. 65, 566–594 (1966).

Myers, M.G., Oxman, M.N., Clark, J.E., Arndt, K.A.: Failure of neutral-red photodynamic inactivation in recurrent herpes simplex virus infections. New Engl. J. Med. 293, 945–949 (1975).

Nachum, R., Lipsey, A., Siegel, S.E.: Rapid detection of gram-negative bacterial meningitis by the Limulus lysate test. New Engl. J. Med. 289, 931–934 (1973).

Nagai, K., Sugiyama, Y., Hosaka, T., Takaya, H.: Histopathological studies on thrombotic microangiopathy with special references to three cases associated with acute promyelocytic leukaemia. Acta path. jap. 23, 59–73 (1973).

Nagel, G.A., Hughes, R., Seiler, W.: Limits of total body decontamination. In: Progress in Chemotherapy, 8th Internat. Congress Chemotherapy, vol. II: Antibacterial, Antiviral Chemotherapy, Athens, 1973; Hellenic Society Chemotherapy, Athens, 1974, p. 801–804.

Nahmias, A.J., Roizman, B.: Infection with herpes-simplex viruses 1 and 2. New Engl. J. Med. 289, 667–674; 719–725; 781–789 (1973).

Najman, A., Najman, A., Marchand, J.C., Gorin, N.C.: L'hypoglycémie au cours des hématosarcomes. Nouv. Presse méd. 3, 895 (1974).

Nakamura, S., Sato, T.: Acute hepatitis B after administration of gammaglobulin. Lancet 1976 I, 487.

Narayan, O., Penney, J.B. Jr., Johnson, R.T., Herndon, R.M., Weiner, L.P.: Etiology of progressive multifocal leukoencephalopathy. Identification of papovavirus. New Engl. J. Med. 289, 1278–1282 (1973).

Nash, G., Foley, F.D.: Herpetic infection of the middle and lower respiratory tract. Amer. J. clin. Path. 54, 857–863 (1970).

Nash, G., Ross, J.S.: Herpetic esophagitis. A common cause of esophageal ulceration. Hum. Path. 5, 339–345 (1974).

Naumann, P., Rosin, H., Reintjens, E., Köhler, M.: Sisomicin versus Gentamicin. Ein Vergleich der antibakteriellen und pharmakokinetischen Eigenschaften. Dtsch. med. Wschr. 101, 1277–1284 (1976).

Nauta, E.H., van Furth, R.: Infection in immunodepressed patients. The approach to diagnosis and treatment. Infection 3, 202–208 (1975).

Neff, J.M., Levine, R.H., Lane, J.M., Ager, E.A., Moore, H., Rosenstein, B.J., Millar, J.D., Henderson, D.A.: Complications of smallpox vaccination; United States 1963. II. Results obtained by four statewide surveys. Pediatrics 39, 916–923 (1967).

Neiman, R.S., Li, H.C.: Hypercalcemia in undifferentiated leukemia. Possible production of a parathormone-like substance by leukemic cells. Cancer 30, 942–944 (1972).

Nelson, J.S., Wyatt, J.P.: Salivary gland virus disease. Medicine 38, 223–241 (1959).

Niemeyer, G., Reuter, H., Gross, R.: Ein Beitrag zur Frage der Thrombozytenkonservierung. Blut 18, 82–83 (1968).

Nightingale, D., Prankerd, T.A.J., Richards, J.D.M., Thompson, D.: Splenectomy in anaemia. Quart. J. Med. 41, 261–267 (1972).

Nilsson, I.: Diskussionsbemerkung zu: Thrombolytic activity and related phenomena. Thrombos. Diathes. haemorrh. 6 (Suppl. 1), 323–327 (1961).

Nilsson, I.M., Björkman, S.E., Andersson, L.: Clinical experiences with ε-aminocaproic acid (ε-ACA) as an antifibrinolytic agent. Acta med. Scand. 170, 487–509 (1961).

NOLAN, D.C., CARRUTHERS, M.M., LERNER, A.M.: Herpesvirus hominis encephalitis in Michigan. Report of thirteen cases, including six treated with idoxuridine. New Engl. J. Med. **282**, 10–13 (1970).

NOONE, P., PATTISON, J.R.: Therapeutic implications of interaction of gentamicin and penicillins. Lancet **1971 II**, 575–578.

NORDÉN, Å., SWAHN, B.: Herpes zoster-varicellae in cases of leukemia. A clinical report including determination of serum proteins and total hemolytic complement. Acta med. Scand. **170**, 339–349 (1961).

NUGENT, G.R., CHOU, S.M.: Treatment of labial herpes. J. Amer. med. Ass. **224**, 132 (1973).

NUSBACHER, J., MAC PHERSON, J.L., MANEJIAS, R.E., BENNETT, J.M.: Leukapheresis: The effect of a single high oral dose of prednisone on granulocyte mobilization, yield and function. Paper presented at the XXVIth Annual Meeting of the American Association of Blood Banks, Miami, Florida, November 1973 [zitiert nach: MISHLER, J.M. et al. (1975a)].

NUSSBAUM, M., MORSE, B.S.: Plasma fibrin stabilizing factor activity in various diseases. Blood **23**, 669–678 (1964).

OBERLING, F., LANG, J.M.: Les hyperuricémies en pathologie hématologique. Traitement et prophylaxie par l'urate oxydase. Nouv. Presse méd. **3**, 2026 (1974).

OBERSTE-LEHN, H., BAGGESEN, I., PLEMPEL, M.: Erste klinische Erfahrungen bei Systemmykosen mit einem neuen oralen Antimykotikum. Dtsch. med. Wschr. **94**, 1365–1367 (1969).

O'BRIEN, T.G., WATKINS, E.: Gas-exchange dynamics of glycerolized frozen blood. J. thorac. cardiovasc. Surg. **40**, 611–624 (1960).

OGRA, P.L., SINKS, L.F., KARZON, D.T.: Poliovirus antibody response in patients with acute leukemia. J. Pediat. **79**, 444–449 (1971).

OGSTON, D., DAWSON, A.A., ADAM, H.M.: The fibrinolytic enzyme system in leukaemia, myelomatosis and myeloproliferative diseases. Acta haemat. **48**, 322–330 (1972).

OGSTON, D., McANDREW, G.M., OGSTON, C.M.: Fibrinolysis in leukaemia. J. clin. Path. **21**, 136–139 (1968).

O'MALLEY, J.A., AL-BUSSAM, N., BEUTNER, K., WALLACE, H.J., GAILANI, S., HENDERSON, E.S., CARTER, W.A.: Cytomegalovirus infection with acute myelocytic leukemia. Antiviral (interferon and antibody) responses. N.Y. St. J. Med. **75**, 738–742 (1975).

ORFANAKIS, M.G., WILCOX, H.G., SMITH, C.B.: *In vitro* studies of the combined effect of ampicillin and sulfonamides on Nocardia asteroides and results of therapy in four patients. Antimicrob. Agents Chemother. **1**, 215–220 (1972).

OSKI, F.A.: The role of organic phosphates in erythrocytes on the oxygen dissociation of hemoglobin. Ann. clin. Lab. Sci. **1**, 162–176 (1971).

OSSERMAN, E.F., LAWLOR, D.P.: Serum and urinary lysozyme (muramidase) in monocytic and monomyelocytic leukemia. J. exp. Med. **124**, 921–952 (1966).

PACHTER, M.R., JOHNSON, S.A., NEBLETT, T.R., TRUANT, J.P.: Bleeding, platelets, and macroglobulinemia. Amer. J. clin. Path. **31**, 467–482 (1959).

PAPPAGIANIS, D.: Coccidioidomycosis. In: Textbook of Medicine (Eds.: BEESON, P.B., McDERMOTT, W.), p. 444–446. Philadelphia-London-Toronto: Saunders 1975.

PARK, B.H., FIRKIG, S.M., SMITHWICK, E.M.: Infection and nitroblue-tetrazolium reduction by neutrophils. A diagnostic aid. Lancet **1968 II**, 532–537.

PARKER, J.D., SAROSI, G.A., DOTO, I.L., BAILEY, R.E., TOSH, F.E.: Treatment of chronic pulmonary histoplasmosis. A national communicable disease center cooperative mycoses study. New Engl. J. Med. **283**, 225–229 (1970).

PASQUINUCCI, G.: Possible effect of measles on leukaemia. Lancet **1971 I**, 136.

PENLAND, W.Z., PERRY, S.: Portable laminar-air-flow isolator. Lancet **1970 I**, 174–176.

PENNINGTON, J.E.: Preliminary investigations of pseudomonas aeruginosa vaccine in patients with leukemia and cystic fibrosis. J. infect. Dis. **130** (Suppl.), S 159–S 162 (1974).

PENNINGTON, J.E.: Successful treatment of aspergillus pneumonia in hematologic neoplasia. New Engl. J. Med. **295**, 426–427 (1976).

PENNINGTON, J.E., REYNOLDS, H.Y., WOOD, R.E., ROBINSON, R.A., LEVINE, A.S.: Use of a Pseudomonas aeruginosa vaccine in patients with acute leukemia and cystic fibrosis. Amer. J. Med. **58**, 629–636 (1975).

PENNY, R., CASTALDI, P.A., WHITSED, H.M.: Inflammation and haemostasis in paraproteinaemias. Brit. J. Haemat. **20**, 35–44 (1971).

PEPPER, D.S.: Frozen red cells. Clin. Haemat. **5**, 53–67 (1976).

PEPPER, D.S., AMES, K., BLUME, H., LOGAN, W.: Improvements in frozen blood stored in liquid nitrogen. Brit. J. Haemat. **27**, 357 (1974).

PERERA, D.R., WESTERN, K.A., JOHNSON, H.D., JOHNSON, W.W., SCHULTZ, M.G., AKERS, P.V.: Pneumocystis carinii pneumonia in a hospital for children. Epidemiological aspects. J. Amer. med. Ass. **214**, 1074–1078 (1970).

PERILLIE, P.E., FINCH, S.C.: The local exudative cellular response in leukemia. J. clin. Invest. **39**, 1353–1357 (1960).

Perillie, P.E., Finch, S.C.: Quantitative studies of the local exudative cellular reaction in acute leukemia. J. clin. Invest. **43**, 425–430 (1964).

Perkins, H.A., Mackenzie, M.R., Fudenberg, H.H.: Hemostatic defects in dysproteinemias. Blood **35**, 695–707 (1970).

Perrault, R., Jackson, J.R., Martin-Villar, J., Smiley, R.K.: Experience with the use of frozen blood. Canad. med. Ass. J. **96**, 1504–1509 (1967).

Perry, S.: Coagulation defects in leukemia. J. Lab. clin. Med. **50**, 229–241 (1957).

Perry, S., Penland, W.Z.: The portable laminar flow isolator: New unit for patient protection in a germ-free environment. Recent Results Cancer Res. **29**, 34–40 (1970).

Pert, J.H., Zucker, M.B., Lundberg, A., Yankee, R., Hendersen, E.: Recent advances in preparation of platelet concentrates from ACD and CPD blood. Vox Sang. **13**, 119–126 (1967).

Petz, L.D.: Immunologic reactions of humans to cephalosporins. Postgrad. med. J. **47** (February Suppl.), 64–69 (1971).

Pfisterer, H., Thierfelder, S., Stich, W.: ABO Rh blood groups and platelet transfusion. Blut **17**, 1–5 (1968).

Phair, J.P., Anderson, R.E., Namiki, H.: The central nervous system in leukemia. Ann. intern. Med. **61**, 863–875 (1964).

Pickering, L.K., Anderson, D.C., Choi, S., Feigin, R.D.: Leukocyte function in children with malignancies. Cancer **35**, 1365–1371 (1975).

Pickering, T.G., Catovsky, D.: Hypokalaemia and raised lysozyme levels in acute myeloid leukaemia. Quart. J. Med. **42**, 677–682 (1973).

Pierce, A.K., Sanford, J.P., Thomas, G.D., Leonard, J.S.: Long-term evaluation of decontamination of inhalation-therapy equipment and the occurrence of necrotizing pneumonia. New Engl. J. Med. **282**, 528–530 (1970).

Pilgrim, U., Gindrat, J.-J., Ruckli, B., Hitzig, W.H.: Nitroblue-Tetrazolium (NBT)-Reduktion in Granulozyten von Kindern mit akuter Leukämie. Vorläufige Mitteilung. Schweiz. med. Wschr. **104**, 147 (1974).

Pinkel, D.: Chickenpox and leukemia. J. Pediat. **58**, 729–737 (1961).

Pitney, W.R.: Disseminated intravascular coagulation. Semin. Hemat. **8**, 65–83 (1971).

Platelet Transfusion Subcommittee of the Acute Leukemia Task Force: Platelet transfusion procedures. Cancer Chemother. Rep. Part 3, **1**, 1–12 (1968).

Plempel, M., Bartmann, K., Büchel, K.H., Regel, E.: Experimentelle Befunde über ein neues, oral wirksames Antimykotikum mit breitem Wirkungsspektrum. Dtsch. med. Wschr. **94**, 1356–1364 (1969).

Plotkin, S.A., Stetler, H.: Treatment of congenital cytomegalic inclusion disease with antiviral agents. Antimicrob. Agents Chemother. **1969**, 372–379.

Pollack, M., Charache, P., Nieman, R.E., Jett, M.P., Reinhardt, J.A., Hardy, P.H. Jr.: Factors influencing colonisation and antibiotic-resistance patterns of gram-negative bacteria in hospital patients. Lancet **1972 II**, 668–671.

Polliack, A.: Acute promyelocytic leukemia with disseminated intravascular coagulation. Amer. J. clin. Path. **56**, 155–161 (1971).

Portnoy, J., Wolf, P.L., Webb, M., Remington, J.S.: Candida blastospores and pseudohyphae in blood smears. New Engl. J. Med. **285**, 1010–1011 (1971).

Prager, D., Bruder, M., Sawitsky, A.: Disseminated varicella in a patient with acute myelogenous leukemia: Treatment with cytosine arabinoside. J. Pediat. **78**, 321–323 (1971).

Pratt, C.B., Dugger, D.L.: Treatment of Pseudomonas infections in leukemic children with carbenicillin and colistin. Curr. ther. Res. **13**, 182–187 (1971).

Preisler, H.D., Goldstein, I.M., Henderson, E.S.: Gastrointestinal "sterilization" in the treatment of patients with acute leukemia. Cancer **26**, 1076–1081 (1970).

Preisler, H.D., Hasenclever, H.F., Henderson, E.S.: Anti-candida antibodies in patients with acute leukemia. A prospective study. Amer. J. Med. **51**, 352–361 (1971).

Price, K.E., Chisholm, D.R., Misiek, M., Leitner, F., Tsai, Y.H.: Microbiological evaluation of BB-K8, a new semisynthetic aminoglycoside. J. Antibiot. **25**, 709–731 (1972).

Price, R., Chernik, N.L., Hortabarbosa, L., Posner, J.B.: Herpes simplex encephalitis in an anergic patient. Amer. J. Med. **54**, 222–228 (1973).

Primikirios, N., Stutzman, L., Sandberg, A.A.: Uric acid excretion in patients with malignant lymphomas. Blood **17**, 701–718 (1961).

Prince, A.M., Brotman, B., Grady, G.F., Kuhns, W.J., Hazzi, C., Levine, R.W., Millian, S.J.: Posttransfusion viral hepatitis caused by an agent or agents other than hepatitis B virus or hepatitis A virus. Impact on efficiency of present screening methods. In: Transmissible Disease and Blood Transfusion (Eds.: Greenwalt, T.J., Jamieson, G.A.), p. 129–140. New York-San Francisco-London: Grune and Stratton 1975.

Pruzanski, W., Platts, M.E.: Serum and urinary proteins, lysozyme (muramidase), and renal dysfunction in mono- and myelomonocytic leukemia. J. clin. Invest. **49**, 1694–1708 (1970).

PRYSTOWSKY, S.D., VOGELSTEIN, B., ETTINGER, D.S., MERZ, W.G., KAIZER, H., SULICA, V.I., ZINK-HAM, W.H.: Invasive aspergillosis. New Engl. J. Med. **295**, 655–658 (1976).

QUIGLEY, H.J.: Peripheral leukocyte thromboplastin in promyelocytic leukemia. Fed. Proc. **26**, 648 (1967).

RAAB, S.O., HOEPRICH, P.D., WINTROBE, M.M., CARTWRIGHT, G.E.: The clinical significance of fever in acute leukemia. Blood **16**, 1609–1628 (1960).

RABINOWITZ, Y.: Separation of lymphocytes, polymorphonuclear leukocytes and monocytes on glass columns, including tissue culture observations. Blood **23**, 811–828 (1964).

RAMIREZ-R., J.: Pulmonary aspergilloma. Endobronchial treatment. New Engl. J. Med. **271**, 1281–1285 (1964).

RAND, J.J., MOLONEY, W.C., SISE, H.S.: Coagulation defects in acute promyelocytic leukemia. Arch. intern. Med. **123**, 39–47 (1969).

RAPPAPORT, H., WINTER, W.J., HICKS, E.B.: Follicular lymphoma: A re-evaluation of its position in the scheme of malignant lymphoma, based on a survey of 253 cases. Cancer **9**, 792–821 (1956).

RASCHE, H., DIETRICH, M.: Die Hämostasestörung der akuten Leukämie. Blut **30**, 153–162 (1975).

RASCHE, H., DIETRICH, M., GAUS, W., SCHLEYER, M.: Die Fibrinstabilisierung bei akuter Leukämie. Verh. dtsch. Ges. inn. Med. **79**, 1354–1357 (1973).

RASCHE, H., DIETRICH, M., GAUS, W., SCHLEYER, M.: Factor XIII-activity and fibrin subunit structure in acute leukemia. Biomedicine **21**, 61–66 (1974a).

RASCHE, H., DIETRICH, M., HIEMEYER, V.: Untersuchungen über die Faktor XIII-Aktivität im Plasma bei akuter Leukämie. Klin. Wschr. **50**, 1017–1019 (1972).

RASCHE, H., SCHLEYER, M., DIETRICH, M.: Die Anwendung der Polyacrylamidgel-Elektrophorese zur qualitativen Fibrinanalyse. Klin. Wschr. **52**, 233–237 (1974b).

RASSIGA, A.L., LOWRY, J.L., FORMAN, W.B.: Diffuse pulmonary infection due to Strongyloides stercoralis. J. Amer. med. Ass. **230**, 426–427 (1974).

RAWNSLEY, H.M., BOWMAN, H.M.: Autoglycolysis in leukemic and nonleukemic blood. Amer. J. med. Sci. **249**, 203–210 (1965).

RECORD, C.O., SKINNER, J.M., SLEIGHT, P., SPELLER, D.C.E.: Candida endocarditis treated with 5-fluorocytosine. Brit. med. J. **1971 I**, 262–264.

REDEKER, A.G., MOSLEY, J.W., GOCKE, D.J., MCKEE, A.P., POLLACK, W.: Hepatitis B immune globulin as a prophylactic measure for spouses exposed to acute type B hepatitis. New Engl. J. Med. **293**, 1055–1059 (1975).

REICH, L.M., VAN SICKLE, P., WRIGHT, P.: Granulocyte transfusion: A preliminary study. In: Leucocytes: Separation, Collection and Transfusion (Eds.: GOLDMAN, J.M., LOWENTHAL, R.M.), p. 294–299. London-New York-San Francisco: Academic Press 1975.

REINARZ, J.A., PIERCE, A.K., MAYS, B.B., SANFORD, J.P.: The potential role of inhalation therapy equipment in nosocomial pulmonary infection. J. clin. Invest. **44**, 831–839 (1965).

REINICKE, V.: Post-transfusion hepatitis. Scand. J. infect. Dis. **6**, 285–290 (1974).

REIS, H.E., BRUNTSCH, SCHMIDT, C.G.: Die Behandlung des Zoster mit Cytarabin. Dtsch. med. Wschr. **98**, 2293–2298 (1973).

REITER, B., GEE, T., YOUNG, L., DOWLING, M., ARMSTRONG, D.: Use of oral antimicrobials during remission induction in adult patients with acute non-lymphoblastic leukemias (ANLL). Clin. Res. **21**, 652 (1973).

REMINGTON, J.S.: Toxoplasmosis in the adult. Bull. N.Y. Acad. Med. **50**, 211–227 (1974).

REMINGTON, J.S., KRAHENBUHL, J.L., MENDENHALL, J.W.: A role for activated macrophages in resistance to infection with toxoplasma. Infect. Immun. **6**, 829–834 (1972).

REMINGTON, J.S., MILLER, M.J., BROWNLEE, I.: IgM antibodies in acute toxoplasmosis. II. Prevalence and significance in acquired cases. J. Lab. clin. Med. **71**, 855–866 (1968).

RENOUX, M., DORF, G., BOUR, H.: Hypoglycémie sévère au cours d'une maladie de Waldenström. Nouv. Presse méd. **2**, 2480 (1973).

RENTON, P.H., WADSWORTH, L.D.: Infectivity of blood containing hepatitis-B antibody. Lancet **1975 a I**, 528.

REPORT TO THE M.R.C. BLOOD TRANSFUSION RESEARCH COMMITTEE BY THE MEDICAL RESEARCH COUNCIL WORKING PARTY ON POST-TRANSFUSION HEPATITIS: Post-transfusion hepatitis in a London hospital: Results of a two-year prospective study. J. Hyg. **73**, 173–188 (1974).

REPSHER, L.H., SCHRÖTER, G., HAMMOND, W.S.: Diagnosis of pneumocystis carinii pneumonitis by means of endobronchial brush biopsy. New Engl. J. Med. **287**, 340–341 (1972).

REYES, M.P., PALUTKE, M., LERNER, A.M.: Granulocytopenia associated with carbenicillin. Five episodes in two patients. Amer. J. Med. **54**, 413–418 (1973).

RHAME, F.S., ROOT, R.K., MACLOWRY, J.D., DADISMAN, T.A., BENNETT, J.V.: Salmonella septicemia from platelet transfusions. Study of an outbreak traced to a hematogenous carrier of Salmonella cholerae-suis. Ann. intern. Med. **78**, 633–641 (1973).

RICHARDSON, E.P.: Progressive multifocal leukoencephalopathy. New Engl. J. Med. **265**, 815–823 (1961).

Richter, R., Hermanny, G., Hofer, E., Stobbe, H.: Zur sekundären Hyperurikämie bei Hämoblastosen. Dtsch. Gesundh.-Wes. **26**, 2126–2130 (1971).

Rieselbach, R.E., Bentzel, C.J., Cotlove, E., Frei, E. III, Freireich, E.J.: Uric acid excretion and renal function in the acute hyperuricemia of leukemia. Pathogenesis and therapy of uric acid nephropathy. Amer. J. Med. **37**, 872–884 (1964).

Rifkind, D., Faris, T.D., Hill, R.B.: Pneumocystis carinii pneumonia. Studies on the diagnosis and treatment. Ann. intern. Med. **65**, 943–956 (1966).

Riggs, B.L., Arnaud, C.D., Reynolds, J.C., Smith, L.H.: Immunologic differentiation of primary hyperparathyroidism from hyperparathyroidism due to nonparathyroid cancer. J. clin. Invest. **50**, 2079–2083 (1971).

Ringrose, R.E., McKown, B., Felton, F.G., Barclay, B.O., Muchmore, H.G., Rhoades, E.R.: A hospital outbreak of Serratia marcescens associated with ultrasonic nebulizers. Ann. intern. Med. **69**, 719–729 (1968).

Rinker, C.T., McGraw, J.P.: Cytomegalic inclusion disease in childhood leukemia. Cancer **20**, 36–39 (1967).

Rister, M.: Zur Therapie von Mumps bei akuter Leukämie. Die Gelben Hefte **12**, 147–148 (1972).

Rittenbury, M.S., Hume, D.M., Hench, M.E.: „Pathogen-free" patient-care area. Antimicrob. Agents. Chemother. **1962**, 51–65.

Robbins, J.B., Miller, R.H., Arean, V.M., Pearson, H.A.: Successful treatment of Pneumocystis carinii pneumonitis in a patient with congenital hypogammaglobulinemia. New Engl. J. Med. **272**, 708–713 (1965).

Robertson, A.C., Lynch, J., Kay, H.E.M., Jameson, B., Guyer, R.J., Evans, I.L.: Design and use of plastic tents for isolation of patients prone to infection. Lancet **1968 II**, 1376–1377.

Robinson, H.J.: Adrenal steroids and resistance to infection. Antibiot. et Chemother. **7**, 199–240 (1960).

Rochant, H., Gaudry, D., Brun, B., Vernant, D., Marty, M., Chardon, H., Mannoni, P.: Le traitement de l'infection des leucémies aiguës en aplasie thérapeutique. Efficacité des associations antibiotiques gentamicine-carbénicilline ou colistine-carbénicilline après échec d'autres associations. Nouv. Presse méd. **4**, 113 (1975).

Rodriguez, V., Bodey, G.P.: Antibacterial therapy-Special considerations in neutropenic patients. Clin. Haemat. **5**, 347–360 (1976).

Rodriguez, V., Bodey, G.P., Horikoshi, N., Inagaki, J., McCredie, K.B.: Ticarcillin therapy of infections. Antimicrob. Agents Chemother. **4**, 427–431 (1973 b).

Rodriguez, V., Burgess, M., Bodey, G.P.: Management of fever of unknown origin in patients with neoplasms and neutropenia. Cancer **32**, 1007–1012 (1973 a).

Rodriguez, V., Green, S., Bodey, G.P.: Serum electrolyte abnormalities associated with the administration of polymyxin B in febrile leukemic patients. Clin. Pharmacol. Ther. **11**, 106–111 (1970).

Rodriguez, V., Whitecar, J.P. Jr., Bodey, G.P.: Therapy of infections with the combination of carbenicillin and gentamicin. Antimicrob. Agents Chemother. **1969**, 386–390.

Rogers, W.A. Jr., Nelson, B.: Strongyloidiasis and malignant lymphoma. „Opportunistic infection" by a nematode. Ann. intern. Med. **195**, 685–687 (1966).

Roof, B.S., Carpenter, B., Fink, D.J., Gordan, G.S.: Some thoughts on the nature of ectopic parathyroid hormones. Amer. J. Med. **50**, 686–691 (1971).

Roome, A.P.C.H., Tinkler, A.E., Hilton, A.L., Montefiore, D.G., Waller, D.: Neutral red with photoinactivation in the treatment of herpes genitalis. Brit. J. vener. Dis. **51**, 130–133 (1975).

Root, R.K., Harris, M.B., MacGregor, R.R., Djerassi, I.: *In vitro* function of granulocytes prepared for transfusion by continuous flow filtration leucapheresis. In: Leucocytes: Separation, Collection and Transfusion (Eds.: Goldman, J.M., Lowenthal, R.M.), p. 255–257. London-New York-San Francisco: Academic Press 1975.

Rosen, P., Armstrong, D., Ramos, C.: Pneumocystis carinii pneumonia. A clinicopathologic study of twenty patients with neoplastic diseases. Amer. J. Med. **53**, 428–436 (1972).

Rosen, P., Hajdu, S.I.: Visceral herpesvirus infections in patients with cancer. Amer. J. clin. Path. **56**, 459–465 (1971 a).

Rosen, P., Hajdu, S.I.: Cytomegalovirus inclusion disease at autopsy of patients with cancer. Amer. J. clin. Path. **55**, 749–756 (1971 b).

Rosenbaum, E.H., Cohen, R.A., Glatstein, H.R.: Vaccination of a patient receiving immunosuppressive therapy for lymphosarcoma. J. Amer. med. Ass. **198**, 737–740 (1966).

Rosenberg, S.A.: Bone marrow involvement in the non-Hodgkin's lymphomata. Brit. J. Cancer **31** (Suppl. II), 261–264 (1975).

Rosenthal, R.L.: Acute promyelocytic leukemia associated with hypofibrinogenemia. Blood **21**, 495–508 (1963).

Rosenthal, R.L., Sloan, E.: Elevated factor VIII (AHG) activity in acute leukemia. Fed. Proc. **26**, 487 (1967).

Rosenzweig, A.I., Kendall, J.W.: Diabetes insipidus as a complication of acute leukemia. Arch. intern. Med. **117**, 397−400 (1966).

Rosin, H.: Candida-albicans-Sepsis. Pathogenese, Nachweis und Chemotherapie. Dtsch. med. Wschr. **99**, 2526−2530 (1974).

Rosner, F., Dobbs, J.V., Ritz, N.D., Lee, S.L.: Disturbances of hemostasis in acute myeloblastic leukemia. Acta haemat. **43**, 65−72 (1970b).

Rosner, F., Gabriel, F.D., Taschdjian, C.L., Cuesta, M.B., Kozinn, P.J.: Serologic diagnosis of systemic candidiasis in patients with acute leukemia. Amer. J. Med. **51**, 54−62 (1971).

Rosner, F., Valmont, I., Kozinn, P.J., Caroline, L.: Leukocyte function in patients with leukemia. Cancer **25**, 835−842 (1970a).

Rosoff, C.B.: The role of intestinal bacteria in the recovery from whole body radiation. J. exp. Med. **118**, 935−943 (1963).

Ross, A.H.: Modification of chicken pox in family contacts by administration of gamma globulin. New Engl. J. Med. **267**, 369−376 (1962).

Rosse, W.F., Gurney, C.W.: The Pelger-Huët anomaly in three families and its use in determining the disappearance of transfused neutrophils from the peripheral blood. Blood **14**, 170−186 (1959).

Roth, J.A., Siegel, S.E., Levine, A.S., Berard, C.W.: Fatal recurrent toxoplasmosis in a patient initially infected via a leukocyte transfusion. Amer. J. clin. Path. **56**, 601−605 (1971).

Rowe, A.W., Eyster, E., Allen, F.H. Jr., Kellner, A.: Freezing of erythrocytes for transfusion by a glycerol-liquid nitrogen procedure. Transfusion **6**, 521 (1966).

Rowe, A.W., Eyster, E., Kellner, A.: Liquid nitrogen preservation of red blood cells for transfusion. A low glycerol-rapid freeze procedure. Cryobiology **5**, 119−128 (1968).

Rowe, W.P., Hartley, J.W., Waterman, S., Turner, H.C., Huebner, R.J.: Cytopathogenic agent resembling human salivary gland virus recovered from tissue cultures of human adenoids. Proc. Soc. exp. Biol. **92**, 418−424 (1956).

Roy, A.J., Jaffe, N., Djerassi, I.: Prophylactic platelet transfusions in children with acute leukemia. A dose response study. Transfusion **13**, 283−290 (1973).

Rozenberg, M.C., Dintenfass, L.: Platelet aggregation in Waldenström's macroglobulinaemia. Thrombos. Diathes. haemorrh. **14**, 202−208 (1965).

Rubin, R.J., Schiffer, C.A.: Fate in humans of the plasticizer, di-2-ethylhexylphthalate, arising from transfusion of platelets stored in vinyl plastic bags. Transfusion **16**, 330−335 (1976).

Ruder, E.A., Hartz, W.H. Jr.: Transfusion reactions in patients receiving leucocyte concentrates collected from normal donors by filtration leucapheresis. In: Leucocytes: Separation, Collection and Transfusion (Eds.: Goldman, J.M., Lowenthal, R.M.), p. 332−339. London-New York-San Francisco: Academic Press 1975.

Rundles, R.W., Metz, E.N., Silberman, H.R.: Allopurinol in the treatment of gout. Ann. intern. Med. **64**, 229−258 (1966).

Ruskin, J., Remington, J.S.: The compromised host and infection. I. Pneumocystis carinii pneumonia. J. Amer. med. Ass. **202**, 1070−1075 (1967).

Ruskin, J., Remington, J.S.: Toxoplasmosis in the compromised host. Ann. intern. Med. **84**, 193−199 (1976).

Russell, J.A., Powles, R.: White cell therapy. Clin. Haemat. **5**, 81−93 (1976).

Ryder, R.J.W.: Promyelocytic leukaemia and hypofibrinogenaemia. Acta haemat. **35**, 181−191 (1966).

Rywlin, A.M., Hoffman, E.P., Ortega, R.S.: Eosinophilic fibrohistiocytic lesion of bone marrow: A distinctive new morphologic finding, probably related to drug hypersensitivity. Blood **40**, 464−472 (1972).

Sabin, A.B.: Misery of recurrent herpes: What to do? New Engl. J. Med. **293**, 986−988 (1975).

Salit, I., Hand, R.: Invasive fungal infection in the immunosuppressed host. Int. J. Clin. Pharmacol. **11**, 267−276 (1975).

Salomon, J.: Spurious hypoglycemia and hyperkalemia in myelomonocytic leukemia. Amer. J. med. Sci. **267**, 359−363 (1974).

Samama, M., Colombani, J.: Le temps de Quick et ses facteurs au cours des leucoses. Sang **27**, 304−314 (1956).

Sánchez-Medal, L.: The hemopoietic action of androstanes. Prog. Hemat. **7**, 111−136 (1971a).

Sánchez-Medal, L.: Androstanos en hematologia clinica. Rev. clin. esp. **120**, 533−538 (1971b).

Sandberg, A.A., Cartwright, G.E., Wintrobe, M.M.: Studies on leukemia. I. Uric acid excretion. Blood **11**, 154−166 (1956).

Sanders, C.V. Jr., Luby, J.P., Johanson, W.G. Jr., Barnett, J.A., Sanford, J.P.: Serratia marcescens infections from inhalation therapy medications: Nosocomial outbreak. Ann. intern. Med. **73**, 15−21 (1970).

Sandmann, W., Müller, E.: Arterielle Thrombembolie bei Candida-albicans-Sepsis. Beitrag zum chirurgischen Problem der Candida-Septikämie. Dtsch. med. Wschr. **99**, 2519−2522 (1974).

Sanel, F.T., Aisner, J., Tillman, C.J., Schiffner, C.A., Wiernik, P.H.: Evaluation of granulocytes harvested by filtration leucapheresis: Functional, histochemical and ultrastructural studies. In: Leucocytes: Separation, Collection and Transfusion (Eds.: Goldman, J.M., Lowenthal, R.M.), p. 236–250. London-New York-San Francisco: Academic Press 1975.

Sanyal, S.K., Mitchell, C., Hughes, W.T., Feldman, S., Caces, J.: Continuous negative chest-wall pressure as therapy for severe respiratory distress in older children. Chest 68, 143–148 (1975).

Sarosi, G.A., Parker, J.D., Doto, I.L., Tosh, F.E.: Amphotericin B in cryptococcal meningitis. Long-term results of treatment. Ann. intern. Med. 71, 1079–1087 (1969).

Sarosi, G.A., Voth, D.W., Dahl, B.A., Doto, I.L., Tosh, F.E.: Disseminated histoplasmosis: Results of long-term follow-up. A center for disease control cooperative mycoses study. Ann. intern. Med. 75, 511–516 (1971).

Sbarra, A.J., Shirley, W., Selvaraj, R.J., McRipley, R.J., Rosenbaum, E.: The role of the phagocyte in host-parasite interactions. III. The phagocytic capabilities of leukocytes from myeloproliferative and other neoplastic disorders. Cancer Res. 25, 1199–1206 (1965).

Sbarra, A.J., Shirley, W., Selvaraj, R.J., Ouchi, E., Rosenbaum, E.: The role of the phagocyte in host-parasite interactions. I. The phagocytic capabilities of leukocytes from lymphoproliferative disorders. Cancer Res. 24, 1958–1968 (1964).

Scharff, M.D., Uhr, J.W.: Immunologic deficiency disorders associated with lymphoproliferative diseases. Semin. Hemat. 2, 47–67 (1965).

Schechter, G.P., Soehnlen, F., McFarland, W.: Lymphocyte response to blood transfusion in man. New Engl. J. Med. 287, 1169–1173 (1972).

Scheef, W., Symoens, J., van Camp, K., Daneels, R., De Leeuw-Delvigne, C.: Chemotherapy of candidiasis. Brit. Med. J. 1974 I, 78.

Schiff, G.M.: Titered lots of immune globulin (Ig). Amer. J. Dis. Child. 118, 322–327 (1969).

Schiff, P.: Clinical uses of human blood fractions. Med. J. Austr. 1973 1, 22–26.

Schiffer, C.A., Aisner, J., Wiernik, P.H.: Transient neutropenia induced by transfusion of blood exposed to nylon fiber filters. Blood 45, 141–146 (1975b).

Schiffer, C.A., Aisner, J., Wiernik, P.H.: Transient neutropenia during continuous flow filtration leucapheresis. In: Leucocytes: Separation, Collection and Transfusion (Eds.: Goldman, J.M., Lowenthal, R.M.), p. 160–167. London-New York-San Francisco: Academic Press 1975c.

Schiffer, C.A., Buchholz, D.H., Aisner, J., Betts, S.W., Wiernik, P.H.: Clinical experience with transfusion of granulocytes obtained by continuous flow filtration leukopheresis. Amer. J. Med. 58, 373–381 (1975d).

Schiffer, C.A., Buchholz, D.H., Aisner, J., Wiernik, P.H.: Transfusion of granulocytes obtained by filtration leucapheresis. In: Leucocytes: Separation, Collection and Transfusion (Eds.: Goldman, J.M., Lowenthal, R.M.), p. 316–323. London-New York-San Francisco: Academic Press, 1975a.

Schimpff, S., Satterlee, W., Young, V.M., Serpick, A.: Empiric therapy with carbenicillin and gentamicin for febrile patients with cancer and granulocytopenia. New Engl. J. Med. 284, 1061–1065 (1971).

Schimpff, S., Serpick, A., Stoler, B., Rumack, B., Mellin, H., Joseph, J.M., Block, J.: Varicella-zoster infection in patients with cancer. Ann. intern. Med. 76, 241–254 (1972b).

Schimpff, S.C., Greene, W.H., Young, V.M., Fortner, C.L., Jepsen, L., Cusack, N., Block, J.B., Wiernik, P.H.: Infection prevention in acute nonlymphocytic leukemia. Laminar air flow room reverse isolation with oral, nonabsorbable antibiotic prophylaxis. Ann. intern. Med. 82, 351–358 (1975).

Schimpff, S.C., Greene, W.H., Young, V.M., Wiernik, P.H.: Pseudomonas septicemia: Incidence, epidemiology, prevention and therapy in patients with advanced cancer. Europ. J. Cancer 9, 449–455 (1973).

Schimpff, S.C., Greene, W.H., Young, V.M., Wiernik, P.H.: Significance of Pseudomonas aeruginosa in the patient with leukemia or lymphoma. J. infect. Dis. 130 (Suppl.), S24–S31 (1974).

Schimpff, S.C., Landesman, S., Hahn, D.M., Standiford, H.C., Fortner, C.L., Young, V.M., Wiernik, P.H.: Ticarcillin in combination with cephalothin or gentamicin as empiric antibiotic therapy in granulocytopenic cancer patients. Antimicrob. Agents Chemother. 10, 837–844 (1976).

Schimpff, S.C., Moody, M., Young, V.M.: Relationship of colonization with Pseudomonas aeruginosa to development of Pseudomonas bacteremia in cancer patients. Antimicrob. Agents Chemother. 1970, 240–244.

Schimpff, S.C., Wiernik, P.H., Block, J.B.: Rectal abscesses in cancer patients. Lancet 1972c II, 844–847.

Schimpff, S.C., Young, V.M., Greene, W.H., Vermeulen, G.D., Moody, M.R., Wiernik, P.H.: Origin of infection in acute nonlymphocytic leukemia. Significance of hospital acquisition of potential pathogens. Ann. intern. Med. 77, 707–714 (1972a).

Schlaak, M., Lehmann, H., Schober, A.: Hepatitisrisiko nach Transfusion von HB-Antikörperpositivem Blut. Verh. dtsch. Ges. inn. Med. 80, 469–470 (1974).

SCHLEGEL, R.J., BERNIER, G.M., BELLANTI, J.A., MAYBEE, D.A., OSBORNE, G.B., STEWART, J.L., PEARLMAN, D.S., OUELETTE, J., BIEHUSEN, F.C.: Severe candidiasis associated with thymic dysplasia, IgA deficiency, and plasma antilymphocyte effects. Pediatrics **45**, 926–936 (1970).
SCHOENKNECHT, F.D.: The Kirby-Bauer technique in clinical medicine and its application to carbenicillin. J. infect. Dis. **127**, S111–S115 (1973).
SCHOLER, H.J.: Antimykotikum 5-Fluorocytosin (oral antimycotic agent, 5-fluorocytosine). Mykosen **13**, 179–188 (1970).
SCHOLER, H.J.: Stellung und Bedeutung der Mykosen unter den menschlichen Infektionskrankheiten. Path. et Microbiol. (Basel) **41**, 199–231 (1974).
SCHOLER, H.J.: Grundlagen und Ergebnisse der antimykotischen Chemotherapie mit 5-Fluorocytosin. Chemotherapy **22** (Suppl. 1), 103–146 (1976).
SCHOLZ, N., BRITTINGER, G., LINZENMEIER, G., KÖNIG, E., WENDT, F.: Infektionsprophylaxe durch „unvollständige" Isolierung und antimikrobielle Dekontamination bei Patienten mit akuter Leukämie: Mikrobiologische und klinische Untersuchungen. In: Leukämie (Hrsg.: GROSS, R., VAN DE LOO, J.), S. 679–684. Berlin-Heidelberg-New York: Springer 1972.
SCHWARTZ, A.D., ZELSON, J.H., PEARSON, H.A.: Acute myelogenous leukemia with compensatory but ineffective erythropoiesis: Di Guglielmo's syndrome. J. Pediat. **77**, 653–657 (1970).
SCHWARTZ, S., COLVIN, M., HIMMELSBACK, C.K., FREI, E.: The effect of bacterial suppression and reverse isolation on intensive cancer chemotherapy. Clin. Res. **13**, 48 (1965).
SCHWARTZ, S.A., PERRY, S.: Patient protection in cancer chemotherapy. J. Amer. med. Ass. **197**, 623–627 (1966).
SCHWARZ, G., HOFFMEISTER, W., LOEWE, K.R.: Ein bisher unbekannter Mechanismus der Entstehung von Hypercalciämien bei der Leukämie. Dtsch. med. Wschr. **91**, 2153–2156 (1966).
SCHWARZENBERG, L., MATHÉ, G., AMIEL, J.L., CATTAN, A., SCHNEIDER, M., SCHLUMBERGER, J.R.: Study of factors determining the usefulness and complications of leukocyte transfusions. Amer. J. Med. **43**, 206–213 (1967).
SCHWARZENBERG, L., SCHNEIDER, M., MATHÉ, G.: Factors influencing the clinical response to white blood cell transfusions in aplastic infected patients. In: Leucocytes: Separation, Collection and Transfusion (Eds.: GOLDMAN, J.M., LOWENTHAL, R.M.), p. 380–384. London-New York-San Francisco: Academic Press 1975.
SCHWEIZER, O., HOWLAND, W.S.: 2,3-Diphosphoglycerate levels in CPD-preserved bank blood. Anesth. Analg. (Cleve) **53**, 516–519 (1974).
SCOTT, K.G., REILLY, W.A., SEARLE, G.L.: I^{131} plasma and thyroid levels in cancer and control patients. Cancer **13**, 1261–1264 (1960).
SCOTT, R.B.: Leukaemia. Lancet **1957 I**, 1053–1058; 1099–1103; 1162–1167.
SEEFF, L.B., ZIMMERMAN, H.J., WRIGHT, E.C., FELSHER, B.F., FINKELSTEIN, J.D., GARCIA-PONT, P., GREENLEE, H.B., DIETZ, A.A., HAMILTON, J., KOFF, R.S., LEEVY, C.M., KIERNAN, T., TAMBURRO, C.H., SCHIFF, E.R., VLAHCEVIC, Z., ZEMEL, R., ZIMMON, D.S., NATH, N.: Efficacy of hepatitis B immune serum globulin after accidental exposure. Preliminary report of the Veterans Administration cooperative study. Lancet **1975 c II**, 939–941.
SEEFF, L.B., ZIMMERMAN, H.J., WRIGHT, E.C., GOCKE, D.J., AACH, R.D.: Infectivity of blood containing hepatitis-B antibody. Lancet **1975 b I**, 528–529.
SEEFF, L.B., ZIMMERMAN, H.J., WRIGHT, E.C., GREENLEE, H.B.: Rates of post-transfusion hepatitis. New Engl. J. Med. **292**, 532 (1975a).
SEELIGER, H.P.R., VÖGTLE-JUNKERT, U.: Die aktuelle Bedeutung der Systemmykosen in Mitteleuropa. Chemotherapy **22** (Suppl. 1), 1–30 (1976).
SEHDEV, M.K., DOWLING, M.D. JR., SEAL, S.H., STEARNS, M.W. JR.: Perianal and anorectal complications in leukemia. Cancer **31**, 149–152 (1973).
SEIDL, S.: Die Bestimmung der Überlebenszeit der transfundierten Thrombozyten. Blut **18**, 90–96 (1968).
SEIFERT, H., GANZONI, A.: Risk of transfusing blood containing anti-HB_S. Lancet **1974 II**, 1513–1514.
SELIGMAN, B.R., ROSNER, F.: Varicella and cytosine arabinoside. Lancet **1970 I**, 307–308.
SENN, H.J.: Infektabwehr bei Hämoblastosen. Experimentelle Medizin, Pathologie und Klinik, Bd. 36. Berlin-Heidelberg-New York: Springer 1972.
SENN, H.J.: Die methodische und klinische Problematik der Leukozyten-Transfusion. Dtsch. med. Wschr. **100**, 839–844 (1975).
SENN, H.J., RHOMBERG, W.U., JUNGI, W.F.: Störung der leukozytären Abwehrfunktion als paraneoplastisches Syndrom bei Hämoblastosen. Schweiz. med. Wschr. **101**, 466–470 (1971).
SHADOMY, S., GINSBERG, M.K., LACONTE, M., ZEIGER, E.: Evaluations of a patient isolator system. I. Evaluations of subsystems and procedures for sterilization and concurrent sanitation. Arch. environm. Hlth **11**, 183–190 (1965a).
SHADOMY, S., GINSBERG, M.K., ZEIGER, E.: Evaluations of a patient isolator system. II. Distribution profiles of patient microflora during prolonged isolator confinement. Arch. environm. Hlth **11**, 191–200 (1965b).

Shanbrom, E., Miller, S., Haar, H.: Herpes zoster in hematologic neoplasias: Some unusual manifestations. Ann. intern. Med. **53**, 523–533 (1960).

Sharp, A.A.: Platelet transfusions. Brit. J. Haemat. **33**, 603 (1976).

Shaw, A.E.: Mini-exchange and transfusion therapy for drug-induced thrombocytopenia. Med. J. Aust. **1969** 2, 529–532.

Shaw, R.K., Szwed, C., Boggs, D.R., Fahey, J.L., Frei, E. III, Morrison, E., Utz, J.P.: Infection and immunity in chronic lymphocytic leukemia. Arch. intern. Med. **106**, 467–478 (1960).

Shively, J.A., Gott, C.L., De Jongh, D.S.: The effect of storage on adhesion and aggregation of platelets. Vox Sang. **18**, 204–215 (1970).

Shively, J.A., Sullivan, M.P., Chiu, J.S.: Transfusion of platelet concentrates prepared from acidified platelet-rich plasma. Transfusion **6**, 302–307 (1966).

Shoji, M., Vogler, W.R.: Effects of hydrocortisone on the yield and bactericidal function of granulocytes collected by continuous-flow centrifugation. Blood **44**, 435–443 (1974).

Shulman, N.R.: Immunological considerations attending platelet transfusion. Transfusion **6**, 39–49 (1966).

Shulman, N.R., Marder, V.J., Hiller, M.C., Collier, E.M.: Platelet and leukocyte isoantigens and their antibodies: Serologic, physiologic and clinical studies. Progr. Hemat. **4**, 222–304 (1964).

Sickles, E.A., Young, V.M., Greene, W.H., Wiernik, P.H.: Pneumonia in acute leukemia. Ann. intern. Med. **79**, 528–534 (1973).

Siegel, S.E., Lunde, M.N., Gelderman, A.H., Brown, J.A., Levine, A.S., Graw, R.G. Jr.: Transmission of toxoplasmosis by leukocyte transfusion. Blood **37**, 388–394 (1971).

Siegenthaler, W.: Wasser- und Elektrolythaushalt. In: Klinische Pathophysiologie (Hrsg.: Siegenthaler, W.), S. 178–200. Stuttgart: Thieme 1970.

Silva, J. Jr., Harvey, W.C.: Detection of infections with Gallium-67 and scintigraphic imaging. J. infect. Dis. **130**, 125–131 (1974).

Silver, H., Sonnenwirth, A.C., Beisser, L.D.: Bacteriologic study of platelet concentrates prepared and stored without refrigeration. Transfusion **10**, 315–316 (1970).

Silver, R.T.: Infections, fever and host resistance in neoplastic diseases. J. chron. Dis. **16**, 677–701 (1963).

Silver, R.T.: The treatment of chronic lymphocytic leukemia. In: Leukemia and Lymphoma. (Eds.: Holland, J.F., Miescher, P.A., Jaffe, E.R.). p. 120–132. New York-London: Grune and Stratton 1969.

Silver, R.T., Utz, J.P., Fahey, J., Frei, E. III: Antibody response in patients with acute leukemia. J. Lab. clin. Med. **56**, 634–643 (1960).

Silver, R.T., Utz, J.P., Frei, E. III, McCullough, N.B.: Fever, infection and host resistance in acute leukemia. Amer. J. Med. **24**, 25–39 (1958).

Silver, S., Poroto, P., Crohn, E.B.: Hypermetabolic states without hyperthyroidism (nonthyrogenous hypermetabolism). Arch. intern. Med. **85**, 479–482 (1950).

Simpson, C.L., Pinkel, D.: Pathology in leukemia complicated by fatal measles. Pediatrics **21**, 436–442 (1958).

Simpson, J.F., Leddy, J.P., Hare, J.D.: Listeriosis complicating lymphoma. Report of four cases and interpretive review of pathogenetic factors. Amer. J. Med. **43**, 39–49 (1967).

Singer, F.R., Powell, D., Minkin, C., Bethune, J.E., Brickman, A., Coburn, J.W.: Hypercalcemia in reticulum cell sarcoma without hyperparathyroidism or skeletal metastases. Ann. intern. Med. **78**, 365–369 (1973).

Sinkovics, J.G., Smith, J.P.: Salmonellosis complicating neoplastic diseases. Cancer **24**, 631–636 (1969).

Sinkovics, J.G., Smith, J.P.: Septicemia with bacteroides in patients with malignant disease. Cancer **25**, 663–671 (1970).

Sinks, L.F., Newton, W.A. Jr., Nagi, N.A., Stevenson, T.D.: A syndrome associated with extreme hyperuricemia in leukemia. J. Pediat. **68**, 578–588 (1966).

Skeel, R.T., Yankee, R.A., Spivak, W.A., Novikovs, L., Henderson, E.S.: Leukocyte preservation. I. Phagocytic stimulation of the hexose monophosphate shunt as a measure of cell viability. J. Lab. clin. Med. **73**, 327–337 (1969).

Smiley, R.K.: Modern use of blood. Canad. J. Surg. **15**, 1–5 (1972).

Smith, C.B., Dans, P.E., Wilfert, J.N., Finland, M.: Use of gentamicin in combination with other antibiotics. J. infect. Dis. **119**, 370–377 (1969).

Smith, C.B., Wilfert, J.N., Dans, P.E., Kurrus, T.A., Finland, M.: *In-vitro* activity of carbenicillin and results of treatment of infections due to Pseudomonas with carbenicillin singly and in combination with gentamicin. J. infect. Dis. **122**, S14–S25 (1970).

Smith, H.: Use of antibiotics in patients with leukaemia and neutropenia. Lancet **1972 I**, 440.

Smith, J.W., Utz, J.P.: Progressive disseminated histoplasmosis. Ann. intern. Med. **76**, 557–565 (1972).

SMITH, P.J., EKERT, H.: Evidence of stem-cell competition in children with malignant disease. A controlled study of hypertransfusion. Lancet 1976 I, 776–779.

SÖDERLUND, I., ENGSTEDT, L., PALÉUS, S., UNGER, P.: Induction of leucocytosis by means of hydrocortisone and/or muscular exercise. In: Leucocytes: Separation, Collection and Transfusion. (Eds.: GOLDMAN, J.M., LOWENTHAL, R.M.), p. 97–103. London-New York-San Francisco: Academic Press 1975.

SOKAL, J.E., FIRAT, D.: Varicella-zoster infection in Hodgkin's disease. Amer. J. Med. 39, 452–463 (1965).

SOKAL, J.E., PRIMIKIRIOS, N.: The delayed skin test response in Hodgkin's disease and lymphosarcoma. Effect of disease activity. Cancer 14, 597–607 (1961).

SORENSEN, L.B.: Diskussionsbemerkung zu: SEEGMILLER, J.E.: Management and treatment. Fed. Proc. 27, 1097–1104 (1968).

SOULIER, J.-P., DAUSSET, J.: Les troubles de la crase sanguine dans les leucémies aiguës. Étude biologique et thérapeutique. Sang 21, 602–609 (1950).

SPICKARD, A., BUTLER, W.T., ANDRIOLE, V., UTZ, J.P.: The improved prognosis of cryptococcal meningitis with amphotericin B therapy. Ann. intern. Med. 58, 66–83 (1963).

SPIELMANN, W.: Vollblutkonserve oder Erythrozytenkonzentrat? Dtsch. med. Wschr. 98, 2425–2426 (1973).

SPIERS, A.S.D.: Chemotherapy of acute leukaemia. Clin. Haemat. 1, 127–164 (1972).

SPIERS, A.S.D.: Shigella sonnei septicaemia in a child with acute monocytic leukaemia. Brit. med. J. 1974 I, 456.

SPIERS, A.S.D., TATTERSALL, M.H.N., GAYA, H.: Indications for systemic antibiotic prophylaxis in neutropenic patients. Brit. med. J. 1974 IV, 440–441.

SPRUNT, J.G., RIZZA, C.R.: Pigmentation and busulphan therapy. Brit. med. J. 1966 I, 736–737.

SRODES, C.H., HYDE, E.H., BOGGS, D.R.: Autonomous erythropoiesis during erythroblastic crisis of chronic myelocytic leukemia. J. clin. Invest. 52, 512–515 (1973 b).

SRODES, C.H., KAPLAN, S., HASIBA, U., BOGGS, D.R.: In vivo stimulation of spontaneous nitroblue tetrazolium (NBT) reduction by endotoxin. Clin. Res. 21, 612 (1973 a).

STACHER, A., WALDNER, R., THEML, H. (Kieler Lymphomgruppe): Klinik der malignen Non-Hodgkin-Lymphome entsprechend der Kieler Klassifikation: Lymphoplasmozytoides Lymphom (LPL) und chronisch lymphatische Leukämie (CLL). In: Maligne Lymphome und monoklonale Gammopathien (Hrsg.: LÖFFLER, H.), Hämatologie und Bluttransfusion, Bd. 18, S. 199–209. München: Lehmann 1976.

STARK, J.E.: Allergic pulmonary aspergillosis successfully treated with inhalations of nystatin. Dis. Chest. 51, 96–99 (1967).

STAVEM, P.: Hypergranular acute promyelocytic leukaemia with intravascular coagulation. Scand. J. Haemat. 11, 249–252 (1973).

STEER, P.L., MARKS, M.I., KLITE, P.D., EICKHOFF, T.C.: 5-Fluorocytosine: An oral antifungal compound. Ann. intern. Med. 76, 15–22 (1972).

STEIGBIGEL, R.T., JOHNSON, P.K., REMINGTON, J.S.: The nitroblue tetrazolium reduction test versus conventional hematology in the diagnosis of bacterial infection. New Engl. J. Med. 290, 235–238 (1974).

STEIN, R.C.: Hypercalcemia in leukemia. J. Pediat. 78, 861–864 (1971).

STEVENS, D.A., JORDAN, G.W., WADDELL, T.F., MERIGAN, T.C.: Adverse effect of cytosine arabinoside on disseminated zoster in a controlled trial. New Engl. J. Med. 289, 873–878 (1973).

STEVENS, D.A., LEVINE, H.B., DERESINSKI, S.C.: Miconazole in coccidioidomycosis. II. Therapeutic and pharmacologic studies in man. Amer. J. Med. 60, 191–202 (1976).

STEVENS, D.A., MERIGAN, T.C.: Interferon, antibody, and other host factors in Herpes zoster. J. clin. Invest. 51, 1170–1178 (1972).

STEVENS, D.P., BARKER, L.F., KETCHAM, A.S., MEYER, H.M. JR.: Asymptomatic cytomegalovirus infection following blood transfusion in tumor surgery. J. Amer. med. Ass. 211, 1341–1344 (1970).

STILLE, W., BISKAMP, K., SCHUBERT, J.C.F., MARTIN, H.: Antibiotikaprophylaxe bei myeloischer Insuffizienz. Dtsch. Ärztebl. 69, 1473–1475 (1972).

STOKES, J. JR., FARQUHAR, J.A., DRAKE, M.E., CAPPS, R.B., WARD, C.S. JR., KITTS, A.W.: Length of protection by immune serum globulin (gammaglobulin) during epidemics. J. Amer. med. Ass. 147, 714–719 (1951).

STOKES, J. JR., MARIS, E.P., GELLIS, S.S.: Chemical, clinical, and immunological studies on the products of human plasma fractionation. XI. The use of concentrated normal human serum gamma globulin (human immune serum globulin) in the prophylaxis and treatment of measles. J. clin. Invest. 23, 531–540 (1944).

STOKES, J. JR., NEEFE, J.R.: The prevention and attenuation of infectious hepatitis by gamma globulin: Preliminary note. J. Amer. med. Ass. 127, 144–145 (1945).

STRAATSMA, B.R., ZIMMERMAN, L.E., GASS, J.D.M.: Phycomycosis: A clinicopathologic study of fifty-one cases. Lab. Invest. 11, 963–985 (1962).

Straub, P.W., Frick, P.G.: The coagulation disorder in promyelocytic leukemia. Helv. med. Acta **34**, 44−53 (1968).

Streiff, F., Peters, A., Royer, R., Alexandre, P.: Syndrome de défibrination au cours d'une leucose à promyélocytes. Problèmes physiopathologiques. Nouv. Rev. franç. Hémat. **6**, 712−719 (1966).

Stryckmans, P., De Busscher, L.: Neutrophils collection and transfusion for the treatment of infection in neutropenic patients. Europ. J. Cancer **11** (Suppl.), 67−77 (1975).

Stuart, M.J., Murphy, S., Oski, F.A., Evans, A.E., Donaldson, M.H., Gardner, F.H.: Platelet function in recipients of platelets from donors ingesting aspirin. New Engl. J. Med. **287**, 1105−1109 (1972).

Stumacher, R.J., Kovnat, M.J., McCabe, W.R.: Limitations of the usefulness of the limulus assay for endotoxin. New Engl. J. Med. **288**, 1261−1264 (1973).

Sturgeon, P.: Erythrocyte antigens and antibodies. In: Hematology (Eds.: Williams, W.J., Beutler, E., Erslev, A.J., Rundles, R.W.), p. 1266−1280. New York: McGraw-Hill 1972.

Sugerman, H.J., Davidson, D.T., Vibul, S., Delivoria-Papadopoulos, M., Miller, L.D., Oski, F.A.: The basis of defective oxygen delivery from stored blood. Surg. Gyn. Obstet. **131**, 733−741 (1970).

Sullivan, M.P., Hanshaw, J.B., Cangir, A., Butler, J.J.: Cytomegalovirus complement-fixation antibody levels of leukemic children. Results of a longitudinal study. J. Amer. med. Ass. **206**, 569−574 (1968).

Sultan, C., Heilmann-Gouault, M., Tulliez, M.: Relationship between blast-cell morphology and occurrence of a syndrome of disseminated intravascular coagulation. Brit. J. Haemat. **24**, 255−259 (1973).

Sultan, Y., Caen, J.P.: Platelet dysfunction in preleukemic states and in various types of leukemia. Ann. N.Y. Acad. Sci. **201**, 300−306 (1972).

Sumida, S.: Transfusion of Blood Preserved by Freezing. Stuttgart: Thieme 1974.

Sung, J.P.: Treatment of disseminated coccidioidomycosis with miconazole. West. J. Med. **124**, 61−64 (1976).

Surgenor, D. Mac N., Chalmers, T.C., Conrad, M.E., Friedewald, W.T., Grady, G.F., Hamilton, M., Mosley, J.W., Prince, A.M., Stengle, J.M.: Clinical trials of hepatitis B immune globulin. Development of policies and materials for the 1972-1975 studies sponsored by the National Heart and Lung Institute. New Engl. J. Med. **293**, 1060−1062 (1975).

Sussman, L.N., Colli, W.: Harvesting of granulocytes using a hydroxyethyl starch solution. In: Leucocytes: Separation, Collection and Transfusion (Eds.: Goldman, J.M., Lowenthal, R.M.), p. 220−226. London-New York-San Francisco: Academic Press 1975.

Svejgaard, A.: Iso-antigenic systems of human blood platelets. A survey. Ser. Haemat. **II, 3**, 1−87 (1969).

Szmuness, W., Prince, A.M., Goodman, M., Ehrich, C., Pick, R., Ansari, M.: Hepatitis B immune serum globulin in prevention of nonparenterally transmitted hepatitis. New Engl. J. Med. **290**, 701−706 (1974).

Szymanski, I.O., Patti, K., Kliman, A.: Efficacy of the Latham blood processor to perform plateletpheresis. Transfusion **13**, 405−411 (1973).

Szymanski, I.O., Valeri, C.R.: Automated differential agglutination technic to measure red cell survival. II. Survival *in vivo* of preserved red cells. Transfusion **8**, 74−83 (1968).

Szymanski, I.O., Valeri, C.R.: Clinical evaluation of concentrated red cells. New Engl. J. Med. **280**, 281−287 (1969).

Talbott, J.H.: Gout and blood dyscrasias. Medicine **38**, 173−205 (1959).

Tapper, M.L., Armstrong, D.: Bacteremia due to Pseudomonas aeruginosa complicating neoplastic disease: A progress report. J. infect. Dis. **130** (Suppl.), 14−23 (1974).

Taschdjian, C.L., Kozinn, P.J., Okas, A., Caroline, L., Halle, M.A.: Serodiagnosis of systemic candidiasis. J. infect. Dis. **117**, 180−187 (1967).

Tashima, C.K., Cala, R.G., Thomas, W.: Symptomatic hypoglycemia in terminal leukemia. J. Amer. med. Ass. **204**, 107−108 (1968).

Tassel, D., Madoff, M.A.: Treatment of candida sepsis and cryptococcus meningitis with 5-fluorocytosine. J. Amer. med. Ass. **206**, 830−832 (1968).

Tattersall, M.H.N.: Aggressive cancer treatment and its role in predisposing to infection. Europ. J. Cancer **11** (Suppl.), 9−19 (1975).

Tattersall, M.H.N., Battersby, G., Spiers, A.S.D.: Antibiotics and hypokalaemia. Lancet **1972 b I**, 630−631.

Tattersall, M.H.N., Hutchinson, R.M., Gaya, H., Spiers, A.S.D.: Empirical antibiotic therapy in febrile patients with neutropenia and malignant disease. Europ. J. Cancer **9**, 417−423 (1973).

Tattersall, M.H.N., Spiers, A.S.D., Darrell, J.H.: Initial therapy with combination of five antibiotics in febrile patients with leukaemia and neutropenia. Lancet **1972 a I**, 162−166.

Taylor, P.K., Doherty, N.R.: Comparison of the treatment of herpes genitalis in men with proflavine photoinactivation, idoxuridine ointment, and normal saline. Brit. J. vener. Dis. **51**, 125−129 (1975).

TEDESCO, F.J., BARTON, R.W., ALPERS, D.H.: Clindamycin-associated colitis. A prospective study. Ann. intern. Med. **81**, 429−433 (1974).

TEJADA, F., BIAS, W.B., SANTOS, G.W., ZIEVE, P.D.: Immunologic response of patients with acute leukemia to platelet transfusions. Blood **42**, 405−412 (1973).

THOMAS, J.W., HASSELBACK, R.C., PERRY, W.H.: A study of the haemorrhagic diathesis in leukaemia and allied diseases. Canad. med. Ass. J. **83**, 639−641 (1960).

TIMPERLEY, W.R., NORRIS, R.D., CARR, I.: Rapid diagnosis of viral encephalitis. Lancet **1975 II**, 234−235.

TOALA, P., SCHROEDER, S.A., DALY, A.K., FINLAND, M.: Candida at Boston City Hospital. Clinical and epidemiological characteristics and susceptibility to eight antimicrobial agents. Arch. intern. Med. **126**, 983−989 (1970).

TOBIAS, J.S., WHITEHOUSE, J.M., WRIGLEY, P.F.M.: Severe renal dysfunction after tobramycin/cephalothin therapy. Lancet **1976 I**, 425.

TOMLINSON, A.H., MACCALLUM, F.O.: The effect of iodo-deoxyuridine on herpes simplex virus encephalitis in animals and man. Ann. N.Y. Acad. Sci. **173**, 20−28 (1970).

TORNYOS, K.: Phagocytic activity of cells of the inflammatory exudate in human leukemia. Cancer Res. **27**, 1756−1760 (1967).

TOWNSEND, J.J., WOCINSKY, J.S., BARINGER, J.R., JOHNSON, P.C.: Acquired toxoplasmosis. A neglected cause of treatable nervous system disease. Arch. Neurol. **32**, 335−343 (1975).

TRANUM, B.L., HAUT, A.: *In vivo* survival of platelets prepared in CPD anticoagulant. Transfusion **12**, 168−174 (1972).

TULLIS, J.L., EBERLE, W.G.II, BAUDANZA, P., TINCH, R.: Platelet-Pheresis. Description of a new technique. Transfusion **8**, 154−164 (1968).

TULLIS, J.L., SURGENOR, D.M., TINCH, R.J., D'HONT, M., GILCHRIST, F.L., DRISCOLL, S., BATCHELOR, W.H.: New principle of closed system centrifugation. Science **124**, 792−797 (1956).

TULLIS, J.L., TINCH, R.J., BAUDANZA, P., GIBSON, J.G. II, DIFORTE, S., CONNEELY, G., MURTHY, K.: Plateletpheresis in a disposable system. Transfusion **11**, 368−377 (1971).

TWOMEY, J.J.: Infections complicating multiple myeloma and chronic lymphocytic leukemia. Arch. intern. Med. **132**, 562−565 (1973).

TYNES, B., MASON, K.N., JENNINGS, A.E., BENNETT, J.E.: Variant forms of pulmonary cryptococcosis. Ann. intern. Med. **69**, 1117−1125 (1968).

ULTMANN, J.E., FISH, W., OSSERMAN, E., GELLHORN, A.: The clinical implications of hypogammaglobulinemia in patients with chronic lymphocytic leukemia and lymphocytic lymphosarcoma. Ann. intern. Med. **51**, 501−516 (1959).

UMSAWASDI, T., MIDDLEMAN, E.A., LUNA, M., BODEY, G.P.: Klebsiella bacteremia in cancer patients. Amer. J. med. Sci. **265**, 473−482 (1973).

UTZ, J.P.: The spectrum of opportunistic fungus infections. Lab. Invest. **11**, 1018−1025 (1962).

UTZ, J.P., BENNETT, J.E., BRANDRISS, M.W., BUTLER, W.T., HILL, G.J. II: Amphotericin B toxicity. Combined Clinical Staff Conference at the National Institutes of Health. Ann. intern. Med. **61**, 334−354 (1964).

UTZ, J.P., KRAVETZ, H.M., EINSTEIN, H.E., CAMPBELL, G.D., BUECHNER, H.A.: Chemotherapeutic agents for the pulmonary mycoses. Report of the committee on fungus diseases and subcommittee on therapy, American College of Chest Physicians. Chest **60**, 260−262 (1971).

UTZ, J.P., TYNES, B.S., SHADOMY, H.J., DUMA, R.J., KANNAN, M.M., MASON, K.N.: 5-Fluorocytosine in human cryptococcosis. Antimicrob. Agents Chemother. **1968**, 344−346.

VALDIVIESO, M.: Bacterial infection in haematological diseases. Clin. Haemat. **5**, 229−248 (1976).

VALDIVIESO, M., FELD, R., RODRIGUEZ, V., BODEY, G.P.: Amikacin therapy of infections in neutropenic patients. Amer. J. med. Sci. **270**, 453−463 (1975).

VALDIVIESO, M., HORIKOSHI, N., RODRIGUEZ, V., BODEY, G.P.: Therapeutic trials with tobramycin. Amer. J. med. Sci. **268**, 149−156 (1974).

VALERI, C.R.: Frozen blood. New Engl. J. Med. **275**, 365−373; 425−431 (1966).

VALERI, C.R.: Factors influencing the 24-hour posttransfusion survival and the oxygen transport function of previously frozen red cells preserved with 40 per cent w/v glycerol and frozen at −80 C. Transfusion **14**, 1−15 (1974a).

VALERI, C.R.: Hemostatic effectiveness of liquid-preserved and previously frozen human platelets. New Engl. J. Med. **290**, 353−358 (1974b).

VALERI, C.R., FEINGOLD, H., MARCHIONNI, L.D.: A simple method for freezing human platelets using 6% dimethylsulfoxide and storage at −80° C. Blood **43**, 131−136 (1974).

VALERI, C.R., FEINGOLD, H., MARCHIONNI, L.D., ROGERS, J.C.: Hemostatic effectiveness of preserved human platelets. In: Erythrocytes, Thrombocytes and Leukocytes (Eds.: GERLACH, E., MOSER, K., DEUTSCH, E., WILMANNS, W.), p. 312−315. Stuttgart: Thieme 1973.

VALERI, C.R., HIRSCH, N.M.: Restoration *in vivo* of erythrocyte adenosine triphosphate, 2,3-diphosphoglycerate, potassium ion, and sodium ion concentrations following the transfusion of acid-citrate-dextrose-stored human red blood cells. J. Lab. clin. Med. **73**, 722−733 (1969).

VALERI, C.R., ZAROULIS, C.G.: Rejuvenation and freezing of outdated stored human red cells. New Engl. J. Med. **287**, 1307−1313 (1972).

Valeri, C.R., Zaroulis, C.G., Rogers, J.C., Handin, R.I., Marchionni, L.D.: Prostaglandins in the preparation of blood components. Science 175, 539—542 (1972).

Vallejos, C., McCredie, K.B., Bodey, G.P., Hester, J.P., Freireich, E.J.: White blood cell transfusions for control of infections in neutropenic patients. Transfusion 15, 28—33 (1975).

Vallejos, C.S., Freireich, E.J., Brittin, G.M., De Jongh, D.S.: Effect of platelets stored at . 22° C for 24 hours in patients with acute leukemia. Blood 42, 565—570 (1973b).

Vallejos, C.S., McCredie, K.B., Brittin, G.M., Freireich, E.J.: Biological effects of repeated leukapheresis of patients with chronic myelogenous leukemia. Blood 42, 925—933 (1973a).

Valtis, D.J., Kennedy, A.C.: The causes and prevention of defective function of stored red blood cells after transfusion. Glasg. med. J. 34, 521—543 (1953).

Valtis, D.J., Kennedy, A.C.: Defective gas-transport function of stored red blood cells. Lancet 1954 I, 119—125.

Vandevelde, A.G., Mauceri, A.A., Johnson, J.E. III: 5-Fluorocytosine in the treatment of mycotic infections. Ann. intern. Med. 77, 43—51 (1972).

Verstraete, M., Vermylen, C., Vermylen, J., Vandenbroucke, J.: Excessive consumption of blood coagulation components as cause of hemorrhagic diathesis. Amer. J. Med. 38, 899—908 (1965).

Vesell, E.S., Passananti, G.T., Greene, F.E.: Impairment of drug metabolism in man by allopurinol and nortriptyline. New Engl. J. Med. 283, 1484—1488 (1970).

Viala, J.-J., Marcellin, J., Dechavanne, M., Druget, M.: Elévation des taux sanguins de l'acide urique et de la lacticodéshydrogénase, lyse cellulaire, et aggravation de certaines hémopathies. Nouv. Presse méd. 3, 383 (1974).

Videbaek, A.A., Christensen, B.E., Hansen, M.M.: Splenectomy in chronic lymphocytic leukemia (CLL). Paper presented at the 16th International Congress of Hematology, Kyoto 1976, Abstracts: Free Communications and Scientific Exhibitions, p. 165.

Vietti, T.J., Ragab, A.H.: Complications and total care of a child with acute leukemia. Cancer 35, 1007—1014 (1975).

Vietzke, W.M., Gelderman, A.H., Grimley, P.M., Valsamis, M.P.: Toxoplasmosis complicating malignancy. Cancer 21, 816—827 (1968).

Viola, M.V.: Acute leukemia and infection. J. Amer. med. Ass. 201, 923—926 (1967).

Vivell, O.: Masernimpfung bei akuter Leukose. Dtsch. med. Wschr. 99, 546 (1974).

Vogel, C.L., Cohen, M.H., Powell, R.D. Jr., De Vita, V.T.: Pneumocystis carinii pneumonia. Ann. intern. Med. 68, 97—108 (1968).

Vogel, C.L., Lunde, M.N.: Toxoplasma serology in patients with malignant diseases of the reticuloendothelial system. Cancer 23, 614—618 (1969).

Vogel, J.M., Vogel, P.: Transfusion of blood components. Anesthesiology 27, 363—373 (1966).

Vyas, G.N., Perkins, H.A., Fudenberg, H.H.: Anaphylactoid transfusion reactions associated with anti-IgA. Lancet 1968 II, 312—315.

Wachtel, E.: Biochemie und klinische Bedeutung des Gerinnungsfaktors XIII (FSF). Pharm. Ztg. (Frankfurt) 118, 1571—1578 (1973).

Waitz, J.A., Weinstein, M.J.: Recent microbiological studies with gentamicin. J. infect. Dis. 119, 355—360 (1969).

Waldenström, J.: Macroglobulinemia. Adv. metab. Disord. 2, 115—158 (1965).

Walford, L.: The isoantigenic systems of human leukocytes: Medical and biological significance. Ser. Haemat. II, 2, 1—96 (1969).

Wallace, J.: Blood transfusion and transmissible disease. Clin. Haemat. 5, 183—200 (1976).

Walsh, J.H., Purcell, R.H., Morrow, A.G., Chanock, R.M., Schmidt, P.J.: Posttransfusion hepatitis after open-heart operations. J. Amer. med. Ass. 211, 261—265 (1970).

Walzer, P.D., Perl, D.P., Krogstad, D.J., Rawson, P.G., Schultz, M.G.: Pneumocystis carinii pneumonia in the United States. Ann. intern. Med. 80, 83—93 (1974).

Ward, H.N.: Pulmonary infiltrates associated with leukoagglutinin transfusion reactions. Ann. intern. Med. 73, 689—694 (1970).

Wardle, E.N.: Capillary permeability and platelet survival studies in hematologic patients with vascular fragility. Amer. J. clin. Path. 50, 478—481 (1968).

Warner, J.F., McGehee, R.F., Duma, R.J., Shadomy, S., Utz, J.P.: 5-Fluorocytosine in human candidiasis. Antimicrob. Agents Chemother. 1970, 473—475.

Warner, W.L.: Red cell preservation and survival determination in anticoagulant systems. In: Modern Problems of Blood Preservation (Eds.: Spielmann, W., Seidl, S.), p. 63—71. Stuttgart: Fischer 1970.

Watts, R.W.E., Scott, J.T., Chalmers, R.A., Bitensky, L., Chayen, J.: Microscopic studies on skeletal muscle in gout patients treated with allopurinol. Quart. J. Med. 40, 1—14 (1971).

Weatherbee, L., Allen, E.D., Spencer, H.H., Lindenauer, S.M., Permoad, P.A.: The effect of plasma on hydroxyethyl starch-preserved red cells. Cryobiology 12, 119—122 (1975).

Webb, A.J., Speller, D.C.E., Buckler, K.G.: Torulopsis glabrata septicaemia treated with 5-fluorocytosine. Lancet 1970 I, 839—840.

WEGMANN, T.: Kritische Bemerkungen zur systemischen Anwendung von Antimykotika unter besonderer Berücksichtigung des Clotrimazol. In: Mykosen. Systematik, Klinik, Therapie (Hrsg.: HARTUNG, J., LUBACH, D.), S. 158−161. Stuttgart: Thieme 1975.

WEGMANN, T., ROHNER, B., MÜLLER, H.L.: Die Candida-Serologie bei progredienten malignen Tumoren und Lungeninfekten. Ein Beitrag zur Diagnostik der Candidiasis. Schweiz. med. Wschr. 101, 1271−1275 (1971).

WEGMÜLLER, E.T., KUMMER, H., LUNDSGAARD-HANSEN, P.: Influence of aspirin on the hemostatic efficacy of transfused platelets in the dog. Proc. IVth Congr. Internat. Soc. Thromb., Wien 1973 [zitiert nach KUMMER, H.: Ther. Umsch. 30, 797−801 (1973)].

WEIDNER, J.: Posttransfusionshepatitis und γ-Globulin-Prophylaxe. Dtsch. med. Wschr. 101, 755−757 (1976).

WEINSTEIN, L., CHANG, T.: The chemotherapy of viral infections. New Engl. J. Med. 289, 725−730 (1973).

WELLER, T.H.: The cytomegaloviruses: Ubiquitous agents with protean clinical manifestations. New Engl. J. Med. 285, 203−214; 267−274 (1971).

WELSH, J.D., ROBINSON, C., BIRD, R.M.: Serial fibrinogen determinations in patients with leukemia. Amer. J. med. Sci. 241, 207−214 (1961).

WENDT, F., GRÜNING, B., LENZ, B., BRITTINGER, G., LINZENMEIER, G.: Keimarmes Milieu zur Überwindung granulocytopenischer Phasen in der Leukämietherapie. Verh. dtsch. Ges. inn. Med. 75, 916−920 (1969).

WENDT, F., WIDMAIER, S.: Initiale antimikrobielle Chemotherapie bei extrem granulozytopenischen Situationen in der onkologischen Hämatologie. In: Gentamycin. 10 Jahre Erfahrung − Ausblick (Hrsg.: LINZENMEIER, G., NAUMANN, P., KIENITZ, M., SIEGENTHALER, W.), S. 98−102. München-Berlin-Wien: Urban u. Schwarzenberg 1976.

WERCH, J., GRAY, R.E., HERSH, T., MELNICK, J.L.: Detection of Australia antigen in various fractions of frozen blood. J. Amer. med. Ass. 218, 93−94 (1971).

WERTLAKE, P.T., WINTER, T.S.: Fatal toxoplasma myocarditis in an adult patient with acute lymphocytic leukemia. New Engl. J. Med. 273, 438−440 (1965).

WEST, C.D., WILLIS, D.D.: Operation of an automatic centrifuge and pump control system for the continuous flow cell separator. In: Leucocytes: Separation, Collection and Transfusion (Eds.: GOLDMAN, J.M., LOWENTHAL, R.M.), p. 30−39. London-New York-San Francisco: Academic Press 1975.

WEST, W.O.: The treatment of bone marrow failure with massive androgen therapy. Ohio St. med. J. 61, 347−355 (1965).

WESTERHAUSEN, M.: Immunglobulinveränderungen bei der chronischen Lymphadenose (CLL). In: Leukämien und maligne Lymphome (Hrsg.: STACHER, A.), S. 268−272. München-Berlin-Wien: Urban u. Schwarzenberg 1973.

WESTERN, K.A., PERERA, D.R., SCHULTZ, M.G.: Pentamidine isethionate in the treatment of Pneumocystis carinii pneumonia. Ann. intern. Med. 73, 695−702 (1970).

WESTPHAL, R.G.: Rational alternatives to the use of whole blood. Ann. intern. Med. 76, 987−990 (1972).

WEUTA, H.: Klinische Erfahrungen mit der systemischen Verabreichung von Clotrimazol. Pharmakokinetik, Wirkung, Verträglichkeit. Arzneimittelforschung 24, 540−545 (1974).

WHITBY, J.L., RAMPLING, A.: Pseudomonas aeruginosa contamination in domestic and hospital environments. Lancet 1972 I, 15−17.

WHITECAR, J.P. JR., LUNA, M., BODEY, G.P.: Pseudomonas bacteremia in patients with malignant diseases. Amer. J. med. Sci. 260, 216−223 (1970).

WHITFIELD, J.B.: Spurious hyperkalaemia and hyponatraemia in a patient with thrombocythaemia. J. clin. Path. 19, 496−497 (1966).

WHITLEY, R.J., CH'IEN, L.T., DOLIN, R., GALASSO, G.J., ALFORD, C.A. JR., EDITORS, and the COLLABORATIVE STUDY GROUP: Adenine arabinoside therapy of herpes zoster in the immunsuppressed. NIAID collaborative antiviral study. New Engl. J. Med. 294, 1193−1199 (1976).

WHITTAKER, J.A., KHURSHID, M., HUGHES, H.R.: Neutrophil function in chronic granulocytic leukaemia before and after busulphan treatment. Brit. J. Haemat. 28, 541−549 (1974).

WIERNIK, P.H., SERPICK, A.A.: Clinical significance of serum and urinary muramidase activity in leukemia and other hematologic malignancies. Amer. J. Med. 46, 330−343 (1969).

WILHELM, J., SACK, K.: Tierexperimentelle Studie zur Frage der Nephrotoxizität von Cephalotin und Cephalotin-Aminoglykosid-Kombinationen. Infection 3, 89−95 (1975).

WILLIAMS, M.J., SUTHERLAND, D.H., CLARK, C.G.: Lymphosarcoma of the small intestine with a malabsorption syndrome and pneumatosis intestinalis. Report of a case with peroral jejunal biopsy. Gastroenterology 45, 550−557 (1963).

WILLIAMS, R.E.O., HARDING, L.: Studies of the effectiveness of an isolation ward. J. Hyg. 67, 649−658 (1969).

WILLS, M.R., FRASER, I.D.: Spurious hyperkalaemia. J. clin. Path. 17, 649−650 (1964).

WINGFIELD, W.L., POLLACK, D., GRUNERT, R.R.: Therapeutic efficacy of amantadine HCl and rimantadine HCl in naturally occurring influenza A_2 respiratory illness in man. New Engl. J. Med. **281**, 579—584 (1969).

Wintrobe, M., Lee, G.R., Boggs, D.R., Bithell, T.C., Athens, J.W., Foerster, J.: Clinical Hematology. 7th edition. Philadelphia: Lea and Febiger 1974.

Wise, G.J., Wainstein, S., Goldberg, P., Kozinn, P.J.: Candida cystitis. Management by continuous bladder irrigation with amphotericin B. J. Amer. med. Ass. **224**, 1636—1637 (1973).

Wissenschaftlicher Beirat der Bundesärztekammer: Empfehlung zur Vermeidung und Behandlung von Transfusionszwischenfällen. Dtsch. Ärzteblatt **73**, 2315—2318 (1976).

Woods, A.H., Gibbs, R., Holmberg, A.: The anaemia associated with repeated leucapheresis. In: Leucocytes: Separation, Collection and Transfusion (Eds.: Goldman, J.M., Lowenthal, R.M.), p. 106—111. London-New York-San Francisco: Academic Press 1975.

Woodward, S.C., Sheldon, W.H.: Subclinical pneumocystis carinii pneumonitis in adults. Bull. Johns Hopk. Hosp. **109**, 148—159 (1961).

Wrenn, H.E., Speicher, C.E.: Platelet concentrates: Sterility of 400 single units stored at room temperature. Transfusion **14**, 171—172 (1974).

Wright, D.G., Kauffmann, J.C., Chusid, M.J., Herzig, G.P., Gallin, J.I.: Functional abnormalities of human neutrophils collected by continuous flow filtration leukophoresis. Blood **46**, 901—911 (1975).

Wright, G., Sanderson, J.M.: A.C.D. and C.P.D. blood preservation. Lancet **1974 II**, 173.

Yankee, R.A.: Importance of histocompatibility in platelet transfusion therapy. Vox Sang. **20**, 419—426 (1971).

Yankee, R.A., Freireich, E.J., Carbone, P.P., Frei, E. III.: Replacement therapy using normal and chronic myelogenous leukemic leukocytes. Blood **24**, 844—845 (1964).

Yankee, R.A., Graff, K.S., Dowling, R., Henderson, E.S.: Selection of unrelated compatible platelet donors by lymphocyte HL-A matching. New Engl. J. Med. **288**, 760—764 (1973).

Yankee, R.A., Grumet, F.C., Rogentine, G.N.: Platelet transfusion therapy. The selection of compatible platelet donors for refractory patients by lymphocyte HL-A typing. New Engl. J. Med. **281**, 1208—1212 (1969).

Yates, J.W., Ellison, R.R., Plager, J.: Pneumocystis carinii in a husband and wife. Lancet **1975 II**, 610.

Yates, J.W., Holland, J.F.: A controlled study of isolation and endogenous microbial suppression in acute myelocytic leukemia patients. Cancer **32**, 1490—1498 (1973).

Young, G.P., Sullivan, J., Hurley, T.: Hypokalaemia due to gentamicin/cephalexin in leukaemia. Lancet **1973 b II**, 855.

Young, L.S., Armstrong, D.: Human immunity to Pseudomonas aeruginosa. I. *In-vitro* interaction of bacteria, polymorphonuclear leukocytes, and serum factors. J. infect. Dis. **126**, 257—276 (1972).

Young, L.S., Armstrong, D., Blevins, A., Lieberman, P.: Nocardia asteroides infection complicating neoplastic disease. Amer. J. Med. **50**, 356—367 (1971).

Young, L.S., Meyer, R.D., Armstrong, D.: Pseudomonas aeruginosa vaccine in cancer patients. Ann. intern. Med. **79**, 518—527 (1973a).

Young, R.C.: The Budd-Chiari syndrome caused by aspergillus. Two patients with vascular invasion of the hepatic veins. Arch. intern. Med. **124**, 754—757 (1969).

Young, R.C., Bennett, J.E.: Invasive aspergillosis: Absence of detectable antibody response. Amer. Rev. resp. Dis. **104**, 710—716 (1971).

Young, R.C., Bennett, J.E., Geelhoed, G.W., Levine, A.S.: Fungemia with compromised host resistance. A study of 70 cases. Ann. intern. Med. **80**, 605—612 (1974).

Young, R.C., Bennett, J.E., Vogel, C.L., Carbone, P.P., De Vita, V.T.: Aspergillosis: The spectrum of the disease in 98 patients. Medicine **49**, 147—173 (1970).

Young, R.C., Jennings, A., Bennett, J.E.: Species identification of invasive aspergillosis in man. Amer. J. clin. Path. **58**, 554—557 (1972).

Yü, T.-F.: Secondary gout associated with myeloproliferative diseases. Arthr. and Rheum. **8**, 765—771 (1965).

Zaharia, L., Hill, H.M., Khan, A., Loeb, E., MacLellan, A., Hill, N.O.: Filtration leukopheresis for granulocyte transfusions. Wadley Medical Bulletin, J. clin. Hemat. and Oncol. **6**, 1—9 (1976).

Zazgornik, J., Schmidt, P., Kopsa, H., Kotzaurek, R.: Erfolgreiche Behandlung einer Candida-albicans-Sepsis nach Nierentransplantation. Dtsch. med. Wschr. **98**, 15—17 (1973).

Zeigler, Z., Murphy, S., Gardner, F.H.: Post-transfusion purpura: A heterogenous syndrome. Blood **45**, 529—536 (1975).

Zimmerman, L.E.: Fatal fungus infections complicating other diseases. Amer. J. clin. Path. **25**, 46—65 (1955).

Zimmerman, L.E., Rappaport, H.: Occurrence of cryptococcosis in patients with malignant disease of the reticuloendothelial system. Amer. J. clin. Path. **24**, 1050—1072 (1954).

ZITTOUN, R., BERNADOU, A., BLANC, C.-M., BILSKI-PASQUIER, G., BOUSSER, J.: La méténolone dans le traitement des insuffisances médullaires. Presse méd. **76**, 445–448 (1968 b).

ZITTOUN, R., BERNADOU, A., SAMAMA, M.: Hyperplasie mégacaryocytaire et anomalies qualitatives de la lignée mégacaryocyto-plaquettaire au cours d'une leucémie aiguë myéloblastique. Sem. Hôp. Paris **44**, 183–186 (1968 a).

ZUCKER, M.B., PERT, J.H., LUNDBERG, A., YANKEE, R.A., HENDERSON, E.S.: Preservation and clinical use of platelets. Vox Sang. **16**, 373–381 (1969).

ZUSMAN, J., BROWN, D.M., NESBIT, M.E.: Hyperphosphatemia, hyperphosphaturia and hypocalcemia in acute lymphoblastic leukemia. New Engl. J. Med. **289**, 1335–1340 (1973).

(*zu Kapitel F*)

ABELOFF, W.D., WATERBURY, L.: Pure red blood cell aplasia and chronic lymphocytic leukemia. Arch. intern. Med. **134**, 721–724 (1974).

ASTALDI, G., GIRAUDO, L.C., MANSANI, F.: Lymphocytes in reticulum-cell sarcoma. Lancet **1968 II**, 410.

BARANDUN, S.: Die Gammaglobulin-Therapie. Chemische, immunologische und klinische Grundlagen. Bibl. haemat. (Basel) **17** (Suppl.), 1–134 (1964).

BARANDUN, S., SKVARIL, F., MORELL, A.: Prophylaxis and treatment of diseases by means of immunoglobulins. Monogr. Allergy **9**, 39–60 (1975).

BARANDUN, S., SKVARIL, F., MORELL, A.: Prophylaxe und Therapie mit γ-Globulin. Allgemeine Charakterisierung und klinische Anwendung von γ-Globulin-Präparaten. Schweiz. med. Wschr. **106**, 533–542; 580–585 (1976).

BARDANA, E.J., JR., BAYRAKCI, C., PIROFSKY, B., HENJYOJI, H.: The use of heparin in autoimmune hemolytic disease. Blood **35**, 377–385 (1970).

BARR, M., FAIRLEY, G.H.: Circulating antibodies in reticuloses. Lancet **1961 I**, 1305–1310.

BELPOMME, D., MATHÉ, G., DAVIES, A.J.S.: Clinical significance and prognostic value of the T-B immunological classification of human primary acute lymphoid leukaemias. Lancet **1977 I**, 555–558.

BLÄKER, F., HELLWEGE, H.H., MAI, K.: Plasma-Elimination intravenös verträglicher menschlicher Immunglobuline bei Patienten mit humoralen Immundefekten. Untersuchungen zur Schutzwirkung und Schutzdauer nach passiver Immunisierung. Dtsch. med. Wschr. **97**, 1151–1156 (1972).

BLÄKER, F., LANDBECK, G., FISCHER, K.: Antikörper-Mangel infolge langfristiger cytostatischer Behandlung bei malignen Tumoren und akuten Leukosen im Kindesalter. Indikationen zur γ-Globulintherapie. Mschr. Kinderheilk. **115**, 93–94 (1967).

BLOCH, H.S., PRASAD, A., ANASTASI, A., BRIGGS, D.R.: Serum protein changes in Waldenström's macroglobulinemia during administration of a low molecular weight thiol (penicillamine). J. Lab. clin. Med. **56**, 212–217 (1960).

BLOCK, J.B., HAYNES, H.A., THOMPSON, W.L., NEIMAN, P.E.: Delayed hypersensitivity in chronic lymphocytic leukemia. J. nat. Cancer Inst. **42**, 973–980 (1969).

BLOOMFIELD, C.D., MCKENNA, R.W., BRUNNING, R.D.: Significance of haematological parameters in the non-Hodgkin's malignant lymphomas. Brit. J. Haemat. **32**, 41–46 (1976).

BODEY, G.P., HERSH, E.M., VALDIVIESO, M., FELD, R., RODRIGUEZ, V.: Effects of cytotoxic drugs and immunosuppressive agents on the immune system. Postgrad. Med. **58**, 67–74 (1975).

BODEY, G.P., NIES, B.A., MOHBERG, N.R., FREIREICH, E.J.: Use of gamma globulin in infection in acute-leukemia patients. J. Amer. med. Ass. **190**, 1099–1102 (1964).

BOGGS, D.R., FAHEY, J.L.: Serum protein changes in malignant disease. II. The chronic leukemias, Hodgkin's disease, and malignant melanoma. J. nat. Cancer Inst. **25**, 1381–1390 (1960).

BORELLA, L., GREEN, A.A., WEBSTER, R.G.: Immunologic rebound after cessation of long-term chemotherapy in acute leukemia. Blood **40**, 42–51 (1972).

BOURONCLE, B.A., CLAUSEN, K., ASCHENBRAND, J.F.: Studies of the delayed response of phytohemagglutinin (PHA) stimulated lymphocytes in 25 chronic lymphatic leukemia patients before and during therapy. Blood **34**, 166–178 (1969).

BOWDLER, A.J.: The spleen and haemolytic disorders. Clin. Haemat. **4**, 231–246 (1975).

BREMER, K., COHNEN, G., AUGENER, W., BRITTINGER, G.: Normal recirculation of T lymphocytes in chronic lymphocytic leukaemia. Lancet **1975 I**, 1247.

BRITTINGER, G., AUGENER, W., BREMER, K., COHNEN, G., DABAG, S., FISCHER, K., KÖNIG, E., MEUSERS, P.: Der Lymphozyt bei der chronischen lymphatischen Leukämie. Blut **30**, 293–308 (1975).

BRITTINGER, G., BARTELS, H., BREMER, K., DÜHMKE, E., GUNZER, U., KÖNIG, E., STEIN, H.: Klinik der malignen Non-Hodgkin-Lymphome entsprechend der Kiel-Klassifikation: Centrocytisches Lymphom, centroblastisch-centrocytisches Lymphom, lymphoblastisches Lymphom, immunoblastisches Lymphom. In: Maligne Lymphome und monoklonale Gammopathien (Hrsg.: Löffler, H.). Hämatologie und Bluttransfusion, Bd. 18, S. 211–223. München: Lehmann 1976.

Brouet, J.-C., Seligmann, M.: Chronic lymphocytic leukaemia as an immunoproliferative disorder. Clin. Haemat. **6**, 169–184 (1977).

Brouet, J.-C., Valensi, F., Daniel..-T., Flandrin, G., Preud'Homme, J.-L., Seligmann, M.: Immunological classification of acute lymphoblastic leukaemias: Evaluation of its clinical significance in a hundred patients. Brit. J. Haemat. **33**, 319–328 (1976).

Buckner, C.D., Clift, R.A., Thomas, E.D.: Plasma exchange with the continuous flow centrifuge. In: Leucocytes: Separation, Collection and Transfusion (Eds.: Goldman, J.M., Lowenthal, R.M.), p. 578–580. London-New York-San Francisco: Academic Press 1975.

Butler, W.T., Rossen, R.D.: Effects of corticosteroids on immunity in man. I. Decreased serum IgG concentration caused by 3 or 5 days of high doses of methylprednisolone. J. clin. Invest. **52**, 2629–2640 (1973).

Campbell, A.C., Hersey, P., MacLennan, I.C.M., Kay, H.E.M., Pike, M.C. and the Medical Research Council's Working Party on Leukaemia in Childhood: Immunosuppressive consequences of radiotherapy and chemotherapy in patients with acute lymphoblastic leukaemia. Brit. med. J. **1973 II**, 385–388.

Cannat, A., Seligmann, M.: Immunological abnormalities in juvenile myelomonocytic leukaemia. Brit. med. J. **1973 I**, 71–74.

Catovsky, D., Miliani, E., Okos, A., Galton, D.A.G.: Clinical significance of T-cells in chronic lymphocytic leukaemia. Lancet **1974 II**, 751–752.

Christensen, B.E.: Effects of an enlarged splenic erythrocyte pool in chronic lymphocytic leukaemia. Scand. J. Haemat. **8**, 92–103 (1971).

Cohnen, G., Douglas, S.D., König, E., Brittinger, G.: Pokeweed mitogen response of lymphocytes in chronic lymphocytic leukemia: A fine structural study. Blood **42**, 591–600 (1973).

Cone, L., Uhr, J.W.: Immunological deficiency disorders associated with chronic lymphocytic leukemia and multiple myeloma. J. clin. Invest. **43**, 2241–2248 (1964).

Craig, A.B., Waterhouse, C., Young, L.E.: Autoimmune hemolytic disease and cryoglobulinemia associated with chronic lymphatic leukemia. Amer. J. Med. **13**, 793–804 (1952).

Creyssel, R., Morel, P., Pellet, M., Médard, J., Revol, L., Croizat, P.: Déficit en gammaglobulines et complications infectieuses des leucémies lymphoïdes chroniques. Sang **29**, 383–398 (1958).

Crosby, W.H., Rappaport, H.: Autoimmune hemolytic anemia. I. Analysis of hematologic observations with particular reference to their prognostic value. A survey of 57 cases. Blood **12**, 42–55 (1957).

Dacie, J.V.: The haemolytic anaemias. Congenital and acquired. Part II — The auto-immune haemolytic anaemias. Second edition. London: Churchill 1962.

Dacie, J.V.: The haemolytic anaemias. Congenital and acquired. Part III — Secondary or symptomatic haemolytic anaemias. Second edition. London: Churchill 1967.

Dacie, J.V., Worlledge, S.M.: Auto-immune hemolytic anemias. Prog. Hemat. **6**, 82–120 (1969).

Dameshek, W., Brown, S.M., Rubin, A.D.: „Pure"red cell anemia (erythroblastic hypoplasia) and thymoma. Semin. Hemat. **4**, 222–232 (1967).

Dausset, J., Colombani, J.: The serology and the prognosis of 128 cases of autoimmune hemolytic anemia. Blood **14**, 1280–1301 (1959).

Desforges, J.F., Ross, J.D., Moloney, W.C.: Mechanisms of anemia in leukemia and malignant lymphoma. Amer. J. Med. **28**, 69–76 (1960).

Djaldetti, M., De Vries, A., Levie, B.: Hemolytic anemia in lymphocytic leukemia. Treatment by irradiation of the spleen. Arch. intern. Med. **110**, 449–455 (1962).

Douglas, S.D., Cohnen, G., König, E., Brittinger, G.: Ultrastructural features of phytohemagglutinin and concanavalin A-responsive lymphocytes in chronic lymphocytic leukemia. Acta haemat. (Basel) **50**, 129–142 (1973).

Dupuy, J.M., Kourilsky, F.M., Fradelizzi, D., Feingold, N., Jacquillat, Cl., Bernard, J., Dausset, J.: Depression of immunologic reactivity of patients with acute leukemia. Cancer **27**, 323–331 (1971).

Ebbe, S., Wittels, B., Dameshek, W.: Autoimmune thrombocytopenic purpura („ITP" type) with chronic lymphocytic leukemia. Blood **19**, 23–37 (1962).

Fahey, J.L., Boggs, D.R.: Serum protein changes in malignant diseases. I. The acute leukemias. Blood **16**, 1479–1490 (1960).

Fahey, J.L., Scoggins, R., Utz, J.P., Szwed, C.F.: Infection, antibody response and gamma globulin components in multiple myeloma and macroglobulinemia. Amer. J. Med. **35**, 698–707 (1963).

Fairley, G.H., Akers, R.J.: Antibodies to blood group A and B substances in reticuloses. Brit. J. Haemat. **8**, 375–391 (1962).

Ferlito, S., Lo Furno, F.: Determinazione quantitativa delle immunoglobuline sieriche in pazienti con leucemia mieloide cronica. Arch. Med. interna (Parma) **21**, 327–341 (1969).

FERNANDEZ, L.A., MAC SWEEN, J.M., LANGLEY, G.R.: T cell function in untreated B cell chronic lymphocytic leukemia. Cancer 39, 1168–1174 (1977).
FIDDES, P., PENNY, R., WELLS, J.V., ROZENBERG, M.C.: Clinical correlations with immunoglobulin levels in chronic lymphatic leukaemia. Austr. N. Z. J. Med. 4, 346–350 (1972).
FISHER, J.H., WELCH, C.S., DAMESHEK, W.: Splenectomy in leukemia and leukosarcoma. New Engl. J. Med. 246, 477–484 (1952).
FRANKLIN, E.C., BUXBAUM, J.: Immunoglobulin structure, synthesis, secretion, and relation to neoplasms of B cells. Clin. Haemat. 6, 503–532 (1977).
FREIREICH, E.J., MACRI, C.: Cryofibrinogenemia associated with thrombophlebitis migrans in a patient with acute leukemia. Clin. Res. 6, 197 (1958).
FRUMIN, A.M., KOHN, A.: Autoimmune hemolytic disease in acute leukemia. Arch. intern. Med. 95, 326–327 (1955).
FUJITA, T., NAGAKI, K., INAI, S.: Activation of alternate pathway of complement by rabbit $F(ab')_2$ fragment. J. Immunol. 116, 1733 (1976).
GAJL-PECZALSKA, K.J., HANSEN, J.A., BLOOMFIELD, C.D., GOOD, R.A.: B-lymphocytes in untreated patients with malignant lymphoma and Hodgkin's disease. J. clin. Invest. 52, 3064–3073 (1973).
GELLER, W.: A study of antibody formation in patients with malignant lymphomas. J. Lab. clin. Med. 42, 232–237 (1953).
GERSHON, R.K., MOKYR, M.B., MITCHELL, M.S.: Activation of suppressor T cells by tumour cells and specific antibody. Nature 250, 594–596 (1974).
GILLILAND, B.C., BAXTER, E., EVANS, R.S.: Red-cell antibodies in acquired hemolytic anemia with negative antiglobulin serum tests. New Engl. J. Med. 285, 252–256 (1971).
GMÜR, J.P., DELUIGI, G., SAUTER, CHR., STRAUB, P.W.: Correlation of skin test reactivity and in vitro lymphocyte stimulation by soluble antigens in normal subjects and leukemic patients. Europ. J. Cancer 12, 625–631 (1976).
GREEN, A.A., BORELLA, L.: Immunologic rebound after cessation of long-term chemotherapy in acute leukemia. II. In vitro response to phytohemagglutinin and antigens by peripheral blood and bone marrow lymphocytes. Blood 42, 99–110 (1973).
GREEN, I., CORSO, P.F.: A study of skin homografting in patients with lymphomas. Blood 14, 235–245 (1959).
GREENE, W.H., SCHIMPFF, S.C., WIERNIK, P.H.: Cell-mediated immunity in acute nonlymphocytic leukemia: Relationship to host factors, therapy, and prognosis. Blood 43, 1–14 (1974).
GUTTERMAN, J.U., HERSH, E.M., MCCREDIE, K.B., BODEY, G.P., SR., RODRIGUEZ, V., FREIREICH, E.J.: Lymphocyte blastogenesis to human leukemia cells and their relationship to serum factors, immunocompetence, and prognosis. Cancer Res. 32, 2524–2529 (1972).
GUTTERMAN, J.U., ROSSEN, R.D., BUTLER, W.T., MCCREDIE, K.B., BODEY, G.P., SR., FREIREICH, E.J., HERSH, E.M.: Immunoglobulin on tumor cells and tumor-induced lymphocyte blastogenesis in human acute leukemia. New Engl. J. Med. 288, 169–173 (1973a).
GUTTERMAN, J.U., ROSSEN, R.D., BUTLER, W.T., MCCREDIE, K.B., BODEY, G.P., SR., FREIREICH, E.J., HERSH, E.M., CULLITON, B.J.: Immunoglobulin on tumor cells and tumor-induced lymphocyte blastogenesis in human acute leukemia. New Engl. J. Med. 288, 173–175 (1973b).
HANSEN, J.A., BLOOMFIELD, C.D., DUPONT, B., GAJL-PECZALSKA, K., KISZKISS, D., GOOD, R.A.: Lymphocyte subpopulations and immunodeficiency in lymphoproliferative malignancies. In: Lymphocyte recognition and effector mechanisms. Proceedings of the Eigth Leucocyte Culture Conference (Eds.: LINDAHL-KIESSLING, K., OSOBA, D.), p. 119–123. New York-London: Academic Press 1974.
HARRIS, J., BAGAI, R.C.: Immune deficiency states associated with malignant disease in man. Med. Clin. N. Amer. 56, 501–514 (1972).
HASEGAWA, Y., MASAOKA, T., YOSHITAKE, J., UEDA, Y., SENDA, N.: Versuche über die Anwendung von Gammaglobulin (Gamma-Venin) gegen Infektionen während der Behandlung von Leukämien. Medical Consultation and New Remedies 8, 147 (1971) (zitiert nach: Gamma-Venin-Referate, Behringwerke 1976).
HAVEMANN, K., RUBIN, A.D.: The delayed response of chronic lymphocytic leukemia lymphocytes to phytohemagglutinin in vitro. Proc. Soc. exp. Biol. (N.Y.) 127, 668–671 (1968).
HEATH, R.B., FAIRLEY, G.H., MALPAS, J.S.: Production of antibodies against viruses in leukaemia and related diseases. Brit. J. Haemat. 10, 365–370 (1964).
HEINE, K.M., HERRMANN, H., STOBBE, H.: Die Heparinbehandlung bei erworbener hämolytischer Anämie. Acta haemat. (Basel) 32, 27–34 (1964).
HERSH, E.M.: Immunosuppressive agents. In: Antineoplastic and immunosuppressive agents. Part I (Eds.: SARTORELLI, A.C., JOHNS, D.G.). Handbuch der experimentellen Pharmakologie. Heffter-Heubner New Series, 38/1, p. 577–617. Berlin-Heidelberg-New York: Springer 1974.
HERSH, E.M., CARBONE, P.P., FREIREICH, E.J.: Recovery of immune responsiveness after drug suppression in man. J. Lab. clin. Med. 67, 566–572 (1966).
HERSH, E.M., CARBONE, P.P., WONG, V.G., FREIREICH, E.J.: Inhibition of the primary immune response in man by anti-metabolites. Cancer Res. 25, 997–1001 (1965).

Hersh, E.M., Curtis, J.E., Harris, J.E., McBride, C., Alexanian, R., Rossen, R.: Host defense mechanisms in lymphoma and leukemia. In: Leukemia-Lymphoma (Eds.: Rogers, D.E., Muschenheim, C., Heller, P., Reevers, T.J., Greenberger, N.J., Bondy, P.K., Epstein, F.H.), p. 147—167. Chicago: Yearbook Medical Publishers 1970.

Hersh, E.M., Freireich, E.J.: Host defense mechanisms and their modification by cancer chemotherapy. In: Methods in Cancer Research (Ed.: Busch, H.), Vol. IV, p. 355—451. New York-London: Academic Press 1968.

Hersh, E.M., Gutterman, J.U., Mavligit, G.M.: Effect of haematological malignancies and their treatment on host defence factors. Clin. Haemat. 5, 425—448 (1976a).

Hersh, E.M., Gutterman, J.U., Mavligit, G., McCredie, K.B., Bodey, G.P., Freireich, E.J., Rossen, R.D., Butler, W.T.: Host defense, chemical immunosuppression, and the transplant recipient. Relative effects of intermittent versus continuous immunosuppressive therapy with reference to the objectives of treatment. Transplant. Proc. 5, 1191—1195 (1973).

Hersh, E.M., Gutterman, J.U., Mavligit, G.M., McCredie, K.B., Burgess, M.A., Matthews, A., Freireich, E.J.: Serial studies of immunocompetence of patients undergoing chemotherapy for acute leukemia. J. clin. Invest. 54, 401—408 (1974).

Hersh, E.M., Gutterman, J.U., Mavligit, G.M., Mountain, C.W., McBride, C.M., Burgess, M.A.: Immunocompetence, immunodeficiency and prognosis in cancer. Ann. New York Acad. Sci. 276, 386—406 (1976c).

Hersh, E.M., Irvin, W.S.: Blastogenic responses of lymphocytes from patients with untreated and treated lymphomas. Lymphology 2, 150—160 (1969).

Hersh, E.M., Mavligit, G.M., Gutterman, J.U.: Immunodeficiency in cancer and the importance of immune evaluation of the cancer patient. Med. Clin. N. Amer. 60, 623—639 (1976b).

Hersh, E.M., Oppenheim, J.J.: Inhibition of *in vitro* lymphocyte transformation during chemotherapy in man. Cancer Res. 27, 98—105 (1967).

Hersh, E.M., Whitecar, J.P., jr., McCredie, K.B., Bodey, G.P., sr., Freireich, E.J.: Chemotherapy, immunocompetence, immunosuppression and prognosis in acute leukemia. New Engl. J. Med. 285, 1211—1216 (1971).

Hester, J.P., McCredie, K.B., Freireich, E.J.: Immunological evaluation in patients with chronic myelogenous leukemia (CML). Proc. Amer. Ass. Cancer Res. 15, 180 (1974).

Hippe, E., Jensen, K.B., Olesen, H., Lind, K., Thomsen, P.E.B.: Chlorambucil treatment of patients with cold agglutinin syndrome. Blood 35, 68—72 (1970).

Hirschhorn, K., Schreibman, R.R., Bach, F.H., Siltzbach, L.E.: *In-vitro* studies of lymphocytes from patients with sarcoidosis and lymphoproliferative diseases. Lancet 1964 II, 842—843.

Holowiecki, J., Stella, B., Lutz, D., Krawczyk, M.: Studies on the lymphocyte subpopulations in chronic lymphocytic leukaemia. Folia haemat. (Lpz.) 103, 153—159 (1976).

Howell, K.M.: The failure of antibody formation in leukemia. Arch. intern. Med. 26, 706—714 (1920).

Hughes, W.T., Smith, D.R.: Infection during induction of remission in acute lymphocytic leukemia. Cancer 31, 1008—1014 (1973).

Huhn, D., Rodt, H., Thiel, E., Grosse-Wilde, H., Fink, U., Theml, H., Jäger, G., Steidle, C., Thierfelder, S.: T-Zell-Leukämien des Erwachsenen. Blut 33, 141—160 (1976).

Ishiguro, J., Hirano, M., Yamada, K., Imamura, K.: Klinische Anwendung intravenösen Gammaglobulins (Gamma-Venin) gegen Infektionen bei akuter Leukämie. J. of New Remedies and Clinics 21, 43 (1972) (zitiert nach: Gamma-Venin-Referate, Behringwerke 1976).

Janeway, C.A., Merler, E., Rosen, F.S., Salmon, S., Crain, J.D.: Intravenous gamma globulin. Metabolism of gamma globulin fragments in normal and agammaglobulinemic persons. New Engl. J. Med. 278, 919—923 (1968).

Jim, R.T.S.: Serum gamma globulin levels in chronic lymphocytic leukemia. Amer. J. med. Sci. 234, 44—47 (1957).

Johnson, R.E.: Radiotherapy as primary treatment for chronic lymphocytic leukaemia. Clin. Haemat. 6, 237—244 (1977).

Jones, S.E.: Autoimmune disorders and malignant lymphoma. Cancer 31, 1092—1098 (1973).

Jones, S.E.: Clinical features and course of the non-Hodgkin's lymphomas. Clin. Haemat. 3, 131—160 (1974).

Jones, S.E., Griffith, K., Dombrowski, P., Gaines, J.A.: Immunodeficiency in patients with non-Hodgkin lymphomas. Blood 49, 335—344 (1977).

Karaklis, A., Valaes, T., Pantelakis, S.N., Doxiadis, S.A.: Thymectomy in an infant with autoimmune haemolytic anaemia. Lancet 1964 II, 778—780.

Kiran, O., Gross, S.: The G-immunoglobulins in acute leukemia in children. Hematologic and immunologic relationships. Blood 33, 198—206 (1969).

König, E., Cohnen, G., Brittinger, G., Douglas, S.D.: Response to phytohaemagglutinin and pokeweed mitogen in chronic lymphocytic leukaemia. Lancet 1972 I, 795.

Krantz, S.B.: Pure red cell aplasia. Brit. J. Haemat. 25, 1—6 (1973).

Kyle, R.A., Kiely, J.M., Stickney, J.M.: Acquired hemolytic anemia in chronic lymphocytic leukemia and the lymphomas. Survival and response to therapy in twenty-seven cases. Arch. intern. Med. **104**, 77–83 (1959).

LAMB, D., PILNEY, F., KELLY, W.D., GOOD, R.A.: A comparative study of the incidence of anergy in patients with carcinoma, leukemia, Hodgkin's disease and other lymphomas. J. Immunol. **89**, 555–558 (1962).

LAPES, M., ROSENZWEIG, M., BARBIERI, B., JOSEPH, R.R., SMALLEY, R.V.: Cellular and humoral immunity in non-Hodgkin's lymphoma. Correlation of immunodeficiencies with clinicopathologic factors. Amer. J. clin. Path. **67**, 347–350 (1977).

LARSON, D.L., TOMLINSON, L.J.: Quantitative antibody studies in man. III. Antibody response in leukemia and other malignant lymphomata. J. clin. Invest. **32**, 317–321 (1953).

LAW, I.P., KOCH, F.J., CANNON, G.B., HERBERMAN, R.B., OLDHAM, R.K.: Acute myelomonocytic leukemia associated with paraproteinemia. Cancer **37**, 1359–1364 (1976).

LEE, Y.N., SAY, C., HORI, J.M.: Peripheral lymphocyte counts and prognosis in malignant lymphomas. Missouri Med. **71**, 69–73 (1974).

LEHANE, D., HURD, E., KASTNER, D., LANE, M.: The effect of bleomycin (bleo) on immunocompetence in man. Proc. Amer. Ass. Cancer Res. **16**, 111 (1975a).

LEHANE, D.E., HURD, E., LANE, M.: The effects of bleomycin on immunocompetence in man. Cancer Res. **35**, 2724–2728 (1975b).

LENNERT, K.: Klassifikation und Morphologie der Non-Hodgkin-Lymphome. In: Maligne Lymphome und monoklonale Gammopathien (Hrsg.: LÖFFLER, H.). Hämatologie und Bluttransfusion, Bd. 18, S. 145–166. München: Lehmann 1976.

LENNERT, K., MOHRI, N., STEIN, H., KAISERLING, E.: The histopathology of malignant lymphoma. Brit. J. Haemat. **31** (Suppl.), 193–203 (1975).

LEONCINI, D., FORNI, A., KORNGOLD, L., MILLER, D.G.: A comparison of paper electrophoretic and immunoelectrophoretic studies of the serum proteins of patients with lymphomas and leukemias. Oncology **22**, 81–117 (1968).

LEVIN, W.C., RITZMANN, S.E.: Treatment of macroglobulinaemia. Brit. med. J. **1963** I, 1160.

LEWIS, F.B., SCHWARTZ, R.S., DAMESHEK, W.: X-radiation and alkylating agents as possible „trigger" mechanisms in the autoimmune complications of malignant lymphoproliferative disease. Clin. exp. Immunol. **1**, 3–11 (1966).

LIBÁNSKY, J.: Study of immunologic reactivity in hemoblastosis. Circulating antibody formation as a response to antigenic stimulus in leukemia, malignant lymphoma, myeloma and myelofibrosis. Blood **25**, 169–178 (1965).

LUDWIN, D., SACKS, P., LYNCH, S., JACOBS, P., BEZWODA, W., BOTHWELL, T.H.: Auto-immune haematological complications occurring during the treatment of malignant lymphoproliferative diseases. S. Afr. med. J. **48**, 2143–2145 (1974).

MACKAY, I.R., SMALLEY, M.: Results of thymectomy in systemic lupus erythematosus: Observations on clinical course and serological reactions. Clin. exp. Immunol. **1**, 129–138 (1966).

MACKENZIE, M.R., LEE, T.K.: Blood viscosity in Waldenström macroglobulinemia. Blood **49**, 507–510 (1977).

MAI, K., BLÄKER, F.: Untersuchungen zur Elimination von fermentativ desaggregiertem Gammaglobulin aus dem Blutplasma. Z. Immun.-Forsch. **142**, 173–182 (1971).

MARMONT, A.: Pure red cell aplasia as an autoimmune receptor disease. Blood **49**, 155–156 (1977).

MARMONT, A., PESCHLE, C., SANGUINETI, M., CONDORELLI, M.: Pure red cell aplasia (PRCA): Response of three patients to cyclophosphamide and/or antilymphocyte globulin (ALG) and demonstration of two types of serum IgG inhibitors to erythropoiesis. Blood **45**, 247–261 (1975).

MARMONT, A.M., FUSCO, F.A., DAMASIO, E., GIORDANO, D., BACIGALUPO, A.: The treatment of autoimmune blood diseases with anti-lymphocytic globulin (ALG). Paper presented at th! 16th International Congress of Hematology, Kyoto 1976, Abstracts: Free Communications and Scientific Exhibitions, p. 359.

McCALLISTER, B.D., BAYRD, E.D., HARRISON, E.G., McGUCKIN, W.F.: Primary macroglobulinemia. Review with a report on thirty-one cases and notes on the value of continuous chlorambucil therapy. Amer. J. Med. **43**, 394–434 (1967).

McKELVEY, E., CARBONE, P.P.: Serum immune globulin concentrations in acute leukemia during intensive chemotherapy. Cancer **18**, 1292–1296 (1965).

McKELVEY, E.M., FAHEY, J.L.: Immunoglobulin changes in disease: Quantitation on the basis of heavy polypeptide chains, IgG (γG), IgA (γA), and IgM (γM), and of light polypeptide chains, type K (I) and type L (II). J. clin. Invest. **44**, 1778–1787 (1965).

MILLER, D.G.: Patterns of immunological deficiency in lymphomas and leukemias. Ann. intern. Med. **57**, 703–716 (1962).

MILLER, D.G.: Immunological disturbances in lymphoma and leukemia. In: Immunological diseases (Ed.: SAMTER, M.), Second Edition, p. 548–570. Boston: Little, Brown and Company 1971.

Miller, D.G., Budinger, J.M., Karnofsky, D.A.: A clinical and pathological study of resistance to infection in chronic lymphatic leukemia. Cancer 15, 307–329 (1962).

Miller, D.G., Karnofsky, D.A.: Immunologic factors and resistance to infection in chronic lymphatic leukemia. Amer. J. Med. 31, 748–757 (1961).

Miller, D.G., Lizardo, J.G., Snyderman, R.K.: Homologous and heterologous skin transplantation in patients with lymphomatous disease. J. nat. Cancer Inst. 26, 569–579 (1961).

Millian, S.J., Miller, D.G., Schaeffer, M.: Viral complement-fixing antibody in patients with Hodgkin's disease, lymphosarcoma, reticulum cell sarcoma and chronic lymphatic leukemia. Cancer 18, 674–678 (1965).

Moayeri, H., Han, T., Sokal, J.E.: Delayed hypersensitivity responses, palpable disease and survival in chronic lymphocytic leukemia (CLL). Proc. Amer. Ass. Cancer Res. 16, 239 (1975).

Moore, D.R., Migliore, P.J., Shullenberger, M.D., Alexanian, R.: Monoclonal macroglobulinemia in malignant lymphoma. Ann. intern. Med. 72, 43–47 (1970).

Morris, P.J., Cooper, I.A., Madigan, J.P.: Splenectomy for haematological cytopenias in patients with malignant lymphomas. Lancet 1975 II, 250–253.

Olesen, H.: Chlorambucil treatment in the cold agglutinin syndrome. Scand. J. Haemat. 1, 116–128 (1964).

Oppenheim, J.J., Whang, J., Frei, E. III: Immunologic and cytogenetic studies of chronic lymphocytic leukemic cells. Blood 26, 121–132 (1965).

Oski, F.A., Abelson, N.M.: Autoimmune hemolytic anemia in an infant. Report of a case treated unsuccessfully with thymectomy. J. Pediat. 67, 752–758 (1965).

Osserman, E.F.: The association between plasmacytic and monocytic dyscrasias in man: Clinical and biochemical studies. In: Nobel Symposium 3. Gamma Globulins. Structure and Control of Biosynthesis (Ed.: Killander, J.), p. 573–583. Stockholm: Almqvist u. Wiksell 1967.

Osserman, E.F., Isobe, T.: Primary macroglobulinemia. In: Hematology (Eds.: Williams, W.J., Beutler, E., Erslev, A.J., Rundles, R.W.), p. 968–971. New York: McGraw-Hill 1972.

Pachter, M.R., Havey, G.: Antibody deficiency in macroglobulinemia. Amer. J. clin. Path. 37, 248–252 (1962).

Papac, R.J.: Lymphocyte transformation in malignant lymphomas. Cancer 26, 279–286 (1970).

Patakfalvi, A., Miszlay, Z., Böhm, G.: A sérum és a nyál IgA szintjének összehasonlító vizsgálata leukaemiában és paraproteinaemiákban. Orv. Hetil. 112, 791–795 (1971).

Pathouli, C., Michlmayr, G., Huber, Ch., Kurz, R., Haas, H., Huber, H., Braunsteiner, H.: T-Zell-Lymphome. Wien. klin. Wschr. 89, 45–49 (1977).

Pengelly, C.D.R., Wilkinson, J.F.: The frequency and mechanism of haemolysis in the leukaemias, reticuloses and myeloproliferative diseases. Brit. J. Haemat. 8, 343–357 (1962).

Perrin, L.H., Joseph, B.S., Cooper, N.R., Oldstone, M.B.A.: Mechanism of injury of virus-infected cells by antiviral antibody and complement: Participation of IgG, F (ab')$_2$, and the alternative complement pathway. J. exp. Med. 143, 1027–1041 (1976).

Phillips, E.A., Kempin, S., Passe, S., Miké, V., Clarkson, B.: Prognostic factors in chronic lymphocytic leukaemia and their implications for therapy. Clin. Haemat. 6, 203–222 (1977).

Pirofsky, B.: Autoimmunization and the autoimmune hemolytic anemias. Baltimore: Williams and Wilkins, 1969.

Pirofsky, B.: Immune haemolytic disease: The autoimmune haemolytic anaemias. Clin. Haemat. 4, 167–180 (1975).

Pittermann, E., Höcker, P., Lechner, K., Stacher, A.: Plasmaphereses with the continuous flow blood cell separator in the treatment of macroglobulinaemia, multiple myeloma, haemophilia and hyperlipidaemia. In: Leucocytes: Separation, Collection and Transfusion (Eds.: Goldman, J.M., Lowenthal, R.M.), p. 561–567. London-New York-San Francisco: Academic Press 1975.

Pitts, N.C., McDuffie, F.C.: Defective synthesis of IgM antibodies in macroglobulinemia. Blood 30, 767–771 (1967).

Prasad, A.: The association of hypogammaglobulinemia and chronic lymphatic leukemia. Amer. J. med. Sci. 236, 610–613 (1958).

Quaglino, D., Cowling, D.C.: Cytochemical studies on cells from chronic lymphocytic leukaemia and lymphosarcoma cultured with phytohaemagglutinin. Brit. J. Haemat. 10, 358–364 (1964).

Ragab, A.H., Lindqvist, K.J., Vietti, T.J., Choi, S.C., Osterland, C.K.: Immunoglobulin pattern in childhood leukemia. Cancer 26, 890–894 (1970).

Rai, K.R., Sawitsky, A., Cronkite, E.P., Chanana, A.D., Levy, R.N., Pasternack, B.S.: Clinical staging of chronic lymphocytic leukemia. Blood 46, 219–234 (1975).

Rappaport, H.: Tumors of the hematopoietic system. In: Atlas of Tumor Pathology, Section III, Fascicle 8, p. 91–156. Washington, D.C.: Armed Forces Institute of Pathology 1966.

Rastetter, J.: Paraproteinämien. In: Klinische Hämatologie (Hrsg.: Begemann, H.), 2. Aufl., S. 639–666. Stuttgart: Thieme 1975.

Rinehart, J.J., Balcerzak, S.P., Sagone, A.L., Lo Buglio, A.F.: Effects of corticosteroids on human monocyte function. J. clin. Invest. 54, 1337–1343 (1974).

RINEHART, J.J., SAGONE, A.L., BALCERZAK, S.P., ACKERMAN, G.A., LO BUGLIO, A.F.: Effects of corticosteroid therapy on human monocyte function. New Engl. J. Med. **292**, 236–241 (1975).

RONNEBERGER, H., ZWISLER, O.: Antibakterielle Wirkung von Immunglobulinen: Schutzversuch. Die gelben Hefte **17**, 17–21 (1977).

ROSENBERG, S.A., DIAMOND, H.D., JASLOWITZ, B., CRAVER, L.F.: Lymphosarcoma: A review of 1269 cases. Medicine **40**, 31–84 (1961).

ROSENFIELD, R.E.: Transfusion therapy for auto-immune hemolytic anemia. Paper presented at the 16th International Congress of Hematology, Kyoto 1976, Abstracts: Free Communications and Scientific Exhibitions, p. 357–358.

ROSENTHAL, M.C., PISCIOTTA, A.V., KOMNINOS, Z.D., GOLDENBERG, H., DAMESHEK, W.: The auto-immune hemolytic anemia of malignant lymphocytic disease. Blood **10**, 197–227 (1955).

ROTKY, H.: Über die Fähigkeit von Leukämikern Antikörper zu erzeugen. Zbl. inn. Med. **35**, 953–956 (1914).

RUBIN, A.D., HAVEMANN, K., DAMESHEK, W.: Studies in chronic lymphocytic leukemia: Further studies of the proliferative abnormality of the blood lymphocyte. Blood **33**, 313–328 (1969).

RUDDERS, R.A., AISENBERG, A.C., SCHILLER, A.L.: Hodgkin's disease presenting as „idiopathic" thrombocytopenic purpura. Cancer **30**, 220–230 (1972).

RUNDLES, R.W.: Chronic lymphocytic leukemia. In: Hematology (Eds.: WILLIAMS, W.J., BEUTLER, E., ERSLEV, A.J., RUNDLES, R.W.), p. 880–895. New York: McGraw-Hill 1972.

SACKS, P.V.: Autoimmune hematologic complications in malignant lymphoproliferative disorders. Arch. intern. Med. **134**, 781–783 (1974).

SAFDAR, S.H., KRANTZ, S.B., BROWN, E.B.: Successful immunosuppressive treatment of erythroid aplasia appearing after thymectomy. Brit. J. Haemat. **19**, 435–443 (1970).

SALMON, S.E., FUDENBERG, H.H.: Abnormal nucleic acid metabolism of lymphocytes in plasma cell myeloma and macroglobulinemia. Blood **33**, 300–312 (1969).

SASLAW, S., CARLISLE, H.N., BOURONCLE, B.: Antibody response in hematologic patients. Proc. Soc. exp. Biol. (N.Y.) **106**, 654–656 (1961).

SCAMPS, R.A., STREETER, A.M., O'NEILL, B.J.: Immunoglobulin levels in chronic lymphocytic leukaemia. Med. J. Aust. **1971 I**, 535–536.

SCHNEIDER, W., ZIEGLER, G.B.: Prophylaktischer und therapeutischer Einsatz von Gammaglobulin. Diagnostik u. Intensivtherapie **18**, 31–37 (1976).

SCHUBOTHE, H.: The cold hemagglutinin disease. Semin. Hemat. **3**, 27–47 (1966).

SCHWARTZ, R.S.: The activation of experimental and clinical immunologic diseases by X-irradiation and alkylating agents. Ann. N.Y. Acad. Sci. **123**, 64–77 (1965).

SCHWARTZ, R.S., COSTEA, N.: Autoimmune hemolytic anemia: Clinical correlations and biological implications. Semin. Hemat. **3**, 2–26 (1966).

SCHWARTZ, T.B., JAGER, B.V.: Cryoglobulinemia and Raynaud's syndrome in a case of chronic lymphocytic leukemia. Cancer **2**, 319–328 (1949).

SELIGMANN, M., PREUD'HOMME, J.-L., BROUET, J.-C.: B and T cell markers in human proliferative blood diseases and primary immunodeficiencies, with special reference to membrane bound immunoglobulins. Transplant. Rev. **16**, 85–113 (1973).

SEN, L., BORELLA, L.: Expression of cell surface markers on T and B lymphocytes after long-term chemotherapy of acute leukemia. Cellular Immunol. **9**, 84–95 (1973).

SEN, L., BORELLA, L.: Immunological rebound after cessation of long-term chemotherapy in acute lymphocytic leukaemia: Changes in distribution of T and B cell populations in bone marrow and peripheral blood. Brit. J. Haemat. **27**, 477–487 (1974).

SHARMAN, C., CROSSEN, P.E., FITZGERALD, P.H.: Lymphocyte number and response to phytohaemagglutinin in chronic lymphocytic leukaemia. Scand. J. Haemat. **3**, 375–382 (1966).

SHAW, R.K., SZWED, C., BOGGS, D.R., FAHEY, J.L., FREI, E. III, MORRISON, E., UTZ, J.P.: Infection and immunity in chronic lymphocytic leukemia. Arch. intern. Med. **106**, 467–478 (1960).

SHEKLASHVILI, M.S., KHONELIDZE, V.S., GIRDALADZE, M.G., SABASHVILI, M.K., SOSELIA, T.S., CHINCHALADZE, T.V.: Clinical, morphological and immunological parallels in lymphoproliferative diseases. Paper presented at the 16th International Congress of Hematology, Kyoto 1976, Abstracts: Free Communications and Scientific Exhibitions, p. 245–246.

SILVER, R.T., UTZ, J.P., FAHEY, J., FREI, E. III.: Antibody response in patients with acute leukemia. J. Lab. clin. Med. **56**, 634–643 (1960).

SMITH, J.B., KNOWLTON, R.P., KOONS, L.S.: Immunologic studies in chronic lymphocytic leukemia: Defective stimulation of T-cell proliferation in autologous mixed lymphocyte culture. J. nat. Cancer Inst. **58**, 579–585 (1977).

SMITH, J.L., COWLING, D.C., BARKER, C.R.: Response of lymphocytes in chronic lymphocytic leukaemia to plant mitogens. Lancet **1972 I**, 229–233.

SMITH, M.J., BROWNE, E., SLUNGAARD, A.: The impaired responsiveness of chronic lymphatic leukemia lymphocytes to allogeneic lymphocytes. Blood **41**, 505–509 (1973).

SOKAL, J.E.: Immunotherapy for chronic granulocytic leukemia. Clin. Haemat. **6**, 129–139 (1977).

SOKAL, J.E., AUNGST, C.W.: Cellular immune responses and prognosis in malignant lymphomas.

In: Prediction of Response in Cancer Therapy (Ed.: Hall, T.C.), p. 109–112. Washington, D.C.: U.S. Government Print. Off. 1971, National Cancer Institute Monograph No. 34.

Solomon, A., Fahey, J.L.: Plasmapheresis therapy in macroglobulinemia. Ann. intern. Med. **58**, 789–800 (1963).

Stacher, A., Waldner, R., Theml, H.: Klinik der malignen Non-Hodgkin-Lymphome entsprechend der Kieler Klassifikation: Lymphoplasmozytoides Lymphom (LPL) und chronisch lymphatische Leukämie (CLL). In: Maligne Lymphome und monoklonale Gammopathien (Hrsg.: Löffler, H.). Hämatologie und Bluttransfusion, Bd. 18, S. 199–209. München: Lehmann 1976.

Stampfli, K., Spengler, G.A., Barandun, S., Riva, G.: Die Therapie bakterieller Infektionen mit γ-Globulin-Präparaten. Helv. med. Acta **26**, 424–460 (1959).

Steele, E.J., Chaicumpa, W., Rowley, D.: Further evidence for cross-linking as a protective factor in experimental cholera: Properties of antibody fragments. J. infect. Dis. **132**, 175–180 (1975).

Stein, H.: Klassifikation der malignen Non-Hodgkin-Lymphome aufgrund gemeinsamer morphologischer und immunologischer Merkmale zwischen normalen und neoplastischen lymphatischen Zellen. Immunität und Infektion **4**, 52–69; 95–109 (1976).

Steinkamp, R.C., Lawrence, J.H., Born, J.L.: Long term experiences with the use of P^{32} in the treatment of chronic lymphocytic leukemia. J. nucl. Med. **1**, 92–105 (1963).

Stjernswärd, J., Jondal, M., Vánky, F., Wigzell, H., Sealy, R.: Lymphopenia and change in distribution of human B and T lymphocytes in peripheral blood induced by irradiation for mammary carcinoma. Lancet **1972 I**, 1352–1356.

Stohlman, F., Jr., Quesenberry, P.J., Howard, D., Miller, M.E., Schur, P.: Erythroid aplasia. An autoimmune complication of chronic lymphocytic leukemia? Clin. Res. **19**, 566 (1971).

Strumia, M.M., Strumia, P.V., Bassert, D.: Splenectomy in leukemia: Hematologic and clinical effects on 34 patients and review of 299 published cases. Cancer Res. **26**, 519–528 (1966).

Sweet, D.L., Jr., Golomb, H.M., Ultmann, J.E.: The clinical features of chronic lymphocytic leukaemia. Clin. Haemat. **6**, 185–202 (1977).

Swisher, S.N.: Cryopathic hemolytic syndromes. In: Hematology (Eds.: Williams, W.J., Beutler, E., Erslev, A.J., Rundles, R.W.), p. 498–502. New York: McGraw-Hill 1972.

Talal, N.: Disordered immunologic regulation and autoimmunity. Transplant. Rev. **31**, 240–263 (1976).

Tata, P.S., Werner, E.: Über die passive Schutzwirkung von peptisch abgebauten und chemisch stabilisierten Immunglobulinen bei septisch verlaufenden Infektionen. Mschr. Kinderheilk. **122**, 502–503 (1974a).

Tata, P.S., Werner, E.: Tierexperimentelle Untersuchungen zur Frage des passiven Schutzes durch intravenöse Immunglobulinpräparate. I. Studie bei Mäusen mit subletaler Staphylokokkeninfektion. Res. exp. Med. **164**, 175–184 (1974b).

Ten Pas, A., Monto, R.W.: The treatment of autoimmune hemolytic anemia with heparin. Amer. J. med. Sci. **251**, 63–69 (1966).

Terry, W.D. (Ed.): Symposium on immunotherapy in malignant disease. Med. Clin. N. Amer. **60**, 387–648 (1976).

Trubowitz, S., Masek, B., Del Rosario, A.: Lymphocyte response to phytohemagglutinin in Hodgkin's disease, lymphatic leukemia and lymphosarcoma. Cancer **19**, 2019–2023 (1966).

Ultmann, J.E., Fish, W., Osserman, E., Gellhorn, A.: The clinical implications of hypogammaglobulinemia in patients with chronic lymphocytic leukemia and lymphocytic lymphosarcoma. Ann. intern. Med. **51**, 501–516 (1959).

Utsinger, P.D.: Impaired T-cell transformation in chronic lymphocytic leukemia (CLL): Demonstration of a blastogenesis inhibitory factor. Blood **46**, 883–890 (1975).

Van Gelder, D.W.: Clinical significance of alterations in gamma globulin levels. Sth. med. J. (Bgham, Ala.) **50**, 43–50 (1957).

Vollerthun, R., Sedlacek, H.H., Ronneberger, H.: Gewebeverteilung von nativem und enzymbehandeltem Human-Immunglobulin. Experimentelle Untersuchungen. Dtsch. Med. Wschr. **102**, 684–686 (1977).

Wasserman, L.R., Stats, D., Schwartz, L., Fudenberg, H.: Symptomatic and hemopathic hemolytic anemia. Amer. J. Med. **18**, 961–989 (1955).

Weens, J.H., Schwartz, R.S.: Etiologic factors in autoimmune hemolytic anemia. Ser. Haemat. **7**, 303–327 (1974).

Weigle, W.O., Sieckmann, D.G., Doyle, M.W., Chiller, J.M.: Possible roles of suppressor cells in immunological tolerance. Transplant. Rev. **26**, 186–205 (1975).

Welch, C.S., Dameshek, W.: Splenectomy in blood dyscrasias. New Engl. J. Med. **242**, 601–606 (1950).

Westerhausen, M.: Immunglobulinveränderungen bei der chronischen Lymphadenose (CLL). In: Leukämien und maligne Lymphome (Hrsg.: Stacher, A.), S. 268–272. München-Berlin-Wien: Urban und Schwarzenberg 1973.

WILMERS, M.J., RUSSELL, P.A.: Autoimmune haemolytic anaemia in an infant treated by thymectomy. Lancet **1963** II, 915–917.

WILTSHAW, E.: Chemotherapy in chronic lymphocytic leukaemia. Clin Haemat. **6**, 223–235 (1977).

WINTROBE, M.M., LEE, G.R., BOGGS, D.R., BITHELL, T.C., ATHENS, J.W., FOERSTER, J.: Clinical Hematology. 7th edition. Philadelphia: Lea and Febiger 1974.

WYBRAN, J., CHANTLER, S., FUDENBERG, H.H.: Isolation of normal T cells in chronic lymphatic leukaemia. Lancet **1973** I, 126–129.

YU, D.T.Y., CLEMENTS, P.J., PAULUS, H.E., PETER, J.B., LEVY, J., BARNETT, E.V.: Human lymphocyte subpopulations. Effect of corticosteroids. J. clin. Invest. **53**, 565–571 (1974).

Akute Leukämie (aL)

J. Rastetter

Mit 14 Abbildungen und 4 Tabellen

Synonyma: Akute Leukose, unreifzellige Leukose, einförmige Leukose, akute Myeloblasten- bzw. Paramyeloblastenleukämie, Lymphoblasten- bzw. Paralymphoblastenleukämie, Stammzellenleukämie, Mikromyeloblastenleukämie, Promyelozytenleukämie, Monozytenleukämie, akute Myelose.

Definition: Die akute Leukämie ist eine irreversible, maligne, in den meisten Fällen innerhalb kurzer Zeit tödlich verlaufende Erkrankung des leukozytären Zellsystems. Sie ist charakterisiert durch das Auftreten abnormer Zellen (Blasten, Paramyeloblasten, Paraleukoblasten, blast cells) im Knochenmark und im peripheren Blut, oft auch durch Infiltration in den verschiedensten parenchymatösen Organen, besonders aber in Milz, Leber und Lymphknoten. Die daraus resultierende Knochenmarkinsuffizienz führt zu fortschreitender Anämie, Granulozytopenie und Thrombozytopenie.

A. I. Prodromalerscheinungen, Krankheitsbeginn, subjektive Beschwerden

Nur bei wenigen Patienten mit einer aL lassen sich charakteristische und auf die Krankheit hinweisende Symptome über Monate oder gar Jahre zurückverfolgen. Bei derartigen Fällen handelt es sich meist um Formen, die heute den *Präleukämien* zugeordnet werden. Man nimmt an, daß ca. 20% der aL sich aus präleukämischen Stadien entwickeln (Freireich u.Mitarb., 1961). Doch finden sich Patienten, bei denen aufgrund der Angaben in der Anamnese ein *schleichender Beginn der Erkrankung* zu vermuten ist. Dabei sind von Fall zu Fall uncharakteristische Symptome vorhanden, wie Nachlassen der Leistungsfähigkeit, Appetitmangel, verbunden mit Gewichtsverlust, subfebrile Temperaturen und Neigung zu Nachtschweiß. Daneben zeigen die Patienten nicht selten eine über längere Zeit bestehende *Reizbarkeit,* wobei sich besonders bei Kindern noch eine *Teilnahmslosigkeit* entwickelt. Nicht selten werden auch unklare abdominelle Beschwerden, ziehende Schmerzen in den Extremitäten, die als „Rheuma" fehlgedeutet werden und Atemnot geäußert. Als bedeutendste *Frühsymptome* gelten zunehmende Müdigkeit, allgemeines Krankheitsgefühl, Fieber und Blutungsneigung, die bei über 90% angetroffen werden. Gewöhnlich beginnt aber die aL plötzlich mit den Zeichen einer *akuten schweren fieberhaften Erkrankung. Fieber* gehört zu den konstantesten Erstsymptomen der aL. Es ist bei

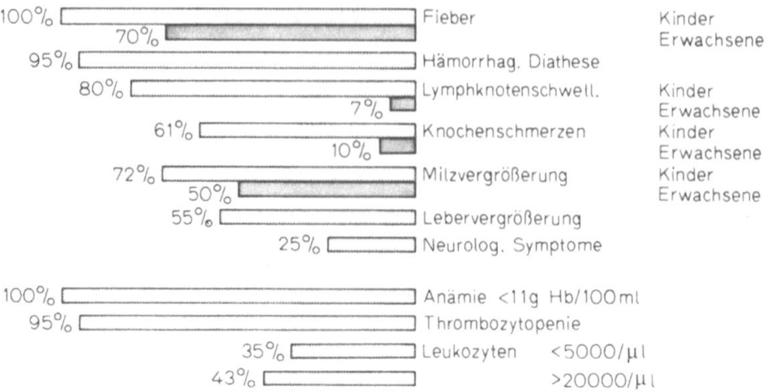

Abb. 1. Häufigkeit wichtiger Symptome bei aL

Kindern nahezu immer, bei Erwachsenen bei ca. 70% vorhanden. Dabei ist eine Ursache des persistierenden Fiebers oft nicht zu finden oder aber es besteht eine Infektion aufgrund der mangelnden Abwehr dieser Patienten, was die Diagnose erschweren kann. Gerade bei Kindern mit aL geht der Krankheit öfter eine *Tonsillitis, Otitis media* oder eine *unspezifische Infektion der oberen Luftwege* voraus. Nicht selten wird die Erkrankung bei fehlendem Infektionsnachweis in ihrer Frühform als „*grippaler"Infekt oder „rheumatisches"Fieber* fehlgedeutet (s. Abb. 1).

Knochenschmerzen, besonders bei der aL im Kindesalter, sind ebenfalls ein recht häufig beobachtetes Symptom. *Schmerzen oder Druckgefühl im Brustbein* treten dabei besonders oft in Erscheinung und kommen wahrscheinlich durch die enorme Knochenmarkhyperplasie und den daraus resultierenden stark erhöhten hydrostatischen Druck im Knochenmarkraum zustande. Doch können als Ursache der Knochenschmerzen subperiostale Infiltrationen oder Blutungen bestehen. Darüber hinaus sind *Gelenkschmerzen* mit und ohne lokale Schwellungen durch Infiltration der Synovialmembran mit leukämischen Zellen bedingt und können sogar zur Gehunfähigkeit führen. So scheint es nicht verwunderlich, daß für einige Kinder mit aL eine Zeitlang die Diagnose eines *rheumatischen Fiebers* oder *rheumatischer Arthritis* wegen Mono- oder Polyarthritis bzw. Muskelschmerzen gestellt wird. Die Dauer dieser unspezifischen Manifestationen ist zwar unterschiedlich, liegt aber gewöhnlich innerhalb 2 bis 6 Wochen vor der Diagnosestellung (Wolff, 1972).

Die *Blutungsneigung* der Patienten mit aL manifestiert sich gelegentlich durch eine verlängerte und oftmals kaum beherrschbare Blutung nach *kleinen chirurgischen Eingriffen,* wie z.B. Zahnextraktion oder Tonsillektomie. Bei anderen treten *spontane Hämorrhagien* auf, die sich an der Haut als *Petechien oder Ekchymosen* zeigen oder als *Schleimhautblutungen,* gelegentlich verbunden mit Ulzerationen (Gingiva, Nase, Magen-Darm-Trakt, Urogenitaltrakt). Starke Blutungen mit vermehrter *intravaskulärer Gerinnung und/oder Hyperfibrinolyse* finden sich besonders bei Patienten, die an einer akuten promyelozytären Leukämie leiden.

Nicht selten sind es *Kopfschmerzen, Schwindel, Gedächtnisstörungen, Übelheit,* gelegentlich auch *Krampfanfälle* (Konvulsionen), *Hirnnervenausfälle, Pyramidenzeichen,* die auf eine zerebrale Manifestation der aL hinweisen, wobei sowohl leukämische Infiltrationen als auch Blutungen ursächlich in Frage kommen, durch die der intrakranielle Druck erhöht wird; *Sehstörungen,* die häufig als

Frühsymptom erscheinen, lassen sich auf retinale oder konjunktivale Blutungen, seltener auf Infiltrationen beziehen.

Lymphknotenschwellungen — fast ausschließlich bei den lymphoblastischen Formen anzutreffen — sind oftmals Anlaß zu ärztlichen Untersuchungen. Sie treten überwiegend generalisiert auf, doch können bei einer lokalisierten Infektion stärker umschriebene Lymphknotenschwellungen auftreten.

Abdominelle Beschwerden, bedingt durch Organvergrößerungen der Leber und Milz, sind weniger dominierend, wenngleich auch Schmerzen durch einen Milzinfarkt vorkommen.

Schmerzen in der Brust, oft verbunden mit unbeeinflußbarem Husten, können durch intrathorakale Manifestationen der aL oder durch ihre Komplikationen verursacht werden. Dabei finden sich *pneumonische Infiltrationen, mediastinale Lymphknotenschwellungen* oder, was selten ist, ein *Thymustumor.*

Schmerzen im Bereich der Niere und Blase, oft verbunden mit Hämaturie und Miktionsstörungen, zeigen an, daß die Krankheit auf diese Organe übergegriffen hat. Zu den selten beobachteten Frühsymptomen der aL gehören u.a. *Lidödeme, Hodenschwellung, Parotisvergrößerung, Glossitis, Dysphagie, Hautinfiltrate und Mammatumoren.*

II. Klinische Befunde

Die dominierenden Zeichen und klinischen Manifestationen der akuten Leukämie werden geprägt durch die *Panzytopenie* und ihre Komplikationen sowie durch die Einbeziehung verschiedener Organe aufgrund leukämischer Infiltrationen. Das hat zur Folge, daß der Untersuchungsbefund nicht nur von Patient zu Patient äußerst unterschiedlich ist, sondern auch weitgehend abhängig ist vom jeweiligen Stadium der Krankheit. Doch gibt es hier keine sicheren Abgrenzungen, jeder Patient hat seinen „individuellen" Befund und Verlauf. Gemeinsam ist aber meistens der schwerkranke Eindruck, den die Patienten machen, mit meist erheblicher *Dyspnoe und Tachypnoe,* wobei die Ausatmungsluft einen süßlichen, leicht fötiden Geruch aufweisen kann. Bei der Auskultation des Herzens ist oft ein anämiebedingtes *systolisches Geräusch* über allen Ostien bei einer erheblichen Frequenzsteigerung zu hören. Dementsprechend ist der *Puls* beschleunigt und von unterschiedlicher Qualität.

Bei der Vielfalt und Verschiedenartigkeit klinischer Manifestationen der aL, die z.T. abhängig sind vom Zelltyp, ebenso auch von einer Reihe bisher unbekannter Faktoren, werden im folgenden die Organbefunde einzeln dargestellt:

1. Haut

Bei den meisten Patienten findet sich nahezu regelmäßig eine mehr oder weniger stark *ausgeprägte Blässe* der Haut, daneben die *Zeichen der hämorrhagischen Diathese* in Form von Petechien und Ekchymosen verschiedener Größe, in allen Körperpartien verteilt. Flächenhafte Blutungen können auf eine gesteigerte Fibrinolyse hinweisen, wie sie vorwiegend bei den promyelozytären Leukämien vorkommt. Die Blutungen treten meist spontan ohne vorhergehende Traumen oder bereits nach kleinsten Quetschungen und Druck auf.

Spezifische Hautveränderungen, die auf einer *leukämischen Infiltration* beruhen, werden seltener beobachtet. Vorwiegend treten sie dann bei *den monozytären (ca. 15%) und myeloblastären* Formen auf, wobei die Hautmanifestation sogar als erstes Symptom der aL vorliegen kann (PAVLIK u. CZITOBER, 1966). Der leukämische Hautbefall ist in seinem Erscheinungsbild sehr vielgestaltig. Die Infiltrationen können kutan-subkutan gelegen, als kirschkern- bis walnußgroße Knoten imponieren, die sich über das gesamte Integument ausbreiten, jedoch besonders dicht im Kopf-, Gesichts- und Stammbereich gelagert, gelblich bis braunrot verfärbt und auch hämorrhagisch verändert sind (Pavlik u. Czitober, 1966). Bei anderen Patienten sieht man nur einzelne Knoten unterschiedlicher Größe. Die Konsistenz der Knoten ist oft derb-elastisch, die Begrenzung scharf und die Verschieblichkeit über der Unterlage gut. Juckreiz und Schmerzen fehlen gewöhnlich.

Weiterhin lassen sich bei der aL *makulopapulöse Exantheme* mit einer charakteristischen purpurnen oder schieferblauen Farbe nachweisen, entweder diskret in geringer Anzahl oder ausgedehnt und zusammenfließend. Die Hauterscheinungen können darüber hinaus eine *Desquamation und/oder Exsudation* zeigen, aber auch hämorrhagisch und nekrotisch werden. Bei lymphatischen Formen der aL werden seltsame, ausgedehnte Hautinfiltrationen gesehen, die auf großen Teilen der Haut eine *rot-purpurne Färbung* geben und als „*homme rouge*" benannt werden (Israëls, 1972). Histologisch liegen die leukämischen Infiltrate um die Blutgefäße und Haarfollikel sowie Schweißdrüsen der Epidermis und des subkutanen Gewebes, während die Epidermis selbst nicht befallen ist. Wie bei vielen Hämoblastosen finden sich auch bei der aL *unspezifische Hautausschläge,* wie bullöse Läsionen, Dermatitis exfoliativa, Erythema nodosum und Herpes zoster.

Zu den seltenen Manifestationen der aL gehört die *Brustdrüse,* die sogar doppelseitig leukämisch infiltriert sein kann (Seillé u.Mitarb., 1962; Kennedy u.Mitarb., 1970; Hoerni-Simon u.Mitarb., 1972). Es kommt dabei zu z.T. erheblicher *Hypertrophie der Mammae,* die gespannt, schmerzhaft und von homogener Konsistenz sein können.

2. Schleimhäute

Oft bereits in den Frühstadien zeigen die *Schleimhäute* neben *petechialen* Blutungen auch *diffuse Blutungen,* die an der Mund- und Nasenschleimhaut besonders gut erkannt werden. Dabei treten die Blutungen anfänglich erst nach leichtem Berühren — wie z.B. beim Zähne- oder Naseputzen auf, später entwickeln sich dann vorwiegend Sickerblutungen. Die Patienten gehen daher zuerst zum Zahnarzt oder Hals-Nasen-Ohrenarzt in Behandlung. Kommt es dann noch wegen eines erkrankten Zahnes zur Extraktion, führen die unstillbare Blutung, die schlechte Heilungstendenz der Extraktionswunde sowie die beginnende Nekrose der umgebenden Schleimhaut zur Diagnose.

Eine besondere Erscheinung, überwiegend bei der monozytären Leukämie, sind *schwammartige, purpurrote Schwellungen der Mundschleimhaut* (gingivale Hyperplasie), die sich derart ausdehnen können, daß die Zähne mehr oder weniger stark davon verdeckt sind und dem Patienten ein groteskes Aussehen beim Mundöffnen verleihen. Die hypertrophe Schleimhaut, durch leukämische Infiltration bedingt, verursacht erhebliche Beschwerden, kann ulzerieren und bluten und ein *nomaähnliches Bild* erzeugen. Außerdem können die Ulzerationen und Nekrosen von der Gingiva aus auf die Lippen, den harten und weichen Gaumen sowie Tonsillen übergreifen. *Zahnabszesse, Angina und Pharyngitis* sind gewöhnlich vorhanden, wobei sogar durch die extensiven Tonsilleninfiltrate *Obstruktionen der Luftwege* vorkommen.

So ist es verständlich, daß bei einer fast immer bestehenden bakteriellen oder mykotischen Superinfektion Bilder einer *Diphtherie, Agranulozytose, Angina Ludovici* oder *Skorbut* imitiert werden.

3. Lymphknoten

Lymphknotenschwellungen sind ein charakteristischer Befund bei der *akuten lymphoblastischen Leukämie des Kindesalters.* Allerdings werden stark wechselnde Zahlenangaben über die Häufigkeit der Lymphadenopathie gegeben. So sollen bei Diagnosestellung um 25% der Kinder Lymphknotenschwellungen aufweisen (WOLFF, 1972), andere sprechen aber von mehr als 75% (GUNZ u. HOUGH, 1956; BOGGS u.Mitarb., 1962), was wahrscheinlich eher zutrifft. Im Gegensatz dazu sind Lymphknotenschwellungen bei der akuten lymphoblastischen Leukämie Erwachsener (um ca. 7%) und bei den anderen Leukämieformen wesentlich seltener und sollen unter 50% liegen. Doch wird nicht unterschieden, ob es sich dabei nur um eine lokalisierte Lymphknotenhyperplasie im Bereich eines entzündlichen Prozesses oder eine generalisierte mit leukämischer Infiltration der Lymphknoten handelt. Die *leukämischen Lymphknotenhyperplasien* sind in oft erheblicher Größe im Halsbereich vorhanden, finden sich aber auch okzipital und postaurikulär sowie in anderen oberflächlichen Lymphknotenstationen. *Thorakale Lymphome,* besonders bei Kindern vorkommend, sind durch Röntgenuntersuchungen erfaßbar, aber auch ständiger *Hustenreiz* oder ein „*oberes Mediastinalsyndrom*" macht darauf aufmerksam. Auch der *Thymus* kann vergrößert sein (BOGGS u.Mitarb., 1962). *Intraabdominelle Lymphknotenschwellungen* sind durch das Lymphangioadenogramm bzw. Lymphknotenszintigramm gut erkennbar.

Die Lymphknoten sind in ihrer *Konsistenz* eher weicher als bei der chronischen lymphatischen Leukämie, aber ebenso wie dort meist gut abgrenzbar und weder schmerzhaft noch druckempfindlich, doch können sie hämorrhagisch sein. Eine Infiltration in das den Lymphknoten umgebende Gewebe besteht meist nicht.

Selten kommt es zu einer schmerzlosen *Vergrößerung der Tränen- und Speicheldrüsen,* die ein *Mikulicz-Syndrom* mit Trockenheit des Mundes und verminderter Tränenproduktion hervorruft und in dessen Folge sich das Gesicht des Patienten erheblich verändert.

4. Milz

Eine nur mäßige *Milzvergrößerung* ist bei den aL fast immer vorhanden, doch überragt sie nur selten um mehr als 1—2 cm den linken Rippenrand. Da sie gewöhnlich von weicher Konsistenz ist, ist sie oft nicht palpabel und die Vergrößerung des Organs kann nur röntgenologisch oder szintigraphisch erfaßt werden. Eine Splenomegalie ist bei Erwachsenen wesentlich seltener als bei Kindern, wobei die lymphoblastische Leukämie wieder dominiert; in 75% der Fälle findet sich hier eine Milzvergrößerung, davon bei 25% sogar bis in Nabelhöhe (BOGGS u.Mitarb., 1962). Bei den anderen Formen ist die Milzvergrößerung nicht so ausgeprägt und nur bei etwa 50% der Patienten festzustellen; dabei überwiegen die monozytären Leukämien. Eine Korrelation zwischen der Zahl der Leukozyten im peripheren Blut und der Größe der Milz besteht nicht. *Schmerzhafte Milzvergrößerungen* weisen auf einen *Milzinfarkt* hin, wobei die dadurch entstehende *Perisplenitis* ein pleuritisähnliches Symptomenbild und Reiben über der Milz verursacht. Als weitere und oft tödlich verlaufende Komplikation einer hämorrhagischen Infarzierung ist die *Milzruptur* zu nennen, die mit erheblichen Allgemeinsymptomen einhergeht und die Zeichen des akuten Abdomens bietet (HYNES u.Mitarb., 1964), was eine sofortige chirurgische Intervention mit Splenektomie verlangt.

5. Leber

Eine Vergrößerung der *Leber* besteht bei allen Formen der akuten Leukämie. Eine erhebliche Hepatomegalie ist allerdings ungewöhnlich, wird aber bei der kindlichen lymphoblastischen Leukämie in ca. 60%, bei gleichzeitiger Splenomegalie, angetroffen. Die Lebervergrößerung soll immer von einer *Vergrößerung der Nieren* begleitet sein (Frei u.Mitarb., 1963). Die Frage, wodurch die Lebervergrößerung verursacht ist, wird unterschiedlich beantwortet. Man nimmt an, daß bei ca. 50% der Patienten die Organvergrößerung auf eine *zelluläre Hyperplasie* der Leber, bei den anderen auf *leukämische Zellinfiltrate* zurückzuführen ist. Da bioptisch häufig eine portale Fibrose nachweisbar ist, hat man bei Kindern die Therapie mit Folsäureantagonisten dafür verantwortlich gemacht (Colsky u.Mitarb., 1955), doch nahmen andere Untersucher dafür eher die Folge einer portalen leukämischen Infiltration an (Wetherley-Mein u. Cotton, 1956). *Histologisch* erkennt man, daß die leukämischen Zellinfiltrate sich in den Glissonschen Dreiecken und Portalfeldern befinden und in die Sinusoide eindringen. Leberfunktionsstörungen werden dadurch seltener hervorgerufen, obgleich gelegentlich ein *Ikterus* durch die *Obstruktion der Gallenwege* vorkommt.

6. Magen-Darm-Trakt

Im Vordergrund der Symptome von seiten des *Magen-Darm-Trakts* bei Patienten mit aL stehen bei der allgemeinen hämorrhagischen Diathese ebenfalls die *Blutungen,* die in unterschiedlicher Stärke auftreten. Gelegentlich sind sie sogar ein *Frühsymptom,* das auf die Krankheit hinweist. Darüber hinaus können aber Blutungen aus ulzerierten leukämischen Infiltraten stammen. Leukämische Infiltrate können überall im Magen-Darm, besonders aber im *Magen* entstehen und finden sich unterschiedlich häufig bei ca. 15—50% der Patienten (Cornes u. Jones, 1962). Sie führen zum Teil zu erheblichen *abdominellen Schmerzen, Spasmen, Verdauungsstörungen oder Diarrhoen.* Die Infiltrate sind in ihrer Erscheinungsform uneinheitlich, so daß röntgenologisch keine sichere Diagnose zu stellen ist, doch können tumorartige Infiltrationen ein *Karzinom* vortäuschen. Sie erscheinen oft diffus angeordnet, knötchenförmig oder als plattenförmige Verdickungen. *Histologisch* erkennt man, daß sowohl die Mukosa als auch die Submukosa infiltriert sind. Die von den leukämischen Infiltrationen ausgehenden *Komplikationen* sind vielgestaltig und meist außerordentlich schwerwiegend. Neben Ulzerationen können Perforationen entstehen, aber auch Invaginationen, rektale und ösophageale Obstruktionen wurden beobachtet. *Perianale Abszesse und Proktitis* sollen besonders bei Patienten mit monozytärer Leukämie auftreten. Eine *Ösophagitis,* die eine Reihe von Patienten entwickelt, führt zu schmerzhaften Dysphagien. Darüber hinaus kann es, ausgehend von den Schleimhautnekrosen bei der allgemein schlechten Infektabwehr, zur bakteriellen oder fungalen Infektion kommen, die zur *Sepsis, zum bakteriellen oder Endotoxinschock* führt.

Berücksichtigt werden muß, daß die pathologischen Veränderungen des Magen-Darm-Trakts bevorzugt während der Chemotherapie auftreten, da eine Reihe zytostatischer Substanzen Ulzerationen der Schleimhäute verursacht.

7. Respirationstrakt

Die pathologischen Veränderungen in diesem System sind bei der aL sehr vielgestaltig, wobei oft nicht zu unterscheiden ist, ob sie krankheitsspezifisch sind oder ob es sich um sekundäre Folgen handelt. Eine autoptische Untersuchung von Patienten mit aL ergab bei über 60% eine *pulmonale Infektion,* bei über 50% Blutungen und bei 66% leukämische Infiltrationen (BODEY u. Mitarb., 1966). Leukämische Infiltrationen wurden im Bereich der oberen Luftwege und der Trachea, seltener an der Glottis, dem Larynx und an den Stimmbändern gesehen. Meist finden sich dabei auch Hämorrhagien und Superinfektionen. Vereinzelt führen diese Läsionen sogar zur *akuten respiratorischen Obstruktion.* Durch leukämische Infiltrationen des Lungenparenchyms kann es zum „*Alveolar-Kapillar-Block-Syndrom*" kommen (NATHAN u. SANDERS, 1955; GREEN u. Mitarb., 1959; RESNICK u. Mitarb., 1961). Extrem selten wurde die respiratorische Störung als Erstsymptom beobachtet, wobei bei den Patienten *Dyspnoe, Hyperventilation* und mäßige *Zyanose* bestehen (GELLER, 1971). Die röntgenologisch sichtbaren pulmonalen Herde lassen sich differentialdiagnostisch nur schwer von entzündlichen Veränderungen, Pilzbefall, Miliartuberkulose, Tumor oder Morbus Boeck unterscheiden. Sie stellen sich u.a. als diffuse, miliare oder knötchenförmige Infiltrationen, tumorähnliche Verschattungen — sogar mit Einschmelzungshöhlen — dar. Die Ausdehnung der leukämischen Lungeninfiltration korreliert mit der Zahl der Blasten im peripheren Blut (BODEY u. FREIREICH, 1972). Im *histologischen Schnitt* der Lunge sieht man eine leukämische Infiltration alveolär, peribronchial, perivaskulär und subpleural. Durch die Anhäufung der leukämischen Zellen sind die Alveolarsepten stark aneinandergedrängt. Die Zellen liegen überwiegend als Knötchen, aber auch als Platten und Stränge zusammen (GELLER, 1971; BODEY u. FREIREICH, 1972).

Als Folge einer leukämischen *Pleurainfiltration* kann es zur Exsudatbildung kommen. Im *Pleuraerguß* finden sich dann oft *Blasten,* die bei einzelnen Patienten dort früher erscheinen als im zirkulierenden Blut. Die Pleurabeteiligung geht gewöhnlich mit einer Vergrößerung hilärer und mediastinaler Lymphknoten einher (WOLFF, 1972).

8. Kardiovaskuläres System

Das *Herz- und Kreislaufsystem* ist bei der aL gewöhnlich durch die Anämie beeinflußt, so daß sich die meisten Symptome, wie *Dyspnoe, Tachykardie, Herzgeräusche, Herzvergrößerung und Ödeme,* damit in Verbindung bringen lassen. Veränderungen des *Elektrokardiogramms* sind zwar bei 12—35% der Patienten nachweisbar (BODEY u. FREIREICH, 1972), doch wahrscheinlich größtenteils unspezifisch. Leukämische Infiltrate im *Myokard* sind aber zu vermuten, wenn sich im Verlauf der Krankheit das EKG verändert, sich z.B. ein *Schenkelblock* oder *Rhythmusstörungen* einstellen und andere Ursachen dafür, wie therapeutische Maßnahmen mit kardiotoxisch wirkenden Zytostatika, nicht dafür in Frage kommen. Daneben ist auch an *Blutungen in den Herzmuskel* zu denken, die erhebliche Schmerzen in der Brust verursachen und sogar einen *Herzinfarkt* vermuten lassen. Autoptische Untersuchungen konnten bei 50% der Patienten Blutungen und bei 40% leukämische Infiltrationen zeigen (ROBERTS u. Mitarb., 1968). Ebenfalls nicht selten wird ein leukämischer Befall des *Perikards* gesehen. Dabei kann es zum *Perikarderguß* kommen, mit dem Nachweis entsprechender Leukämiezellen, doch ist eine Blutung in den Herzbeutel mit Herztamponade ebenfalls möglich.

9. Urogenitaltrakt

Blutungen aus den *Nieren, ableitenden Harnwegen* und dem *Genitale* werden bei der aL sehr häufig gesehen; sie sind Ausdruck der allgemeinen hämorrhagischen Diathese. Ein *leukämischer Befall der Nieren* ist gelegentlich an Nierenschmerzen und nephritisähnlichem Urinbefund zu erkennen. Die Mitbeteiligung der Nieren am leukämischen Prozeß ist auch durch eine Vergrößerung der Organe nachzuweisen. Diese soll bei 30—50% der Fälle bestehen, bei 50% davon läßt sich die Nierenvergrößerung auf leukämische Infiltrate zurückführen (Frei u.Mitarb., 1963). Andere Untersucher fanden sie sogar bei 70% ihrer Fälle (Voigt u. Helbig, 1963). Die Erfassung von Niereninfiltrationen intra vitam ist sehr schwierig. Die durch die Pyelographie nachweisbare Vergrößerung der Niere könnte als Hinweis dienen, etwas sicherer dürften für die Diagnose *Speicherungsausfälle* im Nierenszintigramm sein (Alexopoulos u.Mitarb., 1971). *Pathologisch-anatomische Untersuchungen* ergaben, daß die leukämischen Infiltrate diffus in der Rinde lokalisiert sind, aber auch die Kapsel und das perirenale Fettgewebe infiltrieren. Die glomeruläre Filtrationsrate und der renale Blutdurchfluß sind nur mäßig vermindert (Frei u.Mitarb., 1963). Eine stärkere Nierenfunktionsstörung ergibt sich durch die Infiltrationen meist nicht. Wesentlich häufiger dagegen beobachtet man eine *Urämie* durch einen erhöhten Harnsäureanfall infolge des starken Zellzerfalls, besonders im Verlauf der Chemotherapie. Die Höhe der Harnsäure soll eine direkte Beziehung zur Leukozytenzahl im peripheren Blut haben (Wolff u.Mitarb., 1967). Durch Ausfall von Harnsäurekristallen in den Nierentubuli entwickelt sich eine „*Gichtniere*", in deren Folge sich eine *Oligurie* und *Anurie* mit Azotämie ausbilden können. Ureteren und Harnblase können lokalisiert befallen sein.

Weiterhin hat man bei der aL gelegentlich Infiltrationen der *Testes,* der *Prostata und Ovarien* beobachtet. Bei einer Patientin, die unter dem Bild einer Extrauteringravidität operiert wurde, fanden sich leukämische Herde im Corpus luteum, die zu einer Blutung in die Bauchhöhle führten (Kleinschmidt u.Mitarb., 1971). Eine *Hodenschwellung* wurde bei einzelnen Patienten wiederholt gesehen, wenn sich ein Rückfall während der Remissionsphase anbahnte (Bodey u. Freireich, 1972). Ein *Priapismus* ist wesentlich seltener als bei Patienten mit einer chronischen myeloischen Leukämie.

10. Skeletsystem

Manifestationen der aL im Bereich des *Skeletsystems* finden sich überwiegend bei Kindern mit akuter lymphoblastischer Leukämie (50—73%); bei Erwachsenen ist der Befall wesentlich geringer. Die Kinder klagen besonders über *Schmerzen in den Rippen und der Wirbelsäule* (Thomas, 1961). Allerdings besteht keine strenge Beziehung zwischen den subjektiven Beschwerden und den klinisch oder röntgenologisch nachweisbaren Knochen- bzw. Gelenksläsionen. Bei über 40% der Patienten mit Knochenschmerzen finden sich röntgenologisch keine faßbaren Veränderungen (Bodey u. Freireich, 1972). Vier Typen von *Skeletveränderungen* bei aL wurden beschrieben (Moseley, 1963). Am häufigsten begegnet man quer verlaufenden *Aufhellungszonen* an der Metaphyse der langen Röhrenknochen. Sie sollen bei Kindern über 2 Jahren für die aL typisch sein (Willson, 1959) und zu den ersten röntgenologischen Zeichen der aL gehören. Andere Autoren lehnen die Spezifität aber ab, da sie ebenso bei einer Reihe anderer Erkrankungen (Osteomyelitis, Thalassämie, Tumoren, Plasmozytomen etc.) vorkommen. Am zweithäufigsten treten *osteolytische Defekte* bzw. *Osteoporose* auf, die diffus mottenfraß-ähnlich oder lokal als Aufhellungen gelagert sind und — wenn auch selten — zu pathologischen Frakturen führen können. *Knochennekrosen* sind wiederum bei der akuten lymphoblastischen Form in 15% der Fälle, meist verbunden mit starken Schmerzen, vorhanden (Nies u.Mitarb., 1965). Weiterhin sieht man als dritte Möglichkeit, gewöhnlich zusammen mit anderen Knochenveränderungen, *periostale Reaktionen* und *Knochenneubildung,* bevorzugt in den langen Röhrenknochen, weniger in den Rippen oder Hand- und Fußknochen. Die *periostalen Reaktionen,* bedingt durch periostale Wucherungen, die das Periost abheben, stellen sich röntgenologisch als schmale, undurchsichtige Streifen entlang des Knochenrandes dar. Die am seltensten gefundene Knochenmanifestation ist die *Osteosklerose,* die nur gelegentlich zur Eburnisation führt.

Der bei der aL angetroffene Knochenbefall nimmt mit der Dauer der Krankheit zu, kann sich aber auch unter einer erfolgreichen Therapie zurückbilden. Weiterhin wurden besondere Abnormitäten der *Wirbelsäule* beschrieben (REINBERG, 1962), die nur bei leukämischen Kindern im Alter von 3–13 Jahren beobachtet und als „*Brevispondylie*" bezeichnet wurden. Alle Wirbelkörper, besonders Brust- und Lendenwirbel, sind kleiner und bikonkav, die Zwischenwirbelscheiben dagegen um das 2- bis 3fache verdickt und bikonvex. Die Wirbelsäule ist jedoch insgesamt verkürzt; die Veränderungen erinnern an „Fischwirbel" (PANOFF u. MILANOFF, 1970).

Gelenkschmerzen sind ebenfalls besonders bei Kindern (ca. 10%) vorhanden (SILVERSTEIN u. KELLY, 1963) und entstehen gelegentlich durch Übergreifen des leukämischen Prozesses auf die Gelenkkapsel. Die Gelenke sind schmerzhaft geschwollen, gerötet und berührungsempfindlich, was verständlicherweise immer wieder zur Diagnose einer *rheumatischen Polyarthritis* führt. Besonders befallen sind meist doppelseitig die Knie-, Hand- und Schultergelenke (BODEY u. FREIREICH, 1972). Ein *Gichtanfall* ist bei der aL trotz bestehender Hyperurikämie ein seltenes Ereignis.

11. Nervensystem

Das *Zentralnervensystem* kann bei der aL auf vielfältige Weise betroffen sein, und nahezu alle Patienten haben in ihrem Krankheitsverlauf Komplikationen, die das Nervensystem beeinflussen, sei es als Folge von Blutungen, Infektionen oder durch leukämische Infiltrationen in Gehirn, Rückenmark oder Meningen. Objektive Zeichen dafür sind nicht immer zu erfassen und werden zwischen 20% und 40% (SCHWAB u. WEISS, 1935; SULLIVAN, 1957; HAGHBIN u. ZUELZER, 1965) angegeben. Dagegen fanden sich in *autoptischen Untersuchungen* bei über 80% der Fälle mikroskopisch nachweisbare Infiltrationen (LEIDLER u. RUSSEL, 1945). Spätere Untersucher (THOMAS, 1965) konnten *Durainfiltrationen* bei 65% der Patienten mit lymphoblastischer Leukämie und bei 50% der myeloischen Formen beobachten. *Infiltrationen der Arachnoidea* sind weniger häufig (40% lymphoblastische Leukämie, weniger als 20% myeloische Leukämie). Man nimmt an, daß die leukämischen Zellen die Arachnoidea durch Einwandern aus der Dura über das adventitiale Gewebe infiltrieren, das die Nerven und Blutgefäße umgibt und damit den subduralen Raum überbrückt (BODEY u. FREIREICH, 1972).

Die am häufigsten gesehenen *neurologischen Ausfallserscheinungen* bei Patienten mit aL werden durch *intrakranielle Blutungen* verursacht. Sie sind bei ca. 30% der Patienten größtenteils als Folge der Thrombozytopenie bei leukämischen Herden im Gehirn vorhanden (FREIREICH, 1960; FRITZ, 1959) und stellen somit eine der häufigsten Todesursachen der Krankheit dar. Die klinische Symptomatik der Hirnblutung beginnt als Ausdruck der *Steigerung des intrakraniellen Drucks* mit zunehmenden Kopfschmerzen, Schwindel, Erbrechen und „Druckpuls". Bei der Röntgenübersichtsaufnahme des Schädels können bei Kindern sogar die Nahtlinien verbreitert sein. Über eine zunehmende Somnolenz entwickelt sich eine tiefe Bewußtlosigkeit, und es tritt relativ schnell der Tod ein. Gelegentlich wurden auch Krampferscheinungen beobachtet.

In einer Untersuchungsserie an 59 leukämischen Kindern waren die häufigsten Zeichen und Symptome des Zentralnervensystembefalls *Erbrechen, Kopfschmerzen, Papillenödem* und *Lethargie* (Hyman u. Mitarb., 1965). Daneben beobachtete man häufig *Augenstörungen, Reflexausfälle, Nackensteifigkeit* und eine *Facialisparese* sowie *psychische Störungen,* die sich besonders in überhöhter Reizbarkeit und Halluzinationen äußerten (Shaw, 1960; Hyman u. Mitarb., 1965). Das Vorhandensein von leukämischen Infiltrationen scheint sowohl von der Zahl der zirkulierenden Leukozyten als auch vom Zelltyp abhängig zu sein. So fanden sich bei mehr als 300 000 Leukozyten/µl bei 60% der Fälle leukämische Herde, wobei die akute myeloische Leukämie dominierte; bei der lymphoblastischen Form bestanden dagegen — meist über längere Zeit, bis sich leukämische Infiltrate entwickelten — höhere Leukozytenzahlen als bei der myeloischen Leukämie (Bodey u. Freireich, 1972). Bei einer Gruppe von Kindern war die lymphoblastische mit 51% gegenüber der myeloischen Form mit 25% neurologischer Komplikationen überlegen (Evans u. Mitarb., 1970).

Histologisch läßt sich am Gehirn nachweisen, daß die leukämischen Infiltrationen zu einer Degeneration der Ganglienzellen führen, die Nervenfasern werden nekrotisch, und es kommt zu einer reaktiven Proliferation der Glia und Blutgefäße (Diamond, 1934). Die Infiltrate liegen dabei immer perivaskulär (Leidler u. Russel, 1945).

Oft bleiben *leukämische Infiltrationen* über längere Zeit asymptomatisch. Erst wenn es durch sehr hohe Leukozytenzahlen zur *Leukostase* in den Blutgefäßen mit Bildung von Knötchen kommt, die eine Ausdehnung erreichen, um eine lokale Zirkulationsstörung herbeizuführen, wird man je nach Lokalisation neurologische Ausfälle registrieren. Gegenüber der Blutung, die oft ihre Ursache in der Nekrose und Ruptur der Gefäße hat, ist die Symptomatik nicht wesentlich verschieden. Die Untersuchung des Liquors nach Lumbalpunktion hilft meist in der Differenzierung, ob eine Blutung oder die leukämische Infiltration für die Störungen verantwortlich ist. Einerseits sieht man bereits makroskopisch den hämorrhagischen Liquor, andererseits finden sich im *Liquor* meist zahlreiche *Leukämiezellen* (s. Abb. 12). Neben der Zellvermehrung weisen ein vermehrter Proteingehalt und verminderte Zuckerwerte auf den leukämischen Befall hin. Neben der Liquoruntersuchung kann die zerebrale Manifestation der Krankheit durch das *Elektroenzephalogramm* vermutet werden, wenn eine diffuse ϑ- und δ-Wellenaktivität vorhanden ist. Untersuchungen mit dem ^{99m}Tc-Gehirn-Scan sind bisher nur vereinzelt mitgeteilt worden (Levine u. Mitarb., 1973), wobei aber eine sichere Unterscheidung, ob eine leukämische Infiltration oder entzündliche Veränderungen vorliegen, nicht möglich scheint.

Die „*Meningosis leucaemica*" gehört heute zu den *wichtigsten Manifestationen* der aL. Früher fast ausschließlich bei Kindern beobachtet, steigt ihre Inzidenz jetzt auch bei Erwachsenen. Die Zunahme des Befalls der Meningen wurde unterschiedlich zu erklären versucht (Evans, 1963). Man nahm an — besonders weil die Meningosis häufig bei Patienten in Erscheinung tritt, die sich nach dem Blut- und Knochenmarkbefund in einer therapiebedingten „Vollremission" befinden —, daß die zytostatischen Substanzen mit Ausnahme von Kortikosteroiden die Blut-Hirnschranke nicht passieren können (Moore u. Mitarb., 1960). Diese Annahme wurde dadurch bestärkt, daß bei vorher unbehandelten Patienten (Sullivan, 1957) oder solchen, die Kortikosteroide erhielten, die Meningiosis leucaemica seltener aufgetreten sein soll, was aber nicht allgemein vertreten wurde (Boggs u. Mitarb., 1962). Das läßt den Schluß zu, daß die leukämischen Zellen in den Meningen auch unter der allgemeinen zytostatischen Therapie weiterproliferieren können. Doch wird es auch für möglich gehalten, daß die Zytostatika durch mangelhafte Diffusion nur in geringem Ausmaß die leukämischen Zellen im Bereich der Meningen treffen und so eine Resistenzbildung von Zellen hervorrufen, die später den Rückfall auslösen (BODEY u. FREIREICH, 1972). Diese Beobachtung wird dadurch untermauert, daß es oft *neurologische bzw. meningeale Symptome* sind, die einen Rückfall der Krankheit ankündigen, ohne daß durch hämatologische Untersuchungen zu diesem Zeitpunkt bereits abnorme Veränderungen nachzuweisen sind. Die Diagnose läßt sich dann bereits durch Liquoruntersuchungen schnell und sicher stellen. Bei der lymphoblastischen Form sollen bereits mehr als 4 Lymphozyten pro µl Liquor auf die mengingeale Leukämie hinweisen (BODEY u. FREIREICH, 1972). Am wichtigsten ist dabei der *Nachweis von Paramyeloblasten* bzw. anderen typischen *Leukämiezellen im Liquorausstrich,* am besten nach vorsichtigem Zentrifugieren und Ausstreichen des Sediments (s. Abb. 12). Eine Zytozentrifuge bzw. die Millipore-Pore-Technik ergibt dabei die besten Resultate (NIES u.Mitarb., 1965). Oft ist aber nur der *erhöhte Liquordruck* als einzige, aber signifikante Abnormität festzustellen, bei sonst unauffälligen Befunden.

Ungewöhnlich ist der zerebrale Befall als Erstmanifestation der akuten Leukämie, also bevor Symptome der Generalisierung durch hämatologische Befunde im peripheren Blut oder Knochenmark nachweisbar sind (WILHYDE u.Mitarb., 1963; LEVINE u.Mitarb., 1973). Bisher ist darüber nur in Einzelfällen berichtet worden. Sogar *epileptiforme Krämpfe* konnten bei einem Kind als Erstsymptom beobachtet werden (PANHOFF, 1971). Man sollte daher bei unklarem klinischen Bild und Auftreten von neurologischen Symptomen und abnormen Zellen im Liquor immer eine akute Leukämie in Betracht ziehen.

Der Befall *peripherer Nerven* durch leukämische Zellinfiltrationen geht gewöhnlich mit einer Meningosis leucaemica einher. Doch können periphere Nerven auch ohne zentrale Beteiligung infiltriert sein, was sich in *Muskelschwäche, Lähmungserscheinungen* oder *Schmerzen* äußert (WILHYDE u.Mitarb., 1963). *Blasen- und Mastdarminkontinenz* sind gelegentlich beobachtet worden.

Eine besondere Stellung unter den neurologischen Störungen nimmt die *spinale epidurale Leukämie* ein. Interessanterweise waren in einer Untersuchungsserie die Symptome einer *Rückenmarkskompression,* die als Paraplegie in Erscheinung trat, überwiegend die Initialerscheinung (WILHYDE u.Mitarb., 1963). Vorausgegangen waren dabei oft Schmerzen im Rücken und/oder in den Beinen. Hämatologische Manifestationen der Leukämie waren zu diesem Zeitpunkt oft noch nicht vorhanden. *Pathologisch-anatomisch* handelte es sich um tumorartige Wucherungen, überwiegend als *Chlorome* klassifiziert, die histologisch aus abnormen myeloischen bzw. aus lymphoblastischen Zellen stammten. Die epidurale Leukämie kann von verschiedenen Stellen ausgehen. So ist die primäre Infiltration der Dura ebenso angeschuldigt (ROUQUES, 1946) wie das Einwuchern des Tumors aus einem befallenen paravertebralen Lymphknoten durch die Foramina intervertebralia in den epiduralen Raum (WILLIAMS u.Mitarb., 1959). Eine weitere Möglichkeit stellt eine von den Wirbeln ausgehende Wucherung dar. Die Tumoren waren in allen Abschnitten des Epiduralsackes lokalisiert, wechselnd allerdings in ihrer Ausdehnung. Bemerkenswert ist noch, daß besonders jüngere, männliche Patienten bevorzugt befallen waren.

12. Augen, Ohren, Nase

Eine Mitbeteiligung des *Auges* ist im Verlauf der aL recht häufig, wobei etwa bei 50% der Patienten ein entsprechender Befund zu erheben ist (KOLKER, 1966). Einerseits handelt es sich um *konjunktivale, retinale* oder *Glaskörperblutun-*

gen auf dem Boden der Thrombozytopenie, andererseits sind leukämische Infiltrate dafür verantwortlich. Als Folge davon kann es zur Einschränkung des Visus, sogar zur *Erblindung* kommen. Gelegentlich tritt plötzlich ein *Gesichtsfeldausfall* oder *Sehverlust* auf, was dann meist auf eine intraokuläre Blutung zu beziehen ist. Durch die Hämorrhagie besteht die Gefahr der *Netzhautablösung*. Diagnostisch erlaubt die *Augenspiegelung* die Abgrenzung der Blutung von dem leukämischen Infiltrat, wobei gelegentlich die Blutung einen leukämischen Herd umgibt. Weiterhin erkennt man ein evtl. vorhandenes *Retinaödem, Exsudat* und selten *Tumorknötchen*. Oft sind die Retinavenen stark gefüllt.

Blutungen oder tumorartige leukämische Wucherungen im *retrobulbären Gewebe* erzeugen einen oft beträchtlichen *Exophthalmus, Augenmuskelschwäche, Schwellung der Bindehaut* und der *Lider*.

Die relativ seltene Beteiligung des *Innenohres* an der Leukämie, bedingt durch Blutung oder leukämische Infiltrate, äußert sich im Nachlassen der *Hörfähigkeit* bis zur *Taubheit* bzw. in *Gleichgewichtsstörungen* im Sinne eines *Ménière-Syndroms*.

Selten ist ein leukämischer Befall der *Nase,* der außer Blutungen keine wesentlichen Symptome verursacht.

III. Blutbefunde

1. Blutbild

Zu den konstantesten Befunden bei der aL, die entweder bereits zu Beginn vorhanden sind oder aber sich immer im Verlauf der Krankheit entwickeln, gehört die *Anämie*. Sie ist meist normochrom und normozytär. Das *Hämoglobin* beträgt gewöhnlich weniger als 11 g/100 ml, kann aber auch schon initial unter 6 g/100 ml absinken, was in unserem eigenen Krankengut bei 17% der Patienten der Fall war (Strehle, 1975). Entsprechend vermindert sind die *Erythrozytenzahl* und der *Hämatokritwert*. Die *Retikulozytenzahlen* liegen bei nahezu der Hälfte unter 50⁰/₀₀. Im *Blutausstrich* bestehen eine *Anisozytose* und *Poikilozytose* sowie auch *Polychromasie*. Gelegentlich wurden gehäuft elliptische Zellen gesehen. Auch das Auftreten von *roten Vorstufen,* mitunter *megaloblastisch* verändert, ist nicht selten. Die Ursache der Anämie ist komplex. Blutverlust, gesteigerte Hämolyse und verminderte Produktion dürften, in gewissem Ausmaß eventuell sogar kombiniert, eine mehr oder weniger große Rolle spielen (Troup u. Mitarb., 1960).

Fast genauso häufig wie die Anämie, nämlich bei 90–95% der Patienten, besteht eine meist sogar ausgeprägte *Thrombozytopenie*. Die Thrombozytenzahlen liegen fast immer unter 100000/µl, wesentlich häufiger sogar unter 30000/µl (Strehle, 1975, 55,4%). In einer Untersuchungsserie von 120 Patienten mit aL hatten nur 18% Thrombozytenwerte über 100000/µl (Hennekeuser, 1972), bei unseren Patienten 13,7% (Strehle, 1975). Eine schwere hämorrhagische Diathese tritt aber gewöhnlich erst bei Werten unter 10000/µl auf. Im Blutausstrich zeigen die Plättchen oft morphologische Veränderungen: deutliche *Anisozytose* mit z.T. *Riesenformen, bizarren* und *abnorm angefärbten Thrombozyten*. Man hat versucht, die Zahl der Thrombozyten mit dem Typ der aL zu korrelieren und dabei festgestellt, daß stärkere Thrombozytopenien besonders häufig bei den lymphoblastischen Formen zu beobachten seien. Allgemein ist zu sagen, daß der Abfall der Plättchen um so ausgeprägter ist, desto massiver das Knochenmark durch die Leukämiezellen überwuchert ist.

Äußerst unterschiedlich ist das Verhalten der *Leukozytenzahlen* zu Beginn der Krankheit. Sie können normal, erniedrigt oder deutlich erhöht sein. Die prozentuale Verteilung wird jedoch von einzelnen Untersuchern unterschiedlich angegeben: unter 2500=8,4%, 2500−5000=14,4%, im Normbereich=13,8%, 10000−25000=22,7% und über 25000=38,3%, wovon 16,1% über 100000/µl aufwiesen (WINTROBE, 1967). Etwa ähnliche Zahlen liegen von BODEY und FREIREICH (1972), von GROSS u.Mitarb. (1968), HENNEKEUSER (1972) und anderen Autoren vor. In unserer eigenen Untersuchungsserie von 170 Erwachsenen ergab sich folgende Verteilung (STREHLE, 1975): unter 2000=13,5%, 2000−4000=13,5%, im Normbereich 17,1%, 10000−25000=20,6%, 25000−50000=14,1%, 50000−100000=15,9% und über 100000=5,3%. Im Verlauf der Krankheit schwanken die Leukozytenzahlen erheblich, nicht zuletzt natürlich als Reaktion auf die zytostatische Therapie. Frühere Beobachtungen lassen jedoch schließen, daß ohne Behandlung anfangs leukozytopenische Fälle terminal erheblich ansteigen können. Das gleiche gilt, wenn die Zytostatika wirkungslos sind oder werden.

Untersuchungen über die Beziehung von Höhe der Leukozytenzahl bzw. der absoluten Zahl der Blasten und der *Überlebenszeit* ließen eindeutig erkennen, daß Patienten mit einer initial hohen Leukozytenzahl ein schwereres Krankheitsbild, einen foudroyanteren Verlauf und damit eine schlechtere Prognose aufwiesen als Patienten mit weitgehend normalen oder erniedrigten Leukozyten. Einige Beobachtungen decken sich mit dieser Annahme (STREHLE, 1975). So verstarben von unseren Patienten mit einer Leukozytenzahl über 50000/µl fast die Hälfte in den ersten 30 Tagen.

Wie bereits oben erwähnt, korreliert die Höhe der Leukozytenzahlen mit dem Risiko einer intravaskulären Leukostase und Infarzierung des Gehirns (PHAIR u.Mitarb., 1964). Sobald die Leukozytenzahl in den Normbereich, spontan oder durch die Therapie, reduziert ist, scheinen die Unterschiede nicht mehr signifikant zu sein.

Für die Diagnose einer akuten Leukämie sind weniger die absoluten Zellzahlen als vielmehr ihre *morphologischen Kriterien* von ausschlaggebender Bedeutung, wie sie im Differentialblutbild zu erkennen sind. *Normale, reife Granulozyten* und *Lymphozyten* sind vermindert oder fehlen sogar, z.T. können sie *abnorme Kernsegmentierungen* (u.a. Pseudo-Pelger, Übersegmentierungen) aufweisen. Gewöhnlich wird das Bild jedoch beherrscht von abnormen Zelltypen („nicht einzuordnende Zellen", Paramyeloblasten, Paraleukoblasten, Blasten etc.). Sind neben diesen Paraformen noch reife Granulozyten vorhanden, so spricht man von einem für die aL charakteristischen Befund, dem „*Hiatus leucaemicus*". Allerdings wird ein Hiatus leucaemicus nicht sehr häufig angetroffen, meist finden sich im Ausstrich ausschließlich die abnormen Zelltypen. Schwierig ist die Beurteilung, wenn eine *sub- oder aleukämische Form* vorliegt, also nur wenige oder keine Paraformen im peripheren Blut nachweisbar sind. Eine Verwechslung mit einer *aplastischen Anämie* kann in diesen Fällen nur durch die Knochenmarkuntersuchung erfolgen.

2. Knochenmark

Die *Knochenmarkuntersuchung* gehört zu den wichtigsten diagnostischen Maßnahmen bei der aL. Im allgemeinen findet sich ein außerordentlich *zellreiches Mark* (im eigenen Krankengut bei 80,6% [STREHLE, 1975]). Die normale Hämatopoese ist weitgehend in den Hintergrund gedrängt oder fehlt sogar vollständig. Die Erythro- und Granulozytopoese war in unserer Untersuchungsserie diesbezüglich bei ca. 80% bzw. 90% verändert. Darüber hinaus zeigen die erythropoetischen Zellen erhebliche qualitative Störungen, die sich besonders in *megaloblastoiden Formen, Kernanomalien, Kernabsprengungen* und *abnormen Mitosen* äußern. Desgleichen weisen die Zellen der Granulozytopoese oft *morphologische Abweichungen* auf (Reifungsdissoziationen, toxische Granulationen, abnorme Kernlappungen, Riesenformen). Ähnlich verhält sich die Thrombozytopoese. *Megakaryozyten* sind nur relativ selten noch im Knochenmark vorhanden.

Das zytologische und histologische Bild wird geprägt durch die Uniformität der Zellen, die das Knochenmark durchsetzen. Der Blastenanteil lag in einem Untersuchungsgut nur bei 13% unter der Hälfte der Gesamtzellzahl (Hennekeuser, 1972); wir hatten sogar nur bei 5,5% unserer aL-Patienten Blasten im Knochenmark unter 25% der Zellen (Strehle, 1975).

B. Klassifizierung der akuten Leukämien

I. Nach morphologischen Kriterien

Die *Morphologie* der abnormen Zellen hat dazu geführt, die akuten Leukämien je nach dem vorherrschenden Zelltyp zu unterteilen und sie den normalen Zellen der Granulozytopoese bzw. Lymphopoese (Myeloblasten, Promyelozyten, Myelozyten, Monozyten, Lymphoblasten, „Stammzellen") zuzuordnen. Dabei wurde anfänglich von einzelnen Hämatologen und Pathologen aufgrund panoptischer Färbungen lediglich die akute *myeloische* von der akuten *lymphoblastischen* (bzw. lymphozytären) Leukämie abgetrennt. Bei der großen Variationsbreite der bei akuten Leukämien auftretenden Zellformen erfolgte diese Einteilung oft willkürlich und war meist von der Erfahrung des Untersuchers geprägt. Die Frage war deshalb immer wieder aufgetaucht, ob es überhaupt sinnvoll sei, derartige Unterteilungen vorzunehmen, weil es kaum möglich war, entsprechend den Typen etwas Besonderes über Prognose oder Therapie auszusagen. Im letzten Jahrzehnt konnten aber mit Hilfe zytochemischer Methoden z.T. neue Einteilungsprinzipien geschaffen werden (s. S. 350). Damit war es sogar möglich geworden, den zytochemisch ermittelten Leukämietyp als prognostischen Parameter zu verwerten (Hennekeuser, 1972; Löffler u.Mitarb., 1974; Strehle, 1975).

Die Vielzahl der inzwischen bekanntgewordenen *Einteilungsprinzipien* der aL ist verwirrend, was u.a. dazu führte, daß Vergleiche mit anderen Autoren oft unmöglich sind. Im folgenden werden wir uns mit geringen Änderungen weitgehend der Einteilung von Rohr (1960) sowie Begemann und Harwerth (1969) bzw. Richtlinien der Paul-Ehrlich-Gesellschaft, Onkologie, anschließen (s. Abb. 2).

Die *akute Erythroleukämie* wurde in dieses Schema nicht mit eingeschlossen, da sie an anderer Stelle abgehandelt ist. Hayhoe (1969) teilt die akuten Leukämien ein in: akute lymphozytäre (lymphoblastäre), akute granulozytäre (myeloblastäre), myelomonozytäre (monozytäre) und Erythroleukämie (erythrämische Myelose). Eine wesentlich erweiterte Unterklassifizierung stammt von Mathé u.Mitarb. (1973), der insgesamt 10 Formen der aL unterscheidet: die *akute lymphoide Leukämie* wird je nach dem Differenzierungsgrad unterteilt in: Makrolymphoblasten (Durchmesser $\geq 11\,\mu$), Mikrolymphoblasten (Durchmesser $\leq 11\,\mu$), Prolymphoblasten und Prolymphozyten. Die *akute myeloische Leukämie* zeigt folgende 3 Formen: Myeloblasten, Promyeloblasten, Pro-

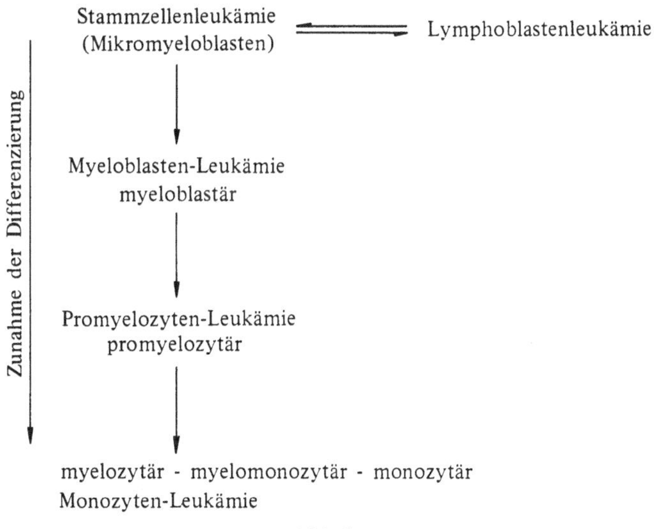

Abb. 2

myelozyten und zuletzt weist die *akute monozytoide Leukämie* Monoblasten, Promonoblasten, Promonozyten auf. Besonders in der amerikanischen Literatur wird den Unterteilungen weniger Wert zugemessen, was dazu führt, die akuten Leukämien nur in die *lymphatische* und *myeloische* Form einzuordnen. Uns scheint die folgende Klassifizierung deshalb berechtigt, weil sie gut unterscheidbare Kriterien aufweist, die zu reproduzierbaren Ergebnissen führen.

1. Stammzellenleukämie (undifferenzierter Typ)

Der bei dieser Form vorherrschende Zelltyp zeichnet sich dadurch aus, daß er in seiner Größe etwa reifen, kleinen Lymphozyten entspricht, daher die Verwechslung mit diesen häufig ist und fast nur durch zytochemische Methoden zu vermeiden ist. In der panoptischen ist das Chromatingerüst des Kerns meist fein-mittelgrob retikulär, die Struktur gelegentlich inhomogen aufgelockert, aber auch z.T. gröber und „lymphozytenähnlicher“. Nukleolen (ein oder mehrere kleine) sind nicht immer erkennbar. Das Zytoplasma liegt überwiegend als schmaler, manchmal nur an einzelnen Zellabschnitten vorhandener, hell- bis dunkelgraublau angefärbter Saum vor (s. Abb. 3). Diese Zellen werden auch oft als Mikromyeloblasten, Hämozytoblasten, Lymphoidzellen, embryonale oder undifferenzierte Zellen bezeichnet.

2. Lymphoblastenleukämie (lymphoblastärer-lymphozytärer Typ, aLL)

Eine sichere Abgrenzung von der Stammzellenleukämie ist nach morphologischen Kriterien oft nicht möglich. Die Zytochemie läßt hier eine eindeutigere Unterscheidung treffen. Bei der aL des Kindesalters ist sie die dominierende Form. Der Zelltyp ist eventuell noch „lymphatischer“, zumal das Chromatingerüst des Kerns eher dichter erscheint als bei der Stammzellenleukämie. Kernkörperchen sind oft nicht oder nur in geringer Anzahl (1—2) nachweisbar. Als wesentliche Unterscheidungsmerkmale gelten das absolute Fehlen von azurophilen Zytoplasmaeinschlüssen (Auer-Stäbchen) und die mangelnde Differenzierungstendenz, die bei den myeloischen Formen wenigstens bei einzelnen Zellen noch angetroffen werden kann. Allerdings werden gerade bei der aLL klinische Befunde, wie Lymphknotenschwellungen und größerer Milztumor sowie das Alter die Diagnose stützen (s. Abb. 4).

3. Myeloische Formen der aL (Paramyeloblastenleukämien)

a) Myeloblastäre Leukämie (aL vom myeloblastären Typ)

Bei dieser Form ist die dominierende Zelle dem normalen Myeloblasten in Größe, Form und Struktur sehr ähnlich. Das Kern-Zytoplasmaverhältnis ist etwas zugunsten des Kerns verschoben. Der Kern besitzt ein feinretikuläres, eher dichtes Chromatingerüst mit einem großen Nukleolus oder mehreren (3—5) gut abgrenzbaren Nukleolen. Das Zytoplasma ist in der panoptischen Färbung sehr unterschiedlich, die Übergänge von hell- bis dunkelgraublau aufweist. Da sich bei dieser Leukämieform bereits — wenn auch oft nur an wenigen Zellen — eine Differenzierung zum Promyelozyten zeigt oder auch Auer-Stäbchen vorhanden sein können, ist eine mögliche Verwechslung mit „Stammzellen" oder „Lymphoblasten" eingeschränkt. Die Zytochemie (s. unten) läßt hier ebenfalls gewisse Zuordnungen zu (s. Abb. 6).

b) Promyelozytenleukämie (aL vom promyelozytären Typ)

Diese Leukämieform ist relativ einfach zu klassifizieren. In den vorherrschenden Zellen sind die promyelozytären Granulationen charakteristisch und fast immer deutlich vorhanden. Eine erhebliche Variationsbreite findet sich allerdings in der Zellgröße, die den normalen Promyelozyten gleich, aber ebenso größer oder kleiner sein kann. Fließende Übergänge vom myeloblastären zum myelozytären Typ in bezug auf Kernstruktur, Nukleolen und Zytoplasma sind nicht selten, was die Einordnung bei verschiedenen Fällen erschwerte. Auer-Stäbchen im Zytoplasma sind besonders bei der Promyelozytenleukämie anzutreffen (s. Abb. 7, 8).

Auer-Stäbchen (Auer-bodies, Auer-rods), erstmals 1906 von Auer beschrieben, sind stäbchen- oder nadelförmige Einlagerungen von ca. 1—4 μ im Zytoplasma, die sich ausschließlich in den Blasten der akuten myeloischen, nicht aber der lymphoblastischen Leukämie nachweisen lassen. Sie werden überwiegend bei den myeloblastären, insbesondere aber bei den promyelozytären Formen angetroffen. Doch sind Auer-Stäbchen ebenso in monozytären und myelomonozytären Leukämien beobachtet worden (Polli, 1967; Wintrobe, 1967), vereinzelt auch bei der Erythroleukämie (Hayhoe u.Mitarb., 1964) und bei der megakaryozytären Leukämie (Allegra u. Broderick, 1971). Sie werden als pathognomonisch für die Leukämie angesehen, doch wird ihre Spezifität eingeschränkt, nachdem auch bei einer leukämoiden Reaktion im Verlauf einer Tuberkulose Auer-Stäbchen gesehen wurden (Leavell u. Twomey, 1964). In der Pappenheim-Färbung stellen sie sich als azurophile rotviolette bis purpurne) Gebilde dar, die meist einzeln (in über 80%), selten mehrfach vorhanden sind (Hennekeuser u.Mitarb., 1972). Für ihren Nachweis scheinen zytochemische Verfahren, wie die Peroxydase-Reaktion (Undritz, 1963, 1965) und die Naphthol-AS-D-Chlorazetat-Esterase (Löffler, 1966; Fischer u.Mitarb., 1966; Leder, 1970), noch besser geeignet zu sein als die panoptische Färbung. Erst in neuerer Zeit gelang es, mit Hilfe zytochemischer und elektronenmikroskopischer

Untersuchungen, die Natur der Auer-Stäbchen näher aufzuklären (ACKERMAN, 1950; BESSIS, 1950; STOBBE, 1964; GOLDBERG, 1964; FISCHER u.Mitarb., 1966; FREEMAN, 1966; LÖFFLER, 1966; WHITE, 1967; HUHN u. BORCHERS, 1968; BESSIS u. BRETON-GORIUS, 1969; LEDER, 1970; HUHN u.Mitarb., 1971; SCHMALZL u.Mitarb., 1973). Danach ist es sicher, daß die *Auer-Stäbchen* durch Zusammenfließen von *azurophilen Granula* (Primärgranula) entstehen, also wahrscheinlich *abnorme Lysosomen* darstellen. Neben dem Nachweis von Peroxydase und Naphthol-AS-D-Chlorazetat-Esterase lassen sich die Auer-Stäbchen noch mit Sudanschwarz B anfärben. Außerdem enthalten sie RNA (BESSIS, 1949; ACKERMAN, 1950; HARADA, 1951) und saure Phosphatase (HARADA, 1951; GOLDBERG, 1964) sowie PAS-positive Substanzen, die durch Diastaseeinwirkung nicht verschwinden und als Mukopolysaccharide angesehen werden (ACKERMAN, 1950). Dagegen ist alkalische Phosphatase in den Auer-Stäbchen negativ (HARADA, 1951; GOLDBERG, 1964).

Die Angaben, wie häufig Auer-Stäbchen bei der akuten myeloischen Leukämie nachweisbar sind, sind sehr unterschiedlich. Frühere Untersuchungen sprechen von 1—30% (WINTROBE, 1967). In neueren Untersuchungen fanden sich bei 65 von 118 Patienten mit akuter myeloischer Leukämie Auer-Stäbchen (BENETT u. HENDERSON, 1970) bzw. bei 31 von 85 Patienten (HENNEKEUSER u.Mitarb., 1972). Dabei ist noch bemerkenswert, daß mit der Peroxydase-Reaktion etwa $1^{1}/_{2}$mal mehr Blasten mit Auer-Stäbchen nachweisbar sind als mit der Pappenheim-Färbung. Man hat deshalb vorgeschlagen, zum Nachweis der Auer-Stäbchen immer die Peroxydase-Reaktion heranzuziehen (HENNEKEUSER u.Mitarb., 1972). Bei dem einzelnen Fall liegt die Zahl der Blasten, die Auer-Stäbchen enthalten, zwischen 1—5% (NICHOLS, 1970), bzw. bei 12,4%, mit Hilfe der Peroxydase-Reaktion sogar bei 18,3% (HENNEKEUSER u.Mitarb., 1972).

Neben den typischen, das morphologische Bild charakterisierenden promyelozytären Zellen werden bei der Promyelozyten-Leukämie öfter reifere Formen beobachtet, die sich von normalen neutrophilen Segmentkernigen durch pyknotische Kerne („pelgeroide Paraleukozyten") unterscheiden. Darüber hinaus finden sich Zwergformen mit runden Kernen, die wie homozygote Pelger-Zellen aussehen (dwarf cells).

c) Myelozytäre bzw. myelomonozytäre Leukämie
(aL vom myelozytären bzw. myelomonozytären Typ)

Die Übergänge von den promyelozytären zu diesen Formen sind anhand der Morphologie fließend. Oft ist eine sichere Abgrenzung aufgrund morphologischer Kriterien nicht möglich. Gerade bei diesen Leukämieformen haben sich zur Klassifizierung die zytochemischen Methoden besonders bewährt (s. unten).

Der das Zellbild beherrschende Typ zeigt bereits eine gewisse Ausreifungstendenz, die Zellen ähneln normalen Myelozyten, was sich besonders an dem etwas kompakteren Kern erkennen läßt. Nukleolen sind nicht immer sicher abzugrenzen. Der Kern kann rund-oval, aber auch monozytoid verformt sein, was zur Verwechslung mit Monozyten führen kann. Das Zytoplasma ist gewöhnlich, als Zeichen der Ausreifungsstörung, noch etwas mehr basophil als neutrophil.

d) Monozyten-Leukämie
(aL vom monozytären bzw. monozytoiden Typ)

Die Klassifizierung dieser Leukämieform war erst möglich geworden, als man über die Herkunft des Monozyten mehr Klarheit gewann (LEDER, 1967). Ursprünglich wurde angenommen, daß es zwei Monozytenarten gebe, wovon die eine aus der Granulozytopoese, die andere aus dem RES abstammen sollte. Dementsprechend wurden zwei Monozytenleukämien angenommen, nämlich der Typ Naegeli und der Typ Schilling. Die Schilling-Monozytenleukämie wurde dabei als Erkrankung des RES gedeutet. Daraus resultierten als Synonyma „leukämische Retikulose" oder „leukämische Retikuloendotheliose". Nicht zuletzt haben zytochemische Verfahren geholfen, die Zweiteilung der Monozytenleukämie zu verlassen und sie als einheitliche Erkrankung der Granulozytopoese anzusehen.

Die bei der *Monozytenleukämie* spezifischen Zellen (Monozyten, Paramonozyten, Monoblasten, monozytoide Paramyeloblasten) sind durch ihren abnorm geformten Kern charakterisiert, ähnlich dem Kern normaler Monozyten. Allerdings ist er oft noch bizarrer, besitzt starke Einschnürungen, Segmentierungen und Drehungen, was zu einer Vielfalt von Kernverformungen führt. Das Kernchromatin ist fein bis mittelgrob-retikulär, relativ dicht, ohne daß darin Nukleolen sicher abzugrenzen sind. Die Kernmembran ist scharf gezeichnet. Das Zytoplasma ist graublau oder leicht violett angefärbt, gelegentlich pseudopodienartig ausgestülpt. Im Zytoplasma liegen teils zarte (staubähnliche), teils grobe Azurgranula. Es kann darüber hinaus phagozytierte Zellen oder Zellbestandteile (Erythrozyten, Kerne, Blutplättchen) enthalten (s. Abb. 10).

II. Nach zytochemischen Kriterien

Es besteht kein Zweifel, daß die meisten Formen der akuten Leukämie allein durch die panoptischen Färbungen zu klassifizieren sind (QUEISSER u.Mitarb., 1972). Das gilt insbesondere für die myeloischen Formen, wobei anhand der Granulationen eine Differenzierung vorzunehmen ist. Schwieriger zu unterscheiden sind die eher kleinzelligen Typen, bei denen die Frage, ob eine „undifferenzierte" aL bzw. Stammzellenleukämie oder eine akute lymphoblastische Leukämie vorliegt, oft nicht eindeutig zu beantworten ist. Hierbei leistet die Zytochemie sicher wesentliche Hilfe. So ist es verständlich, daß zytochemische Verfahren in der Hämatologie eine zunehmende Verbreitung gefunden haben (s. Beitrag MERKER in Band II/1 dieses Handbuchs). Bereits 1961 wurden in einem Symposium in Freiburg wichtige Ergebnisse auf diesem Gebiet mitgeteilt (MERKER, 1963). Während in Deutschland besonders LÖFFLER (1961, 1963a, b, c, 1969, 1972) sich mit der Klassifizierung der akuten Leukämien durch zytochemische Methoden befaßte und entsprechende Befunde mitteilte, waren es in England HAYHOE u.Mitarb. (1964), die erstmals den Versuch machten, zytologische Charakteristika der Romanowsky-Färbung von 140 Fällen akuter Leukämien mit zytochemischen Mustern zu analysieren. Sie verwendeten dabei verschiedene zytochemische Reaktionen, z.B. Sudanschwarz B, Peroxydase, alkalische Leukozytenphosphatase und PAS. Damit konnten sie die meisten ihrer Leukämiefälle in die oben genannten 4 Formen einteilen. Nur wenige blieben bei diesem Vorgehen unklassifiziert und wurden als *undifferenzierte* oder *Stammzellenleukämie* bezeichnet.

Folgende zytochemische Merkmale wurden erhoben (HAYHOE u. CAWLEY, 1972):

Akute lymphozytäre L: ALP über 40
        wenig oder keine Sudanophilie oder Peroxydasereaktion
        PAS: grobe Granulation.

Darüber hinaus können die Zellen der aLL eine Kernfärbung mit Arylsulpha-
tase zeigen. Die saure Phosphatase ist gewöhnlich schwächer als bei der myeloblastären oder myelomonozytären Leukämie. Naphthol-AS-D-Chlorazetat ist
negativ. Naphthol-AS-D-Azetat- und α-Naphthylazetat-Esterasen sind ebenfalls
negativ oder schwach positiv. Extramitochondriale Dehydrogenasen, wie Laktat
und Malat, sind aktiv, während die intramitochondrialen Dehydrogenasen, z.B.
Succinat und Glutamat vermindert sind.

Akute granulozytäre L: ALP unter 40
mehr als 5% (gewöhnlich mehr als 85%) der Zellen sind
sudanophil, lokalisiert oder stark diffus; Peroxydase in
mehr als 5% der Zellen positiv.
PAS meist negativ oder schwach diffus oder zart granuliert.

Naphthol-AS-D-Chlorazetatesterase ist mit steigender Ausreifung stärker positiv, aber α-Naphthylazetat-Esterase ist negativ. Naphthol-AS-D-Azetat-Esterase zeigt besonders bei den Promyelozyten und Myelozyten eine Aktivität an,
aber weniger als Monozyten. Naphthol-AS-D-Azetat-Esterase wird nicht durch
Natriumfluorid gehemmt.

Myelomonozytäre L: Sudanschwarzreaktion in mehr als 5% der Zellen positiv,
jedoch ohne größeres Übergewicht einer lokalisierten
oder allgemeinen Reaktion. Diskrete, zerstreute positive
Granula.
PAS-Reaktion erstreckt sich von negativ bis grobgranu-
liert positiv.

Peroxydasereaktion ist gewöhnlich negativ, dagegen ist besonders die α-
Naphthylazetat-Esterase positiv. Naphthol-AS-D-Azetat-Esterase ist stärker po-
sitiv als in granulozytopoetischen Zellen und durch NaF hemmbar. Naphthol-
AS-D-Chlorazetat ist negativ.

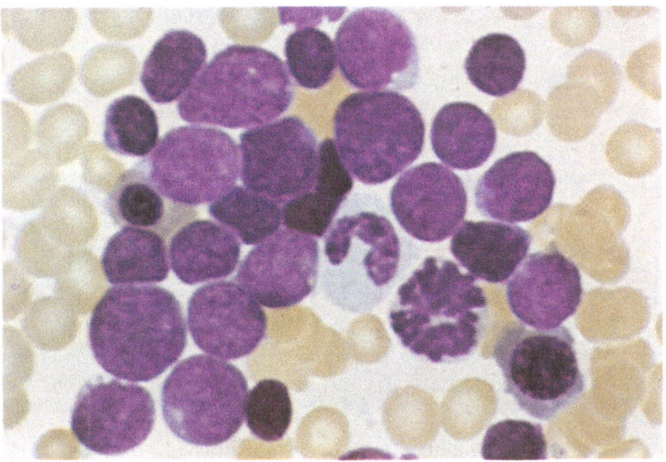

Abb. 3. Akute Leukämie, Stammzellenleukämie, undifferenzierter Typ

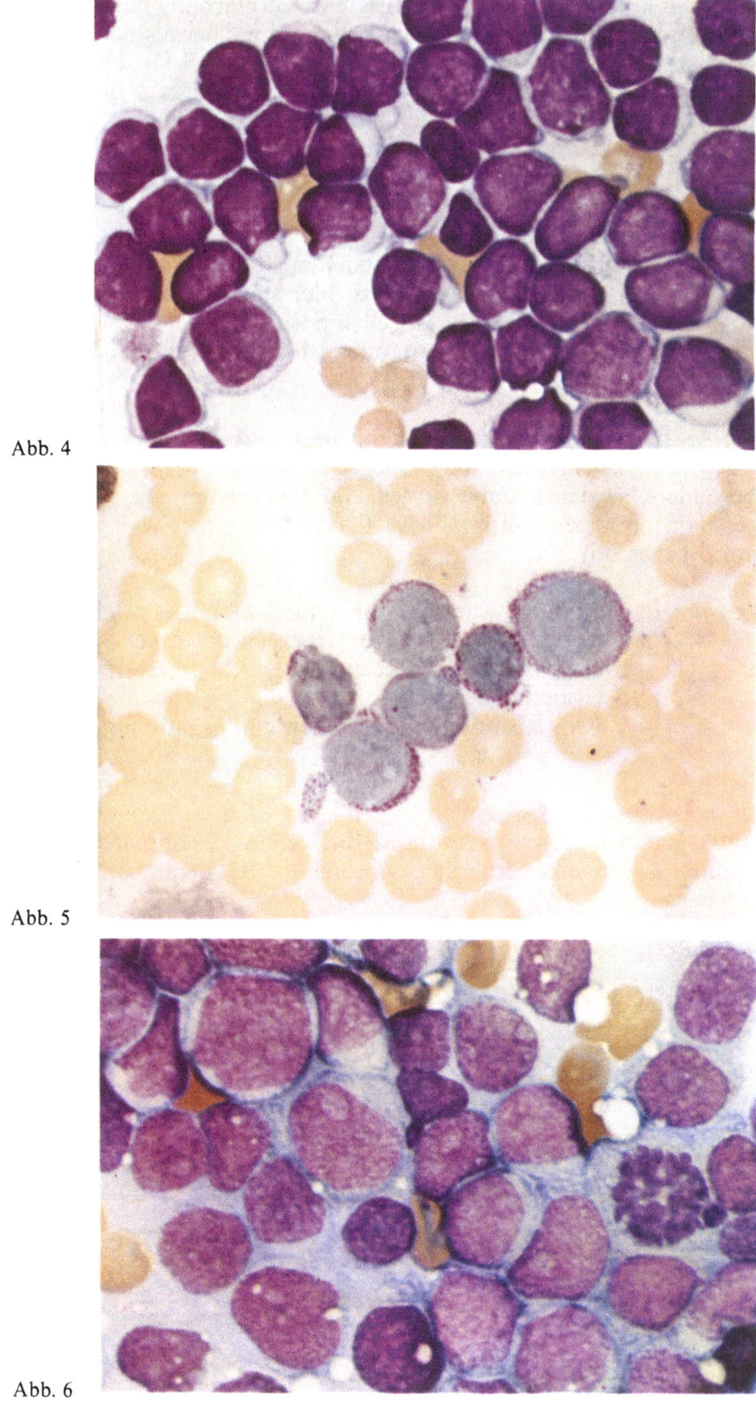

Abb. 4

Abb. 5

Abb. 6

Abb. 4. Akute Leukämie, lymphoblastische Leukämie

Abb. 5. Akute Leukämie, lymphoblastische Leukämie, PAS-Reaktion

Abb. 6. Akute Leukämie, Paramyeloblastenleukämie, Myeloblastenleukämie

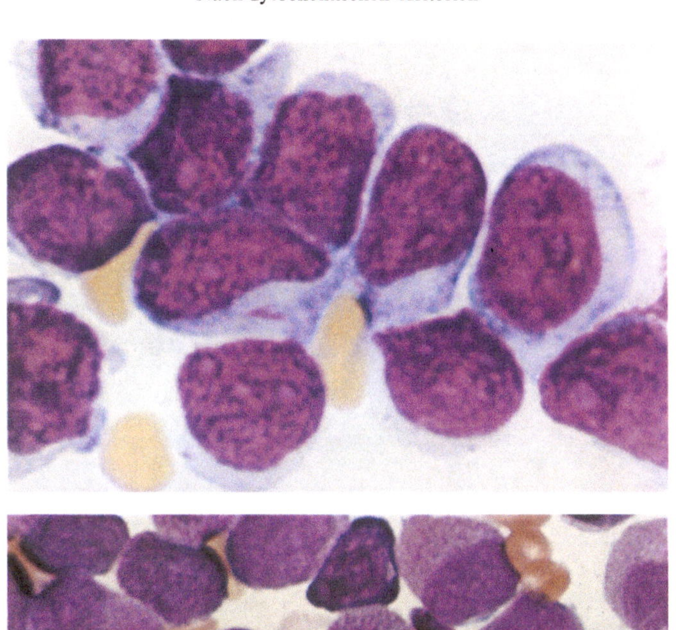

Abb. 7

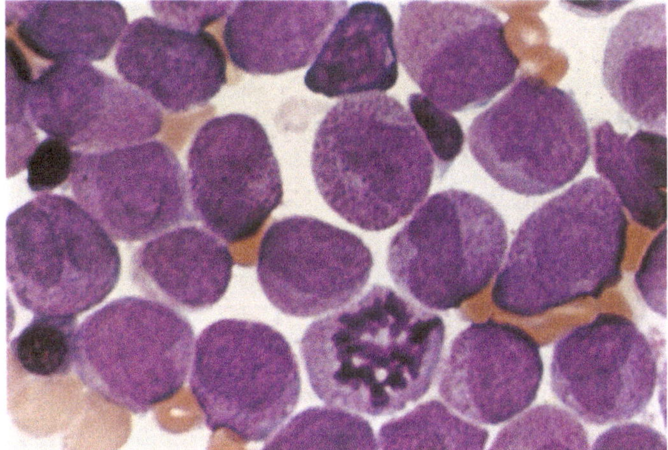

Abb. 8

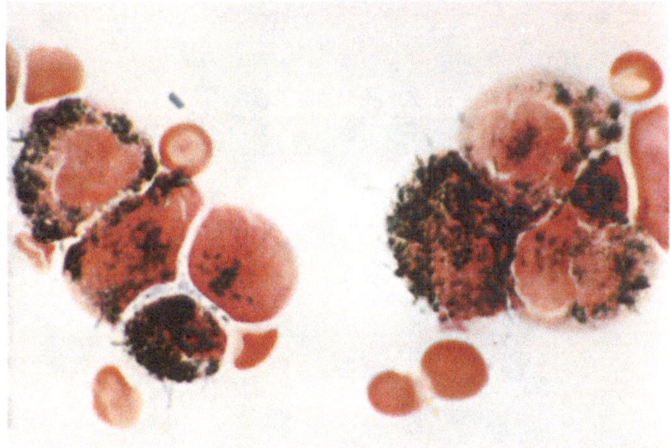

Abb. 9

Abb. 7. Akute Leukämie, Auer-Stäbchen

Abb. 8. Akute Leukämie, Promyelozytenleukämie

Abb. 9. Akute Leukämie, Promyelozytenleukämie, Peroxydase-Reaktion nach SATO

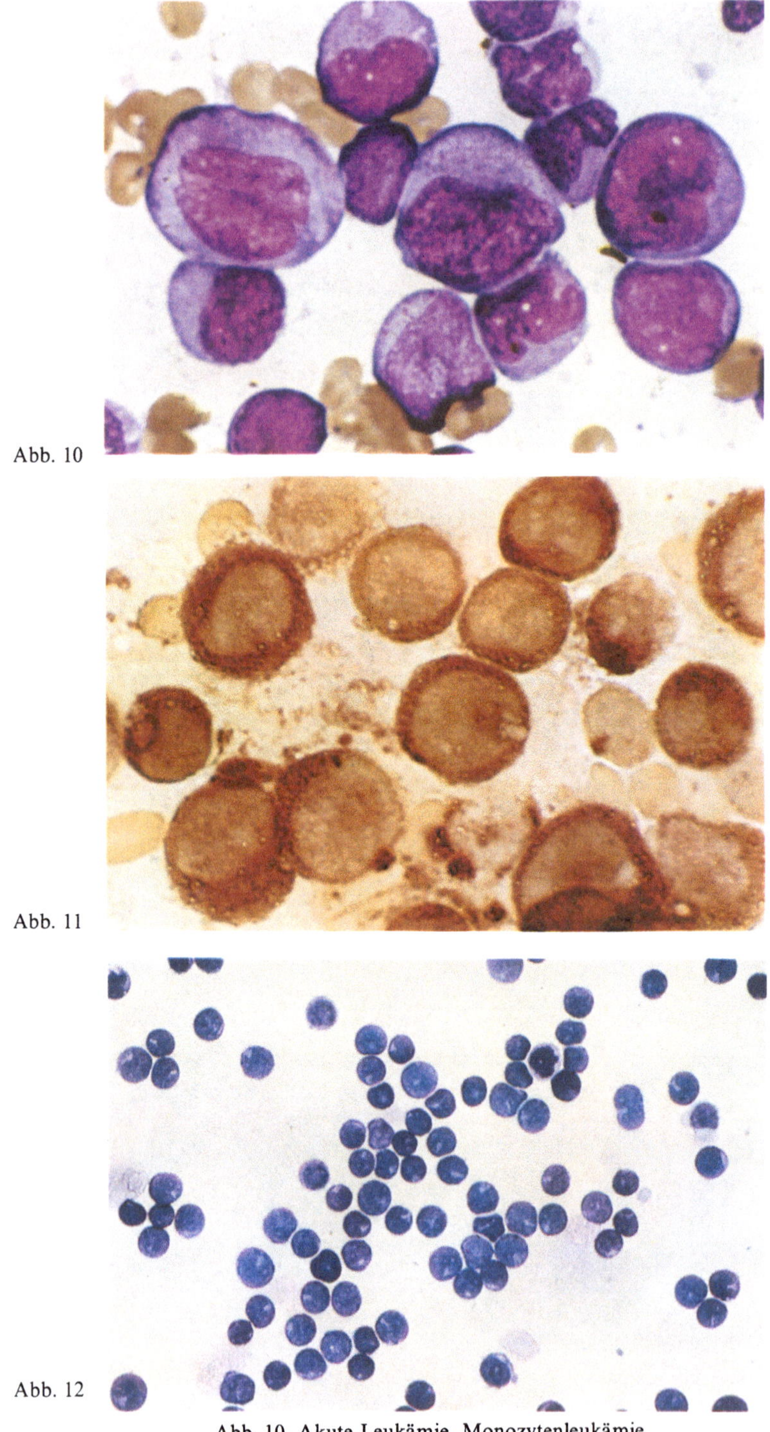

Abb. 10

Abb. 11

Abb. 12

Abb. 10. Akute Leukämie, Monozytenleukämie

Abb. 11. Akute Leukämie, Monozytenleukämie, α-Naphthylazetat-Esterase

Abb. 12. Akute Leukämie, Liquorausstrich bei meningiosis leucaemica

Erythroleukämie: Eine stark positive PAS-Reaktion findet sich in fast allen roten Vorstufen. Mehr als 5% der myeloischen Vorstufen zeigen Sudanophilie und Peroxydase-Positivität. Die abnormen weißen Zellen sind z.T. auch PAS-positiv. α-Naphthylazetatesterase ist ebenfalls stark positiv und es findet sich paranukleär unipolar gelegen eine Aktivität der sauren Phosphatase.

Eine ausführliche Studie zur zytochemischen Diagnostik liegt auch von HELLER (1971) vor, der einen „Enzymschlüssel" für die einzelnen Formen der akuten Leukämie aufstellte. Er verwendete dabei die alkalische Phosphatase in den Granulozyten des Blutausstrichs sowie den Nachweis folgender Enzyme in den Blasten: saure Phosphatase, Naphthol-AS-Azetat-Esterase zusammen mit NaF, Leucinaminopeptidase, Chlorazetatesterase, α-Naphthylazetat-Esterase, Adenosin-5-Triphosphat, β-Glukorinidase und PAS.

Es hat sich aber gezeigt, daß zur *zytochemischen Klassifizierung* der aL nur *3 zytochemische Reaktionen* ausreichend sind, nämlich die *Peroxydase*-Reaktion, Nachweis einer *unspezifischen Esterase,* wobei wir die α-Naphthylazetat-Esterase benützen, und die *PAS-Färbung.* Aufgrund dieser 3 Verfahren hat LÖFFLER die akuten Leukämien unabhängig von morphologischen Kriterien eingeteilt (s. Tabelle 1) (LÖFFLER u.Mitarb., 1974) s. Abb. 5, 9, 11.

Tabelle 1. Klassifizierung der unreifzelligen Leukosen nach zytochemischen Merkmalen (nach LÖFFLER u.Mitarb., 1974)

Klassifizierung der Leukosetypen	Zytochemische Differenzierungsmethoden		
	PAS	Peroxydase % positiv	Naphthylazetat-Esterase % Stärkegrade 3 und 4
1 Peroxydase-Typ 1 und 2	negativ, diffus und vereinzelt granulär nebeneinander	$1-64$	<25
Peroxydase-Typ 3	überwiegend diffus	>65	<25
2 Peroxydase-Esterase-Typ	schwach diffus und z.T. granulär oder	meistens $>50\%$	$25-49$
Esterase-Typ	negativ	meistens $<25\%$	>50
3 Undifferenziert	$\emptyset$	$\emptyset$	$\emptyset$
4 PAS-Typ	nur granulär und schollig, keine diffuse Reaktion	$\emptyset$	$\emptyset$

Wir haben diese verschiedenen, auf zytochemischer Basis beruhenden Typen den nach morphologischen Kriterien unterteilbaren aL-Formen zugeordnet und sind wie LÖFFLER (1972/1973) zu folgendem Ergebnis gekommen (RASTETTER, 1973) (s. Tabelle 2).

Zu bemerken ist noch, daß die unspezifische Esterase bei starker Aktivität teilweise durch *Natriumfluorid* gehemmt werden kann. Bei einer Doppelinkuba-

Tabelle 2. Einteilung der akuten Leukämien nach morphologischen und zytochemischen Kriterien

Undifferenzierter Typ	*Stammzellenleukämie* $\overset{?}{\leftrightarrows}$ POX: ∅ PAS: ∅ − [(+)] α-N: ∅	*Lymphoblastenleukämie* PAS-Typ POX: ∅ PAS: + α-N: ∅
	Paramyeloblastenleukämie POX: (+) PAS: ∅ α-N: [(+)]	
Peroxydase-Typ	*Promyelozytenleukämie* POX: + PAS: (+) α-N: [(+)]	
Peroxydase-Este- rase-Typ	*Monozytenleukämie* POX: (+) PAS: (+)	
Esterase-Typ	α-N: +	

POX = Peroxydase   PAS = Perjodsäure-Schiff   α-N = Esterase

tion mit NaF ist es möglich, hemmbare und nicht hemmbare Esterase zu erfassen (Gössner, 1963; Fischer u. Schmalzl, 1964; Leder, 1967; Schmalzl u. Braunsteiner, 1968). Da besonders die starke Aktivität der Monozyten und Monoblasten durch NaF hemmbar ist, trägt dies zur besseren Identifizierung dieser Zellen bei (Fischer u. Mitarb., 1966; Leder, 1967; Löffler, 1966). Neben diesen „Standarduntersuchungen" zur zytochemischen Einteilung der aL gibt es noch eine Reihe von Methoden, die z.T. bereits schon bei Hayhoe erwähnt sind. Ergänzend soll noch erwähnt werden, daß die Zellen der Lymphoblastenleukämie neben einer starken PAS-Reaktion für Glykogen nach der Färbung mit Oil Red O auch Neutralfett enthalten, das die Blastzellen der myeloischen Leukämie nicht aufweisen (Bennett u. Dutcher, 1969). Mit der β-Glukuronidasetechnik ist es möglich, den PAS-Typ noch besser zu charakterisieren (Lorbacher, 1972). Der Nachweis der sauren Phosphatase scheint keine wesentliche Bedeutung zu haben, doch sind einzelne Leukämiefälle bei Kindern beobachtet worden, bei denen das Reaktionsprodukt umschrieben paranukleär lag. Durch die PAS-Färbung lassen sich diese als PAS-Typ einordnen.

1. Elektronenmikroskopische Befunde bei der aL

Über die *Ultrastruktur* leukämischer Zellen liegt eine Reihe von Untersuchungen vor (Bessis, 1957, 1968, 1973; Bessis u. Thiéry, 1962a, b; Bessis u. Breton-Gorius, 1969; Anderson, 1966; Kakefuda, 1968; Mori u. Lennert, 1969; Huhn u. Stich, 1969; Paintrand u. Mitarb., 1973; Hayhoe u. Cawley, 1972 u.a.), die z.T. *zytochemische Untersuchungen* mit einschlossen (Huhn u. Mitarb., 1971; Huhn u. Schmalzl, 1972; Schmalzl u. Mitarb., 1973; Ackerman, 1969; Bessis u. Maignè, 1970; Breton-Gorius u. Guichard, 1969 u.a.). Es hat sich dabei erwiesen, daß für die allgemeine Diagnostik elektronenoptische Befunde nur in wenigen schwierigen Fällen von wesentlicher Bedeutung sind. Für die Klassifizierung in verschiedene Typen liefert die Elektronenmikroskopie, evtl. zusammen mit der Zytochemie, über die Lichtmikroskopie hinaus eindeutigere Befunde.

Es ist bis heute noch nicht gelungen, einen einzigen morphologischen Marker zu finden, der einen Leukozyt als „leukämisch" identifiziert (BESSIS, 1973). Sicherlich sind morphologische Veränderungen in der Einzelzelle nachweisbar, welche allgemein einer maligne entarteten Zelle entsprechen, aber insgesamt für die Leukämiezellen nicht spezifisch sind. Eher das Mosaik einer Vielzahl unspezifischer, durch das Elektronenmikroskop sichtbarer Veränderungen läßt es zu, eine Zelle als „leukämisch" zu beurteilen. So finden sich eine ausgeprägte *Polymorphie* der Zellen, *Dissoziation* in der Ausreifung von Kern und Zytoplasma sowie *Kernverformungen* mit z.T. Ausstülpungen (Kerntaschen). Darüber hinaus zeigen sich im Zytoplasma große auch *mehrpolige Golgi-Felder,* vermehrte und abnorm konfigurierte *Mitochondrien* sowie ausgeprägte *Fibrillenbündel* (HUHN u.Mitarb., 1971; BESSIS, 1973). Bei den leukämischen myeloischen Zellen lassen sich Veränderungen nur an spezifischen Organellen der myeloischen Zellen nachweisen. Dabei wurden abnorm konfigurierte *azurophile Granula,* welche kristalloide Einschlüsse und damit Übergänge zu *Auer-Stäbchen* zeigten, festgestellt. Spezifische Granula enthielten häufiger lamelläre Innenstrukturen, und im Zytoplasma fanden sich gelegentlich große Bezirke, die mit kleinen *Vesikeln* oder *Granula* ausgefüllt waren (HUHN u. Mitarb., 1971; HUHN u. SCHMALZL, 1972). Weiterhin zeigten sich an den leukämischen Zellen *degenerative Veränderungen,* wie Vakuolisierung des Zytoplasmas oder einzelner Zellorganellen, besonders der Mitochondrien oder des perinukleären Spalts, Ausbildung von Myelinfiguren sowie Aufbrüche der Zell- oder Kernmembran

BESSIS (1973) betrachtet die Merkmale leukämischer Zellen unter zwei Gesichtspunkten: 1. Anarchie der Reifung der verschiedenen Zellorganellen. 2. Pathologie der Zellorganellen. Unter der „Reifungsanarchie" (BESSIS, 1957; 1968) wollte man den Verlust der leukämischen Zellen erklären, normale Organellen, wie Golgi-Körper, azurophile und spezifische Granula, Ribosomen, Mitochondrien etc., zu entwickeln. Diese Fehlprogrammierung der Zellreifung hat zur Folge, daß abnorme Verhältnisse der individuellen Organellen zu unerwarteten Zeiten auftreten. Solche Veränderungen sind nur elektronenmikroskopisch zu erkennen. Die pathologischen Störungen können verschiedene Organellen betreffen. Der Golgi-Apparat ist oft größer als normal, die Mitochondrien können eine ungewöhnliche Zahl von Myelinfiguren aufweisen, Ribosomen können in reifen Zellen persistieren und zu einem Sack von endoplasmatischem Retikulum zusammengefaßt sein. Darüber hinaus fanden sich virusgleiche Strukturen in leukämischen Mitochondrien, die möglicherweise wichtige virologische und biochemische Hinweise auf die *Leukämogenese* bieten (SCHUMACHER u.Mitarb., 1972; SZEKELY u.Mitarb., 1972; SCHUMACHER u.Mitarb., 1973).

Wie in der Lichtmikroskopie die Klassifizierung der aL durch zytochemische Verfahren zu klareren Aussagen geführt hat, so haben *elektronenmikroskopisch-zytochemische Studien* eine weitere Verbesserung gebracht. Vor allem war es möglich, die feinstrukturelle Lokalisation der Enzyme festzustellen und darüber hinaus auf die Funktion und evtl. Herkunft leukämischer und normaler Leukozyten und Leukozytenorganellen sowie auf die Pathogenese der leukämischen Entartung zu schließen (HUHN u. SCHMALZL, 1972). Zur Diagnostik wurden dazu die saure Phosphatase, die Peroxydase und die Silbermethanamin-PAS-Reaktion bestimmt. Unter Berücksichtigung der oben angeführten Einteilung der aL in die verschiedenen Formen lassen sich folgende wesentliche Befunde herausgreifen (HUHN u. SCHMALZL, 1972):

Lymphoblastenleukämie: Saure Phosphatase in 2—10% der Lymphoblasten in den Zisternen des Ergastoplasmas und des Golgi-Feldes. Silbermethanamin-PAS: kleinere Ansammlungen von Partikeln, welche nach Größe und Anfärbbarkeit Glykogen entsprechen; größere, intrazytoplasmatische Bezirke, die nicht durch Glykogen gebildet werden.

Myeloblastenleukämie: Saure Phosphatase war bei den unreifen Formen (Promonozyten) vorwiegend im perinukleären Spalt, Ergastoplasma und Golgi-Zisternen nachweisbar sowie in den wenigen vorhandenen Granula. Bei den reiferen Formen (Paramonozyten) sowie bei der myelomonozytären Mischform waren die Granula häufiger und die saure Phosphatase meist positiv. Die Peroxydase verhielt sich ähnlich wie die saure Phosphatase.

2. Histologie des Knochenmarks und anderer Organe bei der aL

Gewöhnlich läßt sich die Diagnose einer aL aus den Ausstrichen des Blutes und/oder Knochenmarks ohne weiteres stellen. Es ergeben sich jedoch gelegentlich Fälle, bei denen im peripheren Blut noch keine Leukämiezellen nachweisbar sind — also sogenannte aleukämische Leukämien — oder aus dem Knochenmark nur zellarmes Material gewonnen wird, das keine eindeutige Aussage erlaubt. Dabei ist zu fragen, ob die Präparate technisch einwandfrei sind, die Zellarmut also nicht durch Punktionsfehler hervorgerufen wurde. Manchmal ist es jedoch auch bei bester Technik nicht möglich, optimale Knochenmarkpräparate zu erhalten, weil entweder der Knochen zu hart ist zum Punktieren oder das Zellmaterial im Mark durch eine vollständige Infiltration des Knochenmarks mit unreifen Zellen derart fest zusammenhängt, daß beim Ansaugen kein Knochenmark gewonnen werden kann. Außerdem kann in solchen Fällen das Knochenmark tatsächlich hypozellulär sein, wobei eine Vermehrung von Retikulinfasern nach entsprechender Färbung durch Silberimprägnation nachweisbar ist (Rappaport, 1973).

Für die Durchführung der *Knochenmarkbiopsie* hat sich die Technik von Burkhardt besonders bewährt, durch die hervorragende histologische Präparate gewonnen werden. Doch auch mit der Punktionsnadel von Bartelheimer sind gute Resultate zu erhalten. Als Nachteil der histologischen Präparate wird angeführt, daß eine Klassifizierung der aL nicht immer möglich ist. Man sollte daher vor Fixation des Knochenzylinders diesen auf einem Objektträger ausstreichen und mit panoptischen und zytochemischen Methoden färben, was sicher eine optimale Beurteilung erlaubt.

Im *histologischen Schnitt des Knochenmarks* bei der aL sieht man meist ein uniformes Bild mit einer diffusen zellulären Proliferation und fast völligem Fehlen von Fett, Erythropoese und Thrombozytopoese. Wird ein hypozelluläres Mark angetroffen, so ist es eher möglich, daß eine *aplastische Anämie* vorliegt bzw. ein *präleukämisches Stadium* (Rappaport, 1973), insbesondere wenn man herdförmig nicht einzuordnende Zellen („Blasten") findet.

Bei Vorliegen einer *extramedullären Lokalisation,* z.B. Lymphknoten, Hautveränderungen, Tumor, kann es möglich sein, die Diagnose einer aL zuerst aus der histologischen Untersuchung dieser Gewebe zu stellen, bevor eine aL evtl. aus Blut- oder Knochenmarkuntersuchungen bekannt ist (Rappaport, 1973). Weiterhin läßt sich bei bereits diagnostizierter aL feststellen, ob es sich um eine extramedulläre Manifestation oder um eine Komplikation der aL handelt. Aus dem *Lymphknoten* sind am besten die *lymphoblastischen Formen* zu diagnostizieren, die dadurch auch gegenüber malignen Lymphomen mit z.T. leukämischer Verlaufsform abzugrenzen sind. Andere aL-Formen sind insgesamt schlechter aus dem Lymphknoten allein zu diagnostizieren. Bei der *Monozytenleukämie* sind die abnormen Zellen oft durch ihren tief eingekerbten Kern erkennbar (FORKNER, 1934). Im histologischen Bild der *myeloischen Form* der aL sieht man oft eosinophile Myelozyten, die als Schlüssel für die Diagnose angesehen werden (RAPPAPORT, 1973). Unter den anderen extramedullären Lokalisationen der aL sind es besonders die *Haut,* vor allem bei der *Monozytenleukämie,* und die *Gonaden.* Weniger häufig finden sich Herde in der Brustdrüse und im subkutanen Gewebe.

3. Zytogenetische Befunde bei der aL

Im Gegensatz zur chronischen myeloischen Leukämie, bei der in nahezu allen Fällen ein Ph^1-Chromosom vorhanden ist, sind bei der aL bisher keine konstanten chromosomalen Abweichungen festgestellt worden, die die Krankheit charakterisieren (HUNGERFORD, 1961; BAIKIE u.Mitarb., 1961; SANDBERG u.Mitarb., 1968). Nur in Einzelfällen fand sich ein Philadelphia-Chromosom bei akuter myeloischer Leukämie (KHAN, 1972, 1973; KHAN u. MARTIN, 1967; KIOSSOGLOU u.Mitarb., 1965). Dagegen wurden *zytogenetische Abnormitäten* in den leukämischen Zellen bei 40% bis 60% der Patienten mit aL gefunden (TRUJILLO u.Mitarb., 1971). In zahlreichen Untersuchungen waren aber *abnorme Chromosomen,* sowie *Hypodiploidie, Hyperdiploidie, Pseudodiploidie* und *Polydiploidie* vorhanden (KIOSSOGLOU u.Mitarb., 1965; HUHN u. Mitarb., 1971; KROGH-JENSEN, 1971; GUNZ u.Mitarb., 1973). Extrachromosomen waren besonders häufig in den 7–12 und 15–22 Gruppen (HUNGERFORD u. NOWELL, 1962). Strukturelle Aberrationen sieht man in Form von *Chromosomenbrücken* und *-spalten.* Die Chromosomenstörungen fanden sich sowohl in den myeloischen als auch in den erythropoetischen Vorstufen (KROGH-JENSEN u. KILLMANN, 1967, 1971). Die Chromosomenabnormitäten können in der Remission verschwinden, beim erneuten Schub aber wieder auftreten (REISMAN u.Mitarb., 1964; HART u.Mitarb., 1971). Doch lassen ausgiebige Studien den Schluß zu, daß die karyotypischen Abnormitäten bei der aL keine oder nur geringe ätiologische, klinische oder hämatologische Signifikanz haben und nicht die Lebenszeit des Patienten beeinflussen (FITZGERALD u.Mitarb., 1973). Ein besonders eindrucksvoller Fall mit einer erstmals festgestellten tetraploiden Leukämie, der durch seinen akuten Verlauf und Resistenz gegenüber Zytostatika gekennzeichnet war, wurde von TRUJILLO u.Mitarb. (1971) mitgeteilt. Nicht zuletzt lassen sich oft erhebliche Veränderungen an den Chromosomen bei zytostatisch behandelten Patienten nachweisen. Weiterhin scheint es wichtig, daß bereits vor der Diagnosestellung einer akuten myeloischen Leukämie abnorme Stammlinien nachweisbar waren (KROGH-JENSEN, 1971). Darüber hinaus ist es interessant, daß bei Verwandten ersten Grades von Kindern mit aL ein signifikant höherer Anteil an haplo- und pseudohaploiden Zellen vorhanden war und daß sie häufiger Metaphasen mit mehr als 50 Chromosomen pro Mitose hatten als gesunde Vergleichspersonen. Der Mitose-Index lag bei den Verwandten signifikant niedriger als bei den Kontrollen (KIRCHNER u.Mitarb., 1972).

4. Zellkinetik

Über kinetische Untersuchungen der Blastzellen bei der akuten Leukämie liegen inzwischen zahlreiche Ergebnisse vor (CRONKITE, 1967; KILLMANN, 1968a, b; CLARKSON, 1969; MAUER u.Mitarb., 1969; KILLMANN, 1972, 1973; GAVOSTO, 1973). Die Meinung, daß die Blasten schneller proliferieren als normale Knochenmarkzellen, erwies sich als falsch. Bereits 1949 ergaben sich durch Studien über den Mitoseindex erste Hinweise auf leukämische Zellen und normale Knochenmarkzellen (Begemann u. Hemmerle, 1949). Dabei ließ sich feststellen, daß der Mitoseindex der leukämischen Knochenmarkzellen niedriger ist als der normaler Zellen. Erst als es möglich wurde, mit Hilfe von Isotopen, besonders durch Markierung mit ^{3}H-Thymidin, die *Kinetik der Leukämiezellen* zu verfolgen, erhielt man nähere Einblicke. Killmann (1972, 1973) hat diese Befunde wie folgt zusammengefaßt:

1. Der Markierungsprozentsatz mit ^{3}H-Thymidin der Paramyeloblasten ist bedeutend niedriger als der Markierungsprozentsatz normaler Myeloblasten.

2. Große und typische Paramyeloblasten sind höher markiert als kleine und atypische Paramyeloblasten.

3. Paramyeloblasten im Blut sind bedeutend niedriger markiert als Paramyeloblasten im Knochenmark.

4. Die Halbwertszeit der mittleren Körnchenzahl der markierten Paramyeloblasten deutete auf eine Zykluszeit der leukämischen Paramyeloblasten zwischen 48 und 84 Std hin. Die Zykluszeit ist damit bedeutend länger als die Zykluszeit der normalen myeloischen Vorstufen des Knochenmarks.

5. Es wurde schließlich gefunden, daß die Myeloblasten im Blut randomisiert verschwinden, mit einer Halbwertszeit von ca. 24 Std. Aus diesen Ergebnissen heraus ergab sich folgendes Modell:

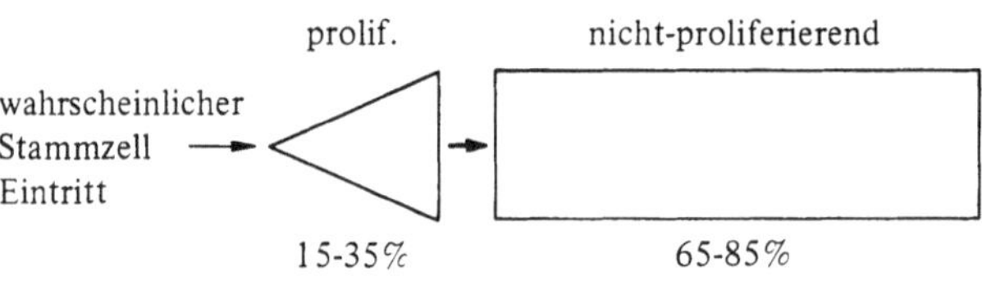

Proliferierender Pool:

1. Wahrscheinlich überwiegend (oder ausschließlich) ein sich selbst reproduzierender Pool

2. t_{DNA}: Mehrzahl 20 Stdn., Minderzahl 7-10 Stdn.

3. t_C: Mehrzahl 50-60 Stdn., Minderzahl 15-20 Stdn.

4. Zellbildungsrate:
Mehrzahl: 1,2-2 Zellen/100 prolif. Zellen/Stde.
Minderzahl: 3,3-6,7 Zellen/100 prolif. Zellen/Stde.

Abb. 13

Dieses Modell arbeitet mit zwei Typen von Blastzellen, nämlich „*aktiv proliferierenden*" und „*nicht-proliferierenden*", die nach einer gewissen Zeit absterben. Doch war dieses Modell nicht länger haltbar, als gezeigt werden konnte, daß die sog. kleinen „nicht-proliferierenden" Blasten wieder eine Proliferationsaktivität aufnehmen können (Mauer u. Mitarb., 1969). Das bedeutet, daß die leukämische Population *autonom* ist, die leukämischen Zellen also ihre eigene *Stammzellenfunktion* besitzen (Killmann 1972, 1973). Aufgrund dieser Befunde konnte folgendes Modell konzipiert werden:

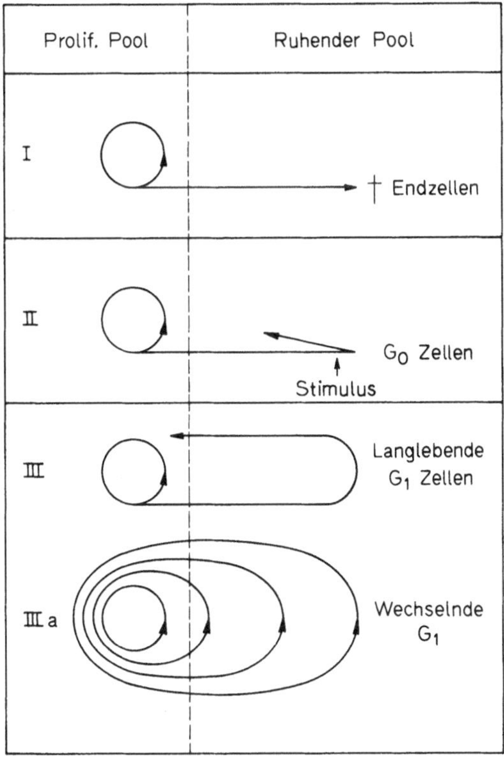

Abb. 14

Dabei stehen sich *zwei Pools* von leukämischen Zellen gegenüber, nämlich einer mit *aktiv proliferierenden Zellen* und einer mit relativ *inaktiven („ruhen-den") Zellen*. Dabei könnten sich theoretisch die ruhenden Zellen auf verschiedene Weise verhalten:

I. Sie mögen Endzellen sein, die nicht mehr proliferieren können und früher oder später sterben. II. Sie können sog. G_0-Zellen sein, d.h. Zellen, die sich nicht teilen werden, sofern sie nicht dazu induziert werden. Die Existenz von Endzellen wie auch von G_0-Zellen ist bisher aber unbewiesen. III. Die „ruhenden" Zellen können auch Zellen sein, die in einer langen G_1-Phase sind. In diesem Fall würden die Zellen doch zu irgendeinem Zeitpunkt wieder in die DNS-Synthese eintreten und sich danach teilen. IIIa. Als letzte Möglichkeit wird diskutiert, ob die „ruhenden" Zellen unterschiedlich lange G_1-Phasen haben, was bedeuten würde, daß eine Unterscheidung zwischen „aktiven" oder „relativ schnell" proliferierenden und „ruhenden" Zellen sehr willkürlich ist.

Insgesamt läßt sich aus diesen Überlegungen heraus schließen, daß alle leukämischen Zellen die Fähigkeit haben, wieder in die *DNS-Synthese* einzutreten (STRYCKMANS u.Mitarb., 1970). Man konnte diesen Vorgang dadurch beweisen, daß nach Bestrahlung mit ultraviolettem Licht die Zellen wieder 3-H-Thymidin inkorporieren. Offen bleibt aber, ob es überhaupt eine „Endzelle" gibt, da das Absterben von Zellen nicht beinhaltet, daß es sich dabei um Endzellen zu handeln braucht.

Durch die *Markierung von Mitosen* mit ^{3}H-Thymidin konnte die *DNS-Syn-thesezeit* der leukämischen Blasten bestimmt werden. Die mittlere DNS-Synthesedauer der Paramyeloblasten lag gewöhnlich um 15 bis 20 Std (Killmann, 1968), mit erheblichen Schwankungen, wobei sie in Einzelfällen 7 und mehr als 24 Std betrug (Arbenz, 1971; Mauer u. Fisher, 1966; Wagner u. Mitarb., 1972). Die mittlere *Generationszeit* wurde, ebenfalls mit einem größeren Schwankungsbereich, mit ungefähr 50 bis 60 Std ermittelt. Die *Mitosedauer* lag gewöhnlich um 1 bis 2 Std (Killmann, 1968). Diese Befunde lassen den Schluß zu, daß sich die Paramyeloblasten anscheinend langsamer teilen als normale Knochenmarkzellen. Beachtet werden sollte aber, daß es sich hier nur um Durchschnittswerte handelt und eine erhebliche individuelle Streuung vorhanden ist. Auch während des Verlaufs der Krankheit kann sich die Kinetik der Zellen ändern, wie das durch Verlaufskontrollen z.Z. der Diagnosestellung und beim ersten Rezidiv zu objektivieren war (Karle u. Mitarb., 1973).

Deutliche Unterschiede sind bei den Blasten des Knochenmarks und der Zellen im peripheren Blut festzustellen. Der Markierungsindex mit ^{3}H-Thymidin ist in den Blutblasten deutlich geringer als im Knochenmark. Nach in-vivo-Markierung mit ^{3}H-Thymidin bleibt der Index für einige Stunden niedrig, entsprechend der Zeit, in der die großen Blastzellen markiert werden und sich in kleine Blasten teilen (Killmann, 1968). Im Laufe der nächsten 24 Std nach ^{3}H-Thymidin-Injektion kommt es zum Anstieg des Markierungsindex, der sein Maximum am 2. Tag erreicht und allmählich abfällt (Killmann, 1968).

Das Verschwinden der Blastzellen aus dem peripheren Blut scheint exponentiell mit einer Halbwertszeit von 22 bis 23 Std vor sich zu gehen, was einem Aufenthalt im Blut von 32 bis 33 Std entspricht (Killmann u. Mitarb., 1963). Von anderen Autoren wurde die Halbwertszeit mit 25 Std ermittelt (Clarkson u. Mitarb., 1967), wobei Studien mit ^{3}H-Uridin-markierten autotransfundierten Blasten des Blutes ähnliche Befunde ergaben.

Das weitere Schicksal der Blastzellen des Blutes ist bisher unbekannt. Eine Rückkehr in das Knochenmark und Wiederaufnahme der Proliferation ist nach einer Reihe von Untersuchungen verneint worden (Clarkson, 1969; Hoelzer u. Mitarb., 1970). Allerdings wurde nach vorausgegangener zytostatischer Therapie beobachtet, daß leukämische Myeloblasten aus dem Blut in das Knochenmark zurückkehren können (Killmann u. Mitarb., 1971).

Die kinetischen Studien an den Leukämiezellen der aL haben bereits zu Ansätzen geführt, die für die zytostatische Therapie von besonderem Nutzen sein sollen (s. S. 377).

5. Immunologische Befunde

Die Erforschung von *Immunreaktionen* bei der aL steht noch in einem Anfangsstadium. Doch lassen die bisher erhobenen Befunde den Schluß zu, daß sowohl humorale als auch zellgebundene Immunreaktionen gegen bestimmte Leukämiezellen bestehen und daß wahrscheinlich *spezifische leukämieassoziierte Antigene* dabei beteiligt sind. Die Ergebnisse verschiedener Untersucher sind allerdings kaum vergleichbar, weil verschiedenartige Testmethoden dafür verwendet wurden, darüber hinaus das untersuchte Patientengut ein weites Spektrum im Leukämietyp, dem Stadium der Krankheit, einer evtl. vorausgegangenen zytostatischen Therapie oder verabreichten Bluttransfusionen aufwies.

Die zuerst untersuchten Immunreaktionen waren humoral, und die betreffenden Antikörper waren entweder *Autoantikörper*, die im Serum der Patienten nachweisbar waren, oder Antikörper, die in immunisierten Tieren mit präparierten Leukämiezellen gewonnen wurden. *Zytotoxische Tests* schienen die zuverlässigsten Befunde zu liefern. Antiseren, gebildet in Kaninchen, die gegen eine gereinigte Zellmembrankomponente immunisiert wurden, die aus der Gewebekultur einer Burkitt-Tumor-Zellinie (RAJI) stammte, erwiesen sich als zytotoxisch (MANN u. Mitarb., 1971). Eine Zytotoxizität der Antiseren fand sich gegen die peripheren Leukozyten bei 8 von 15 Patienten mit aL und bei 5 von 41 Verwandten, aber nicht gegen Leukozyten von Patienten, die in Remission waren oder von gesunden Probanden. Es ließ sich sogar nachweisen, daß Patienten, die nicht in eine Remission gelangten, ihre Reaktion nicht verloren (HALTERMAN u. Mitarb., 1972). Man schloß daraus, daß diese Antiseren fähig sind, ein leukämieassoziiertes Antigen oder Antigene bei der akuten Leukämie im Schub aufzudecken und darüber hinaus für die Diagnose, den Verlauf und die Wirksamkeit der Therapie von Nutzen sind. Die Natur der antigenen Determinanten ist aber noch unklar.

Um *zellgebundene (cell-mediated) Immunreaktionen* bei der aL zu erkennen, wurden Versuche mit dem *„mixed-lymphocyte"-Test* durchgeführt. Dabei werden autologe oder allogenische Lymphozyten von Patienten in Remission mit den Leukämiezellen, die während des Schubes entfernt und konserviert wurden, in vitro zusammengebracht. Besteht eine Antigendifferenz zwischen diesen beiden Zellpopulationen, so kommt es bei den „Remissionszellen" zur Blastentransformation und DNA-Synthese, die durch Markierung der Zellen mit ^{3}H-Thymidin zu messen ist. Man hat außerdem Leukämiezellen mit autologen Lymphozyten kultiviert, bevor und nachdem die Patienten mit ihren eigenen bestrahlten Leukämiezellen autoimmunisiert worden waren (POWLES u. Mitarb., 1971). Durch die Autoimmunisierung konnte die Stimulierung der „normalen Lymphozyten" der Patienten sogar erhöht werden. Die Reaktion besagt, daß die Remissionslymphozyten der Patienten mit aL in der Kultur gegen ihre eigenen aufbewahrten Leukämiezellen derart reagieren, als ob diese Zellen ein fremdes Antigen tragen würden. Wegen der Interferenz von Transplantationsantigenen ist es allerdings bei diesem Test nicht möglich, zu bestimmen, ob dieses Antigen individuell spezifisch ist wie in chemisch-induzierten experimentellen Tiertumoren oder „gruppenspezifisch" wie die Neoantigene von viral induzierten Tumoren.

Weitere Methoden zur Beurteilung der zellgebundenen Immunität sind die Hautteste, bei denen *„delayed-hypersensitivity-type"-Reaktionen* („Reaktion vom verzögerten Typ") durch intradermale Injektionen von Membranextrakten autologer Leukämiezellen hervorgerufen werden (OREN u. HEBERMAN, 1971). Eine positive Reaktion war fast ausschließlich auf Patienten in der Remission begrenzt.

Man hat auch den Versuch unternommen, *kombinierte Untersuchungen* sowohl der humoralen als auch der zellgebundenen Immunität bei der aL durchzuführen, um dabei eventuelle Korrelationen aufzudecken. Drei Techniken wurden dabei verwendet, nämlich *Zytotoxizität, „mixed-lymphocyte"-Test* und *Hauttests* (LEVENTHAL u. Mitarb., 1972). Alle außer einem von 20 Patienten mit aL (9 mit aLL, 11 mit aML) zeigten mindestens eine positive Reaktion im Verlauf ihrer Krankheit. Eine Korrelation der Ergebnisse aller 3 Tests ergab sich allerdings nicht. Das überrascht allerdings nicht, weil die Tests zu verschiedenen Zeiten durchgeführt, also evtl. auch durch therapeutische Maßnahmen beeinflußt sein könnten, zum anderen aber jeder Test Ausdruck einer unterschiedlichen Immunantwort darstellt. Die Hauttests schienen mit dem Krankheitsstadium am ehesten in Einklang zu stehen, weil sie nur in der Remissionsphase überwiegend positiv waren, wie auch zytotoxische Antikörper zu dieser Zeit vermindert nachweisbar waren.

In einer anderen Studie wurde der *„mixed-lymphocyte"-Test* zusammen mit der direkten *Membranimmunfluoreszenz* mit einem *Anti-Immunglobulinserum* verwendet (GUTTERMANN u. Mitarb., 1973). Von den 34 untersuchten Patienten

(10 mit aLL; 24 mit aML) reagierten 71% in vitro mit einer autologen *Blastzellen-Transformation*. Diese Transformation der Blastzellen konnte teilweise oder völlig blockiert werden, wenn die Zellen im autologen, weniger im allogenischen Serum kultiviert wurden. Die direkte Membran-Immunfluoreszenz mit Anti-Immunglobulin-Serum ergab, daß die Zellen von 7 oder 8 untersuchten Patienten mit aML IgG gebunden hatten sowie eine Serum-Hemmung aufwiesen. Die Blockierung der Transformation geschah ausschließlich bei Zellen von Patienten mit aML, wie auch die Membran-Immunfluoreszenz lediglich auf die aML begrenzt war. Warum nun die Zellen der aML Immunglobulin gebunden hatten und nicht die der aLL, ist noch unklar, doch wurde diskutiert, ob die Zellen der akuten lymphoblastischen Leukämie aus dem Thymus abstammen und noch nicht genügend differenziert sind, um Immunglobulin zu bilden oder überhaupt nicht lymphoiden Ursprungs sind. Man hat versucht, diese Resultate mit der Prognose zu korrelieren und fand diese günstig, wenn eine positive Lymphozytentransformation eintrat, eine Hemmung durch autologes Serum bestand und IgG an der Zelloberfläche gebunden war.

Die Kenntnis über *Antigene* in menschlichen Leukämiezellen ist noch sehr gering (Pegrum, 1973), wobei immer noch die Frage offen ist, ob es sich um speziesspezifische Antigene oder wirkliche *leukämiegebundene Antigene* handelt. Nachdem es anscheinend gelang, leukämiegebundene Antigene nachzuweisen, mußte noch festgestellt werden, ob es sich dabei um *Neoantigene,* die vielleicht viral induziert waren, *unterdrückte fetale Antigene* oder *normale Oberflächenantigene,* die in Lage und Zahl wechselten, handelt (Hellström u.Mitarb., 1971). Weiterhin erschien es wesentlich, ob die leukämiegebundenen Antigene individualspezifisch oder gruppenspezifisch sind. Es ergab sich aber kein sicherer Hinweis, daß viral induzierte Neoantigene, wobei das Epstein-Barr-Virus möglicherweise beteiligt sein sollte, oder das karzinoembryonale Antigen (C.E.A.) eine Rolle spielen. Bei den akuten Leukämien wurde kein hoher Gehalt an Plasma-C.E.A. gefunden (Laurence u. Neville, 1972), doch ließ sich zeigen, daß starkes Anti-C.E.A. toxischer auf Blastzellen als auf Remissionszellen einwirkt (Baker u. Taub, 1973).

Eine Reihe von Untersuchungen über das *HL-A-System* in leukämischen Zellen liegt vor. Anfänglich hatte man den Eindruck, daß diese Alloantigene verändert sind und insbesondere eine Vermehrung von HL-A2 und HL-A12 bei Fehlen von HL-A1 bestehe (Walford u.Mitarb., 1970). Andere Studien konnten aber keine größeren Änderungen in der Verteilung der Antigene finden, weder bei den Patienten noch bei Familienangehörigen (Lawler u.Mitarb., 1971). Lediglich das *FJH-Antigen* hatte eine höhere Reaktionsfrequenz, die von den normalen Kontrollen abwich. Erstaunlicherweise fand es sich bei Patienten mit einer langen Überlebenszeit, so daß mögliche Beziehungen diskutiert wurden.

In diesem Zusammenhang scheint es noch von Interesse, daß in Seren von Kontaktpersonen *Antikörper gegen Zellen der kindlichen akuten Leukämie* mit Hilfe der indirekten Immunfluoreszenzmethode und der radialen Immundiffusionsmethode nachweisbar waren (Zintl u.Mitarb., 1970). Am häufigsten fanden sich Antikörper gegen die im Kindesalter meist vorkommenden Parablasten (lymphoblastische Form). Normale Leukozyten und Seren von Personen, die mit Wahrscheinlichkeit noch nie mit einem Leukämiekranken Kontakt hatten, fielen negativ aus. Die Interpretation dieser Beobachtungen ist schwierig, könnte aber evtl. doch einen gewissen Hinweis auf die mögliche *Virusätiologie* der Leukämien geben.

Die z.T. äußerst divergierenden Ergebnisse dieser Untersuchungen bedürfen noch weiterer Bestätigung.

6. Sonstige Laboratoriumsbefunde

Die *Blutkörperchensenkungsgeschwindigkeit* (BSG) ist meist schon bei der Diagnosestellung der aL mehr oder weniger stark beschleunigt. In unserem Krankengut hatten nahezu 60% der Fälle einen Wert über 50 mm n.W., 24% davon sogar einen über 100 mm n.W. in der ersten Stunde. Eine normale bzw. unwesentlich erhöhte BSG könnte durch eine gleichzeitig bestehende Hypofibrinogenämie erklärt werden.

Das *Plasmaprotein* liegt bei der Mehrzahl der Patienten im Normbereich, nur bei wenigen ist es vermindert, nur selten erhöht. Uncharakteristisch verändert ist die *Serumelektrophorese,* die eine „entzündliche" Konstellation, also α_2- und γ-Globulinvermehrung und Albuminverminderung aufweisen kann (ca. die Hälfte der Fälle bei unseren Patienten). Die von anderen Autoren nachgewiesenen Unterschiede der α_2-Globuline, nämlich bei der lymphoblastischen Form erhöht, bei myeloischer erniedrigt, war von uns nicht zu beobachten. Desgleichen soll bei 5% der aLL eine schwere Hypogammaglobulinämie bestehen (BODEY u. FREIREICH, 1972). Diese Veränderungen lassen sich sowohl mit der Grundkrankheit als auch mit sekundären entzündlichen Erscheinungen in Einklang bringen. Eine ausführliche Studie über den Gesamtgehalt an γ-*Globulin* und an *Immunglobulin* G, A und M bei Kindern mit akuter Leukämie liegt von BLAU (1972) vor. Initial fand sich bei den Kindern meist eine Vermehrung der γ-Globuline. Dabei sind es besonders das IgG und IgM, die quantitative Veränderungen aufweisen, während IgA relativ konstant normal ist und im Gegensatz zu den anderen Immunglobulinen nicht unter der zytostatischen Therapie abfällt.

Von anderen Untersuchern war bei laufenden Bestimmungen des *IgG* bei Kindern mit aL festgestellt worden, daß nach Einsetzen der zytostatischen Therapie ein signifikanter, wenn auch nur temporärer Abfall des IgG-Gehalts eintrat (KIRAN u. GROSS, 1969). Eine stärkere Reduktion von IgG trat bei therapieresistenten Fällen auf (< 3,8–3,5 mg/ml), die auch häufig bakteriellen Septikämien erlagen.

Das *Serumhaptoglobin* ist bei Patienten mit aL überwiegend deutlich erhöht (GURDA, 1971).

Der *Serumharnsäuregehalt* ist gewöhnlich mit der Zahl der Leukozyten korreliert. Bei hohen Leukozytenwerten ist die Harnsäure immer mehr oder weniger stark erhöht, bei sub- oder aleukämischen Fällen dagegen meist normal.

Unterschiede in der *Harnsäureausscheidung* sollen bei den verschiedenen Leukämieformen vorhanden sein. Bei akuter lymphoblastischer Leukämie soll die Harnsäureausscheidung höher sein als bei der akuten myeloischen Leukämie. Unter der zytostatischen Therapie steigt meist die Serumharnsäure ebenso wie die Harnsäureexkretion beträchtlich an und kann zu erheblichen Komplikationen führen. Eine Erhöhung des *Harnstoffs* sahen wir zu Beginn der Krankheit bei etwa $^1/_3$ unserer Patienten.

Das *Serumeisen* zeigt zum Zeitpunkt der Diagnosestellung keine einheitlichen Werte, es kann normal, erhöht oder erniedrigt sein. Eigene Beobachtungen ergaben bei etwa der Hälfte der Fälle erhöhte Werte, dagegen nur bei 5% deutlich erniedrigte. Konstanter findet sich eine Erhöhung des *Serumkupfers,* das unter der Therapie abfallen kann und wodurch sogar der Erfolg zu bewerten ist (ILICIN, 1971; HEILMANN u.Mitarb., 1973).

Unter den *Elektrolyten* spielt bei der aL das *Kalzium* eine besondere Rolle, weil es erhöht sein und — wenn auch selten — klinisch das Bild einer Hyperkalziämie hervorrufen kann. Dabei wurden Serum-Ca-Werte bis 24 mg/100 ml gefunden (JORDAN, 1966; BENVENISTI u.Mitarb., 1969). Eine Hyperkalziämie soll häufiger bei lymphoblastischen und leukozytopenischen als bei myeloischen Formen vorkommen. Mit der Kalziumerhöhung verbunden ist meist eine vermehrte *Kalziumexkretion* im Urin ($>0{,}2-0{,}4$ g/Tag). Wenn auch die pathogenetischen Mechanismen der Hyperkalziämie nicht immer klar zu erfassen sind, so dürfte doch die erhebliche leukämische Zellinfiltration im Knochenmark, die eine vermehrte Knochenresorption bewirkt, am ehesten dafür in Frage kommen. Selten sind Fälle, bei denen das Hyperkalziämiesyndrom durch eine vermehrte Sekretion von Parathormon (*Pseudohyperparathyreoidismus*) durch Zellinfiltration der Nebenschilddrüsen hervorgerufen wird (SCHWARZ u.Mitarb., 1966).

Der *anorganische Phosphor* liegt bei der aL gewöhnlich im Normbereich. Der *organische Phosphor* ist dagegen, wahrscheinlich infolge des hohen Phosphorgehaltes der Leukozyten, meist erhöht. Uneinheitlich ist der Gehalt des *Serum-Kaliums*. Wenn es auch bei der Mehrzahl der Patienten normal ist, so finden sich doch, besonders unter hochdosierter Langzeittherapie mit Kortikosteroiden, immer wieder Fälle mit Hypokaliämie. Hyperkaliämien sind besonders dann zu beobachten, wenn die aL mit einer Hämolyse vergesellschaftet ist. Der Gehalt des Serums an *Magnesium* ist auch während der Therapie gleichmäßig normal (HEILMANN u.Mitarb., 1973).

Unter den Serumenzymen ist die *Laktatdehydrogenase* (LDH) bei ungefähr $^2/_3$ der Patienten im pathologisch erhöhten Bereich, wovon sogar über die Hälfte stark erhöhte Werte über 500 u/l aufweisen. Paramyeloblastäre Formen sollen häufiger abnorme Werte aufweisen als Lymphoblastenleukämien oder Monozytenleukämien, ein Befund, den wir in unserem Krankengut nicht bestätigen konnten. Die LDH-Erhöhung läuft gewöhnlich parallel mit der Leukozytenzahl, zumal bei sub- bzw. aleukämischen Leukämien meist normale Enzymaktivitäten gefunden werden. Ähnliche Verhältnisse ergaben sich bei der *Phosphohexose-Isomerase, Malatdehydrogenase, Triosephosphatisomerase* und der *Glutathionreduktase*. Nicht sehr häufig (in unserem Krankengut bei ca. 30%) findet sich eine Erhöhung der *SGOT*, während die *SGPT* nur bei wenigen Patienten im pathologischen Bereich liegt. Man sollte dabei immer an eine gleichzeitig bestehende Leberschädigung oder leukämischen Leberbefall denken. Im Gegensatz zu einer Reihe von Untersuchern konnten wir eine Erhöhung der *alkalischen Phosphatase* im Serum relativ selten sehen. Die *Serum-Muramidase-Aktivität (Lysozym)* ist bei der akuten myeloischen Leukämie, besonders aber bei der akuten Monozytenleukämie gesteigert (PERILLIE u.Mitarb., 1968).

Von Interesse ist noch, daß bei der aL öfter eine *Hyperlaktikämie* anzutreffen ist, was mit der hohen Milchsäurebildungsrate zusammenhängt. Es kann sich darunter sogar eine Azidose entwickeln. Das *Serumcholesterin* kann eher erniedrigt sein, dagegen sind die *Lipide* und *freien Fettsäuren* meistens erhöht. Das *Serum-Vitamin B_{12}* ist bei der aL unterschiedlich verändert. Während bei der akuten myeloischen Leukämie normale (BEGEMANN u.Mitarb., 1966) aber auch mäßig erhöhte Werte zu finden sind, haben sich besonders bei der akuten promyelozytären Leukämie stark überhöhte Werte nachweisen lassen ($2000-16000$ pg/ml) bei gleichzeitig erhöhter Serum-Vitamin B_{12}-Bindungskapazität ($1500-6500$ pg/ml) (RACHMILEWITZ u.Mitarb., 1972). Man hat sogar aus diesem Befund geschlossen, daß man damit die myeloblastären von den promyelozytären Formen abtrennen kann.

Die *Thromboplastinzeit* (Quick-Test) ist in der Initialphase der Krankheit bei den meisten Patienten normal, stärker pathologische Werte fanden wir bei ca. 30%. Das *Fibrinogen* ist überwiegend normal oder sogar erhöht. Ein *FSF-Mangel* (Faktor XIII-Aktivität) gehört zu den fast regelmäßigen Befunden

bei der aL (NUSSBAUM u. MORSE, 1964; RASCHE u.Mitarb., 1972 u.a.). (Weiteres
über Gerinnungsstörungen s. S. 374.)

Bei den akuten Leukämien ist der *Grundumsatz* häufig hoch und soll sich
mit der Schwere der Krankheit, der Leukozytenzahl und deren Reifestadium
korrelieren lassen. Doch sind diese Zusammenhänge nicht immer vorhanden.
Wahrscheinlich wird der Grundumsatz durch einen erhöhten *Proteinkatabolismus* hervorgerufen. Eine Hyperthyreose scheint jedoch nicht vorzuliegen, zumal
die Aufnahme von radioaktiv markiertem Jod durch die Schilddrüse normal
ist. Eine *diabetische Stoffwechsellage* konnten wir bei 13,5% unserer Patienten
beobachten.

Im *Urin* lassen sich keine charakteristischen pathologischen Befunde erheben.
Oft finden sich aber Eiweiß und gelegentlich hyaline und granulierte Zylinder,
was bei gleichzeitiger Hämaturie den Verdacht auf eine Nephritis nahelegt.
Eine stärkere Hämaturie besteht meist im Gefolge der allgemeinen hämorrhagischen Diathese.

C. Pathologisch-anatomische Befunde

Seit Einführung einer wirksamen zytostatischen Therapie hat sich das Bild der
aL bei der Obduktion erheblich verändert. Es ist keine Seltenheit, daß die
Diagnose einer aL aus dem pathologisch-anatomischen Befund nicht mehr zu
stellen ist. Hauptsächlich findet sich eine durch Therapie bedingte Aplasie des
Knochenmarks, was dazu führt, eine *aplastische Anämie, Panmyelopathie* bzw.
Panmyelophthise anzunehmen. Auch in den *parenchymatösen Organen* lassen
sich oft nur durch histologische Untersuchungen noch *leukämische Infiltrationen*
nachweisen. Oft stehen auch Veränderungen im Vordergrund, die sekundär
durch die hämorrhagische Diathese und/oder schwere Infektion bedingt sind
und das leukämische Bild verdecken.

Bei Patienten, die unbehandelt oder inadäquat behandelt verstarben, finden
sich typische pathologisch-anatomische Befunde. In erster Linie ist der Befall
der hämatopoetischen und lymphatischen Organe makroskopisch bereits sehr
auffallend. In den *langen Röhrenknochen* ist das Fettmark größtenteils oder
vollständig durch aktives Knochenmark ersetzt, das sich makroskopisch in einer
grauen oder bräunlichen Färbung des Marks, bei Blutungen auch dunkelrot,
manifestiert. Mikroskopisch entspricht der Befund dem intra vitam erhobenen
(s. S. 358).

Im Gegensatz zu den chronischen Leukämien ist die *Vergrößerung der Milz*
nicht obligat und im allgemeinen sogar nur geringgradig ausgeprägt. Während
bei Erwachsenen sogar in 44% (GUNZ u. HOUGH, 1956) ein Milztumor vermißt
wurde, ist er bei Kindern, insbesondere bei der akuten lymphoblastischen Leukämie, fast immer vorhanden. Die Milz ist in ihrer Konsistenz weich, manchmal
zerfließend, was die gelegentlich beobachteten Spontanrupturen erklärt (FLOOD
u. CARPENTER, 1961). Mikroskopisch erkennt man eine mehr oder weniger ausgeprägte Infiltration der Pulpa mit den leukämischen Zellen, ebenso in den Sinusoiden und um sie herum. Malpighische Körperchen sind zusammengedrückt oder
fehlen ganz. Oftmals setzt sich die gesamte Milz nur aus uniformen Zellen
zusammen, ohne daß eine normale Struktur noch erkennbar ist.

Ähnliche Befunde lassen sich in den *Lymphknoten* erheben, die vorwiegend
bei den lymphoblastischen Formen vergrößert sind. Im histologischen Schnitt

dominieren die entsprechenden Leukämiezellen, wobei Rudimente der normalen Lymphknotenstruktur noch bestehen können. Blutungen im Lymphknoten sind öfter vorhanden.

Die *Leber,* wechselnd in ihrer Größe, zeigt ebenfalls typische Veränderungen bei der aL. Mikroskopisch sieht man eine oft massive Infiltration mit Leukämiezellen in den Portalfeldern und Sinus.

Neben diesen Hauptmanifestationen können aber leukämische Infiltrationen im *Knochen,* in der *Haut, Herz, Lungen, Nieren, Darm, Augen* und *Zentralnervensystem,* aber auch noch in anderen Geweben autoptisch verifiziert werden, die klinisch nicht auffällig waren. Das *ZNS* spielt deshalb eine besondere Rolle, weil ein Befall post mortem in der Mehrzahl der Fälle zu verifizieren ist, der während des Krankheitsverlaufs nicht objektivierbar war. Oftmals gelingt der Nachweis nur durch die histologische Untersuchung, doch können auch ausgedehnte Läsionen bestehen. Hauptsächlich befallen sind im Gehirn die *Hemisphären* (61%), der Bezirk um die *basalen Ganglien* (46%), *Hirnstamm* (31%) und *Kleinhirn* (28%) (LEIDLER u. RUSSEL, 1945). Die *Hypophyse* kann auch leukämisch infiltriert sein (MASSE u.Mitarb., 1973). Weniger häufig ist der Befall der *zerebralen* und *spinalen Meningen* oder des *Rückenmarks.* Doch scheinen diese Manifestationen seit Einführung einer wirksamen zytostatischen Therapie deutlich zugenommen zu haben. Die *Gehirnnerven* sind wesentlich öfter betroffen als die peripheren Nerven. Darüber hinaus gehört gerade bei der aL die *Hirnblutung* zu den häufigsten letal verlaufenden Komplikationen (s. S. 374). Der pathologisch-anatomische Befund reicht von kleinen Blutungsherden bis zur Massenblutung mit Einbruch in die Ventrikel.

Bemerkenswert ist noch, daß bei der Autopsie recht häufig eine *leukämische Infiltration des Herzens* einschließlich Perikard gefunden wird, die klinisch nicht erfaßbar war. Nur wenn das Reizleitungssystem betroffen ist, ist sogar ein *Herzblock* möglich. Im *Elektrokardiogramm* auftretende Veränderungen sind aber während der zytostatischen Therapie (insbesondere bei Daunoblastin) sehr kritisch zu betrachten, weil es nicht unterscheidbar ist, ob die Läsionen leukämisch oder therapeutisch bedingt sind.

Der autoptisch gesehene *Lungenbefund* läßt oft keine Entscheidung zu, ob die Veränderungen durch leukämische Infiltrationen oder durch die sehr häufigen pulmonalen Infektionen oder Infarzierungen hervorgerufen wurden. Der leukämische *Pleurabefall* kann bei Ergußbildung durch Nachweis von Leukämiezellen im Exsudat gesichert werden.

Zusammenfassend läßt sich sagen, daß der pathologisch-anatomische autoptische Befund bei Patienten mit aL äußerst unterschiedlich sein kann. Er reicht von völligem Fehlen typischer leukämischer Veränderungen bis zur leukämischen Infiltration nahezu aller Organe.

D.I.1. Verlauf und Prognose

Die *Prognose* der aL ist infaust. Während bei den kindlichen, *akuten lymphoblastischen Leukämien* die Lebenserwartung durch die heute angewendete aggressive zytostatische Therapie bedeutend günstiger geworden ist, was durch viele Untersuchungen eindeutig belegt wurde, haben erwachsene Patienten mit aL nur selten eine Überlebenszeit, die über ein Jahr nach Diagnosestellung hinausgeht. Selbstverständlich sind bei den verschiedenen Untersuchern oft erhebliche Unterschiede festzustellen, die auf eine Reihe von Faktoren zu beziehen sind. Dabei spielen wahrscheinlich nicht nur die verschiedenen Leukämieformen, Alter und Auswahl der Patienten, sondern auch die durchgeführte Therapie eine wesentliche Rolle. Echte Vergleiche unter den von verschiedenen Autoren erhobenen Befunden sind daher oft nicht möglich und fragwürdig.

Man hat immer wieder versucht, den bei den einzelnen Patienten *vorherrschenden Zelltyp* mit der *Prognose* zu korrelieren. In einer älteren Studie ließ sich feststellen, daß im Vergleich die akuten lymphoblastischen gegenüber den myeloblastischen Leukämien — wohl therapiebedingt — eine längere Überlebenszeit hatten (WINTROBE, 1967). So war nach Diagnosestellung die mittlere Lebensdauer in drei Beobachtungszeiträumen (1947—1954, 1954—1957, 1958—1964) bei der akuten lymphoblastischen Leukämie von 4 Monaten, über 8 Monate bis zu 12 Monaten angestiegen, bei der akuten myeloblastischen Leukämie dagegen von 2,2 über 3,4 bis lediglich 5,1 Monaten. Die Abhängigkeit der Lebenserwartung von der Therapie wurde in einer Untersuchung an akuten lymphoblastischen Leukämien noch deutlicher. Man hatte die Patienten in 3 Gruppen von Zweijahresperioden eingeteilt und konnte feststellen, daß in den Jahren 1959—1960 die mittlere Überlebensdauer 10 Monate betrug, in den folgenden 2 Jahren auf 14 Monate stieg und schließlich in den Jahren 1963—1964 sogar 16 Monate erreichte (HARDISTY u. TILL, 1968).

Ohne Berücksichtigung des *Leukämietyps* lag in einer Untersuchung von 188 Patienten im Alter von 10 bis 81 Jahren die mittlere Überlebensdauer bei 8 Monaten (HARTWICH u. WEISE, 1971), in einer anderen statistischen Übersicht an 487 Fällen von aL überlebten 50% 4 Monate, nur 20% 7 Monate (GROSS u.Mitarb., 1968). Wesentlich schlechtere Ergebnisse ergaben sich bei einer Studie von 66 erwachsenen Patienten mit akuter myeloischer Leukämie, bei denen die mittlere Überlebensdauer nur 6 Wochen betrug (ABBREDERIS u.Mitarb., 1973). Bei 41 Kindern mit aL zeigte sich eine Verschlechterung der Prognose mit Zunahme des mittleren Kerndurchmessers der Blasten; eine intensive Zytoplasmabasophilie erwies sich als besonders schlechtes Zeichen (MUND u.Mitarb., 1969). Bei weiterer Klassifizierung der aL hat man den unreiferen Formen, also dem myeloblastären Typ, eine schlechtere Prognose zugeordnet als dem etwas besser ausdifferenzierten promyelozytär-myelozytären Typ (HAYHOE, 1960; BERNARD u. BOIRON, 1964). Andere sahen wiederum die akute monozytäre Leukämie in ihrem Verlauf als ungünstig an (WIERNIK u. SERPICK, 1969; LÖFFLER, 1969; HENNEKEUSER, 1970; OBRECHT u.Mitarb., 1970). Doch hat man insgesamt den Eindruck, was auch in vielen retrospektiven Studien deutlich ausgesagt wird, daß die *akute promyelozytäre Leukämie* prognostisch am schlechtesten ist, weil bei diesem Typ oft eine exzessive hämorrhagische Diathese im Vordergrund steht (DIDISHEIM u.Mitarb., 1964; ROSENTHAL, 1963). In eigenen Untersuchungen, die sich über einen Zeitraum von 1961 — 1969 erstreckten wobei während dieser Zeit verschiedene Therapieschemata zur Anwendung kamen und daher nicht berücksichtigt werden können, ließ sich eindeutig herausarbeiten, daß die *promyelozytäre Leukämie* die *kürzeste Lebenserwartung* aufweist (RASTETTER u.Mitarb., 1972; STREHLE, 1975). Die *durchschnittliche Überlebenszeit* des Gesamtkollektivs betrug 132 Tage, für die Patienten mit akuter promyelozytärer Leukämie jedoch nur 96 Tage. Die undifferenzierte Form entsprach in ihrer Überlebenszeit etwa der promyelozytären, doch ist bei der geringen Patientenzahl eine sichere Aussage unmöglich. Als am besten in der mittleren Überlebenszeit erwies sich die akute lymphoblastische Leukämie, die anscheinend auch im Erwachsenenalter therapeutisch günstiger zu beeinflussen ist. Die durchschnittliche Überlebenszeit betrug 177 Tage gegenüber der akuten myeloblastären

Leukämie mit 144 Tagen und der akuten monozytären Leukämie mit 130 Tagen. Allerdings waren unter den Patienten, die noch nach $1^1/_2$ Jahren lebten, nur noch solche mit einem myeloblastären Typ.

In einer Studie, bei der ausschließlich die *zytochemische Klassifizierung* für den Leukämietyp benutzt wurde, ließ sich feststellen, daß der PAS-Typ bei Kindern und Erwachsenen eine etwa gleich gute Prognose aufweist, nämlich eine mittlere Überlebenszeit von 376 bzw. 364 Tagen (Löffler u.Mitarb., 1974). Die übrigen Typen waren folgendermaßen verteilt: undifferenziert 151 Tage, Peroxydase 185 Tage, Peroxydase-Esterase und Esterase 135 Tage. Eindeutig hat sich herausgestellt, daß bei der akuten myeloischen Leukämie Patienten, die in ihren Blasten *Auer-Stäbchen* hatten, eine bessere Prognose aufwiesen (Bennett u. Henderson, 1970; Hennekeuser u.Mitarb., 1972).

Man hat darüber hinaus die *akute lymphoblastische Leukämie des Kindesalters* in ihrer *Unterklassifizierung* mit der Überlebenszeit korreliert (Mathé u.Mitarb., 1973) (s. auch S. 346). Dabei zeigte sich die „mikrolymphoblastische" Form mit einer Überlebenszeit von über 5 Jahren als prognostisch am günstigsten, die „prolymphoblastische" am schlechtesten. Andere fanden den „prolymphozytären" Typ mit der längsten Überlebenszeit (Mittel ca. 2 Jahre) (Bennett u.Mitarb., 1973). Von anderen Untersuchern wird angezweifelt, ob es gerechtfertigt ist, die Unterteilung der akuten lymphoblastischen Leukämie des Kindes als prognostischen Faktor zu benutzen, weil sie in ihrem Krankengut von 153 Kindern keine wesentlichen Unterschiede feststellen konnten (Lee u. Glidewell, 1973).

Außer dem Leukämietyp hat man versucht, noch weitere Parameter zu finden, die Rückschlüsse auf die Prognose zulassen. Wie bereits dargelegt, haben Kinder — hier sicher vom Leukämietyp abhängig, der therapeutisch besser beeinflußbar ist — insgesamt eine bessere Überlebenschance als Erwachsene. Sehr junge Kinder dagegen, besonders unter einem Lebensjahr, leben in der Regel nur sehr kurz (Poncher u.Mitarb., 1952). Vergleicht man die Überlebenszeit jüngerer und älterer Erwachsener mit aL, so ergeben sich unter den verschiedenen Untersuchern oft divergierende Beobachtungen. Die einen (Gunz u. Hough, 1956; Wiernik u. Serpick, 1969) fanden, daß Patienten unter 50 Jahren eine signifikant längere Lebenszeit als Patienten über 50 Jahren haben, die anderen konnten keinen wesentlichen Unterschied nachweisen (Buchanan u. Bensley, 1969; Roath u.Mitarb., 1964). In einer neueren Studie wurde das Patientengut (akute myeloische Leukämie) in 3 Altersklassen unterteilt: Gruppe 1: 21 bis 40 Jahre, Gruppe 2: 41 bis 60 Jahre, und Gruppe 3: älter als 60 Jahre (Bloomfield u. Theologides, 1973). Dabei betrug die mittlere Lebenszeit nach Diagnosestellung in Gruppe 1 6 Monate, in Gruppe 2 5 Monate und in Gruppe 3 3 Monate. In unseren eigenen Untersuchungen lebten von 67 Patienten über 50 Jahre nach $^1/_2$ Jahr nach Diagnosestellung noch 7 (ca. 10%), nach $1^1/_2$ Jahren nur noch 1 Patient, während in der Gruppe von 15 bis 50 Jahren von insgesamt 93 Patienten nach 6 Monaten noch 32 Patienten (ca. 30%) lebten, wobei die Altersgruppe von 15 bis 30 Jahren die längsten Überlebenszeiten aufwies (Strehle, 1975). Erstaunlich ist aber, daß bei der schwersten Verlaufsform der aL, der „very acute leukaemia" der Anteil von Patienten über 50 Jahren und solchen darunter ausgeglichen war.

Als weiterer Parameter zu prognostischen Aussagen kann auch die *Leukozytenzahl* im peripheren Blut herangezogen werden. Besonders ungünstig wirkte sich auf die Überlebensdauer eine extrem hohe Leukozytenzahl über 100 000/μl aus. Sie war kürzer als bei Patienten mit Leukozyten unter 10000/μl. Stark erniedrigte Zahlen waren wiederum schlechter (Boggs u.Mitarb., 1962). In unserem Krankengut waren ähnliche Verhältnisse vorhanden, wobei wir aber bereits

Leukozytenzahlen über 50000/µl und den hohen Anteil davon an Blasten als
ein prognostisch ungünstiges Zeichen ansehen konnten (RASTETTER u.Mitarb.,
1972).

Fast noch wichtiger für die Prognose der aL-Patienten ist eine bereits initial
bestehende *Blutung* bzw. eine *Thrombozytopenie*. Werte unter 30000/µl sind
ganz besonders ungünstig. Fast die Hälfte unserer Patienten mit Thrombozytenwerten unter 30000/µl verstarb innerhalb der ersten 30 Tage nach Feststellung
der aL (RASTETTER u.Mitarb., 1972).

Aufgrund unserer Untersuchungen an 170 erwachsenen Patienten konnten
wir folgende, für die Prognose der aL ungünstige Faktoren aufstellen:

1. Typ: Promyelozytäre Leukämie
2. Alter: über 50 Jahre alt
3. Initiale Blutung
4. Thrombozytenzahl: < 30000/µl
5. Leukozytenzahl: > 50000/µl
6. Periphere Blasten: mehr als 75%

Man hat auch *Lymphknotenschwellungen* und ausgedehnte *Organinfiltrationen*
als prognostisch schlechte Faktoren bezeichnet, doch werden diese sehr unterschiedlich beurteilt.

Seit Einführung einer wirksamen Therapie konnte man noch weitere Fakten
herausarbeiten, die eine Korrelation zur Prognose zulassen. Es hat sich gezeigt,
daß die *Überlebenszeit* am ehesten mit dem *Ansprechen auf die Therapie* zusammenhängt (WIERNIK u. SERPICK, 1969; LEVI u.Mitarb., 1972), wobei sogar das
Alter der Patienten keine Rolle zu spielen braucht. Darüber hinaus konnten
wir objektivieren, daß die *Dauer der 1. Vollremission* einen wichtigen Parameter
für die Lebenserwartung darstellt (STREHLE, 1975). Je länger diese Remission
anhielt, desto länger war die gesamte Überlebenszeit. Diese Feststellung wird
auch durch zahlreiche Studien in der Literatur bestätigt (BOGGS u.Mitarb., 1969;
HENDERSON, 1969a, b; HUGULEY, 1970; OBRECHT u.Mitarb., 1970).

Besonderes Interesse hat man den Patienten gewidmet, die nach der Diagnosestellung 5 Jahre und länger lebten. BURCHENAL (1968) berichtete über 157
„*long-term survivors*" mit aL, von denen 103 5 bis 17 Jahre nach Auftreten
der Krankheit zum Zeitpunkt der Untersuchung ohne Nachweis einer Krankheitsaktivität am Leben waren. Diese Fälle wurden weltweit gesammelt und
registriert (*Acute Leukemia Long-term Survival Registry of the Acute Leukemia
Task Force*). Man nimmt an, daß sich unter den Patienten mit aL etwa 0,1—1%
finden, die eine lange Überlebenszeit haben. Von den 157 Patienten waren
nur 30 Erwachsene, von denen 16 noch lebten, ohne Zeichen einer Leukämie,
desgleichen 87 von 127 Kindern. Relativ hoch war die Todesrate im 6., 7.
und 8. Jahr (16% bzw. 11%), fiel aber in den folgenden Jahren deutlich auf
annähernd 2 bis 4% ab. In den restlichen 5 Jahren waren sogar keine Todesfälle
mehr aufgetreten. Aus diesen Beobachtungen heraus wurde der Schluß gezogen,
daß über 50% der 157 Patienten, die mehr als 5 Jahre überlebten, noch nach
15 Jahren am Leben sein könnten.

Eine Untersuchung in Großbritannien erfaßte 100 Kinder mit aL, die zwischen 4 und 18 Jahren nach der Diagnose noch lebten (TILL u. HARDISTY,
1972). Sie machten ca. 1,5% aller kindlichen aL-Fälle aus, die von 1953—1967
beobachtet wurden. 83 Kinder hatten eine akute lymphoblastische Leukämie.
In den letzten 5 Untersuchungsjahren hatte sich die 4-Jahres-Überlebensrate
sogar verdoppelt. Auch in dieser Studie war die jährliche Todesrate nach dem
6. Jahr besonders hoch, doch hatte keiner der Patienten, der das 10. Jahr überlebte, noch einen Rückfall. Diese „long survivors" unterschieden sich von ande-

ren Patienten mit aL durch z.T. niedrigere Leukozytenzahlen und Blasten sowie höhere Thrombozytenzahlen im peripheren Blut bei der Diagnosestellung und zeigten darüber hinaus noch mäßigere Vergrößerungen von Leber, Milz und Lymphknoten.

Ob aber diese Faktoren tatsächlich ausschlaggebend sind, muß offen bleiben. Es ist darüber hinaus bei den langen Krankheitsverläufen zu bedenken, ob nicht neben der Therapie noch andere Einflüsse, wie die *eigene Krankheitsabwehr sowie die Umwelt* eine günstige Rolle spielen. Betrachtet man die guten Ergebnisse, die durch eine *aktive Immuntherapie* erzielt wurden, nachdem die Patienten durch eine Chemotherapie in Remission gebracht werden konnten, so wird dem *körpereigenen Immunabwehrmechanismus* eine weitere Bestätigung zuteil (Mathé u.Mitarb., 1969).

Man muß aber berücksichtigen, daß bei den „Langüberlebern" eine hämatologische und klinische Remission besteht, die man bei diffizilen Untersuchungen einschränken muß. Führt man intensive histologische oder zytologische Untersuchungen des Knochenmarks, der Nieren, der Leber, der Milz, der Hoden oder sogar des Gehirns durch, so finden sich immer wieder *Leukämiezellnester* (Mathé, 1966). Man nimmt an, daß sich aus ihnen das *spätere Rezidiv* entwickelt. Diese Annahme konnte des öfteren bestätigt werden. Dazu ist der Befund bei einem Patienten bemerkenswert, bei dem nach 10jähriger Remission einer myelomonozytären Leukämie in der Axilla eine leukämische Infiltration auftrat, die aus den früher nachgewiesenen Leukämiezellen bestand, ohne daß Blutbild oder Knochenmark auffällig waren (Chan u. Hayhoe, 1970).

Diesen relativ gutartigen Verläufen der aL stehen die absolut bösartigen gegenüber, die als *„sehr akute Leukämie" („very acute leukaemia")* bezeichnet werden. Die Patienten sterben meist innerhalb von Wochen oder eines Monats, manchmal einige Tage nach der Diagnosestellung, ohne auf eine zytostatische Therapie zu reagieren (Bernard u.Mitarb., 1963). In einer eigenen retrospektiven Studie konnten wir feststellen, daß 30% aller Patienten innerhalb vier Wochen verstarben und daher von uns als „very acute leukaemias" eingeordnet wurden (Rastetter u.Mitarb., 1973). Als *Todesursache* überwog die *hämorrhagische Diathese,* einige Fälle hatten zusätzlich noch eine *Infektion.* Überwiegend handelte es sich um Patienten mit *undifferenzierter oder promyelozytärer Leukämie* bei einer deutlichen *Thrombozytopenie* und erheblichen *Leukozytose* mit Vorherrschen von *Blasten.* Das Alter dieser Patienten lag in der Mehrzahl zwischen 15 und 30 Jahren und über 50 Jahren. In einer Analyse von 593 Patienten mit aL lagen die Fälle mit „very acute leukaemia" bei ca. 12%, wobei auch die promyelozytäre Form dominierte (Bernard u.Mitarb., 1963).

Zu den relativ rasch verlaufenden und therapieresistenten Leukämien gehören auch die extrem seltenen *kongenitalen Leukämien.* Die Neugeborenen sterben bereits in den ersten Lebenstagen oder -wochen. Es handelt sich dabei ausschließlich um myeloische Formen, die charakterisiert sind durch eine Leukozytose mit Vorherrschen von Myeloblasten, Promyelozyten und Myelozyten. Daneben bestehen oft *angeborene Anomalien,* wie Herzfehler, Skeletveränderungen usw. (Bernard u.Mitarb., 1964). Bemerkenswert ist, daß bei *mongoloiden Kindern* eine Leukämie mit einer 3- bis 20mal höheren Inzidenz gegenüber der übrigen Bevölkerung auftritt (Krivit u. Good, 1964; Stewart u.Mitarb., 1958). Die Ursache ist wahrscheinlich in einem *genetischen Defekt* zu suchen. Ein Drittel der Leukämien bei Mongoloiden konnte als akute myeloische (granulozytäre) Formen klassifiziert werden.

Besondere Beachtung verdienen die *Spontanremissionen,* die im Verlauf einer Leukämie eintreten können und die Beurteilung eines Therapieerfolges erschweren. Über die Anzahl von Spontanremissionen liegen sehr unterschiedliche Befunde vor. In einer Untersuchung wurde der Beweis erbracht, daß es sich bei 10% der Remissionen der kindlichen aL um Spontanremissionen handelt (DIAMOND u. LUHBY, 1951), bei anderen lag der Prozentsatz unter 1%, wobei die Patienten allerdings z.T. mit Bluttransfusionen behandelt waren (SOUTHAM u.Mitarb., 1951). Es entstand der Eindruck, daß die Spontanremissionen öfter durch eine *Infektion* eingeleitet wurden, wenn als deren Erreger Streptokokken, Staphylokokken, aber auch Viren, u.a. Varizellen, ermittelt wurden (BIERMAN u.Mitarb., 1953). Die Spontanremission beginnt — ähnlich wie die durch Chemotherapie induzierte — meist mit einer *Hypo- bzw. Aplasie des Knochenmarks* und einer *Panzytopenie* des peripheren Blutes. Daran anschließend setzt eine oft völlige Normalisierung sowohl des Knochenmarks als auch des peripheren Blutbildes ein, was u.U. Zweifel an der Diagnose aufkommen läßt. Die Dauer der Spontanremission ist sehr unterschiedlich, sie kann mehrere Wochen oder Monate — nur sehr selten — Jahre anhalten (BIRGE u.Mitarb., 1949), um dann wieder in das gleiche schwere und letal verlaufende Krankheitsbild überzugehen.

Eine weitere, durch ihren atypischen Verlauf charakterisierte Form der aL, ist die *„smouldering acute leukaemia"* (RHEINGOLD u.Mitarb., 1963), von anderen Autoren auch als *„low percentage leukaemia"* bezeichnet (DAMESHEK u. GUNZ, 1964). Diese Fälle „schwelen" mit geringgradigen klinischen Zeichen über einen Zeitraum von Monaten und Jahren (2—3 Jahre). Es handelt sich um ältere Patienten, bei denen der leukämische Prozeß oft zufällig entdeckt wird. Meist besteht eine schon länger bekannte, unklare Anämie, die mit einer Granulozytopenie und/oder Thrombozytopenie vergesellschaftet sein kann. Außer mäßigen Anämiesymptomen, Blässe und gelegentlichen Ekchymosen sind keine wesentlichen Befunde, insbesondere kein Fieber, Gewichtsverlust oder Appetitlosigkeit sowie Nachtschweiß zu erheben. Meist fehlen auch auffallende Milz-, Leber- und Lymphknotenschwellungen. Im peripheren Blut sind in den Anfangsstadien nie oder nur selten Blastzellen anzutreffen, das Differentialblutbild ist also meist normal. Für die Diagnose ist das Knochenmark ausschlaggebend. Im normo- oder hyperplastischen Mark findet sich eine geringe Anzahl von Blasten, etwa 5—10% oder weniger, diffus verteilt oder in kleinen Nestern zusammenliegend. Sie entsprechen in ihrer Morphologie den myeloischen Leukämiezellen mit oft deutlich prominenten Nukleolen. Die übrige Granulopoese ist aber größtenteils noch gut ausgereift, während die Erythropoese bereits erhebliche Störungen in Form von megaloblastischen bzw. megaloblastoiden Formen zeigt. Megakaryozyten können in ihrer Zahl und Ausreifung normal oder ebenfalls gestört sein. Bei Einzelfällen ist es möglich, daß das Knochenmark hypo- oder aplastisch ist und die Diagnose dann nur aus den restlichen und in hohem Prozentsatz vorhandenen Blasten zu stellen ist. Das Alter der Patienten liegt im allgemeinen über dem 50. Lebensjahr. Etwa 15% aller aL über diesem Alter werden als „smouldering acute leukaemia" diagnostiziert (KHAMSI u.Mitarb., 1970). Übereinstimmend stellen alle Autoren fest, daß die *zytostatische Therapie* unwirksam, ja sogar kontraindiziert ist, während *Bluttransfusionen* sich günstig auswirken. Schließlich entwickelt sich in relativ kurzer Zeit das Vollbild einer aL mit einem foudroyanten Verlauf und die Patienten sterben an der hämorrhagischen Diathese oder nicht beherrschbaren Infektionen.

2. Komplikationen und Zweiterkrankungen

Die bei der aL auftretenden *Komplikationen* sind mannigfach, in den meisten Fällen aber das Resultat der *Knochenmarkinsuffizienz*. An erster Stelle stehen dabei die *Blutungen*. Sie sind überwiegend durch die starke *Thrombozytopenie* bedingt. Eine hämorrhagische Diathese besteht oft schon zu Krankheitsbeginn und gehört zu den häufig auftretenden Initialsymptomen. Blutungen sind ubiquitär anzutreffen und im Bereich der Haut- und Schleimhäute schnell erkennbar. Aber auch Blutungen aus dem Magen-Darm-Trakt, aus Lungen und Nieren sind öfter vorhanden. Während diese Blutungen nicht unmittelbar lebensbedrohlich sind, wenngleich auch dabei unbeherrschbare Blutungen zum Tode führen (ca. 33% starben an Lungenblutungen, 26% an Magen-Darm-Blutungen [Bodey u. Freireich, 1972]), ist die *intrakranielle Blutung,* die bei 30—50% der Patienten zu beobachten ist, eine der häufigsten Todesursachen bei der aL. Die Blutungen können entsprechend der intrazerebralen, subduralen oder subarachnoidalen Lokalisation eine breite Skala *neurologischer Ausfallserscheinungen* hervorrufen. Während die massiven intrakraniellen Blutungen schnell zum Koma und Tod führen, kommt es bei lokalisierten Hämorrhagien zur *Hemiparese, Aphasie, Nystagmus* oder zu *Sehstörungen* mit Gesichtsfeldausfällen. Während der größte Teil dieser Hirnblutungen durch die Thrombozytopenie verursacht wird, hat man festgestellt, daß Patienten mit *hohen Leukozytenzahlen* (meist über 100000/µl) zu einer *intravaskulären Leukostase* neigen, die zur *Infarzierung* mit nachfolgender Blutung führen kann. Aber auch in der Umgebung von leukämischen Hirninfiltraten sind sekundär Blutungen möglich, wie das vor allem mikroskopisch bei der Autopsie gesehen werden kann.

Oft kann es plötzlich zu *massiven Lungenblutungen* kommen, was schließlich zu Störungen des Gasaustauschs und zum Tod durch Hypoxie führt. Klinisch wie auch röntgenologisch erscheint das Bild wie ein *Lungenödem.* An *Blutungen* in das *Myokard* ist dann zu denken, wenn schwere *pektanginöse Beschwerden* oder *kardiale Arrhythmien* auftreten. Perikardblutungen können zu einer Herztamponade und schließlich zum Tod führen. Blutungen aus dem *Magen-Darm-Kanal* können generalisiert sein, die gesamte Schleimhaut erfassen und als blutige Durchfälle in Erscheinung treten. Doch sind lokale Blutungen, besonders aus *Magenulzera* während einer Kortikosteroidtherapie, evtl. sogar eine *Magenperforation,* möglich. *Nierenblutungen* können sich nicht nur in einer Hämaturie äußern, sondern darüber hinaus durch Blutgerinnung im Nierenbecken und Ureter, *Nierenkoliken, Harnabflußstörungen* oder gar eine *Anurie* erzeugen. Bei Frauen kann ein erheblicher Blutverlust durch lang andauernde und starke *Menstruationsblutungen* auftreten.

Die *Verminderung der Blutgerinnungsfaktoren* spielt bei der aL gegenüber der Thrombozytopenie nur eine untergeordnete Rolle. *Hypoprothrombinämien* und *Faktor-V-Mangel* infolge einer Leberschädigung können vorkommen. Eine Sonderstellung nimmt die akute promyelozytäre Leukämie ein. Bei diesem Leukämietyp können *gesteigerte Fibrinolyse* und *Fibrinogenmangel* Ursache von Blutungen sein (Hillestad, 1957), doch konnte in vielen Fällen kein einheitlicher Mechanismus der Gerinnungsstörung aufgezeigt werden (Straub u. Frick, 1968). Trotzdem finden sich in den letzten Jahren häufig Berichte in der Literatur, aus denen hervorgeht, daß bei der akuten promyelozytären Leukämie eine *vermehrte intravaskuläre Gerinnung,* also eine *Verbrauchskoagulopathie,* als Ursache der schweren hämorrhagischen Diathese in Frage kommt (Nilsson u.Mitarb., 1960; Bernard u.Mitarb., 1963; Rosenthal, 1963; Ryder, 1966; Huth u. Brand, 1966; Rand u.Mitarb., 1969; Gralnick u.Mitarb., 1972). Die Verbrauchskoagulopathien äußern sich gerinnungsphysiologisch durch einen schnellen Abfall von Fibrinogen und Thrombozytenzahl bei gleichzeitigem Aktivitätsverlust der Gerinnungsfaktoren II, V und VII—X, sowie XIII mit verlängerten Prothrombin- und partiellen Thromboplastinzeiten sowie Erhöhung der Fibrinabbauprodukte im Plasma. Postmortale Befunde bestätigten die disseminierte intravaskuläre Koagulation, wobei sie als chronischer Prozeß mit akuter Exazerbation aufgedeckt werden konnte (GRALNICK u.Mitarb., 1972). Die Pathogenese der Verbrauchskoagulopathie bei der akuten promyelozytären Leukämie ist unklar. Doch ließ sich nachweisen, daß eine enge Korrelation zwischen den Blastzellen, die als einziges morphologisches Substrat eine Hypergranulation aufweisen und der disseminierten intravaskulären Gerinnung besteht (SULTAN u.Mitarb., 1973).

Abschließend ist noch zu bemerken, daß die hämorrhagische Diathese bei den aL z.T. auch auf die zytostatische Therapie zurückzuführen ist, die nicht nur eine Thrombozytopenie verstärkt, sondern auch durch Schleimhautläsionen (besonders in Magen, Darm und Blase) die Blutungsneigung fördert.

Infektionen gehören nach den Blutungen zu den häufigsten Komplikationen. Sie werden oft bei den Todesursachen der aL an erster Stelle genannt, obgleich die Zahlen sehr schwanken. In unserem Krankengut starben fast 42% der Patienten an Infektionen, ein Teil davon hatte allerdings zusätzlich noch eine Blutung. Andere Autoren gaben an, daß 70% ihrer Patienten mit aL an infektiösen Komplikationen starben (HERSH u.Mitarb., 1965). Die vermehrte Infektanfälligkeit bei der aL ist hauptsächlich durch das Fehlen funktionstüchtiger reifer Granulozyten und Lymphozyten bedingt, wobei die Infektionsgefahr besonders groß wird, wenn die Granulozytenzahl unter 1 000 bzw 500/μl abfällt (VIOLA, 1967; HUGHES u. SMITH, 1973). Ein Ansteigen der Granulozyten im peripheren Blut geht meist auch mit einer Abnahme der Infektionen einher (BODEY u.Mitarb., 1966). Darüber hinaus werden bei den Patienten mit aL durch die Therapie mit Zytostatika und/oder Kortikosteroiden die physiologischen Immunreaktionen zusätzlich unterdrückt, wodurch die Infektionsgefahr noch weiter erhöht wird. *Fieber* gehört zu den häufigsten Symptomen der aL überhaupt, wovon ca. $^2/_3$ allein mit Infektionen in Zusammenhang zu bringen sind (RAAB u.Mitarb., 1960). die anderen lassen sich durch Blutungen oder Gewebsnekrosen erklären oder mit dem leukämischen Prozeß selbst in Zusammenhang bringen. *Häufigste Erreger* sind gramnegative Bakterien. Während in den 50er Jahren noch Staphylococcus aureus- und Escherichia coli-Infektionen dominierten und zur lebensbedrohlichen Sepsis führten, sind es in neuerer Zeit vor allem Infektionen mit Pseudomonas aeruginosa. Doch konnten auch multiple Erreger aus dem Blut der Patienten mit Septikämie isoliert werden (BODEY u.Mitarb., 1965). Streptokokken und Klebsiellen wie auch Proteus können gefunden werden. Patienten mit aL sind besonders anfällig gegen Infektionen durch Bakterien, die bei anderen Menschen nur selten zu Infektionen führen. Die *Tuberkulose* soll dagegen nicht häufiger vorkommen als bei der Durchschnittsbevölkerung (LOWTHER, 1959), doch sahen wir selbst vereinzelt eine akute, zum Tode führende *Tuberkulosepsis (Landouzy).*

Unter den Organmanifestationen der Infektionen dominiert der *Respirationstrakt.* Haut, Magen-Darm- und Urogenitaltrakt sind weniger betroffen. Eine *allgemeine Sepsis* fanden wir bei 0,7% unserer Patienten. Doch nicht nur bakterielle, sondern auch *Pilzinfektionen* spielen bei der aL eine wichtige Rolle, die durch die meist zusätzlich verabreichten Antibiotika begünstigt werden. *Soor-Infektionen* sind außerordentlich häufig und beschränken sich nicht nur auf den Mund- und Rachenraum, wo sie gut erkennbar sind, sondern befallen nicht selten die *Lunge* (Röntgenbild!), *Magen* und *Darm* und führen gelegentlich sogar zur Septikämie. In den letzten Jahren werden auch häufiger pulmonale Infektionen mit *Aspergillus-Arten* beobachtet. Dabei lassen sich oft multiple *Aspergillome* in der Lunge röntgenologisch nachweisen (BURKE u. COLTMAN,

1971). Weitere seltenere fungale Infektionen bei der aL sind die *Mukormykose, Kryptokokkose* und *Histoplasmose. Viren* und *Protozoen* sind bei der aL fähig, schwere und z.T. tödlich verlaufende Infektionen hervorzurufen. Besonders bei Kindern ist im Spätstadium eine *„cytomegalic inclusion disease"* nicht selten, die neben einer fatal endenden *Pneumonie* auch zur *Myokarditis* und häufig (85%) zu *intestinalen Ulzerationen* führen kann (Bodey u.Mitarb., 1965; Cangir u. Sullivan, 1966), doch wird die Diagnose meist erst post mortem gestellt, das atypische Röntgenbild der Lunge gibt einen gewissen Hinweis. *Masern* wie auch *Varizellen* können sich zu tödlich verlaufenden Krankheiten entwickeln (Pinkel, 1961). Ältere Kinder und Erwachsene bekommen gelegentlich einen *Herpes zoster.* Seltener werden Infektionen mit *Toxoplasmose, Pneumocystis carinii, Listeriose* und *Clostridium perfringens* (Gasbrand) beobachtet.

Bei den Infektionen, die im Stadium der Granulozytopenie auftreten, sind die *entzündlichen Reaktionen* gegenüber Normalen verändert. Typische Zeichen und Symptome der Infektion können fehlen oder inadäquat sein. Auch eine Sepsis kann beobachtet werden, ohne daß ein lokaler Infektionsherd nachweisbar ist. Andere Abwehrmechanismen sind meistens bei den Patienten mit aL normal, was sich jedoch unter einer zytostatischen Therapie ändern kann. Diese Substanzen hemmen als Immunsuppressiva die Antikörperantwort auf das Antigen und hemmen die Funktion der Makrophagen und Lymphozyten (Hersh u. Freireich, 1968).

Die *Serumharnsäure* wie auch die *Ausscheidung von Harnsäure* im Urin ist bei den meisten Patienten mit aL erhöht, besonders aber bei hohen Leukozytenzahlen (s. S. 365). Dies wird verursacht durch den starken Zellabbau und den dabei entstehenden vermehrten Umsatz von Nukleinsäuren. Durch die zytostatische Therapie werden darüber hinaus die Zellen noch schneller zerstört und die Harnsäurebildung noch mehr gefördert. Trotz des erhöhten Harnsäureangebots ist aber das Auftreten einer Gicht, wahrscheinlich infolge der kurzen Krankheitsdauer, sehr selten. Wesentlich öfter dagegen kommt es — besonders bei dehydrierten Patienten — zur Ausfällung des Urats in den Ureteren, Nierenkelchen und Nierentubuli, was zur *Oligurie* oder *Anurie* mit nachfolgender *Urämie* führen kann. Leukämische Infiltrationen, die bei der Obduktion in den Nieren einen besonders auffälligen Befund darstellen, treten funktionell weniger in Erscheinung.

Die *Hyperkalziämie* ist eine relativ selten beobachtete Komplikation bei der aL, besonders bei lymphoblastischen Formen oder Leukozytopenie, die sich in Schwäche, Lethargie und Desorientiertheit bis zum Koma äußern kann (Jordan, 1966; Benvenisti u.Mitarb., 1969). Etwas häufiger sind *Hyperkaliämien*, aber auch *Hypokaliämien* zu sehen. Eine weniger bekannte Komplikation bei der aL ist eine *Pannikulitis* des subkutanen Gewebes, die dann auftreten kann, wenn größere Dosen von Kortikosteroiden bei Langzeittherapie abgesetzt werden (Jaffe u.Mitarb., 1971). Sie treten gewöhnlich als Hautknötchen 1 bis 35 Tage nach Absetzen von Kortikosteroiden nach Mengen von 2000 bis 5600 mg auf. Die Hautinfiltrate können mit leukämischen Infiltraten verwechselt werden, weshalb bei Verdacht auf das Vorliegen einer Poststeroid-Pannikulitis eine histologische Untersuchung angestrebt werden soll.

Eine Reihe von Komplikationen, die durch leukämische Infiltrate in einzelnen Organen oder Geweben hervorgerufen werden, sind bereits im Kapitel „Klinischer Befund" aufgeführt. Noch einmal erwähnt werden soll die — zwar seltene — *Milzruptur,* da sie bei der meist vorhandenen hämorrhagischen Diathese tödlich verläuft (Hynes u.Mitarb., 1964).

Das *Zusammentreffen mit anderen Erkrankungen* ist bei der akuten Leukämie sehr selten. Bei der *Lymphogranulomatose* wurden akute Leukämien in Einzelfällen beobachtet, wobei man eher der Meinung war, daß es sich nicht um ein Übergangsstadium der Lymphogranulomatose handelt, sondern daß sie eher als Zweitkrankheit auf die vorausgegangene Therapie zu beziehen sind (NEWMAN u. Mitarb., 1970; OSTA u. Mitarb., 1970 u.a.). Es fanden sich sowohl myelomonozytäre als auch lymphoblastische Formen. Vereinzelt wurden auch Fälle mit *infektiöser Mononukleose* beschrieben, bei denen die aL einige Monate nach durchgemachter infektiöser Mononukleose auftrat oder sich die infektiöse Mononukleose zu verschiedenen Zeiten während hämatologischen Remissionen der aL entwickelte (FREEDMAN u. Mitarb., 1970). Es bleibt aber vorerst fraglich, ob ätiologisch Beziehungen zwischen beiden Erkrankungen bestehen, zumal größere Serien mit Untersuchungen des EB-Virus-Antikörpers bei akuten Leukämien bisher fehlen (FRAUMENI, 1971; STEVENS u. Mitarb., 1971). Doch konnte festgestellt werden, daß das Auftreten einer infektiösen Mononukleose im Verlauf einer akuten lymphoblastischen Leukämie einen günstigen Effekt auf die aL haben soll (STEVENS u. Mitarb., 1971). Das Zusammentreffen von *soliden Tumoren* und aL wurde ebenfalls beschrieben u.a. mit dem *Mamma-Karzinom* (WINTROBE, 1967). Wir selbst sahen einen Patienten mit einem operierten Bronchialkarzinom, bei dem 5 Jahre post operationem eine aL diagnostiziert wurde. Doch bestand hier die Möglichkeit, daß die über Jahre applizierte zytostatische Therapie den leukämischen Prozeß induziert haben könnte.

E.I.1. Therapie

Ziel der Behandlung der aL ist, die Krankheit zu heilen. Leider ist es bis heute nur in relativ wenigen Fällen möglich gewesen, eine *Heilung* herbeizuführen. Heilung wird so definiert, daß sich diese Patienten noch nach über 5 Jahren nach Diagnosestellung ohne Therapie in Vollremission befinden. Man muß berücksichtigen, daß sich bei diesen „long-term-survivors" kein gemeinsamer Faktor finden ließ, der eine Erklärung für die lange Überlebenszeit geben konnte. Unter den von BURCHENAL (1968) gesammelten Fällen waren zwar überwiegend Kinder, aber ebenso Erwachsene, die an den verschiedensten Leukämietypen erkrankt waren. Seit Einführung einer Chemotherapie in die Behandlung der aL läßt sich aber eindeutig feststellen, daß eine Verlängerung des Lebens besonders bei den kindlichen akuten lymphoblastischen Leukämien erreicht werden kann. Damit ergibt sich für den Arzt die Verpflichtung, alle derzeitigen Behandlungsmöglichkeiten voll auszuschöpfen und die für den Patienten optimale Therapieform auszuwählen. Bei der Schwere der Erkrankung und der durchzuführenden aggressiven Therapie sollte die Behandlung immer im Krankenhaus begonnen werden, wobei man die Patienten möglichst in Kliniken einweist, die über Erfahrungen mit der aL verfügen. Selbstverständlich ist anzustreben, den Patienten so kurz wie möglich stationär zu behandeln und nach eingetretener Remission die Behandlung ambulant weiterzuführen. Voraussetzung ist allerdings, daß das häusliche Milieu eine ausreichende Pflege gewährleistet.

Die *Therapie* der aL läßt sich in *Allgemeinmaßnahmen* und *spezifische Maßnahmen* unterteilen, die sich gegenseitig unterstützen mit dem Ziel, das Leben der Patienten erträglich zu gestalten und den Krankheitsprozeß soweit zurückzudrängen, daß es zu einer klinischen und hämatologischen Remission kommt.

Die *Allgemeinmaßnahmen* bzw. die *Basistherapie* der aL sind auf Seite 137 ff. ausführlich dargestellt. Zu ihnen gehören im wesentlichsten *Bluttransfusionen, die Bekämpfung der Blutungsneigung* und die *Prophylaxe von Infekten bzw. die Infektbekämpfung.* Auch *Knochenmarktransplantationen* können dazu gezählt werden.

Die *spezielle Therapie* der aL erfolgt mit *Kortikosteroiden* und *Zytostatika*. ACTH wird bei der aL nur noch selten verwendet. *Röntgenbestrahlungen* bzw. eine *Hochvolttherapie* sind vor allem bei der *Meningosis leucaemica* indiziert (s.S. 382). Außerdem lassen sich oft lokalisierte Haut- und Muskelinfiltrate, Lymphknoten-, Leber- und Milzvergrößerungen sowie Knochen- und Gelenkschmerzen mit ihrer Hilfe günstig beeinflussen.

In den letzten Jahrzehnten wurden zahlreiche zytostatisch wirksame Substanzen entwickelt, die bei der Behandlung der aL Verwendung finden. Man unterscheidet häufig *remissionsauslösende* und *remissionserhaltende* Substanzen. Die Einteilung ist natürlich sehr willkürlich, da zahlreiche Überschneidungen beider Substanzgruppen bekannt sind. Man spricht daher besser von vorwiegend remissionsauslösenden und vorwiegend remissionerhaltenden Zytostatika. Zu der ersten Gruppe gehören u.a. die Kortikosteroide, Vincristin, Rubidomycin, Adriamycin, Cytosinarabinosid, zu der zweiten Gruppe 6-Mercaptopurin, Methotrexat, Cyclophosphamid. Weiterhin werden verwendet 6-Thioguanin, Hydroxyurea, BCNU, CCNU, L-Asparaginase. Andere Zytostatika (s.S. 386) werden zur Therapie der aL weniger herangezogen. Die Therapie mit *radioaktiven Substanzen* ist bei dieser Erkrankung nur bei bestimmten Indikationen angebracht. Eine *extrakorporale Bestrahlung* des Blutes hat bei der aL zu keinen wesentlichen Ergebnissen geführt.

Die heutige zytostatische Therapie der aL unterscheidet drei Phasen: *Induktionstherapie, Konsolidation/Intensifikation* und *Erhaltungsbehandlung (s. Tabelle 3)*.

Aufgrund tierexperimenteller Untersuchungen über die Zellkinetik wurde der Versuch unternommen, eine zyklusgerechte Therapie mit *Synchronisation der Leukämiezellen* zu erreichen. Die bis jetzt erhaltenen Ergebnisse zeigen, daß zumindest bei der akuten lymphoblastischen Leukämie der Kinder gute therapeutische Erfolge zu verzeichnen sind (LAMPKIN u.Mitarb., 1971, 1972; KARLE u.Mitarb., 1973).

Im letzten Jahrzehnt wurde eine Reihe von *Therapieschemata,* bei denen die genannten Zytostatika kombiniert werden, aufgestellt. Gegenüber der Be-

Tabelle 3. Chemotherapie der akuten Leukämie (nach JUNGI, 1973)

Phase I:	*Induktionstherapie*
	2–3 Therapiestöße mit Zytostatikakombination bis zur Knochenmarkvollremission (Blasten + Promyelozyten weniger als 10%)
	Dauer: mehrere Wochen
Phase II:	*Konsolidation/Intensifikation*
	weitere Therapiestöße mit gleicher oder neuer Kombination zur weitergehenden Zellverminderung
	Dauer: wenige Wochen
	I und II müssen (mindestens bei der akuten myeloischen Leukämie) stationär durchgeführt werden.
Phase III:	*Erhaltungsbehandlung*
	neue Kombination und/oder Reinduktionsstöße mit gleicher Kombination wie I
	ZNS-Prophylaxe!
	Immuntherapie?
	Dauer: grundsätzlich bis zum Rezidiv (eventuell nach 2 Jahren gestoppt)
	Phase III ambulant in Zusammenarbeit zwischen onkologischem Zentrum und Hausarzt

handlung mit nur einer einzelnen Substanz bieten derartige Kombinationen wesentliche therapeutische Vorteile. Allerdings muß man sagen, daß auch mit der Monotherapie besonders aggressiver Substanzen, wie z.B. das Adriamycin, auch ohne Kombination, es sei denn mit Kortikosteroiden, ebenfalls eine relativ schnelle und langanhaltende Remission zu erreichen ist. Eine einwandfreie Bewertung der verschiedenen Behandlungssysteme ist bisher nur mit Einschränkungen möglich. Nur kooperative Behandlungspläne hämatologischer Zentren führen zu statistisch einwandfreien und vergleichbaren Daten. Im folgenden werden aus der Vielzahl der bisher aufgestellten Therapieschemata einige aktuelle Vorschläge aufgeführt. Diese Behandlungsschemata wurden allerdings meist anhand von Leukämien im Kindesalter aufgestellt, die bekanntlich therapeutisch wesentlich besser beeinflußbar sind als die aL Erwachsener. (Angaben über die gebräuchlichen Zytostatika und deren allgemeingültige Dosierung s.S. 381.) Die besonders bei kindlichen Leukämien bevorzugten Behandlungsrichtlinien sind unter bestimmten Abkürzungen bekannt geworden: VAMP, BIKE, POMP u.a. Die einzelnen Buchstaben dieser Abkürzungen weisen im allgemeinen auf die verwendeten Zytostatika hin. Eine gewisse Schwierigkeit besteht darin, daß die Dosierungsvorschläge z.T. auf die Körperoberfläche (m^2), z.T. auf das Körpergewicht (KG) bezogen werden.

VAMP (Freireich u.Mitarb., 1964)

V = Vincristin (2 mg/m^2 i.v. 1. und 8. Tag)
A = Amethopterin = Methotrexat (20 mg/m^2 i.v. am 1., 4. und 8. Tag)
M = 6-Mercaptopurin = Puri-Nethol (60 mg/m^2 täglich oral über 10 Tage)
P = Prednison (40 mg/m^2 oral täglich über 10 Tage).

BIKE (Freireich u.Mitarb., 1965) (Bi-Cycle)

1. Kur: Prednison 40 mg/m^2/tgl. + 2 mg/m^2/Woche Vincristin bis zur Einleitung der Remission

2. Kur: 15 mg/m^2/tgl. Methotrexat i.v. 5 Tage lang

3. Kur: 1 000 mg/m^2/tgl. Puri-Nethol oral 5 Tage lang

4. Kur: 1 000 mg/m^2 Cyclophosphamid i.v. als Einzeldosis.

Dann Wiederholung der Kuren 2—4.

POMP (Frei u. Freireich, 1965)

P = Prednison (200 mg täglich oral, Tag 1—5)
O = Oncovin-Vincristin (2 mg i.v., Tag 1)
M = Methotrexat (7,5 mg/m^2 i.v. Tag 1—5)
P = Puri-Nethol (500 mg/m^2 oral Tag 1—5).

Mit diesem Behandlungsvorschlag werden 5 Kuren hintereinander durchgeführt. Dann erfolgt monatlich eine Kur ein Jahr lang.

TRAP

T = Thioguanin (100 mg/m^2 oral Tag 1—5)
R = Rubidomycin (40 mg/m^2 i.v. Tag 1)
   = Daunomycin
A = Ara-C (100 mg/m^2 i.v. oder i.m. Tag 1—5)
   = Cytosin-Arabinosid
P = Prednison (30 mg/m^2 oral Tag 1—5).

COAP (Whitecar u.Mitarb., 1970)

C = Cyclophosphamid (100 mg/m^2 oral Tag 1 – 5)
O = Oncovin (2 mg i.v. Tag 1)
A = Ara-C (100 mg/m^2 i.v. oder i.m. Tag 1 – 5)
P = Prednison (200 mg oral Tag 1 – 5).

CART

C = Cytosinarabinosid 100 mg/m^2 i.v. oder i.m. Tag 1 – 5
A = L-Asparaginase 30 000 IU/m^2 i.v. oder i.m. Tag 1, 4, 7, 10, 13
R = Rubidomycin 40 mg/m^2 i.v. Tag 1
T = Thioguanin 100 mg/m^2 oral Tag 1 – 5.

Die *zusammengesetzte zyklische Therapie* (Zuelzer, 1964) („composite cyclic therapy") wurde in zahlreichen Schemata durchgeführt, wobei die oben angeführten Kombinationen verwendet werden (Spiers, 1972). Ein Programm für die akute myeloische Leukämie und undifferenzierte Leukämie des Erwachsenen besteht in einer initialen 12wöchigen Induktion. Die Therapie wird fortgeführt mit 20wöchigen Zyklen intensiver Kombinationstherapie als Erhaltungstherapie. Jeder Zyklus enthält 6 Kuren mit TRAP, zwei Kuren sowohl von COAP und POMP.

Induktion-
Remission   Erhaltungstherapie

TRAP ————————→ COAP → TRAP → POMP → TRAP

×6   ×2   ×3   ×2   ×3

                12 Wochen insgesamt.

Eine Kur nach dem obigen Schema beginnt alle 14 Tage, es folgen 5 Tage Behandlung, dann 9 Tage Pause. Gelegentlich wird man auch die Intervalle auf 3 Wochen ausdehnen, also eine 16tägige Pause einlegen. Eine periphere Panzytopenie sollte kein Argument für die Reduzierung oder gar Einstellung der Therapie sein, solange im Knochenmark noch viele Paramyeloblasten vorhanden sind. Ist das Mark aber aplastisch oder enthält nur noch wenige Leukämiezellen, wird man die Dosis reduzieren oder die Therapie unterbrechen. In der Remission wird die volle Dosis weitergeführt.

Für die lymphoblastische Leukämie und akute undifferenzierte Leukämie junger Patienten wurde von Spiers (1972) folgendes Schema gewählt:

Induktion-
Remission   Erhaltungstherapie

COAP ————————→ POMP → CART → COAP → CART → COAP

×6   ×2   ×1   ×2   ×1   ×2

                insgesamt 16 Wochen.

Die Kur wird ebenfalls in 14tägigen Zyklen durchgeführt, also 5 Tage Therapie, 9 Tage Pause.

Es wurde sogar vorgeschlagen, sobald eine Remission erreicht ist, die Dosen der einzelnen Medikamente zu erhöhen, solange eine asymptomatische, gleichbleibend mäßige Panzytopenie beibehalten wird.

Eine *„rotierende Therapie"* unter der Verwendung von Methotrexat, Endoxan, Puri-Nethol und Oncovin = Vincristin (MEPO) wird bei kindlichen Leukämien ebenfalls als günstig angesehen (OEHME, 1967). Korticosteroide werden nur bis zur Einleitung der Remission verwendet. Es wird dabei folgendermaßen vorgegangen: in den ersten 3 Monaten Methotrexat zweimal wöchentlich oral oder intramuskulär je 20 mg/m^2, in den folgenden 3 Monaten Endoxan alle 10 Tage oral oder intravenös je 20 mg/kg Körpergewicht, anschließend für weitere drei Monate Puri-Nethol täglich oral je 2,5 mg/kg und schließlich wiederum für 3 Monate Vincristin wöchentlich (insgesamt 4mal intravenös je 0,05 mg/kg bzw. alle 14 Tage [insgesamt 4mal] in der gleichen Dosierung).

Unter den in den letzten Jahren eingeführten zytostatisch wirksamen Substanzen haben sich besonders das Daunomycin (Rubidomycin), Adriamycin und Cytosinarabinosid als Mono-, besonders aber in der Kombinationstherapie bewährt.

Daunomycin wird von uns (KREITER u. Mitarb., 1968) in Form einer Stoßtherapie gegeben, und zwar erhält der Patient am 1., 7. und 14. Behandlungstag 1,5 mg/kg KG Daunomycin zusammen mit täglich 1,5 mg/kg KG Prednison. Wenn noch keine Vollremission erreicht ist, erfolgt noch eine 4. Injektion. Nach der Induktionstherapie wird die Erhaltungstherapie mit Puri-Nethol (tgl. 150—200 mg) unter Reduzierung von Prednison bis ca. 20 mg täglich fortgeführt. Doch kann die Erhaltungstherapie ebenso gut mit Methotrexat (0,3—0,6 mg/kg KG einmal wöchentlich i.v.) erfolgen. Wegen der kardiotoxischen Wirkung des Daunomycins empfiehlt es sich, bei älteren Patienten jenseits des 60. Lebensjahres oder bei solchen, bei denen durch das EKG bereits Herzmuskelschäden anzunehmen sind, von einer Behandlung mit dieser Substanz abzusehen.

Adriamycin (BEGEMANN u. WERNEKKE, 1972; RASTETTER, 1975) gaben wir gewöhnlich an 3 aufeinanderfolgenden Tagen in einer Dosierung von 0,5 bis 0,6 mg/kg KG, meist zusammen mit Prednison. Nach einem Abstand von 7 Tagen erfolgte die nächste dreitägige Behandlung, die je nach Blutbild und Knochenmark wiederholt wurde. Die Erhaltungstherapie ist die gleiche wie oben angeführt.

Cytosinarabinosid wird in einer Dosierung von 2 × 1,5 mg/kg KG i.v. an 5 Tagen verabreicht. Dazu erhält der Patient oral 2,0—2,5 mg/kg KG 6-Thioguanin. Nach 7tägiger Pause wird nach gleichem Schema nochmals therapiert und wenn nötig noch ein 3. Zyklus durchgeführt.

In der Annahme, daß es bei der akuten Leukämie immer zum Rezidiv kommt, hat BERNARD die *Reinduktionstherapie* propagiert. Jeden 6. Monat werden über einen Zeitraum von 2 Wochen 3 Injektionen von Vincristin (1 mg/m^2 am 1. Tag; 2 mg/m^2 wöchentlich), dazu täglich 100 mg/m^2 Prednison verabreicht. Nach einem anderen Schema erfolgt am 2., 4., 7., 11., 16. Monat usw. nur die über eine Woche dauernde Reinduktionstherapie mit 2 Injektionen Vincristin. Außerdem werden 3 intrathekale Injektionen Methotrexat während der Reinduktion verabfolgt.

Wir selbst geben bei Patienten zur *Konsolidation* bzw. auch zur *Erhaltungsbehandlung,* solange sie nicht in ein Rezidiv kommen, 4 Wochen nach Abschluß der Induktionstherapie einen Therapiestoß mit den gleichen Medikamenten, wie zur Erreichung der Remission. Weitere Stöße folgen nach 6 Wochen, nach weiteren 8 Wochen, nach einem Vierteljahr, solange kein weiterer Schub erfolgt ist. Tritt ein neuer Schub auf, so verwenden wir eine andere Medikamentenkombination.

Folgendes Therapieschema wurde von Betke (1968) empfohlen. Zur Einleitung der Remission Prednison 3 mg/kg KG etwa 3 Wochen lang, außerdem Vincristin $0,05-0,1$ mg/kg KG, bzw. 2 mg/m^2 einmal wöchentlich i.v., insgesamt dreimal. Nach 3 Wochen ist im allgemeinen die Remission erreicht. Prednison wird dann rasch abgebaut. Mit einer Woche Abstand von der letzten Vincristin-Injektion beginnt die Intervallbehandlung mit Methotrexat 2,5 mg/kg KG alle 14 Tage. Nach Rückfall beginnt das Schema von neuem. Für die Intervallbehandlung wird Puri-Nethol 2,5 mg/kg KG täglich oral verabreicht.

Für die *lymphoblastische Leukämie im Kindesalter* wurde folgendes Therapieschema aufgestellt (Mathé u.Mitarb., 1967; Mathé u.Mitarb., 1968): An einem Tag der Woche Vincristin 1,5 mg/m^2 Oberfläche, am gleichen Tag und am folgenden je 20 mg/m^2 Daunomycin, zusätzlich Prednison täglich 100 mg/m^2. Dieses Schema wird bis zum Remissionseintritt durchgeführt. Anschließend erfolgt eine remissionserhaltende Therapie mit Methotrexat, 6-Mercaptopurin und Cyclophosphamid im Wechsel von etwa 6 Wochen. Bei Erscheinungen vonseiten des *Zentralnervensystems* wird eine lokale Röntgenbestrahlung (1000 rad) eingeleitet. Weiterhin wird anschließend an die Cyclophosphamidtherapie eine aktive Immuntherapie empfohlen, entweder unspezifisch mit BCG oder spezifisch mit einer Vakzination durch einen Pool leukämischer Lymphoblasten (s. auch S. 386).

Eine noch *intensivere (aggressive) Therapie* wird von Pinkel u.Mitarb. (1971) bei den kindlichen lymphoblastischen Leukämien durchgeführt. Der Behandlungsplan besteht aus drei Phasen. *1. Remissionsinduktion; 2. kurzzeitige, hochdosierte, intensive „Konsolidierung"-Chemotherapie; 3. Langzeit-Dauer-Chemotherapie.*

Phase	Dauer	Medikamente
1	4–6 Wochen	Vincristin 1 mg/m^2 i.v. 1× wöchentlich Prednison 40 mg/m^2 oral täglich
2	1 Woche	Methotrexat 10 mg/m^2 i.v. 3 Tage, dann 6-Mercaptopurin 1 g/m^2 i.v. 3 Tage, dann Cyclophosphamid 600 mg/m^2 i.v. 1 Tag

Phase	Dauer	Medikamente
3	3 Jahre oder bis zum hämatologischen Rezidiv	6-Mercaptopurin 50 mg/m^2 oral täglich Methotrexat 20 mg/m^2 i.v. wöchentlich Cyclophosphamid 200 mg/m^2 i.v. wöchentlich Vincristin 1 mg/m^2 i.v. wöchentlich

Außer der Chemotherapie wurde zur Verhütung eines ZNS-Befalls in den ersten Wochen der Remission eine *Bestrahlung (Telekobalt)* des Kopfes und des Rückenmarks vorgenommen. Dabei erhielten die Kinder 2400 rad kraniospinal oder nur eine Kopfbestrahlung oder 2400 rad und zusätzlich Methotrexat intrathekal (12 mg/m^2). Die Injektionen wurden alle 3 Tage wiederholt, insgesamt 5mal.

Ein davon etwas *modifiziertes Schema* wird von LAMPERT (1974) angegeben:

Therapiephase	Mittelkombination	Dauer
Einleitungstherapie	Prednison 40−60 mg/m² tgl. p.o.	4−6 Wochen
	Vincristin 1,5−2 mg/m² wchtl. i.v.	4−6 Wochen
ZNS-Therapie (Beginn nach Eintritt der Voll-remission)	Megavolt (^{60}Co) Therapie Schädel 2400 rad und	4 Wochen
	Amethopterin 12 mg/m²/i.th. wchtl.	4 Wochen
Dauertherapie	6-Mercaptopurin 50 mg/m² tgl. p.o.	2−3 Jahre
	Cytophosphamid 200 mg/m² wchtl. p.o.	2−3 Jahre
Zusatztherapie	Prednisolon 40 mg/m²/tgl. p.o. 15 Tage	alle 3 Monate nur im 1. Jahr
	Vincristin 1,5 mg/m² wchtl. i.v. × 3	alle 3 Monate nur im 1. Jahr

Zweifellos ist die Wirksamkeit der *kombinierten Behandlung* mit antileukämischen Substanzen wesentlich besser als die mit nur einem einzelnen Medikament. Das geht deutlich aus einer Untersuchungsserie bei Kindern mit *akuter lymphoblastischer Leukämie* hervor (FREI u.Mitarb., 1965). Vollständige Remissionen wurden wie folgt erzielt:

Methotrexat allein	21%
Puri-Nethol allein	28%
Oncovin (Vincristin) allein	47%
Prednison allein	57%
Methotrexat und Puri-Nethol	45%
Puri-Nethol und Prednison	82%
Oncovin (Vincristin) und Prednison	84%

Neuere Studien mit der Kombinationstherapie erbrachten noch wesentlich bessere Ergebnisse:

Vincristin und Prednison	96% (Acute Leukaemia Group, 1969)
POMP	91% (HENDERSON u. SAMAHA, 1969)
Prednison, Vincristin, Methotrexat, Cyclophosphamid und Bestrahlung	92% (PINKEL, 1971)

Von besonderer Bedeutung dabei ist aber, daß in der Serie von PINKEL die komplette Remission im Mittel 15 Monate betrug und 23% der Patienten nach 5 Jahren noch am Leben waren.

Im Vergleich dazu sind die Erfolge bei der *akuten myeloischen Leukämie* wesentlich schlechter. In einer Studie wurde eine Beziehung zwischen Alter der Kranken und dem Ansprechen auf die zytostatische Therapie hergestellt (BEARD u. FAIRLEY, 1974). Während bei 10−19jährigen eine komplette Remission in 80% zu erzielen war und zwischen dem 20. und 59. Lebensjahr diese zwischen 53% und 49% lag, fiel sie in höherem Alter (60−69 Jahre) auf 29% (70−79 Jahre) bzw. auf 8% ab. Diese Feststellung hat viele Therapeuten bewogen, Patienten mit aL über dem 50. Lebensjahr nicht mehr mit Zytostatika zu behandeln, und sich nur noch auf palliative Maßnahmen zu beschränken.

Unseres Erachtens sollte man aber diese Entscheidung von Fall zu Fall treffen. Eine intensive, aggressive Chemotherapie, vor allem mit erheblichen kardiotoxischen Nebenwirkungen, sollte man allerdings unterlassen. Wir konnten bei einzelnen alten Patienten über 60 bzw. 70 Jahren mit einer Kombination von Cytosinarabinosid und Thioguanin noch Voll- bzw. Teilremission erzielen.

Von besonderer Bedeutung bei der Durchführung eines Therapieplanes sind die *Kriterien,* die erzielt werden müssen, um eine *vollständige Remission* anzunehmen. Die Ansichten darüber sind geteilt. Die von der ,,Leukemia Chemotherapy Cooperative Study Group A" festgelegten Kriterien sind (Heyn u.Mitarb., 1960): im Knochenmark weniger als 10% Blasten und weniger als 20% Lymphozyten, normal erscheinende Erythropoese, Granulo- und Thrombozytopoese, im peripheren Blutbild über 1 Monat lang ein Hämoglobingehalt über 11 g%, mehr als 1 500 Leukozyten/µl, mehr als 100 000 Thrombozyten/µl und im Differentialblutbild keine Blasten. Klinisch dürfen ebenfalls keine auf die Leukämie hinweisende Befunde erhoben werden. Allerdings ist der Terminus ,,komplette Remission" nur mit Vorbehalt richtig. So wurden in einer Untersuchungsserie von 15 Patienten mit ,,kompletten" Knochenmarkremissionen bei der Autopsie immerhin in 2/3 der Fälle noch leukämische Zellinfiltrate in verschiedenen Organen gefunden. Nieren und Leber waren am häufigsten betroffen (Nies u.Mitarb., 1965). Trotz dieser Einschränkung wird man die oben angeführten Kriterien als Anhaltspunkte für die Qualität der erreichten Remission nehmen und den Therapieplan danach einrichten.

Die Erfolgsbeurteilung bei akuten Leukämien wurde von Löffler (1968, s. Tabelle 4) zusammengestellt.

Generell wird man fordern, daß nach Einleitung einer Therapie neben der laufenden *Kontrolle* (möglichst täglich oder jeden zweiten Tag) des *Blutbildes* (Hämoglobin, Erythrozyten, Leukozyten, Thrombozyten, Differentialblutbild) in bestimmten Abständen eine *Knochenmarkpunktion* erfolgen soll. Die Intervalle zwischen den Markuntersuchungen sind individuell sehr verschieden und eine Schematisierung ist daher wenig sinnvoll. Unter einer effektiven Therapie kommt es gewöhnlich zu einer mehr oder minder starken Knochenmarkdepression, besonders bemerkbar in dem Absinken der Thrombozyten- und Leukozytenzahlen im peripheren Blut. Zu diesem Zeitpunkt ist von einer Knochenmarkuntersuchung wenig zu erwarten. Erst nachdem die therapiebedingte depressive Phase im gesamten klinischen Befund und vor allem im Blutbild überwunden ist, wird eine Knochenmarkpunktion unbedingt notwendig. Bestätigt sich dabei die Remission, kann zu der remissionserhaltenden Therapie übergegangen werden. Auch ist eine Kontrolle des Markbefundes ratsam, wenn im peripheren Blut zwar keine ,,Paraformen" mehr nachweisbar sind, die übrigen Blutwerte sich aber noch nicht bessern. Selbstverständlich ist das Knochenmark auch bei Verdacht auf ein beginnendes Rezidiv erneut zu untersuchen.

Die beste Therapie der *Meningosis leucaemica* besteht zur Zeit in der Kombination von *Röntgenbestrahlungen* bzw. *Hochvolttherapie* und in *intrathekaler Applikation* von *Methotrexat* (Whiteside u.Mitarb., 1958). Bei Kindern werden von Amethopterin 0,25 mg/kg KG jeden 2. oder 3. Tag oder 0,5 mg/kg KG jeden 4. oder 5. Tag verabreicht, bis die Liquorzellzahl normal ist (Murphy, 1959). Andere Autoren bevorzugen 0,2 mg/kg KG intrathekal jeden 2. Tag in 4 Dosen (Hyman u.Mitarb., 1965). Das Medikament wird in 5 ml Liquor oder Kochsalzlösung gelöst und in Höhe des 4. oder 5. lumbalen Intervertebralraumes injiziert. Zusätzlich wirkt sich eine Erhöhung der oralen oder parenteralen Kortikosteroid- und Zytostatikadosis günstig aus. Allerdings sollte intravenös oder oral verabreichtes Methotrexat zugunsten der intrathekalen Applikation dieses Präparates abgesetzt werden.

Tabelle 4. Erfolgsbeurteilung bei akuten Leukämien (Richtlinien der *Paul-Ehrlich*-Gesellschaft für Chemotherapie, Sektion Onkologie)

	Grad 1	Grad 2	Grad 3
A. Knochenmark			
Leukämiezellen	$< 5\%$	$5-25\%$	$> 25\%$
B. Blut			
Hämoglobin g%	> 12 ♂	> 7	< 7
	> 11 ♀ + Kinder		
	> 10 Kinder unter 2 J.		
Thrombozyten	$> 100\,000$	$100\,000 - 25\,000$	$< 25\,000$
Leukozyten	$2\,000 - 10\,000$		
Granulozyten	$> 1\,500$	> 500	< 500
Leukämiezellen	0	$< 5\%$	$> 5\%$
C. Organe			
Leber	normal	$< 2\,cm$	$> 2\,cm$
Milz	nicht palpabel	$< 2\,cm$	$> 2\,cm$
Lymphknoten	normal	tastbar	sichtbar
		verkleinert um $> 50\%$	verkleinert um $< 50\%$
andere Organe	keine leukämischen Infiltrate	verkleinert um $> 50\%$	verkleinert um $< 50\%$
D. Allgemeinsymptome	normal	geringe	deutliche
Leistung	altersentsprechend	$> 50\%$ der Norm	$< 50\%$ der Norm
			$> 50\%$ der Zeit bettlägerig

Vollremission = Grad 1 in ABCD
Teilremission = Grad 1 oder 2 in ABCD
Teilversager   = Grad 3 in maximal 2 Gruppen. sonst aber Grad 1 oder 2
Versager   = Grad 3 in mehr als 3 Gruppen
           Pat. innerhalb von 2 Mon. ab Therapiebeginn verstorben
Remissionsdauer (in Tagen)
bei Vollremissionen: Beginn = Erreichung von Grad 1 in allen Gruppen (ABCD)
                    Ende   = Erstes Auftreten von Grad 2 in einer Gruppe
bei Teilremissionen: Beginn = Erreichung von Grad 2 in Gruppe A, doch müssen B, C + D mindestens Grad 2 aufweisen
                    Ende   = Erstes Auftreten von Grad 3 in einer Gruppe (A oder B oder C oder D)

Ebenfalls gut wirksam bei der Meningosis leucaemica ist das *Cytosinarabinosid,* besonders wenn eine Resistenz gegen Methotrexat eingetreten ist. Die intrathekal injizierten Dosen schwankten von $5-75$ mg/m^2 zweimal wöchentlich (WANG u. PRATT, 1970) oder 100 mg/m^2 5 Tage lang (SPIERS, 1972).

Die Bestrahlung, meist in Form einer Hochvoltanwendung mit Kobalt, erfolgt bei gesichertem Befall des Gehirns als Ganzhirnbestrahlung oder bei Befall des Rückenmarks lokalisiert oder gesamt. Als Dosen werden 400 bis 1 000 rad angegeben, sowohl auf den Schädel als auch auf das Rückenmark.

Vergleichende Untersuchungen an akuten lymphoblastischen Leukämien lassen darüber hinaus den Schluß zu, daß die *kombinierte Anwendung,* nämlich Bestrahlung des Schädels mit 1 000 rad, zusammen mit intrathekaler Instillation von Methotrexat, eine Erfolgsrate von 100% aufweist (SULLIVAN u. Mitarb., 1969).

Die neueren Therapieschemata bei der aL haben bereits die Bestrahlung des ZNS und/oder die intrathekale Chemotherapie als prophylaktische Maßnahmen mit eingeschlossen (PINKEL, 1971 u.a.). Während die Bestrahlung nur bei Kindern, höchstens noch bei jugendlichen Erwachsenen, erfolgversprechend ist, kann die intrathekale Therapie auch bei Erwachsenen angewendet werden. Wir geben deshalb bei unseren Patienten auch ohne gesicherten ZNS-Befall in den ersten Krankheitswochen wöchentlich 1–2× Methotrexat bzw. Cytosinarabinosid intrathekal, in der Remissionsphase in etwas größeren Abständen (∼monatlich 1×).

Obgleich die *prophylaktische Therapie* einen Befall des ZNS nicht verhindern kann, ließ sich doch feststellen, daß durch diese Maßnahmen bei peripheren Leukozytenzahlen über 10000/µl der Ausbruch der ZNS-Komplikationen um einige Monate verzögert werden konnte (MELHORN u.Mitarb., 1970).

In neuester Zeit wurden bei akuten Leukämien ebenfalls *extrakorporale Bestrahlungen* des Blutes vorgenommen (SCHIFFER u.Mitarb., 1968), die zwar bei 75% der Patienten eine Verminderung der Leukämiezellen im peripheren Blut hervorriefen, im Knochenmark aber keine Veränderung bewirkten.

Während die oben angeführten Zytostatika bereits als „klassische" Therapeutika angesehen werden können, wurden weitere Substanzen entwickelt, die bisher noch keine größere Verbreitung in der Behandlung der Leukämie gefunden haben, da sie keine zusätzlichen therapeutischen Vorteile bringen, andererseits ihre Toxizität auch eine längere Anwendung verbietet. Das ist besonders von dem Zytostatikum *Methylglyoxalbisguanylhydrazan (= MGGH)* zu sagen, das anfänglich recht optimistisch beurteilt wurde (LEVIN u.Mitarb., 1965). *Azaserin, 6-Diazo-5-oxo-L-norleucin (DON), 5-Fluoracil (5-FU)* zeigten keine wesentliche Wirkung auf leukämische Zellen. Besser wirksam scheint dagegen *6-Azauridin* (AZUR) zu sein (FALLON u.Mitarb., 1962), desgleichen *5-Fluoro-2-deoxymidin* (5-FUDR) (HARTMANN u.Mitarb., 1964).

Zu den neueren Therapeutika, die zur Behandlung der akuten Leukämie herangezogen werden, gehört das aus E. coli gewonnene Enzympräparat *L-Asparaginase* (HILL u.Mitarb., 1967; OETTGEN u.Mitarb., 1967. 1. Bericht der Arbeitsgemeinschaft L-Asparaginase der Paul-Ehrlich-Gesellschaft für Chemotherapie [s. BEGEMANN, 1969]). Die Dosierung ist sehr unterschiedlich, höchste Einzeldosis 1500 IE/kg, höchste Tagesgesamtdosis 3000 IE/kg. Wie die ersten orientierenden Studien gezeigt haben, reagiert die lymphoblastische Leukämie am besten. Einzelne Remissionen wurden auch bei promyelozytären Formen gesehen. Kinder sprechen besser an als Erwachsene. Die Remissionsrate bei Kindern liegt um 60% bei Verwendung einer Monotherapie in einer Dosierung von 200 E/kg Körpergewicht und Tag, über 2–4 Wochen intravenös appliziert. Eine Kombinationsbehandlung mit konventionellen Zytostatika und Cortisonderivaten bringt günstigere Ergebnisse, wie das u.a. mit der CART-Kombination (s.S. 380) bei kindlichen akuten lymphoblastischen Leukämien erzielt werden konnte (CROWTHER, 1971).

2. Immuntherapie der akuten Leukämien

Die *Immuntherapie* gehört zu den neuesten und evtl. meistversprechenden Methoden in der Leukämiebehandlung. Die theoretischen Grundlagen dafür basieren auf der Feststellung, daß neoplastische Zellen neue *Antigene* tragen, die bei chemisch induzierten Tumoren *tumorspezifisch,* bei virusinduzierten Tumoren *virusspezifisch* sind. Da sie nicht zu dem Karzinomprozeß, sondern zu den Karzinogenen in Beziehung stehen, wurden sie nicht als „tumorspezifische Antigene", sondern als „*tumorassoziierte Antigene*" (TAA) bezeichnet (DE CARVALHO, 1963). Je nachdem, ob Antikörper oder immunkompetente Zellen (Lymphozyten) verwendet werden oder die körpereigene Immunabwehr stimuliert wird, spricht man von *passiver, adoptiver* oder *aktiver Immuntherapie* (MATHÉ, 1972 und früher).

Die passive Immuntherapie ist bisher aus dem experimentellen Stadium nicht herausgekommen, da es noch nicht gelungen ist, für die Anwendung bei Menschen die zytotoxischen Antikörper von blockierenden Antikörpern zu trennen.

Die *adoptive Immuntherapie* beruht auf dem Antitumor-Effekt der Graft-versus-host-Reaktion. Auch hier liegen überwiegend tierexperimentelle Befunde vor. Eine Komplikation, die zum Mißerfolg führte, war das Auftreten einer *Sekundärkrankheit*. Beim Menschen waren kurzdauernde Remissionen nach Transfusionen von allogenen Lymphozyten, langdauernde durch Übertragung von allogenem Knochenmark zu erreichen (MATHÉ, 1972 und früher).

Dagegen hat die *aktive Immuntherapie* bereits einen festen Platz in der Therapie der aL, besonders bei der akuten lymphoblastischen Leukämie der Kinder. Man versteht darunter die Stimulation der körpereigenen Immunreaktionen des Patienten. Als spezifisch ist sie dann zu bezeichnen, wenn die Stimulation direkt gegen das TAA gerichtet ist, als unspezifisch, wenn die Immunreaktionen durch „Adjuvantien" hervorgerufen werden. Durch tierexperimentelle Studien war die Effektivität dieser Therapie unterbaut worden (MATHÉ, 1972), besonders wenn man die spezifische und unspezifische Therapie kombiniert. Die Immuntherapie wurde dann begonnen, wenn angenommen werden konnte, daß durch die vorausgegangene Chemotherapie die Zahl der Leukämiezellen erheblich reduziert war, also eine hämatologische Vollremission bestand. Bei der *spezifischen Immuntherapie* erhielten die Patienten bestrahlte Leukämiezellen. Die *unspezifische Immuntherapie* erfolgte mit BCG-Skarifizierung oder Corynebacterium parvum i.m. sowie mit „Poly IC". Verschiedentlich wurden die Substanzen kombiniert. Klinische Untersuchungen ergaben, daß bei aLL mit der Immuntherapie Remissionen über 5 Jahre nach Absetzen der zytostatischen Therapie zu erreichen waren. BCG allein soll aber weder eine wesentliche Wirkung haben (DAVIGNON u.Mitarb., 1970) noch soll eine neonatale BCG-Vakzination vor einer aL schützen (KINLEN u. PIKE, 1971).

F. Diagnose und Differentialdiagnose

Bei den typischen Fällen der akuten Leukämie ist die Diagnose bzw. Verdachtsdiagnose bereits aus dem klinischen Bild zu stellen, wobei *hämorrhagische Diathese, Blässe* und *Fieber* als Leitsymptome gelten. Die Blutungen werden, besonders wenn sie als Purpura in Erscheinung treten, häufig zunächst als idiopathische Thrombozytopenie (Morbus Werlhof) gedeutet. *Blut-* und *Knochenmarkuntersuchungen* gestatten eine rasche Klärung.

Weit schwieriger ist die Abgrenzung der akuten Leukämie von *aplastischen Anämien,* besonders wenn das Blutbild zunächst leukozytopenisch bzw. panzytopenisch ist, und keine Paraformen im peripheren Blut zu finden sind. Der Knochenmarkbefund kann bei der *Uniformität des Zellbildes* die Leukämie klären. Es ist aber zu berücksichtigen, daß dieses bei aplastischen Anämien von Fall zu Fall außerordentlich verschieden sein kann. So gibt es Fälle, bei denen im peripheren Blut eine Panzytopenie, im Knochenmark aber eine hyperplastische, stark reifungsgestörte Hämatopoese (Reifungsarrest) zu finden ist. Ein Teil der „unreifen" weißen Vorstufen kann bisweilen nicht von Paramyeloblasten unterschieden werden, so daß die Diagnose erst im weiteren Verlauf zu klären ist.

In diesem Zusammenhang muß die Frage der „*präleukämischen*" Zustände erörtert werden. Man versteht darunter Veränderungen des peripheren Blutbildes im Sinne einer *Panzytopenie*, oft zufällig entdeckt, die sich über viele Jahre hinziehen, woraus sich dann schließlich eine typische akute Leukämie mit raschem Verlauf entwickeln kann. Häufige Knochenmarkuntersuchungen lassen diese *Transformation* oft schon viele Monate vor dem Anstieg der Leukozytenzahlen im peripheren Blut vermuten. Die zelluläre Zusammensetzung des Knochenmarks ist von Fall zu Fall verschieden, kann normal scheinen, zeigt aber bei eifrigem Suchen immer häufiger abnorme und unreife Formen, anfänglich inselförmig zusammenliegend, die schließlich das gesamte Knochenmark überwuchern („*low cell leukaemia*"). Bei vielen unklaren und über längere Zeit sich hinziehenden Blutbildveränderungen unklarer Genese — wie Leukozytopenien, Agranulozytosen, Anämien, Thrombozytopenien — sah man eine Entwicklung zur akuten Leukämie. Auch die *erworbene sideroachrestische Anämie* wird gelegentlich als „Präleukämie" aufgefaßt.

Differentialdiagnostisch ist noch an eine Reihe weiterer Erkrankungen zu denken, vor allem an die *Agranulozytose*. Das Knochenmark zeigt dabei nicht selten ein recht uniformes Bild mit Vorherrschen von Promyelozyten oder Myelozyten. Im Gegensatz zur akuten Leukämie sind aber Erythro- und Thrombozytopoese qualitativ und quantitativ weitgehend normal.

Bei Kindern und Jugendlichen führt die *infektiöse Mononukleose* gelegentlich zu differentialdiagnostischen Schwierigkeiten gegenüber der akuten Leukämie, insbesondere der Monozytenleukämie, vor allem dann, wenn die Mononukleose — was zwar selten der Fall ist — mit einer Thrombozytopenie einhergeht. Neben dem weitgehend normalen oder nur reaktiv veränderten Knochenmarkbefund wird die Diagnose einer Mononukleose durch die Seroreaktionen (Nachweis heterophiler Antikörper) bestätigt. Im Blutausstrich ist das „bunte" Bild der mononukleären Zellen typisch.

Die akute *infektiöse Lymphozytose* führt gelegentlich zu Verwechslungen mit einer akuten Leukämie, da hierbei im peripheren Blut Leukozytenwerte über 40000 — 100000/µl keine Seltenheit sind. Im Differentialblutbild überwiegen kleine reife Lymphozyten, ähnlich wie bei der chronischen Lymphadenose, aber auch große Zellformen, Plasmazellen, azurgranulierte Lymphozyten sowie eine Eosinophilie werden gesehen. Im Knochenmark dominieren ebenfalls die lymphatischen Zellen, doch sind daneben die myelogenen hämatopoetischen Zellen gut erhalten. Die fehlende Anämie und Thrombozytopenie ermöglichen die eindeutige Diagnose der infektiösen Lymphozytose.

Die differentialdiagnostische Abgrenzung einer *chronischen myeloischen Leukämie* im akuten Schub gegen eine akute Leukämie ist weder nach dem peripheren Blut, noch nach dem Knochenmarkbefund mit Sicherheit möglich. Die *alkalische Leukozytenphosphatase,* die bei der chronischen myeloischen Leukämie negativ oder stark erniedrigt ist, kann während eines akuten Schubes ansteigen, so daß auch dadurch keine Differenzierung möglich wird. Lediglich nach dem klinischen Bild und dem Verlauf der Erkrankung (großer Milztumor, längere Krankheitsdauer) ist eine Unterscheidung möglich. Schwierig wird die Differentialdiagnose dann, wenn eine chronische myeloische Leukämie erstmals mit einem akuten Schub in Erscheinung tritt, was allerdings sehr selten der Fall ist. Meist ist die Milzvergrößerung bei der chronischen myeloischen Leukämie zu diesem Zeitpunkt schon so ausgeprägt, wie man es gewöhnlich bei der akuten Leukämie nicht antrifft.

Vom klinischen Bild her ist die Retikulose den akuten Leukämien ähnlich. Charakteristisch für die Retikulosen sind allerdings Lymphknotenschwellungen und häufig Hautinfiltrate. Bei leukämisch verlaufenden Fällen werden retikuläre Zellen in das periphere Blut ausgeschwemmt, die morphologisch den Monozyten oder monozytoiden Elementen der aL (besonders denen der Monozytenleukämie) ähnlich sein können. Oft gestatten zytochemische Verfahren jedoch eine Unterscheidung, da die retikulären Zellen stark α-Naphthyl-Azetat-Esterase-positiv sind, ein Befund, den sonst nur die Monozyten aufweisen, ganz selten einmal Paramyeloblasten, deren Aktivität dann im allgemeinen jedoch sehr niedrig ist.

Ebenfalls differentialdiagnostische Schwierigkeiten bieten Knochenmarkinfiltrationen von Zellen, wie sie bei *Neuroblastomen* (Sympathikoblastom) vorkommen, besonders wenn gleichzeitig eine Panzytopenie vorliegt. Ein retroperitonealer Tumor mit Verdrängung der Nieren und Verkalkungen spricht für ein Neuroblastom. Zu denken ist weiterhin an eine *Lympho-* oder *Retikulosarkomatose.* Obligat sind dabei generalisierte Lymphknotenschwellungen, die bei der akuten Leukämie — abgesehen von den kindlichen akuten lymphoblastischen Leukämien — nur selten vorhanden sind. Histologische bzw. zytologische Untersuchungen der Lymphknoten ermöglichen die Abklärung. Das gilt auch für den Lymphknotenbefall durch *epitheliale Tumoren* ebenso wie für die *Lymphogranulomatose.*

Gelegentlich können *leukämoide Reaktionen* bei *schweren Infektionskrankheiten* an einen leukämischen Prozeß denken lassen. Die Abgrenzung zur akuten Leukämie dürfte aber kaum Schwierigkeiten bereiten, solange das Knochenmarkbild eine gute Erythro- und Thrombozytopoese aufweist und ein „Hiatus leucaemicus" vermißt wird. Es ist in diesem Zusammenhang daran zu erinnern, daß Kinder besonders ausgeprägte leukozytäre Reaktionen aufweisen (Granulozyten und Lymphozyten). Ferner ist zu berücksichtigen, daß die Normalwerte der Granulozyten bei Kindern höher als bei Erwachsenen liegen. Ebenfalls bei Kindern und Jugendlichen können *rheumatische Erkrankungen* das Bild einer akuten Leukämie imitieren, zumal subfebrile Temperaturen, Anämie, Leukozytopenie und kardiale Symptome zusammen mit Schmerzen in den Gelenken bei beiden Erkrankungen gesehen werden. Das Knochenmarkpunktat wird die Diagnose in diesen Fällen klären.

G. Tumorbildende Leukämien

Unter diesem Krankheitsbild versteht man eine sehr seltene Sonderform von Leukämien, die mit umschriebenen *Tumorbildungen* einhergeht. Entsprechend ihrem Aufbau werden drei Arten von tumorbildenden Leukämien unterschieden.

1. Tumorbildungen bei Lymphadenosen und Lymphosarkomen mit lymphatisch-leukämischem Blutbild (Lympho-Leukosarkomatosen).

2. Myeloblastome.

3. Chlorome (Chloroleukämien).

Auf die erste Variante wird in den entsprechenden Kapiteln (Lymphadenose, Lymphosarkom) eingegangen.

Die zweite, sehr seltene Form, nämlich die Bildung eines *Myeloblastoms,* wird meist bei akuten Leukämien gesehen. Im Tumorpunktat finden sich in diesen Fällen *Paramyeloblasten* (Mikromyeloblasten). Eine Verwechslung mit einem Lymphosarkom oder einer lymphoblastischen Leukämie mit Tumorbildung ist möglich. Sehr selten finden sich Tumorbildungen (Myeloblastome) bei *chronischen myeloischen Leukämien.* Diese Geschwülste bestehen aus Myeloblasten. Die Tumorbildung geht der Manifestation des leukämischen Prozesses im Blutbild oft um Monate voraus.

Die *Chlorome* unterscheiden sich von den Myeloblastomen lediglich durch ihren *grünlichen Farbton*. Sie wurden bei Kindern und jugendlichen Erwachsenen beobachtet. Der Tumor selbst ist umschrieben lokalisiert und steht in enger Verbindung mit Periost und den bindegewebigen Strukturen des Knochens, besonders im Bereich des Schädels. Er kann an Nasennebenhöhlen, Orbita, Wirbeln, Rippen, Sternum und Sakrum seinen Ausgang nehmen. Nur selten finden sich Chlorome an Haut und inneren Organen (HINKAMP u. SZANTO, 1959). Das klinische Bild wird geprägt von Lokalisation und Ausdehnung des Tumors. Ist die Orbita oder ein Sinus befallen, entwickelt sich eine *Protrusio bulbi* (Exophthalmus, „Glotzauge") mit anfänglichem Doppelsehen, schließlich kann das Auge sogar erblinden. Im Bereich der Hirnnerven entstehen je nach Lokalisation und Ausbreitung des Chloroms *zentrale* oder *periphere Nervenausfälle,* verbunden mit starken Schmerzen im befallenen Bereich. Einwachsen von Tumoren in den Rückenmarkkanal ruft *motorische* und *sensible Ausfallserscheinungen* hervor (LUSHER, 1964). In der Mehrzahl der Fälle findet sich im peripheren Blut eine Leukozytose, eine zunehmende Anämie und Thrombozytopenie. Im Differentialblutbild sieht man die Zellen der aL, die entweder vorwiegend myeloblastischer oder allerdings seltener monozytärer Natur sind. Fraglich bleibt, ob die abnormen Zellen beim Chlorom bzw. der Chloroleukämie lymphatischer Abstammung sind. Auch das Knochenmarkbild wird von Paraformen beherrscht. Das gleiche gilt für den Tumorpunktatausstrich.

Die dem Tumor den Namen gebende grünliche Farbe verschwindet schnell bei Licht- und Luftzutritt. Sie erscheint aber wieder nach Behandlung mit Wasserstoffsuperoxyd. In Glycerin behält der Tumor seine Farbe bei. Über die Natur des Pigments ist noch wenig bekannt. Im Ultraviolettlicht ergeben die Tumoren ein Rotfluoreszenz, was auf das Vorhandensein von *Hämpräkursoren* (Protoporphyrin, Coproporphyrin und anderen) zu beziehen ist. Weiterhin kann ein grünes Pigment isoliert werden, das eine hohe *Peroxydaseaktivität* aufweist, sehr ähnlich der *Verdoperoxydase,* einem Enzym, das eventuell durch die abnormen Zellen gebildet wird.

Verlauf und Prognose der tumorbildenden Leukämien werden in erster Linie durch den leukämischen Prozeß geprägt. Im allgemeinen gleichen sie daher der akuten Leukämie, wenn nicht durch die Infiltration der Tumoren in lebenswichtige Organe (z.B. Gehirn usw.) das Endstadium der Krankheit eingeleitet wird. Die weiteren Komplikationen entsprechen weitgehend denen der akuten Leukämie.

Bei den therapeutischen Maßnahmen wird man auf die Möglichkeiten, wie sie bei der aL bestehen, zurückgreifen. In Einzelfällen ist es aber auch möglich, durch lokale Röntgenbestrahlungen bzw. Megavolttherapie den Tumor zu beseitigen.

Literatur

ABBREDERIS, K., MICHLMAYR, G., SCHMALZL, F., HUBER, H., BRAUNSTEINER, H.: Akute myelogene Leukämie des Erwachsenen. Dtsch. med. Wschr. **98**, 1743 (1973).

ACKERMAN, G.A.: Microscopic and histochemical studies on the Auer-bodies in leukemic cells. Blood **5**, 847 (1950).

ACKERMAN, G.A.: Acute Leukemia Group B: Acute lymphocytic leukemia in children. J. Amer. med. Ass. **207**, 923 (1969).

ALEXOPOULOS, J., SCHMIDT, K., ENGELHARDT, K.: Schwere Azotämie und sekundäre Gicht bei akuter Leukose. Med. Welt **22**, 42 (1971).

ALLEGRA, S.R., BRODERICK, P.A.: Acute aleukemic megakaryocytic leukemia. Am. J. Clin. Path. **55**, 197 (1971).

ANDERSON, D.R.: Ultrastructure of normal and leukemic leukocytes in human peripheral blood. J. Ultr. Res., Suppl. **9**, 5 (1966).

ARBENZ, U.: Zytokinetische Untersuchungen einer unreifzelligen aleukämischen akuten myeloischen Leukämie. Acta haemat. (Basel) **46**, 157 (1971).

AUER, J.: Some hitherto undescribed structures in the large lymphocytes in a case of acute leukemia. Amer. J. med. Sci. **131**, 1002 (1906).

BAIKIE, A.G., JACOBS, P.A., MCBRIDE, J.A.: Cytogenetic studies in acute leukaemia. Brit. med. J. **5239**, 1564 (1961).

BAKER, M.A., TAUB, R.N.: Production of antiserum in mice to human leukaemia-associated antigens. Nature New. Biol. **241**, 93 (1973).

BEARD, M.E.J., FAIRLEY, G.H.: Acute leukemia in adults. Sem. Hemat. **11**, 5 (1974).

BEGEMANN, H., HARWERTH, H.-G.: Praktische Hämatologie. Stuttgart: Thieme 1969.

BEGEMANN, H., RASTETTER, J., WAUBKE, R., KETTERER, H.: Der Wert der Vitamin B_{12}-Bestimmung im Blutserum für die klinische und hämatologische Diagnostik. Acta Haemat. (Basel) **35**, 144 (1966)

BEGEMANN, H., HEMMERLE, W.: Die Mitosetätigkeit des menschlichen Knochenmarks und ihre Beeinflußung durch cytostatische Substanzen. Klin. Wschr. **27**, 530 (1949).

BEGEMANN, H., WERNEKKE, G.: Adriamycin in the treatment of acute leukemia. In: Adriamycin (S.K. CARTER, A. DIMARCO, M. GHIONE, I.H. KRAKOFF, G. MATHÉ, Eds.). Berlin-Heidelberg-New York: Springer 1972.

BENNETT, J.M., DUTCHER, T.E.: The cytochemistry of acute leukemia: Observations on glycogen and neutral fat in bone marrow aspirates. Blood **33**, 341 (1969).

BENNETT, J.M., HENDERSON, E.S.: The significance of Auer rods in acute granulocytic leukemia. 13. Internationaler Hämatologenkongreß, München 1970.

BENNETT, J.M., KLEMPERER, M.R., SEGEL, G.B.: Survival Prediction Based on Morphology of Lymphoblasts. In: Nomenclature, Methodology and Results of Clinical Trials in Acute Leukemias (G. MATHÉ, P. POUILLART, L. SCHWARZENBERG, Eds.). Berlin-Heidelberg-New York: Springer 1973.

BENVENISTI, D.S., SHERWOOD, L.M., HEINEMANN, H.O.: Hypercalcemic crisis in acute leukemia. Amer. J. Med. **46**, 976 (1969).

BERNARD, J., CHAUELET, F., JACQUILLAT, C.: Leucémies du nouveau-né. Nouv. Rev. franç. Hémat. **4**, 125 (1964).

BERNARD, J., JACQUILLAT, C.: La rubidomycine. Nouv. Rev. franç. Hémat. **7**, 317 (1967).

BERNARD, J., BOIRON, M.: Les leucémies à promyélocytes. Nouv. Rev. franç. Hémat. **4**, 11 (1964).

BERNARD, J., LASNERET, J., CHOME, J., LEVY, P., BOIRON, M.: A cytological and histological study of acute promyelocytic leukemia. J. clin. Path. **16**, 319 (1963).

BESSIS, M.: Études sur les cellules des leucémies et des myelomes au microscope à contraste de phase et par la méthode de l'ombrage (avec une étude particulière des corps d'Auer et de la formation de cellules de Rieder). Rev. Hémat. **4**, 364 (1949).

BESSIS, M.: Cytology of the Blood and Blood-Forming Organs. New York: Grune & Stratton 1956.

BESSIS, M.: L'autonomie des cellules leucémiques et des cellules cancéreuses en général. Rev. Hémat. **12**, 142 (1957).

BESSIS, M.: Ultrastructure of normal and leukemic granulocytes. In: Proc. internat. conf. on leukemia-lymphoma (C.J.D. ZARAFONETIS, Ed.), p. 281. Philadelphia: Lea and Febiger 1968.

BESSIS, M.: Cytological diagnosis of leukemias by electron mikroscopy. In: Nomenclature, Methodology and Results of Clinical Trials in Acute Leukemias (G. MATHÉ, P. POUILLART, L. SCHWARZENBERG, Eds.). Berlin-Heidelberg-New York: Springer 1973.

BESSIS, M., BRETON-GORIUS, J.: Pathologie et asynchronisme de développement des organelles cellulaires au cours des leucémies aiguës granulocytaires. Nouv. Rev. franç. Hémat. **9**, 245 (1969).

BESSIS, M., MAIGNÉ, J.: Le diagnostic des variétés de leucémies aiguës par la réaction des peroxydases au microscope électronique. Son intérêt et ses limites. Rev. Europ. clin. biol. **15**, 691 (1970).

BESSIS, M., THIÉRY, J.P.: Études au microscope électronique sur les leucémies humaines. II. Les leucémies lymphocytaires. Comparison avec la leucémie de la souris de souche ak. Nouv. Rev. franç. Hémat. **2**, 387 (1962).

BESSIS, M., THIÉRY, J.P.: Étude au microscope électronique des hémosarcomes humaines. III. Leucémies á cellules souches, Erythremies, Réticulo-lympho-sarcomes, Maladie de Hodgkin, Plasmocytomes. Nouv. Rev. franç. Hémat. **2**, 577 (1962).

BIERMAN, H.R., CRILE, M., DOD, K.S., KELLY, K.H., PETRAKIS, N.L., WHITE, L.P., SHIMKIN, M.B.: Remissions in leukemia in childhood following acute infectious disease. Cancer **6**, 591 (1953).

BIRGE, R.F., JENKS, A.L., JR., DAVIS, S.K.: Spontaneous remissions in acute leukemia. J. Amer. med. Ass. **140**, 589 (1949).

BLAU, H.J.: Über die Veränderungen des Gesamtgehaltes an Gammaglobulin und der Immunglobuline G, A und M im Serum von Kindern mit Leukämie. Folia haemat. (Lpz.) **97**, 139, 146, 157 (1972).

BLOOMFIELD, C.D., THEOLOGIDES, A.: Acute granulocytic leukemia in elderly patients. Amer. J. Med. **10**, 226 (1973).

BODEY, G.P.: Pulmonary complications of acute leukemia. Cancer **19**, 781 (1966).

BODEY, G.P.: Fungal infections complicating acute leukemia. J. chron. Dis. **19**, 667 (1966).

BODEY, G.P., BUCKLEY, M., SATHE, Y.S., FREIREICH, E.J.: Quantitative relationships between circulating leukocytes and infection in patients with acute leukemia. Ann. intern. Med. **64**, 328 (1966).

BODEY, G.P., FREIREICH, E.J.: Acute leukemia. In: Hematology, Principles and Practice (C.E. MENGEL, E. FREI III, R. NACHMAN, Eds.). Chicago: Year Book Medical Publ. 1972.

BODEY, G.P., NIES, B.A., FREIREICH, E.J.: Multiple organism septicemia in acute leukemia: Analyses of 54 episodes. Arch. intern. Med. **116**, 266 (1965).

BODEY, G.P., WERTLAKE, P.T., DOUGLAS, G., LEVIN, R.H.: Cytomegalic inclusion disease in patients with acute leukemia. Ann. intern. Med. **62**, 899 (1965).

BOGGS, D.R., WINTROBE, M.M., CARTWRIGHT, G.E.: The acute leukemias. Medicine (Baltimore) **41**, 163 (1962).

BOIRON, J.B.M., LORTMOLARY, P., LEVY, J.-P.: The very acute leukemias. Cancer Res. **25**, 1675 (1965).

BRETON-GORIUS, T., GUICHARD, T.: Étude au microscope électronique de la localisation des peroxydases dans les cellules de la moëlle osseuse humaine. Nouv. Rev. franç. Hémat. **9**, 678 (1969).

BRITTINGER, G.: Unspezifische Basistherapie der Leukämien und ihrer Komplikationen. Verh. dtsch. Ges. inn. Med. **79**, 311 (1973).

BURCHENAL, J.H.: Long-Term survivors in acute leukemia and Burkitt's Tumor. Cancer **21**, 595 (1968).

BURKE, S., COLTMAN, A. JR: Multiple pulmonary aspergillomas in acute leukemia. Cancer **28**, 1289 (1971).

CANGIR, A., SULLIVAN, M.P.: The occurrence of cytomegalovirus infections in childhood leukemia. J. Amer. med. Ass. **195**, 616 (1966).

CARVALHO, DE, S.: Preliminary experimentation with specific immunotherapy of neoplastic disease in man. Cancer **16**, 306 (1963).

CHAN, B.W.B., HAYHDE, F.G.J.: Long term remission in akute leukaemia. Lancet **1970 II**, 728.

CLARKSON, B.: Review of recent studies of cellular proliferation in acute leukemia. National Cancer Institute Monograph. Hum. Tumor Cell Kinet. **30**, 81 (1969).

CLARKSON, B., OHKITA, T., OTA, K., FRIED, J.: Studies of cellular proliferation in human leukemia. I. Estimation of growth rate of leukemic and normal hemopoietic cells in two adults with acute leukemia given single injection of tritiated thymidine. J. clin. Invest. **46**, 506 (1967).

COLSKY, J., GREENSPAN, E.M., WARREN, T.N.: Hepatic fibrosis in children with acute leukemia after therapy with folic acid antagonists. Arch. Path. **59**, 198 (1955).

CORNES, J.S., JONES, T.G.: Leukaemic lesions of the gastrointestinal tract. J. clin. Path. **15**, 305 (1962).

CRONKITE, E.P.: Kinetics of leukemic cell proliferation. Sem. Hemat. **4**, 415 (1967).

CRONKITE, E.P.: Kinetics of leukemic cell proliferation. In: Perspectives in Leukemia (W. DAMESHEK, R.R.M. DUTCHER, Eds.), p. 158. New York: Grune & Stratton 1968.

CROWTHER, D.: L-asparaginase and human malignant disease. Nature **229**, 168 (1971).

DAMESHEK, W., GUNZ, F.: Leukemia. New York-London: Grune & Stratton 1964.

DAUSSET, J., DEGOS, L., HORS, J.: The association of the HL-A antigens with diseases. Clin. Immunol. Immunpath. **3**, 127 (1974).

DAVIGNON, L., LEMONDE, P., ROBILLARD, P., FRAPPIER, A.: B.C.G. vaccination and leukaemia mortality. Lancet **1970 II**, 638.

DIAMOND, J.B.: Leukemic changes in the brain: A report of 14 cases. Arch. Neurol. Psychiat. (Chic.) **32**, 118 (1934).

DIAMOND, L.K., LUHBY, L.A.: The pattern of "spontaneous" remissions in leukemia in childhood: a review of 26 remissions in 300 cases. Amer. J. Med. **10**, 236 (1951).

DIDISHEIM, P., THROMBOLD, J.S., VANDERVOORT, R.L.E., MIBASHAN, R.S.: Acute promyelocytic leukemia with fibrinogen and factor V deficiencies. Blood **23**, 717 (1964).

DIETRICH, M., FLIEDNER, T.M., KUBANEK, B., HEIMPEL, H.: Gnotobiotische Therapie als wirksame Infektionsprophylaxe bei der akuten Leukämie. In: Leukämie (R. GROSS, J. VAN DE LOO, Hrsg.), S. 675. Berlin-Heidelberg-New York: Springer 1972.

EVANS, A.E., GILBERT, E.S., ZANDSTRA, R.: The increasing incidence of central nervous system leukemia in children. Cancer **26**, 404 (1970).

EVANS, A.E.: Central nervous system involvement in children with akute leukemia. Cancer (Philad.) **17**, 256 (1963).

FALLON, H., FREI, E., FREIREICH, E.J.: Correlations of the biochemical and clinical effects of 6-azauridine in patients with leukemia. Amer. J. Med. **33**, 526 (1962).

FISCHER, R., HENNEKEUSER, H.H., KÄUFER, C.: Der cytochemische Nachweis von Naphthol-AS-D-Chloroacetat-Esterase in Auer-Stäbchen. Klin. Wschr. **44**, 1401 (1966).

FISCHER, R., SCHMALZL, F.: Über die Hemmbarkeit der Esteraseaktivität im Blutmonozyten durch Natriumfluorid. Klin. Wschr. **42**, 751 (1964).

FITZGERALD, P.H., CROSSEN, P.E., HAMER, J.W.: Abnormal karyotypic clones in the human acute leukemia: their nature and clinical significance. Cancer **31**, 1069 (1973).

FLOOD, M.J., CARPENTER, R.A.: Spontaneous rupture of the spleen in acute myeloid leukaemia. Brit. med. J. **1961 I**, 35.

FORKNER, C.E.: Clinical and pathologic differentiation of the acute leukemias. With special reference to acute monocytic leukemia. Arch. intern. Med. **53**, 1 (1934).

FRAUMENI, J.F.: Infectious mononucleosis and acute leukemia. J. Amer. med. Ass. **215**, 1159 (1971).

FREEMAN, J.A.: Origin of Auer bodies. Blood **27**, 499 (1966).

FREEDMAN, M.H., GILCHRIST, G.S., HAMMOND, G.D.: Concurrent infectious mononucleosis and acute leukemia. J. Amer. med. Ass. **214**, 1677 (1970).

FREI, E. III: Renal complications of neoplastic disease. J. chron. Dis. **16**, 757 (1963).

FREI, E. III: Renal and hepatic enlargement in acute leukemia. Cancer **16**, 1089 (1963).

FREI, E., FREIREICH, E.J.: Progress and perspectives in the chemotherapy of acute leukemia. Advanc. Chemother. **2**, 269 (1965).

FREI, E. III, KARON, M., LEVIN, R.H., FREIREICH, E.J., TAYLOR, R.J., HANANIAN, J., SELAWRY, O., HOLLAND, J.F., HOOGSTRATEN, B., WOLMAN, I.J., ABIR, E., SAWITSKY, A., LEE, S., MILLS, S.D., BURGERT, E.O., JR., SPURR, L.L., PATTERSON, R.B., EBAUGH, F.G., JAMES, G.W. III, MOON, J.H.: The effectiveness of combinations of antileukemic agents in inducing and maintaining remission in children with acute leukemia. Blood **26**, 642 (1965).

FREIREICH, E.J.: A distinctive type of intracerebral hemorrhage associated with "blastic crises" in patients with leukemia. Cancer **13**, 146 (1960).

FREIREICH, E.J.: The effect of chemotherapy on acute leukemia in the human. J. chron. Dis. **14**, 593 (1961).

FREIREICH, E.J., KARON, M., FREI, E.: Quadruple-combination therapy (VAMP) for acute lymphocytic leukemia in childhood. Proc. Amer. Ass. Cancer Res. **5**, 20 (1964).

FREIREICH, E.J., KARON, M., FLATOW, F., FREI III, R.: Effect of intensive cyclic chemotherapy (BIKE) on remission duration in acute lymphocytic leukemia. Proc. Amer. Ass. Cancer Res. **6**, 20 (1965).

FRITZ, R.D.: The association of fatal intracranial hemorrhage and "blastic crises" in patients with acute leukemia. New Engl. J. Med. **261**, 59 (1959).

GAVOSTO, F.: An outline of the objective of the study of leukaemic cell kinetic. In: Unifying Concepts of Leukemia (R.M. DUTCHER, L. CHIECO-BIANCHI, Eds.), p. 968. Basel-München-Paris-London-New York-Sidney: Karger 1973.

GELLER, S.A.: Acute leukemia presenting as respiratory distress. Arch. Path. **91**, 573(1971).

GOLDBERG, A.F.: Acid phosphatase activity in Auer bodies. Blood **24**, 305 (1964).

GÖSSNER, W.: Methodische Grundlagen der Zyto- und Histochemie hydrolytischer Enzyme. In: Zyto- und Histochemie in der Hämatologie (H. MERKER, Hrsg.). Berlin-Göttingen-Heidelberg: Springer 1963.

GRALNICK, H.R., BAGLEY, J. ABRELL, E.: Heparin treatment for the hemorrhagic diathesis of acute promyelocytic leukemia. Amer. J. Med. **52**, 167 (1972).

GRAW, R.G., JR., HERZIG, G., PERRY, S., HENDERSON, E.S.: Normal granulocyte transfusion therapy. Treatment of septicemia due to gram-negative bacteria. New Engl. J. Med. **287**, 367 (1972).

GREEN, R.A., NICHOLS, N.J., KING, E.J.: Alveolar-capillary block due to leukemic infiltration of the lung. Amer. Rev. Resp. Dis. **80**, 895 (1959).

GROSS, R., SCHULTEN, H.K., ZACH, J.: Die Leukosen der Erwachsenen. Eine klinisch-statistische Übersicht anhand von 1200 Fällen. Internist **9**, 476 (1968).

GUNZ, F.W., BACH, B.J., CROSSEN, P.E., MELLOR, J.E.L., SARDOOL SINGH, VINCENT, P.C.: Relevance of the cytogenetic status in acute leukemia in adults. J. Nat. Cancer Inst. **50**, 55(1973).

GUNZ, F.W., HOUGH, R.F.: Acute leukemia over the age of fifty. A study of its incidence and natural history. Blood **11**, 882 (1956).

GURDA, M.: Haptoglobin (Hp) level of blood serum in leukaemic patients. Folia Haematol. (Lpz.) **95**, 37 (1971).

GUTTERMANN, J.U., ROSSEN, R.D., BUTLER, W.T., McCREDIE, B., BODEY, G.P., FREIREICH, E.J., HERSH, E.M.: Immunoglobulin on tumor cells and tumor-induced lymphocyte blastogenesis in human acute leukemia. New Engl. J. Med. **288**, 169 (1973).

HAGHBIN, M., ZUELZER, W.W.: A long term study of cerebrospinal leukemia. J. Pediat. **67**, 23 (1965).

HALTERMANN, R.H., LEVENTHAL, B.G., MANN, D.L.: An acute-leukemia antigen: Correlation with clinical status. New Engl. J. Med. **287**, 1272 (1972).

HARADA, N.: Histochemical studies on the Auer body. Nagoya J. Med. Sci. **14**, 129 (1951).

HARDISTY, R.M., TILL, M.M.: Acute leukemia 1959–1964. Arch. Dis. Childh. **43**, 107 (1968).

HART, J.S., TRUJILLO, J.M., FREIREICH, E.J., GEORGE, S.L., FREI, E. III: Cytogenetic studies and their clinical correlates in adults with acute leukemia. Ann. intern. Med. **75**, 353 (1971).

HARTMANN, J.R., ORIGENES, M.L., MURPHY, M.L.: Effect of 2- de oxy-5-fluorouridine (NSC-27640) and 5-fluorouracil (NSC-19893) on childhood leukemia. Cancer Chemother. Rep. **34**, 51 (1964).

Hartwich, G., Weise, W.-R.: Beobachtungen an 276 akuten Leukosen. Dtsch. med. Wschr. **51**, 1758 (1971).

Hayhoe, F.G.J., Cawley, J.C.: Acute leukaemia: Cellular morphology, cytochemistry and fine structure. In: Acute Leukaemia (S. Roath, Ed.). Clin. Haemat. **1**, 49 (1972).

Hayhoe, F.G.J., Quaglino, D., Doll, R.: The cytology and cytochemistry of acute leukaemias. A study of 140 cases. M.R.C. Special Report series, London: 304. Her Majesty's Stationery Office, 1964.

Hayoe, F.G.J.: Leukaemia. Res. Clin. Pract., London: Churchill 1960.

Heilmann, E., Kaboth, W., Zumkley, H.: Veränderungen im Mineralhaushalt bei akuten Leukosen. Med. Klin. **68**, 781 (1973).

Heller, A.: Zytochemische Diagnostik der akuten Leukosen. Med. Welt **22**, 6 (1971).

Hellström, I., Sjogren, H.O., Warner, G., Hellström, K.E.: Blocking of cell-mediated tumor immunity by sera from patients with growing neoplasms. Int. J. Cancer **7**, 226 (1971).

Henderson, E.S.: Treatment of acute leukemia. Sem. Hematol. **6**, 271 (1969).

Henderson, E.S.: Krankheitsverlauf der behandelten und unbehandelten unreifzelligen Leukämien im Erwachsenenalter. Hämatol. u. Bluttransf. **8**, 89 (1969).

Henderson, E.S., Samaha, R.J.: Evidence that drugs in multiple combinations have materially advanced the treatment of human malignancies. Cancer Res. **29**, 2272 (1969).

Hennekeuser, H.H.: Untersuchungen zur Klassifizierung akuter Leukämien. Habilitationsschrift. Freiburg i.Br. 1970.

Hennekeuser, H.H.: Untersuchungen zur Klassifizierung akuter Leukämien. Ergebn. inn. Med. Kinderheilk. **33**, 69 (1972).

Hennekeuser, H.H., Gerdes, H., Scholz, H.: Untersuchungen zur Bedeutung der Auer-Stäbchen bei akuter myeloischer Leukämie. Dtsch. med. Wschr. **97**, 1416 (1972).

Hersh, E.M., Bodey, G.P., Nies, B.A., Freireich, E.J.: Causes of death in acute leukemia. J. Amer. med. Ass. **193**, 105 (1965).

Hersh, E.M., Freireich, E.J.: Host defense mechanisms and their modifications by cancer chemotherapy. In: Methods in Cancer Research (H. Busch, Ed.). New York: Academic Press 1968.

Hersh, E.M., Whitecar, J.P., Kenneth, B., McCredie, M.B.Ch.B., Bodey, G.P., Freireich, E.J.: Chemotherapy, immunocompetence, immunosuppression and prognosis in acute leukemia. New Engl. J. Med. **22**, 285 (1971).

Heyn, R.M., Brubaker, C.A., Burchenal, J.H., Cramblett, H.G., Wolff, J.A.: The comparison of 6-mercaptopurine with the combination of 6-mercaptopurine and azaserine in the treatment of acute leukemia in children: results of a cooperative study. Blood **15**, 350 (1960).

Hill, J.M., Roberts, J., Loeb, E., Khan, A., MacLellan, A., Hill, R.W.: L-Asparaginase therapy for leukemia and other malignant neoplasms. J. Amer. med. Ass. **202**, 882 (1967).

Hillestad, L.K.: Acute promyelocytic leukemia. Acta med. Scand. **159**, 189 (1957).

Hinkamp, J.F., Szanto, P.B.: Chloroma of the ovary. Am. J. Obst. & Gynec. **78**, 812 (1959).

Hoelzer, D., Fliedner, T.M., Harriss, E.B.: Investigations on the fate and RNA turnover of autotransfused blast cells. Abstract Vol., XIII. Intern. Congr. Hematol., Munich p. 226 (1970).

Hoerni-Simon, G., Hoerni, B., Chauvergne, J., Durand, M.: Localisations mammaires d'une leucémié aiguë lymphoblastique. Acta Haemat. **48**, 251 (1972).

Howard, J.P., Cevik, N., Murphy, M.L.: Cytosine arabinoside in acute leukemia in children. Cancer Chemother. Rep. **50**, 287 (1966).

Hughes, W.T., Smith, D.R.: Infection during induction of remission in acute lymphocytic leukemia. Cancer **31**, 1008 (1973).

Huguley, C.M.: Acute leukemia in adults. In: Current Therapy (H.F. Conn, Ed.). Philadelphia-London-Toronto: Saunders 1970.

Huhn, D., Borchers, H.: Elektronenmikroskopisch-zytochemische Untersuchungen der Auer-Stäbchen bei akuter Paramyeloblasten-Leukämie. Blut **17**, 70 (1968).

Huhn, D., Kaboth, W., Schmalzl, F.: Di-Guglielmo-Syndrom. Klinische, zytochemische, elektronenmikroskopische Befunde. Dtsch. med. Wschr. **98**, 355 (1973).

Huhn, D., Schmalzl, F., Krug, U.: Unreifzellige myeloische Leukämie, Zytochemie, Elektronenmikroskopie und Zytogenetik. Blut **23**, 189 (1971).

Huhn, D., Schmalzl, F.: Licht- und elektronenmikroskopische Cytochemie der unreifzelligen Leukämien. Klin. Wschr. **50**, 423 (1972).

Huhn, D., Stich, W.: Fine structure of blood and bone marrow. An introduction of electron microscopic hematology. München: Lehmanns 1969.

Hungerford, D.A.: Chromosome studies in human leukemia. I. Acute leukemia in children. J. Nat. Cancer Inst. **27**, 983 (1961).

Hungerford, D.A., Nowell, P.C.: Chromosome studies in human leukemia. III. Acute granulocytic leukemia. J. Nat. Cancer Inst. **29**, 545 (1962).

Hurwitz, B.S., Sutherland, J.C., Walker, M.D.: Central nervous system chloromas preceding acute leukemia by one year. Neurology **20**, 771 (1970).

HUSTU, H.O., AUR, R.J.A., VERZOSA, M.S., SIMONE, J.V., PINKEL, D.: Prevention of central nervous system leukemia by irradiation. Cancer **32**, 585 (1973).

HUTH, E.: Behandlungsschemata für die akute Leukämie im Kindesalter. Fortschr. Med. **85**, 507 (1967).

HUTH, K., BRAND, K.: Ungewöhnlicher Verlauf einer Promyelozytenleukämie. Klin. Wschr. **44**, 616 (1966).

HYMAN, C.B., BOGLE, J.M., BRUBAKER, C.A., WILIAMS, K., HAMMOND, D.: Central nervous system involvement by leukemia in children. I. Relationship to systemic leukemia and description of clinical and laboratory manifestations. Blood **25**, 1 (1965).

HYNES, H.E., SILVERSTEIN, M.N., FAWCETT, K.J.: Spontaneous rupture of the spleen in acute leukemia: A report of 2 cases. Cancer **17**, 1356 (1964).

ILICIN, G.: Serum copper and magnesium levels in leukemia and malignant lymphoma. Lancet **1971 I**, 1843.

ISRAËLS, M.C.G.: Diagnosis and clinical picture of acute leukaemia. In: Acute Leukaemia (S. ROATH, Ed.). Clin. Haemat. **1**, 115 (1972).

JAFFE, N., HANN, H.W.L., VAWTER, G.F.: Post-Steroid panniculitis in acute leukemia. New Engl. J. Med. **284**, 366 (1971).

JENSON, M.K., KILLMANN, S.: Chromosome studies in acute leukaemia: Evidence for chromosomal abnormalities common to erythroblasts and leukaemic white cells. Acta med. Scand. **181**, 47 (1967).

JONAS, S.: Long-term remission in acute leukaemia. Lancet **1970 II**, 728.

JORDAN, G.W.: Serum calcium and phosphorus abnormalities in leukemia. Am. J. Med. **41**, 381 (1966).

JUNGI, W.F.: Therapie der akuten Leukämien. Schweiz. med. Wschr. **103**, 1310 (1973).

KAKEFUDA, T.: Electron microscopy of normal and leukemic cells. In: Pathology of Leukemia (G.D. AMRONUN, Ed.). New York: Hoeber 1968.

KARLE, H., ERNST, P., KILLMANN, S.-A.: Changing cytokinetic patterns of human leukaemic lymphoblasts during the course of the disease, studied in vivo. Brit. J. Haemat. **24**, 231 (1973).

KENNEDY, M.H., BORNSTEIN, R., BRUNNING, R.D., OINES, D.: Breast involvement in acute lymphatic leukemia. Daunorubicine-induced remission, pneumocystis carinii pneumonia. Cancer (Philad.) **25**, 693 (1970).

KHAN, M.H.: Heteromorphic pair of metacentric chromosomes with fused arms and the Philadelphia chromosome in a case of acute myeloid leukemia. Acta haemat. (Basel) **48**, 312 (1972).

KHAN, M.H.: Acute myeloid leukemia with two Philadelphia chromosomes in forty-six stemline. Remarks on the karyotypic analysis and chemotherapy. Humangenetik **18**, 55 (1973).

KHAN, M.H., MARTIN, H.: Myeloblastenleukämie mit Philadelphia-Chromosom. Klin. Wschr. **45**, 821 (1967).

KHAMSI, F., CARSTAIRS, K.C., SCOTT, J.G.: Smouldering acute leukemia: a review of 21 cases. XIII. Intern. Congr. Hematology, Munich 1970.

KILLMANN, S.-A.: Kinetics of normal granulocytopoiesis and leukemic blast cells in man. Plenary Session Papers. XII. Congress International Society of Hematology, New York 1968, p. 188.

KILLMANN, S.-A.: Acute leukemia: the kinetics of leukemic blastcells in man. An analytical review. Ser. Haematol. **I (3)**, 38 (1968).

KILLMANN, S.-A.: Kinetics of leukaemic blast cells in man. In: Acute Leukaemia (S. ROATH, Ed.). Clin. Haemat. **1**, 95 (1972).

KILLMANN, S.-A., CRONKITE, E.P., ROBERTSON, J.S., FLIEDNER, T.M., BOND, V.P.: Estimation of phases of the life cycle of leukemic cells from labeling in human beings in vivo with tritiated thymidine. Laboratory Invest. **12**, 671 (1963).

KILLMANN, S.A.: Cytokinetik leukämischer Zellen bei akuten Leukämien des Menschen. Verh. dtsch. Ges. inn. Med. **79**, 276 (1973).

KILLMANN, S.-A., ERNST, P., ANDERSEN, V.: Return of human leukaemic myeloblasts from blood to bone marrow. Acta med. Scand. **189**, 137 (1971).

KINLEN, L.J., PIKE, M.C.: B.C.G. vaccination and leukaemia. Evidence of vital statistics. Lancet **1971 II**, 398.

KIOSSOGLOU, K.A., MITUS, W.J., DAMESHEK, W.: Chromosome aberrations in acute leukemia. Blood **26**, 610 (1965).

KIOSSOGLOU, K.A., MITUS, W.J., DAMESHEK, W.: Two Ph_1 chromosomes in acute granulocytic leukaemia. Lancet **1965 II**, 665.

KIRAN, O., GROSS, S.: The G-Immunoglobulins in acute leukemia in children. Hematologic and immunologic relationships. Blood **33**, 198 (1969).

KIRCHNER, M., RUDA, D., FRANCK, A.: Aneuploidie bei Verwandten akuter Parablastenleukämien. Folia Haematol. (Lpz.) **98**, 289 (1972).

KLEINSCHMIDT, H.J., SPENKE, W., BAER, J.: Myeloide Zellherde im Corpus luteum mit Blutung als gynäkologisches Frühsymptom einer Leukose. Zbl. Gynäk. **93**, 67 (1971).

KOLKER, A.E.: Ocular manifestations of hematological disease. Progr. Hemat. **5**, 354 (1966).

KREITER, H., BEGEMANN, H., RASTETTER, J.: Erfahrungen mit Daunomycin und Cytosin-Arabinosid bei der Behandlung akuter myeloischer Leukämien. Med. klin. **63**, 2058 (1968).

KRIVIT, W., GOOD, R.A.: Simultaneous occurrence of mongolism and leukemia. J. Pediat. **65**, 303 (1964).

KROGH-JENSEN, M.: Cytogenetic studies in acute myeloid leukaemia. Acta med. Scand. **190**, 429 (1971).

KROGH-JENSEN, M., KILLMANN, S.A.: Additional evidence for chromosome abnormalities in the erythroid precursors in acute leukaemia. Acta med. Scand. **189**, 97 (1971).

KROGH-JENSEN, M., KILLMANN, S.A.: Chromosome studies in acute leukaemia. Evidence for chromosomal abnormalities common to erythroblasts and leukaemic white cells. Acta. med. Scand. **181**, 47 (1967).

LAMPERT, F.: Akute lymphoblastische Leukämie bei Geschwistern mit progressiver Kleinhirnataxie (Louis-Bar-Syndrom). Dtsch. med. Wschr. **94**, 217 (1969).

LAMPERT, F.: Krebs im Kindesalter. 3. Aufl. München-Berlin-Wien: Urban & Schwarzenberg 1974.

LAMPKIN, B.C., NAGAO, T., MAUER, A.M.: Synchronization and recruitment in acute leukemia. J. clin. Invest. **50**, 2204 (1971).

LAMPKIN, B.C., MCWILLIAMS, N.B., MAUER, A.M.: Cell kinetics and chemotherapy in acute leukemia. Sem. Hemat. **9**, 211 (1972).

LAURENCE, D.J.R., MUNRO NEVILLE, A.: Foetal antigens and their role in the diagnosis and clinical mangement of human neoplasms: a review. Brit. J. Cancer **26**, 335 (1972).

LAWLER, S.D., KLOUDA, P.T.: The HL-A system in lymphoblastic leukaemia. A study of patients and their families. Brit. J. Haematol. **21**, 595 (1971).

LEAVELL, B.S., TWOMEY, J.T.: Possible leukemoid reaction in disseminated tuberculosis: Report of a cases with Auer rods. Trans. Am. clin. climat. Ass. **75**, 166 (1964).

LEDER, L.D.: Die fermentcytochemische Erkennung normaler und neoplastischer Erythropoesezellen in Schnitt und Ausstrich. Blut **15**, 289 (1967).

LEDER, L.D.: Der Blutmonocyt. Berlin-Heidelberg-New York: Springer 1967.

LEDER, L.D.: Diagnostic experiences with the naphthol AS-D chloroacetate esterase reaction. Blut **21**, 1 (1970).

LEE, S.L., GLIDEWELL, O.: Cytology and survival in acute lymphatic leukemia of children. In: Nomenclature, Methodology and Results of Clinical Trials in Acute Leukemias (G. MATHÉ, P. POUILLART, L. SCHWARZENBERG (Eds.). Berlin-Heidelberg-New York: Springer 1973.

LEIDLER, F., RUSSELL, W.O.: The brain in leukemia. A clinicopathologic study of 20 cases with a review of the literature. Arch. Path. **40**, 14 (1945).

LEVENTHAL, B.G., HALTERMAN, R.H., ROSENBERG, E.B., HEBERMANN, R.B.: Immune reactivity of leukemia patients to autologous blast cells. Cancer Res., **32**, 1820 (1972).

LEVI, J.A., VINCENT, P.C., GUNZ, F.W.: Combination chemotherapy of adult acute nonlymphoblastic leukemia. Ann. intern. Med. **76**, 397 (1972).

LEVIN, R.H., HENDERSON, E., KARON, M., FREIREICH, E.J.: Treatment of acute leukemia with methylglyoxal-bis-guanylhydrazone (methyl GAG). Clin. Pharmacol. Ther. **6**, 31 (1965).

LEVINE, G.A., WINKELSTEIN, A., SHADDUCK, R.K.: CNS involvement as the initial manifestation of acute leukemia. Cancer **31**, 959 (1973).

LEVINE, A.S., GRAW, R.G., JR., YOUNG, R.C.: Management of infections in patients with leukemia and lymphoma: Current concepts and experimental approaches. Sem. Hemat. **9**, 141 (1972).

LEVINE, A.S., SIEGEL, S.E., SCHREIBER, A.D., HAUSER, J., PREISLER, H., GOLDSTEIN, I.M., SEIDLER, F., SIMON, R., PERRY, S., BENNETT, J.E., HENDERSON, E.S.: Protected environments and prophylactic antibiotics. A prospective controlled study of their utility in the therapy of acute leukemia. New Engl. J. Med. **288**, 477 (1973).

LÖFFLER, H.: Cytochemischer Nachweis von unspezifischer Esterase in Ausstrichen. Klin. Wschr. **39**, 1220 (1961).

LÖFFLER, H.: Hinweise zur Unterscheidung unreifzelliger Leukämien mit zytochemischen Methoden. Dtsch. med. Wschr. **88**, 1531 (1963).

LÖFFLER, H.: Enzymzytochemische Befunde bei unreifzelligen Leukosen. In: Zyto- und Histochemie in der Hämatologie (H. MERKER, Hrsg.). Berlin-Göttingen-Heidelberg: Springer 1963.

LÖFFLER, H.: Cytochemische Untersuchungen bei unreifzelligen Leukosen. Ihre Bedeutung als Grundlage für die Klassifizierung und Therapie. Habilitationsschrift, Gießen 1966.

LÖFFLER, H.: Die Monocytenleukämie. Hämatologie u. Bluttransfusion **7**, 83 (1969).

LÖFFLER, H.: Zytochemische Klassifizierung der akuten Leukosen. In: Chemo- und Immunotherapie der Leukosen und malignen Lymphome (A. STACHER, Hrsg.). Wien: Bollmann 1969.

LÖFFLER, H.: Cytochemie bei Leukosen: Einleitung und Übersicht. In: Leukämie (R. GROSS, J. VAN DE LOO, Hrsg.). Berlin-Heidelberg-New York: Springer 1972.

LÖFFLER, H.: Indications and limits of cytochemistry in acute leukemia. In: Nomenclature, Methodology and Results of Clinical Trials in Acute Leukemias (G. MATHÉ, P. POUILLART, L. SCHWARZENBERG, Eds.). Berlin-Heidelberg-New York: Springer 1973.

LÖFFLER, H., PRALLE, H., LÜCK, R., FISCHER, J., ROUX, A.: Der cytochemisch ermittelte Leukosetyp als prognostischer Parameter bei unreifzelligen Leukosen. Klin. Wschr. **52**, 134 (1974).

LORBACHER, P., KÄUFER, C.: Untersuchungen zur enzymcytochemischen Differenzierung von leukämischen Erkrankungen am Schnittpräparat. Virchows Arch. path. Anat. **337**, 525 (1964).

LORBACHER, P.: Zur diagnostischen Anwendung des cytochemischen β-Glucuronidase-Nachweises. In: GROSS, R., VAN DE LOO, J. (Hrsg.) Leukämie. Berlin-Heidelberg-New York: Springer 1972.

LOWTHER, C.P.: Leukemia and tuberculosis. Ann. intern. Med. **51**, 52 (1959).

LUSHER, J.M.: Chloroma as a presenting feature of acute leukemia. Am. J. Dis. Child. **108**, 62 (1964).

MANN, D.L., ROGENTINE, G.N., HALTERMAN, R., LEVENTHAL, B.: Detection of an antigen associated with acute leukemia. Science **174**, 1136 (1971).

MASSE, S.R., WOLK, R.W., CONKLIN, R.H.: Peripituitary gland involvement in acute leukemia in adults. Arch. Path. **96**, 141 (1973).

MATHÉ, G.: Extensive histological survey of patients with acute leukaemia in "complete" remission. Brit. med. J. **1966 I**, 640.

MATHÉ, G.: Are the neoantigens induced by chemical carcinogens or by leukaemogenic virus particular to cancer cells? Transplant. Proc. **1**, 112 (1969).

MATHÉ, G.: Active immunotherapy for acute lymphoblastic leukaemia. Lancet **1969 I**, 697.

MATHÉ, G.: Immunological approaches to the treatment of acute leukaemia. In: Acute Leukaemia (S. ROATH, Ed.). Clin. Haemat. **1**, 165 (1972).

MATHÉ, G., AMIEL, J.L., SCHWARZENBERG, L., SCHNEIDER, M., CATTAN, A., SCHLUMBERGER, J.R., HAYAT, M., DEVASSAL, F.: Active immunotherapy for acute lymphoblastic leukaemia. Lancet **1969 I**, 697.

MATHÉ, G., HAYAT, M., SCHWARZENBERG, L., AMIEL, J.L., SCHNEIDER, M., CATTAN, A., SCHLUMBERGER, J.R., JASMIN, G.: Acute lymphoblastic leukaemia treated with a combination of prednisone, vincristine and rubidomycin. Value of pathogenfree rooms. Lancet **1967 II**, 380.

MATHÉ, G., HAYAT, M., SCHWARZENBERG, L., AMIEL, J.L., SCHNEIDER, M., CATTAN, A., SCHLUMBERGER, J.R., JASMIN, A.: Haute fréquence et qualité des rémissions de la leucémie aiguë lymphoblastique chez l'enfant, induites par l'association de Δ-1-cortisone, leucocristine et rubidomycin. Interêt des chambres exemptes de games pathogènes. Arch. Franç. Pédiat. **25**, 181 (1968).

MATHÉ, G., POUILLART, R., WEINER, R., HAYAT, M., STERESCO, M., LAFLEUR, M.: Classification and subclassification of acute leukemias correlated with clinical expression, Therapeutic sensitivity and prognosis. In: Nomenclature, Methodology and Results of Clinical Trials in Acute Leukemias (G. MATHÉ, P. POUILLART, L. SCHWARZENBERG, Eds.). Berlin-Heidelberg-New York: Springer 1973.

MAUER, A.M., FISHER, V.: Characteristics of cell proliferation in four patients with untreated acute leukemia. Blood **28**, 428 (1966).

MAUER, A.M., SAUNDERS, E.F., LAMPKIN, B.C.: Possible significance of non-proliferation leukemic cells. Nat. Cancer Inst. Monogr. **30**, 63 (1969).

MELHORN, D.K., GROSS, S., FISHER, B.J., NEWMAN, A.J.: Studies on the use of "prophylactic" intrathecal amethopterin in childhood leukemia. Blood **36**, 55 (1970).

MERKER, H. (Hrsg.): Zyto- und Histochemie in der Hämatologie. Berlin-Göttingen-Heidelberg: Springer 1963.

MERKER, H., HENNEKEUSER, H.H., MEURET, G., WESTERHAUSEN, M., SIMON, A.: Klinisch-pharmakologische, cytochemische und Feulgen-photometrische Untersuchungen bei unreifzelligen Erwachsenenleukosen unter kombinierter Chemotherapie mit Vincristin, Daunorubicin und Prednison. Klin. Wschr. **48**, 1281 (1970).

MOORE, E.W., THOMAS, L.B., SHAW, R.K., FREIREICH, E.J.: The central nervous system in acute leukemia. Arch. intern. Med. **105**, 451 (1960).

MORI, Y., LENNERT, K.: Electron Microscopic Atlas of Lymph Node Cytology and Pathology. Berlin-Heidelberg-New York: Springer 1969.

MOSELEY, J.: Bone Changes in Hematologic Disorders (Röntgen Aspects). New York: Grune & Stratton 1963.

MÜLLER, D.: Klinisch-hämatologische Befunde bei 58 akuten Leukämien. Med. Klin. **64**, 13 (1969).

MUND, J., JACOBI, H., KÜNZER, W.: Zellmorphologie und Prognose der Paraleukoblastenleukämie. Dtsch. med. Wschr. **94**, 2250 (1969).

MURPHY, M.L.: Leukemia and lymphoma in children. Pediat. clin. N. Amer. **6**, 611 (1959).

NATHAN, D.J., SANDERS, M.: Manifestations of acute leukemia in the parenchyma of the lung. New Engl. J. Med. **252**, 797 (1955).

NEWMAN, D.R., MALDONADO, J.E., HARRISON, E.G., KIELY, J.M., LINMAN, J.W.: Myelomonocytic leukemia in Hodgkin's disease. Cancer **26**, 128 (1970).

NICHOLS, T.M.: An electron microscope investigation of Auer bodies in myeloblastic leukaemia. Canad. med. Ass. J. **102**, 865 (1970).

NIES, B.A.: Leukopenia, bone pain and bone necrosis in patients with acute leukemia. Ann. intern. Med. **62**, 698 (1965).

NIES, B.A.: Cerebrospinal fluid cytology in patients with acute leukemia. Cancer **18**, 1385 (1965).

NIES, B.A., BODEY, G.P., THOMAS, L.B., BRECHER, G., FREIREICH, E.J.: The persistence of extramedullary leukemic infiltrates during bone marrow remission of acute leukemia. Blood **26**, 133 (1965).

NILSSON, I.M., SJOERDSMA, A., WALDENSTRÖM, J.: Antifibrinolytic activity and metabolism of epsilon aminocaproic acid in man. Lancet **1960I**, 1322.

NUSSBAUM, M., MORSE, B.S.: Plasma fibrin stabilizing factor activity in various diseases. Blood **23**, 669 (1964).

OBRECHT, P., MERKER, H., HENNEKEUSER, H.H., MEURET, G., WESTERHAUSEN, M., SIMON, A.: Klinisch-pharmakologische cytochemische und Feulgen-photometrische Untersuchungen bei unreifzelligen Erwachsenenleukosen unter kombinierter Chemotherapie mit Vincristin, Daunorubicin und Prednison. Klin. Wschr. **48**, 1281 (1970).

OEHME, J.: Zur rotierenden (zyklischen) Therapie akuter Leukämien nach dem MEPO-Schema. Dtsch. med. Wschr. **92**, 1866 (1967).

OETTGEN, H.F., OLD, L.J., BOYSE, E.A., CAMPBELL, H.A., PHILIPS, F.S., CLARKSON, B.D., TALLAL, L., LEEPER, R.D., SCHWARTZ, M.K., HOKIM, J.: Inhibition of leukemias in man by L-asparaginase. Cancer Res. **27**, 2619 (1967).

OREN, M.E., HEBERMAN, R.B.: Delayed cutaneous hypersensitivity reactions to membrane extracts of human tumor cells. Clin. exp. Immunol. **9**, 45 (1971).

OSTA, S., WELLS, M., VIAMONTE, M., HARKNESS, D.: Hodgkin's disease terminating in acute leukemia. Cancer **26**, 795 (1970).

PANOFF, A.: Beitrag zur Pathogenese der epileptiformen Anfälle bei der akuten Leukose im Kindesalter. Arch. Kinderheilk. **62**, 183 (1971).

PANOFF, A., MILANOFF, G.: Zwei Fälle von akuter Leukose bei Kindern unter dem Bilde einer generalisierten Knochenerkrankung. Kinderärztl. Prax. **38**, 440 (1970).

PAVLIK, F., CZITOBER, H.: Cutane Frühmanifestation einer akuten Leukämie. Z. Haut- u. Geschl.-Kr. **40**, 442 (1966).

PEGRUM, G.D.: Annotation. Leukaemic antigens. Brit. J. Haematol. **24**, 1 (1973).

PERILLIE, P.E., KAPLAN, S.S., LEFKOWITZ, E., ROGAWAY, W., FINCH, S.C.: Studies of muramidase (lysozyme) in leukemia. J. Amer. med. Ass. **203**, 317 (1968).

PHAIR, J.P., ANDERSON, R.E., NAMIKI, H.: The central nervous system in leukemia. Ann. intern. Med. **61**, 863 (1964).

PINKEL, D.: Chickenpox and leukemia. J. Pediat. **58**, 729 (1961).

PINKEL, D.: Five-year follow-up of "total therapy" of childhood lymphocytic leukemia. J. Amer. med. Ass. **216**, 648 (1971).

PINKEL, D., HERNANDEZ, K., BORELLA, L., HOLTON, C., AUR, R., SAMOY, G., PRATT, C.: Drug dosage and remission duration in childhood lymphocytic leukemia. Cancer **27**, 247 (1971).

POLLI, E.: La leucemia. Padova: Piccini 1967.

PONCHER, H.G., WAISMAN, H.A., RICHMOND, J.B., HORAK, O.A., LIMARZI, L.R.: Treatment of acute leukemia in children with and without folic acid antagonists. J. Pediat. **41**, 377 (1952).

POWLES, R.L., BALCHIN, L.A., HAMILTON FAIRLEY, G., ALEXANDER, P.: Recognition of leukaemia cells as foreign before and after autoimmunization. Brit. med. J. **1971II**, 486.

QUAGLINO, D., DOLL, R.: The cytology and cytochemistry of acute leukaemias. London: H.M. Stationery Office 1964.

QUEISSER, W., DIETRICH, M., FINKE, J., KUBANEK, B., NEU, G., OLISCHLÄGER, A., HEIMPEL, H.: Vergleich zwischen cytologischer und cytochemischer Klassizifizierung bei 47 Fällen von akuter Leukämie. Klin. Wschr. **50**, 498 (1972).

RAAB, S.O., HOEPRICH, P.D., WINTROBE, M.M., CARTWRIGHT, G.E.: The clinical significance of fever in acute leukemia. Blood **16**, 1609 (1960).

RACHMILEWITZ, D., RACHMILEWITZ, E.A., POLLIACK, A., HERSHKO, CH.: Acute promyelocytic leukaemia: A report of five cases with a comment on the diagnostic significance of serum Vitamin B_{12} determination. Brit. J. Haemat. **22**, 87 (1972).

RAND, J.J., MALONEY, W.C., SISE, H.S.: Coagulation defects in acute promyelocytic leukemia. Arch. intern. Med. **123**, 39 (1969).

RAPPAPORT, H.: Histologic criteria for diagnosis and classification of acute leukemias. In: Nomenclature, Methodology and Results of Clinical Trials in Acute Leukemias (G. MATHÉ, P. POUILLART, L. SCHWARZENBERG, Eds.). Berlin-Heidelberg-New York: Springer 1973.

RASCHE, H., DIETRICH, M., HIEMEYER, V.: Untersuchungen über die Faktor XIII-Aktivität im Plasma bei akuter Leukämie. Klin. Wschr. **50**, 1017 (1972).

RASTETTER, J.: Einteilung der Leukämien: ihre Morphologie und Beziehungen zur Prognose. Verh. dtsch. Ges. inn. Med. **79**, 261 (1973).

RASTETTER, J.: Adriamycin bei der Therapie der Erwachsenen-Leukämie. In: Adriamycin-Therapie (M. GHIONE, J. FETZER, H. MAIER, Hrsg.). Berlin-Heidelberg-New York: Springer 1975.

RASTETTER, J., BEGEMANN, H., STREHLE, W., FINK, U.: Retrospective study of 180 cases with acute leukaemia. XIV. Intern. Congr. Hematol. São Paulo, Brasil 1972.

RASTETTER, J., STREHLE, W., FINK, U., BEGEMANN, H.: The very acute leukaemia. 2nd. Meeting Europ. and African Division, Intern. Soc. Haematology, Prague 1973.

REINBERG, S.A.: Clinical-roentgenological observations on unusual manifestations of leukosis in childhood brevispondylitis. Pediatriya **40**, 15 (1962).

REISMAN, L.E., MITANI, M., ZUELZER, W.W.: Chromosome studies in leukemia. I. Evidence for the origin of leukemic stem lines from aneuploid mutants. New Engl. J. Med. **270**, 591 (1964).

RESNICK, M.D., BERKOWITZ, R.D., RODMAN, T.: Diffuse interstitial leukemic infiltration on the lungs producing the alveolar-capillary block syndrome. Am. J. Med. **31**, 149 (1961).

RHEINGOLD, J.J., KAUFMAN, R., ADELSON, E., LEAR, A.: Smoldering acute leukemia. New Engl. J. Med. **268**, 812 (1963).

ROATH, S., ISRAËLS, M.C.G., WILKINSON, J.F.: The acute leukemias: A study of 580 patients. Quart. J. Med. **33**, 257 (1964).

ROBERTS, W.C., BODEY, G.P., WERTLAKE, P.T.: The heart in acute leukemia: A study of 420 autopsied patients. Amer. J. Cardiol. **21**, 388 (1968).

ROHR, K.: Das menschliche Knochenmark. Stuttgart: Thieme 1960.

ROSENTHAL, R.L.: Acute promyelocytic leukemia associated with hypofibrinogenemia. Blood **21**, 495 (1963).

ROUQUES, L.: Les complications nerveuses des leucémies. Ann. Med. **47**, 152 (1946).

RYDER, R.J.W.: Promyelocytic leukaemia and hypofibrinogenaemia. Acta Haemat. (Basel) **35**, 181 (1966).

SANDBERG, A.A., TAKAGI, N., SOFUNI, T.: Chromosomes and causation of human cancer and leukemia. V. Karyotypic aspects of acute leukemia. Cancer **22**, 1268 (1968).

SCHIFFER, L.M., ATKINS, H.L., CHANANA, A.D., CRONKITE, E.P., GREENBERG, M.L., STRICKMANS, P.A.: Extracorporal irridiation of blood (ECIB) in man. II. Treatment of acute myelocytic leukemia. Blood **31**, 17 (1968).

SCHMALZL, F.: Über die Hemmbarkeit der Esteraseaktivität in Blutmonocyten durch Natriumfluorid. Klin. Wschr. **42**, 751 (1964).

SCHMALZL, F., BRAUNSTEINER, H.: Cytochemische Darstellung von Esteraseaktivitäten in Blut- und Knochenmarkszellen. Klin. Wschr. **46**, 642 (1968).

SCHMALZL, F., HUHN, D., ASAMER, H., RINDLER, R., BRAUNSTEINER, H.: Cytochemistry and ultrastructure of pathologic granulation in myelogenous leukemia. Blut **27**, 243 (1973).

SCHUMACHER, H.R., SZEKELY, J.E., PARK, S.A.: Ultrastructural studies on the acute leukemic myeloblast. Blut **25**, 169 (1972).

SCHUMACHER, H.R., SZEKELY, J.E., PARK, S.A.: Monoblast of acute monoblastic leukemia. Cancer **31**, 209 (1973).

SCHWAB, R.S., WEISS, S.: The neurologic aspects of leukemia. Amer. J. med. Sci. **189**, 766 (1935).

SCHWARZ, G., HOFFMEISTER, W., LOEWE, K.R.: Ein bisher unbekannter Mechanismus der Entstehung von Hypercalciämien bei der Leukämie. Dtsch. med. Wschr. **91**, 2153 (1966).

SEILLÉ, G., CHOMÊ, J., GOLDRACH, C., RIPAULT, J.: Localisations mammaires des hémopathies malignes. I. Clinique. II. Historique. Pathogénie. Anatomie pathologique. Presse méd. **70**, 2771, 2821 (1962).

SERGE, R., WOLK, R.W., CONKLIN, R.H.: Peripituitary gland involvement in acute leukemia in adults. Arch. Path. **96**, 141 (1973).

SHAW, R.K.: Meningeal leukemia, a syndrome resulting from increased intracranial pressure in patients with acute leukemia. Neurology (Minneap.) **10**, 823 (1960).

SILVERSTEIN, M.N., KELLY, P.J.: Leukemia with osteoarticular symptoms and signs. Ann. intern. Med. **59**,n, 637 (1963).

SOUTHAM, C.M., CRAVER, L.F., DARGEON, H.W., BURCHENAL, J.H.: Study of natural history of acute leukemia with special reference to duration of disease and occurence of remissions. Cancer **9**, 39 (1951).

SPIERS, A.S.D.: Chemotherapy of acute leukaemia. In: Acute Leukaemia (S. ROATH, Ed.). Clin. Haemat. **1**, 127 (1972).

STEVENS, D.A., LEVINE, P.H., LEE, S.K., SONLEY, M.J., WAGGONER, D.E.: Concurrent infectious mononucleosis and acute leukemia. Amer. J. Med. **50**, 208 (1971).

STEWART, A., WEBB, J., HEWITT, D.: A survey of childhood malignancies. Brit. med. J. **1958I**, 1495.

STOBBE, H.: Ungewöhnliche Auerkörper. Folia haemat. (Lpz.) **81**, 415 (1964).

STRAUB, P.W., FRICK, P.G.: The coagulation disorder in promyelocytic leukemia. Helv. med. Acta **34**, 44 (1968).

STREHLE, W.: Retrospektive Untersuchungen bei akuten Leukämien. Inaugural-Dissertation, München 1975.

STRYCKMANS, P., DELALIEUX, G., MANASTER, J., SOCQUET, V.: The potentiality of out-of-cycle acute leukemic cells to synthesize DNA. Blood **36**, 697 (1970).

SULLIVAN, M.P.: Intracranial complications of leukemia in children. Pediatrics **20**, 757 (1957).

SULLIVAN, M.P., VIETTI, T.J., FERNBACH, D.J., GRIFFITY, K.M., HADDY, T.B., WATKINS, W.L.: Clinical investigations in the treatment of meningeal leukemia: radiation therapy regimens vs. conventional intrathecal methotrexat. Blood **34**, 301 (1969).

SULTAN, C., HEILMANN-GOUAULT, M., TULLIENZ, M.: Relationship between blast-cell morphology and occurrence of a syndrome of disseminated intravascular coagulation. Brit. J. Haemat. **24**, 255 (1973).

SZEKELY, J.E., PARK, S.A., SCHUMACHER, H.R.: Ultrastructural studies on the acute leukemic Monoblast. Blut **25**, 376 (1972).

TANIGAKI, N., YAGI, Y., MOORE, G.E., PRESSMAN, D.: Immunoglobulin production in human leukaemia cell lines. J. Immunol. **97**, 634 (1966).

THOMAS, L.B.: The skeletal lesions of acute leukemia. Cancer **14**, 608 (1961).

THOMAS, L.B.: Pathology of leukemia in the brain and meninges: Postmortem studies of patients with acute leukemia and of mice given inoculations of L 1210 leukemia. Cancer Res. **25**, 1555 (1965).

TILL, M.M., HARDISTY, R.M.: Long survivors in acute leukaemia. Brit. J. Haemat. **23**, 260 (1972).

TROUP, S.B., SWISHER, S.N., YOUNG, L.E.: The anemia of leukemia. Amer. J. Med. **28**, 751 (1960).

TRUJILLO, J.M., CORK, A., DREWINKO, B., HART, J.S., FREIREICH, E.J.: Case Report: Tetraploid leukemia. Blood **38**, 5 (1971).

UNDRITZ, E.: Peroxydasereaktion und ihre praktische Bedeutung. In: Zyto- und Histochemie in der Hämatologie (H. MERKER, Hrsg.). Berlin-Göttingen-Heidelberg: Springer 1963.

UNDRITZ, E.: Die Modifikation III der Peroxydasereaktion nach Graham-Knoll zum Nachweis von Auer-Stäbchen und Nucleolen. Schweiz. med. Wschr. **95**, 1479 (1965).

VIOLA, M.V.: Acute leukemia and infection. J. Amer. med. Ass. **201**, 923 (1967).

VOIGT, K.G., HELBIG, W.: Pathologie und Klinik der leukämischen Niere. Med. Klin. **58**, 867 (1963).

WAGNER, H.P., COTTIER, H., CRONKITE, E.P.: Variability of proliferative patterns in acute lymphoid leukemia in children. Blood **39**, 176 (1972).

WALFORD, R.L., FINKELSTEIN, S., NEERHOUT, R., KONRAD, P., SHANBROM, E.: Acute childhood leukaemia in relation of the HL-A human transplantation series. Nature **225**, 461 (1970).

WANG, J.J., PRATT, C.B.: Intrathekal arabinosyl cytosin in meningeal leukemia. Cancer **25**, 531 (1970).

WETHERLY-MEIN, G., COTTOM, M.: Fresh blood transfusion in leukaemia. Brit. J. Haemat. **2**, 25 (1956).

WHITE, J.G.: Fine structural demonstration of acid phosphatase activity in Auer bodies. Blood **29**, 667 (1967).

WHITECAR, J.P., BODEY, G.P., FREIREICH, E.J.: Combination chemotherapy (COAP) of adult acute leukemia. Proc. Amer. Ass. Cancer Res. **11**, 83 (1970).

WHITESIDE, J.A., PHILIPS, F.S., DARGEON, H.W., BURCHENAL, J.H.: Intrathecal methotrexate therapy in children with neurological manifestations of acute leukemia Arch. intern. Med. **101**, 279 (1958).

WIERNIK, P.H., SERPICK, A.A.: An analysis of factors affecting survival in 100 cases of acute non-lymphocytic leukemia. American Society of Clinical Oncology, Inc. 5th Annual Scientific Meeting, San Francisco 1969.

WILHYDE, D.E., JANE, J.A., MULLAN, S.: Spinal epidural leukemia. I. Uric acid excretion. Blood **2**, 154 (1956).

WILHYDE, D.E., JANE, J.A., MULLAN, S.: Spinal epidural leukemia. Amer. J. Med. **34**, 281 (1963).

WILLIAMS, H.M., DIAMOND, H.D., CRAVER, L.F., PARSON, H.: H. Neurological Complications of Lymphoma and Leukemia. Springfield/Ill.: Thomas 1959.

WILLSON, J.K.U.: The bone lesions of childhood leukemia: A survey of 140 cases. Radiology **72**, 672 (1959).

WINTROBE, M.M.: Clinical Hematology. Philadelphia: Lea & Febiger 1967.

WINTROBE, M.M., CARTWRIGHT, G.E.: To treat or not to treat acute granulocytic leukemia II. Arch. intern. Med. **123**, 568 (1969).

WOLFF, J.A.: Acute leukaemia in children. Clin. Haemat. **1**, 189 (1972).

WOLFF, J.A., BRUBAKER, C.A., MURPHEY, M.L., PIERCE, M.I., SEVERO, N.: Prednisone therapy of acute childhood leukemia: Prognosis and duration of response in 330 treated patients. J. Ped. **70**. 626 (1967).

ZINTL, F., AURICH, G., PLENERT, W.: Vorläufige Mitteilung über den Nachweis von Antikörpern bei Kontaktpersonen gegen verschiedene Blastentypen der akuten kindlichen Leukosen mit Hilfe der indirekten Immunofluoreszenzmethode. Folia haemat. **94**, 31 (1970).

ZUELZER, W.W.: Implications of long-term survival in acute stem cell leukemia of childhood, treated with composite cylic therapy. Blood **24**, 477 (1964).

Die Präleukämie

J. RASTETTER

Mit 3 Tabellen

Unter Präleukämie versteht man ein Krankheitsbild, das sich primär durch unspezifische Störungen im peripheren Blut und/oder im Knochenmark manifestiert und sekundär in eine akute Leukämie übergeht (s. auch S. 333ff.). Die in diesem Vorstadium angetroffenen klinischen und morphologischen Veränderungen zeigen noch keine Charakteristika, die es erlauben, die Diagnose einer akuten Leukämie zu stellen. Die Präleukämie ist daher eine retrospektive Verdachts- bzw. Diagnose, d.h. erst wenn sich die akute Leukämie daraus entwickelt hat, wird die Diagnose rückwirkend bestätigt. Diese präleukämische Phase kann monate- oder jahrelang bestehen. Allerdings wird der Begriff der „Präleukämie" nicht einheitlich verwendet. Auf der einen Seite stehen die Untersucher (BLOCK et al., 1953; HEIMPEL et al., 1972; BÖHNEL u. STACHER, 1973 u.a.), die nur ein bestimmtes Krankheitsbild darunter verstehen, das man am ehesten als „aplastisches Syndrom" oder „Panmyelopathie" bezeichnen könnte, auf der anderen Seite diejenigen Autoren, die den Begriff derart erweitern, daß sie alle Zustände, die prospektiv in eine akute Leukämie übergehen könnten, als Präleukämie einordnen (NOWELL, 1971; GERHARTZ, 1972). Daraus ergibt sich bereits die große Schwierigkeit einer exakten Definition (GROSS et al., 1973).

I. Historisches

Die erste ausführliche Beschreibung anhand von 12 untersuchten Fällen stammt von BLOCK et al. (1953). In dieser Kasuistik wurden klinische und morphologische Besonderheiten der hämatopoetischen Störungen angefertigt und der Begriff der „Präleukämie" geprägt. Gestützt auf diese Beobachtungen sind dann in den folgenden Jahren eine Reihe derartiger Fälle mitgeteilt worden (MEACHAM u. WEISBERGER, 1954; WILDHACK, 1960; FIRKIN u. MOORE, 1960; BLAIR et al., 1966; HUNTER et al., 1966; ROBERTS et al., 1968; TOWNSEND u. SENHAUSER, 1968; SALOMON u. TATARSKY, 1969; PRETLOW, 1969; KUMAR u. BHARGAVA, 1970; HEIMPEL et al., 1972; GROSS et al., 1973; KOEFFLER, 1960).

Neben rein morphologischen und klinischen Aspekten konnten in den folgenden Jahren aber mit Hilfe zytogenetischer Studien (NOWELL, 1965; LEEKSMA et al., 1965; LAWLER et al., 1966; ROWLEY et al., 1966; JENSEN, 1968; SILBERMAN u. KRMPOTIC, 1969; POLAK u. ZISKA, 1970; TEASDALE et al., 1970), sowie biochemischer (DREYFUS et al., 1970; KLEEBERG et al., 1971; HEIMPEL et al., 1972) und zellphysiologischer Befunde weitere diagnostische Möglichkeiten herangezogen werden, die es gestatten, die präleukämischen Phasen noch besser zu erfassen.

II. Häufigkeit, Alter und Geschlechtsverteilung

Es ist verständlich, daß es über die Inzidenz der Präleukämie keine genaueren Zahlen gibt, wenn wir berücksichtigen, daß bereits die Definition dieses Syndroms große Schwierigkeiten bietet. Wenn man aber retrospektive Fälle mit akuter Leukämie analysiert, so finden sich darunter Patienten, bei denen nach der oben angegebenen Definition eine präleukämische Phase bestanden hat. Allerdings ergeben sich bei den verschiedenen Untersuchern in den Häufigkeitsangaben erhebliche Schwankungen. In einem Untersuchungsgut von 132 Patienten ergaben sich bei nahezu einem Drittel der Fälle eine initiale präleukämische Phase, so daß angenommen wurde, daß etwa 2 Präleukämien bei 5 Leukämiekranken zu erwarten seien (Saarni u. Linman, 1971; Linman u. Saarni, 1974). In einer Serie von 580 Fällen konnten dagegen keine präleukämischen Stadien erkannt werden (Roath et al., 1964), während in einer anderen 21 unter 322 Fällen (Boggs et al., 1962) von akuter Leukämie bzw. 4 unter 80 (Salomon u. Tatarsky, 1969) oder 14 unter 345 (Bernard, 1969) festzustellen waren. In unserem eigenen Patientengut von 170 Patienten mit akuten Leukämien ergab sich bei $5 = 2,9\%$ eine präleukämische Phase (Strehle, 1975). Die Dauer des präleukämischen Stadiums ist sehr unterschiedlich. Doch beobachtete man, daß bei ca. einem Drittel der Patienten sich das leukämische Bild innerhalb 6 Monaten, bei etwa der Hälfte nach einem Jahr und bei 75% nach 2 Jahren manifestiert hatte (Saarni u. Linman, 1973) und nur selten über 5 bis 10 Jahre betrug (Pretlow, 1969). Der am längsten bekannte Verlauf dauerte 34 Jahre (Pierre 1974).

Das Alter der Patienten mit Präleukämie liegt bei ca. 70% über 50 Jahre. Die Geschlechtsverteilung spricht im allgemeinen für ein Überwiegen des männlichen gegenüber dem weiblichen Geschlecht, doch findet sich in Kasuistiken öfters auch ein Dominieren von Frauen.

III. Klinisches Bild

Die meisten Patienten haben keinerlei Symptomatik. Die von den anderen geklagten Beschwerden sind uncharakteristisch und lassen sich unterschiedlich lang zurückverfolgen. Gewöhnlich werden allgemeiner Leistungsabfall, Appetitlosigkeit, Schwäche, Atemnot, Husten, Müdigkeit, Schwindelgefühl, Kopfschmerzen, Übelkeit, Erbrechen, Nervosität, gelegentlich Knochenschmerzen und Fieber geäußert. Es können aber auch bereits als Folge einer Leukozytopenie gehäuft Infekte oder durch eine Thrombozytopenie bedingte Purpura bzw. Blutungen, die sich bei Frauen evtl. zuerst in Meno- bzw. Metrorrhagien manifestieren, auftreten, die Anlaß zur ärztlichen Untersuchung sind.

IV. Klinischer Befund

Bei der Untersuchung der Patienten sind die physikalischen Befunde meist unauffällig bzw. unspezifisch. Gewöhnlich bestehen eine Blässe, manchmal auch eine Purpura, Ekchymose oder andere Zeichen einer hämorrhagischen Diathese. Nur bei wenigen Fällen kann eine Hepatomegalie und/oder eine Splenomegalie festgestellt werden. Seltener bestehen Lymphknotenschwellungen. Als Ausdruck der Granulozytopenie sieht man öfter Pyodermien, Abszesse, auch schlecht heilende Wunden der Haut oder Schleimhäute. Gelegentlich treten Unterschenkelödeme auf.

V. 1.a) Laborbefunde

Blutbild: Im peripheren Blutbild findet sich als hervorstechendste hämatologische Veränderung eine Panzytopenie unterschiedlicher Ausprägung. Dabei kann die Verminderung der einzelnen Zellsysteme sehr wechselnd sein, wobei aber eine Anämie am häufigsten (ca. 80%) mit verschiedenen Kombinationen (Leuko- bzw. Thrombozytopenie) vorhanden ist (HEIMPEL u. BAUKE, 1972; PIERRE, 1974 u.a.) (s. Tabelle 1). Die Anämie ist normozytär oder makrozytär, nur selten hypochrom. Im Ausstrich lassen sich Anisozytose und Poikilozytose nachweisen sowie als charakteristischer Befund einzelne rote Vorstufen (Normoblasten), die oft megaloblastische Veränderungen zeigen. Die Retikulozytenzahl ist bei der Hälfte der Patienten normal, bei den anderen eher mäßig erhöht, übersteigt aber kaum $100^0/_{00}$ (LINMAN u. SAARNI, 1974 u.a.).

Weniger häufiger als die Anämie ist die Leukozytopenie (ca. 50%), bei der es sich immer um eine Granulozytopenie (Neutropenie) handelt, die absolute Lymphozytenzahl liegt im Normbereich. Absolute Monozytosen sollen bei 25% vorkommen (BLAIR *et al.*, 1966; WECHSLER u. ZAHAVI, 1966; PRETLOW, 1969; DREYFUS *et al.*, 1970; LINMAN u. SAARNI, 1974).

Nur bei wenigen Patienten konnten Leukozytosen bis ca. 50000/µl beobachtet werden (GROSS *et al.*, 1973; LINMAN u. SAARNI, 1974 u.a.). Morphologisch lassen die Granulozyten oft Abnormitäten erkennen. Atypische Granulozyten mit monozytoiden Veränderungen sollen besonders verdächtig sein auf eine Präleukämie. Darüber hinaus sieht man aber auch bei den Granulozyten ein Fehlen oder eine Verminderung von Granula (BLAIR *et al.*, 1966; DREYFUS *et al.*, 1970) sowie das Auftreten von Pelger-Formen (Pseudo-Pelger) (BREIDENBACH u. GRIMM, 1963; BLAIR *et al.*, 1966; ROBERTS *et al.*, 1968; SALOMON u. TATARSKY, 1969; HEIMPEL u. BAUKE, 1972). Eine Hypersegmentierung der Granulozyten ist extrem selten, was differentialdiagnostisch im Hinblick auf einen Vitamin B_{12}- oder Folsäuremangel bei bestehenden megaloblastischen Veränderungen der Erythropoese besonders wichtig erscheint.

Eine Thrombozytopenie steht bei der Häufigkeit ihres Auftretens an dritter Stelle, wobei ein Prozentsatz von 36,7−55% (PIERRE, 1974) angegeben wird, doch werden auch höhere Prozentzahlen genannt.

Die Zahl der Plättchen im peripheren Blut liegt überwiegend zwischen 40000 und 100000/µl, wobei im Krankheitsverlauf meist eine Abnahme, seltener eine Zunahme zu beobachten ist. Nur in Ausnahmefällen besteht eine Thrombozytose. Morphologisch fallen die Thrombozyten durch oft bizarre Formen, Anisozytose, schlechtere Anfärbbarkeit und Neigung zur Agglutination auf.

Knochenmark (s. auch Tabelle 2): Die Zelldichte des Knochenmarks wird bei der Präleukämie von Patient zu Patient wie auch im Verlauf der Krankheit unterschiedlich gefunden. Insgesamt überwiegt aber die vermehrte oder normale Zelldichte, nur bei 17,5−21,1% bzw. 3% liegt ein hypozelluläres Knochenmark vor (PIERRE, 1974; SAARNI u. LINMAN, 1973). Es wird darauf hingewiesen, daß ein hypoplastisches Knochenmark besonders bei den Patienten gefunden wird, bei denen anamnestisch eine Einwirkung von Medikamenten, chemischen Stoffen oder ionisierenden Strahlen bestanden hatte (DE GOWIN, 1963; BRAUER u. DAMESHEK, 1967; COHEN u. CREGER, 1967; KUMAR u. BHARGAVA, 1970).

Charakteristisch soll eine Hyperplasie der Erythropoese sein, das erythrogranulopoetische Verhältnis ist also zugunsten der Erythropoese verschoben, die jedoch oft nur relativ vermehrt ist. Durch histologische Untersuchungen des Knochenmarks konnte die vermehrte Zelldichte bestätigt werden (BLOCK *et al.*, 1953; HEIMPEL *et al.*, 1972). Nur bei wenigen Fällen war die Erythropoese ver-

Tabelle 1. Initiale Veränderungen des peripheren Blutbildes bei Präleukämie. (Ergänzt nach Heimpel u. Bauke, 1972)

Autor	Fälle	Anämie	Leuko-penie	Thrombo-penie	Anämie Leuko-penie	Anämie Thrombo-penie	Panzyto-penie	Mono-zytose	Leukozytose
Block *et al.*, 1953	12	4	4	3	1				
Meacham u. Weisberger, 1954	10	2				2	6		
Bernard u. Boiron, 1954	7	4			1	1	1		
Williams, 1955	1						1		
Firkin u. Moore, 1960	1	1							
Breidenbach u. Grimm, 1964	1				1				
Blair *et al.*, 1966	16	2	1	1	6		6		
Hunter *et al.*, 1966	2				1		1		
Rowley *et al.*, 1966	3	2					1		
Wechsler u. Zahavi, 1966	1	1							
Roberts *et al.*, 1968	4				2		2		
Townsend *et al.*, 1968	2					2			
Salomon u. Tatarsky, 1969	4	1				1	2		
Silberman u. Krmpotic, 1969	1	1							
Pretlow, 1969	1	1							
Teasdale *et al.*, 1970	3	1				2			
Kumer u. Bhargava, 1970	3				2		1		
Dreyfus *et al.*, 1970	10	4			3	1	2		
Heimpel u. Bauke, 1972	4	1	2		1				
Saarni u. Linman, 1973	34	5	1	1	2	7	15	2	1
Gross *et al.*, 1973	11				3	3	4	2	1 + Anämie
	131	30	8	5	23	19	42	2	2

Tabelle 2. Knochenmarkbefunde bei 34 Patienten mit Präleukämie. (Nach SAARNI u. LINMAN, 1973)

Zelldichte	Zahl der Patienten	%
hyperplastisch	26	75
normoplastisch	7	21
hypoplastisch	1	3
Erythropoese		
Megaloblastische Veränderungen	30	88
Bizarre erythropoetische Vorstufen (mehrkernige Formen etc.)	27	79
Reifungsstörungen	18	53
Hyperplastische Erythropoese	17	50
Hypoplastische Erythropoese	3	9
Granulozytopoese		
Reifungsstörungen	29	85
Monozytoide Veränderungen	27	79
Thrombozytopoese		
Atypische Megakaryozyten	29	85
Megakaryozytose	19	56
Verminderung der Megakaryozyten	8	24
normale Anzahl der Megakaryozyten	7	21

mindert gefunden worden (SCHMID *et al.*, 1963). Die Erythropoese weist eine Reihe morphologischer Veränderungen auf, die aber individuell sehr unterschiedlich angetroffen werden und damit nicht als pathognomonisch für die Präleukämie verwendet werden können. Häufig finden sich aber Reifungsdissoziationen zwischen Kern und Zytoplasma, mehrkernige Formen und Kernatypien (Kleeblattformen, Hantelformen, Kernabsprengungen, Pyknosen, Karyorrhexis), Vakuolisierungen von Kern und Zytoplasma sind dagegen seltener. Die Kerne sind oft megaloblastisch bzw. megaloblastoid verändert. Auffallend ist eine Vermehrung von Sideroblasten bei etwa 20—30 der Fälle, wobei viele Ringsideroblasten vorhanden sind (HUNTER *et al.*, 1966; VILTER *et al.*, 1967; ROBERTS *et al.*, 1968; SILBERMAN u. KRMPOTIC, 1969; BROUN, 1969).

Die Granulozytopoese zeigt ebenfalls Störungen, die eine große Variationsbreite aufweisen. Besteht im peripheren Blut eine Granulozytopenie, so findet sich im Knochenmark meist eine normale oder leicht gesteigerte Granulozytopoese mit deutlicher Linksverschiebung und Verminderung reifer Formen (BLOCK *et al.*, 1953; ROBERTS *et al.*, 1968). Reifungsstörungen werden besonders bei den Myelozyten sichtbar. Die Verminderung der zytoplasmatischen Granula wird hier ebenfalls evident. Besonders zu beachten ist, daß Auer-Stäbchen niemals bei den präleukämischen Stadien beobachtet wurden, wie auch das Auftreten von Riesenmetamyelozyten nicht unbedingt zum Bild dieser Erkrankung paßt. Von einigen Autoren wird besonders die Häufigkeit monozytoider Formen erwähnt, die als reife oder unreife Monozyten oder als unreife granulozytopoetische Zellen mit Kernatypien (Einkerbung, Faltung, Lappung) angesehen werden (LINMAN u. SAARNI, 1974).

Die Thrombozytopoese ist ebenfalls sehr unterschiedlich. Besteht im peripheren Blut eine Verminderung der Plättchen, so findet sich im Knochenmark eher eine Vermehrung der Megakaryozyten. An morphologischen Abweichungen können sowohl übersegmentierte Formen mit deutlichen Nukleolen als auch kleine bizarre Formen (Mikromegakaryozyten) mit ein bis zwei rund-ovalen Kernen vorkommen (Queisser et al., 1971; Böhnel u. Stacher, 1973). Mit Hilfe zytophotometrischer und autoradiographischer Untersuchungen ergaben sich Hinweise darauf, daß die Polyploidisierung der Megakaryozyten gestört ist (Queisser et al., 1973).

Obwohl das Zytoplasma bereits polychromatisch und granuliert ist, findet sich dann kein Hinweis auf eine Plättchenbildung, oder aber es gelingt der Nachweis von abnormen Thrombozyten (z.B. Riesenthrombozyten, Anisozytose).

Andere Zellformen: Besonders erwähnt werden bei der Präleukämie mononukleäre atypische Zellen, die nach morphologischen Kriterien nicht sicher klassifizierbar sind und gewöhnlich als „nicht einzuordnende Zellen" bezeichnet werden. Sie lassen sich in unterschiedlicher Zahl im Knochenmark nachweisen, wobei nicht festgelegt werden kann, wie hoch der Prozentsatz derartiger Zellen anzusetzen ist, um bereits den Übergang in eine akute Leukämie anzunehmen. Ein Anteil von mehr als 5% wird dabei meist angegeben (Ibbot et al., 1960), doch darf man diese Zahl nicht als feste Grenze ansetzen, zumal nach wiederholten Untersuchungen erhebliche Schwankungen registriert wurden, die zwischen 5 und 15% liegen können (Block et al., 1953; Bernard u. Boiron, 1954; Blair et al., 1966; Vilter et al., 1967; Kumar u. Bhargava, 1970; Heimpel et al., 1972; Böhnel u. Stacher, 1973), gelegentlich aber auch höher gefunden werden (Gross et al., 1973; eigene Beobachtungen). Selbstverständlich sind diese Grenzen sehr subjektiv festgelegt, und man sollte nicht nur die Anzahl der „nicht einzuordnenden Zellen" als Kriterium für die Leukämie heranziehen, sondern auch die allgemeinen Veränderungen des Knochenmarks (Zunahme der Megaloblastose, Verminderung der Granulopoese und Megakaryozyten etc.) wie auch das klinische Bild berücksichtigen. Nur vereinzelt finden sich diese Zellen im peripheren Blut, besonders im „buffy coat" bei der meist bestehenden Leukozytopenie, nehmen aber im Verlauf zu, besonders dann, wenn sich der leukämische Prozeß anbahnt. Die nicht einzuordnenden Zellen bzw. nicht klassifizierten mononukleären Zellen sind morphologisch recht unterschiedlich definiert. Sie entsprechen in ihrer Größe gewöhnlich Myeloblasten. Das Kern-Zytoplasmaverhältnis ist zugunsten des Kerns verschoben. Das Chromatingerüst des Kerns ist meist feinretikulär, wechselnd dicht und läßt eine oder mehrere, gut abgrenzbare Nukleolen erkennen. Der runde oder ovale Kern kann z.T. eingebuchtet bzw. eingekerbt sein. Der schmale Zytoplasmasaum ist basophil unterschiedlicher Ausprägung, meist ungranuliert.

Zytochemische Befunde derartiger atypischer Zellen können zur Diagnose keinen entscheidenden Beitrag leisten, zumal die wenigen Zellen oft nicht sicher zu identifizieren sind. Erst bei deutlicher Zunahme oder inselförmiger Lagerung lassen sich zytochemische Kriterien anwenden. Spezifisch sind diese Befunde aber nicht für eine Präleukämie. Charakteristisch soll das Auftreten PAS-positiver Substanzen in den Erythroblasten sein (Vilter et al., 1967), wobei im Gegensatz zur fein- oder grobtropfigen Reaktion bei der Erythroleukämie die PAS-haltigen Substanzen im Zytoplasma mehr diffus verteilt sind (Gross et al., 1973). Andere Untersucher konnten aber eine verstärkte PAS-Reaktion in den roten Vorstufen nicht oder nur selten bestätigen (Hunter et al., 1966; Roberts et al., 1968; Dreyfus et al., 1970; Heimpel et al., 1972).

Die alkalische Phosphatase in den Granulozyten (ALP) wird zum Teil erhöht (Teasdale et al., 1970; Heimpel et al., 1972), zum Teil normal oder sogar vermindert angetroffen (ROBERTS *et al.*, 1968; TOWNSEND u. SENHAUSER, 1968; SALOMON u. TATARSKY, 1969).

An weiteren zytochemischen Untersuchungen wird erwähnt, daß bei einem Teil der präleukämischen Stadien Aktivitätsverluste verschiedener Enzyme auftreten sollen. Es handelt sich dabei u.a. um Chloracetat-Esterase, Naphthol-AS-Acetat-Esterase, Zytochromoxydase, saure Phosphatase, Leucin-Aminopeptidase, ATPase (GROSS *et al.*, 1973).

b) Zytogenetische Untersuchungen

Besondere Bedeutung werden bei der Präleukämie Chromosomenanalysen beigemessen. Bei einer Vielzahl von Patienten, deren Krankheitsbild als Präleukämie zu bezeichnen war, konnten Chromosomenabnormitäten nachgewiesen werden, wobei aber im allgemeinen keine spezifische chromosomale Anomalie, sondern eine breite Skala zu finden war. Besonders häufig kommen jedoch Aberrationen in der C-Gruppe der Chromosomen vor (LEEKSMA *et al.*, 1965; NOWELL, 1965; LAWLER *et al.*, 1966; ROWLEY *et al.*, 1966; JENSEN, 1968; SILBERMAN u. KRMPOTIC, 1969; TEASDALE *et al.*, 1970; BAUKE u. HEIMPEL, 1972; HEIMPEL *et al.*, 1972). Wenn auch über die Häufigkeit chromosomaler Anomalien wegen der oft nur geringen Anzahl untersuchter Patienten eine sichere Aussage letztlich nicht möglich ist, so wird doch ein positiver Befund bei etwa 50—60% der Patienten mit Präleukämie angenommen (ROWLEY *et al.*, 1966; BERRY u. DESFORGES, 1969; TEASDALE *et al.*, 1970; NOWELL, 1971; PIERRE *et al.*, 1971). Entsprechend konnten einige Untersucher bei ihren Patienten keine Chromosomenabnormitäten feststellen (ROBERTS *et al.*, 1968; PRETLOW, 1969). Wegen der besonderen Häufung in der C-Gruppe mit chromosomaler Duplikation oder Fehlen, wurde diese Gruppe eng mit verschiedenen hämatologischen Störungen in Zusammenhang gebracht, die gelegentlich als akute Leukämie enden. Entsprechende Untersuchungen konnten diese Annahme bestätigen. 3 Patienten mit Therapie refraktärer Anämie, granulopoetischer Hyperplasie im Knochenmark und erniedrigter oder fehlender ALP zeigten eine Hypodiploidie infolge eines fehlenden Chromosoms in der 6—12-Gruppe. 2 Patienten davon entwickelten eine akute Leukämie (RUNDLES, 1972). In einer anderen Studie von 15 Patienten mit Präleukämie fanden sich 3 Patienten mit einer Aneuploidie der C-Chromosomen-Gruppe. Die chromosomalen Störungen waren nur in den Knochenmarkzellen nachweisbar und bei jedem Patienten verschieden (ROWLEY *et al.*, 1966). Bei 3 Kindern, die später an einer akuten Leukämie verstarben, waren vorher bei der Chromosomenanalyse ein hypodiploider Status mit einem Fehlen der Gruppe C-Chromosomen gefunden worden (TEASDALE *et al.*, 1970).

Interessant ist auch die Beobachtung eines Patienten über einen Zeitraum von 5 Jahren, bei dem ein Teil der Knochenmarkzellen ein Philadelphia-Chromosom (P') enthielt und sich schließlich eine akute Leukämie entwickelte (CANELLOS u. WHANG-PENG, 1972).

Zur Frage, ob es möglich ist, durch Chromosomenanalysen präleukämische Zustände zu erkennen, wurde eine prospektive Studie an der Mayo-Klinik durchgeführt (PIERRE, 1974). Sie verglichen Chromosomenabnormitäten von Patienten mit manifester akuter Leukämie (nonlymphocytic leukemia) mit solchen, bei denen eine Präleukämie angenommen wurde. Dabei zeigte sich, daß der Typ und die Inzidenz der chromosomalen Abweichungen bei Patienten, die aus der Präleukämie eine akute Leukämie entwickelten, von den Patienten, die bereits eine manifeste akute Leukämie hatten, sich nicht unterschieden. Man konnte daraus den Schluß ziehen, daß Patienten mit zytogenetischen Abnormitäten im präleukämischen Stadium eine schlechtere Prognose haben, ob sich eine akute Leukämie einstellt oder nicht (Pierre, 1974). Nach einer anderen Version wurde konstatiert, daß bei einem „präleukämischen" Patienten mit Chromosomenveränderungen im Knochenmark einerseits das Risiko, in den nächsten Monaten in eine akute Leukämie überzugehen, groß ist, andererseits aber bei fehlendem Übergang innerhalb von 3 Monaten kein größeres Risiko besteht im Vergleich mit Patienten ohne derartige Chromosomenabnormitäten (Nowell, 1971).

c) Zytokinetische Befunde

Derartige Untersuchungen sind bei Präleukämien bisher selten durchgeführt worden. Nur Befunde von Einzelfällen liegen vor und lassen Störungen in der Zellproliferation erkennen. Bei einem Patienten im präleukämischen Stadium wurde die DNS-Synthese der Erythroblasten autoradiographisch mit Hilfe der ^{3}H-Thymidinmarkierung sowie der DNS-Gehalt der Kerne zytophotometrisch bestimmt (Queisser et al., 1972). Dabei war ein deutlicher Proliferationsdefekt in den polychromatischen Erythroblasten erkennbar. Es bestand eine Akkumulation der Zellen in der G_1-Phase des Zellzyklus und ein verminderter Anteil in der S-Phase. Dagegen waren der Markierungsindex und die Verteilung der einzelnen Zellzyklusphasen in den Proerythroblasten und basophilen Erythroblasten normal.

Bei den Megakaryozyten fanden sich erniedrigte DNS-Werte von 2 c oder 8 c, während normale reife plättchenbildende Megakaryozyten einen DNS-Gehalt der Ploidiestufen 16 c oder 32 c aufweisen. Daraus wurde geschlossen, daß die verminderte Zahl markierter Zellen zwischen den Ploidiestufen eine Störung der Polyploidizierungskapazität anzeigt.

Diese Befunde wurden dahingehend interpretiert, daß im präleukämischen Stadium bereits ein Proliferationsdefekt im nicht-leukämischen Zellsystem in Erscheinung tritt, der zu Mono- oder Panzytopenie im peripheren Blut führt. Bemerkenswert ist, daß bei dem oben beschriebenen Patienten die leukämischen Blastzellen sich anteilsmäßig in verschiedenen Zellzyklusstadien befanden, wie sie bei sich normal teilenden granulozytopoetischen Zellen gefunden werden. Dagegen lagen hohe Markierungsindizes vor, die mit der Mehrzahl der Fälle mit akuten Leukämien vergleichbar sind. Die Befunde änderten sich auch nicht während der Beobachtungszeit und besagen, daß keine Verminderung des Anteils DNS-synthetisierender Zellen während der Progredienz der Krankheit eintrat.

In einer anderen Studie wurden die Proliferation und Reifung von Knochenmarkzellen von 4 Patienten mit Präleukämie in vitro mit Hilfe einer Diffusionskammertechnik untersucht (Golde u. Cline, 1973). Die ^{3}H-Thymidin-Indizes bei Präleukämien, akuter myeloischer Leukämie und normalen Knochenmarkkulturen waren ähnlich.

Dagegen war die Zellreifung bei den Präleukämien verzögert, ähnlich wie bei den akuten Leukämien, oder fehlte völlig, was sich morphologisch in einer homogenen Population unreifer Zellen in der Kultur zeigte.

Weitere in vitro-Untersuchungen ließen erkennen, daß die proliferativen Eigenschaften der Zellen bei akuter Leukämie und Präleukämie nicht gestört seien. Die Bildung von Kolonien der Knochenmarkgranulozytopoese (colony-forming-capacity) und die koloniestimulierende Aktivität (colony-stimulating-activity) weißer Zellen des peripheren Blutes waren aber bei der Präleukämie derart verändert, wie sie bei akuten Leukämien im Schub angetroffen werden (Greenberg et al., 1971). Von anderen Autoren konnten ähnliche Beobachtungen

5—27 Monate vor Manifestation der akuten Leukämie gemacht werden (PINKER-
TON u. SENN, 1972). Diese Befunde wurden dahingehend interpretiert, daß durch
diese Untersuchungen die Möglichkeit bestehen würde, leukämische Zell-Linien
zu entdecken und zu charakterisieren sowie präleukämische Störungen einzutei-
len und zu definieren.

Untersuchungen der Erythrozyten-Überlebenszeit mit ^{51}Cr ergaben widersprüchliche Ergebnisse. Bei einem Teil wurden keine Abweichungen festgestellt
(DROUET et al., 1955; VILTER et al., 1960), bei anderen dagegen über eine mäßige
Verkürzung berichtet (HAVARD, 1962; MCCLURE et al., 1965; YOSHIDA et al.,
1966; SELIGSOHN u. RAMOT, 1967; TEASDALE et al., 1970). Die bei wenigen Fällen
geprüfte Eiseninkorporation in das Hämoglobin mit ^{59}Fe war reduziert (VILTER
et al., 1960; HAVARD, 1962; YOSHIDA et al., 1966; HUNTER et al., 1967).

c) Weitere Laboruntersuchungen

Wie die bereits oben angeführten Befunde nicht unbedingt pathognomonisch
sind für die Präleukämie, so können auch die folgenden nicht als diagnostisch
eindeutig herangezogen werden. Darüber hinaus bestehen auch zwischen einzelnen Untersuchern erhebliche Diskrepanzen.

Bei der Untersuchung verschiedener *Stoffwechselfunktionen innerhalb der
Erythropoese* konnte eine Erhöhung der Erythrozytenporphyrine festgestellt werden (HEIMPEL et al., 1972), was zusammen mit dem vermehrten Auftreten von
Sideroblasten (s. oben), auf eine Hämsynthesestörung bezogen werden kann.
Eine Globinsynthesestörung kann aufgrund der Erhöhung von HbF bis auf
Werte von 15% angenommen werden (HUNTER et al., 1966; DREYFUS et al.,
1970; HEIMPEL et al., 1972; NEWMAN et al., 1973). Interessant sind Beobach-
tungen, daß erythrozytäre Enzyme vermindert angetroffen werden (DREYFUS
et al., 1970; KLEEBERG et al., 1971; HEIMPEL et al., 1972). Es handelt sich dabei
überwiegend um einen Mangel von Pyruvatkinase und Glutathionreduktase.
Außerdem wurden quantitative Veränderungen der Erythrozytenantigene im
ABO- und Ii-System beschrieben (DREYFUS et al., 1970).

Das *Plasmaeisen* wie auch die *totale Eisenbindungskapazität* waren normal.
Das Serum-*Vitamin B$_{12}$* war normal oder etwas erhöht (HUNTER et al., 1967;
SALOMON u. TATARSKY, 1969; TEASDALE et al., 1970), die *Serumfolsäure* war
immer im Normbereich gelegen (WEATHERALL u. WALKER, 1965; HUNTER et al.,
1967). Eine Erhöhung des *Lysozyms* (Serum-Muramidase) bzw. eine vermehrte
Ausscheidung dieses Enzyms im Urin wurde bei einigen Patienten mit Präleukämie beschrieben (YOUMAN et al., 1970), wobei allerdings nur 4 von 22 Patienten
diesen Befund boten. Lediglich ein Bericht liegt vor, daß der *Zinkgehalt* in
den Granulozyten vermindert ist (SZMIGIELSKI et al., 1966).

Nur wenige Untersuchungen liegen über die Funktion von *Thrombozyten* bei
Patienten mit Präleukämie vor (SULTAN u. CAEN, 1972). Dabei ließ sich feststellen, daß die Zellen abnormal sind, also eine Thrombozytopathie vorliegt. Doch
können vielfältige Ursachen für die Störung verantwortlich sein. In einem Fall
war die ADP-induzierte Aggregation normal oder subnormal, die Nukleotidfrei-
setzung dagegen verlangsamt, wenn die Plättchen durch Thrombin aggregiert
wurden. Besonders der verminderte Speichelsäure-Gehalt wird als wichtiger Faktor der Thrombozytopathie angesehen und könnte die Diskrepanzen zwischen
Adhäsion, Aggregation und Freisetzung erklären. In einer anderen Untersuchung fand sich in den Thrombozyten eine Verschiebung des ADP/ATP+AMP-
Quotienten (DREYFUS et al., 1970).

VI. Verlauf und Prognose

Die Dauer des präleukämischen Stadiums, der Zeitraum also von der Entdek-
kung bzw. Annahme, daß eine solche Erkrankung vorliegt, bis zum Ausbruch
einer akuten Leukämie ist relativ kurz (SAARNI u. LINMAN, 1973). Man muß
aber berücksichtigen, daß bei den Zeitangaben deshalb größere Schwankungen
zu erwarten sind, weil einerseits die Feststellung bzw. Definition einer Präleukämie gewissen Zufälligkeiten unterworfen ist, andererseits die Manifestation
der akuten Leukämie individuell vom jeweiligen Untersucher festgelegt wird.
Trotzdem herrscht weitgehende Übereinstimmung, daß etwa nach 6 Monaten
bei $^1/_3$ der Patienten, bei der Hälfte nach 1 Jahr und bei ca. $^3/_4$ nach 2 Jahren
der Übergang in die akute Leukämie stattgefunden hat. Doch finden sich auch
Angaben in der Literatur über längere Zeiträume von 5 bis 10 Jahren (WILLIAMS,
1955; FIRKIN u. MOORE, 1960; HUNTER et al., 1966; WECHSLER u. ZAHAVI,
1966; SILBERMAN u. KRMPOTIC, 1969). Einzelbeobachtungen konnten sogar
11 Jahre (PRETLOW, 1969) bzw. 20 Jahre (CATOVSKY et al., 1971) ermitteln. Der
am längsten bekannte Fall einer Präleukämie dauerte über 34 Jahre (PIERRE,
1974).

Das klinische und hämatologische Bild können während der präleukämischen
Phase mit unwesentlichen Schwankungen konstant bleiben. Bei einem Teil der
Patienten sieht man aber eine mehr oder weniger starke Progredienz, die sich
durch eine Zunahme der „nicht einzuordnenden Zellen" (Blastzellen) im Knochenmark bei gleichzeitigem Rückgang der normalen hämatopoetischen Zellen
zeigt. Schließlich gelingt es auch, im peripheren Blut Blastzellen nachzuweisen.
Nur selten kommt es zu einer Besserung des hämatologischen Befundes, der
sich spontan (WILLIAMS, 1955) oder therapiebedingt einstellt. Besonders wichtig
als Marker für den Übergang in die akute Leukämie wird eine zunehmende
Thrombozytopenie angesehen. Andere beschrieben eine progrediente Anämie
und Granulozytopenie oder auch ein erythroleukämisches Blutbild mit Auftreten
von unreifen granulozytopoetischen Zellen und kernhaltigen roten Zellen. Überwiegend vollzieht sich jedoch der Übergang in die akute Leukämie sehr schnell
mit einem fast krisenhaften Blastenschub. Das Knochenmark wird jetzt beherrscht von „nicht einzuordnenden Zellen" (Blasten), normale Zellen der Hämatopoese sind nicht mehr vorhanden. Das Zellbild entspricht jetzt dem einer
akuten Leukämie. Morphologisch handelt es sich um die gleichen Zellen, die
bereits in der präleukämischen Phase nachweisbar waren. Der Zelltyp läßt sie
überwiegend als akute myeloische oder myelomonozytäre Leukämie einordnen.
Doch konnten ebenfalls Erythroleukämien, undifferenzierte Leukämien und promyelozytäre Leukämien beobachtet werden (HEIMPEL u. BAUKE, 1972; GROSS
et al., 1973 u.a.). Das Auftreten einer akuten lymphoblastischen Leukämie wird
nur zweimal erwähnt (ROBERTS et al., 1968; BERNARD, 1969). Allerdings wird
man die Klassifizierung der akuten Leukämien kritisch und mit Zurückhaltung
betrachten müssen, weil die meisten nicht anhand zytochemischer Untersuchungen gewonnen wurden.

Über die *Prognose* der Präleukämie läßt sich nach dem vorher Gesagten
keine sichere Aussage machen. Betrachtet man allerdings, daß die präleukämische Phase durchschnittlich $^1/_2$ bis 2 Jahre andauert, um dann in eine akute
Leukämie überzugehen, so ist die Prognose als infaust zu bezeichnen. Nach
Entwicklung der akuten Leukämie ist die Lebensdauer meist nur noch auf
wenige Wochen oder Monate begrenzt.

In einer Untersuchungsserie von 34 Patienten mit Präleukämie starben nach
Ausbruch der akuten Leukämie 21 innerhalb der ersten 3 Monate. Nur 3 Patien-

ten lebten länger als 1 Jahr (17, 19 und 27 Monate) (SAARNI u. LINMAN, 1973). Als Todesursache kommen die gleichen Möglichkeiten in Frage, wie sie bei den primär akuten Leukämien zu beobachten sind, nämlich überwiegend nicht mehr beherrschbare Infektionen und/oder die hämorrhagische Diathese.

VII. Ätiologie und Pathogenese

Zur Frage der Ätiologie und Pathogenese der Präleukämien wird man auf die bei den Leukämien erörterten Faktoren zurückgreifen. Allerdings ist der Begriff der Präleukämie nicht so scharf abgegrenzt bzw. definiert. Strittig bleibt, ob man – wie das einzelne Autoren tun – in die Gruppe der Präleukämien jene Erkrankungen einordnen soll, die bekanntermaßen mit einem erhöhten Leukämierisiko einhergehen. In Tabelle 3 sind diese Möglichkeiten aufgeführt (GROSS *et al.*, 1973).

Darüber hinaus hat man auch myeloproliferative Erkrankungen, die in einem hohen Prozentsatz in akute Leukämien übergehen, in den Kreis der Präleukämien eingeordnet, wie die Polycythaemia vera, Osteomyelosklerose, chronische myeloische Leukämie und die essentielle Thrombozythämie. Daneben kennt man Krankheitsbilder, die ebenfalls häufiger als akute Leukämie enden, nämlich die paroxysmale nächtliche Hämoglobinurie (HOLDEN u. LICHTMAN, 1969; JENKINS u. HARTMANN, 1969; KAUFMANN *et al.*, 1969; CARMEL *et al.*, 1970) und die erworbenen sideroachrestischen Anämien (HELLSTRÖM *et al.*, 1971; MURATORE u. FOLTANE, 1971; ABRAHAMSON u. EDDINGTON, 1972). Doch wurden auch noch die idiopathische aplastische Anämie, die „pure red cell aplasia", die isolierte Thrombozytopenie, die isolierte Granulozytopenie, die refraktäre makrozytäre Anämie und die Monozytose als präleukämische Stadien bezeichnet (PIERRE, 1974). Es erscheint recht schwierig, eine scharfe Trennung herbeizufüh-

Tabelle 3

I. *Genetische oder konstitutionelle Faktoren*

Zwillingspartner von Patienten mit Leukämie
familiäre Häufung bei Kindern
Familien mit gehäuft auftretenden auto- oder gonosomalen Chromosomenaberrationen
Patienten mit Chromosomenaberrationen
– bei Mongolismus
– bei Fanconi-Syndrom
– bei Louis-Bar-Syndrom
– bei Bloom-Syndrom

II. *Exogene Faktoren*

ionisierende Strahlen
– bei intrauterin bestrahlten Kindern
– bei thymusbestrahlten Kindern
– bei Bestrahlung wegen Morbus Bechterew
– bei Überlebenden der Atombombenexplosion von Hiroshima und Nagasaki
– bei Radiologen
Benzol
Chloramphenicol-Panmyelopathie
Phenylbutazon (?)
Lysergsäurediäthylamid (?)

ren, um aus der Anzahl der vorliegenden Krankheiten jene herauszuheben, die dem oben definierten Begriff der „Präleukämie" am ehesten entsprechen. Wenn man aber postuliert, daß die Präleukämie eine Frühphase der akuten Leukämie darstellt, die sich in einer hämatopoetischen Insuffizienz einer oder mehrerer Zell-Linien manifestiert, so stellt sie keine eigenständige Erkrankung dar, wie das bei den oben erwähnten mit erhöhtem Leukämierisiko der Fall ist. Eine gewisse Bestätigung ermöglichen die Befunde der zytogenetischen Untersuchungen, die Chromosomenanomalien ergaben, die annähernd gleiche Häufigkeit und Typ aufwiesen, wie sie bei akuten Leukämien erscheinen. Auch die in dieser Phase auftretenden wenigen „nicht einzuordnenden Zellen", die bei Manifestierung der akuten Leukämie das morphologische Bild beherrschen, deuten in diese Richtung. Heimpel et al. (1972) halten daher zwei Alternativen für möglich:

1. daß bereits in der präleukämischen Phase ein großer Teil oder gar die Gesamtpopulation der hämatopoetischen Stammzellen leukämisch transformiert ist; eine Differenzierung zu morphologisch und funktionell spezialisierten Zellen ist jedoch noch teilweise möglich. Mit zunehmendem Verlust der Differenzierungsfähigkeit nimmt die Menge der leukämisch transformierten Stammzellen zu;

2. daß in der präleukämischen Phase zunächst ein sehr kleiner Klon leukämisch transformierter Stammzellen neben einem größeren, nichttransformierter Stammzellen besteht, aus denen sich die einzelnen Zellreihen normal differenzieren. Die Vermehrung der leukämisch transformierten Stammzellen führt zur Zurückdrängung der normalen Stammzellpopulation, wobei eine im einzelnen noch ungeklärte Zelle-zu-Zelle-Interaktion angenommen wird.

Allerdings wird man bei den genannten Alternativen nicht ein entweder − oder, sondern ebenso ein sowohl − als auch annehmen können. Bei einem Teil der Präleukämien lassen einerseits die entsprechenden Voruntersuchungen, besonders die zytogenetischen Befunde, die erste Annahme als wahrscheinlich erscheinen. Andererseits konnten bei akuten Leukämien nicht in allen Fällen Chromosomenanomalien gefunden werden bzw. waren während der Remissionsphase nicht nachweisbar, was die Möglichkeit einer Stammzellerkrankung wieder fragwürdiger macht. Letztlich bedarf es sicher noch weiterer intensiver Forschung, um dem Problem der Präleukämie näher zu kommen und die noch offenen Fragen abzuklären.

VIII. Therapie

Es ist verständlich, daß bei einem Krankheitsbild, dessen Diagnose bereits Schwierigkeiten bereitet und erst retrospektiv bestätigt wird, therapeutische Erfahrungen nur beschränkt vorliegen.

Zytostatika sind in der „präleukämischen" Phase bisher nur in einem Fall angewandt worden (Gross et al., 1973) und zwar in Form des COAP-Schemas. Allerdings war eine Beurteilung der Therapie zu diesem Zeitpunkt nicht möglich. Man hat vorgeschlagen, vorher *Kortikosteroide* in Dosen zwischen 40 und 100 mg Prednison zu geben. Im allgemeinen sollen aber Kortikosteroide nicht sehr wirksam sein. Das gleiche gilt für eine Androgen-Therapie. Doch liegen Mitteilungen von Einzelfällen vor, bei denen vorübergehend Besserungen der Erythropoese nach hochdosierter Kombinationstherapie mit Kortikosteroiden und *Anabolika* eingetreten waren (Delamore u. Geary, 1971; Heimpel u. Bauke, 1972). Weiterhin wurde eine Besserung der Anämie bei einigen Patienten mit Präleukämie nach hohen Dosen von *Pyridoxin* gesehen (HOAGLAND u. LINMAN, 1972). Diese Autoren gaben täglich 100 mg des Vitamins oral für mindestens 3 Monate. Nur ein temporärer Effekt mit Anstieg der Granulozyten und Thrombozyten wurde nach *Splenektomie* beobachtet (MEACHAM u. WEISBERGER, 1954). Ohne jeglichen therapeutischen Nutzen erwiesen sich hohe Dosen von *Vitamin B_{12}*, *Folsäure* und *Eisen,* obwohl in Einzelfällen bei Nachweis eines Mangels dieser Substanzen ein therapeutischer Versuch durchaus angezeigt ist.

Letztlich wird man gegebenenfalls gezwungen sein, bei erheblicher Anämie mit entsprechender Symptomatik mit *Bluttransfusionen* oder besser mit Erythrozytenkonzentraten bzw. gewaschenen Erythrozyten zu substituieren oder bei thrombozytopenisch bedingter hämorrhagischer Diathese, Thrombozytenkonzentrate zu geben. Oft wird bei starker Granulozytopenie und Infektneigung die Gabe von Antibiotika nicht zu umgehen sein. Nach Manifestation der akuten Leukämie wird man die dort angegebenen therapeutischen Schemata mit Zytostatika durchführen. Über entsprechende Behandlungen wird mehrfach berichtet (FIRKIN u. MOORE, 1960; HUNTER *et al.,* 1966; WECHSLER u. ZAHAVI, 1966; SALOMON u. TATARSKY, 1969; DREYFUS *et al.,* 1970; TEASDALE *et al.,* 1970; HEIMPEL *et al.,* 1972). Nur in einzelnen Fällen konnten kurzfristige Remissionen erreicht werden (DREYFUS *et al.,* 1970), bei der Mehrzahl erwies sich die zytostatische Therapie als nutzlos.

IX. Diagnose und Differentialdiagnose

Die Diagnosestellung einer Präleukämie ist sicher mit größeren Schwierigkeiten verbunden, zumal man zu ihrer Bestätigung der späteren Manifestation einer akuten Leukämie bedarf. Somit wird man nur in der Lage sein, eine Verdachtsdiagnose zu äußern. Die klinischen und hämatologischen Befunde in der Frühphase sind zu unspezifisch, als daß sie mit Sicherheit zur Diagnose beitragen. Erst die Synopsis zahlreicher Parameter — wobei das Auftreten *abnormer mononukleärer Zellen* im Knochenmark, evtl. auch im peripheren Blut zu den wesentlichen gehört — läßt ein präleukämisches Stadium in Erwägung ziehen. Nicht zuletzt kann man durch den Nachweis *abnormer Chromosomen,* besonders der C-Gruppe, eine Präleukämie erfassen. Weitere, das Krankheitsbild prägende Befunde, wie das Auftreten von *Pseudo-Pelger-Zellen* und kernhaltigen roten Vorstufen im peripheren Blut, können zur Diagnose beitragen. Die in jüngster Zeit erst durchgeführten in vitro-Untersuchungen mit dem Nachweis gestörter koloniebildender Kapazität der Granulozyten und Reifungsstörungen können die Diagnose stützen.

In der Differentialdiagnose wird man alle Erkrankungen berücksichtigen müssen, bei denen im Knochenmark abnorme Zellen (nicht einzuordnende Zellen) gefunden werden. Dabei ist besonders die „*smouldering leukaemia*" in Erwägung zu ziehen, von der bei relativ langem Verlauf oftmals eine Präleukämie nicht abzugrenzen ist. Bei der „smouldering leukaemia" ist aber in den meisten Fällen der Knochenmarkbefund eindeutig. Man findet einen großen Prozentsatz von Blastzellen, das das Vorliegen einer akuten Leukämie dokumentiert. Selbstverständlich bestehen fließende Übergänge, bei denen eine Zuordnung dem jeweiligen Untersucher überlassen bleiben wird.

Weiterhin werden differentialdiagnostisch alle hämatologischen Krankheitsbilder zu erwägen sein, die mit einer *Panzytopenie* einhergehen. Dabei kann das Knochenmark die unterschiedlichsten Veränderungen aufweisen. Beim *Hypersplenismus* liegt gewöhnlich ein insgesamt hyperplastisches Mark vor, das meist eine Ausreifungshemmung der gesamten Hämatopoese aufweist. Im Gegensatz dazu findet sich beim *Lupus erythematodes* ein erheblich qualitativ abnormes Knochenmark, in dem neben den „infektiös-toxischen" Veränderungen besonders Plasmazellen und Lymphozyten, gelegentlich auch Eosinophile dominieren. Die *Osteomyelosklerose* oder andere mit einer Knochenmarkaplasie einhergehenden Erkrankungen sind durch histologische Knochenmarkuntersuchungen, oder, auf toxischer Basis entstanden, durch die Anamnese klärbar. Wesentlich schwieriger lassen sich jene Knochenmarkbefunde deuten, die infolge ihrer qualitativen Veränderungen als Panmyelopathie zu bezeichnen sind. Dabei ist das Mark oft stark hyperplastisch mit abnormen Zellformen in meist allen Zellreihen. Dieser Befund kann sich im Laufe der Erkrankung ändern und in eine Aplasie übergehen. Überwiegend starke morphologische Abweichungen in der Erythropoese sieht man bei der *paroxysmalen nächtlichen Hämoglobinurie* in Form von Farbstoffmangelzeichen, die auch bei den erworbenen sideroachrestischen Anämien vorhanden sind. Bei anderen Formen beherrschen Megaloblasten bzw. myeloblastoide Zellen das Bild.

Oftmals wird es aber nicht möglich sein, zum Zeitpunkt der Erstuntersuchung eine klar definierte Abgrenzung zwischen den Panmyelopathien und den präleukämischen Stadien zu schaffen. Verlaufsbeobachtungen mit Kontrollen des Blutbildes und besonders des Knochenmarks werden hier aber schließlich zur Diagnose beitragen.

Literatur

Abrahamson, J.R., Eddington, Th.S.: Sideroblastic anemia associated with cytogenetic aberrations of bone marrow cells. Amer. J. clin. Path. **57**, 348 (1972).

Bauke, J., Heimpel, H.: Über das Auftreten von diploiden und aneuploiden Stammlinien bei Patienten mit akuten Leukämien und präleukämischen Zuständen. In: Leukämie. Gross, R., van de Loo, J. (ed.). Berlin-Heidelberg-New York: Springer 1972.

Bernard, J.: Les aplasies pré-leucémiques. Nouv. Rev. franç. Hémat. **9**, 41 (1969).

Bernard, J., Boiron, M.: Les anémies préleucoblastiques de la leucose aiguë. Sang, **25**, 797 (1954).

Berry, E.W., Desforges, J.F.: Changing cytogenetic picture in an acute myeloproliferative disorder. Amer. J. Med. **47**, 299 (1969).

Blair, T.R., Bayrd, E.D., Pease, G.L.: Atypical leukemia. J. Amer. med. Ass. **198**, 21 (1966).

Block, M., Jacobson, L.O., Bethard, W.F.: Preleukemic acute human leukemia. J. Amer. med. Ass. **152**, 1018 (1953).

Böhnel, J., Stacher, A.: Zur Frage der Präleukämien. Verh. dtsch. Ges. inn. Med. **79**, (1973).

Boggs, D.R., Wintrobe, M.M., Cartwright, G.E.: The acute leukemias. Analysis of 322 cases and review of the literature. Medicine (Baltimore) **41**, 163 (1962).

Brauer, M.J., Dameshek, W.: Hypoplastic anemia and myeloblastic leukemia following chloramphenicol therapy. New Engl. J. Med. **277**, 1003 (1967).

Breidenbach, H., Grimm, J.: Panhämozytophthise — Pseudopelger — akute Myelose. Ein Beitrag zur Frage nach dem Entstehungsmodus der Leukämie am Beispiel einer chronischen Markschädigung durch Oxazolidindione. Folia haemat. (Lpz.) **80**, 32 (1963).

Broun, G.O., jr.: Chronic erythromonocytic leukemia. Amer. J. Med. **47**, 785 (1969).

Canellos, G.P., Whang-Peng, J.: Philadelphia-chromosome-positive preleukaemic state. Lancet **1972 II**, 1227.

Carmel, R., Coltman, C.A., jr., Yatteu, R.R., Costanzi, J.J.: Paroxysmal nocturnal hemoglobinuria with erythroleukemia. New Engl. J. Med. **283**, 1329 (1970).

Catovsky, D., Shaw, M.T., Hoffbrand, A.V.: Sideroblastic anaemia and its association with leukaemia and myelomatosis. A report of five cases. Brit. J. Haemat. **20**, 385 (1971).

Cohen, T., Creger, W.P.: Acute myeloid leukemia following seven years of aplastic anemia induced by chloramphenicol. Amer. J. Med. **43**, 762 (1967).

Dameshek, W.: What do aplastic anemia, PNH and "hypoplastic leukemia" have in common? (Editorial). Blood **30**, 251 (1967).

De Gowin, R.L.: Benzene exposure and aplastic anemia followed by leukemia 15 years later. J. Amer. med. Ass. **185**, 748 (1963).

DELAMORE, I.W., GEARY, G.G.: Aplastic anaemia, acute myeloblastic leukaemia, and oxymetholone. Brit. med. J. **1971 II**, 743.

DREYFUS, B., ROCHANT, H., SULTAN, C., CLAUVEL, J., YVART, J., CHESNEAU, A.: Les anémies refractaires avec excess de myéloblastes dans la moëlle. Presse méd. (Paris) **78**, 359 (1970).

DROUET, L., FAIVRE, G., LAMY, P., LARCAN, A.: Megaloleucoblastose aiguë. Sang **26**, 723 (1955).

FIRKIN, B., MOORE, C.V.: Clinical manifestations of leukemia. J. Amer. Med. **28**, 764 (1960).

GERHARTZ, H.: Präleukosen. In: Leukämie. GROSS, R., VAN DE LOO, J. (ed.). Berlin-Heidelberg-New York: Springer 1972.

GOLDE, D.W., CLINE, M.J.: Human preleukemia. Identification of a maturation defect in vitro. New Engl. J. Med. **288**, 1083 (1973).

GREENBERG, P.L., NICHOLS, W.C., SCHRIER, St.L.: Granulopoiesis in acute leukemia and preleukemia. New Engl. J. Med. **284**, 1225 (1971).

GROSS, R., HELLRIEGEL, K.P., HELLER, A.: Zur Definition der „Präleukämie" und zur Differentialdiagnose früher leukämischer Veränderungen. Dtsch. med. Wschr. **98**, 895 (1973).

HAVARD, C.W.H.: An investigation of refractory anemias. Quart. J. Med. **31**, 21 (1962).

HEIMPEL, H., BAUKE, J.: Präleukämien. Med. Klin. **67**, 997 (1972).

HEIMPEL, H., KLEIHAUER, E., OLISCHLÄGER, A., QUEISSER, W.: Funktionsstörungen des hämopoietischen Systems in der präleukämischen Phase einer akuten Leukämie. Med. Klin. **67**, 1004 (1972).

HELLSTRÖM, K., HAGENFELDT, L., LARSSON, A., LINDSTEN, J., SUNDELIN, P., TIEPOLO, L.: An extra C chromosome and various metabolic abnormalities in the bone marrow from a patient with refractory sideroblastic anaemia. Scand. J. Haemat. **8**, 293 (1971).

HOAGLAND, H.C., LINMAN, J.W.: Pyridoxineresponsive anemia: A preleukemic manifestation? Minn. Med. **55**, 891 (1972).

HOLDEN, D., LICHTMAN, H.: Paroxysmal nocturnal hemoglobinuria with acute leukemia. Blood **33**, 283 (1969).

HUNTER, J., NELSON, M.G., OTRIDGE, B.W.: The preleukaemic state. Irish. J. med. Sci. **6**, 31 (1966).

IBBOT, J.W., WHITELAW, D.M., THOMAS, J.W.: The significant percentage of blast cells in the bone marrow in the diagnosis of acute leukemia. Canad. med. Ass. J. **82**, 358 (1960).

JENKINS, D.E., HARTMANN, R.C.: Paroxysmal nocturnal hemoglobinuria terminating in acute myeloblastic leukemia. Blood **33**, 274 (1969).

JENSEN, M.K.: Chromosome studies in potentially leukemic myeloid disorders. Acta med. scand. **183**, 535 (1968).

KAUFMANN, R.W., SCHECHTER, G.P., McFARLAND, W.: Paroxysmal nocturnal hemoglobinuria terminating in acute granulocytic leukemia. Blood **33**, 287 (1969).

KLEEBERG, U.R., HEIMPEL, H., KLEIHAUER, E., OLISCHLÄGER, A.: Relativer Glutathion- und/oder Pyruvatkinasemangel in den Erythrozyten bei Panmyelopathien und akuten Leukämien. Klin. Wschr. **49**, 557 (1971).

KOEFFLER, H.: Zur Pathogenese, Klinik und Differentialdiagnose symptomatischer aplastischer Anämieformen mit leukotischem Endbild. Med. Klin. **32**, 1394 (1960).

KUMAR, S., BHARGAVA, M.: Preleukaemic acute myelogenous leukaemia. Acta haemat. (Basel) **43**, 21 (1970).

LAWLER, S.D., KAY, H., BIRBECK, M.: Marrow dysplasia with C trisomy and anomalies of the granulocyte nuclei. J. clin. Path. **19**, 214 (1966).

LEEKSMA, C., FRIDEN-KILL, L., BROMMER, E., NEUBERG, C., KERUKHOFS, H.: Chromosomes in premyeloid leukaemia. Lancet **1965 II**, 1299.

LINMAN, J.W., SAARNI, M.I.: The Preleukemic Syndrome. In: MIESCHER, P.A., JAFFÉ, E.R. (ed.). Seminars in Hematology **11**, 93 (1974).

McCLURE, P.D., THALER, M.M., CONEN, P.E.: Chronic erythroleukemia with chromosome mosaicism. Report of a case in a 5 year old boy. Arch. intern. Med. (Chicago) **115**, 697 (1965).

MEACHAM, G.C., WEISBERGER, A.S.: Early atypical manifestations of leukemia. Ann. intern. Med. **41**, 780 (1954).

MURATORE, R., FOLTANE, R.: Erythromyélose, leucose aiguë et panmyélose. Sem. Hôp. Paris **47**, 609 (1971).

NEWMAN, D.R., PIERRE, R.V., LINMAN, J.W.: Studies on the diagnostic significance of hemoglobin F levels. Mayo. Clin. Proc. **48**, 199 (1973).

NOWELL, P.C.: Prognostic value of marrow chromosome studies in human "preleukemia". Arch. Path. **80**, 205 (1965).

NOWELL, P.C.: Marrow chromosome studies in "preleukemia". Further correlation with clinical course. Cancer (Philad.) **28**, 513 (1971).

PIERRE, R.V.: Preleukemic States. In: MIESCHER, P.A., JAFFÉ, E.R. (ed.). Seminars in Hematology **11**, 73 (1974).

PIERRE, R.V., HOAGLAND, H.C., LINMAN, J.W.: Microchromosomes in human preleukemia and leukemia. Cancer **27**, 160 (1971).

PINKERTON, P.H., SENN, J.S.: Defective in vitro colony formation by human bone marrow preceding overt leukaemia. Brit. J. Haemat. **23**, 277 (1972).

POLAK, J., ZISKA, J.: Myeloproliferative disease in a child with monosomia of a C-group chromosome. Acta paediat. Scand. **59**, 591 (1970).

PRETLOW, T.G.: Chronic monocytic dyscrasia culminating in acute leukemia. Amer. J. Med. **46**, 130 (1969).

QUEISSER, U., OLISCHLÄGER, A., QUEISSER, W., HEIMPEL, H.: Cell proliferation in the "preleukaemic" phase of acute leukaemia. A cytophotometric and autoradiographic study. Acta haemat. (Basel) **47**, 21 (1972).

QUEISSER, U., QUEISSER, W., SPIERITZ, B.: Polyploidization of megakaryocytes in normal humans, in patients with idiopathic thrombocytopenia and with pernicious anaemia. Brit. J. Haemat. **20**, 489 (1971).

QUEISSER, W., QUEISSER, U., ANSMANN, M., BRUNNER, G., HEIMPEL, H., HOELZER, D.: Megakaryocytenpolyploidisierung bei akuten Leukämien und Präleukämien. Verh. dtsch. Ges. inn. Med. **79** (1973).

ROATH, S., ISRAËLS, M.C.G., WILKINSON, J.F.: The acute leukemias. A study of 580 patients. Quart. J. Med. **33**, 256 (1964).

ROBERTS, B.E., ABBOT, C.R., FORTT, R.W., PYRAH, R.D.: Preleukaemia. A report of 4 cases. Acta haemat. (Basel) **39**, 20 (1968).

ROWLEY, J.D., BLAISDELL, R.K., JACOBSON, L.O.: Chromosome studies in preleukemia. I. Aneuploidy of group C chromosomes in three patients. Blood **27**, 782 (1966).

RUNDLES, R.W.: Preleukemia. In: Hematology. WILLIAMS, J., BEUTLER, E., ERSLEN, A.J., RUNDLES, R.W. (ed.) p. 725. New York: McGraw-Hill 1972.

SAARNI, M.I., LINMAN, J.W.: Myelomonocytic leukemia. Disorderly proliferation of all marrow cells. Cancer **27**, 1221 (1971).

SAARNI, M.I., LINMAN, J.W.: Preleukemia. The hematologic syndrome preceding acute leukemia. Amer. J. Med. **55**, 38 (1973).

SALOMON, H., TATARSKY, I.: Preleukemic leukemia. Israel J. med. Sci. **5**, 1178 (1969).

SCHMID, J.R., KIELY, J.M., PEASE, G.L., MARGRAVES, M.M.: Acquired pure red cell agenesis: Report of 16 cases and review of the literature. Acta haemat. (Basel) **30**, 255 (1963).

SELIGSOHN, U., RAMOT, B.: Chronic monocytic leukemia. A case with an eight-year survival. Israel J. Med. Sci. **3**, 868 (1967).

SILBERMAN, S., KRMPOTIC, E.: Refractory anaemia with leukaemic transformation and chromosomal change. Acta haemat. (Basel) **41**, 186 (1969).

STREHLE, W.: Retrospektive Untersuchungen bei akuten Leukämien. Inaugural-Dissertation: München 1975.

SULTAN, Y., CAEN, J.P.: Platelet dysfunction in preleukemic states and in various types of leukemia. Amer. N.Y.A. Sci. **201**, 300 (1972).

SZMIGIELSKI, S., LITWIN, J., ZUPANSKA, B.: The cytologic and cytoenzymatic differentiation of idiopathic pancytopenias and preleukemic states. Arch. Immun. Ther. Exp. **14**, 363 (1966).

TEASDALE, J.M., WORTH, A.J., COREY, M.: A missing group C chromosome in the bone marrow cells of three children with myeloproliferative disease. Cancer **25**, 1468 (1970).

TOWNSEND, J.F., SENHAUSER, D.A.: Preleukemic myelogenous leukemia in the elderly: the value of leucocyte alkaline phosphatase determinations in the diagnosis. Missouri Med. **65**, 31 (1968).

VILTER, R.W., JARROLD, T., WILL, J.J., MÜLLER, J.F., FRIEDMAN, B.I., HAWKINS, V.R.: Refractory anemia with hyperplastic bone marrow. Blood **15**, 1 (1960).

VILTER, R.W., WILL, J., JARROLD, T.: Refractory anemia with hyperplastic bone marrow (aregenerative anemia). Sem. Hemat. **4**, 175 (1967).

WEATHERALL, D.J., WALKER, S.: Changes in the chromosomes and haemoglobin patterns in a patient with erythro-leukaemia. J. Med. Genet **2**, 212 (1965).

WECHSLER, L., ZAHAVI, J.: The latent period of acute leukemia. Israel J. med. Sci. **2**, 357 (1966).

WILDHACK, R.: Das „präleukämische" Stadium der akuten (unreifzelligen) Leukosen. Verh. dtsch. Ges. inn. Med. **66**, 930 (1960).

WILLIAMS, M.: Myeloblastic leukemia preceded by prolonged hematologic disorder. Blood **10**, 502 (1955).

YOSHIDA, Y., MATSUZAKI, T., CHIBA, Y., OKAMOTO, K.: Refractory normoblastic anemia. Jap. Clin. Hemat. **7**, 325 (1966).

YOUMAN, J.D. III, SAARNI, M.I., LINMAN, J.W.: Diagnostic value of muramidase (lysozyme) in acute leukemia and preleukemia. Mayo Clin. Proc. **45**, 219 (1970).

Di Guglielmo-Syndrom (akute erythrämische Myelose, akute Erythroleukämie)

D. Huhn

Mit 17 Abbildungen und 2 Tabellen

A. Einleitung

1912 publizierte Copelli einen Fall einer hämatologischen Systemerkrankung, gekennzeichnet durch progressive Anämie, Leukozytopenie und Splenomegalie mit Herden einer atypischen Erythropoese in Leber, Milz, Lymphknoten und Knochenmark. Copelli deutete die Befunde als neoplastische Erkrankung des erythropoetischen Systems, die er „atypische Erythromatose" nannte.

Eine gemischt erythroblastär-myeloblastär leukämische Erkrankung wurde 1917 von Di Guglielmo beobachtet und als „Erythroleukämie" bezeichnet. Di Guglielmo folgerte aus dieser Beobachtung, daß neben der ihm bis dahin bekannten leukämischen Entartung granulozytärer Vorstufen auch eine entsprechende primäre Hämoblastose des erythropoetischen Systems zu erwarten sei: 1923 konnte Di Guglielmo ein solches Beispiel einer malignen Proliferation ausschließlich der roten Vorstufen publizieren, eine „akute erythrämische Myelose" (Di Guglielmo, 1923).

Di Guglielmo definierte die „erythrämische Myelose" als eine primäre und spezifische Erkrankung, charakterisiert durch eine maligne Proliferation erythropoetischer Zellen des Knochenmarks, analog der leukozytären Proliferation bei Leukämien. In den folgenden Jahren wurde es aber zunehmend klar, daß derartige rein erythroblastäre Proliferationen — die „erythrämischen Myelosen" — selten, gemischte „erythroleukämische" Erkrankungen hingegen wesentlich häufiger zu beobachten waren. Dies wurde noch deutlicher, als Patienten mit „erythrämischen Myelosen" durch moderne therapeutische Maßnahmen länger am Leben erhalten und beobachtet werden konnten. Es zeigte sich jetzt nämlich, daß diese zunächst rein erythropoetischen Erkrankungen im weiteren Krankheitsverlauf häufig in gemischt erythroblastär-myeloblastäre Hämoblastosen und präfinal sogar in myeloblastäre Leukämien übergingen. Di Guglielmo selbst beschrieb 1956 eine gemischt erythroblastär-megakaryozytäre Hämoblastose.

Es wurde daher bezweifelt, ob eine strikte Unterteilung sinnvoll sei. Insbesondere Dameshek entwickelte 1951 ein Konzept, in welchem die Gemeinsamkeiten myeloproliferativer Störungen betont wurden. Er betrachtete die erythroblastären Hämoblastosen als nur einen Aspekt einer allgemeinen myeloproliferativen Störung, von welcher die eine oder die andere Zellreihe des Knochenmarks in unterschiedlicher Ausprägung gleichzeitig oder nacheinander betroffen sein könne.

Diese Auffassung wurde in neuerer Zeit durch biochemische, zytochemische, zytogenetische und zellkinetische Befunde gestützt: Häufig wurden bei Hämoblastosen auch in den scheinbar nicht von der leukämischen Entartung betroffenen Zellreihen funktionelle Störungen nachgewiesen, welche z.B. als ineffektive Erythropoese in Erscheinung treten können. Die Abgrenzung derartiger Störungen von primären leukämischen Veränderungen des erythropoetischen Systems ist häufig problematisch.

B. Definition

I. Nomenklatur

Um eine Definition der malignen Entartung des erythropoetischen Systems zu erleichtern, soll zunächst in Abb. 1 die im folgenden verwendete *Nomenklatur der normalen Erythropoese* aufgeführt werden. In diesem Zusammenhang sollen nur die gebräuchlichen Bezeichnungen übersichtlich dargestellt werden; offene Fragen, wie die Beziehung einer undeterminierten Stammzelle zur Lymphozytopoese oder die Forderung nach weiteren Zellformen zwischen Stammzelle und Proerythroblast, sollen in diesem Zusammenhang nicht berührt werden.

Unreifzellige Hämoblastosen, bei denen eine maligne Proliferation der Erythroblasten im Knochenmark dominiert oder wesentlich mitbeteiligt ist, wurden zu Ehren des italienischen Hämatologen, der sich besonders gründlich mit dieser Krankheitsgruppe auseinandersetzte, unter dem Namen *„Di Guglielmo-Syndrom"* zusammengefaßt (Dameshek u. Baldini, 1958; Baldini *et al.*, 1959). Durch diese Bezeichnung wird zugleich die häufig unsichere und im Krankheitsverlauf fließende Abgrenzung rein erythroblastärer oder gemischt erythroblastär-

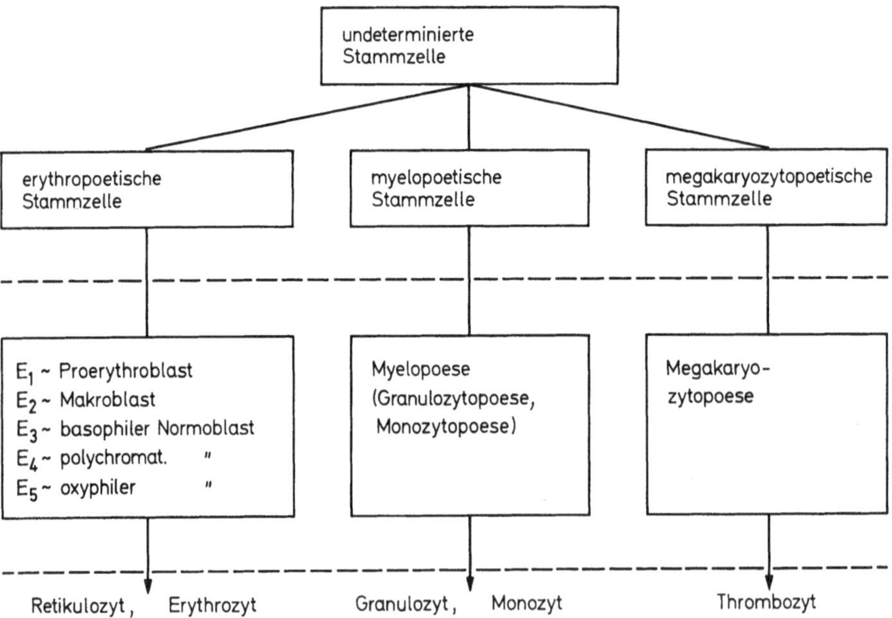

Abb. 1. Zur Nomenklatur der normalen Blutzellbildung

Tabelle 1. Nomenklatur unreifzelliger erythroblastärer Hämoblastosen

maligne erythroblastäre Proliferation	maligne erythroblastär-myeloblastäre Proliferation
akute erythrämische Myelose akute Erythrämie akute Erythroblastose maligne Erythromyelose Di Guglielmo-Erkrankung	*akute Erythroleukämie* Erythroleukomyelose erythroleukämische Myelose
Di Guglielmo-Syndrom	

myeloblastärer Krankheitsverläufe berücksichtigt. Sofern eine unreifzellige erythroblastäre Proliferation ganz im Vordergrund steht, wird dies durch den ursprünglich von DI GUGLIELMO (1923) gewählten Namen „*akute erythrämische Myelose*" gut zum Ausdruck gebracht (Tabelle 1). Die Bezeichnung „Erythrämie" kann insbesondere im französischen Schrifttum zu Verwechslungen mit der Polyzythämie führen, die Bezeichnung „Erythroblastose" zu Verwechslungen mit reaktiven Störungen der Erythropoese.

Eine gemischt erythroblastär-myeloblastäre unreifzellige Proliferation soll durch die Bezeichnung „*akute Erythroleukämie*" angedeutet werden, welche ebenfalls auf DI GUGLIELMO (1917) zurückgeht.

II. Abgrenzung gegenüber anderen Erkrankungen

Um die Problematik der genauen Abgrenzung gegenüber einigen verwandten hämatologischen Erkrankungen erläutern zu können, sollen zwei sich ergänzende Konzeptionen über das Wesen leukämischer Erkrankungen kurz erwähnt werden (s. Abschn. 9, Pathologie und Pathophysiologie!):

1. DAMESHEK entwickelte den Begriff der „*myeloproliferativen Krankheitsbilder*" (DAMESHEK, 1951; DAMESHEK u. BALDINI, 1958), zu welchen er die Polycythaemia vera, das Myelofibrose-Syndrom, die Thrombozythämie und die akute und chronische myeloische Leukämie sowie auch das Di Guglielmo-Syndrom zählte. Allen diesen Krankheiten ist gemeinsam, daß sie in ihrem Verlauf Zwischenformen und Übergänge untereinander zeigen können (Abb. 2).

Die Grenzen der Erkrankungen des Di Guglielmo-Syndroms untereinander und gegenüber den unreifzelligen myeloischen Leukämien und der chronischen erythrämischen Myelose (HEILMEYER u. SCHÖNER, 1941) sind tatsächlich fließend und werden im einzelnen Fall nicht ohne einige Willkür zu ziehen sein.

2. Neuere Untersuchungen machen wahrscheinlich, daß bei einer *leukämischen Erkrankung* bereits die *undeterminierte hämatopoetische Stammzelle* so verändert ist, daß es erstens zu einer Akkumulation von in ihrer weiteren Differenzierung gestörten unreifen hämatopoetischen Zellen einer bestimmten Zellreihe und zweitens zu verschiedenartigen pathologischen Störungen auch der nicht direkt betroffenen restlichen Zellreihen kommt (STOHLMAN, 1970; KILLMANN, 1972).

Wir finden bei den Erkrankungen des Di Guglielmo-Syndroms daher von Fall zu Fall „maligne" Erythroblasten eines sehr unterschiedlichen Differenzierungsgrades. Auch können wir beim einzelnen Leukämie-Patienten häufig nicht entscheiden, ob eine Erythroblastenvermehrung im Knochenmark als echte Erythroleukämie, oder aber als funktionelle Störung und Ineffektivität der Ery-

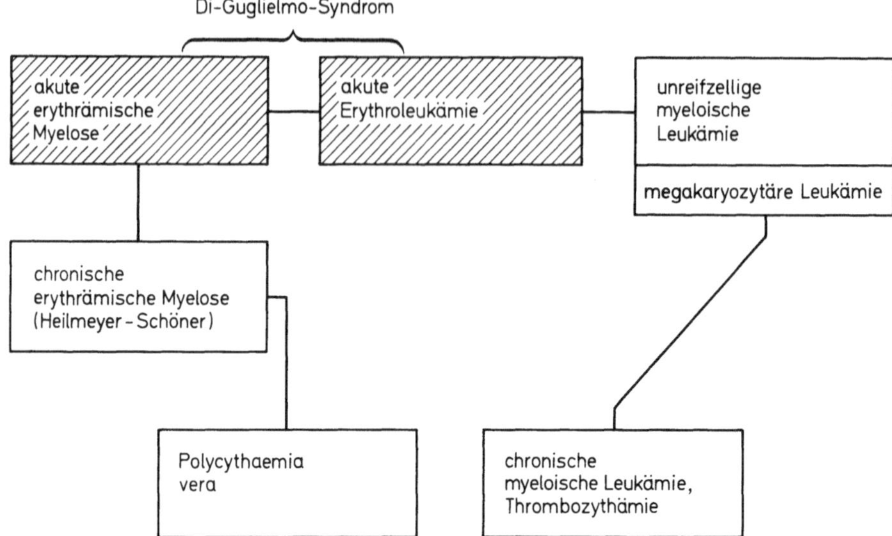

Abb. 2. Stellung des Di Guglielmo-Syndroms im Rahmen der myeloproliferativen Erkrankungen

thropoese bei myeloischer Leukämie aufzufassen ist (s. Abschn. 6, Zellkinetik!). Um die Diagnose eines Di Guglielmo-Syndroms zu rechtfertigen, müssen daher drei Voraussetzungen erfüllt sein:

a) Die im Abschnitt D und E aufgeführten klinischen und Labor-Befunde müssen nachgewiesen sein.

b) Bekannte pathophysiologische Störungen, welche ähnliche Befunde verursachen könnten, müssen ausgeschlossen sein; dies sind insbesondere Vitaminmangelzustände, Einwirkung von Zytostatika oder von anderen toxischen Stoffen, dyserythropoetische Anämien (s. Abschnitt M, Diagnose und Differentialdiagnose!).

c) Die Akkumulation der Erythroblasten im Knochenmark muß ein gewisses Ausmaß erreichen (s. Abschn. E, Blut- und Knochenmarkbefunde!).

C. Vorkrankheiten, auslösende Noxen, Prodromalerscheinungen, subjektive Beschwerden

I. Vorkrankheiten

Die engen Beziehungen des Di Guglielmo-Syndroms zu weiteren Erscheinungsformen myeloproliferativer Störungen (Dameshek, 1951; Dameshek u. Baldini, 1958) kommen durch zahlreiche kasuistische Mitteilungen zum Ausdruck. So wurde bei insgesamt mindestens 7 Patienten der Übergang einer Polycythaemia vera in ein Di Guglielmo-Syndrom beschrieben (Dammert u. Kaipanen, 1960; Dameshek u. Gunz, 1964; Scott et al., 1964; Bank et al., 1966; Eastman et al., 1968). Bei mindestens 4 Patienten bestand als Vorkrankheit eine chronische myeloische Leukämie, z.T. gesichert durch Nachweis des Philadelphia-Chromosoms (Scott *et al.*, 1964; Sanchez-Fayos *et al.*, 1967; Klein, 1969).

Bei einigen weiteren Patienten bestanden als Vorkrankheiten verschiedenartige Malignome (Scott *et al.*, 1964), eine paroxysmale nächtliche Hämoglobinurie (Carmel *et al.*, 1970), eine Makroglobulinämie (Søndergaard-Petersen, 1973) oder eine Kälteagglutinin-Krankheit (Stavem u. Harboe, 1971).

In all diesen Fällen muß auch die im Rahmen der Primärerkrankung durchgeführte Behandlung mit Zytostatika, Bestrahlung oder radioaktivem Phosphor als auslösendes Moment diskutiert werden.

Bei einem mongoloiden Kind wurde ein Di Guglielmo-Syndrom beobachtet (Sanchez-Fayos *et al.*, 1967).

II. Auslösende Noxen

Bei Versuchstieren wurden Virus- und Benzpyren-induzierte erythrämische Myelosen untersucht (Storti u. Storti, 1937; Gunz, 1960).

Beim Menschen finden wir Krankheitsformen des Di Guglielmo-Syndroms gehäuft nach Benzol- und Toluol-Exposition (Marti u. Vetter, 1957; Miescher *et al.*, 1961; Kohli *et al.*, 1967; Sanchez-Fayos *et al.*, 1967; Rozman u. Woessner, 1968). Auch nach dem Atombombenabwurf in Japan wurde eine Zunahme derartiger Krankheitsbilder nachgewiesen (Gunz, 1960; Dameshek u. Dutcher, 1968). Nach Bestrahlung eines Seminoms (Scott *et al.*, 1964), nach Zytostatika-Therapie bei Adenokarzinom des Darmes (Scott *et al.*, 1964) sowie nach Melphalan-Behandlung bei Makroglobulinämie (Søndergaard-Petersen, 1973) und Kälteagglutininkrankheit (Stavem u. Harboe, 1971) wurden ebenfalls erythrämische Myelosen und Erythroleukämien mitgeteilt.

III. Prodromalerscheinungen

Die Prodromalerscheinungen bei Di Guglielmo-Syndrom gleichen denen bei anderen Formen akuter Leukämien. In einigen Fällen bestand Monate vor Ausbruch der Erkrankung eine therapierefraktäre Anämie (Scott *et al.*, 1964). In der Mehrzahl der Fälle entwickeln sich allmählich die Symptome einer zunehmenden Anämie, gelegentlich verbunden mit Gewichtsverlust, dyspeptischen Beschwerden, Nachtschweiß, Fieber. In anderen Fällen ist der Beginn plötzlich mit hohem Fieber, sich schnell entwickelnder hochgradiger Anämie, Infekten und Hämorrhagien.

IV. Subjektive Beschwerden

Die subjektiven Beschwerden bei Krankheitsbeginn werden — wie bei den akuten Leukosen des Erwachsenen — in den meisten Fällen durch die *Anämie* bestimmt. Die Patienten klagen über zunehmende Mattigkeit, Atemnot, Herzsensationen, Kopfschmerzen. Hinzu kommen Allgemeinerscheinungen, wie Druckgefühl im Oberbauch, Erbrechen, Gewichtsverlust, Nachtschweiß. Fieber besteht initial bei etwa 70% der Patienten, Hämorrhagien bei 50%, Infekte bei etwa einem Viertel, Knochenschmerzen bei weniger als 10% der Kranken (Harwerth, 1960; Sheets *et al.*, 1963; Scott *et al.*, 1964; Sanchez-Fayos *et al.*, 1967).

D. Vorkommen, Häufigkeit, klinische Befunde

I. Vorkommen

Beim Di Guglielmo-Syndrom ist die *Altersverteilung* ähnlich wie bei den akuten myeloischen Leukämien, das Prädilektionsalter liegt zwischen 40–60 Jahren (Abb. 3). Bei Kindern ist die Erkrankung selten: Unter 754 Kindern mit akuter Leukämie wurden nur 3 mit Di Guglielmo-Syndrom beobachtet (Magalini u. Ahström, 1958; Drescher *et al.*, 1969).

Männer erkranken etwas häufiger als Frauen (Sanchez-Fayos *et al.*, 1967).

II. Häufigkeit

Der Anteil des Di Guglielmo-Syndroms an der Gesamtzahl akuter Leukosen wird angegeben mit 0,6% (Sanchez-Fayos *et al.*, 1967), 1–1,5% (Harwerth, 1960); 2% (Moeschlin, 1947) bis 3% (Scott *et al.*, 1964).

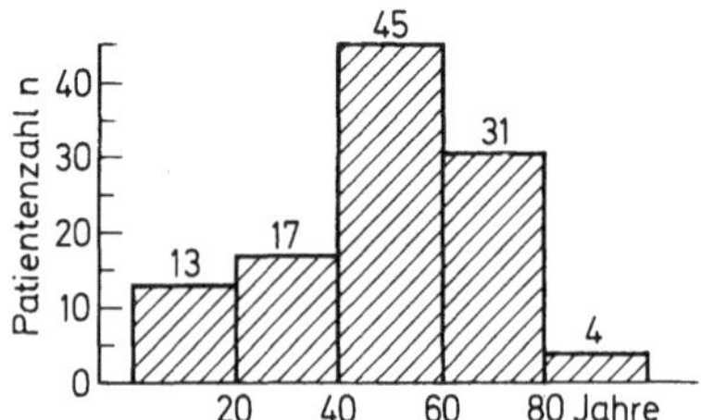

Abb. 3. Altersverteilung bei 110 Pat. mit Di Guglielmo-Syndrom. (Nach: Heath *et al.*, 1969; Huhn *et al.*, 1973; Sanchez-Fayos *et al.*, 1967; Südd. Hämobl. Gr., 1975; Scott *et al.*, 1964; Sheets *et al.*, 1963)

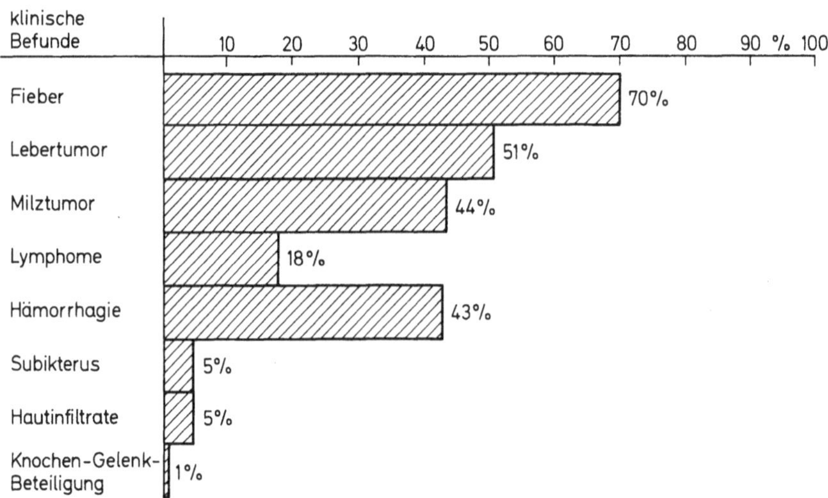

Abb. 4. Klinische Befunde bei etwa 83 Pat. mit Di Guglielmo-Syndrom. (Nach: Sanchez-Fayos *et al.*, 1967; Scott *et al.*, 1964; Sheets *et al.*, 1963)

III. Klinische Befunde

Die physikalischen Befunde bei Di Guglielmo-Syndrom gleichen denen bei akuten myeloischen Leukämien (Abb. 4) (MARTI u. VETTER, 1957; MAGALINI u. AHSTRÖM, 1958; HARWERTH, 1960; SCOTT *et al.*, 1964; SANCHEZ-FAYOS *et al.*, 1967; BEGEMANN *et al.*, 1970). Leber und Milz sind bei etwa der Hälfte der Patienten — meist nur geringgradig — vergrößert, Lymphknoten noch seltener betroffen. Hautinfiltrate sind selten, Zahnfleischinfiltrationen (SCOTT *et al.*, 1964) und Knocheninfiltrate mit Schmerzen oder gar röntgenologisch nachweisbaren Osteolysen sind eine Rarität.

E. Blut- und Knochenmarkbefunde

I. Blut

1. Das *Blutbild* zeigt meist eine hochgradige Anämie, nur selten annähernd normale Werte (Tabelle 2). Die Anämie ist normochrom, jedoch oft makrozytär. Die Retikulozyten sind oft bei alleiniger Berücksichtigung ihres prozentualen Anteils scheinbar gering erhöht (Tabelle 2), liegen aber bei Umrechnung auf absolute Werte meist im Normbereich. Die Thrombozyten sind gewöhnlich stark vermindert. Die kernhaltigen Zellen im peripheren Blut schwanken zwischen erniedrigten und hohen Werten; sie sind bei der Mehrzahl der Patienten mäßig erhöht (Tabelle 2).

2. Im *Blutausstrich* sehen wir meist die für hochgradige Anämien üblichen Erythrozytenanomalien: Aniso- und Poikilozytose, mäßige Polychromasie; basophile Tüpfelung, vereinzelt Target-Zellen. Es besteht eine mäßige Makrozytose mit leichter Verschiebung des Gipfels der Price-Jones-Kurve nach rechts; es handelt sich aber nicht um Megalozyten, und die Anämie ist nicht hyperchrom. Bei der Mehrzahl der Patienten finden wir kernhaltige rote Vorstufen im peripheren Blut (Abb. 7), die einen sehr unterschiedlichen Differenzierungsgrad und hochgradige morphologische Anomalien aufweisen (s. unter Knochenmark-Befunde!). Diese Erythroblastose fehlte bei 8 von 45 Fällen (SHEETS *et al.*, 1963; HEATH *et al.*, 1969; HUHN *et al.*, 1973; Südd. Hämobl. Gr., 1975); sie lag im Durchschnitt bei 1637/mm^3 und maximal bei etwa 10 000/mm^3 (Tabelle 2). Das Ausmaß der Erythroblastämie ist nicht mit dem klinischen Verlauf korreliert (BALDINI *et al.*, 1959).

Tabelle 2. Blutwerte bei etwa 84 Patienten mit Di Guglielmo-Syndrom. (Nach: BALDINI *et. al.*, 1959; EASTMAN *et al.*, 1972; HEATH *et al.*, 1969; HUHN *et al.*, 1973; Südd. Hämobl. Gr., 1975; SCOTT *et al.*, 1964; SHEETS *et al.*, 1963)

	Durchschnittswert	niedrigster Wert	höchster Wert
Hb (g%)	7,5	3,8	11,1
Retikulozyten (%)	4,3	0,8	27
Thrombozyten/mm^3	100 000	0	470 000
Kernhaltige/mm^3	21 000	1 500	244 000
Kernhaltige rote Vorstufen/mm^3	1 637	0	9 900

Entsprechend dem Vorliegen einer reinen akuten erythrämischen Myelose, oder aber einer Erythroleukämie, können unreife Granulozytenvorstufen, meist Paramyeloblasten, im Blut fehlen oder nachzuweisen sein. Selten sind Eosinophile oder Basophile vermehrt (Harwerth, 1960).

II. Knochenmark

Definitionsgemäß ist das Verhältnis roter zu myeloischer Vorstufen zugunsten der *Erythroblasten* verschoben. Da eine Definition des Di Guglielmo-Syndroms aufgrund qualitativer Befunde allein oft nicht möglich ist, werden in neueren Publikationen z.T. (willkürlich angenommene) quantitative Werte als Voraussetzung für die Diagnose eines Di Guglielmo-Syndroms gefordert: z.B. eine deutlich erhöhte Zelldichte im Knochenmark mit einem Erythroblasten-Anteil von mindestens 50% der kernhaltigen Zellen (Südd. Hämobl. Gr., 1975).

1. Die im Knochenmark vorherrschenden Erythroblasten können einen sehr unterschiedlichen Differenzierungsgrad erreichen. Einerseits sehen wir Fälle, bei denen die akkumulierten Blasten aufgrund morphologischer Kriterien allein kaum sicher der erythropoetischen Zellreihe zugeordnet werden können (s. unter Zytochemie!) (Abb. 5 u. 6); bei anderen Patienten herrschen Erythroblasten vom Reifungsgrad des polychromatischen oder oxyphilen Normoblasten vor (Abb. 6 u. 7).

Die Erythroblasten zeigen in allen Fällen schwere *morphologische Anomalien*. Wir finden megaloblastoide Formen bis zu Riesenformen mit einem Durchmesser von 25 μ, mehrkernige Zellen, Kernfragmentierung und -absprengung, Jolly-Körper, gelegentlich ein lockeres „scroll-like"-Chromatin (Abb. 5—7). Mitosen sind vermehrt und oft atypisch. Häufig besteht eine Dissoziation der Reifung von Kern und Zytoplasma, meist entsprechend einer Differenzierungsstörung des Kerns. Hinzu kommen degenerative Veränderungen mit Vakuolisierung des Zytoplasmas, Karyorrhexis und Kernpyknose sowie Phagozytose derartiger Zellen durch Retikulumzellen (Schwartz *et al.*, 1952; Baldini *et al.*, 1959; Harwerth, 1960; Sanchez-Fayos *et al.*, 1967; Begemann *et al.*, 1970; Boll *et al.*, 1972). Di Guglielmo bezeichnete die veränderten Erythroblasten als „Paraerythroblasten".

Kinematographisch konnte nachgewiesen werden, daß die pathologischen Erythroblasten die Fähigkeit zur aktiven Bewegung besitzen und durch die Wände der Knochenmarksinusoide ins periphere Blut gelangen können (Boll *et al.*, 1972).

2. Häufig ist bereits bei Diagnosestellung, noch häufiger im weiteren Krankheitsverlauf die *Myelopoese* beteiligt, so daß wir von einer akuten Erythroleuk-

Abb. 5. „Para"-Erythroblasten bei akuter erythrämischer Myelose. Große Kerne mit lockerem Chromatin und großen Nukleolen. Tiefblaues, vakuolisiertes Zytoplasma. Eine Plasmazelle. Vergrößerung 1 250fach

Abb. 6. Erythropoetische Vorstufen bei akuter erythrämischer Myelose, die z.T. den Differenzierungsgrad von Proerythroblasten, z.T. von oxyphilen Normoblasten erreicht haben. Vergrößerung 1 250fach

Abb. 7a. Oxyphiler Normoblast mit pyknotischem Kern, vakuolisiertem Zytoplasma und basophiler Tüpfelung; peripheres Blut; akute erythrämische Myelose

Abb. 7b. Entsprechender Normoblast mit fleckiger PAS-Anfärbung. Vergrößerung 1 250fach

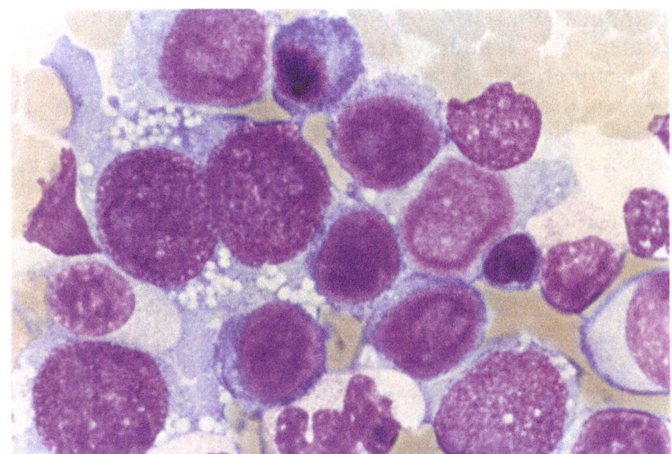

Abb. 5

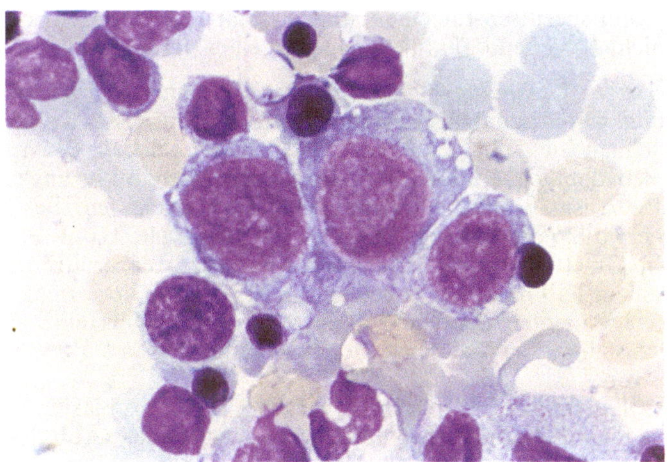

Abb. 6

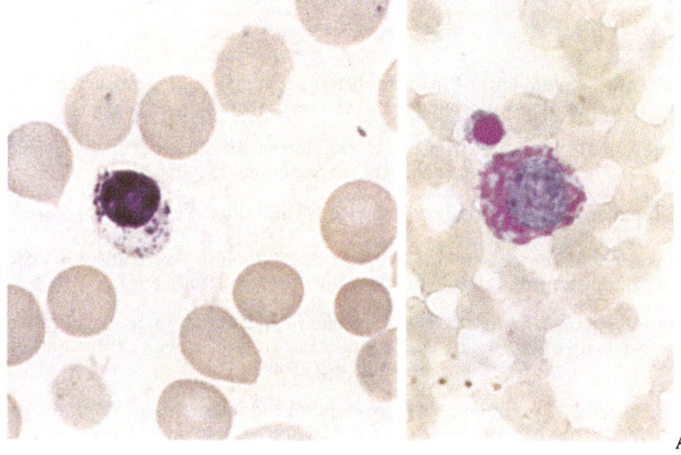

Abb. 7a   Abb. 7b

ämie sprechen können. Wir sehen sodann in unterschiedlicher Ausprägung granulozytäre Vorstufen, die in ihrer weiteren Differenzierung gestört sind, meist vom Differenzierungsgrad der Myeloblasten. Diese Zellen zeigen die morphologischen Anomalien des (Para-)Myeloblasten unreifzelliger myeloischer Leukämien.

3. Eine Beteiligung der *Megakaryopoese* am leukämischen Prozeß, also eine erythroblastär-megakaryoblastäre Hämoblastose, wurde in wenigen Fällen beobachtet (DI GUGLIELMO, 1956).

III. Zytochemische Befunde

Zytochemische Untersuchungen ermöglichen beim Vorliegen sehr unreifer roter Vorstufen häufig die sichere Zuordnung zur erythropoetischen Zellreihe (LEDER, 1965; LEDER, 1969). Bei ätiologisch unklaren erythroblastären Hyperplasien machen bestimmte Muster zytochemischer Befunde die Diagnose eines Di Guglielmo-Syndroms wahrscheinlich und lassen meist einige andere, differentialdiagnostisch erwogene Diagnosen ausschließen. Die zytochemischen Befunde sind aber nicht absolut spezifisch für eine maligne Entartung der Erythropoese und somit auch nicht beweisend für die Diagnose eines Di Guglielmo-Syndroms.

1. *Ablagerungen eisenhaltigen Materials:* Die Berliner-Blau-Färbung dient zur Darstellung von Eisenablagerungen in den leukämischen Erythroblasten. Hierbei ist vielfach die Zahl der Sideroblasten, wie auch der Eisengehalt der einzelnen Zellen deutlich erhöht. Die Menge der Eisenablagerungen erreicht aber selten das Ausmaß wie bei sideroachrestischen Anämien. Bei 27 Fällen von Di Guglielmo-Syndrom (HAYHOE u. QUAGLINO, 1960; HUHN *et al.,* 1973; Südd. Hämobl. Gr., 1975) waren Berliner-Blau-positive Ablagerungen der Erythroblasten in einem Fall nicht nachzuweisen, bei 18 Patienten normal bis mäßig vermehrt, bei 8 Patienten deutlich gesteigert. Ringsideroblasten waren bei 7 Patienten festzustellen; bei 4 dieser letzteren Kranken lag eine akute erythrämische Myelose vor.

Die Eisenablagerungen finden sich vorwiegend in Erythroblasten vom Differenzierungsgrad zumindest polychromatischer Normoblasten (Abb. 13—17). Sie lassen sich mit verfeinerten Methoden aber häufig bereits im Proerythroblasten nachweisen. Die typische Anordnung eisenhaltiger Granula im Ringsideroblasten beruht auf Hämosiderin- und Ferritin-Einlagerungen in den perinukleär

Abb. 8a. Unreife rote Vorstufe (etwa Proerythroblast) bei akuter erythrämischer Myelose. Fleckig-granuläre Anfärbung mit PAS. Vergrößerung 1250fach

Abb. 8b. Entsprechende Zelle im elektronenmikroskopischen Bild: herdförmige Ablagerungen typischer Glykogenpartikel. Vergrößerung 3500fach

Abb. 9a. Oxyphiler Normoblast mit diffuser PAS-Anfärbung. Vergrößerung etwa 800fach

Abb. 9b. Entsprechender Normoblast mit diffus über das Zytoplasma verteilten Glykogen-Partikeln und Hämosiderin-haltigen Mitochondrien. Vergrößerung etwa 3500fach

Abb. 10a. Erythropoetische Vorstufe bei Di Guglielmo-Syndrom, etwa vom Differenzierungsgrad eines basophilen Normoblasten. Fleckförmig paranukleär (rot) Nachweis saurer Phosphatase. Vergrößerung etwa 1250fach

Abb. 10b. Entsprechender Normoblast; im Kernspalt, im endoplasmatischen Retikulum und Golgi-Feld dunkle Präzipitate als Ausdruck der Aktivität saurer Phosphatase. Vergrößerung 4000fach

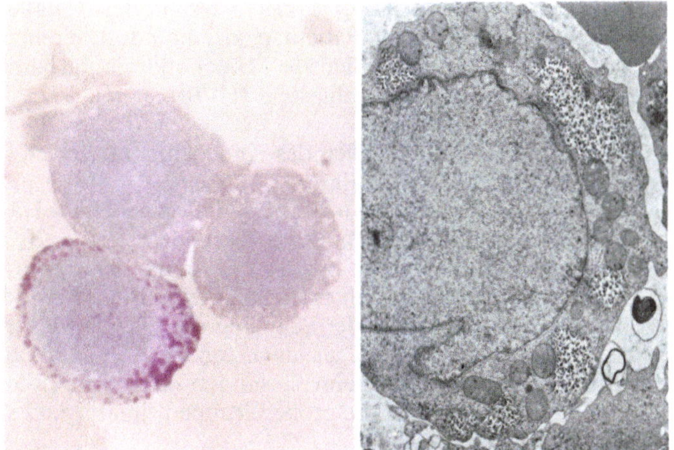

Abb. 8a Abb. 8b

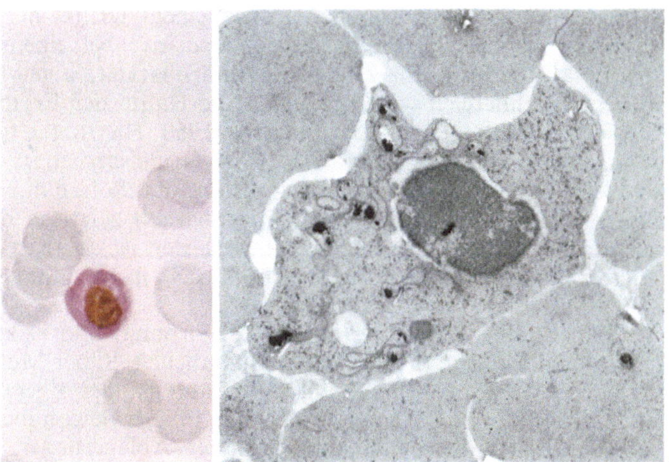

Abb. 9a Abb. 9b

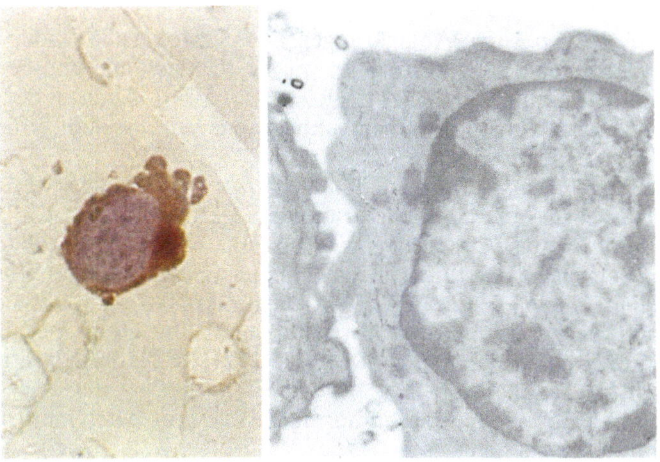

Abb. 10a Abb. 10b

angeordneten Mitochondrien (Bessis u. Thiéry, 1962). Bei 7 Fällen von Di Guglielmo-Syndrom waren bei allen Patienten in zumindest vereinzelten Erythroblasten Hämosiderin- oder Feritin-haltige Mitochondrien nachzuweisen, bei einem Patienten bereits in Proerythroblasten (Huhn *et al.*, 1973; Huhn u. Schmalzl, 1974).

Die phagozytierenden Retikulumzellen des Knochenmarks zeigen fast durchwegs einen stark vermehrten Eisengehalt.

Wertigkeit: Durch die Berliner-Blau-Färbung läßt sich Nicht-Hämoglobin-Eisen darstellen (Kaplan *et al.*, 1954). Beim Gesunden zeigen 20–90% der Erythroblasten einzelne Berliner-Blau-positive Granula (Dacie u. Mollin, 1966). Elektronenmikroskopisch handelt es sich hierbei um Ferritin- oder Hämosiderin-haltige Zytosomen, deren Größe 0,2 μ überschreiten muß, um lichtoptisch sichtbar zu werden. Größere Einlagerungen von Ferritin oder Hämosiderin innerhalb von Mitochondrien sollen beim Gesunden nicht vorkommen (Bessis u. Thiéry, 1962); sie sind typisch für die große Gruppe primärer und sekundärer sideroblastischer Anämien.

2. *Ablagerungen PAS-positiven Materials:* Ein wechselnder Anteil der Erythroblasten bei Di Guglielmo-Syndrom bietet eine angedeutete bis starke PAS-Anfärbbarkeit. Von 31 Patienten waren bei etwa einem Drittel der Kranken keine oder nur sehr wenige Erythroblasten PAS-positiv; bei einem weiteren Drittel zeigten etwa 10% bis 50% eine PAS-Anfärbbarkeit; auch bei einem Drittel der Patienten schließlich waren mehr als die Hälfte der Erythroblasten positiv (Baldini *et al.*, 1959; Quaglino u. Hayhoe, 1960; Hayhoe u. Quaglino, 1969; Huhn *et al.*, 1973; Südd. Hämobl. Gr., 1975). Grundsätzlich ist der Anteil PAS-positiver Blasten im Knochenmark höher als im Blut. Sofern nur ein geringerer Prozentsatz von Erythroblasten PAS-Anfärbbarkeit zeigt, so beschränkt sich diese meist auf Normoblasten. In Proerythroblasten ist das Reaktionsprodukt gewöhnlich granulär bis fleckig abgelagert (Abb. 8), in Normoblasten meist diffus (Abb. 9), selten in großen Flecken (Abb. 11).

Vergleichende lichtmikroskopische (nach PAS-Färbung) und elektronenmikroskopische Untersuchungen (nach der PAS-ähnlichen Silber-Methanamin-Färbung) am selben Erythroblasten anhand zweier aufeinanderfolgender Dünnschnitte erlauben folgende Aussagen (Huhn *et al.*, 1973): Gewöhnlich handelt es sich bei den PAS und Silbermethanamin-positiven Ablagerungen um diffus (Abb. 9) oder herdförmig (Abb. 8) abgelagerte Glykogenpartikel, seltener um andere, homogen erscheinende Mukopolysaccharid-haltige Substanzen (Abb. 11).

Wertigkeit: PAS-positive Ablagerungen in Erythroblasten finden sich auch bei anderen Störungen der Erythropoese, wie bei Thalassämie und bei primären sideroblastischen Anämien (Hayhoe u. Quaglino, 1960). Auch ist der Nachweis dieser PAS-positiven Substanzen nicht unbedingte Voraussetzung für die Diagnose eines Di Guglielmo-Syndroms.

3. *Saure Phosphatose, α-Naphthylazetat-Esterase:* Die weniger differenzierten Erythroblasten zeigen eine deutliche granulär-fleckförmige, meist in der Kernbucht lokalisierte Aktivität des Enzyms (Abb. 10). Mit zunehmendem Differenzierungsgrad der roten Vorstufen ist das Enzym fleckig-granulär im gesamten Zytoplasma der Zelle nachzuweisen. Elektronenmikroskopisch läßt sich die Enzymaktivität im perinukleären Spalt, Ergastoplasma und Golgi-Feld (Abb. 10b) sowie in Granula lokalisieren (Huhn *et al.*, 1973). α-Naphthylazetat-Esterase ist diffus perinukleär lokalisiert.

Wertigkeit: Beide Enzyme sind in normalen Erythroblasten meist in geringerer Konzentration nachzuweisen. Eine Vermehrung — auch unabhängig voneinander — findet man bei verschiedenen pathologischen Zuständen der Erythropoese, so bei gesteigerter Proliferation nach Blutung, bei toxischem Knochenmarkschaden, bei Perniziosa. Beim Di Guglielmo-Syndrom sind diese Enzyme besonders in Proerythroblasten und basophilen Normoblasten vermehrt.

IV. Elektronenmikroskopie

Elektronenmikroskopisch sichtbare Veränderungen der Erythroblasten bei Di Guglielmo-Syndrom (BESSIS u. THIÉRY, 1962; KAMIYAMA, 1971; HUHN *et al.,* 1973) sind zurückzuführen auf:

    1. Veränderungen, typisch für maligne Zellen;
    2. Veränderungen, typisch für Di Guglielmo-Syndrom;
    3. degenerative Veränderungen.

    1. Wie bei anderen *malignen Zellen,* insbesondere bei leukämischen Myeloblasten, sehen wir Kerne, die im Verhältnis zum Reifegrad des Zytoplasmas undifferenziert erscheinen. Sie zeigen lockeres, diffus verteiltes Chromatin, große Nukleolen, prominente und oft spiralig angeordnete Nukleolonemata, Kerntaschen, Doppelkonturen der äußeren Chromatinschicht (Abb. 12). Im Zytoplasma finden sich gelegentlich vergrößerte Mitochondrien und fibrilläre Strukturen.

    2. Typisch für den *Erythroblasten des Di Guglielmo-Syndroms* sind Veränderungen der Mitochondrien: Einlagerungen eines homogenen, dichten Materials, Verlust der Cristae, Umwandlung zu Zytosomen (Abb. 14); Einlagerung von

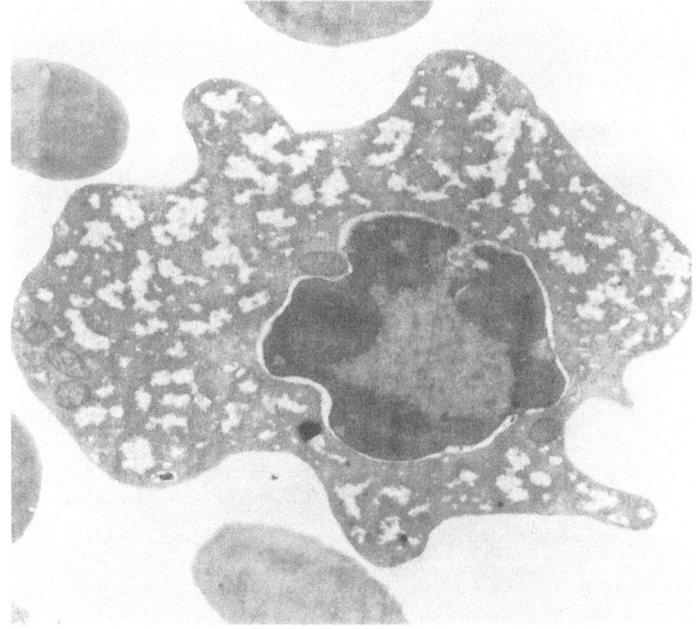

Abb. 11. Oxyphiler Normoblast bei Di Guglielmo-Syndrom. Im Zytoplasma fleckförmig Ablagerungen PAS-positiver Substanzen, die hier homogen und hell erscheinen, in benachbarten Dünnschnitten aber mit PAS und mit Silbermethanamin anzufärben sind. Vergrößerung 11 200fach

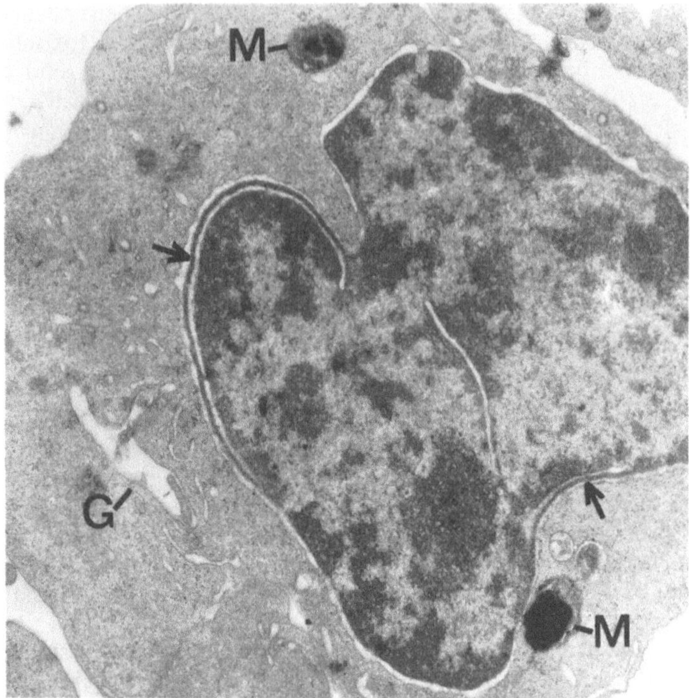

Abb. 12. Normoblast bei akuter erythrämischer Myelose. Doppelung der äußersten Chromatinschicht und Kernmembran (Pfeile); Hämosiderin in Mitochondrien (M); erweitertes Golgi-Feld (G). Vergrößerung 17000fach

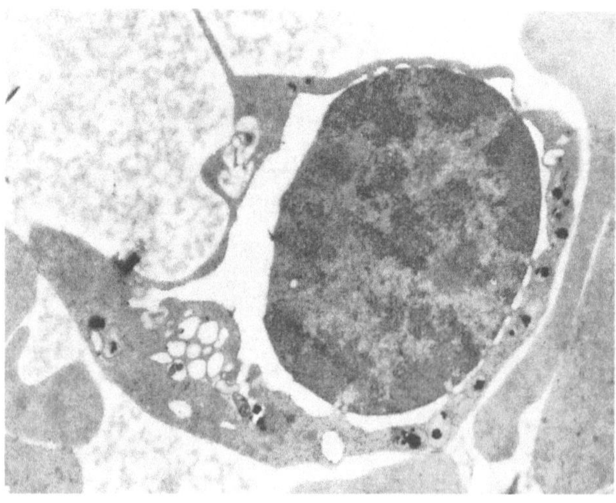

Abb. 13. Oxyphiler Normoblast. Der Kernspalt ist aufgetrieben, das Zytoplasma vakuolisiert, Hämosiderin in Mitochondrien. Ein normaler Entkernungsvorgang, bei welchem jeweils ein schmaler Zytoplasmasaum mit dem Kern zusammen abgestoßen wird, erscheint bei derartigen Zellen ausgeschlossen. Vergrößerung 12000fach

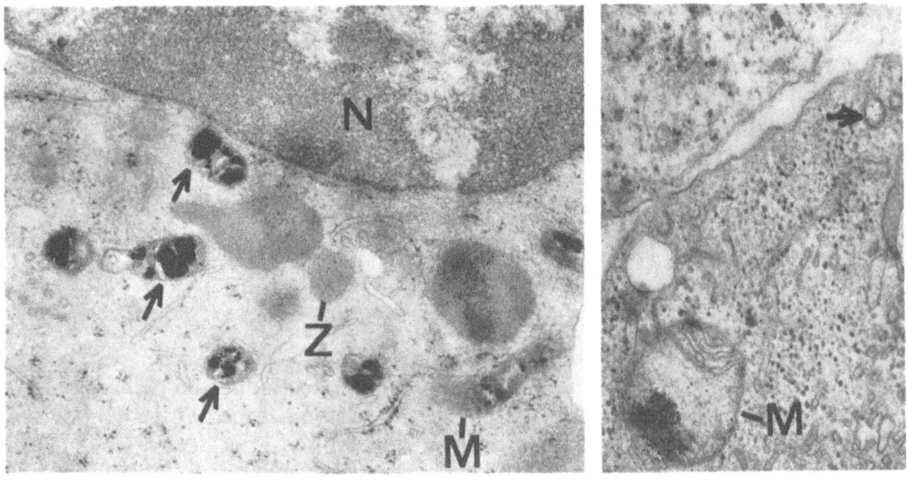

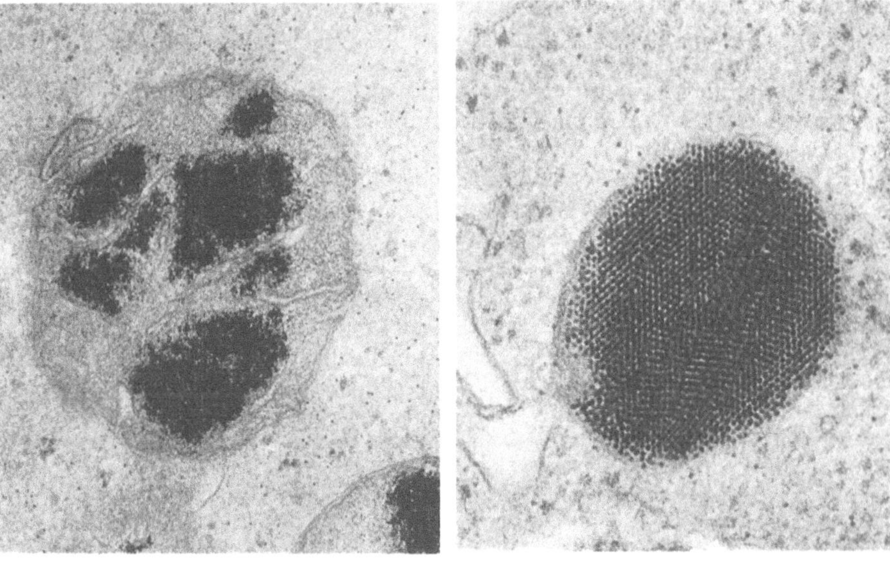

Abb. 14. Normoblast bei Di Guglielmo-Syndrom. Kern (N). Im Zytoplasma Mitochondrien mit Einlagerungen eines homogenen Materials (M) und Übergang zu Zytosomen (Z). Bei anderen Mitochondrien überwiegen Hämosiderin-Ablagerungen (Pfeile). Vergrößerung 30 000fach

Abb. 15. Unreifer Erythroblast bei Di Guglielmo-Syndrom. Aufnahme von Ferritin durch Rhopheozytose-Bläschen (Pfeil). Mitochondrium mit verlagerten Cristae und Hämosiderin (M). Vergrößerung 34 000fach

Abb. 16. Mitochondrium mit Ablagerung amorphen, eisenhaltigen Materials (Hämosiderin). Vergrößerung 58 000fach

Abb. 17. Mitochondrium mit Ablagerung von Ferritin in kristalloider Anordnung. Vergrößerung 97 000fach

Hämosiderin und Ferritin, Verlust der Cristae, Umwandlung zu Siderosomen (Abb. 15–17). Kennzeichnend sind weiterhin intrazytoplasmatische Ablagerungen von Glykogen oder anderen Mukopolysacchariden (Abb. 8b, 9b, 11) sowie schließlich extreme Erweiterungen des perinukleären Spaltes mit Störung des physiologischen Entkernungsvorgangs (Abb. 13).

3. *Degenerative Veränderungen* umfassen u.a. Vakuolisierung von Mitochondrien und Zytoplasma, pyknotische Kernveränderungen, Karyorrhexis.

V. Zytogenetische Befunde

Bei Di Guglielmo-Syndrom finden sich häufig numerische, seltener strukturelle Chromosomenanomalien. Von 77 Patienten, deren Chromosomen analysiert wurden, wiesen 45 numerische Anomalien auf (Polyploidie und Aneuploidie), 19 strukturelle Anomalien, nur 25 ein normales Chromosomenmuster (Castoldi et al., 1968; Crossen et al., 1969; Heath et al., 1969; Nichols et al., 1970; Lutz et al., 1972; Südd. Hämobl. Gr., 1975). Zu ähnlichen Zahlen kommt eine andere Übersicht (Naman et al., 1971): Von 73 untersuchten Fällen zeigten 24 numerische Anomalien, 22 numerische und strukturelle, 6 lediglich strukturelle und 21 Patienten keine Anomalien. Eine vorherrschende, für Di Guglielmo-Syndrom typische Chromosomenanomalie läßt sich nicht herauskristallisieren. Die Aberrationen bestehen meist aus Aneuploidie, Polyploidie und Chromosomenbrüchen, wobei ein Patient häufig mehrere dieser Anomalientypen gleichzeitig zeigt. Die beobachteten Chromosomenanomalien sind somit ähnlich wie bei unreifzelliger myeloischer Leukämie.

VI. Hämoglobin

1. *Hämoglobin-Synthese:* Die Hämoglobin-Synthese bei Di Guglielmo-Syndrom scheint nicht wesentlich gestört zu sein. Die Anämie ist gewöhnlich normochrom, das Hämpräkursoren-Muster im Urin normal (Südd. Hämobl. Gr., 1975). Zwar wurde bei 5 Patienten anhand des ^{14}C-Glykokoll-Einbaus eine verminderte Häm-Synthese gefunden (Necheles u. Dameshek, 1967); dieser Befund wurde aber unter Berücksichtigung des ^{14}C-Glykokoll- sowie des Deltaaminolävulinsäure-Einbaus nicht bestätigt (Eastman et al., 1972). Die Globinsynthese (^{14}C-Glykokoll- und -Valin-Einbau) lag bei beiden Versuchsreihen im Normbereich.

2. *Hb-Anomalien:* Bei größeren Patientengruppen konnten gewöhnlich keine ausgeprägteren Hb-Anomalien festgestellt werden: Bei 10 Patienten mit Di Guglielmo-Syndrom lagen Hb A_1 und Hb A_2 stets im Normbereich. Der Durchschnittswert für Hb F war mit etwa 3% leicht erhöht, der höchste Wert lag bei etwa 8% (Baldini et al., 1959; Südd. Hämobl. Gr., 1975). In einzelnen kasuistischen Mitteilungen wurden aber wiederholt Befunde mitgeteilt, welche die fakultative Synthesestörung einzelner Globinketten durch einen malignen Erythroblasten-Klon aufzeigen. So wurde parallel zum klinischen Krankheitsverlauf ein Abfall von Hb A_2 auf niedrigste Werte beobachtet (Aksoy u. Erdem, 1967). Bei einem 7jährigen Mädchen war Hb F auf 60% erhöht, A_2 erniedrigt. Auch die Erythrozyten-Enzyme (Azetylcholinesterase, Glukose-6-Phosphat-Dehydrogenase, Hexokinase) zeigten Merkmale fetalen Blutes. Eine maligne Entartung der fetalen hämatopoetischen Stammzelle wurde in diesem Fall diskutiert (Horton et al., 1970). Bei einem weiteren Patienten mit Erythroleukämie schließlich ließen sich aufgrund des unterschiedlichen spezifischen Gewichtes zwei

Erythrozyten-Populationen trennen: Die leichteren roten Zellen waren hypochrom, enthielten 50--70% Hb H; Hexokinase war erhöht, ATP sehr niedrig. Die dichteren Zellen verhielten sich unauffällig. Auch hier ist ein klonaler Ursprung der abnormen Zellen zu vermuten (PAGNIER *et al.*, 1972).

VII. Erythrozyten-Enzyme

Enzym-Analysen zeigen als konstantesten Befund eine gesteigerte Aktivität von Glukose-6-Phosphat-Dehydrogenase. Die übrigen bei 7 Patienten mit Di Guglielmo-Syndrom untersuchten Enzyme (Hexokinase, Pyruvatkinase, Glutathionreduktase, GSH) zeigten ein unterschiedliches Verhalten. Enzymdefekte wurden nicht beobachtet (Südd. Hämobl. Gr., 1975).

VIII. Hämolyse, ineffektive Erythropoese

1. Ein korpuskulärer *Erythrozyten-Defekt* ist beim Di Guglielmo-Syndrom selten zu fassen (s. oben). Die osmotische Resistenz der Erythrozyten ist nur in wenigen Fällen gering vermindert (BALDINI *et al.*, 1959).

Auch äußere Einwirkungen, die zu einer Hämolyse führen könnten, liegen kaum vor: Der Coombs-Test ist negativ. Die Milz ist nur bei etwa der Hälfte der Patienten vergrößert; sie überragt den Rippenbogen selten um mehr als zwei Zentimeter, liegt auch szintigrafisch meist noch im Normbereich und zeigt nur selten eine gesteigerte Phagozytose wärmealterierter Erythrozyten. Eine Beziehung zwischen Milzgröße und Hämolyse ist beim Di Guglielmo-Syndrom nicht nachzuweisen (BALDINI *et al.*, 1959; Südd. Hämobl. Gr., 1975).

2. *Erythrozyten-Überlebenszeit:* Die scheinbare $T/2$ ^{51}Cr-markierter Erythrozyten lag bei 4 von 7 untersuchten Patienten unter 22 Tagen (BALDINI *et al.*, 1959). Bei den meisten Patienten mit Di Guglielmo-Syndrom war die Überlebenszeit markierter Erythrozyten jedoch nicht oder nur unwesentlich verkürzt (EASTMAN *et al.*, 1972; DAMESHEK u. DUTCHER, 1968; SCOTT *et al.*, 1964; SHEETS *et al.*, 1963).

3. *Befunde des gesteigerten Hämoglobin-Abbaus:* Das indirekte Bilirubin ist bei etwa der Hälfte der Patienten leicht erhöht: Es lag bei 10 von 27 Patienten über dem Normalwert, aber nicht über 1,2 mg%. Die Urobilinogen-Ausscheidung im Stuhl ist gesteigert. Laktatdehydrogenase und Eisen im Serum sind gewöhnlich leicht erhöht, Haptoglobin ist erniedrigt. Eine Beziehung zwischen verkürzter Erythrozyten-Überlebenszeit und vermehrter Urobilinogenausscheidung ließ sich nicht nachweisen (BALDINI *et al.*, 1959; EASTMAN *et al.*, 1972; HUHN *et al.*, 1973; SCOTT *et al.*, 1964; Südd. Hämobl. Gr., 1975; SHEETS *et al.*, 1963).

4. *Befunde der gestörten Erythrozyten-Bildung:* a) Die Retikulozytenzahl ist bei einer Hämoblastose mit pathologischer Reifung roter Vorstufen, gestörtem „Mikroenvironment" im Knochenmark und extramedullärer Blutbildung ein sehr unsicherer Parameter für die Beurteilung der Blutneubildung.

b) *Ferrokinetik:* Die ferrokinetischen Untersuchungen mit ^{59}Fe zeigen übereinstimmende Ergebnisse: Die Plasmaeisen-Clearance ist beschleunigt, der Plasmaeisen-Turnover erhöht. Die Eisen-Utilisation, gemessen am Einbau in periphere Erythrozyten, ist vermindert. Die Oberflächenmessung über dem Sakrum belegt eine schnelle Eisenaufnahme durch das Knochenmark; die anschließende Abgabe aus dem Knochenmark ist aber verzögert. Aktivitäten über Milz und Leber liegen im Normbereich; auch bei gleichzeitiger ^{51}Cr-Markierung der Erythrozyten ist eine wesentliche Hämolyse nicht nachzuweisen. Ein Hämoglobin-Produktions-Index, errechnet aus Plasmaeisen-Turnover und Erythropoese-Myelopoese-Verhältnis im Knochenmark, ist beträchtlich erhöht (Baldini et al., 1959; Sheets et al., 1963; Wickramasinghe et al., 1968). Der verzögerte ^{59}Fe-Abfall im Knochenmark läßt verschiedene Deutungen zu:

α) Der wichtigste Faktor dürfte der *intramedulläre Zelltod* mit Eisenspeicherung im Markretikulum sein.

β) Weiterhin kommt es beim Di Guglielmo-Syndrom gewöhnlich zu massiven Eisenablagerungen in den erythroblastären *Mitochondrien;* diese Zellorganellen werden bei den letzten Reifungsschritten von den entstehenden Retikulozyten abgestoßen, von phagozytierenden Retikulumzellen aufgenommen und könnten somit zur Speicherung radioaktiven Eisens im Knochenmark beitragen (Wardle u. Attan, 1967).

γ) Schließlich kann eine schnelle Freigabe und *Reutilisation* von ^{59}Eisen nicht ausgeschlossen werden (Huff et al., 1951).

Insgesamt stützen die Befunde, die hier dargelegt wurden, das folgende *Konzept:* Die erythroblastäre Hyperplasie beim Di Guglielmo-Syndrom ist Ausdruck einer abnorm proliferierenden (neoplastischen) Erythropoese. Die Anämie bei diesem Krankheitsbild ist weniger Folge einer peripheren Hämolyse, sondern einer ineffektiven Erythropoese. Hierbei kommt es zu einer vermehrten Freisetzung von Hämoglobin und zu einem Anstieg seiner Abbauprodukte durch Untergang von Erythroblasten im Knochenmark (möglicherweise auch von defekten Erythroblasten und Retikulozyten im peripheren Blut, welche hier sofort nach Freisetzung aus dem Knochenmark beseitigt werden könnten; auch diese Möglichkeit ist nach den vorliegenden Befunden nicht auszuschließen).

c) *Zellkinetik:* Untersuchungen der Kinetik bei Di Guglielmo-Syndrom erfolgten durch die Kombination der ^{3}H-Thymidin-in-vitro-Markierung von Knochenmarkpunktaten mit anschließender Feulgen-Färbung und mikrodensitometrischer Messung des DNS-Gehalts markierter roter Vorstufen (Wickramasinghe et al., 1968) sowie durch in vivo-Markierung mit ^{3}H-Thymidin und anschließende Entnahme und autoradiographische Weiterbehandlung von Knochenmarksproben (Hoelzer et al., 1972; Südd. Hämobl. Gr., 1975).

α) Mit ersterer Methodik läßt sich eine *Akkumulation* früher *polychromatischer Zellen* (E_4) in G_2 oder während der DNS-Synthese feststellen. Zusätzlich finden sich bizarre mehrkernige Zellen, welche ihre Ursache in multipolaren Mitosen, Endomitosen oder Kernfragmentierung haben dürften (Wickramasinghe et al., 1968).

β) Bei in vivo-Markierung mit ^{3}H-Thymidin ergab sich für den *Anteil* an verschiedenen erythroblastären *Reifestufen* ein Verhältnis von $E_1:E_2:E_3:E_4:E_5$ wie 1:1,8:3,0:7,4:7,8. Der *Markierungsindex* lag für die Erythroblasten der Differenzierungsstufen E_1 und E_2 etwa im Normbereich; er war für E_3 leicht und für E_4 deutlich erniedrigt. Die *DNS-Synthesezeiten* der erythropoetischen Zellen wurden durch Doppelmarkierung mit ^{3}H-Thymidin (in vivo) und ^{14}C-Thymidin (in vitro) bestimmt. Sie lagen im Normbereich oder waren für E_1-E_3 etwas verlängert, für E_4 gering verkürzt. Für E_4 muß ein erhöhter Gehalt an Ruhezellen (G_0) angenommen werden. Das *Auftreten markierter oxyphiler Normoblasten* (E_5) im Knochenmark war gegenüber gesunden Kontrollpersonen erstens verzögert, zweitens vermindert. Im peripheren Blut traten markierte E_5 nach 6 bis 24 Std auf (Hoelzer et al., 1972).

γ) Die Untersuchungen zeigen somit *zusammengefaßt* folgendes Resultat: Die Proliferationsstörung erythropoetischer Vorstufen ist beim Di Guglielmo-

Syndrom bei E_4 am deutlichsten. Die DNS-Synthesezeiten liegen im wesentlichen im Normbereich, G_0-Zellen sind in E_4 vermehrt. Es resultiert also das Bild einer ineffektiven Erythropoese mit Akkumulation von Erythroblasten im Knochenmark und mehr oder weniger ausgeprägter Ausschleusung ins periphere Blut.

δ) *Wertigkeit:* Die proliferationskinetischen Befunde bei Di Guglielmo-Syndrom sind nicht spezifisch für diese Erkrankung: Mit der Methodik der Autoradiographie nach in vivo- oder in vitro-^{3}H-Thymidin-Markierung und Feulgen-Zytophotometrie läßt sich bei akuten myeloischen Leukämien mit Anämie ziemlich regelmäßig eine ineffektive Erythropoese nachweisen, charakterisiert durch die gleichen Merkmale wie beim typischen Di Guglielmo-Syndrom (GAVOSTO et al., 1970; QUEISSER et al., 1973). (Zur Interpretation dieser Befunde s. unter „Pathophysiologie"!)

IX. Erythropoetin

Wiederholt wurde eine zeitweilige Rückbildung der erythroblastären Knochenmarkinfiltration sowie der Erythroblastenausschwemmung ins periphere Blut nach Auftransfusion eines Patienten beobachtet, während eine gleichzeitige myeloblastäre Infiltration unbeeinflußt blieb (SCHWARTZ et. al., 1970; SCOTT et al., 1964). Dies deutet darauf hin, daß die Erythropoese beim Di Guglielmo-Syndrom humoralen Regulationsmechanismen noch zugängig sein kann. Der Nachweis wurde erbracht, daß zunächst erhöhte Erythropoetin-Spiegel sowie das Ausmaß der pathologischen Erythroblastenproliferation beim Di Guglielmo-Syndrom durch Transfusionen teilweise unterdrückt werden können (ADAMSON u. FINCH, 1970; GABUZDA et al., 1969).

F. Immunologische Befunde

I. Humorale Immunität

Beim akut verlaufenden Di Guglielmo-Syndrom sind, wie bei akuten myeloischen Leukämien, α_2- und γ-Globuline häufig vermehrt (HARWERTH, 1960). Der Coombs-Test ist negativ (BALDINI et al., 1959).

II. Zelluläre Immunität

Gelegentlich wird beim Di Guglielmo-Syndrom eine absolute Lymphopenie beobachtet (Südd. Hämobl. Gr., 1975).

G. Sonstige Laborbefunde

Die BSG ist gewöhnlich stark beschleunigt; Serum-Kupfer ist fast immer erhöht, Eisen seltener erniedrigt, häufiger erhöht; Nieren- und Leberfunktion sind meist nicht eingeschränkt; die Harnsäure ist bei etwa der Hälfte der Patienten erhöht

(Harwerth, 1960; Scott *et al.*, 1964). Die plasmatischen Gerinnungswerte sind in der Regel unauffällig; eine Verbrauchskoagulopathie erreicht die Frequenz wie bei myeloblastären Leukosen, nicht wie bei promyelozytären Leukämien. Vitamin B_{12}- und Folsäure-Spiegel sind normal oder erhöht (Baldini *et al.*, 1959; Waechter *et al.*, 1969).

H. Pathologie, Pathophysiologie

I. Pathologie

Die pathologisch-anatomischen Befunde entsprechen weitgehend denen bei akuten Leukosen. Extramedulläre Blutbildungsherde finden sich in Milz, Leber, Niere, Lymphknoten und sonstigen Organen; Fettmark wird durch blutbildendes ersetzt (Amromin, 1969; Harwerth, 1960).

II. Pathophysiologie

1. Erythroblasten-Defekt; ineffektive Erythropoese: Im Gegensatz zur primären sideroblastischen Anämie oder zu anderen nicht-malignen Formen einer ineffektiven Erythropoese lassen sich beim Di Guglielmo-Syndrom keine erheblichen und konstanten Störungen der Hämoglobin-Synthese (Eastman *et al.*, 1972), des Hb-Musters (Baldini *et al.*, 1959; Südd. Hämobl. Gr., 1975) oder der erythrozytären Enzyme (Südd. Hämobl. Gr., 1975) nachweisen. Eine Störung der Erythropoese durch einen humoralen Faktor konnte beim Di Guglielmo-Syndrom nie nachgewiesen werden; sie erscheint eher unwahrscheinlich, nachdem die Proliferation menschlicher Knochenmarkzellen, welche in Diffusionskammern auf leukämische Ratten übertragen wurden, nicht beeinträchtigt wurde (Hoelzer u. Fliedner, 1973). Dennoch zeigen die Erythroblasen bei Di Guglielmo-Syndrom erhebliche morphologische Anomalien: Kernanomalien wie bei leukämischen Myeloblasten; Veränderungen der Mitochondrien mit Verlust der Cristae und Einlagerung eisenhaltigen Materials; Einlagerung von Glykogen und anderen Mukopolysacchariden im Zytoplasma; schließlich Vakuolisierung von Zytoplasma und Kernspalt. Diese morphologischen Störungen treten bereits in sehr unreifen Erythroblasten auf und sind sodann bei E_4 und E_5 — sofern ein solcher Differenzierungsgrad überhaupt erreicht wird — am ausgeprägtesten (Bessis u. Thiéry, 1962; Kamiyama, 1971; Huhn *et al.*, 1973). Gleichzeitig führt der (unbekannte) Erythroblastendefekt bei den zellkinetisch untersuchten Fällen zu einer Proliferationsstörung und Akkumulation besonders der polychromatischen Normoblasten (E_4) (Hoelzer *et al.*, 1972). Ein Teil der Normoblasten kann nicht durch Abgabe seines Kernes zum Retikulozyten reifen, sondern wird im Knochenmark abgebaut; die Erythropoese ist ineffektiv.

Aus den genannten Befunden ist zu folgern, daß die Zytoplasmaveränderungen als Teilfaktor den Normoblasten-Untergang mitverursachen können: Die frühe Mitochondrienschädigung, morphologisch nachweisbar bereits beim Proerythroblasten, hat schließlich beim Normoblasten zu einer weitgehenden Zerstörung der Mitochondrien geführt. Es folgt eine Vakuolisierung von Zytoplasma und Kernspalt. Komplizierte Vorgänge, wie weitere Zellteilungen oder die physiologische Kernabstoßung, sind jedoch mit großer Wahrscheinlichkeit auf ein intaktes Organellensystem angewiesen.

2. *Mitbeteiligung anderer Zellreihen:* So wie bei myeloischen Leukämien Anomalien der Erythropoese beobachtet werden, lassen sich auch bei der akuten erythrämischen Myelose Störungen der Myelopoese feststellen: Die häufige Umwandlung erythrämischer Myelosen in erythroblastär-myeloblastäre Hämoblastosen und evtl. sogar in reine Myeloblastenleukämien wurde von DAMESHEK betont (DAMESHEK u. BALDINI, 1958). Vereinzelt wurden bei erythrämischen Myelosen Pelger-Anomalien oder Leukämie-typische Enzymdefekte der ausdifferenzierten Granulozyten gesehen (HUHN *et al.*, 1973). Diese Befunde stützen die Annahme von der „leukämischen" Umwandlung einer pluripotenten Stammzelle (KILLMANN, 1972), welche sich zwar gewöhnlich hauptsächlich in der Akkumulation undifferenzierter Zellen nur einer Zellreihe äußert, aber doch die restlichen beiden Zellreihen in sehr unterschiedlichem Maße mitbetrifft.

Damit wären die „erythrämische Myelose" — die „Erythroleukämie" — die „ineffektive Erythropoese bei myeloischer Leukämie" unterschiedliche Ausprägungen einer im Wesen verwandten Störung der Erythropoese. Solange diese Annahme nicht widerlegt ist und solange keine qualitativen, spezifischen Befunde die Abgrenzung ermöglichen, kann das „Di Guglielmo-Syndrom" gegenüber der „myeloischen Leukämie mit Mitbeteiligung der Erythropoese" nur anhand qualitativer Befunde *und* quantitativer Werte abgegrenzt werden (WICKRAMASINGHE *et al.*, 1968; GAVOSTO *et al.*, 1970; SCHWARTZ *et al.*, 1970; LUTZ *et al.*, 1972; Südd. Hämobl. Gr., 1975).

Die Annahme einer primären „leukämischen" Störung der Hämatopoese beim Di Guglielmo-Syndrom wird zudem durch die gelegentliche Beobachtung von Hb-Anomalien gestützt, welche einen klonalen Ursprung der erythropoetischen Zelle bei dieser Erkrankung sehr wahrscheinlich machen (AKSOY u. ERDEM, 1967; HORTON *et al.*, 1970; PAGNIER *et al.*, 1972). Weiterhin durch Beobachtung reiner erythrämischer Myelosen, bei denen die vorherrschenden Blasten so weitgehend undifferenziert sind, daß zwar an der Diagnose einer unreifzelligen Hämoblastose keinerlei Zweifel besteht, die sichere Zuordnung zur erythropoetischen Zellreihe aber nur mit Hilfe zytochemischer oder elektronenoptischer Techniken möglich ist (LEDER, 1969; HUHN *et al.*, 1973).

J. Verlauf, Prognose

I. Verlauf

Die akute erythrämische Myelose geht im Verlauf der Erkrankung häufig in eine akute Erythroleukämie über, letztere kann schließlich als unreifzellige myeloblastäre Leukämie enden (DAMESHEK u. BALDINI, 1958; SANCHEZ-FAYOS *et al.*, 1967). Selten wurden Mischformen erythroblastär-megakaryoblastärer Hämoblastosen gesehen (DI GUGLIELMO, 1956). In der Regel ist der Megakaryozytenschwund im Knochenmark beim Di Guglielmo-Syndrom besonders ausgeprägt (SANCHEZ-FAYOS *et al.*, 1967). Der Krankheitsverlauf wird beherrscht von den Folgen der meist hochgradigen Anämie, der Granulozyto- und Thrombozytopenie. Todesursache sind am häufigsten bakterielle oder Pilz-Infekte, gefolgt von Blutungen (SCOTT *et al.*, 1964; HUHN *et al.*, 1973).

II. Prognose

In einer Übersicht über 23 Fälle von Erythroleukämie waren die Hälfte der Patienten nach 7 Monaten verstorben (Sanchez-Fayos *et al.,* 1967). In einer anderen Studie betrug die durchschnittliche Überlebenszeit von Diagnosestellung bis Tod bei 26 Patienten 5 Monate, von Beginn der ersten Krankheitssymptome bis zum Tod bei 22 Patienten 12,3 Monate (Sheets *et al.,* 1963). Bei 15 weiteren Patienten lag die mittlere Überlebensdauer von Diagnosestellung bis Tod ebenfalls wieder bei 5 Monaten (Health *et al.,* 1969; Huhn *et al.,* 1973). Eine Überlebenszeit von mehr als einem Jahr nach Stellung der Diagnose ist ausgesprochen selten.

K. Komplikationen

Typische Komplikationen sind Blutungen und Infekte. Von insgesamt 25 Patienten, bei welchen die Todesursache autoptisch gesichert wurde, waren 9 an Blutungen, 14 an Infektion, 3 an Blutung und Infekt verstorben. Die Blutungen erfolgten in nahezu allen Fällen aus dem Intestinaltrakt, bei einem Patienten führte eine intrakranielle Blutung zum Tod. Die Infektionen setzten sich zusammen aus Bronchopneumonien, aus Sepsis durch Pseudomonas pyocyaneus, Staphylococcus aureus oder unbekannte Erreger; in einem Fall lag eine Soor-Pneumonie vor (Scott *et al.,* 1964; Huhn *et al.,* 1973). Verbrauchskoagulopathien wurden kaum beobachtet; thromboembolische Komplikationen, insbesondere Lungenembolien, sind selten.

L. Therapie

Die Therapie unterscheidet sich kaum von der bei anderen Formen unreifzelliger Hämoblastosen. Von Vitamin B_{12}, B_6, Folsäure ist keine günstige Wirkung zu erwarten. Kortikosteroide können, kurzzeitig und in hoher Dosierung angewandt, das subjektive Befinden des Patienten bessern und eine hämorrhagische Diathese günstig beeinflussen. Das Ansprechen auf Zytostatika ist eher noch schlechter als bei akuten myeloischen Leukämien: Von insgesamt 34 Patienten, die mit verschiedenen Zytostatika (meist in Verbindung mit Kortikosteroiden) behandelt wurden, zeigten nur 7 eine unvollständige und meist kurzdauernde Besserung ihrer Krankheitssymptome (Sheets *et al.,* 1963; Scott *et al.,* 1964; Waechter *et al.,* 1969; Huhn *et al.,* 1973).

Die Indikationsstellung für die verschiedenen symptomatischen Behandlungsformen (Antibiotika, Blut- und Thrombozytentransfusion usw.) ist die gleiche wie bei unreifzelligen myeloischen Leukämien.

M. Diagnose, Differentialdiagnose

I. Diagnose

Die Diagnose des Di Guglielmo-Syndroms setzt folgende Befunde voraus.

1. Eine normochrome und makrozytäre *Anämie* mit einer *Erythroblastämie* unterschiedlichen Ausmaßes; ein zelldichtes Knochenmark mit einem hohen Anteil an Erythroblasten.

2. Bei Krankheitsbeginn oder im Verlauf der Erkrankung können zusätzlich eine unreifzellige *myeloblastäre Proliferation* unterschiedlichen Ausmaßes und Ausschwemmung der Myeloblasten ins periphere Blut auftreten; die Ausdifferenzierung der granulozytären Zellreihe ist gestört; meistens besteht eine Granulozytopenie.

3. Gewöhnlich sind *Megakaryozyten* im Knochenmark und Thrombozyten im Blut vermindert.

4. Die im Knochenmark vorherrschenden *Erythroblasten* können einen von Patient zu Patient wechselnden Differenzierungsgrad erreichen; sie zeigen megaloblastäre Merkmale und weitere morphologische Anomalien; sie sind häufig PAS-positiv und enthalten intramitochondriale Ablagerungen von Ferritin und Hämosiderin.

5. Im Krankheitsverlauf kommt es zu einer erythroblastären (-myeloblastären) Infiltration *parenchymatöser Organe* und damit zu meist nur geringgradiger Vergrößerung von Milz, Leber und Lymphknoten.

6. Es besteht eine *Ineffektivität der Erythropoese* mit insbesondere einer Proliferationsstörung von E_4, gestörter Ferrokinetik, Freisetzung von Blutfarbstoff bereits im Knochenmark, leicht erhöhtem Serum-Bilirubin, vermehrter Urobilinogen-Ausscheidung im Stuhl, aber nur gering eingeschränkter Überlebenszeit peripherer Erythrozyten.

II. Differentialdiagnose

Die folgenden Erkrankungen müssen ausgeschlossen sein.

1. B_{12}-, *Folsäure-, B_6-Mangel:* Bei den geringsten Zweifeln an der Diagnose „Di Guglielmo-Syndrom" sollten die Spiegel von B_{12}- und Folsäure im Serum bestimmt werden, und es sollte ein therapeutischer Versuch mit diesen Vitaminen gemacht werden.

2. Ein Zustand nach schwerem *Blutverlust* sowie akute *Hämolysen* (insbesondere Thalassämie, weitere Hb-Anomalien, erythrozytäre Enzymdefekte, akute serogene Hämolysen) müssen durch entsprechende Untersuchungen ausgeschlossen sein. Nötigenfalls muß der spontane Krankheitsverlauf einige Zeit beobachtet werden.

3. Knochenmarkerkrankungen mit Ausschwemmung roter Vorstufen ins periphere Blut, insbesondere das *Myelofibrose*-Syndrom oder *Mark-Karzinosen,* müssen nötigenfalls durch eine histologische Knochenmarkuntersuchung festgestellt werden.

4. *Dyserythropoetische Anämien,* insbesondere die dyserythropoetische Anämie Typ II mit der hierfür typischen Vielkernigkeit können eine maligne Störung der Erythropoese vortäuschen. Sofern an diese Gruppe von Erkrankungen gedacht und das Knochenmark sorgfältig untersucht wird, dürfte die richtige Diagnose nur selten Schwierigkeiten bereiten.

5. *Primäre sideroblastische Anämie; refraktäre Anämie:* Bei dieser Gruppe von Anämien ist die Störung der Hämoglobinsynthese gewöhnlich wesentlich stärker ausgeprägt: Deutlicher als beim Di Guglielmo-Syndrom sehen wir Hypochromie der Erythrozyten, Eisenablagerungen in Normoblasten, Vermehrung von Hämpräkursoren im Urin. Die Granulozyto- und die Megakaryozytopoese sind nicht gestört. Der Krankheitsverlauf ist chronisch (DACIE *et al.,* 1959). Die Abgrenzung dieser Störung der Erythropoese von einer chronischen Form des Di Guglielmo-Syndroms (SCHNITZER u. KASS, 1973) ist schwierig oder überhaupt erst retrospektiv nach längerer Beobachtung des Krankheitsverlaufs möglich. Einige kasuistisch mitgeteilte Fälle von Di Guglielmo-Syndrom hatten zu-

nächst erst über mehrere Jahre den Verlauf einer refraktären Anämie, bis sie in eine typische akute Erythroleukämie übergingen (SCHWARTZ u. CRITCHLOW, 1952).

6. *Ineffektive Erythropoese* bei akuter myeloischer Leukämie: Diese Störung der Erythropoese ist mit großer Regelmäßigkeit bei akuten myeloischen Leukämien nachzuweisen (GAVOSTO *et al.*, 1970; HOELZER u. FLIEDNER, 1973). Die Übergänge zwischen der Anämie bei Leukosen einerseits und dem Vollbild des Di Guglielmo-Syndroms andererseits sind fließend; eindeutige qualitative Unterscheidungsmerkmale existieren nicht; die Differenzierung wird somit vorwiegend auf quantitativen Kriterien, nämlich dem Ausmaß der erythroblastären Proliferation, beruhen. Dies gilt nicht für die sehr unreifzelligen akuten Erythrämien, die sich allein aufgrund morphologischer Befunde wesentlich von einer ineffektiven Erythropoese (bei Leukämie) unterscheiden.

Literatur

ADAMSON, J.W., FINCH, C.A.: Erythropoietin and the regulation of erythropoiesis in Di Guglielmo's syndrome. Blood **36**, 590 (1970).

AKSOY, M., ERDEM, S.: Decrease in the concentration of haemoglobin A_2 during erythroleukaemia. Nature **213**, 522 (1967).

AMROMIN, G.D.: Pathology of leukemia. New York-Evanston-London: Hoeber 1968.

BALDINI, M., FUDENBERG, H.H., FUKUTAKE, K., DAMESHEK, W.: The anemia of the Di Guglielmo syndrome. Blood **14**, 334 (1959).

BANK, A., LARSEN, P.R., ANDERSON, H.M.: Di Guglielmo syndrome after polycythemia. New Engl. J. Med. **275**, 489 (1966).

BEGEMANN, H., RASTETTER, J., KABOTH, W.: Akute Erythroleukämie. In: Klinische Hämatologie (H. BEGEMANN, Hrsg.), S. 480. Stuttgart: Thieme 1970.

BESSIS, M., THIÉRY, J.-P.: Etude au microscope électronique des hémosarcomes humains. III. Leucémies à cellules-souches, erythrémies, réticulo-lympho-sarcomes, Maladie de Hodgkin, plasmocytomes. Nouv. Rev. franç. Hémat. **2**, 577 (1962).

BOLL, I., v. WAECHTER, R., MEYER-BURG, J.: Die akute Erythroblastose des Erwachsenen (Morbus Di Guglielmo). Klin. Wschr. **50**, 517 (1972).

CARMEL, R., COLTMAN, C.A., JR., YATTEAU, R.F., COSTANZI, J.J.: Association of paroxysmal nocturnal hemoglobinuria with erythroleukemia. New Engl. J. Med. **283**, 1329 (1970).

CASTOLDI, G., YAM, L.T., MITUS, W.J., CROSBY, W.H.: Chromosomal studies in erythroleukemia and chronic erythremic myelosis. Blood **31**, 202 (1968).

COPELLI, M.: Di una emopatia sistemizzata rappresetata da una imperplasia eritroblastica (eritromatosis). Pathologica **4**, 460 (1912).

CROSSEN, P.E., FITZGERALD, P.H., MENZIES, R.C., BREHAUT, L.A.: Chromosomal abnormality, megaloblastosis, and arrested DNA synthesis in erythroleukaemia. J. med. Genet. **6**, 95 (1969).

DACIE, J.V., SMITH, M.D., WHITE, J.C., MOLLIN, D.L.: Refractory normoblastic anaemia: A clinical and haematological study of seven cases. Brit. J. Haemat. **5**, 56 (1959).

DACIE, J.V., MOLLIN, D.L.: Siderocytes, sideroblasts and sideroblastic anaemia. Acta med. scand. Suppl. **445**, 237 (1966).

DAMESHEK, W.: Some speculations on the myeloproliferative syndromes. Blood **6**, 372 (1951).

DAMESHEK, W., BALDINI, M.: The Di Guglielmo syndrome. Blood **13**, 192 (1958).

DAMESHEK, W., GUNZ, F.: Leukemia. New York-London: Grune & Stratton 1968.

DAMESHEK, W., DUTCHER, R.M.: Perspectives in leukemia. New York-London: Grune & Straffon 1968.

DAMMERT, K., KAIPANEN, W.J.: Acute erythermic myelosis as a terminal stage of polycythemia vera. Acta path. microbiol. scand. **50**, 156 (1960).

DI GUGLIELMO, G.: Ricerche di ematologia. I. Un caso di eritroleucemia. Folia med. (Napoli) **3**, 386 (1917).

DI GUGLIELMO, G.: Eritremie acute. Atti Congr. Italiano Med. Int., Roma 1923.

DI GUGLIELMO, G.: L'érythro-mégacaryocythémie aiguë. Sang **27**, 671 (1956).

DRESCHER, J., HANSEN, H.G., ALTHOFF, H., GRAUCOB, E.: Das Di-Guglielmo-Syndrom im Kindesalter. Dtsch. med. Wschr. **94**, 2415 (1969).

EASTMAN, P., WALLERSTEIN, R.O., SCHRIER, S.L.: Conversion of polycythemia vera to chronic Di Guglielmo's syndrome. J. Amer. med. Ass. **204**, 1141 (1968).

EASTMAN, P.M., SCHWARTZ, R., SCHRIER, S.L.: Distinctions between idiopathic ineffective erythropoiesis and Di Guglielmo's disease: Clinical and biochemical differences. Blood **40**, 487 (1972).

GABUZDA, T.G., SHUTE, H.E., ERSLEV, A.J.: Regulation of erythropoiesis in erythroleukemia. Arch. intern. Med. **123**, 60 (1969).

GAVOSTO, F., MARAINI, G., PILERI, A.: Radioautographic investigations on DNA and protein metabolism in cases of Di Guglielmo's disease. Blood **16**, 1122 (1960).

GAVOSTO, F., GABUTTI, V., MASERA, P., PILERI, A.: The problem of anaemia in the acute leukaemias. Europ. J. Cancer **6**, 33 (1970).

GUNZ, F.W.: Leukemia: Some present-day problems. Egebn. inn. Med. Kinderheilk. (N.F.) **3**, 1 (1960).

HARWERTH, H.-G.: Erythroleukämie. Hdb. d. ges. Hämatologie (L. HEILMEYER, A. HITTMAIR, Hrsg.), Bd. 3, Spez. Hämatologie, 1. Teil, S. 278. München-Berlin: Urban & Schwarzenberg 1960.

HAYHOE, F.G.J., QUAGLINO, D.: Refractory sideroblastic anaemia and erythraemic myelosis: Possible relationship and cytochemical observations. Brit. J. Haemat. **6**, 381 (1960).

HEATH, C.W., JR., BENNETT, J.M., WHANG-PENG, J., BERRY, E.W., WIERNICK, P.H.: Cytogenetic findings in erythroleukemia. Blood **33**, 453 (1969).

HEILMEYER, L., SCHÖNER, W.: Die chronische reine Erythroblastose des Erwachsenen als leukämieparallelen Prozeß des erythrozytären Systems. Dtsch. Arch. klin. Med. **187**, 225 (1941).

HOELZER, D., FLIEDNER, T.M., HARRISS, E.B., QUEISSER, W.: Umsatzkinetik der Erythropoese bei „Erythroleukämie". In: Leukämie (R. GROSS, J. v. DE LOO, Hrsg.), S. 381. Berlin-Heidelberg-New York: Springer 1972.

HOELZER, D., FLIEDNER, T.M.: Umsatzkinetik der normalen und leukämischen Hämopoese bei akuten Leukämien. Wien. klin. Wschr. **85**, 470 (1973).

HORTON, B.F., CHERNOFF, A.I., MEADOWS, R.W.: The hemoglobin profile and erythroleukemia. Cancer **26**, 904 (1970).

HUFF, R.L., ELMINGER, P.J., GARCIA, J.F., ODA, J.M., COCKSELL, M.C., LAWRENCE, J.H.: Ferrokinetics in normal persons and in patients having various erythropoietic disorders. J. clin. Invest. **30**, 1512 (1951).

HUHN, D., KABOTH, W., SCHMALZL, F.: Di Guglielmo-Syndrom. Klinische, zytochemische, elektronenmikroskopische Befunde. Dtsch. med. Wschr. **98**, 355 (1973).

HUHN, D., SCHMALZL, F.: Electron microscopic and cytochemic findings in Di-Guglielmo's syndrome and in other forms of leukemia. In: Modern Trends in Human Leukemia. Hämatologie und Bluttransfusion, Bd. 14. München: Lehmanns 1974.

KAMIYAMA, R.: An electron microscopic study of erythroleukemia, with special reference to the structure of erythroblasts. Acta path. jap. **21**, 231 (1971).

KAPLAN, E., ZUELZER, W.W., MOURIQUAND, C.: Sideroblasts. A study of stainable nonhemoglobin iron in marrow normoblasts. Blood **9**, 203 (1954).

KILLMANN, S.-A.: Kinetics of leukaemic blast cells in man. In: Clinics in Haematology. London-Philadelphia-Toronto: Saunders 1972.

KLEIN, U.E.: Erste Beobachtung einer Ph^1-positiven chronischen Myelose mit cytochemisch gesichertem terminalem Proerythroblastenschub. Verh. 13. Tag. Dtsch. Ges. Hämat., Lehmanns-Verlag, München 1969.

KOHLI, P., BRUNNER, H.E., SIEGENTHALER, W.: Erythroleukämie nach chronischer Benzolintoxikation. Schweiz. med. Wschr. **97**, 368 (1967).

LEDER, L.D.: Fermenthistochemische Befunde bei chronischer Erythroblastose und akuter Erythrämie. Klin. Wschr. **43**, 795 (1965).

LEDER, L.D.: On the PAS reaction in acute paraerythroblastic hemoblastoses. Acta haemat. **41**, 328 (1969).

LUTZ, H., ZYL, J., HARTWICH, G.: Zur Problematik der akuten Erythrämie. Blut **25**, 302 (1972).

MAGALINI, S.I., AHSTRÖM, L.: Clinical and hematological aspects of acute erythromyelosis. J. Pediat. **52**, 501 (1958).

MARTI, H.R., VETTER, H.: Akute Erythrämie; Diagnose und Differentialdiagnose eines klinisch und autoptisch beobachteten Falles. Schweiz. med. Wschr. **87**, 1231 (1957).

MIESCHER, P., WERTHEMANN, A., LÜDIN, H.: Erythromyelose-ähnliche Hämopathie als Folge einer Benzolintoxikation. Acta haemat. **25**, 308 (1961).

MOESCHLIN, S.: Leukämien. Helv. med. Acta **14**, 279 (1947).

NAMAN, R., CADOTTE, M., LONG, L.A.: Chromosomes dans les érythroleucémies. Nouv. Rev. franç. Hémat. **11**, 218 (1971).

NECHELES, T.F., DAMESHEK, W.: The Di Guglielmo syndrome: Studies in hemoglobin synthesis. Blood **29**, 550 (1967).

NICHOLS, W.W., NORDÉN, Å., BRADT, C., BERG, B., PELUSE, M.: Cytogenetic studies in a case of erythroleukaemia. Scand. J. Haemat. **7**, 32 (1970).

PAGNIER, J., LABIE, D., KAPLAN, J.C., JUNIEN, C., NAJMAN, A., LEROUX, J.P.: Etude biochimique d'un cas d'érythroleucémie. Mise en évidence dans une population d'érythrocytes anormaux d'anomalies simultanées de l'hémoglobine et des enzymes de la glycolyse. Nouv. Rev. franç. Hémat. **12**, 317 (1972).

Quaglino, D., Hayhoe, F.G.J.: Periodic-acid-Schiff positivity in erythroblasts with special reference to Di Guglielmo's disease. Brit. J. Haemat. **6**, 26 (1960).

Queisser, W., Graubner, A., Hoelzer, D., Queisser, U., Heimpel, H.: Some characteristics of the proliferative activity of erythroblasts in untreated and treated acute leukaemia. Acta haemat. **49**, 271 (1973).

Rozman, C., Woessner, S., Saez-Serranta, J.: Acute erythromyelosis after benzene poisoning. Acta haemat. **40**, 234 (1968).

Sánchez-Fayos, J., Outeiriño, J., Paniagua, G., Serrano, J.: Die Erythroleukosen. Ihre hämatologisch-klinische Abgrenzung gegenüber den Leukosen. Münch. med. Wschr. **109**, 1373 (1967).

Schnitzer, B., Kass, L.: Refractory sideroblastic anemia (chronic erythremic myelosis). Amer. J. clin. Path. **60**, 343 (1973).

Schwartz, A.D., Zelson, J.H., Pearson, H.A.: Acute myelogenous leukemia with compensatory but ineffective erythropoiesis: Di Guglielmo's syndrome. J. Pediat. **77**, 653 (1970).

Schwartz, S.O., Critchlow, J.: Erythremic myelosis (Di Guglielmo's disease). Critical review with report of four cases, and comments on erythroleukemia. Blood **7**, 765 (1952).

Scott, R.B., Ellison, R.R., Ley, A.B.: A clinical study of twenty cases of erythroleukemia (Di Guglielmo's syndrome). Amer. J. Med. **37**, 162 (1964).

Sheets, R.F., Drevets, C.C., Hamilton, H.E.: Erythroleukemia (Di Guglielmo syndrome). Arch. intern. Med. **111**, 295 (1963).

Søndergaard-Petersen, H.: Erythroleukaemia in a Melphalan-treated patient with primary macroglobulinaemia. Scand. J. Haemat. **10**, 5 (1973).

Stavem, P., Harboe, M.: Acute erythroleukaemia in a patient treated with Melphalan for the cold agglutinin syndrome. Scand. J. Haemat. **8**, 375 (1971).

Stohlman, F. jr.: Cell cycle kinetics in leukemia. Blood **36**, 809 (1970).

Storti, E., Storti, R.: Blut- und Gewebsveränderungen leukämischer und erythrämischer Art durch ins Knochenmark eingespritztes 1,2-Benzpyren. Klin. Wschr. **16**, 1082 (1937).

Süddeutsche Hämoblastosegruppe: Leukämie mit Beteiligung der Erythropoese — Erythroleukämie. 1975, in Vorbereitung.

Waechter, R. v., Meyer-Burg, J., Neubauer, F.W.: Zur Problematik der akuten Erythroblastose des Erwachsenen (Morbus Di Guglielmo). Dtsch. med. Wschr. **94**, 2421 (1969).

Wardle, E.N., Attan, J.: An electron microscope study of bone marrow in rheumatoid disease. Brit. J. Haemat. **13**, 194 (1967).

Wickramasinghe, S.N., Chalmers, D.G., Cooper, E.H.: A study of ineffective erythropoiesis in sideroblastic anaemia and erythraemic myelosis. Cell Tissue Kinet. **1**, 43 (1968).

Williams, J.W., Beutler, E., Erslev, A.J., Rundles, R.W.: Hematology. New York: McGraw-Hill 1972.

Die chronische myeloische Leukämie

Dieter K. Hossfeld * und Georg Cohnen **

Mit 16 Abbildungen

1. Ätiologie

Die Ätiologie der chronischen myeloischen Leukämie (CML) ist wie die der übrigen Leukämien ungeklärt. Es gibt jedoch Hinweise darauf, daß in manchen Fällen ionisierende Strahlen als leukämogener Faktor in Frage kommen. So hat sich gezeigt, daß bei den Überlebenden der Atomexplosionen von Hiroshima und Nagasaki die Leukämierate nach 1945 dramatisch anstieg (MOLONEY, 1955; HEYSSEL et al., 1960; BRILL et al., 1962; BIZZOZERO et al., 1966, 1967). Die Inzidenz der CML erreichte ihr Maximum in den Jahren 1950—1952, lag aber auch nach 13 Jahren noch deutlich höher als in der übrigen japanischen Bevölkerung. Am häufigsten trat die Erkrankung bei Personen auf, die sich innerhalb der 1 500-m-Zone befunden hatten. Mit steigender Entfernung vom Hypozentrum nahm die Leukämierate ab, was auf eine Dosisabhängigkeit hindeutet. Tatsächlich bestand nach einer Analyse von HEYSSEL et al. (1960) bei Strahlendosen über 50—100 rad eine lineare Beziehung zur Leukämiehäufigkeit. Auch CRONKITE et al. (1960) errechneten, daß die Leukämierate nach einer einmaligen Strahlenexposition eine annähernd lineare Abhängigkeit von der verabreichten Dosis zeigt und bei Dosen über 100 rad etwa 1—2 Erkrankungsfälle/rad/Jahr/ 1 Mio. Einwohner beträgt. Ferner ist nachgewiesen worden, daß in den USA Radiologen in den Jahren 1929—1948 8—10mal und in den Jahren 1949—1958 4—5mal häufiger an Leukämie erkrankten als nicht radiologisch tätige Ärzte (MARCH, 1961). Auch bei Patienten, die wegen einer ankylosierenden Spondylitis (Morbus Bechterew) bestrahlt worden waren, nahm die CML-Inzidenz signifikant zu, wobei ebenfalls eine Beziehung zur verabreichten Strahlendosis festzustellen war (COURT BROWN u. ABBOTT, 1955).

Ionisierende Strahlen haben eine starke mutagene Potenz (SPAR, 1969) sowie eine ausgesprochen Chromosomen-schädigende Wirkung (NOWELL, 1969; BERGER, 1970). Zwar erscheint die kausale Wechselbeziehung zwischen Mutagenität und Chromosomenschädigung einleuchtend, jedoch ist sie außerordentlich problematisch. Es gibt nämlich bis heute keine eindeutigen Ergebnisse, die beim Menschen auf eine kausale Beziehung zwischen Strahlen- oder Chemikalien-induzierten Chromosomenaberrationen und Neoplasie hinweisen (SANDBERG u.

* Innere Universitätsklinik und Poliklinik (Tumorforschung), Klinikum der Gesamthochschule Essen; die Chromosomenuntersuchungen wurden mit Unterstützung der Deutschen Forschungsgemeinschaft durchgeführt.

** Hämatologische Abteilung, Medizinische Universitätsklinik und Poliklinik, Klinikum der Gesamthochschule Essen.

HOSSFELD, 1973). Entsprechendes gilt für die Beziehung zwischen Philadelphia (Ph[1])-Chromosom und Radiatio (s. Chromosomenbefunde).

Ausgehend von tierexperimentellen Beobachtungen wurde verschiedentlich eine Virusgenese der Leukämie (NOWELL u. HUNGERFORD, 1966) auch beim Menschen postuliert. Epidemiologische Studien haben dies jedoch nicht bestätigen können (MILLER, 1964). Ob andere Umwelteinflüsse oder chemische Agenzien als ätiologische Faktoren für die CML in Frage kommen, ist unbekannt. In einem Fall wurde die Möglichkeit eines Kausalzusammenhangs zwischen dem Auftreten einer CML und einer vorausgegangenen Griseofulvin-Therapie diskutiert (KÖNIG et al., 1969). Darüber hinaus wurde vereinzelt eine familiäre Häufung der CML beobachtet (TOKUHATA et al., 1968; BAIKIE et al., 1969). Die Tatsache, daß eine Ph[1]-positive CML von verschiedenen Autoren nur bei einem von eineiigen Zwillingen nachgewiesen wurde (s. Chromosomenbefunde), spricht jedoch gegen eine entscheidende Bedeutung hereditärer Faktoren.

2. Epidemiologie

Während die Morbidität aller Leukämien mit etwa 30 – 60/Jahr/1 Mio. der Gesamtbevölkerung angegeben wird, beträgt bei der CML die Todesrate berechnet auf alle Altersklassen etwa 10/Jahr/1 Mio. Einwohner (MACMAHON u. CLARK,

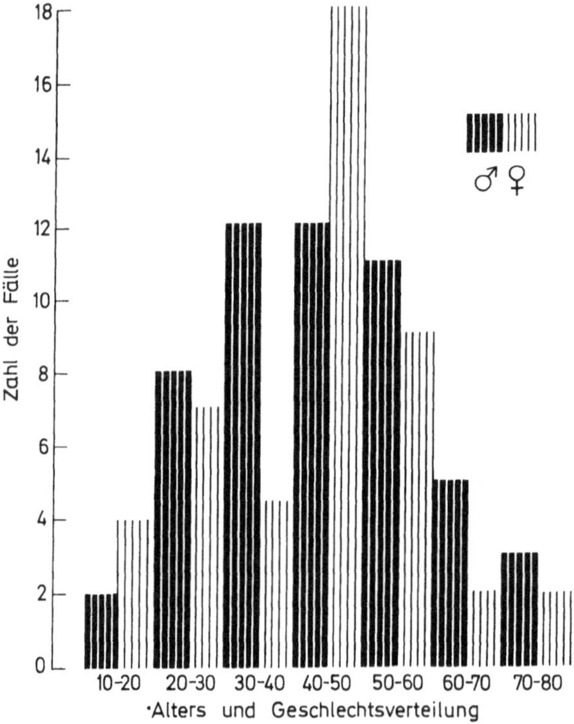

Abb. 1. Alters- und Geschlechtsverteilung von 100 CML-Fällen, die von uns zwischen 1970 und 1974 zytogenetisch untersucht wurden. In der Altersgruppe 30 bis 40 Jahre überwiegen die Männer, während in der Altersgruppe 40 bis 50 Jahre die Frauen überwiegen. 83% der Fälle waren zwischen 20 und 60 Jahre alt

1956; Court Brown u. Doll, 1959, 1961; Dameshek u. Gunz, 1964; Bernard u. Tanzer, 1973). Somit macht diese Erkrankung im Mittel etwa 25% aller Leukämiefälle aus (Dameshek u. Gunz, 1964; Gross *et al.*, 1968; Bernard u. Tanzer, 1973). Ähnliche Angaben stammen von Wintrobe (1967), der unter 3051 Leukämiepatienten verschiedener Autoren 813 Fälle mit CML (=26,6%) fand. Nach Court Brown und Doll (1959) sowie Cutler *et al.* (1967) hat die Todesrate an CML in den letzten Jahrzehnten nicht wesentlich zugenommen.

Grundsätzlich kann die CML in allen Lebensaltern vorkommen, doch tritt sie bei Kindern und Jugendlichen nur selten auf (s. CML im Kindesalter). Die überwiegende Mehrzahl der Patienten befindet sich im mittleren und höheren Alter, wobei das Maximum zwischen dem 30. und 70. Lebensjahr liegt (Minot *et al.*, 1924; Shimkin *et al.*, 1951; MacMahon u. Clark, 1956; Dameshek u. Gunz, 1964; Cutler *et al.*, 1967; Wintrobe, 1967; Gross *et al.*, 1968; Musshoff *et al.*, 1969). Eine ähnliche Altersverteilung fand sich auch im eigenen Patientengut (Abb. 1).

Männer erkranken etwas häufiger an CML als Frauen (Minot *et al.*, 1924; Shimkin *et al.*, 1951; MacMahon u. Clark, 1956). Bei 100 eigenen Patienten betrug das Verhältnis von Männern zu Frauen etwa 1,1, was weitgehend den Angaben anderer Autoren entspricht (Dameshek u. Gunz, 1964; Wintrobe, 1967; Gross *et al.*, 1968; Musshoff *et al.*, 1969; Bernard u. Tanzer, 1973). Klinisches Bild und Lebenserwartung scheinen bei beiden Geschlechtern identisch zu sein (Shimkin *et al.*, 1951; Musshoff *et al.*, 1969).

3. Pathogenese

Wie bei fast allen Varianten des myeloproliferativen Syndroms liegt auch bei der CML eine Proliferationsstörung *aller drei* myeloischen Systeme vor. Zwar manifestiert sich die CML als Hyperproliferation des granulozytären Systems, was zu den Bezeichnungen chronische granulozytäre bzw. chronische myelozytäre Leukämie Anlaß gegeben hat; diese haben jedoch rein deskriptiven Charakter. Die Begriffe chronische myeloische Leukämie oder chronische Myelose kennzeichnen das Wesen der Erkrankung viel treffender. Die Anämie von Patienten mit CML ist nicht die Folge einer Verdrängung erythropoetischer Zellen aus dem Knochenmark durch eine exzessive Vermehrung granulopoetischer Zellen, sondern in erster Linie Folge einer Differenzierungsstörung der Stammzellen, die sich vorwiegend in Richtung Granulopoese und Megakaryozytopoese entwickeln.

Insbesondere der Nachweis des Ph^1-Chromosoms in allen drei myeloischen Systemen (s. Chromosomenbefunde) hat zu der heute allgemein akzeptierten Hypothese geführt, den Ursprung der CML in der Ebene der undeterminierten Stammzellen zu vermuten. Von großer theoretischer und klinischer Bedeutung sind zwei Probleme: 1. Greift das leukämogene Agens eine oder mehrere Stammzellen an, bzw. ist die CML uni- oder multizellulären Ursprungs? 2. Welche Rolle spielt die extramedulläre (extraossäre) Hämatopoese? Weiter unten ist angeführt, warum heute der These vom unizellulären Ursprung der CML der Vorzug gegeben wird, die schon 1914 von Boveri für alle Formen der Neoplasie postuliert wurde. Bedenkt man, daß zwischen Induktion und klinischer Manifestation der CML eine Zeitspanne von mehreren Jahren vermutet wird (Heilmeyer u. Begemann, 1951; Wintrobe, 1967), dann fällt es bei Annahme einer weitgehend hemmungslosen Proliferation nicht schwer, sich die von einer einzigen Zelle ausgehende totale Überschwemmung medullärer *und* extramedullärer Gewebe mit myeloischen Zellen vorzustellen. Die Konsequenz, die sich aus der These des unizellulären Ursprungs der CML ergibt, wäre, die gesamte leukämische medulläre und extramedulläre Hämatopoese im Sinne einer Metastasierung aufzufassen. Die übliche Betrachtungsweise, die pathologisch-anatomischen Veränderungen besonders der extramedullären Gewebe als Folge einer Infiltration zu interpretieren, bestünde zu Recht. Die These des unizellulären Ursprungs der CML ist jedoch nicht mit der Annahme einer autochthonen, neoplastischen Proliferation mesenchymaler Gewebsanteile extramedullärer Organe, besonders der Milz, vereinbar. Diese kann nur mit der These eines multizellulären bzw. multizentrischen Ursprungs in Einklang gebracht werden, was bedeuten würde, daß die CML den Charakter einer Systemerkrankung hätte. Es gibt unseres Wissens bislang keine eindeutigen Befunde, die für oder gegen die autochthone extramedulläre Blutbildung sprechen. Aufgrund histologischer Ergebnisse wurde der autochthone Charakter verneint (Fresen, 1960; Kostich u. Rappaport, 1965) oder bejaht (Lubarsch, 1927; Rohr, 1960; Fischer *et al.*, 1970). Vergleichende zytologische (Moeschlin, 1947; Brandt u. Schnell, 1969), zytokinetische (Brandt, 1973) und zytogenetische (Hossfeld u. Schmidt, 1973) Untersuchungen ergaben zwar z.T. eindrucksvolle Unterschiede zwischen Knochenmark- und Milzzellen, die auf ein autochthones Wachstum hinweisen könnten, jedoch könnten diese Unterschiede auch bei metastatischer Ausbreitung durch unterschiedliche Wachstumsbedingungen der hämatopoetischen Zellen in Knochenmark und Milz hervorgerufen werden. Solange unser Wissen über die Genese der extramedullären Blutbildung noch lückenhaft ist, sollte man von der chromosomal und enzymatisch gestützten These des unizellulären Ursprungs der CML ausgehen und die Veränderungen extramedullärer Organe als Folge einer Absiedlung (Infiltration) im peripheren Blut zirkulierender, aus dem Knochenmark stammender multipotenter Stammzellen betrachten. Sollte sich herausstellen, daß hämatopoetische Stammzellen nicht nur im Knochenmark, sondern auch in anderen Organen des retikulohistiozytären Systems gebildet werden, dann ergäbe sich die Möglichkeit, daß die CML auch extramedullär ihren Ausgang nehmen könnte.

Die Frage nach dem uni- oder multizellulären Ursprung der CML ist deshalb auch von klinischer Bedeutung, weil die theoretischen Remissions- bzw. Heilungschancen entscheidend davon abhängen, ob noch eine ausreichend große normale Stammzellenpopulation vorhanden ist.

Die Regelmäßigkeit, mit der in der großen Mehrzahl der CML-Fälle das Ph^1-Chromosom gefunden wird, führt fast zwingend zu dem Schluß, die Induktion dieser Chromosomenanomalie als das primäre und kausale Ereignis in der Pathogenese der CML zu betrachten. Bei der Ph^1-negativen CML wurde eine Alteration des auf den langen Armen eines Chromosoms 22 gelegenen genetischen Materials ohne nachfolgende Translokation der distalen Hälfte des betroffenen Chromosoms als primäres Ereignis vorgeschlagen (Galton u. Spiers, 1970; Sandberg u. Hossfeld, 1974). Das Ph^1-Chromosom kennzeichnet die CML unzweideutig als Neoplasie. Sie sollte deshalb nicht als Präleukämie (Killmann, 1968), sondern höchstens als „benigne" Neoplasie (Moeschlin u. Rohr, 1939) aufgefaßt werden. Es wurde schon gesagt, daß zwischen der Induktion des Ph^1-Chromosoms und der klinischen Manifestation der CML ein zeitliches Intervall von mehreren Jahren vermutet wird. Was sich während dieser Zeit abspielt, welche zellulären oder extrazellulären Mechanismen die schrankenlose Proliferation und Absiedlung der leukämischen Zellen bewirken und auf welche Weise die normale Hämatopoese zum Erliegen kommt, ist weitgehend unbekannt. Die Beobachtung von Patienten mit zyklischer Leukozytose (MOR-LEY *et al.*, 1967; SHADDUCK *et al.*, 1972; GATTI *et al.*, 1973) läßt vermuten, daß im klinischen Frühstadium der CML mit peripheren Leukozytenwerten unter 50000/µl entweder die leukämische Zellpopulation noch den normalen Regulationsmechanismen der Granulopoese (FLIEDNER, 1974) gehorcht oder die normale Stammzellenpopulation mit der leukämischen noch erfolgreich konkurrieren kann. Zyklische Leukozytosen wurden auch nach Induktion einer Remission beschrieben (MORLEY *et al.*, 1967; KENNEDY, 1970; VODOPICK *et al.*, 1972). Es gibt auch Hinweise dafür, daß hohe Erythropoetinspiegel als Folge von Blutverlusten (GOODMAN u. BLOCK, 1967) oder zentraler Hypoventilation (PERLIN *et al.*, 1973) die für die CML typische einseitige Differenzierung der Stammzellen in die Granulopoese in Richtung Erythropoese umdirigieren können. Entsprechende Beobachtungen konnten auch in vitro gemacht werden (ZUCKER *et al.*, 1972). Im Verlauf der Erkrankung versagen aber diese Regulationsmechanismen zunehmend. Die Granulopoese, die zunächst lichtmikroskopisch keine Reifungsstörungen und prozentual keine wesentlich abnorme Zusammensetzung zeigt, nimmt in ihrer Gesamtzellmasse laufend zu, die Zahl der unreifen Vorstufen steigt in Knochenmark, Milz und Blut an, während Erythropoese und Megakaryozytopoese insuffizienter werden. In der Regel entwickelt sich schließlich ein Bild, das durch langsame oder plötzliche Vermehrung mehr oder weniger differenzierter „Blasten" gekennzeichnet ist. Dieses Stadium wird als Blastenphase oder Stadium der Metamorphose (BAIKIE, 1966) bezeichnet; die Begriffe „Blastenkrise" und „akute Transformation" sind nicht immer zutreffend, weil nur bei einem Teil der Fälle die Akkumulation der Blasten akut oder krisenhaft eintritt (GALTON u. SPIERS, 1970). Es kann nicht mehr bezweifelt werden, daß die Blastenphase nicht nur vom Knochenmark, sondern auch von extramedullären oder noch allgemeiner von extraossären Organen ihren Ausgang nehmen kann. Dieses Konzept wurde schon 1939 von MOESCHLIN und ROHR vorgeschlagen, die auf die Milz als Ausgangsort hinwiesen, und gründet sich auf den Nachweis vollständig aus Blasten bestehender extraossärer Organe bei mehr oder weniger unauffälligen Knochenmarkverhältnissen. Solche extraossären Manifestationen der Blastenphase können als Myeloblastome, Chlorome, Retikulosarkome oder Lymphosarkome imponieren. Ihre wahre Natur ist häufig morphologisch fehlgedeutet worden und konnte erst zytochemisch und/oder zytogenetisch geklärt werden (JOSEPH *et al.*, 1966; KNOSPE *et al.*, 1967; GARFINKEL u. BENNETT, 1969; ELLMAN u. CHESNEY, 1973; MUSS u. MOLONEY, 1973; STEINBERG u. DREILING, 1973). Besonders eindrucksvoll sind zytogenetische Befunde, die in aus Blut, Milz, Lymphknoten oder Weichteilen stammenden Blasten für Blastenphase typische Chromosomenveränderungen ergaben, während die Chromosomenkonstitution der Knochenmarkzellen noch unverändert (46, 1 Ph[1]) war (CANELLOS *et al.*, 1971; KILLMANN, 1972; GEE *et al.*, 1973; HOSSFELD u. SCHMIDT, 1973; HOSSFELD *et al.*, 1975). Nur in vereinzelten Fällen können die im Verlauf der CML aufgetretenen Lymphome als echte Zweiterkrankung aufgefaßt werden (WILSON u. VAN SLYCK, 1966; LASZLO u. GRODE, 1967; ANDRÉ *et al.*, 1972).

Der in der Blastenphase zu beobachtende Zelltyp ähnelt bei weitem nicht immer dem Myeloblasten. Er kann sich morphologisch und zytochemisch myelomonozytär, monozytär, lymphoblastär oder völlig undifferenziert darstellen (HAMMOUDA *et al.*, 1964; BERNARD, 1966; TANZER *et al.*, 1966; DUBOIS-FERRIÈRE, 1968; GALTON u. SPIERS, 1970; PEDERSEN, 1973b). Ob dieses von Fall zu Fall unterschiedliche Verhalten der Blasten in einer Beziehung zu verschiedenen Ausgangspunkten der Blastenphase steht oder Ausdruck unterschiedlicher Reifungsstufen ist, bleibt noch zu klären. In seltenen Fällen manifestiert sich die Blastenphase als akute Erythroleukämie (MOESCHLIN u. ROHR, 1939; SCOTT *et al.*, 1964; KLEIN, 1969; GALTON u. SPIERS, 1970; SRODES *et al.*, 1973). Gemeinsam ist allen morphologischen Varianten der Blastenphase das Ph^1-Chromosom (TANZER *et al.*, 1966; KLEIN, 1969; SRODES *et al.*, 1973).

Ob die Blastenphase das Ergebnis einer zusätzlichen somatischen Mutation ist, die sich im Laufe der chronischen Phase ereignet, oder ob sie die zwanghafte Folge der primären genetischen Alteration darstellt, ist eine offene Frage. Zytogenetische Befunde sprechen für eine sekundäre somatische Mutation, die wiederum nur eine Zelle mit Stammzelleigenschaften betrifft (CLEIN u. FLEMANS, 1966; HOSSFELD u. SANDBERG, 1970; MOTOMURA *et al.*, 1973). In letzter Zeit haben sich zytokinetische und zytogenetische Hinweise auf ein frühzeitiges Auftreten sekundär mutierter Blasten ergeben (BACCARANI u. KILLMANN, 1972; PEDERSEN, 1973a; HOSSFELD, 1975d). Diese Befunde, die schon zum Zeitpunkt der Diagnosestellung erhoben wurden, unterstreichen, daß die Entwicklung der Blastenphase mit der vorausgegangenen Therapie nicht ursächlich zusammenhängt (ÉMILE-WEIL, 1946).

Bezüglich des kinetischen Verhaltens der CML verweisen wir auf eine Reihe ausführlicher Arbeiten (PERRY *et al.*, 1966; CHERVENICK u. BOGGS, 1968; ATHENS, 1969; GALBRAITH u. ABU-ZAHRA, 1972; GAVOSTO, 1972; OGAWA *et al.*, 1970). Wir beschränken uns hier auf eine kurze Zusammenfassung der wichtigsten Ergebnisse, die durch in vivo- und in vitro-Markierung granulozytärer Zellen mit ^{3}H-Thymidin, ^{51}Chrom und ^{3}H-Diisopropylfluorophosphat (^{3}H-DFP) gewonnen wurden. Danach ist die Fraktion der DNS-synthetisierenden Myelozyten und Promyelozyten in Blut und Knochenmark etwa gleich groß und weicht bezüglich des Markierungsindexes nicht signifikant von den Normalwerten ab (BRANDT, 1969; VINCENT *et al.*, 1969; BACCARANI u. KILLMANN, 1972). Der Markierungsindex der Myeloblasten ist dagegen niedriger als der normaler Myeloblasten (OGAWA *et al.*, 1970; BACCARANI u. KILLMANN, 1972; GAVOSTO, 1972). Die Fraktion von Myeloblasten in Mitose ist niedriger als normal, während der Mitoseindex der Promyelozyten und Myelozyten nur geringgradig erniedrigt oder normal ist (OGAWA *et al.*, 1970; BACCARANI u. KILLMANN, 1972). Aus den Markierungs- und Mitoseindizes läßt sich errechnen, daß bei der CML die Generationszeit und die Produktionsrate pro Zelle erniedrigt bis normal ist. Die enorme Vergrößerung des totalen Granulozytenpools auf das 10—20fache der Norm (ATHENS *et al.*, 1965; GAVOSTO, 1972) kann somit nicht auf eine vermehrte und schnellere Teilungsaktivität der leukämischen Granulozyten zurückgeführt werden. Sie ist vielmehr als Folge einer Vermehrung der Stammzellen und ihrer ungehemmten Proliferation aufzufassen. Die durch die Unreife der zirkulierenden Granulozyten verlängerte intravaskuläre Verweildauer ($T^1/_2$) und die verminderte Emigrationsfähigkeit der Granulozyten tragen zur Zunahme des totalen Granulozytenpools bei (ATHENS, 1965, 1969; GALBRAITH u. ABU-ZAHRA, 1972; MEURET u. HOFFMANN, 1972; JUNGI *et al.*, 1974). Die Vergrößerung des Stammzellpools ist ein Postulat, denn Stammzellen sind beim Menschen bisher nur funktionell zu identifizieren (FLIEDNER, 1974). Möglicherweise haben aber auch die Myeloblasten noch Stammzelleigenschaften, und deren Zahl ist nicht nur relativ (BACCARANI u. KILLMANN, 1972), sondern auch absolut auf ein Vielfaches gesteigert.

Die Milz ist wahrscheinlich der Hauptproduktionsort der im Blut zirkulierenden Granulozyten (MOESCHLIN u. ROHR, 1939). Zu diesem Ergebnis kamen auch CLARKSON *et al.* (1963) und OGAWA *et al.* (1970) nach kontinuierlicher ^{3}H-Thymidininfusion in die Milzarterie. Möglicherweise verhalten sich die in der Milz produzierten Zellen kinetisch anders als die Knochenmarkzellen, wobei das Ausmaß der Unterschiede vom Stadium der Erkrankung abzuhängen scheint (BRANDT, 1969, 1973; OGAWA *et al.*, 1970). Aufgrund kinetischer und zytogenetischer Befunde wurde vermutet, daß unreife, in der Milz produzierte Granulozyten über das Blut in das Knochenmark gelangen, dort ausreifen und wieder in das Blut übertreten (PERRY *et al.*, 1966; OGAWA *et al.*, 1970; HOSSFELD u. SCHMIDT, 1973).

In der Remission normalisieren sich die pathologischen kinetischen Parameter wie totaler Granulozytenpool und intravaskuläre Verweildauer (ATHENS *et al.*, 1965; GALBRAITH u. ABU-ZAHRA, 1972; JUNGI *et al.*, 1974). Das gilt auch für die Emigrations- und die Phagozytosefähigkeit (LAMBERS u. BAUER-SIČ, 1963; PEDERSEN u. HAYHOE, 1971; GOLDMAN u. TH'NG, 1973; JUNGI *et al.*, 1974) sowie für das zytochemische Verhalten. Was an dieser Normalisierung erstaunlich und verwirrend ist, ist die Tatsache, daß die Granulozyten unverändert von leukämischen, durch das Ph[1]-Chromosom charakterisierten Zellen abstammen. Es gibt so wenige Ausnahmen (SPEED u. LAWLER, 1964; MAURICE *et al.*, 1971; FINNEY *et al.*, 1972; DOWLING *et al.*, 1974) von der Regel, daß in der perfektesten Remission, selbst in überbehandelten, aplastischen Patienten (DOSIK *et al.*, 1970; GARSON *et al.*, 1972) sämtliche teilungsfähigen Zellen Ph[1]-positiv bleiben, daß es unrealistisch erscheint, die Normalisierung mit der Aktivierung einer normalen (Ph[1]-negativen) Knochenmarkpopulation erklären zu wollen. Vielmehr müssen wir annehmen, daß nach chemo- oder radiotherapeutischer Reduktion der Gesamtzellmasse die leukämische Myelopoese den physiologischen Regulationsmechanismen vorübergehend wieder gehorcht und entsprechend Reifung und Funktion in normaler Weise erfolgen.

4. Chromosomenbefunde

1960 berichteten NOWELL und HUNGERFORD, daß sie in den leukämischen Zellen zweier Patienten mit CML ein abnorm kleines Chromosom gefunden hätten. Innerhalb kurzer Zeit erwies sich, daß diese Chromosomenanomalie in den Leukämiezellen der meisten Patienten mit CML gefunden werden kann. Das abnorme Chromosom erhielt den Namen „Philadelphia Chromosom" (abgekürzt Ph[1]-Chromosom), womit auf den Ort hingewiesen wird, wo die Entdeckung gemacht wurde. Hinsichtlich pathogenetischer und klinischer Aspekte der Leukämien im allgemeinen und der CML im besonderen ergaben sich in den folgenden Jahren aufgrund der Entdeckung des Ph[1]-Chromosoms derart bedeutsame Erkenntnisse, daß sie als einer der hervorragendsten Beiträge in der Onkologie überhaupt gewertet werden muß.

Das Ph[1]-Chromosom ist eine erworbene, also postzygotische Chromosomenanomalie des myeloproliferativen Systems, die immer mit einer neoplastischen Erkrankung dieses Systems einhergeht. Das bedeutet, daß nur der an CML erkrankte Partner eineiiger Zwillinge Ph[1]-positive Zellen hat (GOH, 1965; DOUGAN *et al.*, 1966; JACOBS *et al.*, 1966; GOH *et al.*, 1967; KOSENOW u. PFEIFFER, 1969), daß von allen Körperzellen nur die des myeloproliferativen Systems Ph[1]-positiv sind und daß der Nachweis des Ph[1]-Chromosoms mit einem normalen Verhalten der hämatopoetischen Zellen nicht vereinbar ist.

Das Ph[1]-Chromosom entsteht durch den Verlust etwa der Hälfte der langen Arme eines Chromosoms 22. Im Hinblick auf das Verhalten der alkalischen Leukozytenphosphatase bei Mongolismus und bei der CML, aber auch aus morphologischen Gründen war ursprünglich angenommen worden, daß das Ph[1]-

Chromosom ein deletiertes Chromosom 21 sei. Heute steht fest, daß das Ph^1-Chromosom tatsächlich vom größeren Paar der Chromosomen 21–22 abstammt, während der Mongolismus Folge einer Trisomie des kleineren Paares ist (Caspersson et al., 1970). Aus pragmatischen Gründen hat man sich aber international darauf geeinigt, den Mongolismus weiterhin als Trisomie 21 und das Ph^1-Chromosom als Deletion 22 zu bezeichnen. Das deletierte Segment geht nicht verloren, sondern wird transloziert. Am häufigsten ist die Translokation an die langen Arme eines Chromosoms 9 (Rowley, 1973), aber auch andere Translokationsformen sind möglich (Foerster et al., 1974; Hayata et al., 1975). Diese Variabilität deutet darauf hin, daß pathogenetisch entscheidend die Deletion und nicht die Translokation ist. Unklar ist gegenwärtig noch, ob die Größe des deletierten Segmentes immer gleich ist. Das Ph^1-Chromosom kann jedenfalls manchmal sehr klein und manchmal sehr groß sein (Nowell u. Hungerford, 1962; Baikie, 1966; Pedersen, 1969; Hossfeld u. Sandberg, 1970), wofür präparative Faktoren kaum verantwortlich zu machen sind (Abb. 2 u. 3).

Wie bei allen Leukämien werden zur Chromosomenanalyse frisch aspirierte Knochenmarkzellen oder myeloische Zellen des peripheren Blutes benutzt. Nach kurzfristiger Inkubation in einem Colchicin enthaltenden Nährmedium werden die Zellen in einer hypotonen Lösung suspendiert, dann in Äthanol-Eisessig (3:1) fixiert, auf einen Objektträger gebracht und z.B. mit Giemsa-Lösung gefärbt. In der Regel findet man dann bei der CML das Ph^1-Chromosom in 100% der Metaphasen. Es ist bemerkenswert, daß dieser Befund unabhängig davon ist, ob die Diagnose CML früh oder spät gestellt wird und ob der Patient in Remission ist oder ein Rezidiv hat. Auch in der perfektesten Remission bleibt das Ph^1-Chromosom in 100% der Metaphasen nachweisbar, und das gleiche gilt für die Blastenphase. Die Tatsache, daß unabhängig von der klinischen und zytologischen Situation alle Metaphasen Ph^1-positiv sind, hat schon frühzeitig zur Vermutung Anlaß gegeben, daß alle drei Knochenmarksysteme die Ph^1-Anomalie aufweisen müssen (Sandberg et al., 1962; Trujillo u. Ohno, 1963). Durch den Nachweis von Hämoglobinderivaten in Ph^1-positiven Zellen ist das für die Erythropoese bewiesen worden (Clein u. Flemans, 1966; Rastrick, 1969), während für die Megakaryozytopoese bislang nur indirekte Hinweise vorliegen (Hossfeld et al., 1975c). Zusammen mit der Erkenntnis, daß Lymphozyten Ph^1-negativ sind, ergaben sich damit drei wichtige Schlußfolgerungen: 1. die drei Knochenmarksysteme haben eine gemeinsame Stammzelle; 2. das Ph^1-Chromosom wird in der Stammzellpopulation induziert; 3. Lymphozyten und Knochenmarkzellen haben verschiedene Stammzellen. Beweise für die Richtigkeit dieser Thesen stehen noch aus. Hinsichtlich der Frage des uni- oder multizellulären Ursprungs der CML sprechen Chromosomenbefunde bei Patienten mit CML und konstitutionellem Geschlechtschromosomenmosaizismus 46,XY/47,XXY (Fitzgerald et al., 1971; Moore et al., 1974), sowie Enzymstudien bei Patientinnen mit Heterozygotie für das Geschlechtschromosomgebundene Enzym Glukose-6-Phosphat-Dehydrogenase (Barr u. Fialkow, 1973; Fialkow et al., 1967) und schließlich zytogenetische Studien bei Patienten mit konstitutionellen Chromosomenanomalien (Gahrton et al., 1973; Hossfeld, 1975a) (Abb. 5a und 5b) für unizellulären Ursprung. Die Möglichkeit, daß die CML im Einzelfall auch multizellulären Ursprungs sein kann (Tough et al., 1961) und daß das Ph^1-Chromosom auch in differenzierteren Zellsystemen entstehen kann (Hossfeld et al., 1971; Sandberg et al., 1971), sollte aber nicht außer acht gelassen werden.

In dem bisher Gesagten wurde schon die These angedeutet, daß die Induktion des Ph^1-Chromosoms ursächlich mit der Entstehung der CML verbunden ist.

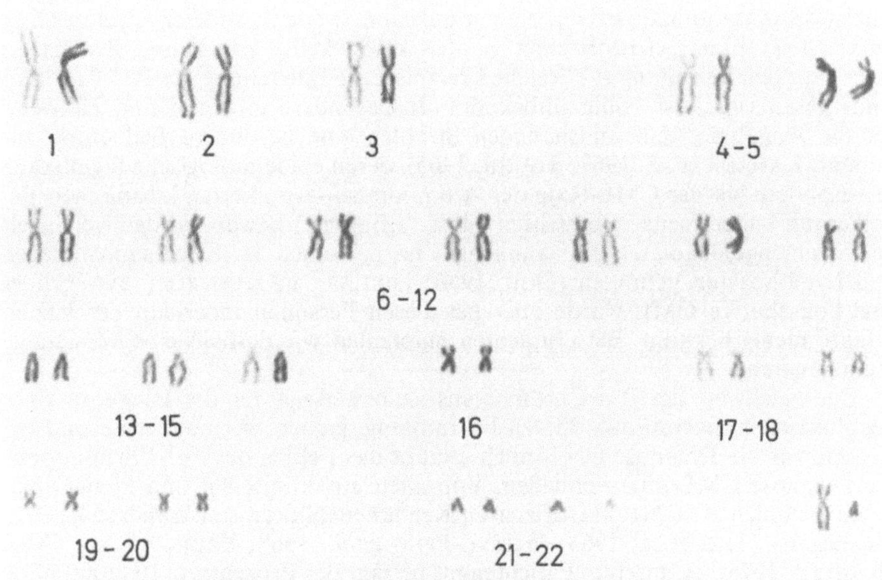

Abb. 2. Karyotyp einer Ph¹-positiven Knochenmarkmetaphase. Konventionelle Färbetechnik, die lediglich eine zuverlässige Paarung der Chromosomen 1, 2, 3 und 16 erlaubt, während die übrigen Chromosomenpaare mehr oder weniger willkürlich zusammengestellt wurden

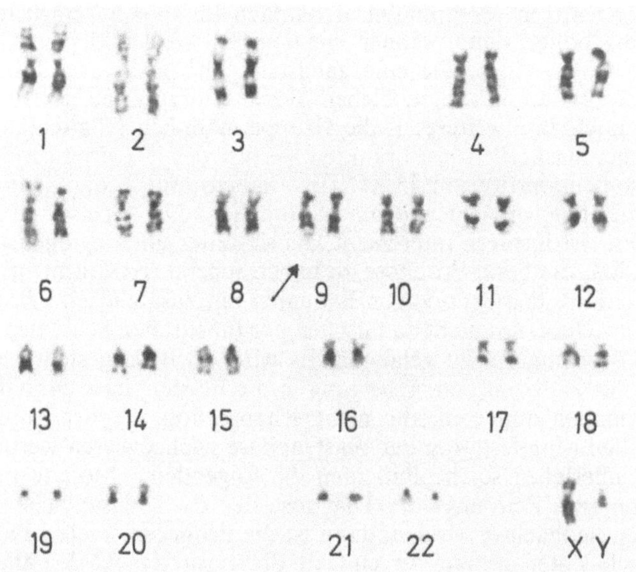

Abb. 3. Karyotyp einer Ph¹-positiven Knochenmarkmetaphase. Chromosomenfärbung mit der Trypsin-Kochsalz-Giemsa-Technik, die zur Darstellung von Bandenmustern führt, welche eine Identifizierung jedes der 23 Chromosomenpaare ermöglichen. Das Ph¹-Chromosom stellt sich als deletiertes Chromosom 22 dar, dessen lange Arme an ein Chromosom 9 transloziert sind (Pfeil)

In der Tat läßt der Umstand, daß ca. 90% aller CML-Fälle eine bestimmte Chromosomenanomalie haben, die nur ausnahmsweise in anderen myeloproliferativen Erkrankungen beobachtet werden kann, keine ernsthaften Zweifel an einer kausalen Beziehung zu. Welche Ereignisse die Entstehung des Ph^1-Chromosoms veranlassen, ist völlig unbekannt. Insbesondere gibt es keine Hinweise für die Annahme, daß ionisierenden Strahlen eine besondere Bedeutung zukommt (Kamada et al., 1967; Tough, 1965), deren epidemiologische Signifikanz insbesondere bei der CML-Rate der Atombomben-exponierten japanischen Bevölkerung andererseits unbestritten ist (s. Ätiologie). Zwar wurden vereinzelt bei Strahlengeschädigten Ph^1-ähnliche Chromosomen in Knochenmarkzellen und Lymphozyten gefunden (Goh, 1966; Ishihara u. Kumatori, 1967), über eine konsekutive CML wurde aber bei diesen Personen innerhalb der letzten 8 Jahre nichts bekannt. Bei Gutachten empfehlen wir deshalb eine vorsichtige Stellungnahme.

Der Nachweis des Ph^1-Chromosoms ist beweisend für die Diagnose einer neoplastischen myeloproliferativen Erkrankung, jedoch ist er weder absolut beweisend für die Diagnose CML noch erlaubt das Fehlen des Ph^1-Chromosoms, die Diagnose CML auszuschließen. Von allen aus klinischen und hämatologischen Gründen als CML klassifizierten Krankheitsbildern sind mindestens 10% Ph^1-negativ (Tjio et al., 1966; Whang-Peng et al., 1968; Ezdinli et al., 1970; Hossfeld, 1976); in unserem Patientengut beträgt der Prozentsatz 10 (100 Fälle). Eine CML sollte erst dann als Ph^1-negativ eingestuft werden, nachdem eine ausreichende Zahl von Metaphasen, die von Knochenmarkzellen abstammen, untersucht worden ist. Dies ist wichtig, um nicht solche Fälle zu übersehen, die neben der dominierenden Ph^1-negativen eine Ph^1-positive Population haben, was erhebliche prognostische Konsequenzen haben soll (Whang-Peng et al., 1968). Da manchmal nicht eindeutig entschieden werden kann, ob die Metaphase Ph^1-positiv ist oder nicht, sind wir dazu übergegangen, einen Fall mit weniger als 10% Ph^1-negativen Metaphasen als einfach Ph^1-positiv einzustufen. Liegt der Prozentsatz höher, dann rechnen wir den Fall zu der kleinen Gruppe von Ph^1-positiven CML-Fällen, die eine gemischte Ph^1-positive und Ph^1-negative Knochenmarkpopulation besitzt. Neben dieser Untergruppe der Ph^1-positiven CML gibt es noch zwei weitere: 1. die Gruppe männlicher Patienten mit einem auf die Knochenmarkzellen beschränkten Verlust des Y-Chromosoms, die also die Chromosomenkonstitution 45,XO,1Ph^1 haben, und 2. die Gruppe von Patienten mit zusätzlichen Chromosomenanomalien. Die Gruppe der Patienten mit 45,XO,1Ph^1 ist insofern interessant, als sie unter allen zytogenetischen Varianten der CML die beste Prognose zu haben scheint (Sandberg u. Hossfeld, 1974). Die Kenntnis der Gruppe von Patienten mit zusätzlichen Chromosomenanomalien ist wichtig, um nicht zu falschen prognostischen Schlüssen und therapeutischen Konsequenzen zu gelangen. Es wird noch dargestellt werden, daß in etwa 70% der Fälle mit dem Übergang in die Blastenphase zusätzliche Chromosomenanomalien auftreten, die nicht selten schon vor der klinischen und hämatologischen Manifestation der Blastenphase nachgewiesen werden können. In der Regel überleben solche Patienten die folgenden 6 Monate nicht. Wenn dagegen schon zum Zeitpunkt der Diagnose der CML zusätzliche Chromosomenanomalien beobachtet werden, dann ist die Prognose solcher Patienten nur geringfügig schlechter als die der einfach Ph^1-positiven CML-Fälle (Whang-Peng et al., 1968) und bedeutet auf keinen Fall eine beginnende Blastenphase.

Es ist nicht gerechtfertigt, jede Ph^1-positive hämatologische Erkrankung zwangsläufig als CML zu bezeichnen. Zu den kürzlich von uns zusammengestellten Ph^1-positiven Erkrankungen, die nicht CML waren (Sandberg u. Hossfeld,

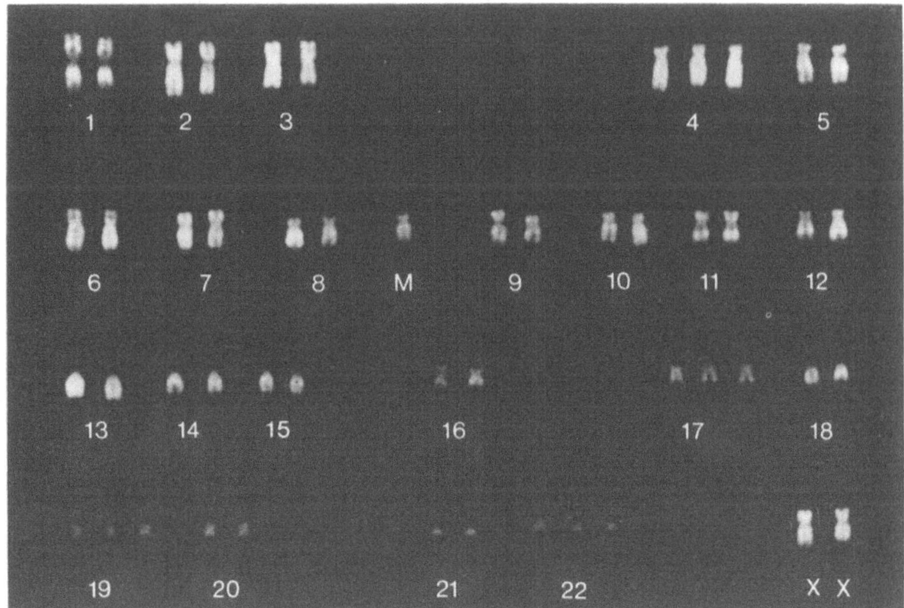

Abb. 4. Karyotyp einer hyperdiploiden Knochenmarkmetaphase von einer Patientin mit CML in Blastenphase. Neben zwei Ph[1]-Chromosomen liegen Extrachromosomen in den Gruppen 4–5, 6–12, 17–18 und 19–20 vor. Fluoreszenz-Färbung, die wie die Trypsin-Kochsalz-Giemsa-Technik eine genaue Zuordnung der Chromosomen erlaubt. Der Karyotyp hat die Chromosomenformel: $51,XX,+4,+mar,9q+,+17,+19,22q-,+22q-$

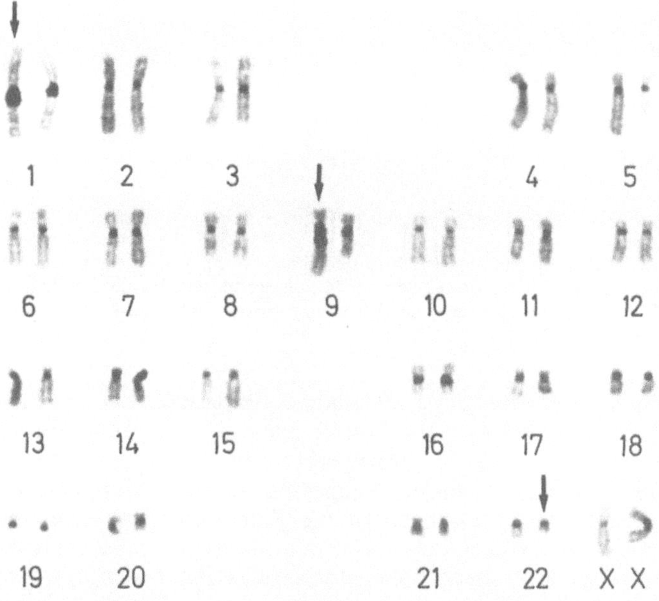

Abb. 5a. Karyotyp einer Patientin mit Ph[1]-positiver CML, bei der alle Körperzellen eine konstitutionelle Variante in Form einer Verlängerung der sekundären Konstriktion eines Chromosoms 9 aufwiesen. Die Translokation $9q+;22q-$ betraf nur das variante Chromosom 9

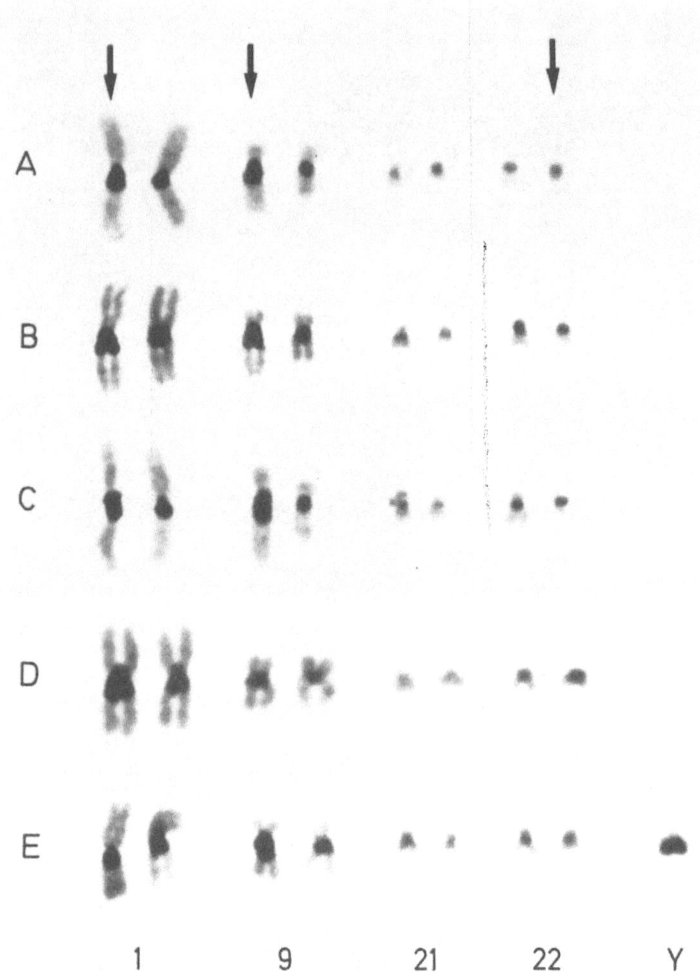

Abb. 5b. Partielle Karyotypen der Patientin und ihrer Eltern. Das variante Chromosom 9 wurde vom Vater, das variante Chromosom 1 von der Mutter ererbt. Beachte die Verlängerung des varianten Chromosoms 9 der Patientin als Folge der Translokation

1974), können noch eine Erythroleukämie (PACHECO et al., 1973), eine akute myeloische Leukämie (KHAN, 1973) und eine akute megakaryoblastische Leukämie (HOSSFELD et al., 1975c) hinzugefügt werden. Es sind damit knapp 40 solcher Fälle bekannt geworden. Gemessen an der Häufigkeit Ph^1-negativer myeloproliferativer Erkrankungen ist die Zahl sicherlich klein und — wegen der Seltenheit — wahrscheinlich auch noch überrepräsentiert. Dennoch messen wir diesen Fällen eine theoretische und praktische Bedeutung zu (SANDBERG u. HOSSFELD, 1974), und sie unterstreichen unsere Auffassung, daß in der Regel der zytogenetische Befund dem zytologischen unterzuordnen ist.

Mit dem Übergang in die Blastenphase treten in etwa 70% der Fälle zusätzliche Chromosomenanomalien in den myeloischen Zellen auf. In der Regel kommt es zu einer Zunahme der Chromosomenzahl von 46 auf 47 bis 51, selten sogar bis 58 (SANDBERG u. HOSSFELD, 1974). Chromosomenverlust (Hypo-diploidie) und strukturelle Chromosomenanomalien sind selten und werden sicherlich seltener als bei akuten myeloischen Leukämien beobachtet. Das Ph^1-Chromosom bleibt ausnahmslos erhalten. Wie das Ph^1-Chromosom ist die Aneu-ploidie nicht auf granulozytäre Zellen beschränkt, sondern betrifft auch die übrigen myeloischen Zellen (CLEIN u. FLEMANS, 1966; HOSSFELD u. SANDBERG, 1970). Ph^1-positive und Ph^1-negative CML verhalten sich in der Blastenphase gleich (BAUKE u. BACH, 1972). In den wenigen Fällen, in denen eine Remission der Blastenphase erzielt werden konnte, waren die aneuploiden Metaphasen in dieser Phase nicht mehr nachweisbar (COURT BROWN u. TOUGH, 1963; KHOURI *et al.*, 1969; GARSON *et al.*, 1969; CANELLOS *et al.*, 1971, 1972; SRODES *et al.*, 1973), um im Rezidiv in gleicher oder weiter veränderter Form wieder aufzutre-ten. Die Chromosomenveränderungen in der Blastenphase folgen bemerkenswer-terweise bestimmten Regeln. Am häufigsten findet man eine Verdoppelung des Ph^1-Chromosoms; es folgen Trisomie 8, Isochromosom 17 und Trisomie 19 (GAHRTON *et al.*, 1974; HAYATA *et al.*, 1975; HOSSFELD, 1974a; ROWLEY, 1973). Vereinzelt konnte ein schrittweises Hinzukommen neuer Chromosomenanoma-lien beobachtet werden (FORD u. CLARKE, 1963; PEDERSEN u. VIDEBAEK, 1964; DE GROUCHY *et al.*, 1966; CROSSEN *et al.*, 1971), ein Vorgang, für den MAKINO (1956) den Begriff „klonale Evolution" eingeführt hat (Abb. 4).

5. Pathologie

Die herausragenden pathologisch-anatomischen Befunde der chronischen Phase der CML sind extreme Hyperplasie des Knochenmarks und massive Splenome-galie. Die Hyperplasie des Knochenmarks ist auch in den Knochenabschnitten nachweisbar, die beim Erwachsenen normalerweise nur Fettmark enthalten. Das Fettmark ist weitgehend durch Zellmark ersetzt. Gewöhnlich ist das Mark von grauroter Farbe, von fester Konsistenz und setzt sich ganz überwiegend aus Zellen der Granulopoese zusammen. Das Zellbild wird von reifen Formen be-herrscht. Eosinophilie, Basophilie und Unregelmäßigkeit sowie Verminderung der Granulation (HELLY, 1927; MOESCHLIN u. ROHR, 1939; HEILMEYER u. BEGE-MANN, 1951) der Neutrophilen können bei der Differenzierung der leukämischen Hyperplasie von der leukämoiden Reaktion als Hinweis auf CML dienen. Mega-karyozyten sind meistens vermehrt, während die Erythropoese auf einige Normo-blastennester reduziert ist.

1966 beschrieb ALBRECHT zum ersten Mal „Gaucher"-Zellen im Knochen-mark von Patienten mit CML. Es sind 20—40 μ große, ovale Zellen mit blauem bis blaßblauem, wellig-streifigem Zytoplasma und exzentrisch gelegenem kleinen Kern, die den bei Morbus Gaucher typischerweise nachweisbaren, Glukozere-brosid speichernden Retikulumzellen entsprechen. ALBRECHT (1966, 1972) fand „Gaucher"-Zellen ausschließlich bei Patienten mit CML, und zwar in 35 von 211 Fällen. Diese Beobachtung wurde elektronenmikroskopisch und bioche-misch bestätigt (SMITH *et al.*, 1968; CHABNER *et al.*, 1969; KATTLOVE *et al.*, 1969; ROSNER *et al.*, 1969). Als Pathomechanismus wurde ein aus dem vermehrten Granulozytenumsatz stammendes Überangebot an Glukozerebrosiden, das zu einer Überladung der Retikulumzellen führt, vorgeschlagen. Im Gegensatz zum Morbus Gaucher konnte bei der CML kein Glukozerebrosidase-Mangel festge-

stellt werden (Kattlove *et al.*, 1969). „Gaucher"-Zellen wurden auch in vereinzelten Fällen von akuter Leukämie beobachtet (Rosner *et al.*, 1969; Witzleben
et al., 1970).

Normalerweise geht bei der CML die Knochenmarkhyperplasie mit einer
Verminderung des aus argyrophilen und kollagenen Fasern bestehenden Stützge-
rüstes der Markhöhlen einher (Helly, 1927). Eine umschriebene oder diffuse
Faservermehrung im Sinne einer Myelofibrose, die bis zur Knochenbildung
im Sinne einer Myelosklerose fortschreiten kann, wird in der älteren Literatur
kaum erwähnt. Ihr wird erst seit wenigen Jahren eine zunehmende Beachtung
entgegengebracht. Die Fibrosierung wurde zunächst hauptsächlich als therapiebedingter „Vernarbungsprozeß" gedeutet (Helly, 1927; Masshoff u. Heinzel,
1950; Hunstein *et al.*, 1965). Heute scheint es gerechtfertigt, die Myelofibrose
als ein integrales Phänomen der CML zu betrachten (Czitober, 1963; Krauss,
1966; Tanzer *et al.*, 1966a; Gralnick *et al.*, 1971), das autonom in 10−20%
der unbehandelten Fälle abläuft, aber durch Radio- oder Chemotherapie poten-
ziert werden kann (Fischer, 1968). Nach Gralnick *et al.* (1971) beginnt die
Myelofibrose fokal mit einer Vermehrung besonders der argyrophilen Fasern.
Mit fortschreitender Erkrankungsdauer entwickelt sich ein dichtes retikuläres
und kollagenes Fasergewebe, das sich diffus ausbreitet, aber auch herdförmig
bleiben kann. Die Häufung der Myelofibrose bei behandelten CML-Fällen (nach
Tanzer *et al.* [1965] 42% gegenüber 19% bei unbehandelter CML) kann Thera-
piefolge sein; eine Abhängigkeit von der Erkrankungsdauer ist jedoch nicht
auszuschließen. Die Pathogenese der Faserproliferation scheint anders zu sein
als die der myeloischen Proliferation; dafür sprechen die Befunde, daß 1. nur
bei 10−20% der unbehandelten CML-Fälle eine Myelofibrose gefunden wird
und daß 2. die Knochenmarkfibroblasten Ph^1-negativ sind (Maniatis *et al.*,
1969; de la Chapelle *et al.*, 1973). In einem Fall wurde das Ph^1-Chromosom
allerdings auch in Fibroblasten festgestellt (Hentel u. Hirschhorn, 1971).

Neben Myelofibrose können an weiteren Knochenmarkveränderungen phthi-
sische Herde, Blutungen und Nekrosen bei der Autopsie gefunden werden (Martin, 1969). Die Knochen selbst können Demineralisation und umschriebene
oder diffuse, grob- bis kleinherdige Destruktionen aufweisen (Rotter u. Büngeler, 1955; Rundles, 1972).

Die Milz ist immer stark vergrößert und wiegt gewöhnlich 1000−3000 g
(Britton, 1969); Gewichte bis 10 kg wurden beschrieben (Rotter u. Büngeler,
1955). Ihre Oberfläche ist glatt, ihre Konsistenz fest. Je größer das Organ ist,
um so häufiger lassen sich Infarkte nachweisen, die zu Verklebungen mit der
Bauchwand und benachbart liegenden Organen geführt haben. Von Infarkten
und ihren Folgen abgesehen, ist die Schnittfläche der Milz rot bis graurot.
Linsen- bis erbsgroße leukämische Herde können Lymphfollikel, die in der
Regel atrophisch sind, vortäuschen. Mikroskopisch zeigt sich eine diffuse Durchsetzung mit myeloischen Zellen aller drei Systeme und aller Reifungsstufen
bei absoluter Lymphopenie. Zellen der Erythropoese sind häufiger als im Knochenmark; die Zahl der unreifen granulozytären Zellen ist im Knochenmark
größer als in der Milz (Moeschlin, 1947; Brandt u. Schnell, 1969). Im fortgeschrittenen Stadium erfährt auch die Milz (idiopathisch oder iatrogen?) eine
zunehmende Fibrosierung (Rotter u. Büngeler, 1955), an der sicherlich auch
eine relativ verminderte Blutversorgung beteiligt ist.

Die Leber ist regelmäßig vergrößert, jedoch wesentlich geringer als die Milz.
Auf der blaßroten Schnittfläche sieht man vorwiegend in den Sinusoiden, aber
auch in den Glissonschen Feldern gelegene, aus leukämischen Zellen bestehende
Knötchen. Die benachbarten Leberzellen können atrophisch geschädigt sein.

Die Lymphknoten sind in der Regel während der chronischen Phase nicht vergrößert. Dies ändert sich mit dem Übergang in die Blastenphase. Prominente Lymphadenopathie, zunächst unilokulär und ohne bevorzugte Lokalisation, später diffus und besonders den Bauchraum betreffend, ist ein häufiger Befund in diesem Stadium (JOSEPH et al., 1966; GARFINKEL u. BENNETT, 1969; STEINBERG u. DREILING, 1973). Die Lymphknoten sind von grauweißer Farbe, ihre Struktur ist weitgehend zerstört, die Kapsel durchbrochen; sie sind mehr oder weniger vollständig von oftmals undifferenzierten Blasten durchsetzt. Morphologisch sind solche Lymphadenopathien von Retikulo- oder Lymphosarkomen manchmal nicht zu unterscheiden, wurden entsprechend häufig als solche klassifiziert und als Zweiterkrankung aufgefaßt (WILDHACK, 1957; HELBIG u. LOHSE, 1965; WILSON u. VAN SLYCK, 1966; LASZLO u. GRODE, 1967; ANDRÉ et al., 1972). Erst durch zytochemische und zytogenetische Untersuchungen kann eine exakte Identifizierung erreicht werden; wobei die Naphthol-AS-D-Chloracetat-Esterase-Reaktion (LEDER, 1964, 1972; FISCHER, 1968; FISCHER u. SCHAEFER, 1972) wertvoller ist als die Peroxydase-Reaktion, die in Anbetracht der Unreife der Zellen meistens negativ ist. PAS-Positivität ist nicht beweisend für Lympho- oder Retikulosarkom (s. Zytochemische und biochemische Befunde). Absolut beweisend für die myeloische Natur ist der Nachweis des Ph^1-Chromosoms (DUVALL et al., 1967; KNOSPE et al., 1967; ELLMAN u. CHESNEY, 1973; HOSSFELD, 1975b).

Das pathologisch-anatomische Substrat der Blastenphase ist gewöhnlich eine mehr oder weniger ausgeprägte *diffuse* Infiltration von Knochenmark, Milz, Leber und Lymphknoten mit Blasten. Darüber hinaus können zahlreiche andere Organe, besonders Nieren, Genitalorgane, Verdauungsorgane, Haut, Gehirn, Meningen und Lungen beteiligt sein. Vermutlich häufiger als bislang angenommen, kann sich die Blastenphase zunächst auch *lokal* manifestieren, ohne daß Knochenmark oder Blut Hinweise auf eine Blastenphase bieten. Es sind Fälle beschrieben worden, bei denen die lokale Manifestation der Blastenphase der Generalisation um viele Monate vorausging. Neben Lymphknoten (GEE et al., 1973; MUSS u. MOLONEY, 1973; HOSSFELD et al., 1975b) und Meningen (WILDHACK, 1957; KWAAN et al., 1969) wurde häufig periossäres und ossäres Gewebe ohne (MUSS u. MOLONEY, 1973) oder mit (KONECNI et al., 1957; WILDHACK, 1957; JOSEPH et al., 1966; CHABNER et al., 1969; SUCHI u. OTA, 1973) osteolytischer Knochendestruktion als Primärlokalisation nachgewiesen. Wie die Lymphknoten wurden besonders die periossären und ossären Blastome häufig als Retikulosarkom gedeutet. SUCHI und OTA (1973), die 15 Fälle von ossären Blastomen sammelten, unterschieden 5 histologische Typen, die jedoch nicht scharf voneinander zu trennen waren. Bei Typ I herrschten völlig undifferenzierte, Sarkom-ähnliche Zellen vor, bei Typ V ähnelten die Zellen Myeloblasten. Die übrigen Typen zeigten fließende Übergänge. Ossäre Blastome sind am häufigsten in den Beckenknochen und den langen Röhrenknochen lokalisiert (KONECNI et al., 1957; WILDHACK, 1957; KNOSPE et al., 1967; CHABNER et al., 1969; SUCHI u. OTA, 1973). Anhand der von CHABNER et al. (1969) mitgeteilten Daten läßt sich vermuten, daß ossäre Blastome in etwa 3% der Patienten mit CML vorkommen. Wegen der klinischen Bedeutung soll an dieser Stelle noch auf solche Blastome hingewiesen werden, die — in der Nähe der Wirbelsäule gelegen — Querschnittssyndrome verursachen können (MUSS u. MOLONEY, 1973; eigene Beobachtungen). Auch solche Patienten können in einer hämatologischen Vollremission sein. Wirbelkörperdestruktionen können fehlen (MUSS u. MOLONEY, 1973).

Die Sektion deckt als häufigste Todesursache Infektionen und intrakranielle, gastrointestinale und/oder pulmonale Blutungen auf (FISCHER u. SCHAEFER,

1972). Bei den intrakraniellen Blutungen überwiegen die intrazerebralen die subduralen und subarachnoidalen (Moore *et al.*, 1960; Phair *et al.*, 1964). Es wurde nachgewiesen, daß die intrazerebralen Blutungen, die vorwiegend in der weißen Substanz lokalisiert sind, weniger durch die Thrombozytopenie bedingt sind als vielmehr in signifikanter Beziehung zur peripheren Blastenzahl stehen (Moore *et al.*, 1960; Phair *et al.*, 1964). Als kritische Zellzahl gaben Moore *et al.* (1960) 100000/µl und Phair *et al.* (1964) 50000/µl an. Leukämische Infiltrationen der intrazerebralen Gefäße und erhöhte Blutviskosität mit konsekutiver Vasodilatation werden als die Mechanismen diskutiert, die zur Gefäßrupturierung führen.

6. Zytochemische und biochemische Befunde

a) Alkalische Leukozytenphosphatase (ALP)

Die Regelmäßigkeit, mit der die Aktivität der ALP in jugendlichen und segmentierten Neutrophilen von Patienten mit CML erniedrigt gefunden wird, hat den Nachweis dieses Enzyms zu einem der wertvollsten Parameter in der Differentialdiagnose der myeloproliferativen Erkrankungen gemacht. Normalerweise zeigen etwa ein Drittel der Neutrophilen eine positive ALP-Reaktion (Merker, 1965). Nach Streß, Infektion oder Schwangerschaft nehmen die Zahl der ALP-positiven Neutrophilen und die Aktivität der ALP pro Zelle zu (Merker, 1965; Kaplow, 1968) (Abb. 6a). Die ALP spielt bei der Vernichtung von durch Neutrophile phagozytierten Mikroorganismen eine wichtige Rolle (Ford Bainton, 1973). Die ALP ist in den spezifischen Granula der Neutrophilen enthalten; die spezifischen Granula werden wie die azurophilen Granula vom Golgi-Apparat gebildet, wobei die Bildung der azurophilen Granula schon auf der Ebene

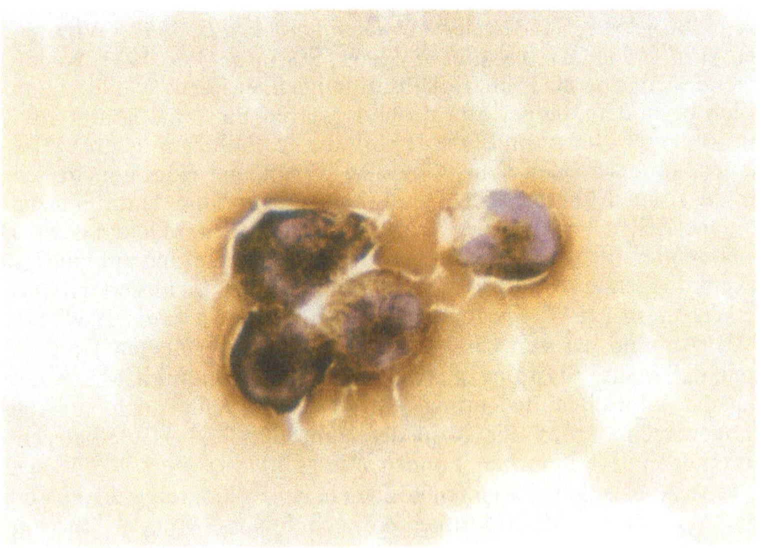

Abb. 6a. Hoher Aktivitätsindex der alkalischen Leukozytenphosphatase bei einem Patienten mit Morbus Hodgkin (Vergr. 1 200 ×)

der Myeloblasten, die der spezifischen Granula erst auf der Ebene der Myelozyten erfolgt (ACKERMAN, 1964b; FORD BAINTON et al., 1971; ZEYA u. LASZLO, 1973). Damit ist die Aktivität der ALP von der Differenzierungsfähigkeit granulopoetischer Zellen, insbesondere von der Reifung des Zytoplasmas und der in ihm enthaltenen Zellorganellen abhängig. Aufgrund elektronenmikroskopischer (BESSIS, 1968) und zytochemischer Befunde stellten PEDERSEN und HAYHOE (1971) die These auf, daß bei der CML die Reifung des Zytoplasmas im Vergleich zu der des Kerns verzögert ist, was nach dem oben Gesagten eine verminderte Aktivität der ALP in den Neutrophilen, die lichtmikroskopisch unauffällig aussehen, bewirken würde. Nach neueren elektronenmikroskopisch-zytochemischen Befunden kann angenommen werden, daß die verminderte Aktivität der ALP auf einem Enzymmangel und nicht auf einem Fehlen der spezifischen Granula in den CML-Granulozyten beruht (ULLYOT u. BAINTON, 1974; ROSENBLUM u. PETZOLD, 1975). Unklar ist gegenwärtig noch, ob mit der Dissoziation von Kern- und Plasmareifung nur quantitative oder auch qualitative Unterschiede der Enzymaktivität verbunden sind. Mit Hilfe der Stärke-Gel-Elektrophorese beobachteten ROBINSON et al. (1965), KLEIN et al. (1966) und WEAVER und LYONS (1968) bei der CML im Vergleich zur Normalpersonen ein qualitativ unterschiedliches Isoenzymverhalten. PETERLIK et al. (1970) konnten diesen Befund nicht bestätigen, und auch BOTTOMLEY et al. (1969) fanden keinerlei biophysikalische und biochemische Unterschiede zwischen dem gereinigten Enzym von normalen und leukämischen Leukozyten; allerdings wiesen sie immunologisch eine Verminderung der spezifischen Aktivität des aus CML-Leukozyten gewonnenen Enzyms nach. Untersuchungen von ROSENBLUM und PETZOLD (1975) ergaben keinen Hinweis darauf, daß die Granula der CML-Granulozyten eine enzymatisch defekte ALP von normaler Antigenität enthalten.

Entgegen ursprünglichen Vermutungen (ALTER et al., 1962) besteht zwischen dem Ph^1-Chromosom und der ALP keine direkte Gen-Dosis-Beziehung. Diese war aufgrund der erhöhten Aktivität der ALP bei Kindern mit Mongolismus angenommen worden. Besonders seitdem man weiß, daß bei Mongolismus und CML zwei verschiedene Chromosomen betroffen sind, ist die Hypothese nicht mehr aufrechtzuerhalten. Glaubt man an die primäre Rolle des Ph^1-Chromosoms in der Pathogenese der CML, dann kann man dem Ph^1-Chromosom nur eine indirekte Beziehung zur ALP im Rahmen der Reifungsstörung zuweisen.

KAPLOW hat 1968 Methoden und klinische Bedeutung der ALP zusammengefaßt und dabei die Ergebnisse der ALP-Aktivität von über 700 CML-Fällen zusammengestellt. Danach ist bei 92% der unbehandelten Patienten die ALP erniedrigt oder nicht nachweisbar (Abb. 6b). Zu sehr ähnlichen Ergebnissen kamen MERKER und HEILMEYER (1960), HELBIG und WEISSEL (1961), LAMBERS und BAUER-SIČ (1963), TANZER et al. (1966a), MITUS und KIOSSOGLOU (1968) und ROSNER et al. (1972) an eigenen, größeren Patientenkollektiven. Normale oder erhöhte ALP wurden bei 6 bzw. 2% der Patienten mit unbehandelter CML gefunden; häufig, aber nicht immer konnte bei solchen Patienten das abnorme Verhalten der ALP mit interkurrenten Infektionen, Schwangerschaft, beginnender Blastenphase, Myelofibrosierung und Ph^1-Chromosom-Negativität in Zusammenhang gebracht werden (HELBIG u. WEISSEL, 1961; TANZER et al., 1966a; EZDINLI et al., 1970). Von großer theoretischer Bedeutung ist der erstmals von MITUS et al. (1958) erhobene Befund, daß die ALP in der (radio- oder chemotherapeutisch induzierten) Remission normal werden kann, was in den folgenden Jahren vielfach bestätigt wurde (MERKER u. HEILMEYER, 1960; HELBIG u. WEISSEL, 1961; BLOCK et al., 1963; TANZER et al., 1966a; ROSNER et al., 1972). Nach KAPLOW (1968) kann die Normalisierung in 32% der Fälle beob-

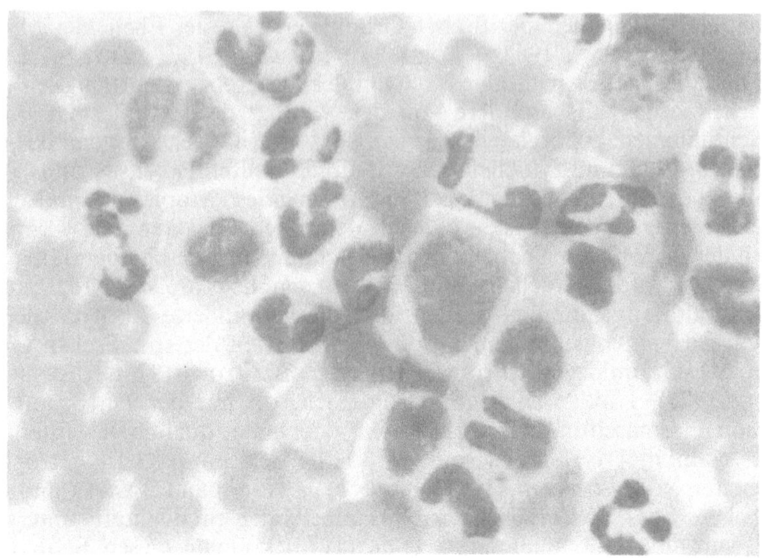

Abb. 6b. Kein Nachweis der Aktivität der alkalischen Leukozytenphosphatase bei einem Patienten mit chronischer myeloischer Leukämie (Vergr. 1 200 ×)

achtet werden; Helbig und Weissel (1961), Tanzer *et al.* (1966a) und Rosner *et al.* (1972) geben Zahlen zwischen 10 und 50% an. Im Rezidiv fällt die ALP wieder ab. Eine Erhöhung der ALP kann in der Remission selten (Merker und Heilmeyer, 1960; Helbig u. Weissel, 1961; Block *et al.*, 1963; Tanzer *et al.*, 1966a; Rosner *et al.*, 1972), in der Blastenphase dagegen häufig nachgewiesen werden (Helbig u. Weissel, 1961; Hammouda *et al.*, 1964; Tanzer *et al.*, 1966a; Kamada *et al.*, 1967). In der Blastenphase ist nach Kaplow (1968) die ALP in 56% der Fälle erhöht, in 15% normal und in 29% erniedrigt. Normale und erhöhte ALP-Aktivitäten werden regelmäßig in hypo- oder aplastischen Phasen der CML infolge Überbehandlung gefunden (Merker, 1965; Tanzer *et al.*, 1966a; Dosik *et al.*, 1970; Rosner *et al.*, 1972).

Die Ursachen der Fluktuation der ALP während Remission, Rezidiv und Blastenphase sind unklar. In der chronischen Phase können in Einzelfällen — wie schon erwähnt — Infektionen einen ALP-Anstieg bewirken (Rosen u. Teplitz, 1965; Tanzer *et al.*, 1966a; Perillie, 1967; Dosik *et al.*, 1970), obwohl Merker (1965) nachwies, daß die Reaktion der ALP auch im Pyrogentest bei der CML vermindert ist. In der chronischen Phase ist die Fluktuation höchstwahrscheinlich nicht Folge einer Repopulation des hämatopoetischen Systems mit normalen myeloischen Zellen, da selbst in der hypoplastischen Phase 100% der Knochenmarkzellen Ph^1-positiv bleiben (Dosik *et al.*, 1970). Offensichtlich ist die Chemo- oder Radiotherapie in der Lage, zumindest in einem Teil der Zellen wieder eine normale Reifung zu bewirken, die nicht nur zu einer (teilweisen) Normalisierung der ALP, sondern auch anderer Enzyme (s. unten) und des Phagozytoseindexes (Pedersen u. Hayhoe, 1971) führt, obwohl der zytogenetische Defekt bestehen bleibt. Pedersen und Hayhoe (1971) stellten die Hypothese auf, daß ALP-positive und ALP-negative Neutrophile aus verschiedenen Produktionsstätten kommen, nämlich Milz und Knochenmark. Grozdéa *et al.* (1970) lieferten Hinweise für die Gültigkeit dieser Hypothese, indem sie vergleichende Bestimmungen der ALP in Knochenmark- und Milzzellen durchführten.

Die Korrelation von erniedrigter ALP und typischer CML ist so hoch, daß man beim Nachweis einer normalen oder erhöhten ALP die Prognose negativ beeinflussende Faktoren vermuten kann. Hierbei muß in erster Linie an Myelofibrosierung, Ph^1-Chromosom-Negativität und beginnende Blastenphase gedacht werden. Zwischen dem Verhalten der ALP während der Remission und der Prognose scheint keine Beziehung zu bestehen (BLOCK *et al.*, 1963).

b) Saure Phosphatase

Die saure Phosphatase gehört zu den lysosomalen Enzymen, die in den azurophilen Granula der granulopoetischen Zellen lokalisiert sind (FORD BAINTON *et al.*, 1971). Promyelozyten und Myelozyten weisen den größten Gehalt an saurer Phosphatase auf, während unreifere und reifere Formen der Granulopoese geringere Enzymmengen enthalten (MERKER, 1968; FORD BAINTON *et al.*, 1971). Bei der CML wurde übereinstimmend eine Vermehrung dieses Enzyms in allen Reifungsstadien gefunden (LAMBERS u. BAUER-SIČ, 1962; MERKER, 1968; SPICER u. HARDIN, 1969; LI *et al.*, 1970; QUAGLINO, 1972). Ob diese Untersuchungen bei unbehandelten CML-Fällen gemacht wurden, ist nicht mitgeteilt worden. Auch sind uns keine Arbeiten bekannt, die das Verhalten der sauren Phosphatase in Remission und Blastenphase beschreiben. Mit der Polyacrylamid-Gel-Elektrophorese wurden fünf Isoenzyme der sauren Phosphatase dargestellt, die möglicherweise eine krankheitsspezifische Verteilung haben; CML-Leukozyten zeigten eine Verminderung oder ein Fehlen des Isoenzyms 3 (LI *et al.*, 1970).

c) Myeloperoxydase und Lipide

Die Myeloperoxydasereaktion dient dem Nachweis der in den azurophilen Granula granulopoetischer Zellen enthaltenen Peroxydase, einem wichtigen bakterizid und viruzid wirkenden Enzym (FORD BAINTON *et al.*, 1971; KLEBANOFF, 1970; SPICER u. HARDIN, 1969). Mit der Sudanschwarzfärbung werden Lipide und Lipoidkomplexe, die wahrscheinlich vorwiegend in den spezifischen Granula lokalisiert sind, nachgewiesen (ACKERMAN, 1964b). Dementsprechend können Peroxydase und Lipide mit den üblichen Verfahren (Graham-Knoll oder Sato und Sekya bzw. Sheehan und Storey) in der Regel erst vom Promyelozytenstadium an dargestellt werden. Die Intensität der Reaktion nimmt mit fortschreitender Reifung der Zellen zu.

Die Peroxydasereaktion kann bei der CML normal oder vermindert ausfallen (HAYHOE *et al.*, 1964; TANZER *et al.*, 1966a). GROZDÉA *et al.* (1970) beschrieben mehrere Verhaltensweisen der Peroxydasereaktion: 1. Eine normale Reaktion im Blut und eine verminderte Reaktion im Knochenmark; diese Konstellation fanden sie bei Patienten mit beträchtlicher Splenomegalie und z.T. Lymphadenopathie; weil bei diesen Patienten die aus Milz und Lymphknoten stammenden granulopoetischen Zellen reichlich Peroxydase enthielten, schlossen die Autoren auf einen extramedullären Ursprung der im Blut zirkulierenden Zellen mit normaler Peroxydasereaktion. 2. Eine verminderte Reaktion im Blut und normale Reaktion im Knochenmark, wobei nach Meinung der Autoren am ehesten eine Sequestration der Neutrophilen mit normaler Peroxydasereaktion in der Milz erfolgte. 3. Eine verstärkte Reaktion der Neutrophilen des Knochenmarks in der Blastenphase. In der Blastenphase scheint der Peroxydasegehalt der *Blasten* von deren Differenzierungsgrad abzuhängen. Primitive, lymphoblastoide Blasten sind Peroxydase-negativ (Hayhoe *et al.*, 1964; Tanzer *et al.*, 1966a), während typische Myeloblasten positiv sein können (Tanzer *et al.*, 1966a).

Der Lipidgehalt neutrophiler Granulozyten und ihrer Vorläufer ist bei der CML vermindert (Storti u. Perugini, 1950; Lambers u. Bauer-Sič, 1962). Untersuchungen über das Verhalten der Lipide während des Krankheitsverlaufs sind uns nicht bekannt. Im Gegensatz zur akuten Myeloblastenleukämie beobachteten Hammouda *et al.* (1964) in der Blastenphase eine negative Sudanschwarzfärbung der Blasten und eine wesentlich schwächere Färbung der Promyelozyten und übrigen Granulozyten (Lambers u. Bauer-Sič, 1962; Hayhoe *et al.*, 1964; Grozdéa *et al.*, 1970).

d) Glykogen und Mukopolysaccharide

Mit der PAS-Reaktion (Perjodsäure-Schiff-Reaktion) werden in erster Linie Glykogen, daneben Mukopolysaccharide, Mukoproteine, Glukoproteine und Lipopolysaccharide nachgewiesen (Merker, 1968). Nach Ackerman (1964b) ist der größte Teil des PAS-positiven Materials in den spezifischen Granula enthalten. Der Glykogengehalt steigt mit zunehmender Reifung der granulopoetischen Zellen an. Positiv wird die PAS-Reaktion erst im Promyelozytenstadium, während Myeloblasten normalerweise noch PAS-negativ sind (Heckner, 1963; Lambers u. Bauer-Sič, 1963; Ackerman, 1964b; Hayhoe *et al.*, 1964; Merker, 1968; Grozdéa *et al.*, 1970).

Bei der CML ist der Glykogengehalt der Neutrophilen und ihrer Vorläufer erniedrigt (Merker u. Hui, 1961; Lambers u. Bauer-Sič, 1963). Dieser anhand eines Reaktionsindexes semiquantitativ erhobene Befund wurde von Gahrton (1966) mikrospektrophotometrisch bestätigt. Gahrton fand allerdings, daß der Glykogengehalt in Abhängigkeit vom klinischen Stadium variierte. Bei unbehandelten Patienten oder im Rezidiv betrug er 59% des Glykogengehaltes normaler Neutrophiler, während er in der Vollremission normal war. Die Normalisierung der Leukozytenzahl erwies sich als das nicht alleinig ausschlaggebende Kriterium für den Anstieg des Glykogengehalts, vielmehr mußten Normalisierung der Milzgröße und des Differentialblutbildes hinzukommen. Der erniedrigte Glykogengehalt der Granulozyten bei der CML ist die Folge einer verminderten Speicherfunktion bei gesteigertem Glykogenumsatz (Gahrton u. Zetterberg, 1972). Um die Ursache der biochemischen Normalisierung während der Remission aufzuklären, verglichen Gahrton *et al.* (1969) den Glykogengehalt Neutrophiler aus Blut und Knochenmark. Dabei wurde festgestellt, daß bei beginnender Remission die Normalisierung der Knochenmark-Neutrophilen früher einsetzte als in den Blutneutrophilen, während bei unbehandelter CML und im Stadium der Vollremission keine Unterschiede vorlagen. Gestützt auf proliferationskinetische (Perry *et al.*, 1966; Brandt, 1969; Ogawa *et al.*, 1970) und zytochemische Ergebnisse (ALP) schlugen Gahrton und Zetterberg (1972) vor, daß das Verhalten des Glykogens auf zwei Zellpopulationen hinweisen könnte, die aus verschiedenen Produktionsorten (medullären und extramedullären) stammen. Danach würde die Mehrzahl der zirkulierenden Granulozyten extramedullären Ursprungs sein (Milz!) und die „Normalisierung" dieser Zellen gegenüber den medullär gebildeten verzögert sein. Neben dieser Theorie stellten Gahrton und Zetterberg (1972) die These auf, daß die biochemische Normalisierung Ausdruck einer Repopulation des Knochenmarks mit normalen Zellen sein könnte.

Es wurde schon gesagt, daß Myeloblasten normalerweise PAS-negativ sind, was jedoch nicht bedeutet, daß Myeloblasten gar kein Glykogen enthalten.

Vielmehr können mit der Versilberungsmethode auch in Myeloblasten feinste Granula sichtbar gemacht werden (HECKNER, 1963). In der Blastenphase der CML kann jedoch der Glykogengehalt eines Teils der Blasten derart gesteigert sein, daß die PAS-Reaktion deutlich positiv ausfällt (HECKNER, 1963; HAMMOUDA et al., 1964; TANZER et al., 1966a; PEDERSEN, 1973b). Damit unterscheiden sich diese in der Blastenphase der CML auftretenden Blasten zumindest quantitativ (HECKNER, 1963), nach Ansicht der übrigen Autoren sogar qualitativ von den Myeloblasten der chronischen Phase der CML und der akuten myeloischen Leukämie. Nach HAMMOUDA et al. (1964) und TANZER et al. (1966a) hängt dieser biochemische Unterschied mit einem zytologischen Polymorphismus der Blasten zusammen, wobei die PAS-positiven Blasten häufig primitivere, manchmal lymphoblastische Merkmale aufweisen und entsprechend Sudanschwarz- und Peroxydase-negativ sind. Die Schwierigkeit der Einordnung dieser Leukämien bei Unkenntnis der Anamnese ist in Anbetracht solcher Befunde offenkundig. Die wahre Natur der Leukämie kann meistens erst durch den Nachweis des Ph^1-Chromosoms und/oder der Naphthol-ASD-Chloracetat-Esterase geklärt werden. Wir nehmen an, daß es solche primitiven, PAS-positiven, Peroxydase- und Sudanschwarz-negativen Leukämien waren, die als Ph^1-positive akute Lymphoblastenleukämie vorgestellt wurden (PROPP u. LIZZI, 1970; SAKURAI, 1970b).

PAS-positive, atypische Blasten werden in etwa 50% der Blastenphasen der CML beobachtet; in etwa 20% der Fälle lassen sich nur typische Myeloblasten nachweisen (TANZER et al., 1966a). Es ist noch nicht geprüft worden, ob die verschiedenen zytologisch-zytochemischen Typen eine unterschiedliche Prognose haben und ob sie unterschiedlichen Therapieschemata zugeführt werden sollten.

e) Vitamin B$_{12}$

Bei Patienten mit CML liegt der Vitamin B$_{12}$-Spiegel im Serum 2- bis 50fach oberhalb der Norm (BEARD et al., 1954; MOLLIN u. ROSS, 1955; ERDMANN-OEHLECKER u. HEINRICH, 1956; HERBERT, 1968; GILBERT et al., 1969; BOUSSER et al., 1970; ROSNER u. SCHREIBER, 1972). Trotz der Erhöhung des B$_{12}$-Spiegels ist ein hochsignifikanter Anteil der B$_{12}$-bindenden Proteine ungesättigt, und die totale B$_{12}$-Bindungskapazität des Serums ist auf das 2—10fache gesteigert (BEARD et al., 1954; MOLLIN u. ROSS, 1955; ERDMANN-OEHLECKER u. HEINRICH, 1956; HERBERT, 1968; GILBERT et al., 1969; BOUSSER et al., 1970; ROSNER u. SCHREIBER, 1972). Die Steigerung der B$_{12}$-Bindungskapazität ist die Folge einer Vermehrung B$_{12}$-bindender Proteine (BEARD et al., 1954; MOLLIN u. ROSS, 1955; MENDELSOHN et al., 1958; HERBERT, 1968; MILLER u. SULLIVAN, 1959). Die Serum-Clearance von intravenös injiziertem Vitamin B$_{12}$ ist verzögert (MOLLIN u. ROSS, 1955; RITZ u. MEYER, 1960; RETIEF et al., 1967). Der B$_{12}$-Gehalt granulopoetischer Zellen ist herabgesetzt (THOMAS u. ANDERSON, 1956; KIDD u. THOMAS, 1962), und schließlich wurde eine verminderte B$_{12}$-Aufnahme in CML-Granulozyten beobachtet (PFEIFFER, 1973).

Die Pathogenese des gestörten B$_{12}$-Stoffwechsels bei der CML ist letztlich unklar, was besonders auf Unklarheiten des B$_{12}$-Stoffwechsels unter physiologischen Bedingungen beruht. Allgemein anerkannt werden die engen Beziehungen zwischen Ausmaß der myeloischen Proliferation und Höhe des B$_{12}$-Spiegels sowie der B$_{12}$-Bindungskapazität. Granulozyten enthalten Vitamin B$_{12}$ und sind in der Lage, B$_{12}$-bindende Proteine zu synthetisieren. Die CML ist durch eine enorme Vergrößerung des Granulozytenpools charakterisiert, so daß die Vermehrung von B$_{12}$ und Bindungskapazität als Folge des gesteigerten Granulozytenumsatzes aufgefaßt wird, obwohl der B_{12}-Gehalt der CML-Granulozyten herabgesetzt ist (Mollin u. Ross, 1955; Thomas u. Anderson, 1956; Mendelsohn et al., 1958; Kidd u. Thomas, 1962; Simons u. Weber, 1966; Stenman et al., 1968; Beal u. Read, 1969).

In der Regel besteht eine signifikante Korrelation zwischen der Zahl der zirkulierenden Leukozyten und der Höhe des B_{12}-Spiegels sowie der B_{12}-Bindungskapazität (Beard et al., 1954; Catovsky et al., 1971; Rosner u. Schreiber, 1972). Von dieser Regel gibt es scheinbare Ausnahmen, die damit zusammenhängen, daß die periphere Leukozytenzahl nicht zwangsläufig den totalen intravasalen Granulozytenpool (TBGP) reflektiert. Entsprechend fanden Chikappa et al. (1971) eine bessere Korrelation zwischen TBGP und B_{12}-Bindungskapazität als zwischen peripherer Leukozytenzahl und B_{12}-Bindungskapazität. Diese Befunde erklären auch, daß erhöhte Werte für B_{12} und B_{12}-Bindungskapazität vor Entwicklung einer Leukozytose als Frühsymptom einer CML nachgewiesen wurden (Catovsky et al., 1971; Cassuto et al., 1972). Erwartungsgemäß fallen B_{12}-Spiegel und B_{12}-Bindungskapazität in der Remission der CML ab, ohne jedoch Normalwerte zu erreichen (Beard et al., 1954; Mollin u. Ross, 1955; Erdmann-Oehlecker u. Heinrich, 1956; Herbert, 1968; Gilbert et al., 1969; Bousser et al., 1970; Rosner u. Schreiber, 1972). Der B_{12}-Spiegel bleibt auch bei kompletter Remission durchschnittlich 3—4fach oberhalb des Normalwertes, während die Bindungskapazität relativ stärker abnimmt (Catovsky et al., 1971; Cassuto et al., 1972). Im Rezidiv steigen die Werte wieder an, und in der Blastenphase bleiben sie deutlich erhöht, auch im Vergleich zur primär akuten myeloischen Leukämie (Kidd u. Thomas, 1962; Rosner u. Schreiber, 1972).

Es gibt wahrscheinlich drei Vitamin B_{12}-bindende Proteine, die Transcobalamine (TC) I, II und III (Bloomfield u. Scott, 1972; Carmel, 1972; Chanarin et al., 1972; Scott et al., 1974). TC I verhält sich elektrophoretisch wie α-Globulin, TC II und TC III verhalten sich wie β-Globulin (Mendelsohn et al., 1958; Miller u. Sullivan, 1959; Bloomfield u. Scott, 1972; Carmel, 1972; Chanarin et al., 1972; Scott et al., 1974). Hinsichtlich seiner Antigenität und seines Molekulargewichtes ähnelt TC III aber dem TC I. Vor der erst kürzlich gemachten Entdeckung des TC III (Bloomfield u. Scott, 1972; Carmel, 1972; Chanarin et al., 1972; Scott et al., 1974) hatte man angenommen, daß der Vitamin B_{12}-Transport von TC I und TC II besorgt wird, die im Verhältnis 1:4 im Serum vorliegen, wobei TC II für die Aufnahme von B_{12} aus dem Darm und den Transport zum Gewebe und TC I für den B_{12}-Transport aus der Zelle bzw. die Konstanthaltung des B_{12}-Spiegels im Serum verantwortlich sein sollen (Herbert, 1968; Hall, 1969). Wo TC II produziert wird, ist unbekannt (Leber?), während die Granulozyten als Hauptquelle von TC I und TC III angesehen werden (Mollin u. Ross, 1955; Thomas u. Anderson, 1956; Mendelsohn et al., 1958; Kidd u. Thomas, 1962; Simons u. Weber, 1966; Stenman et al., 1968; Beal u. Read, 1969; Hall, 1969; Scott et al., 1974). Mit der letzteren Annahme läßt sich zwanglos der Befund erklären, daß bei der CML die Vermehrung B_{12}-bindender Proteine auf eine deutliche Zunahme von TC I und TC III zurückgeht, so daß sich das Verhältnis TC I zu TC II umkehrt (Beard et al., 1954; Mollin u. Ross, 1955; Mendelsohn et al., 1958; Retief et al., 1967; Scott et al., 1974). Miller und Sullivan (1959) sowie Retief et al. (1967) diskutierten die Möglichkeit, daß das von leukämischen Granulozyten gebildete TC I qualitativ abnorm ist. Retrospektiv ist denkbar, daß das atypische Verhalten von TC I bei Patienten mit CML mit einer gesteigerten Produktion von TC III zusammenhängt, jedoch erscheinen verbindliche Aussagen über den B_{12}-

Stoffwechsel beim Normalen und insbesondere beim Kranken zur Zeit nicht möglich.

Weil bei der CML normale Werte für B_{12} und B_{12}-Bindungskapazität nur ausnahmsweise vorkommen (nach unserer Schätzung in etwa 2% der Fälle), Ph^1-Negativität jedoch in etwa 10% der Fälle gefunden wird, ist mit einem kausalen Zusammenhang zwischen dem gestörten B_{12}-Stoffwechsel und dem Ph^1-Chromosom nicht zu rechnen. GOTTLIEB *et al.* (1966) konnten zwischen Ph^1-positiven und Ph^1-negativen CML-Fällen keine Differenzen finden; ROSNER und SCHREIBER (1972) beobachteten einen Patienten mit Ph^1-positiver CML und normalem B_{12}-Spiegel bei erhöhter Bindungskapazität.

Bei der Konstellation CML, normaler B_{12}-Spiegel und vermehrte B_{12}-Bindungskapazität muß man an das gleichzeitige Vorliegen einer perniziösen Anämie und einer CML denken. CORCINO *et al.* (1971) beschrieben einen solchen Fall und verwiesen auf sieben vergleichbare, bis dahin publizierte Beobachtungen. Trotz des normalen B_{12}-Spiegels wiesen diese Autoren einen intrazellulären B_{12}-Mangel nach. Der intrazelluläre B_{12}-Mangel wurde als Folge der verminderten Transportfunktion des zwar vermehrten, aber qualitativ abnormen TC I aufgefaßt.

Erhöhung des Vitamin B_{12}-Spiegels und Vermehrung der B_{12}-Bindungskapazität sind keine für die CML typischen Veränderungen. Sie wurden, wenn auch weniger hochgradig, bei anderen Varianten des myeloproliferativen Syndroms ebenfalls nachgewiesen (BEARD *et al.*, 1954; MOLLIN u. ROSS, 1955; ERDMANN-OEHLECKER u. HEINRICH, 1956; HERBERT, 1968; GILBERT *et al.*, 1969; BOUSSER *et al.*, 1970; ROSNER u. SCHREIBER, 1972).

f) Muramidase (Lysozym)

Muramidase ist ein basisches Polypeptid mit einem Molekulargewicht von etwa 15000, das zur Auflösung der aus Polysacchariden aufgebauten Bakterienzellwand befähigt ist (zit. nach WIERNIK u. SERPICK, 1969). Innerhalb des hämatopoetischen Systems ist Muramidase normalerweise nur in Neutrophilen und deren granulierten Vorläufern (ab Promyelozyt) sowie in Monozyten nachweisbar, wobei der größte Teil der im Serum oder Plasma vorhandenen Muramidase-Aktivität aus dem Umsatz der Granulozyten stammt (WIERNIK u. SERPICK, 1969; SENN *et al.*, 1970; ASAMER *et al.*, 1971; PERILLIE u. FINCH, 1973). Das Enzym ist vorwiegend in den spezifischen Granula enthalten, die während des Myelozytenstadiums gebildet werden (FORD BAINTON *et al.*, 1971). Bei Normalpersonen kann im Urin keine Muramidase-Aktivität gefunden werden. Es wird angenommen, daß das Enzym glomerulär filtriert und fast vollständig tubulär resorbiert wird (PERILLIE u. FINCH, 1973). Eine Muramidasurie soll die Folge einer toxisch oder infiltrativ bedingten Tubulusstörung oder einer Überschreitung der Nierenschwelle bei zu hoher Anflutung sein (PERILLIE u. FINCH, 1973).

Fast alle Patienten mit CML haben eine erhöhte Muramidase-Aktivität im Serum (Übersicht bei PERILLIE u. FINCH, 1973). Die Höhe der Aktivität steht in direkter, jedoch von Fall zu Fall unterschiedlicher Beziehung zum Grad der Leukozytose (WIERNIK u. SERPICK, 1969; PERILLIE u. FINCH, 1973); entsprechend nimmt die Aktivität in der Remission ab, ohne jedoch Normalwerte zu erreichen (WIERNIK u. SERPICK, 1969; SENN u. RHOMBERG, 1970; LEVI *et al.*, 1973). In der Blastenphase wurden mäßig erhöhte, normale oder unterhalb der Norm liegende Enzymwerte festgestellt (WIERNIK u. SERPICK, 1969; SENN u. RHOMBERG, 1970; LEVI *et al.*, 1973).

Der Erhöhung der Muramidase-Aktivität im Serum von Patienten mit CML kommt keine diagnostische Bedeutung zu. Sie wird auch bei Patienten mit reaktiven Leukozytosen beobachtet (Wiernik u. Serpick, 1969; Perillie u. Finch, 1973). Damit wird die Beziehung zwischen Größe des Granulozytenpools und Höhe der Enzymaktivität unterstrichen. Über die durchschnittliche Enzymaktivität der Granulozyten bei CML-Patienten und Normalpersonen gibt es einander widersprechende Befunde (Asamer et al., 1971; Übersicht bei Perillie u. Finch, 1973). Während einige Untersucher bei der CML höhere Aktivitäten fanden, konnten andere keine signifikanten Unterschiede nachweisen. Vergleichsuntersuchungen zwischen CML und reaktiven Leukozytosen wurden unseres Wissens bislang nicht mitgeteilt, so daß die Frage offen ist, ob die erhöhte Muramidase-Aktivität im Serum auch mit einer erhöhten Aktivität in den leukämischen Granulozyten zusammenhängt oder lediglich Folge des vergrößerten Granulozytenpools ist.

Im Gegensatz zum *Serum* wurden im *Urin* nur bei einem Teil der Patienten mit CML erhöhte Muramidase-Werte gefunden (Perillie *et al.*, 1968; Senn u. Rhomberg, 1970; Asamer *et al.*, 1971). Nach Perillie und Finch (1970) ist die Muramidasurie typisch für die Ph^1-negative CML, bei der auch höhere Medianwerte der Serum- und Leukozyten-Muramidase-Aktivität als bei Ph^1-positiver CML festgestellt wurden. Diese Autoren konnten bei keinem von acht Ph^1-positiven CML-Fällen, dagegen bei sechs von sechs Ph^1-negativen CML-Patienten eine Muramidasurie beobachten. Daraus folgerten sie, daß der Bestimmung der Urin-Muramidase eine ähnlich prognostische Bedeutung wie dem Ph^1-Chromosom zukommen könnte. Zwar wurden noch vereinzelt Fälle von Ph^1-negativer CML mit beträchtlicher Muramidasurie beschrieben (Tischendorf *et al.*, 1972; Mintz *et al.*, 1973), die Bestätigung der Ergebnisse von Perillie und Finch (1970) anhand einer größeren Serie steht aber noch aus. Durch Radiotherapie der Milz kann auch bei Ph^1-positiver CML eine Muramidasurie induziert werden, die durch den gesteigerten Abbau vorwiegend unreifer granulopoetischer Zellen bewirkt wird (Tischendorf *et al.*, 1972).

Perillie und Finch (1970) konnten keine Erklärung für das unterschiedliche Verhalten der Muramidase bei Ph^1-positiver und Ph^1-negativer CML geben. Bedenkt man, daß Ph^1-negative Fälle gewöhnlich eine geringere Leukozytose und eine größere Unreife der granulopoetischen Zellen aufweisen, dann ist der Befund tatsächlich schwer zu verstehen. Proliferationskinetische Unterschiede zwischen Ph^1-positiver und Ph^1-negativer CML scheinen nicht zu bestehen, so daß ein verstärkter Zellumsatz bei Ph^1-negativer CML als Erklärung nicht herangezogen werden kann. Perillie und Finch (1970) fanden auch keine Hinweise auf eine Monozytenvermehrung bei Ph^1-negativer CML. Dennoch läßt die für die akute Monozyten- und Myelomonozytenleukämie geradezu pathognomonische Muramidasurie an nosologische Beziehungen zur Ph^1-negativen CML im Sinne einer chronischen myelomonozytären Leukämie denken, eine Annahme, die besonders im Hinblick auf die juvenile CML des Kindesalters, die ja ebenfalls als chronisch myelomonozytäre Leukämie aufgefaßt wird (Bernard *et al.*, 1962; Altman *et al.*, 1974), nicht unrealistisch ist.

7. Symptomatologie der chronischen Phase

Die Symptome der Erkrankung entwickeln sich zunächst schleichend, und das Allgemeinbefinden ist anfänglich kaum beeinträchtigt. Nach einer Periode von etwa 2–6 Monaten, in einzelnen Fällen auch erst nach Jahren, nehmen die

Beschwerden kontinuierlich zu, so daß am Vorliegen einer ernsten Erkrankung nicht mehr zu zweifeln ist. Selten wird die CML frühzeitig in einem asymptomatischen Stadium diagnostiziert. Es handelt sich hierbei gewöhnlich um Fälle, bei denen zufällig anläßlich einer Routineuntersuchung eine Splenomegalie oder eine Leukozytose entdeckt werden. Sie machen insgesamt weniger als 10% der CML-Kranken aus.

Die frühesten Symptome sind Abgeschlagenheit, Leistungsschwäche, zunehmende Müdigkeit, Blässe und Atemnot bei körperlicher Belastung. Ferner werden häufig Appetitlosigkeit, Gewichtsverlust, Schweißneigung und Kopfschmerzen angegeben. Auch subfebrile oder febrile Temperaturerhöhungen können bestehen, ohne daß Hinweise auf einen Infekt vorliegen. Mit dem Fortschreiten der Erkrankung stehen Beschwerden von seiten der Leber- und Milzvergrößerung wie Druck-, Schwere- und Völlegefühl im Oberbauch im Vordergrund, die sich vor allem nach dem Essen oder beim Bücken verstärken. Auch heftige Schmerzen in der Milzgegend werden angegeben, die sich zeitweilig akut verstärken können und dann den Verdacht auf einen Milzinfarkt nahelegen. Darüber hinaus klagen die Patienten gelegentlich über Knochenschmerzen, Gelenkschmerzen und Beschwerden, die durch Harnsäuresteine verursacht werden. Eine vermehrte Infektneigung oder Zeichen einer hämorrhagischen Diathese treten im allgemeinen erst im fortgeschrittenen Krankheitsstadium auf.

Bei der klinischen Untersuchung läßt sich in der überwiegenden Mehrzahl der Fälle als charakteristischer Befund frühzeitig eine deutliche Splenomegalie nachweisen. Es ist jedoch zu beachten, daß bei etwa 5—10% der Patienten die Milz zum Zeitpunkt der Diagnosestellung nicht tastbar ist. Die Milzgröße nimmt in unbehandelten Fällen stetig zu, bis das konsistenzvermehrte Organ schließlich nicht nur bis zum Beckeneingang hinabreicht, sondern weit über die Mittellinie hinweg den rechten Unterbauch ausfüllt. Das Auftreten eines Milzinfarktes wird nicht nur bei extremer Milzvergrößerung, sondern gelegentlich auch bei rückläufiger Milzgröße beobachtet und läßt sich als akutes, schmerzhaftes Ereignis mit Temperaturanstieg und selten zusätzlich durch den Auskultationsbefund des perisplenitischen Reibens klinisch diagnostizieren.

Gleichzeitig mit der Splenomegalie entwickelt sich in den meisten Fällen auch eine Vergrößerung der Leber, wobei der untere Rand des Organs in Extremfällen bis in Nabelhöhe hinabreichen kann. Lymphknotenschwellungen gehören nicht zum typischen Krankheitsbild, können sich jedoch besonders bei Myelofibrose oder während der Blastenphase ausbilden. Eine hämorrhagische Diathese mit Petechien und Ekchymosen an Haut und Schleimhäuten, Retinablutungen oder Hämaturie kann sowohl bei verminderter als auch bei erhöhter Thrombozytenzahl auftreten.

Als typisches Zeichen besteht in vielen Fällen während der chronischen Phase der Erkrankung ein deutlicher Klopf- oder Druckschmerz im Bereich der unteren Hälfte des Sternums. Manche Patienten entwickeln schmerzhafte, mit deutlichen Schwellungen einhergehende Infiltrationen im Periost der langen Röhrenknochen oder im Bereich der Gelenkflächen, während generalisierte Knochenschmerzen und Osteolysen nur im Rahmen der Blastenphase vorkommen.

Eine Hautbeteiligung tritt erst in späteren Krankheitsstadien, besonders während der Blastenphase, auf und ist daher als prognostisch ungünstiges Zeichen anzusehen. Bei den leukämischen Hautinfiltraten handelt es sich um relativ derbe, bräunlich, grau oder bläulich gefärbte, runde oder flache Knoten, die in der Kutis oder Subkutis gelegen sind und häufig gleichzeitig an mehreren Stellen auftreten. Daneben werden aber auch unspezifische Effloreszenzen beobachtet.

Leukämische Infiltrationen in der Lunge ähneln bronchopneumonischen Herden oder fibrotisch-streifigen Verdichtungen, die röntgenologisch von ähnlichen Veränderungen bei anderen Erkrankungen nicht zu unterscheiden sind. Differentialdiagnostisch muß ferner eine Tuberkulose ausgeschlossen werden, die bei etwa 10% der CML-Patienten auftritt (Oswald, 1963). Pleuraergüsse weisen auf das Vorliegen einer Pleurabeteiligung hin, insbesondere wenn im Punktat myeloische Zellen nachweisbar sind. Auch Perikard und Myokard können infiltriert sein, was sich in entsprechenden EKG-Veränderungen, einer Herzinsuffizienz, perikarditischem Reiben oder dem Auftreten eines Perikardergusses manifestiert. Gastrointestinale Beschwerden können nicht nur durch peptische Ulcera hervorgerufen werden, sondern auch Ausdruck leukämischer Infiltrate sein, die häufig zu Ileus oder Perforation führen. Eine Proteinurie sowie eine zunehmende Niereninsuffizienz deuten auf das Vorliegen myeloischer Infiltrate im Nierenparenchym hin. Leukämische Manifestationen werden auch am Augenhintergrund neben kleinfleckigen Blutungen beobachtet. Eine Beteiligung des ZNS und des peripheren Nervensystems ist selten. Leukämische Infiltrate in den Meningen im Sinne einer Meningosis leucaemica finden sich vor allem während der Blastenphase. Im Gegensatz zu früheren Angaben tritt ein Priapismus relativ selten auf. Diese sehr schmerzhafte Komplikation wird nur bei etwa 1% der Fälle beobachtet (Dameshek u. Gunz, 1964).

8. Laborbefunde

Die Blutbildveränderungen sind je nach dem Krankheitsstadium unterschiedlich ausgeprägt. Gewöhnlich besteht bereits zum Zeitpunkt der Diagnosestellung eine mehr oder weniger deutlich ausgeprägte, normochrome und normozytäre Anämie, die mit dem Fortschreiten der Erkrankung zunimmt und nach stärkeren Blutungen in eine hypochrome Form übergehen kann. Die Ursache der Anämie ist in erster Linie Folge einer verminderten Produktion, kann aber auch besonders bei extremer Milzvergrößerung in einer verminderten Überlebenszeit der Erythrozyten bei normaler Produktion zu suchen sein (Wetherley-Mein et al., 1958). Andere Autoren fanden bei normaler mittlerer Lebenszeit eine gesteigerte osmotische Fragilität der Erythrozyten (Pengelly u. Wilkinson, 1962). Bei der Beurteilung der Werte des roten Blutbildes ist grundsätzlich zu beachten, daß besonders bei Patienten mit deutlicher Splenomegalie durch eine Erhöhung des Plasmavolumens eine Anämie vorgetäuscht werden kann (Berlin et al., 1950). Neben einer Anisozytose finden sich gelegentlich eine basophile Tüpfelung und Polychromasie der Erythrozyten. Häufig werden einige erythropoetische Vorstufen im Differentialblutbild beobachtet. Die Retikulozytenzahl kann normal, erhöht oder vermindert sein. In seltenen Fällen besteht initial eine Polyglobulie.

Die Leukozytenzahl ist meist stark erhöht und kann anfänglich 100 000—300 000/µl betragen. Auch Werte über 300 000—500 000/µl sind keine Seltenheit. Bei unbehandelten Patienten werden immer wieder erhebliche, zyklisch verlaufende Schwankungen der Leukozytenzahl beobachtet (Morley et al., 1967; Shadduck et al., 1972; Gatti et al., 1973). Das Differentialblutbild ist meist so typisch, daß daraus die Diagnose mit großer Wahrscheinlichkeit gestellt werden kann. Es finden sich alle Formen der granulopoetischen Reihe (Abb. 7). Die neutrophilen Granulozyten machen etwa 30—40% der Zellen aus, sind jedoch trotz der relativen Verminderung absolut deutlich vermehrt.

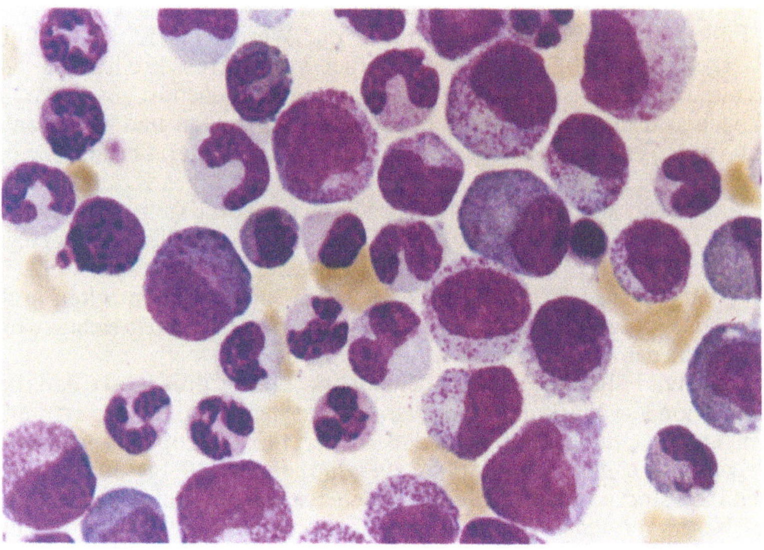

Abb. 7. Pathologische Linksverschiebung im peripheren Blut bei extremer Leukozytose
(Vergr. 1 200 ×)

Darüber hinaus werden unreife Elemente, die normalerweise im Blutbild nicht
vorkommen, in großer Zahl angetroffen. So können etwa 20−30% Metamyelozyten, 20−30% Myelozyten, 5−10% Promyelozyten und 1−5% Myeloblasten
gezählt werden. Typisch ist ferner, daß die reifen und unreifen basophilen und
eosinophilen Granulozyten deutlich gegenüber der Norm vermehrt sind. In seltenen Fällen können sie völlig das Bild beherrschen. Manche Zellen enthalten
sowohl eosinophile als auch basophile Granula (LEDER, 1972). Bei einzelnen
Patienten sind Pelger-ähnliche Leukozytenkerne (Pseudo-Pelger) beschrieben
worden (DARTE et al., 1954). Ultrastrukturell unterscheiden sich die Granulozyten bei der CML von entsprechenden normalen Zellen durch eine abnorme
Zahl, Größe und Struktur der Granula, einen größeren Golgi-Apparat, degenerativ veränderte Mitochondrien, reichlich entwickeltes Ergastoplasma, fibrilläre
Einschlüsse im Zytoplasma und einen häufig bizarr konfigurierten Kern (BESSIS,
1973). Die Phagozytosekapazität der Granulozyten bei der CML ist reduziert,
normalisiert sich aber während der Remission (BRANDT, 1967). Dagegen fanden
andere Autoren keine wesentliche Beeinträchtigung der Phagozytosefähigkeit
der CML-Leukozyten (WHANG-PENG et al., 1967; KALINSKE u. HOEPRICH, 1969;
GOLDMAN u. TH'NG, 1973). Eine verminderte Reduktion von Nitroblau-Tetrazolium im NBT-Test läßt jedoch auf einen Defekt der CML-Granulozyten schließen (GOLDMAN u. CATOVSKY, 1972; ASHBURN et al., 1973), dem unter anderem
der herabgesetzte Zinkgehalt der Zellen zugeordnet werden kann (SZMIGIELSKI
u. LITWIN, 1965). Kürzlich wurde festgestellt, daß sich die herabgesetzte NBT-
Reduktion nach Busulfan-Therapie normalisieren kann (WHITTAKER et al.,
1974). Die bakterizide Kapazität der neutrophilen Granulozyten von Patienten
mit CML scheint weiterhin eine gewisse Korrelation mit dem Ausmaß der
Blutleukozytose aufzuweisen. So war die bakterizide Aktivität bei Patienten
mit einer Blutleukozytenzahl über 90000/μl vermindert, während sie bei Leukozytenwerten unter 90000/μl im Normbereich lag (ODEBERG et al., 1975).

Die Thrombozytenwerte sind anfangs normal oder leicht erhöht. In etwa $^1/_4$ der Fälle treten aber Thrombozytosen mit Werten bis zu 1 000 000/µl auf, deren Ursache vermutlich entweder in einer vermehrten Produktion oder in einer verminderten Utilisation der Thrombozyten zu suchen ist (Brodsky, 1973). Dabei lassen sich im peripheren Blut Riesenthrombozyten und Fragmente von Megakaryozytenkernen nachweisen. Die Entwicklung einer Thrombozytose bei Patienten, deren Thrombozytenzahl während des vorherigen Krankheitsverlaufs normal war, kann dem Beginn der Blastenphase vorausgehen (Mason et al., 1974). Die Funktion der Thrombozyten, insbesondere die Plättchenaggregation, ist häufig herabgesetzt (Linker u. Hellriegel, 1972; Mandelli et al., 1972; Brodsky, 1973). Eine Thrombozytopenie ist im Initialstadium selten und wird als prognostisch ungünstiges Zeichen angesehen. Sie entwickelt sich gewöhnlich erst im Verlauf der Erkrankung.

In typischen Fällen ist das Knochenmark sehr zellreich, so daß bei der Sternalpunktion viel Markmaterial gewonnen werden kann. Bei der zytomorphologischen Untersuchung zeigt sich, daß das erythro-leukopoetische Verhältnis deutlich zugunsten der Granulopoese verschoben ist (10 bis 50:1). Lediglich in Einzelfällen sind anfänglich die erythropoetischen Vorstufen ebenfalls gegenüber der Norm vermehrt („polyzythämisches Vorstadium"). Meist machen die granulopoetischen Elemente über 90% aller kernhaltigen Zellen des Knochenmarks aus. Den höchsten Prozentsatz nehmen die Myelozyten und Metamyelozyten ein, während der Prozentsatz der Promyelozyten und Myeloblasten weniger stark gegenüber der Norm erhöht ist. Darüber hinaus lassen sich auch qualitative Störungen im Sinne von Reifungsdissoziationen zwischen Kern und Zytoplasma nachweisen. Fast regelmäßig findet sich eine Vermehrung von reifen und unreifen eosinophilen und/oder basophilen Granulozyten. Die Zahl der Megakaryozyten

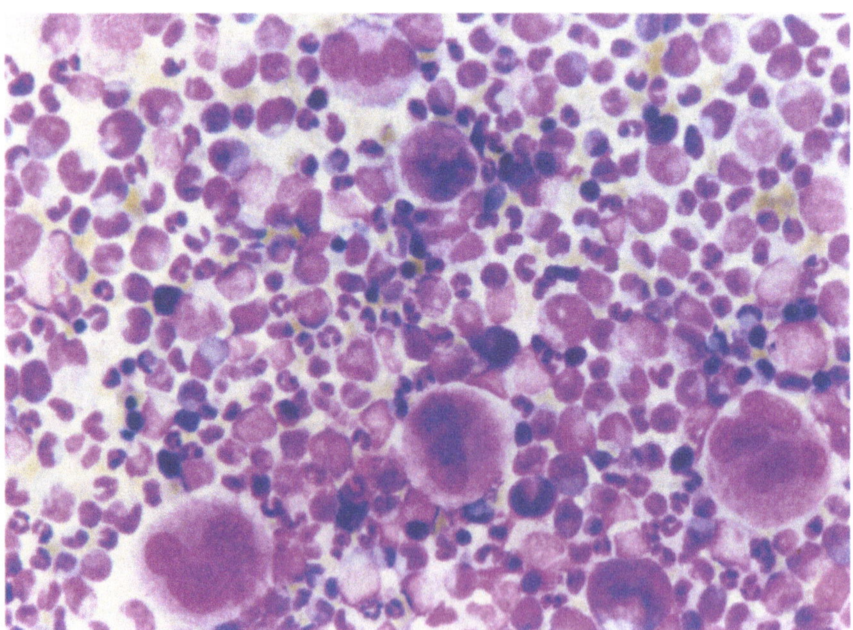

Abb. 8. Megakaryozytenvermehrung, gesteigerter Zellgehalt, Hyperplasie der Granulopoese und reduzierte Erythropoese im Knochenmark (Vergr. 400 ×)

ist vor allem zu Beginn der Erkrankung normal oder sogar erhöht, wobei häufig Formen mit deutlicher Hypoplasie von Kern und Zytoplasma beobachtet werden (FRANZÉN *et al.*, 1961) (Abb. 8). Die übrigen Knochenmarkelemente wie Plasmazellen und Retikulumzellen lassen im allgemeinen keine besonderen Veränderungen erkennen. Allerdings werden bei 10—20% der Fälle im Knochenmark „Gaucher"-Zellen gefunden (Abb. 9), (s. Pathologie).

Die beschriebenen Veränderungen mit erhöhter Zelldichte und Vermehrung sowie Linksverschiebung der granulopoetischen Reihe werden auch bei der histologischen Knochenmarkuntersuchung deutlich (BURKHARDT, 1970) (Abb. 10a). In manchen Fällen kann jedoch auch eine Myelofibrose bestehen (Abb. 10b), (s. Pathologie), deren Pathogenese im einzelnen noch nicht endgültig geklärt ist (FISCHER u. SCHAEFER, 1972). GRALNICK *et al.* (1971) beobachteten bei 7 von insgesamt 181 CML-Kranken bereits zum Zeitpunkt der Diagnosestellung

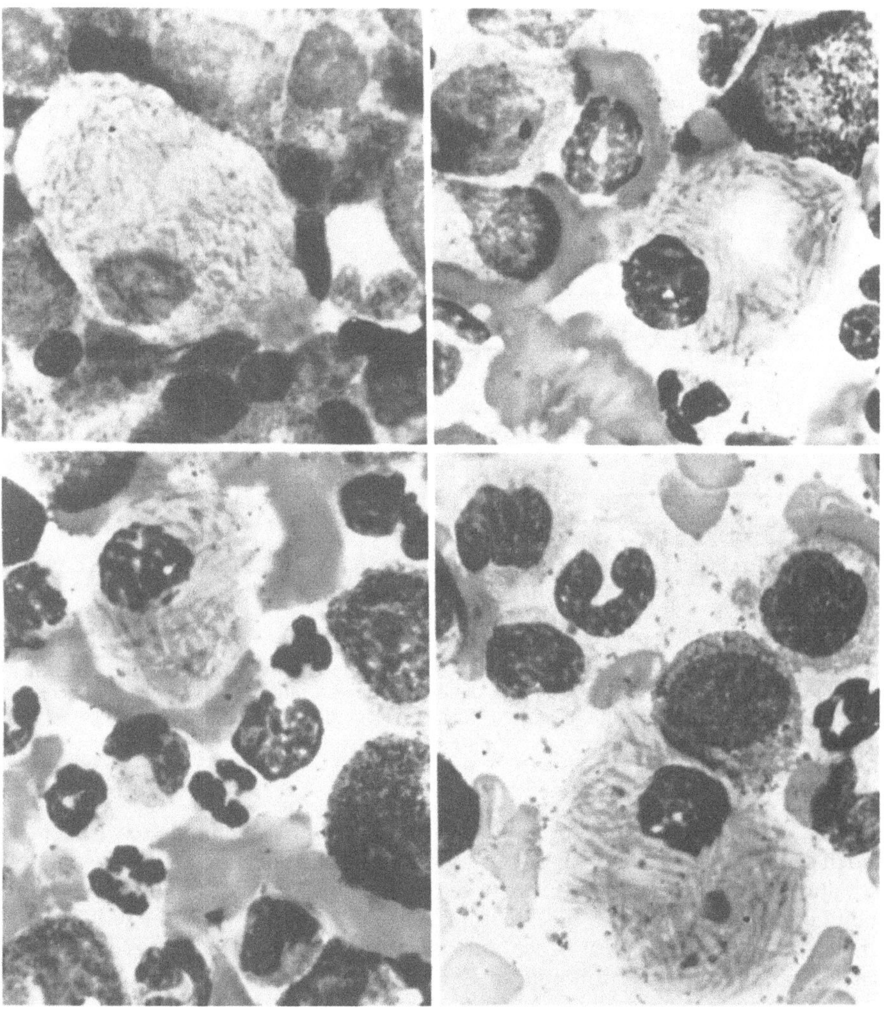

Abb. 9. „Gaucher-Zellen" im Knochenmark bei chronischer myeloischer Leukämie. Die Bilder wurden uns freundlicherweise von Frau Dr. Albrecht, Berlin, zur Verfügung gestellt

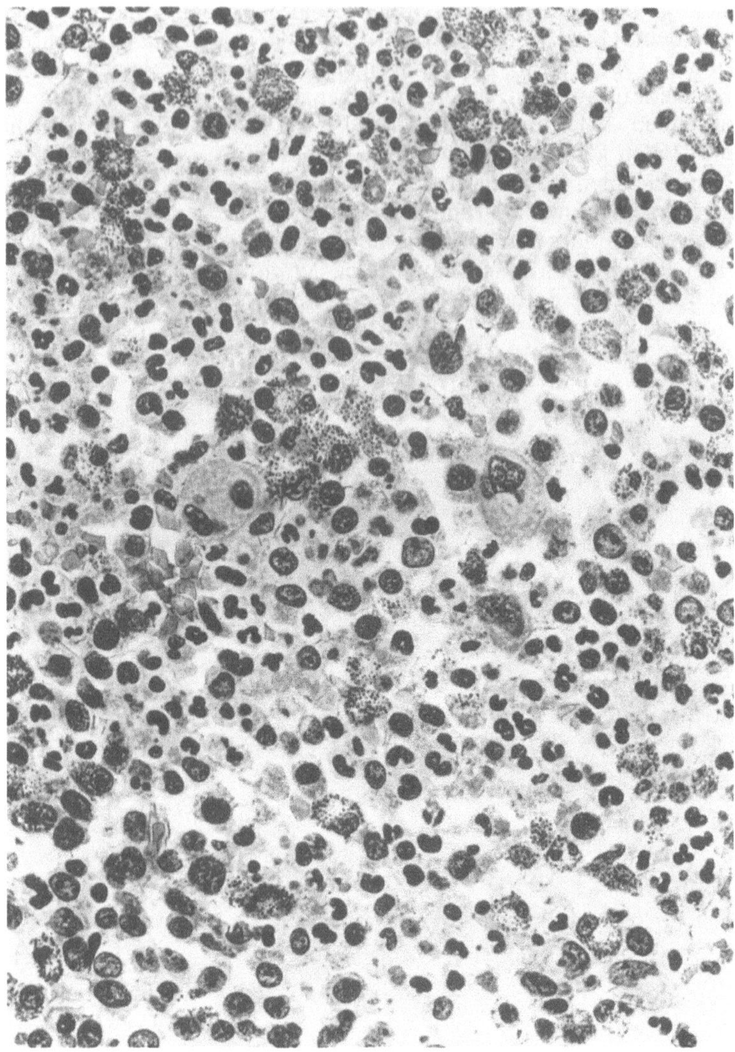

Abb. 10a. Myelotomie am linken Beckenkamm, Semidünnschnitt nach Acrylateinbettung. Gleichmäßig dichte Markinfiltration durch Elemente der Granulopoese mit vielen unreifen Formen und Eosinophilen. Normales Retikulingerüst vor allem am Sinusrand eben erkennbar (Färbung: Gömöri, Vergr. 400 ×)

eine Markfibrose. In dem hypozellulären Mark dieser unbehandelten Patienten fanden sich lediglich vereinzelt Lymphozyten und Plasmazellen. Bei 32 weiteren Patienten entwickelte sich die Fibrose erst in einem späteren Krankheitsstadium. Auch GÄRTNER *et al.* (1973) fanden unter 140 Leukämiekranken 6 CML-Patienten, bei denen eine Myelofibrose entweder von Anfang an bestand oder im weiteren Verlauf der Erkrankung auftrat.

Eine Milzpunktion sollte nur in Ausnahmefällen vorgenommen werden. Bei der zytologischen Untersuchung des gewonnenen Materials überwiegen unreife und reife granulopoetische Zellen neben Megakaryozyten und erythropoetischen

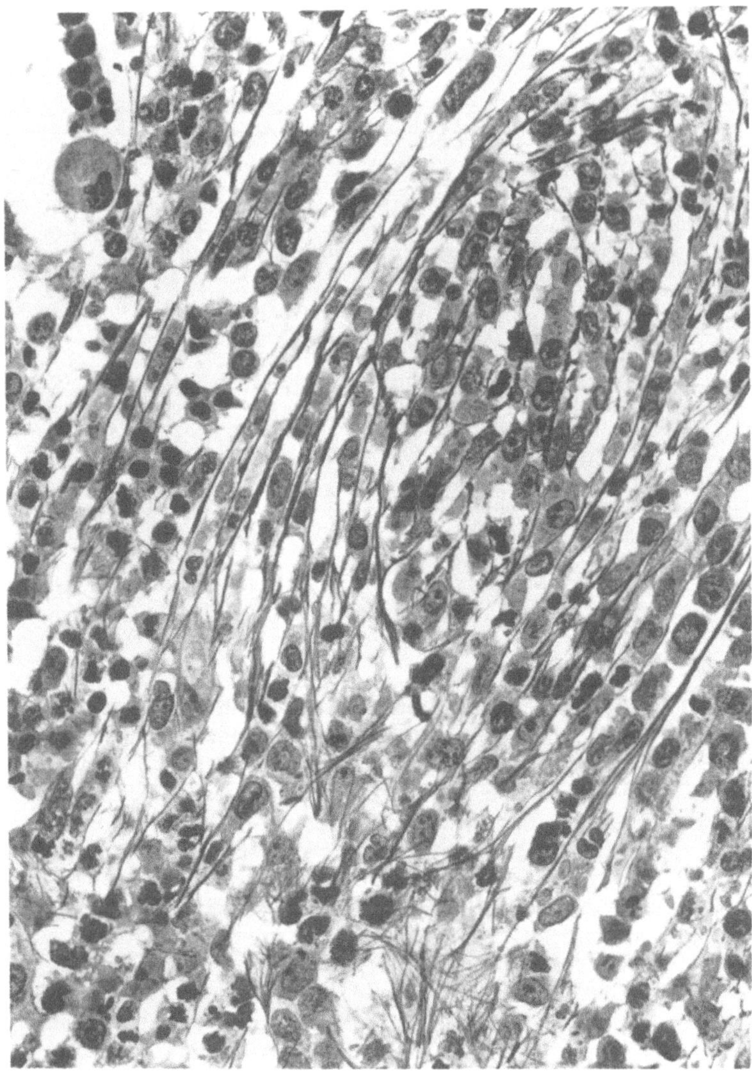

Abb. 10b. Myelotomie am linken Beckenkamm, Semidünnschnitt nach Acrylateinbettung. Typisches
Bild der Myelofibrose bei myeloproliferativer Grundkrankheit (seit 6 Jahren reifzellige granulozytäre
Myelose). Strangförmige kollagenisierende Fibrosklerose, die sich vor allem an Marksinus und
arteriellen Kapillaren orientiert. Plasmazellige Entzündungsreaktion deutlich erkennbar. Myeloproli-
feration nur geringgradig zurückgedrängt. An anderen Präparatstellen erhebliche Vermehrung von
Megakaryozyten, im ganzen aber noch typische Veränderungen der Grundkrankheit (Färbung:
Gömöri, Vergr. 400×). Die Bilder wurden uns freundlicherweise von Herrn Prof. Dr. Burkhardt,
München, zur Verfügung gestellt

Vorstufen gegenüber den Lymphozyten (Abb. 11). Szintigraphisch läßt sich die
Milz unter Verwendung von hitzealterierten, BMHP-^{197}Hg- oder ^{51}Cr-markier-
ten Erythrozyten darstellen, wobei gleichzeitig Größe und Gewicht des Organs
geschätzt werden können (FISCHER u. WOLF, 1967a). Durch die Analyse des
Aktivitätsverlaufs nach Injektion von ^{51}Cr-markierten wärmeinduzierten Sphä-

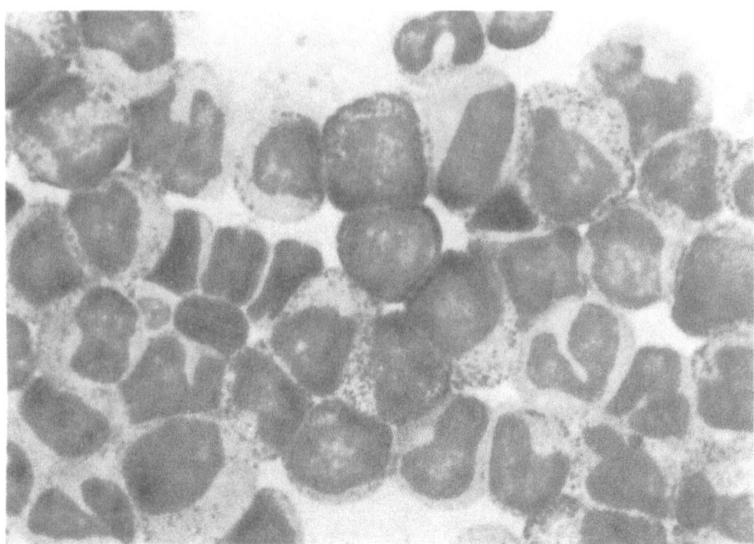

Abb. 11. Milzpunktat. Überwiegen granulopoetischer Zellen gegenüber Lymphozyten
(Vergr. 1 200 ×)

rozyten erhält man Anhaltspunkte über die Sequestrationsleistung des Organs, die im Gegensatz zur Osteomyelofibrose häufig vermindert ist (FISCHER u. WOLF, 1967b). Speicherdefekte können auf abgelaufene Milzinfarkte hinweisen. Es ist nachgewiesen worden, daß eine signifikante Beziehung zwischen Milzgröße und Größe des Erythrozytenpools in der Milz besteht (TOGHILL u. GREEN, 1973).

In vielen Fällen besteht eine mittelgradige BSG-Beschleunigung, wobei sich die Leukozyten als weißliche Schicht zwischen Plasma und Erythrozyten absetzen können. Gesamteiweiß und Elektrophorese sind im allgemeinen bis auf eine mäßige Dysproteinämie mit α_2- und γ-Globulinvermehrung nicht wesentlich verändert (WUHRMANN u. MÄRKI, 1963). Allerdings werden bei 6–13% der Patienten eine Hypoproteinämie unter 5,5 g/100 ml und eine Hypogammaglobulinämie beobachtet, wobei eine γ-Globulinverminderung unter 500 mg/100 ml nur bei 2% der Fälle auftritt (KLIMA et al., 1962). Während die humorale Immunität meist normal ist, ist die zelluläre Immunität häufig beeinträchtigt (HESTER et al., 1974). Gelegentlich können eine Begleitparaproteinämie (WILLIAMS et al., 1969) oder eine vermehrte Ausscheidung von Bence-Jones-Protein (L-Ketten) im Urin nachgewiesen werden (LINDSTRÖM et al., 1969). Unter den Gerinnungsfaktoren sind vor allem Faktor V und X vermindert, während Faktor VIII oft erhöht ist (MANDELLI et al., 1972). Fast immer besteht eine Erhöhung der LDH- und Phosphohexoseisomerase-Aktivitäten im Serum (BLANCHAER et al., 1958; MAGILL et al., 1959). Meist reflektiert die LDH-Aktivität Änderungen im Krankheitsverlauf, da sie sich während der Remission normalisiert, um bei einem Rezidiv wieder anzusteigen. Transaminasenerhöhungen weisen auf eine Leberinfiltration hin oder sind als Ausdruck einer Hepatitis oder medikamentöstoxischen Schädigung anzusehen (MAGILL et al., 1959). Fast regelmäßig sind die Harnsäurekonzentration im Serum und die Harnsäureausscheidung im Urin erhöht. Eine Hyperkaliämie kann durch vermehrte Freisetzung von Kalium aus den Leukozyten während des Gerinnungsvorgangs vorgetäuscht werden

(BRONSON *et al.*, 1966). Hyperkalzämien sind sehr selten und treten vor allem bei Patienten mit ausgeprägten osteolytischen Knochendestruktionen auf (BALLARD u. MARCUS, 1970; HASKELL *et al.*, 1971).

Bei vielen CML-Patienten mit hoher Leukozytenzahl ist der Grundumsatz erhöht (RIDDLE u. STURGIS, 1927). Da die ^{131}Jod-Aufnahme durch die Schilddrüse normal ist, ist die Stoffwechselsteigerung nicht auf eine Hyperthyreose zurückzuführen (ALBRIGHT u. MIDDLETON, 1950). Sie wird vermutlich durch einen gesteigerten Proteinkatabolismus hervorgerufen (BALDRIDGE u. BARER, 1933). Offensichtlich ist auch der Aminosäurestoffwechsel gestört, da Glutaminsäure, Alanin, Phenylalanin und Prolin in erhöhter Konzentration im Serum vorkommen (KELLEY u. WAISMAN, 1957). Auffällig ist ferner, daß die Blutkonzentration von Histamin und die Ausscheidung von Histaminmetaboliten im Urin gesteigert sind (BERG *et al.*, 1971; SUZUKI *et al.*, 1971).

9. Ph¹-Negative CML

Bei einer Zusammenstellung der in der Literatur mitgeteilten Chromosomenbefunde von 466 CML-Fällen ergibt sich, daß 50 Fälle ($=10,7\%$) Ph¹-negativ waren (TOUGH *et al.*, 1963; SPEED u. LAWLER, 1964; KAMADA *et al.*, 1967; KENIS u. KOULISCHER, 1967; MITUS u. KIOSSOGLOU, 1968; ONESTI u. WOODLIFF, 1968; WHANG-PENG *et al.*, 1968; EZDINLI *et al.*, 1970; SAKURAI, 1970a; TRUJILLO *et al.*, 1970; BORGAONKAR, 1972). Von 104 in unserem Labor analysierten Fällen waren 10 Ph¹-negativ. Es ist bemerkenswert, daß in mehreren Laboratorien ausschließlich Ph¹-positive CML-Fälle gefunden wurden (SPEED u. LAWLER, 1964; KAMADA *et al.*, 1967; KENIS u. KOULISCHER, 1967; ONESTI *et al.*, 1968; SAKURAI, 1970), während andere Laboratorien bis zu 30% Ph¹-negative Fälle mitteilten (EZDINLI *et al.*, 1970; BORGAONKAR, 1972). Nach unserer Meinung ist diese Diskrepanz in erster Linie darauf zurückzuführen, daß einige Hämatologen den Nachweis des Ph¹-Chromosoms für die Diagnose der CML verlangen, während für andere die klinisch-hämatologischen Befunde entscheidender sind.

Im Vergleich zur Ph¹-positiven Gruppe der CML ist die Ph¹-negative Gruppe heterogener. Während einige Fälle alle klassischen Kriterien der typischen CML aufweisen (TOUGH *et al.*, 1963; HOSSFELD u. WENDEHORST, 1974), vermißt man bei den meisten Fällen eines oder mehrere der typischen Kriterien. KRAUSS *et al.* (1964) haben als erste darauf hingewiesen, daß sich die Gruppe der Ph¹-positiven CML von der Gruppe der Ph¹-negativen CML in klinischer, hämatologischer und prognostischer Hinsicht unterscheidet. Diese Befunde wurden von TJIO *et al.* (1966) bestätigt und später von EZDINLI *et al.* (1970) anhand eines größeren Patientenkollektivs erneut eingehend analysiert. EZDINLI *et al.* (1970) kamen zu folgenden Ergebnissen: Die Ph¹-negative CML tritt vorwiegend bei älteren Männern auf; die Medianwerte von Milzgröße, Leukozytenzahl im peripheren Blut, Hämoglobin, Thrombozytenzahl sowie die Zahl der Basophilen sind bei der Ph¹-negativen CML z.T. signifikant niedriger als bei der Ph¹-positiven CML; die Zahl der Myeloblasten im Blut und im Knochenmark ist bei Ph¹-negativer CML höher (Abb. 11); Ph¹-negative Fälle sprechen schlechter auf die Therapie an, und die mittlere Überlebenszeit beträgt nur 8 Monate im Vergleich zu 40 Monaten bei der Ph¹-positiven Gruppe. WHANG-PENG *et al.* (1968) fanden für die Ph¹-negative Gruppe ein Durchschnittsalter von 54 Jahren und eine mittlere Überlebenszeit von 15 Monaten; die entsprechenden Daten für die Ph¹-positive Gruppe sind 45 Jahre bzw. 40 Monate. Die signifikant kürzere mittlere Überlebenszeit der Ph¹-negativen Gruppe beruhte fast ausschließlich auf dem frühzeitigen Eintritt der Blastenphase. Die mittlere Überlebenszeit nach Diagnosestellung der Blastenphase war mit 2 Monaten für beide Gruppen gleich lang.

Obwohl sich die Ph¹-positive *Gruppe* von der Ph¹-negativen Gruppe in so distinkter Weise unterscheidet, kann im *Einzelfall* allein aufgrund klinisch-hämatologischer Befunde die Einstufung in eine der beiden Gruppen nicht zuverlässig durchgeführt werden. Der Chromosomenbefund ist der sicherste nosologische und damit prognostische Parameter. Es bleibt abzuwarten, ob der spontanen Muramidasurie in dieser Hinsicht eine vergleichbare Signifikanz zukommt (Perillie u. Finch, 1970).

Es soll noch einmal betont werden, daß die für die Ph¹-negative CML als typisch angegebenen Befunde nur bei wenigen Patienten lückenlos erhoben werden können. Die Ph¹-negative CML der Erwachsenen ist eine wesentlich heterogenere Gruppe als die Ph¹-positive CML und als die Ph¹-negative juvenile CML. Es ist deshalb nicht sinnvoll, den Begriff „Ph¹-negative CML" durch „subakute myelozytäre Leukämie" (Ezdinli *et al.*, 1970) zu ersetzen. Die Ph¹-negative CML ist besser als ein Syndrom aufzufassen, das typische CML-Fälle, subakute myelozytäre Leukämien, chronisch myelomonozytäre Leukämien und andere Varianten umfaßt.

10. CML im Kindesalter

Nach Angaben verschiedener Autoren (Gauld *et al.*, 1953; Bernard *et al.*, 1962; Whang-Peng *et al.*, 1968) kommen 2—10% der CML-Fälle bei Kindern unter 15 Jahren vor. Unter allen Leukämien im Kindesalter beträgt der Anteil der CML nach Cooke (1953) ungefähr 5%, nach Opitz (1954) 4,2%, nach Oehme *et al.* (1958) 5,7% und nach Bernard *et al.* (1962) 4,8%. Wie beim Erwachsenen ist das männliche Geschlecht geringfügig häufiger betroffen als das weibliche (Bernard *et al.*, 1962; Hardisty *et al.*, 1964; Rosen u. Nishiyama, 1968).

Besonders Cooke (1953) und Bernard *et al.* (1962) haben schon vor der Einführung der Chromosomenanalyse in die Hämatologie aufgrund klinischer, hämatologischer und prognostischer Parameter zwei verschiedene Verlaufsformen der CML im Kindesalter angenommen. Zytogenetische und biochemische Befunde haben zur Erhärtung dieser Annahme in den folgenden Jahren eindrucksvoll beigetragen. Es gibt die vorwiegend bei Kindern unter 3 Jahren vorkommende sogenannte juvenile CML und die adulte CML, deren größte Häufigkeit zwischen dem 10. und 13. Lebensjahr liegt (Hardisty *et al.*, 1964; Rosen u. Nishiyama, 1968). Das jüngste bislang bekannt gewordene Kind mit adulter CML war bei der Diagnosestellung 8 Monate alt (Bloom *et al.*, 1966). Entsprechend der Zunahme der CML mit zunehmendem Kindesalter ist der adulte Typ häufiger (Hardisty *et al.*, 1964; Rosen u. Nishiyama, 1968). Die sicherste Methode, um beide Formen voneinander zu unterscheiden, ist die Chromosomenanalyse der Leukämiezellen. Die juvenile CML ist Ph¹-negativ, die adulte CML ist Ph¹-positiv (Reisman u. Trujillo, 1963; Hardisty *et al.*, 1964; Tjio *et al.*, 1966; Rosen u. Nishiyama, 1968). Die letztere Form ist der Ph¹-positiven CML des Erwachsenen so ähnlich, daß auf deren Besprechung verwiesen werden kann. Neben den auch für die Ph^1-negative CML des Erwachsenen charakteristischen Befunden wie Thrombozytopenie mit schwerer Blutungsneigung, Leukozytose von unter 100 000/µl, nur mäßiger Splenomegalie und stärkerer Linksverschiebung im peripheren Blutbild, weist die Ph^1-negative CML des Kindes jedoch einige bemerkenswerte Besonderheiten auf. Herausragend ist der Befund, daß praktisch alle juvenilen CML-Fälle eine Vermehrung des Hämoglobins F bis zu 70% aufweisen (HARDISTY et al., 1964; WEATHERALL et al., 1968; FOX, 1970; MAURER et al., 1972; TAKANASHI, 1972), während Hämoglobin A$_2$ und die Karboanhydrase der Erythrozyten mit zunehmender Krankheitsdauer abnehmen (WEATHERALL et al., 1968; CAO et al., 1969; STOPPOLONI, 1970). Typisch sind frühzeitige leukämische Infiltrationen der Haut, ausgeprägte Lymphadenopathie und der Nachweis von Lymphozyten, Monozyten und Normoblasten im peripheren Blut (KEITH, 1945; BERNARD et al., 1962; ROSEN u. NISHIYAMA, 1968; HARDISTY et al., 1964; TAKANASHI, 1972). Nach ROSEN und NISHIYAMA (1968) ist der Index der ALP bei juveniler CML höher als bei der adulten Form.

Besonders die Hämoglobinveränderungen haben HARDISTY et al. (1964) und WEATHERALL et al. (1968) daran denken lassen, daß die juvenile Ph^1-negative CML eine eigenständige Erkrankung ist, die angeboren sein könnte. Wegen der Vermehrung myelomonozytärer Zellen und mancher gemeinsamer Züge mit der akuten Leukämie vom Typ Schilling haben BERNARD et al. (1962) die juvenile CML als chronische myelomonozytäre Leukämie eingeordnet. ALTMAN et al. (1974) erhoben kürzlich Befunde, die diese Klassifizierung experimentell unterstützen.

Kinder mit Ph^1-negativer CML sprechen auf Chemotherapie mit Busulfan üblicherweise nicht an; bessere Erfolge konnten mit 6-Mercaptopurin oder Amethopterin meist in Kombination mit Prednison erzielt werden (REISMAN u. TRUJILLO, 1963; HARDISTY et al., 1964). Neuere zusammenfassende Arbeiten über Behandlungsergebnisse liegen — wahrscheinlich wegen der Seltenheit der Erkrankung — nicht vor. Uns erscheint es sinnvoll, die juvenile Ph^1-negative CML wie eine akute myeloische Leukämie zu behandeln. Dazu bieten sich zur Zeit Cytosin-Arabinosid, 6-Thioguanin und Daunomycin an.

Für die adulte Ph^1-positive CML ist Busulfan das Mittel der Wahl. Dosierung und Alternativen zum Busulfan können dem Kapitel über die Behandlung der CML des Erwachsenen entnommen werden.

Die häufigste Todesursache der Ph^1-positiven CML des Kindes ist wie beim Erwachsenen die Blastenphase (BERNARD et al., 1962; BRÜSTER, 1969). Patienten mit Ph^1-negativer CML sterben dagegen häufiger an den Folgen einer intrazerebralen oder intestinalen Blutung oder einer Infektion (REISMAN u. TRUJILLO, 1963; HARDISTY et al., 1964; ROSEN u. NISHIYAMA, 1968; TAKANASHI, 1972).

11. CML und Schwangerschaft

Bisher gibt es keine Anhaltspunkte dafür, daß eine Schwangerschaft den Verlauf der CML in irgendeiner Weise beeinflußt (SHEEHY, 1958; ASK-UPMARK, 1961; LEE et al., 1962; MOLONEY, 1964). Bei allen bisher beobachteten Fällen bestand die CML bereits vor Eintritt der Gravidität. Nach den Angaben von MCGOLDRICK und LAPP (1943) und von SHEEHY (1958) besteht eine vermehrte Neigung zu Spontanaborten und Totgeburten. Ferner ist die perinatale Mortalität der Neugeborenen erhöht, was vorwiegend auf eine Prämaturität zurückgeführt wird

(Sheehy, 1958; Ask-Upmark, 1961; Moloney, 1964). Dabei schwanken die Angaben über die Höhe der kindlichen Sterblichkeitsrate zwischen 13,6% (Moloney, 1964), 16,2% (Sheehy, 1958) und 38% (Earll u. May, 1965). Obwohl im Tierexperiment teratogene Wirkungen des Busulfans beschrieben wurden, sind äußerlich gesunde Kinder von Müttern geboren worden, die dieses Zytostatikum wegen einer behandlungsbedürftigen CML während der Gravidität oder zum Zeitpunkt der Konzeption genommen haben (Earll u. May, 1965; Dugdale u. Fort, 1967; Uhl et al., 1968; Nolan et al., 1971). Für eine endgültige Beurteilung der Frage, ob Busulfan in der üblichen Dosierung für den Feten harmlos ist, fehlen langjährige Nachuntersuchungen. Sicherheitshalber sollte daher bei Frauen im gebärfähigen Alter eine Gravidität durch Kontrazeptiva verhütet werden. Ist eine Schwangerschaft eingetreten, wird empfohlen, die Busulfan-Therapie wenn möglich wenigstens bis zum Ende des 1. Trimenon zu unterbrechen (Bernard u. Tanzer, 1973).

Ergänzend sei erwähnt, daß bisher das Auftreten einer CML bei Kindern, deren Mütter an dieser Erkrankung litten, nicht festgestellt wurde (Ask-Upmark, 1964). Allerdings liegen auch hier keine Langzeitbeobachtungen vor.

12. Eosinophile Leukämie

Die Seltenheit dieser Variante des myeloproliferativen Syndroms steht ganz im Gegensatz zu einer verwirrenden Vielzahl von Kasuistiken und Übersichtsartikeln. Die Literaturfülle reflektiert die Problematik, die dieses Krankheitsbild umgibt. Die Problematik ist doppelgleisig; sie dreht sich um die Frage, ob es sich 1. bei den als eosinophilen Leukämien beschriebenen Krankheitsbildern tatsächlich um neoplastische oder nur um reaktive Vorgänge handelt, und 2. ob es sich, falls der neoplastische Charakter zutrifft, um eine eigenständige Form oder um eine Variante des myeloproliferativen Syndroms handelt. Daß es eine (neoplastische) eosinophile Leukämie gibt, wird nicht mehr bezweifelt (Evans u. Nesbit, 1949; Gross et al., 1955; Oehme et al., 1958; Rohr, 1960; Bentley et al., 1961; Dameshek u. Gunz, 1964), obwohl retrospektiv die Mehrzahl der „eosinophilen Leukämien" als reaktive Eosinophilie eingestuft wurde (Rohr, 1960; Bentley et al., 1961). Eine Reihe von Kriterien wird für die Diagnose der eosinophilen Leukämien gefordert; es sind dies persistierende Eosinophilie von wenigstens 50%, Vermehrung der Blastenzahl, Hepatosplenomegalie, Lymphadenopathie und Anämie (Gross et al., 1955; Bentley et al., 1961; Benvenisti u. Ultmann, 1969). Für die Eigenständigkeit der eosinophilen Leukämie in dem Sinne, daß es sich um eine isolierte Erkrankung der eosinophilen Granulopoese handelt, gibt es keinen sicheren Anhalt.

Die eosinophile Leukämie kommt als unreifzellige (akute) und als reifzellige (chronische) Form vor. Vom Literaturstudium her gewinnt man den Eindruck, daß die reifzellige geringfügig häufiger ist als die unreifzellige Form; das Verhältnis beträgt etwa 2 zu 1,5. Beide Formen wurden bei Männern wesentlich häufiger als bei Frauen beobachtet. Weder die unreifzellige noch die reifzellige Form scheinen in einem bestimmten Lebensalter bevorzugt aufzutreten. Das wesentliche Merkmal der unreifzelligen eosinophilen Leukämie ist neben dem Nachweis eosinophiler Zellen eine deutliche Vermehrung von Blasten entweder im peripheren Blut oder im Knochenmark bzw. in beiden Geweben. Bei Gesamtleukozytenzahlen bis zu 200000/µl kann der Anteil der Blasten im peripheren Blut bis zu 100% betragen, so daß keine oder nur wenige Eosinophile vorhanden sind und die Diagnose vom *Blutbild* her gar nicht gestellt werden kann (DAMESHEK u. GUNZ, 1964; HAUSWALDT *et al.,* 1967; SCHAEFER *et al.,* 1973). In solchen Fällen enthält das hyperzelluläre *Knochenmark* neben den Blasten bis zu 80% Zellen der eosinophilen Reihe. Auffallend ist, daß im Knochenmark häufig Eosinophile aller Reifungsstufen vorhanden sind und daß diese Differenzierungstendenz auch extramedullär nachweisbar ist (BENTLEY *et al.,* 1961; DAMESHEK u. GUNZ, 1964; HAUSWALDT *et al.,* 1967; SCHAEFER *et al.,* 1973). Die Bezeichnung „unreifzellige" eosinophile Leukämie ist somit recht unglücklich, weil die eosinophile Reihe offenbar ausreifen kann. Die Bezeichnung akute myeloische Leukämie mit Eosinophilie wäre zutreffender. Jedoch scheint auch die eosinophile Reihe am leukämischen Prozeß beteiligt zu sein. Dies geht aus zahlreichen morphologischen Veränderungen wie abnormer Zellgröße, Asynchronie der Kern-Plasma-Reifung, plumper Granulation und Hypersegmentation hervor, die von vielen Untersuchern festgestellt und von ACKERMAN (1964) zusammen mit eigenen Befunden zusammenfassend dargestellt worden sind. Zusätzlich fand ACKERMAN (1964) als besondere Merkmale intensive Glykogen-Ablagerungen im Zytoplasma mit stark positiver PAS-Reaktion und entsprechend hoher Phosphorylaseaktivität sowie eine positive PAS-Färbung der Granula selbst. Während noch nicht gesagt ist, ob diese Phänomene einen Ausdruck der leukämischen Alteration oder nur einer Unreife der Zellen darstellen, kommt dem Nachweis einer deutlich positiven Naphthol-AS-D-Chlorazetat-Esterase in den eosinophilen Granula möglicherweise eine Bedeutung im Sinne der Neoplasie zu (LÖFFLER, 1969; SCHAEFER *et al.,* 1973). Es muß noch geklärt werden, ob dieser Befund auch auf die reifzellige eosinophile Leukämie übertragen werden kann.

Zytologisch unterscheidet sich die reifzellige von der unreifzelligen eosinophilen Leukämie durch die hyperplastische, nicht wesentlich reifungsgestörte Myelopoese mit ausgeprägter Eosinophilie des peripheren Blutes und Knochenmarks. Die Gesamtleukozytenzahl lag bei den meisten Beobachtungen zwischen 20000 und 80000/µl (EVANS u. NESBIT, 1949; OEHME *et al.,* 1958; BENTLEY *et al.,* 1961; KAUER u. ENGLE, 1964; GOH *et al.,* 1965; GRUENWALD *et al.,* 1965; LÖHR u. JAHNECKE, 1965; ROBERTS *et al.,* 1969; FLANNERY *et al.,* 1972; TALLGREN *et al.,* 1974), bei dem von GROSS *et al.* (1955) beschriebenen Fall bei 400000/µl. Der Prozentsatz der Eosinophilen im Blut betrug 50 bis 85; im Knochenmark war er in der Regel niedriger. Die Aktivität der ALP ist nur in wenigen Fällen bestimmt worden. In 4 Fällen war sie erniedrigt (KAUER u. ENGLE, 1964; FLANNERY *et al.,* 1972), in drei Fällen normal (GRUENWALD *et al.,* 1965; BENVENISTI u. ULTMANN, 1969).

Uns sind insgesamt 14 Fälle von reifzelliger eosinophiler Leukämie bekannt, bei denen Chromosomenanalysen durchgeführt worden sind. Jedoch ist die Hälfte dieser Fälle so schlecht dokumentiert, daß die Frage, ob eosinophile Leukämie bzw. Begleiteosinophilie oder Leukämoid, nicht entschieden werden kann. KAUER und ENGLE (1964) sowie GRUENWALD *et al.* (1965) beschrieben je einen zweifelsfreien Fall, der jeweils Ph[1]-positiv war. Die insgesamt 6 Fälle von GOH *et al.* (1965), BENVENISTI und ULTMANN (1969), ROBERTS *et al.* (1969) und FLANNERY *et al.* (1972) waren Ph[1]-negativ. Wie schon ausgeführt, bedeutet der Nachweis des Ph[1]-Chromosoms nicht unbedingt, daß es sich um eine Variante der CML handelt, wohl kennzeichnet er die eosinophile Leukämie als Variante des myeloproliferativen Syndroms und insbesondere als Neoplasie.

Klinisch ist die akute eosinophile Leukämie in besonderem Maße durch Lymphadenopathie und Splenohepatomegalie charakterisiert. Thrombozytope-

nie und Anämie hat sie mit den übrigen akuten Leukämien gemeinsam. Vom
Zeitpunkt der Diagnose bis zum Tod betrug die Überlebenszeit zwischen einem
und dreizehn Monaten. Die Todesursachen entsprechen denen akuter Leukämien. Pathologisch-anatomisch wird typischerweise eine ausgedehnte Infiltration von Lymphknoten, Milz, Leber, Nieren und insbesondere Herz mit Eosinophilen aller Reifungsstufen gefunden (BENTLEY et al., 1961; DAMESHEK u. GUNZ,
1964; HAUSWALDT et al., 1967).

Auch die reifzellige eosinophile Leukämie weist hinsichtlich der klinischen
und pathologisch-anatomischen Befunde im Vergleich zur typischen CML einige
Besonderheiten auf. So liegen die Leukozytenwerte meist unter 100000/µl. Vergrößerte, von Eosinophilen durchsetzte Lymphknoten werden oft schon zum
Zeitpunkt der Diagnose gefunden (GROSS et al., 1955; BENTLEY et al., 1961;
GOH et al., 1965; LÖHR u. JAHNECKE, 1965; ROBERTS et al., 1969; TALLGREN
et al., 1974). Von besonderem Interesse ist die erstmals von BENTLEY et al. (1961)
herausgestellte Beteiligung des Herzens und der Lungen. Diese ist am Herzen
pathologisch-anatomisch durch Kardiomegalie, Endokardfibrose, wandständige
Thrombosen und eosinophile Myokardinfiltration (LÖHR u. JAHNECKE, 1965;
BENVENISTI u. ULTMANN, 1969; ROBERTS et al., 1969; FLANNERY et al., 1972)
und an den Lungen durch hyaline Membranen (EVANS u. NESBIT, 1949; GROSS
et al., 1955; TALLGREN et al., 1974), leukämische Infiltrate und Pleuraerguß
gekennzeichnet. Das klinische Substrat dieser kardiopulmonalen Veränderungen
sind Tachyarrhythmie, Herzinsuffizienz, Herzgeräusche und Dyspnoe. Die
Schwierigkeit der Abgrenzung solcher Formen der eosinophilen Leukämie von
der Endocarditis fibroplastica parietalis LÖFFLER wurde mehrfach ausführlich
besprochen (GROSS et al., 1955; ENGFELDT u. ZETTERSTRÖM, 1956; ROBERTS et al.,
1969; SHEPHERD et al., 1971). Herzversagen und Ateminsuffizienz sind entsprechend häufig die Todesursache bei Patienten mit reifzelliger eosinophiler Leukämie. Der Tod in der Blastenphase (GOH et al., 1965; GRUENWALD et al., 1965;
LÖHR u. JAHNECKE, 1965; TALLGREN et al., 1974) scheint seltener als bei der
typischen CML zu sein. Die Überlebenszeit der Patienten lag zwischen 3 Wochen
und 10 Jahren; die durchschnittliche Überlebenszeit, die anhand der Literatur
errechnet wurde, liegt bei knapp 2,5 Jahren. Reifzelligkeit der eosinophilen Leukämie ist nicht gleichbedeutend mit chronischem Verlauf. Wiederholt wurden
Patienten mit ausgesprochen akutem Verlauf beschrieben, die innerhalb von
3 bis 16 Wochen nach Stellung der Diagnose verstarben.

Für die Therapie der unreifzelligen und reifzelligen eosinophilen Leukämie
gelten die Richtlinien zur Behandlung der akuten myeloischen Leukämie bzw.
der typischen CML, wobei die Behandlungsergebnisse jedoch durchschnittlich
schlechter sind (BENVENISTI u. ULTMANN, 1969).

13. Basophile Leukämie

Die meisten Hämatologen weichen der Frage, ob es eine basophile Leukämie
gibt oder nicht, aus (BERNARD, 1948; HEILMEYER u. BEGEMANN, 1951; DAMESHEK
u. GUNZ, 1964; WINTROBE, 1967; BRITTON, 1969; BEGEMANN, 1970). Wir sind
der Meinung, daß man nicht gleichzeitig die Existenz der eosinophilen Leukämie
akzeptieren und die Existenz einer basophilen Leukämie bestreiten kann. Die
Unsicherheit auf diesem Gebiet hängt z.T. auch mit der Seltenheit der Erkrankung zusammen, so daß man bei der Erörterung dieser Erkrankung weitgehend

auf Einzelbeobachtungen angewiesen ist. QUATTRIN *et al.* (1959) haben sich die Mühe gemacht, sämtliche bis dahin bekannt gewordenen Fälle von basophiler Leukämie kritisch zusammenzustellen und nach bestimmten Gesichtspunkten zu ordnen. Nach diesen Autoren gibt es eine unreifzellige, akut verlaufende und eine reifzellige, subakut bis chronisch verlaufende basophile Leukämie. Eine basophile Leukämie sollte erst dann diagnostiziert werden, wenn mindestens ein Drittel der peripheren Blutzellen und/oder der Knochenmarkzellen Basophile sind (DOAN u. REINHART, 1941) bzw. wenn die relative Zahl der Basophilen viermal so hoch ist wie die relative Zahl der Neutrophilen (QUATTRIN *et al.,* 1959). Die Beachtung dieses Grenzwertes ist wichtig, weil die Vermehrung der Basophilen auf 3 bis 10% geradezu pathognomonisch für die typische CML ist (Abb. 12) (BERNARD, 1948; HEILMEYER u. BEGEMANN, 1951; DAMESHEK u. GUNZ, 1964; WINTROBE, 1967; BRITTON, 1969; BEGEMANN, 1970). Auf die unreifzellige Form möchten wir an dieser Stelle nicht näher eingehen; der Interessierte sei auf die Arbeiten von QUATTRIN *et al.* (1959), DOAN und REINHART (1941) und HULE (1950) verwiesen. Bezüglich der reifzelligen Form kann man die primär basophile von der sekundär basophilen CML unterscheiden. Während bei der primären Form der Anteil der reifen und unreifen Basophilen im peripheren Blut schon zum Zeitpunkt der Diagnose 30—85% beträgt (JOACHIM, 1906; MASSA u. MARINONI, 1926; CHEVALLIER u. MARINONE, 1946; FERRARA, 1951, 1952; LENNERT *et al.,* 1956; KYLE u. PEASE, 1966; SHOHEIT u. BLUM, 1968; NAU u. HOAGLAND, 1971), entwickelt sich bei der sekundären Form eine signifikante Basophilie erst nach mehr oder weniger langem Verlauf einer bis dahin typischen CML (ELLIOT u. YOUNG, 1931; DOAN u. REINHART, 1941; QUATTRIN *et al.,* 1959; KYLE u. PEASE, 1966; YOUMAN *et al.,* 1973). Die sekundäre Basophilie geht häufig mit der Blastenphase einher oder kündigt sie an; diese Beobachtung ist alt und wurde kürzlich von EZDINLI *et al.* (1970) wieder bestätigt. Hinsichtlich klinischer und hämatologischer Parameter gleichen sich die baso-

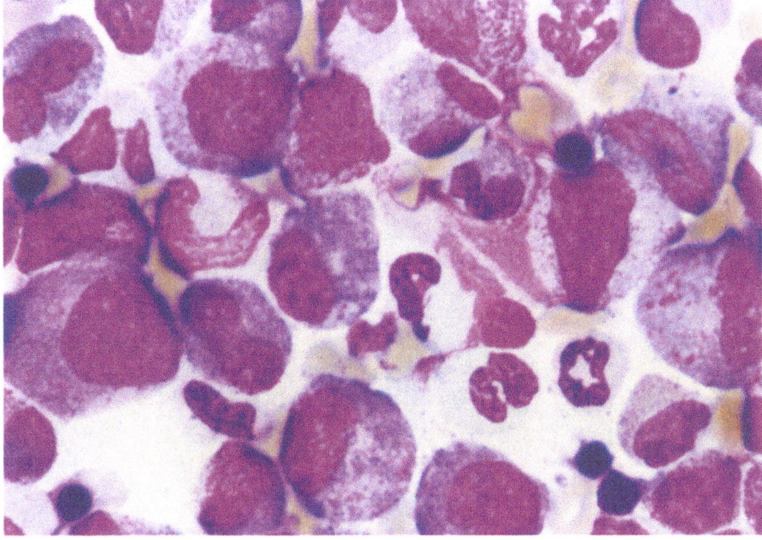

Abb. 12. Knochenmarkausstrich eines Patienten mit Ph¹-negativer chronischer myeloischer Leukämie (Vergr. 1 200 ×)

phile und die typische CML weitgehend (Joachim, 1906; Massa u. Marinoni, 1926; Chevallier u. Marinone, 1946; Ferrara, 1951, 1952; Lennert *et al.,* 1956; Kyle u. Pease, 1966; Shoheit u. Blum, 1968; Nau u. Hoagland, 1971). Regelmäßig wurden Splenomegalie, oft Hepatomegalie und nur selten Lymphadenopathie nachgewiesen. Die initial gefundenen Leukozytenwerte lagen zwischen 36000 und 450000/µl. Die Thrombozyten waren normal bis erhöht, die Hämoglobinwerte erniedrigt. Die ALP wurde nur bei drei Fällen bestimmt und war in zwei Fällen erniedrigt (Shoheit u. Blum, 1968; Nau u. Hoagland, 1971) und in einem Fall normal (Kyle u. Pease, 1966). Die Chromosomenanalyse erbrachte in einem Fall den Nachweis des Ph^1-Chromosoms (Shoheit u. Blum, 1968), während zwei andere Fälle Ph^1-negativ waren (Kyle u. Pease, 1966; Nau u. Hoagland, 1971). Die Prognose der primär basophilen CML scheint beträchtlich schlechter zu sein als die der typischen CML. Für die meisten Fälle werden Überlebenszeiten zwischen 4 und 66 Monaten angegeben, ein Patient von Shoheit und Blum (1968) lebte noch zur Zeit der Abfassung der Arbeit. Die durchschnittliche Überlebenszeit betrug 18 Monate; läßt man den von Lennert *et al.* (1956) beschriebenen Fall eines Patienten, der seine Krankheit 66 Monate überlebte, außer acht, ergeben sich nur 11 Monate. Über die Todesursache werden in den uns zugänglichen Arbeiten keine näheren Angaben gemacht. Ob die schlechtere Prognose Folge eines schlechteren Ansprechens auf Radio- oder Chemotherapie ist, wie dies ursprünglich von Joachim (1906) angenommen und danach wiederholt behauptet wurde, ist fraglich. Quattrin *et al.* (1959) bestreiten das, ebenso Fredricks und Moloney (1959), die — allerdings bei typischen CML-Fällen — unter Busulfan und Radiotherapie einen gleichmäßigen Abfall der Gesamtleukozyten und der Basophilen feststellten. Die sekundären basophilen Leukämien sind sicherlich weitgehend Chemotherpie-resistent, was jedoch für die Blastenphase allgemein gilt (Youman *et al.,* 1973).

Seit langem ist bekannt, daß der Histamingehalt des Blutes von Patienten mit CML besonders hoch ist (Shimkin *et al.,* 1949). Graham *et al.* (1952) wiesen

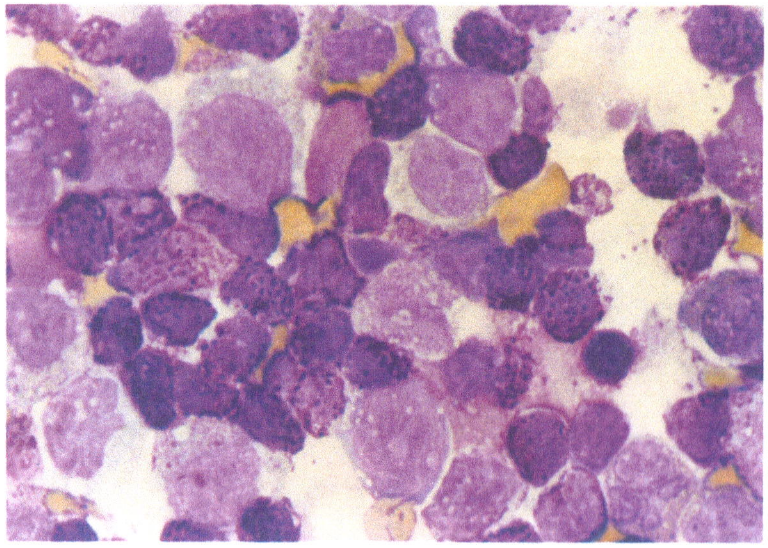

Abb. 13. Milzpunktat eines Patienten mit Ph^1-positiver basophiler Leukämie (Vergr. 1 200 ×)

nach, daß der größte Teil des Histamins des Gesamtblutes in den Basophilen enthalten ist. Zwischen der Zahl der Basophilen und dem Histamingehalt des Blutes besteht eine positive, jedoch nicht lineare Beziehung (GILBERT *et al.*, 1966; SUZUKI *et al.*, 1971). Bemerkenswert ist, daß trotz z.T. extrem hoher Histaminwerte im Blut von Patienten mit basophiler oder typischer CML nur selten (SHOHEIT u. BLUM, 1968; YOUMAN *et al.*, 1973) Histamin-abhängige Symptome wie Urtikaria, Asthma, Flush oder Hypotonie angegeben werden (SHIMKIN *et al.*, 1949; GILBERT *et al.*, 1966; SUZUKI *et al.*, 1971). Eine Erklärung dieses Phänomens ist schwierig, zumal auch im (zellfreien) Plasma von Patienten mit CML deutlich erhöhte Histaminwerte gefunden wurden (SUZUKI *et al.*, 1971).

14. Neutrophile Leukämie

Die neutrophile Leukämie wird in den meisten Hämatologiebüchern gar nicht erwähnt, woraus man schließen kann, daß ihre Existenz als zumindest fragwürdig angesehen wird. Die Bezeichnung chronische neutrophile Leukämie wurde 1932 von ÉMILE-WEIL und SÉE anhand zweier Fälle eingeführt, die eine Leukozytose von 30000 bis 40000/µl mit über 80% neutrophilen Segmentkernigen, eine Anämie sowie eine beträchtliche Splenomegalie als typische Merkmale aufwiesen. ÉMILIE-WEIL und SÉE (1932) betrachteten dieses Krankheitsbild als eine Variante der CML, die durch eine vollständige Ausreifung granulopoetischer Zellen charakterisiert ist, und folgerten, daß es wie eine typische CML zu behandeln sei. Gemessen an der Zahl der Publikationen scheint die neutrophile Leukämie, von der akute und chronische Verlaufsformen beschrieben wurden, selten zu sein. Bei der akuten Form wurden hohe Leukozytosen, Linksverschiebung der Granulopoese bei gleichzeitiger Neutrophilie von 40 bis 66%, fehlende Splenomegalie und kurzfristiger, fataler Verlauf beobachtet (BÉTHOUX *et al.*, 1951; DRUEZ u. DUSTIN, 1958). Bei der chronischen Form (ÉMILE-WEIL u. SÉE, 1932; EXTON-SMITH u. CHAZAN, 1957; BERNARD *et al.*, 1964; JACKSON u. CLARK, 1965; RUBIN, 1966) wurden Leukozytosen von 30000 bis 70000/µl mit 90 bis 97% neutrophilen Segmentkernigen, Anämie, Splenohepatomegalie und Überlebenszeiten (vom Zeitpunkt der Diagnose) zwischen 1 und 20 Monaten angegeben. In keinem dieser Fälle trat der Tod unter den Zeichen der Blastenphase ein. In allen Fällen, bei denen die ALP bestimmt wurde, war der Index sehr hoch (EXTON-SMITH u. CHAZAN, 1957; BERNARD *et al.*, 1964; JACKSON u. CLARK, 1965; RUBIN, 1966). Die Chromosomenkonstitution von Knochenmarkzellen wurde in zwei Fällen untersucht. Sie war jeweils unauffällig, insbesondere war kein Ph[1]-Chromosom nachweisbar (EXTON-SMITH u. CHAZAN, 1957; BERNARD *et al.*, 1964; JACKSON u. CLARK, 1965; RUBIN, 1966). Dieser Umstand, aber auch die erhöhte ALP weisen auf die Problematik hin, die die chronisch neutrophile Leukämie umgibt. Dabei erscheint die Frage ob eigenständige Leukämie oder Variante der CML weniger wichtig als vielmehr das Problem, ob überhaupt Leukämie oder nur leukämoide Reaktion, wie sie häufig bei Krebs-Patienten mit oder ohne Metastasen auftritt (KREMER u. LASZLO, 1973). Es wäre zu wünschen, daß eindeutige morphologische, zytochemische oder zytogenetische Befunde erarbeitet würden, die die neoplastische Natur der als neutrophile Leukämie beschriebenen Krankheitsbilder beweisen könnten. Bis dahin sollte die Diagnose nur mit Zurückhaltung gestellt werden.

15. Blastenphase

Der Übergang der chronischen Phase in die Blastenphase ist das unausweichbare Schicksal der großen Mehrheit der Patienten mit CML. Es ist dieser fast gesetzmäßige Verlauf, der die „benigne" CML zu einer tödlichen Erkrankung macht. Die Angaben über die Häufigkeit der Blastenphase schwanken zwischen 56% (Karanas u. Silver, 1968) und fast 100% (Émile-Weil, 1946; Heilmeyer u. Begemann, 1951). Dameshek und Gunz (1964), Morrow et al. (1965), Begemann (1970) und Bernard und Tanzer (1973) geben rund 80% an, eine Größenordnung, die unseren Erfahrungen entspricht. Bei den meisten Fällen entwickelt sich die Blastenphase 2 bis 3 Jahre nach Diagnosestellung der CML. Es gibt jedoch Fälle, deren chronische Phase entweder so kurz oder so asymptomatisch verläuft, daß die Blastenphase schon zum Zeitpunkt der klinischen Diagnose manifest ist.

Die Blastenphase ist der akuten myeloischen Leukämie in vieler Hinsicht ähnlich. Sie hat jedoch eine Reihe klinischer, hämatologischer, zytogenetischer und prognostischer Charakteristika, die ihr eine nosologische Eigenständigkeit verleihen. Da das Spektrum der Symptomatik der Blastenphase weitgehend vom Stadium abhängt, ist es zweckmäßig, den Beginn und das vorgeschrittene Stadium besonders zu besprechen.

Im Beginn klagen die Patienten über zunehmende Schwäche, Knochen- und Gelenkschmerzen sowie Leibschmerzen. Objektiv werden Gewichtsverlust, Fieber, Zunahme der Splenomegalie, häufig Lymphadenopathie und Blutungsneigung bei Rückgang der Thrombozytenzahl sowie regelmäßig ein Abfall des Hämoglobins und ein Anstieg der Zahl der Myeloblasten im peripheren Blut nachgewiesen (Émile-Weil, 1946; Heilmeyer u. Begemann, 1951; Dameshek u. Gunz, 1964; Morrow et al., 1965; Karanas u. Silver, 1968; Koza et al., 1969; Gardikas et al., 1971; Rundles, 1972; Bernard u. Tanzer, 1973). Die Zahl der zirkulierenden Granulozyten ist kein zuverlässiges Kriterium der begin-

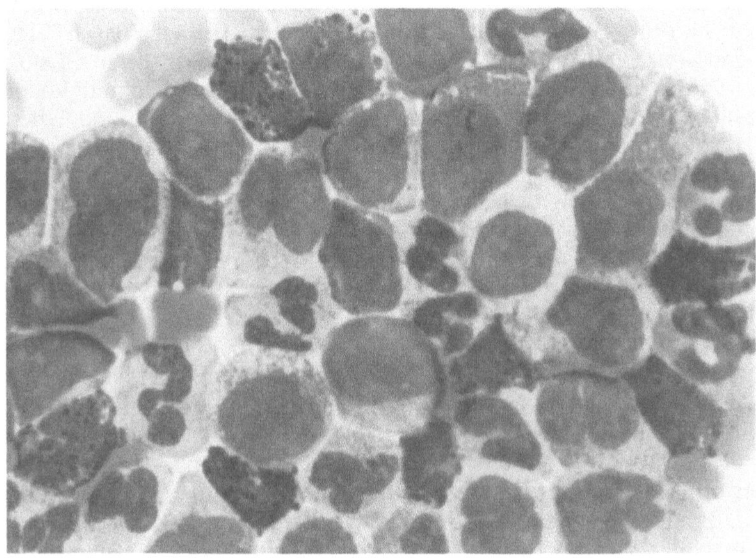

Abb. 14. Beginnende Blastenphase. Die Eosinophilen und Basophilen weisen auf die zugrundeliegende chronische myeloische Leukämie hin (Vergr. 1 200 ×)

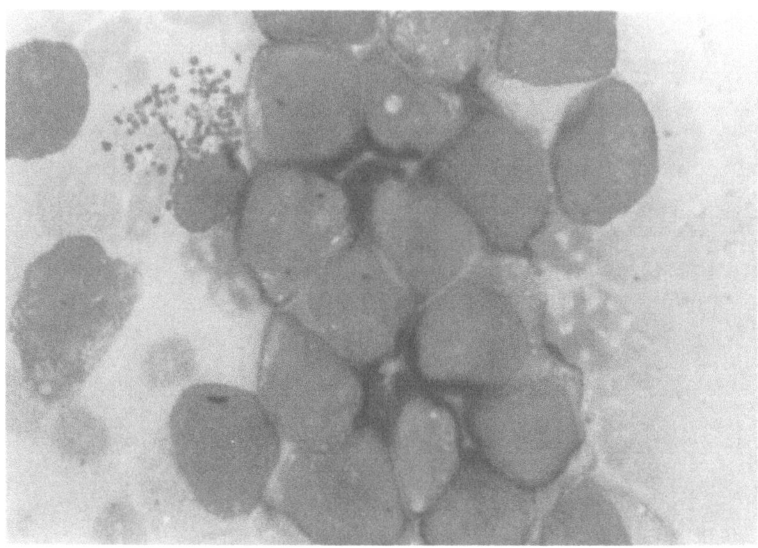

Abb. 15. Fortgeschrittene Blastenphase (Vergr. 1 200 ×)

nenden Blastenphase, weil sie zu- oder abnehmen kann (HEILMEYER u. BEGE-
MANN, 1951; STORTI u. MAURI, 1963; KOZA *et al.,* 1969; GARDIKAS *et al.,* 1971),
während der Anstieg der Blasten in der Peripherie auf über 10% bzw. der
Anstieg von Blasten *und* Promyelozyten auf 30% ein sicheres Kriterium darstellt.
Neben der Blastenvermehrung gelten mehrere Tage lang anhaltendes, teilweise
remittierendes Fieber und der Abfall des Hämoglobins auf Werte unter 10 g/
100 ml als sicherste Hinweise auf die beginnende Blastenphase. Es ist wichtig
zu wissen, daß nicht nur im Beginn, sondern auch bei fortgeschrittener Blastenphase das eine oder andere Kriterium vermißt werden kann. Das gilt insbesondere für die Blasten im peripheren Blut, die — bei einem über längere Zeit
gegenüber der chronischen Phase unveränderten Differentialblutbild — erst kurz
vor dem Tode vermehrt auftreten können (MORROW *et al.,* 1965; BERNARD
u. TANZER, 1973). In solchen Fällen kann die Diagnose der beginnenden Blastenphase aufgrund der Kombination der übrigen, oben genannten Kriterien gestellt
werden (KARANAS u. SILVER, 1968). Die Vermehrung von Blasten und Promyelozyten läßt sich in manchen Fällen im Knochenmark frühzeitiger als im Blut
nachweisen (Abb. 14 u. 15). Wie in dem Abschnitt über Pathogenese besprochen,
kann aber auch eine umgekehrte Situation vorliegen oder die Blastenvermehrung
kann weder im Blut noch im Knochenmark, sondern statt dessen nur in extramedullären Organen festgestellt werden (Abb. 16a u. 16b).
   Im vollausgebildeten Stadium der Blastenphase klagen die Patienten zusätzlich über starkes Schwitzen, Übelkeit und Erbrechen sowie Kopfschmerzen.
Die objektiven Symptome werden intensiver, namentlich die Zahl der Blasten
nimmt peripher und zentral weiter zu. Reine Blastenpopulationen werden auch
im Terminalstadium der Blastenphase relativ selten gesehen; der „Hiatus leucaemicus" ist nicht typisch für die Blastenphase (KOZA *et al.,* 1969; BERNARD u.
TANZER, 1973). Die Milz kann groteske Ausmaße annehmen; Splenomegalie,
abdominelle Lymphadenopathie und intestinale Blutungen erklären die häufig
zu beobachtenden gastrointestinalen Beschwerden. Bei Kopfschmerzen muß man
in erster Linie an die Meningosis leucaemica, aber auch an intrazerebrale Infil-

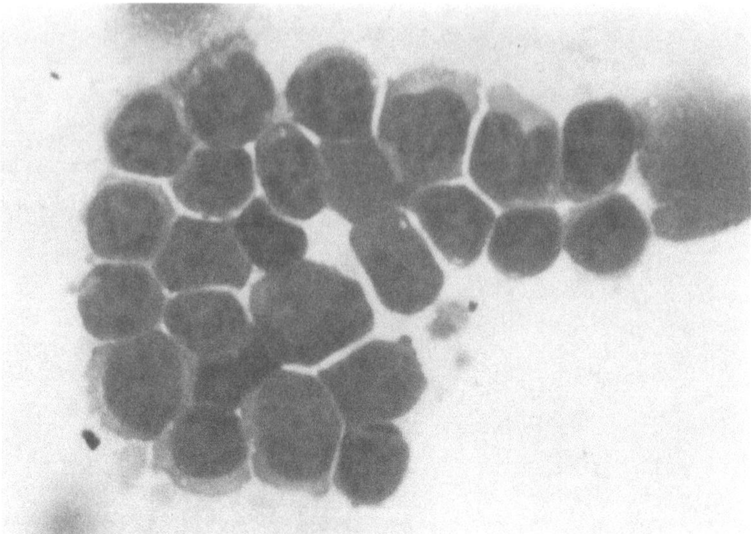

Abb. 16a. Extramedulläre Manifestation der Blastenphase im Lymphknoten, die leicht mit einem malignen Lymphom verwechselt werden kann (Vergr. 1 200 ×)

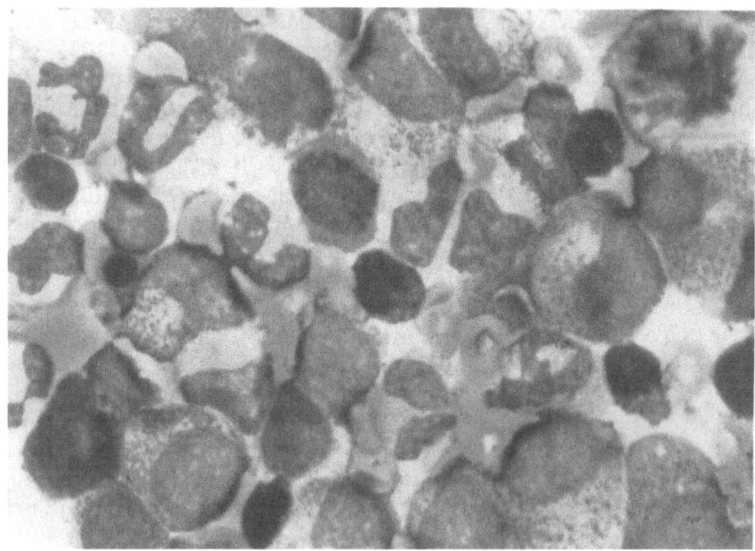

Abb. 16b. Im Knochenmark desselben Patienten ist noch keine Blastenvermehrung zu erkennen (Vergr. 1 200 ×)

trate und Blutungen denken. Knochenschmerzen können die Folge knochendestruierender Myeloblastome sein.

Auf die chromosomalen, biochemischen und zytochemischen Aspekte der Blastenphase wurde in den vorangegangenen Abschnitten schon eingegangen.

Die überwiegende Mehrzahl der Patienten stirbt innerhalb von 6 Monaten nach Diagnosestellung der beginnenden Blastenphase (Karanas u. Silver,

1968). Die vollausgebildete Blastenphase überleben die meisten Patienten nur
2–3 Monate (Koza *et al.*, 1969; Ezdinli *et al.*, 1970).

Es wurde schon angedeutet, daß in vereinzelten Fällen die CML erst als
Blastenphase diagnostiziert werden kann (Neerhout, 1968; Whang-Peng *et al.*,
1970; Bornstein *et al.*, 1972). Bloomfield *et al.* (1974) schätzen, daß 7% der
Patienten mit CML einen solchen Krankheitsverlauf haben. Wir konnten unter
mehr als 100 Fällen nur 2 entsprechende Fälle beobachten; Whang-Peng *et al.*
(1970) fanden unter 107 akuten Leukämien 2 derartige Fälle. Die Differentialdiagnose zur primär akuten myeloischen Leukämie kann erhebliche Schwierigkeiten
bereiten, insbesondere dann, wenn keine Chromosomenanalyse durchgeführt
werden kann bzw. wenn es sich um eine Ph^1-negative CML handelt. In der
Regel weisen Hepatosplenomegalie, höhere Leukozyten-, Thrombozyten- und
Hämoglobinwerte sowie das Differentialblutbild mit Eosinophilie und Basophilie
bei fehlendem oder nur angedeutetem Hiatus leucaemicus auf die Blastenphase
hin (Hossfeld *et al.*, 1971; Bornstein *et al.*, 1972; Bloomfield *et al.*, 1974).

16. CML und Zweittumoren

Das gemeinsame Vorkommen von CML und anderen Malignomen ist selten.
Am häufigsten wurden Retikulo- oder Lymphosarkome als Zweiterkrankung
bei CML-Patienten beschrieben (Wildhack, 1957; Helbig u. Lohse, 1965; Wilson u. van Slyck, 1966; Laszlo u. Grode, 1967; Storti *et al.*, 1967; André
et al., 1972; Kater *et al.*, 1972). Auf die Schwierigkeit, diese Blastome von
einer lokalen, extramedullären Manifestation der Blastenphase zu unterscheiden,
wurde bereits hingewiesen (s. Pathologie). Aus einer Zusammenstellung von
62 in der Literatur mitgeteilten Fällen ergibt sich darüber hinaus (Moertel,
1966; Schott u. Walther, 1966; Reis *et al.*, 1969), daß vor allem Uterus-
und Mammakarzinome sowie Karzinome des Gastrointestinaltraktes, der Lunge,
Haut und Niere auftreten können. Vereinzelt wurden neben der CML ein Semi-
nom oder von Harnblase, Prostata, Ovar, Schilddrüse, Leber, Pankreas oder
Gehirn ausgehende Karzinome beobachtet.

17. Therapie der chronischen Phase

Die Therapie der CML wurde in früheren Jahren fast ausschließlich in Form
der Milzbestrahlung durchgeführt. Heute stehen zusätzlich verschiedene Zytostatika zur Verfügung, von denen sich vor allem das Busulfan wegen seiner Effektivität durchgesetzt hat. Ziel der Behandlung während der chronischen Phase
der CML ist es, den erheblich vermehrten Pool granulopoetischer Zellen auf
annähernd normale Werte zu reduzieren und diesen Zustand möglichst lange
zu stabilisieren (Galton, 1971). Als „Remission" werden eine Normalisierung
des Blutbildes und des zytomorphologischen Knochenmarkbefundes sowie eine
Rückbildung des Milztumors oder anderer leukämischer Manifestationen bezeichnet. Eine völlige Elimination der leukämischen Zellpopulation gelingt jedoch weder durch die Bestrahlung noch durch die zytostatische Therapie. So
bleibt auch bei einer perfekten Remission das Ph^1-Chromosom in 100% der
Knochenmarkzellen unverändert nachweisbar, wenn auch im Blut mit der Nor-

malisierung der Leukozytenzahl und des Differentialblutbildes keine Ph¹-positiven Zellen mehr gefunden werden (TOUGH *et al.*, 1962; FITZGERALD *et al.*, 1963; TJIO *et al.*, 1966; EZDINLI *et al.*, 1970). Die Therapie der CML ist also nicht kurativ, sondern nur symptomatisch. Allerdings führt sie in den meisten Fällen zu einer erheblichen Besserung der Lebensqualität mit subjektiver Beschwerdefreiheit, die dem Patienten über längere Zeit eine weitgehend normale Lebensweise erlaubt (BEGEMANN, 1970; GALTON, 1971; HUGULEY, 1972; HUNSTEIN, 1973; SOKAL, 1973). Erhebliche Probleme bringt das Vorliegen einer Myelofibrose mit sich, da sie meist eine adäquate Leukämiebehandlung unmöglich macht und lediglich eine symptomatische Therapie erlaubt (GRALNICK *et al.*, 1971).

In einer vom Medical Research Council (1968) durchgeführten Studie hat sich eine Überlegenheit der zytostatischen Therapie mit Busulfan gegenüber der Strahlenbehandlung ergeben. Von 102 CML-Patienten wurden 48 mit Busulfan und 54 mit Milzbestrahlung behandelt. Die mittlere Überlebenszeit nach Therapiebeginn war bei den bestrahlten Patienten mit 120 Wochen deutlich geringer als bei der Chemotherapie-Gruppe (170 Wochen). Nach 3 Jahren lebten noch 62,5% der zytostatisch behandelten und 33,3% der bestrahlten Patienten. Die Inzidenz der Blastenphase war zwar bei beiden Gruppen gleich, doch trat die Blastenphase bei den bestrahlten Patienten früher ein. Gegen diese Ergebnisse sind aus radiologischer Sicht erhebliche Einwände geltend gemacht worden, insbesondere weil die Fälle auf sehr unterschiedliche Weise bestrahlt wurden (SCHOEN, 1972). Nach anderen Untersuchungen ist die Überlebenszeit nach Strahlentherapie ebenso lang wie nach Chemotherapie (OSGOOD, 1964; MUSSHOFF *et al.*, 1969; SCHOEN, 1972). Somit ist noch nicht endgültig geklärt, welche Art der Behandlung zu besseren Erfolgen führt.

Im allgemeinen soll die Therapie nach Stellung der Diagnose beginnen, doch kann bei einzelnen Patienten der Behandlungsbeginn unter entsprechender Kontrolle einige Zeit hinausgezögert werden, wenn es sich um frühzeitig diagnostizierte Fälle mit nur leichter Leukozytose ohne sonstige Symptome handelt (BEGEMANN, 1970; GALTON, 1971).

a) Strahlentherapie

Gute therapeutische Erfolge können bei der CML mit Hilfe einer Strahlenbehandlung erzielt werden (SCHOEN, 1972). Wie bereits erwähnt, stellte diese Therapieform in früheren Jahren die einzige Behandlungsmöglichkeit dar. Sie wurde jedoch in den letzten Jahren durch die Chemotherapie weitgehend verdrängt. Als wichtigste Indikation für die Strahlenbehandlung gelten auch heute noch eine extreme Splenomegalie mit entsprechenden Komplikationen, umschriebene leukämische Wucherungen mit Ausbildung von Lymphomen, Osteolysen oder paravertebralen Blastomen mit Querschnittssymptomatik sowie eine Meningosis leucaemica, insbesondere wenn eine Resistenz gegen Zytostatika eingetreten ist (WINTROBE, 1967; BEGEMANN, 1970).

Perkutane Milzbestrahlung

Von den verschiedenen strahlentherapeutischen Verfahren gilt die perkutane Milzbestrahlung als Methode der Wahl (MUSSHOFF, 1968; MUSSHOFF *et al.*, 1969; SCHOEN, 1972). Sie führt über eine Verkleinerung der Milz hinaus zu einem generalisierten Effekt auf das hämatopoetische System, der sich in einem exponentiellen Rückgang der peripheren Leukozytenzahl (COMAS *et al.,* 1970) und einer Normalisierung der Hämoglobin- und Thrombozytenwerte äußert. Im Knochenmark kommt es durch Verminderung granulopoetischer Zellen zu einer Abnahme der Zelldichte (PARSONS *et al.,* 1954). Darüber hinaus hat sich gezeigt, daß bereits etwa 80 min nach einer einmaligen Milzbestrahlung mit 25–100 rad die Mitosehäufigkeit der unreifen myeloischen Knochenmarkzellen deutlich abnimmt (GUNZ, 1953). Der Mechanismus dieses systemischen Effektes ist noch nicht völlig geklärt. Es ist einerseits denkbar, daß in der Milz unreife, im Knochenmark gebildete Zellen gespeichert werden. Andererseits sprechen Untersuchungen von MOXLEY *et al.* (1965) und GALBRAITH (1967) dafür, daß ein Teil der im Knochenmark vorhandenen granulopoetischen Zellen aus der Milz stammt. In jedem Fall würde die Milzbestrahlung eine Verkleinerung der totalen Granulozytenmasse bewirken, so daß die normalen Regulationsmechanismen wieder wirksam werden können. Ob auch nicht näher identifizierte humorale Faktoren, die nach der Milzbestrahlung im Serum nachgewiesen wurden, als Wachstumsinhibitoren eine Rolle spielen (LI, 1963; SHOHET u. GARDNER, 1968; MAURICE *et al.,* 1969), bedarf weiterer Abklätung.

Die Milzbestrahlung wird mit Einzeldosen von 50–100 rad begonnen. Da initial eine hohe Strahlensensibilität besteht, muß bei Verabreichung höherer Einzeldosen mit dem Auftreten einer Panzytopenie gerechnet werden. Die erforderliche Gesamtdosis ist individuell unterschiedlich, doch braucht im allgemeinen eine Gesamtdosis von 600–800 rad nicht überschritten zu werden (BURCHENAL, 1966). Die erforderliche Gesamtdosis ist um so höher, je höher die Blutleukozytenzahl ist. In einem hohen Prozentsatz der Fälle kann durch diese Behandlungsart eine mehrmonatige Remission erzielt werden (BOUSSER *et al.,* 1967; OLMER *et al.,* 1967; MUSSHOFF *et al.,* 1969; SCHOEN, 1972). Ähnlich wie bei der zytostatischen Therapie bildet sich jedoch nach mehrfachen Rezidiven eine zunehmende Strahlenresistenz aus, und Remissionsquote und -dauer nehmen ab. Im Gegensatz zu MONFARDINI *et al.* (1973)·konnten BOUSSER *et al.* (1967), OLMER *et al.* (1967) und MUSSHOFF *et al.* (1969) längere mittlere Überlebenszeiten durch eine Kombination von initialer Milzbestrahlung und anschließender zytostatischer Rezidivprophylaxe mit Busulfan erzielen als mit einer der beiden Methoden alleine. Dagegen führt eine Milzbestrahlung im Anschluß an eine Chemotherapie häufig nur zu einer mäßigen Besserung des hämatologischen Status, wenn auch die Milzgröße deutlich zurückgeht (WILSON u. JOHNSON, 1971).

Lokale Bestrahlung

Im Gegensatz zur Milzbestrahlung, durch die zusätzlich zur Verringerung der Organgröße eine günstige Beeinflussung des Grundleidens erzielt werden kann, handelt es sich bei der lokalen Bestrahlung umschriebener leukämischer Herde um ein rein palliatives Verfahren zur Beseitigung lokaler Symptome. Infolge ihrer hohen Strahlensensibilität sprechen die leukämischen Manifestationen, z.B. Lymphome, initial rasch auf die Therapie an. Auch der Priapismus kann durch eine Strahlentherapie beseitigt werden (GRAW *et al.,* 1969). Eine Abnahme der lokalen Strahlenempfindlichkeit wird besonders bei zytostatisch vorbehandelten CML-Patienten beobachtet.

Ganzkörperbestrahlung

Gute Langzeitergebnisse wurden auch mit Hilfe der perkutanen Ganzkörperbestrahlung erzielt, wobei im allgemeinen kleine Einzeldosen von 10–20 rad in mehrtägigen Abständen appliziert wurden (Osgood *et al.,* 1955; Murphy u. Howard, 1962). Dieses Verfahren ist jedoch nur selten angewandt worden, so daß größere Erfahrungen mit dieser Behandlungsmethode bisher nicht vorliegen.

Radiophosphor

Zur Behandlung der CML mit radioaktivem Phosphor (^{32}P) werden gewöhnlich 1—2,5 mCi ^{32}P im Abstand von etwa 2 Wochen bis zu einer Gesamtdosis von 6—12 mCi injiziert (Reinhard *et al.,* 1959). Demgegenüber empfiehlt Osgood (1964) ein Dosierungsschema in Abhängigkeit von der Leukozytenzahl. Danach werden beim Erwachsenen anfänglich 3 mCi ^{32}P appliziert, wenn die Leukozytenzahl unter 40000/µl liegt, 4 mCi, wenn sie zwischen 40000 und 100000/µl beträgt, und 5 mCi bei Leukozytenzahlen über 100000/µl. Die zweite Injektion erfolgt dann im Abstand von 1—3 Wochen. Ziel dieser Behandlungsmethode ist es, mit der geringsten Dosis die Leukozytenzahlen innerhalb von 12 Wochen auf Werte von 20000/µl zu senken. Die weitere Erhaltungsdosis und die Therapieintervalle richten sich nach der individuellen Reaktion. Die ^{32}P-Inkorporation, die gegenüber anderen Therapiearten keine Vorteile bei der CML erbracht hat (Reinhard *et al.,* 1959), kann versucht werden, wenn bereits eine Resistenz gegen Strahlentherapie und Zytostatika eingetreten ist. Allerdings erschöpft sich die Wirkung des ^{32}P wie bei den anderen Bestrahlungsverfahren mit zunehmender Wiederholung (Schoen, 1972).

Radiogold

Zur Behandlung der CML ist ferner die intravenöse Applikation von radioaktivem kolloidalem Gold (1 mCi ^{198}Au/kg KG), das im RES von Leber, Milz und Knochenmark gespeichert wird und dessen freiwerdende Energie zu 90% auf β-Strahlung entfällt, versucht worden (Höfer *et al.,* 1963). Dieses Verfahren hat sich jedoch allgemein nicht durchgesetzt, kann aber in sonst therapieresistenten Fällen versucht werden.

Extrakorporale Blutbestrahlung

Bisher sind nur einzelne CML-Patienten mit extrakorporaler Blutbestrahlung (ECIB) behandelt worden (Schiffer *et al.,* 1966; Lajtha, 1973). Bei diesen trat zwar eine Befundbesserung mit Rückgang der Leukozytenzahl und der Milzgröße ein, doch scheinen diese vorläufigen Ergebnisse nicht besser zu sein als die bisher üblichen Therapieerfolge. Für eine endgültige Beurteilung reichen weder die Zahl der bisher mit diesem Verfahren behandelten Patienten noch die Beobachtungszeit aus.

b) Chemotherapie

Busulfan

Seit seiner Einführung durch Haddow und Timmis (1953) ist das Busulfan (1,4-Dimethansulfonyloxybutan) in zahlreichen Studien zur Behandlung der CML angewandt worden (Galton, 1953; Galton u. Till, 1955; Blackburn *et al.,* 1956; Unugur *et al.,* 1957; Bethell, 1958; Southeastern Cancer Chemotherapy Cooperative Study Group, 1959, 1963; Wilkinson u. Turner, 1959;

HAUT *et al.*, 1961; CARBONE *et al.*, 1963). Unter den verschiedenen Zytostatika, die sich während der chronischen Phase der CML als wirksam erwiesen haben, wird es wegen seiner hohen Effektivität als Mittel der Wahl für die medikamentöse Therapie der CML angesehen (BURCHENAL, 1966; WINTROBE, 1967; OBRECHT, 1968; GALTON, 1969, 1971; BEGEMANN, 1970; MARTIN *et al.*, 1972; BERNARD u. TANZER, 1973; BRITTINGER, 1973a; HUNSTEIN, 1973; SOKAL, 1973). Das Busulfan ist eine alkylierende Substanz, deren Wirkung nicht an eine bestimmte Phase des Zellzyklus gebunden ist und deren Metaboliten vorwiegend über die Niere ausgeschieden werden (BERGEVIN *et al.*, 1972).

Die Angaben der Literatur über die Höhe der Anfangsdosis sind unterschiedlich. Als Richtlinie gilt eine orale Gabe von 0,06−0,1 mg/kg KG/Tag (Medical Research Council, 1968; GALTON, 1971; BERNARD u. TANZER, 1973). Das entspricht im allgemeinen einer täglichen Dosis von 4−8 mg (WINTROBE, 1967; SOKAL, 1973). Einige Autoren halten 4 mg/Tag für ausreichend (BURCHENAL, 1966; Medical Research Council, 1968; GALTON, 1969), während andere 6 mg (HAUT *et al.*, 1961; HUGULEY, 1972; Southeastern Cancer Chemotherapy Cooperative Study Group, 1963) bzw. 6−8 mg/Tag als Initialdosis empfehlen (RUNDLES, 1972; HUNSTEIN, 1973). Höhere Dosen sollten wegen der Gefahr einer irreversiblen Knochenmarkschädigung möglichst vermieden werden.

Da die Leukozytenzahl im Blut der Gesamtmasse granulopoetischer Zellen annähernd proportional ist (GALTON, 1971), kann die Effektivität der Therapie am ehesten an der Leukozytenzahl kontrolliert werden. Die Behandlung soll deswegen durch regelmäßige Blutbildkontrollen überwacht werden. Dabei ist zu beachten, daß der Therapieeffekt nicht sofort nach Behandlungsbeginn einsetzt, sondern erst nach einer Latenzzeit von etwa 10−20 Tagen nachweisbar wird. Während dieser Phase kann es vorübergehend zu einem weiteren Anstieg der Leukozytenzahl kommen, der jedoch keine Indikation für eine Änderung des Therapieregimes darstellt. Nach dem Einsetzen der Busulfan-Wirkung sinken die Leukozyten mit individuell unterschiedlicher Geschwindigkeit exponentiell ab, der Milztumor geht zurück, und Erythrozyten- und Thrombozytenzahlen normalisieren sich. Gleichzeitig bessert sich das Allgemeinbefinden.

Nach einer allgemein üblichen Faustregel soll die Busulfan-Dosis jeweils um 50% reduziert werden, wenn die Ausgangsleukozytenzahl um die Hälfte abgefallen ist (HUNSTEIN, 1973). BERNARD und TANZER (1973) reduzieren die tägliche Dosis auf die Hälfte, wenn die Leukozytenzahl 30000−40000/µl beträgt. Ist ein Grenzwert von 15000−20000/µl erreicht, sollte das Medikament in jedem Fall abgesetzt werden, da die Leukozytenzahl nach Beendigung der Therapie noch weiter zurückgehen kann.

In etwa 90% der Fälle kann durch dieses Therapieschema eine Remission erzielt werden, die bei 30−50% der Patienten über 6 Monate lang anhält. Hinsichtlich der Frage, ob nach erzielter Remission eine Dauer- oder Intervalltherapie durchgeführt werden soll, haben sich die meisten Autoren für die Dauertherapie entschieden, um eine erneute Expansion granulopoetischer Zellen zu verhindern (BURCHENAL, 1966; GALTON, 1971; CANELLOS *et al.*, 1972a; SOKAL, 1973). Andere Autoren richten sich nach dem Verhalten der peripheren Leukozytenzahl. So empfiehlt WINTROBE (1967) dann eine Dauertherapie, wenn die Leukozytenzahl im Blut innerhalb von 3 Monaten von ca. 10000/µl wieder auf über 50000/µl ansteigt. Demgegenüber setzt GALTON (1969) die Dauerbehandlung ein, wenn der Zeitraum, in dem sich der periphere Leukozytenwert nach Induktion einer Remission verdoppelt, kürzer als 70 Tage ist. Ergänzend sei erwähnt, daß Patienten mit langer Leukozytenverdoppelungszeit länger zu leben scheinen als solche mit nur kurzer Verdoppelungszeit (BERGSAGEL, 1967; GALTON, 1969).

Während des Krankheitsverlaufs verkürzt sich die Leukozytenverdoppelungszeit, und Werte von unter 12 Tagen deuten auf eine schlechte Prognose hin.

Bei einer Dauerbehandlung sollte die periphere Leukozytenzahl möglichst auf Werte zwischen 5000 und 10000/µl eingestellt werden (Burchenal, 1966; Galton, 1969; Begemann, 1970; Bernard u. Tanzer, 1973). Auch Werte zwischen 10000 und 15000/µl bei sonst normalem Blutbild sind als zufriedenstellendes Therapieergebnis anzusehen (Sokal, 1973). Hierfür genügt meist eine sehr geringe Busulfan-Dosis von 0,02—0,03 mg/kg KG/Woche (Bernard u. Tanzer, 1973). Üblicherweise gibt man daher etwa 1—2 mg an einem oder zwei Tagen in der Woche. Wird zu Beginn der Dauertherapie eine Leukozytenzahl von 5000/µl unterschritten, ist die Medikation unverzüglich so lange zu unterbrechen, bis die Leukozytenwerte wieder ansteigen. Während der Behandlung müssen die Patienten in regelmäßigen Abständen überwacht werden, da die Leukozytenzahlen selbst nach langer kontinuierlicher Behandlungszeit unerwartet abfallen können (Bernard u. Tanzer, 1973; Galton, 1969).

Wenn statt der Dauertherapie eine intermittierende Behandlung durchgeführt wird, gelten Leukozytenwerte zwischen 50000—60000/µl als Parameter für die Wiederaufnahme der Busulfan-Therapie (Haut *et al.*, 1961; Wintrobe, 1967; Ionescu, 1971). Für die Dosierung gilt das gleiche Schema wie bei der Initialbehandlung.

In der Regel entwickelt sich sowohl bei der intermittierenden als auch bei der kontinuierlichen Therapie nach einer von Fall zu Fall wechselnden Behandlungsdauer eine zunehmende Resistenz gegenüber Busulfan (Haut *et al.*, 1961). Um die Leukozytenzahl in dem erwünschten Bereich zu halten, müssen die Busulfan-Dosen erhöht bzw. die Therapieintervalle verkürzt werden. Gelingt dies nicht oder wird dieser Versuch durch eine zunehmende Thrombozytopenie limitiert, muß ein anderes Therapieverfahren angewandt werden.

Busulfan kann wie alle alkylierenden Substanzen zu zahlreichen Nebenwirkungen führen, für deren Ausmaß neben der Höhe der Gesamtdosis offensichtlich auch individuelle Faktoren eine wichtige Rolle spielen. Die Schädigung betrifft vorwiegend schnell proliferierende Gewebe, zu denen vor allem das hämatopoetische System gehört. Die häufigste Komplikation ist entsprechend eine über das therapeutische Ziel hinausgehende Knochenmarkschädigung mit Entwicklung einer Panzytopenie bis hin zur völligen Markaplasie. Meist kündigt sich eine derartige Knochenmarkschädigung durch eine Thrombozytopenie an. Zwar sind nach Busulfan-induzierter Markhypoplasie verschiedentlich jahrelange Remissionen beobachtet worden (Galton, 1969; Maurice *et al.*, 1971; Finney *et al.*, 1972), die meisten Patienten überleben diesen Zustand jedoch nicht, so daß er nicht Ziel der Therapie sein kann. Auf die häufig bei Busulfanbehandelten Patienten nachzuweisende diffuse oder fleckförmige Myelofibrose (Hunstein *et al.*, 1965; Gralnick *et al.*, 1971; Gärtner *et al.*, 1973), wurde bereits hingewiesen (s. Pathologie).

Treten nach einer Langzeitbehandlung zunehmende Dyspnoe, anhaltender trockener oder produktiver Husten begleitet von Fieber und Nachtschweiß sowie Rasselgeräusche über beiden Lungen auf, so weisen diese Symptome auf eine interstitielle Lungenfibrose („Busulfan"-Lunge) hin (Oliner *et al.*, 1961; Leake *et al.*, 1963; Smalley u. Wall, 1966; Heard u. Cooke, 1968; Feingold u. Koss, 1969; Dahlgren *et al.*, 1972). Diese Komplikation entwickelt sich schleichend mit intraalveolärer Fibrinexsudation und nachfolgender Organisation, bis schließlich röntgenologisch das typische Bild der Lungenfibrose vorliegt und durch den alveolokapillären Block der Gasaustausch erheblich beeinträchtigt ist. Diese Busulfan-induzierte Fibrose, die aufgrund des Röntgenbefundes allein nur schwer von einer leukämischen Lungeninfiltration oder einer Miliartuberkulose abzugrenzen ist (LEAKE *et al.,* 1963), scheint irreversibel zu sein, doch ließen sich in einem Fall von OLINER *et al.* (1961) die Veränderungen durch Gabe von Kortikosteroiden bessern. Ergänzend ist zu erwähnen, daß auch bei völlig symptomlosen Patienten häufig histologisch erhebliche Lungenveränderungen nachgewiesen werden können, die durch ein fibrinöses Ödem, eine intraalveoläre Fibrose sowie ausgeprägte Zellatypien charakterisiert sind (HEARD u. COOKE, 1968). Ferner wurden in der Bronchial- und Zervixschleimhaut sowie in zahlreichen anderen Organen und Geweben Zelldysplasien und -atypien nach Busulfan-Therapie beschrieben (NELSON u. ANDREWS, 1964; WARD *et al.,* 1965; FEINGOLD u. KOSS, 1969; KIRSCHNER u. ESTERLY, 1971; DAHLGREN *et al.,* 1972).

Die übrigen Nebenwirkungen sind von KYLE *et al.* (1961), SMALLEY und WALL (1966) sowie GALTON (1969) zusammenfassend dargestellt worden. Die Schädigung von Ovarien und Uterusschleimhaut äußert sich in Amenorrhoe und Sterilität. Beim Mann kommt es zu Hodenatrophie mit Oligo- oder Aspermie und Impotenz. Gastrointestinale Störungen in Form von Erbrechen und Diarrhoe deuten auf Läsionen der Darmschleimhaut hin. An sonstigen Nebenwirkungen ist vor allem die Alopezie zu erwähnen. Darüber hinaus wurden in einzelnen Fällen eine Porphyria cutanea tarda (KYLE u. DAMESHEK, 1964) sowie EKG-Veränderungen im Sinne einer Verlängerung der AV-Überleitungszeit (HARROLD, 1966) beobachtet.

Gelegentlich kann ein Addison-ähnliches Syndrom auftreten, das durch Gewichtsverlust, Anorexie, Blutdruckabfall und allgemeines Schwächegefühl gekennzeichnet ist (KYLE *et al.,* 1961; WARD *et al.,* 1965; HARROLD, 1966; DAHLGREN *et al.,* 1972). Typisch ist ferner eine vermehrte Melaninablagerung in der Epidermis, die auf der Verminderung eines Tyrosinase-Inhibitors beruhen soll (KYLE *et al.,* 1961). Schleimhautpigmentierungen sind demgegenüber sehr selten. Dieses „Wasting"-Syndrom geht häufig mit einer erhöhten Aktivität der alkalischen Phosphatase im Serum einher (KYLE *et al.,* 1961; HARROLD, 1966) und beruht offensichtlich nicht auf einer Nebennierenrindeninsuffizienz, da die Elektrolyte im Serum und die Ausscheidung von 17-Ketosteroiden und 17-Hydroxykortikosteroiden im Urin normal sind. Auch nach ACTH-Stimulation wurden keine pathologischen Veränderungen der Hormonausscheidung im Urin nachgewiesen (KYLE *et al.,* 1961; WARD *et al.,* 1965; HARROLD, 1966). Im Gegensatz dazu bestanden bei zwei Patienten, die mit 6-Mercaptopurin und Allopurinol behandelt worden waren und ebenfalls ein Addison-ähnliches Bild entwickelten, Hinweise auf eine sekundäre Nebennierenrindeninsuffizienz (TOBIN *et al.,* 1970).

Dibrommannitol

Es ist möglich, mit verschiedenen anderen Zytostatika eine Remission bei CML-Patienten zu induzieren, doch sind die Therapieerfolge insgesamt nicht besser als mit Busulfan. Diese Substanzen werden daher gewöhnlich erst eingesetzt, wenn sich eine Resistenz gegenüber Busulfan entwickelt hat (BURCHENAL, 1966; GALTON, 1969; HUGULEY, 1972; HUNSTEIN, 1973; SOKAL, 1973). Vor allem das Dibrommannitol (1,6-Dibrom-1,6-didesoxy-D-mannitol) hat eine zunehmende Beachtung gefunden, weil es bei guter Verträglichkeit eine rasch einsetzende Wirkung aufweist (ECKHARDT *et al.,* 1963; MATHÉ *et al.,* 1964; CATTAN *et al.,* 1966; CERNY *et al.,* 1966; BÖHNEL u. STACHER, 1967; PETRANY, 1972; Dibromomannitol Cooperative Study Group, 1973; RAMANAN u. ISRAELS, 1969). Als Induktionstherapie werden bei hohen Leukozytenzahlen Dosen von 4—8 mg/kg KG/Tag gegeben, die entsprechend dem Rückgang der Leukozytenzahl reduziert werden müssen (Gerhartz, 1968). Häufig beobachtet man zu Beginn der Behandlung vorübergehend eine leichte Zunahme der Leukozytenzahl, der dann ein rascher Abfall folgt. Da das Ausmaß der Leukozytenverminderung individuell sehr unterschiedlich ist, empfehlen Böhnel und Stacher (1967) bei Leukozytenzahlen über 100000/µl zunächst über 5 Tage 250 mg/Tag und bei niedrigerer Leukozytenzahl 5 × 250 mg jeden 2. Tag als Testdosis zu verabreichen. Einzeldosen über 500 mg/Tag sollten in jedem Fall vermieden werden (Gerhartz, 1968). Wegen des raschen Wirkungseintritts sind anfänglich kurzfristige Blutbildkontrollen erforderlich. Der Therapieeffekt hält meist 2—4 Wochen nach Absetzen des Medikamentes an. Dem Leukozytenabfall kann eine leichte Thrombozytenverminderung um etwa 1 bis 3 Wochen nachfolgen (Gerhartz, 1968). Bei einem Wechsel von Busulfan auf Dibrommannitol sollte daher eine Therapiepause von etwa 2 Wochen eingelegt werden. Im allgemeinen wird die Behandlung als intermittierende Stoßtherapie fortgesetzt, doch kann sich auch eine Dauertherapie (250 mg jeden 2. Tag oder 5—10 mg/kg KG/Woche) als notwendig erweisen (Gerhartz, 1968; Dibromomannitol Cooperative Study Group, 1973). Die Verträglichkeit des Dibrommannitol ist gut. An Nebenwirkungen wurden Abgeschlagenheit, Appetitlosigkeit, Übelkeit, Erbrechen, Diarrhoe, Alopezie, hämorrhagische Zystitis und allergische Hautreaktionen beobachtet. Eine Knochenmarkinsuffizienz trat nur bei etwa 7% der Fälle auf (Dibromomannitol Cooperative Study Group, 1973).

Hydroxyharnstoff

Während Dibrommannitol eine alkylierende Substanz ist, deren Wirkung nicht an eine bestimmte Phase des Zellzyklus gebunden ist, wirkt der Hydroxyharnstoff ausschließlich S-Phasen-spezifisch (Bergevin et al., 1972). Er zeichnet sich ebenfalls durch einen raschen Wirkungseintritt aus, wobei eine initiale Dosis von 30—50 mg/kg KG/Tag meist innerhalb von 2 Wochen zu einer Remission führt (Fishbein et al., 1964; Kennedy u. Yarbro, 1966; Tanzer et al., 1966; Kennedy, 1972). Wegen des prompt einsetzenden Therapieeffektes eignet sich der Hydroxyharnstoff besonders für solche Fälle, bei denen wegen eines extremen Milztumors, eines Priapismus oder eines subakuten Krankheitsverlaufs ein schneller Erfolg erwünscht ist. Wegen der geringen suppressorischen Wirkung auf die Thrombopoese im Vergleich zur Granulopoese (Fishbein et al., 1964; Kennedy u. Yarbro, 1966) bietet sich der Hydroxyharnstoff ferner zur Therapie der primär oder sekundär thrombozytopenischen CML an. Da sich sofort nach Absetzen des Medikamentes ein Rezidiv entwickelt, ist eine kontinuierliche Behandlung (10—30 mg/kg KG/Tag) notwendig. Hierbei können jedoch Schwankungen der Leukozytenzahl auftreten, so daß die Dosierung entsprechend korrigiert werden muß. Megaloblastoide Veränderungen der Erythropoese, eine nur leichte Thrombozytopenie, gastrointestinale Störungen, Hautveränderungen in Form von Pigmentierungen, Atrophie, Erythem und Exanthem, Nagelveränderungen und Alopezie können als Nebenwirkungen auftreten.

Sonstige Zytostatika

Therapieerfolge sind ferner bei Verwendung von 2,5 mg/kg KG/Tag 6-Mercaptopurin (Burchenal et al., 1953; Fountain, 1956; Ellison u. Burchenal, 1960; Carbone et al., 1963; Southeastern Cancer Chemotherapy Cooperative Study Group, 1963) und von 2 mg/kg KG/Tag 6-Thioguanin (Ellison u. Burchenal, 1960) erzielt worden. Auch Cyclophosphamid (Frommeyer, 1964; Kaung et al.,

1971), Chlorambucil (Krakoff et al., 1958; Southeastern Cancer Chemotherapy Cooperative Study Group, 1959), Melphalan (Seeler u. Hahn, 1971) Piperazinderivate (van Dyk et al., 1968; Schmidt u. Havemann, 1970) und Triäthylenmelamin (Bethell, 1958) haben sich in manchen Fällen als wirksam erwiesen.

Neuerdings wird versucht, bereits während der chronischen Phase die Entwicklung der Blastenphase zu verhindern, indem den Patienten neben einer Dauertherapie mit Busulfan zusätzlich in bestimmten Intervallen Kombinationen von Hydroxyharnstoff, 6-Mercaptopurin und Prednison, von Daunomycin, Vincristin und Prednison (Bernard u. Tanzer, 1973) oder Daunomycin und Cytosin-Arabinosid (Tura, 1972) verabreicht werden. Die Gruppe um Clarkson prüft zur Zeit, ob durch eine noch intensivere Behandlung die Ph^1-positive Zellpopulation eliminiert und dadurch die Überlebenszeit verlängert werden kann (Dowling et al., 1974). Das Behandlungsprogramm besteht aus Milzbestrahlung, Splenektomie, drei oder mehr Kursen mit Cytosin-Arabinosid und 6-Thioguanin, L-Asparaginase mit Vincristin sowie Erhaltungstherapie mit Hydroxyharnstoff. Von 21 Patienten, die bislang nach diesem Schema behandelt wurden, konnte bei 5 Patienten eine vorübergehende Reduktion bzw. Elimination der Ph^1-positiven Knochenmarkzellen erzielt werden. Langzeitergebnisse dieser Studien liegen derzeit noch nicht vor. Es bleibt daher abzuwarten, ob dieses neue Prinzip den Durchbruch zu einer erfolgreicheren Therapie der CML darstellt.

c) Splenektomie

Seit Einführung der Strahlentherapie und wirksamer Zytostatika wurde die Splenektomie als Methode zur Behandlung der CML weitgehend verlassen. Die Gründe hierfür lagen einerseits in dem früher hohen Operationsrisiko mit einer Mortalitätsrate von etwa 25% vor allem infolge thromboembolischer und infektiöser Komplikationen und andererseits in der geringen therapeutischen Effektivität, wobei eine hämatologische Besserung höchstens bei 20−30% der Patienten erreicht wurde (Sandusky et al., 1964; Holt u. Witts, 1966; Strumia et al., 1966; Meeker et al., 1967; Devlin et al., 1970; Schwartz et al., 1970). Allerdings muß bei der Bewertung dieser Ergebnisse berücksichtigt werden, daß sich die Mehrzahl der Patienten zum Zeitpunkt der Operation in einem bereits fortgeschrittenen Krankheitsstadium, teilweise auch schon in der Blastenphase, befand. Demgegenüber sind mehrfach Fälle beschrieben worden, die nach der Splenektomie einen ungewöhnlich langen, rezidivfreien Verlauf zeigten (Cutting, 1967; Dubois-Ferrière u. Rudler, 1967; Meeker et al., 1967; Gomez et al., 1975).

Obwohl die CML üblicherweise nicht als Indikation für eine Splenektomie gilt (Galton, 1969; Begemann, 1970; Crosby, 1972), muß dieses Verfahren bei einem ausgeprägten Hyperspleniesyndrom mit sonst nicht beherrschbarer Anämie und Thrombozytopenie in die therapeutischen Überlegungen mit einbezogen werden. Ferner kann bei Patienten mit hämorrhagischer Diathese infolge einer therapieinduzierten Thrombozytopenie, die auf Kortikosteroide nicht reagiert, durch Splenektomie ein deutlicher Thrombozytenanstieg erreicht werden (Canellos et al., 1972b). Außerdem wird neuerdings diskutiert, die Milz bereits in einem frühen Krankheitsstadium zu entfernen, um einerseits der Entwicklung eines Hyperspleniesyndroms vorzubeugen und andererseits ein großes Reservoir leukämischer Zellen zu entfernen sowie das Auftreten der terminalen Blastenphase hinauszuschieben (Zubrod, 1968; Spiers, 1973). Bei den Patienten, die nach Eintritt der ersten Remission splenektomiert wurden, lag die mittlere Überlebenszeit bei 30–40 Monaten (Canellos *et al.*, 1972a; Schwarzenberg *et al.*, 1973; Spiers *et al.*, 1975). Die Häufigkeit der Blastenphase entsprach etwa derjenigen bei nicht-splenektomierten Patienten, doch überlebten die Splenektomierten nach der Blastenphase länger (Canellos *et al.*, 1972a; Schwarzenberg *et al.*, 1973; Spiers *et al.*, 1973, 1975). Weitere Untersuchungen sind jedoch notwendig, um zu beweisen, daß die prophylaktische Splenektomie tatsächlich die Prognose der CML wesentlich verbessert. Auch die Langzeitergebnisse bei Patienten, die im Anschluß an die Splenektomie einer intermittierenden zytostatischen Stoßtherapie unterzogen wurden (Dowling *et al.*, 1974; Goeggel *et al.*, 1974), müssen noch abgewartet werden.

d) Leukopherese

Da die erhöhte Blutleukozytenzahl bei CML-Patienten nicht nur Folge einer vermehrten Proliferation, sondern auch Folge einer verlängerten intravasalen Verweildauer der unreifen leukämischen Zellen ist, hat man verschiedentlich versucht, die Akkumulation von Leukozyten im peripheren Blut mit Hilfe des Zellseparators zu verhindern (Stacher *et al.*, 1972; Gatti *et al.*, 1973; Hadlock *et al.*, 1974). Nach der Leukopherese, bei der etwa $1-5 \times 10^{11}$ Leukozyten entfernt werden konnten, sanken die Blutleukozytenzahlen aber nur vorübergehend ab. Zwar wurde gleichzeitig ein Anstieg des „colony-stimulating factor" nachgewiesen (Gatti *et al.*, 1973), doch gingen weder die Milzvergrößerung noch die Knochenmarkhyperplasie zurück (Hadlock *et al.*, 1974). Ein anhaltender Therapieeffekt konnte nicht erzielt werden, so daß die Ergebnisse mit der Leukopherese bisher enttäuschend sind. Als einzige Indikation gelten extrem hohe Blutleukozytenzahlen bei Patienten, bei denen eine zytostatische Therapie aus anderen Gründen kontraindiziert ist (Stacher *et al.*, 1972).

e) Immuntherapie

Die Bedeutung einer Immuntherapie mit BCG-Impfung und Immunisierung gegen allogenetische Leukämiezellen für die CML-Behandlung, wie sie von Sokal *et al.* (1973) durchgeführt wurde, muß in zukünftigen Untersuchungen geklärt werden.

f) Supportive Therapie

Infolge des vermehrten Zelluntergangs werden nach Therapiebeginn die bestehende Hyperurikämie und -urie verstärkt (Sandberg *et al.*, 1956; Richter *et al.*, 1971), so daß eine sekundäre Gicht mit Arthritis, Nephropathie sowie Bildung von Harnsäuresteinen und/oder ein akutes Nierenversagen mit Urämie eintreten können (Kravitz *et al.*, 1951; Rieselbach *et al.*, 1964). Zur Vermeidung dieser Komplikationen ist es daher besonders bei Patienten mit extremer Leukozytose empfehlenswert, bereits vor Einleitung der antileukämischen Behandlung neben einer vermehrten Flüssigkeitszufuhr und einer Alkalisierung des Urins Allopurinol zu verabreichen (Krakoff u. Meyer, 1965; Rundles *et al.*, 1966; Richter *et al.*, 1971).
Therapiebedingte Thrombozytopenien, die sich nicht spontan normalisieren, reagieren häufig gut auf kleine Dosen von Kortikosteroiden (Bernard u. Tanzer, 1973). Eine in späteren Krankheitsstadien auftretende, ausgeprägte Anämie

und Thrombozytopenie erfordern eine Substitution mit Erythrozyten- und Thrombozytenkonzentraten unter entsprechenden Kautelen (BRITTINGER, 1973 b). Ist ein verstärkter Abbau von Erythrozyten und Thrombozyten in der Milz nachgewiesen und kann der Verlust durch Transfusionen nicht mehr hinreichend ausgeglichen werden, muß eventuell die Splenektomie durchgeführt werden, sofern eine Verkleinerung des Organs durch eine Strahlentherapie nicht zu einer Besserung führt.

Infektionen, die besonders bei Granulozytopenie auftreten können, erfordern den gezielten Einsatz hoher Dosen von Antibiotika und/oder Antimykotika (BRITTINGER, 1973 b). Fieber braucht nicht immer Folge einer Infektion zu sein, sondern ist häufig Ausdruck des mit dem erhöhten Zellumsatz einhergehenden, gesteigerten Katabolismus. Falls eine Senkung der Temperatur notwendig ist, sind die gebräuchlichen Antipyretika anzuwenden. Knochenschmerzen oder Schmerzen infolge eines Milzinfarktes erfordern gegebenenfalls eine symptomatische Therapie mit Analgetika.

18. Therapie der Blastenphase

Während der Blastenphase verlieren die während der chronischen Phase wirksamen therapeutischen Maßnahmen ihre Effektivität. Man muß daher versuchen, wie bei der akuten Leukämie durch eine Kombinationsbehandlung mit verschiedenen Zytostatika eine Remission zu induzieren. Dennoch sind die Therapieergebnisse in der Blastenphase bisher wesentlich schlechter als bei der akuten myeloischen Leukämie. Nach FOLEY *et al.* (1969) trat durch Kombination von Amethopterin (7,5 mg/m^2), 6-Mercaptopurin (600 mg/m^2), Prednison (1 000 mg/m^2) und Vincristin (2 mg/m^2) täglich an fünf aufeinanderfolgenden Tagen lediglich bei einem von 13 Fällen eine Remission ein. Mit diesem POMP-Schema oder mit einer Kombination von BCNU und Cytosin-Arabinosid oder mit Cytosin-Arabinosid allein wurden in einer anderen Studie ähnliche Resultate erzielt (CANELLOS *et al.*, 1972 a). Dagegen betrug bei Verwendung von Daunomycin, Methyl-GAG, 6-Mercaptopurin und Prednison die Remissionsrate 65% bei einer mittleren Remissionsdauer von 4 Monaten (TURA, 1972; TURA *et al.*, 1972). Das neue Purinderivat Butoglycin führte bei 5 von 27 Patienten zu einer kompletten Remission (CERNY *et al.*, 1972). CANELLOS *et al.* (1971) erreichten durch die Applikation von Vincristin (2 mg/m^2/Woche) und Prednison (60 mg/m^2/Tag) in 20% von insgesamt 30 Patienten eine komplette hämatologische Remission. In dieser Gruppe betrug die mittlere Überlebenszeit nach Beginn der Blastenphase etwa 10,5 Monate verglichen mit 2,5 Monaten bei denjenigen Patienten, die auf die Therapie nicht reagierten. Insgesamt erwiesen sich Fälle, bei denen die zytogenetischen Untersuchungen eine Hypodiploidie ergaben, als besonders empfindlich. Mit dieser Kombination wurde auch von anderen Autoren bei 9 von 24 Patienten (=37,5%) eine Remission erzielt (MARMONT u. DAMASIO, 1973). Patienten mit differenzierten Blasten reagierten schlechter auf die Therapie als solche mit entdifferenzierten Blasten. Während der Remission wurden die Patienten mit einer Kombination von 6-Mercaptopurin (2,5 mg/kg KG/Tag) und Amethopterin (15 mg/m^2/Woche) weiterbehandelt, doch betrug die Remissionsdauer meist nur 1—3 Monate. Bei 2 von 9 Fällen wurde eine zweite Remission nach Auftreten eines Rezidivs mit der gleichen Kombinationstherapie erzielt. In einer noch nicht abgeschlossenen randomisierten Studie wurde bisher

bei 3 von 9 Patienten mit Vincristin und Prednison und bei 3 von 7 weiteren
Patienten, die mit einer Kombination von Cytosin-Arabinosid und 6-Thioguanin
behandelt wurden, eine Remission erreicht (Canellos *et al.,* 1972a). Bei Verwendung des TRAP-Schemas trat in 3 von 7 Fällen mit Blastenphase eine komplette
Remission ein, die im Mittel etwa 4 Monate dauerte. Dieses Therapieregime,
das sich aus einer Kombination von 6-Thioguanin (100 mg/m^2/Tag oral über
5 Tage), Daunomycin (40 mg/m^2 i.v. am 1. Tag), Cytosin-Arabinosid (100 mg/
m^2/Tag i.v. über 5 Tage) und Prednison (30 mg/m^2/Tag oral über 5 Tage) zusammensetzt, erwies sich jedoch als sehr knochenmarktoxisch (Resegotti *et al.,*
1973). Wir konnten mit den verschiedensten Medikamentenkombinationen, die
mit mehr oder weniger gutem Erfolg bei der akuten Leukämie eingesetzt wurden,
nur bei einem von zehn Fällen eine kurzfristige Remission erzielen. Die Therapie
der Blastenphase ist zur Zeit eines der problematischsten Kapitel der Onkohäma-
tologie.

Bei einer Meningosis leucaemica ist die intrathekale Applikation von Amethopterin oder Cystosin-Arabinosid erforderlich (Brittinger, 1973a). Zusätzlich
kann die zytostatische Therapie mit einer Hirnschädelbestrahlung kombiniert
werden.

19. Differentialdiagnose

So leicht die Diagnose einer CML in Anbetracht des Blutbildes und der Splenomegalie in der überwiegenden Zahl der Fälle ist, um so schwerer kann sie
im Einzelfall sein. Es kommt vor, daß die Schwierigkeiten unüberwindlich sind,
so daß die endgültige Diagnose mehr aufgrund persönlicher Erfahrung als aufgrund objektiver Kriterien gestellt werden muß. Die Schwierigkeiten ergeben
sich daraus, daß wir über keinen spezifischen, die CML absolut beweisenden
Befund verfügen, und daß etwa 10% der CML-Fälle atypisch verlaufen und
dann fließende Übergänge zu anderen Varianten des myeloproliferativen Syndroms aufweisen. Die Ansicht, nur solche Zustände als CML zu klassifizieren,
die Ph^1-positiv sind und eine erniedrigte oder fehlende ALP-Reaktion haben,
stellt eine nicht zu rechtfertigende Vereinfachung dar.

Am wichtigsten ist die Abgrenzung reaktiver Leukozytosen im Rahmen akuter und chronischer Infekte oder als Folge akuter Blutungen, akuter Hämolysen
und toxischer Knochenmarkschädigung mit anschließender Regeneration. Die
schwierigste Differentialdiagnose betrifft die Osteomyelofibrose. Schließlich
müssen noch — mit oder ohne Knochenmarkmetastasen einhergehende — Karzinome und Sarkome in die Differentialdiagnose einbezogen werden.

Reaktive Leukozytosen mit Leukozytenzahlen bis 50 000/µl und höher, die
bei Kindern häufiger als bei Erwachsenen beobachtet werden, sind in der Regel
durch hohes Fieber, toxische Granulation der Granulozyten und fehlende Splenomegalie von der CML zu unterscheiden. Eosinophilie und Basophilie sowie
Thrombozythämie liegen nicht vor. Besonders bei anhaltender Infektion entwik-
keln sich Lympho- und Monozytose. Problematisch sind Fälle mit chronischen
Infektionen, die neben hochgradiger Leukozytose mit Linksverschiebung bis
zu den Myeloblasten eine Hepatosplenomegalie zeigen. Hier müssen generalisierte Tuberkulose, Osteomyelitis, Empyem etc. ausgeschlossen werden, was
oftmals an Hand von Blut- und Knochenmarksbild nicht, sondern erst zusammen mit dem klinischen Bild, Biochemie, Zytochemie und Zytogenetik gelingt.
Nicht einmal der spontane Rückgang der Leukozytose unter antibiotischer The-

rapie ist ein absolut sicheres Kriterium für Benignität, weil auch bei der CML zyklische Leukozytosen vorkommen können (s. Pathogenese). Wenn nach Ausschöpfung aller diagnostischen Möglichkeiten noch immer Unklarheit besteht, sollte bei Splenomegalie die Milzpunktion erwogen werden, die bei entzündlichen Prozessen nur eine mäßige Vermehrung von unreifen Granulozyten und Erythroblasten ergibt (MOESCHLIN, 1947).

Leukozytosen bei karzinomatösen Erkrankungen sind häufig durch eine ausgesprochene Vermehrung der Segmentkernigen, durch begleitende Erythroblastose sowie Aniso- und Poikilozytose und Thrombozytose charakterisiert (FINCH, 1972; KREMER u. LASZLO, 1973; MAYR *et al.*, 1973). Sie werden besonders bei Bronchialkarzinom, Nierenkarzinom, Magen- und Pankreaskarzinom sowie Mammakarzinom beobachtet (FINCH, 1972; KREMER u. LASZLO, 1973; MAYR *et al.*, 1973). Das Knochenmark kann ausgesprochen hyperplastisch sein und vorwiegend reifere Granulozyten enthalten (ROHR, 1960). Von klinischer Bedeutung ist, daß die Milz nicht vergrößert ist, jedoch häufig deutliche Veränderungen im Sinne einer myeloischen Metaplasie zeigt (FISCHER *et al.*, 1970). Diese Autoren meinen, daß die Karzinom-bedingte extramedulläre Hämatopoese in der Milz pathogenetisch weitgehend der bei Leukämien entspricht. Sie fanden in den meisten Fällen mit myeloischer Metaplasie der Milz Knochen- bzw. Knochenmarkmetastasen. Da jedoch nach Ansicht anderer Autoren (ROHR, 1960; BERNARD u. TANZER, 1973; KREMER u. LASZLO, 1973) die Mehrzahl der Karzinompatienten mit leukoerythroblastischen Blutbildern weder klinisch noch autoptisch Knochenmetastasen erkennen lassen, scheint der Knochenmetastasierung bei der myeloischen Metaplasie der Milz nur eine Nebenrolle zuzukommen. Welche anderen Faktoren für die Leukozytose und Erythroblastose verantwortlich sind, ist nicht bekannt.

Anstelle einer Aufzählung der klassischen Zeichen der Osteomyelofibrose, die in typischen Fällen eine eindeutige Differenzierung gegenüber der typischen CML erlauben (BEGEMANN, 1970), soll noch einmal auf die Zweideutigkeit vieler dieser Zeichen hingewiesen werden. So ist das Knochenmark im Beginn der Osteomyelofibrose hyperplastisch (DAMESHEK u. GUNZ, 1964; CLÉMENT *et al.*, 1971), und fokale oder diffuse Knochenmarkfibrosen lassen sich in 10—20% der unbehandelten CML-Fälle nachweisen. Die ALP-Reaktion ist in 10% der Osteomyelofibrosen und -sklerosen erniedrigt (KAPLOW, 1968; NOWOTNY u. SCHULZ, 1968) und in 8% der CML-Fälle normal oder erhöht (KAPLOW, 1968). Entsprechende Verhältnisse gelten für Vitamin B_{12}-Spiegel und B_{12}-Bindungskapazität sowie Serum-Muramidase (CATOVSKY *et al.*, 1971; GILBERT *et al.*, 1969). 10% der CML-Fälle sind Ph^1-negativ, während das Ph^1-Chromosom vereinzelt in typischen Osteomyelofibrosen gesehen wurde (BOWEN u. LEE, 1963; HEATH u. MOLONEY, 1965; FORRESTER u. LOURO, 1966; KRAUSS, 1966; KIOSSOGLOU *et al.*, 1966; FREY u. SIEBNER, 1968; MÜLLER u. HABERLAND, 1970). Es gibt klassische CML-Fälle, die Ph^1-negativ sind, so wie es atypische, Ph^1-positive Fälle gibt. Glücklicherweise gelingt es in den meisten Fällen, aus der Gesamtheit der Untersuchungs- und Laborbefunde auch bei atypischen Einzelbefunden eine bestimmte Diagnose zu erarbeiten. Man wird aber immer wieder mit Fällen konfrontiert, die nicht einzuordnen sind und bei denen man sich dann mit der Diagnose „myeloproliferatives Syndrom" begnügen muß. Dieses vorsichtige Verhalten ist besser, als aus einem Einzelbefund (Ph^1-Chromosom; ALP) auf eine bestimmte Diagnose zu schließen und entsprechende therapeutische Maßnahmen einzuleiten.

Außer mit der Osteomyelofibrose kann die CML auch mit der Polycythaemia vera und der Megakaryozytenleukämie verwechselt werden, weil im Frühstadium der CML das eine oder andere Knochenmarksystem betont proliferieren kann. Der weitere Krankheitsverlauf trägt in solchen Fällen zur Klärung der Diagnose bei.

20. Prognose

Die CML ist eine unweigerlich tödliche Erkrankung. Spontanheilungen gibt es nicht. Spontanremissionen kommen vereinzelt vor (Minot et al., 1924), doch handelt es sich hierbei vermutlich um zyklische Leukozytosen. Die tatsächliche Krankheitsdauer der CML vom Zeitpunkt der neoplastischen Alteration der ersten myeloischen Zelle bis zum Tod ist wie bei allen anderen Neoplasien des Menschen unbekannt. Minot et al. (1924) und Wintrobe und Hasenbush (1939) vermuten, daß 1 bis 4 Jahre bis zur klinischen Manifestation vergehen. Bei Patienten, deren CML wahrscheinlich durch ionisierende Strahlen induziert wurde, betrug das Intervall zwischen Strahlenexposition und Diagnosestellung am häufigsten 3—6 Jahre (Court Brown, 1958; Bizzozero et al., 1966). Man kann also mit einiger Sicherheit davon ausgehen, daß bei den meisten Patienten die Diagnose erst mehrere Jahre nach dem eigentlichen Krankheitsbeginn gestellt wird. Der Begriff „mittlere Überlebenszeit" kennzeichnet nur den Zeitraum zwischen Diagnosestellung und Tod.

Tivey (1954) hat die Daten von 1090 CML-Fällen, die zwischen 1925 und 1951 in der Literatur mitgeteilt worden waren, statistisch analysiert und festgestellt, daß etwa 50% der Patienten länger als 2,5 Jahre lebten und nur 22% die 5-Jahres-Grenze erreichten. Die mittlere Überlebenszeit der unbehandelten Fälle beträgt 15—30 Monate (Minot et al., 1924; Shimkin et al., 1951; Gerhartz, 1972; Monfardini et al., 1973). Auch nach Einführung der modernen Chemo- und Radiotherapie konnte nur eine geringfügige Verlängerung auf 30—40 Monate erreicht werden (Haut et al., 1961; Medical Research Council, 1968; Musshoff et al., 1969; Dibromomannitol Cooperative Study Group, 1973; Monfardini et al., 1973). Die in Einzelfällen zu beobachtenden Überlebenszeiten von 13—19 Jahren (Heilmeyer u. Begemann, 1951; Rák et al., 1964; Steinberg u. Dreiling, 1973) stellen eher besonders günstige Verläufe als therapeutische Erfolge dar. Wir können nur hoffen, daß nach den in den letzten Jahren erzielten Erfolgen in der Behandlung akuter Leukämien und einiger lymphoproliferativer Erkrankungen in der Zukunft auch erfolgreichere Behandlungsmethoden für die chronischen Leukämien gefunden werden. Zur Zeit sieht es jedenfalls so aus, daß die mittlere Überlebenszeit der typischen (Ph^1-positiven) CML bald kürzer sein wird als die der akuten lymphatischen Leukämie des Kindesalters.

Obwohl z.Z. noch ohne therapeutische Konsequenzen, ist es doch wichtig, die Prognose des einzelnen Patienten bei der Diagnosestellung abschätzen zu können. Auf die überragende prognostische Bedeutung des Ph^1-Chromosoms wurde schon hingewiesen. Mit Ausnahme der Chromosomenkonstitution XO bedeuten zusätzliche numerische oder strukturelle Chromosomenanomalien eine schlechte Prognose (Whang-Peng et al., 1968). Muramidasurie weist auf Ph^1-Negativität und damit ungünstige Prognose hin. Ferner gelten eine Basophilie über 15—20%, eine Myelofibrose, ein hoher Anteil unreifer Zellen und hohes Fieber ohne nachweisbaren Infekt als prognostisch ungünstige Konstellation (Rundles, 1972; Bernard u. Tanzer, 1973; Weil et al., 1974). Da Chromosomenanalysen nur in wenigen Zentren durchgeführt werden, haben wir untersucht, ob der Chromosomenbefund durch andere Parameter ersetzt werden kann (Hoss-

FELD, 1975 d). Es zeigte sich, daß unabhängig vom Chromosomenbefund höhere Hämoglobin- und Thrombozytenwerte und eine niedrigere Blastenzahl im Knochenmark mit einer längeren mittleren Überlebenszeit einhergingen. Die Leukozytenzahl im peripheren Blut, die Summe von Myeloblasten, Promyelozyten und Myelozyten im peripheren Blut, die Anzahl der Basophilen im peripheren Blut sowie die Milzgröße hatten keinen Einfluß auf die Prognose.

Danksagung

Wir danken Frau DIETGARD HOSSFELD und Frau CHRISTA WARTCHOW für die Hilfe bei der Zusammenstellung der Literatur.

Literatur

ACKERMAN, G.A.: Eosinophilic leukemia. A morphologic and histochemical study. Blood **24**, 372−388 (1964a).

ACKERMAN, G.A.: Histochemical differentiation during neutrophil development and maturation. Ann. N.Y. Acad. Sci. **113**, 537−565 (1964b).

ALBRECHT, M.: „Gaucher-Zellen" bei chronisch myeloischer Leukämie. Blut **13**, 169−179 (1966).

ALBRECHT, M.: Ergebnisse von Langzeitbeobachtungen bei Patienten mit chronisch myeloischer Leukämie. In: Leukämie (R. GROSS, J. VAN DE LOO, Hrsg.), S. 399−404. Berlin-Heidelberg-New York: Springer 1972.

ALBRIGHT, E.C., MIDDLETON, W.S.: The uptake of radioactive iodine by the thyroid gland of leukemic patients. Blood **5**, 764−766 (1950).

ALTER, A.A., LEE, S.L., POURFAR, M., DOBKIN, G.: Leukocyte alkaline phosphatase in mongolism: a possible chromosome marker. J. clin. Invest. **41**, 1341 (1962); Abstr.

ALTMAN, A.J., PALMER, C.G., BAEHNER, R.L.: Juvenile „chronic granulocytic" leukemia: a panmyelopathy with prominent monocytic involvement and circulating monocyte colony-forming cells. Blood **43**, 341−350 (1974).

ANDRÉ, R., DUHAMEL, G., NAJMAN, A., GORIN, N.: Association of chronic myelocytic leukemia and reticulum cell sarcoma. A study of two cases. Nouv. Rev. franç. Hémat. **12**, 301−316 (1972).

ASAMER, H., SCHMALZL, F., BRAUNSTEINER, H.: Die diagnostische und prognostische Bedeutung der Muramidase-(Lysozym-)Bestimmung in Leukocytenlysaten, Serum und Harn von Leukämiepatienten. Klin. Wschr. **49**, 587−593 (1971).

ASHBURN, P., COOPER, M.R., MCCALL, C.E., DE CHATELET, L.R.: Nitroblue tetrazolium reduction: false positive and false negative results. Blood **41**, 921−925 (1973).

ASK-UPMARK, E.: Leukemia and pregnancy. Acta med. scand. **170**, 635−658 (1961).

ASK-UPMARK, E.: Another follow-up study of children born of mothers with leukemia. Acta med. scand. **175**, 391−394 (1964).

ATHENS, J.W.: Granulocytic kinetics in health and disease. Nat. Cancer Inst. Monogr. **30**, 135−154 (1969).

ATHENS, J.W., RAAB, S.O., HAAB, O.P., BOGGS, D.R., ASHENBRUCKER, H., CARTWRIGHT, G.E., WINTROBE, M.M.: Leukokinetic studies. X. Blood granulocyte kinetics in chronic myelocytic leukemia. J. clin. Invest. **44**, 765−777 (1965).

BACCARANI, M., KILLMANN, S.A.: Cytokinetic studies in chronic myeloid leukemia: evidence for early presence of abnormal myeloblasts. Scand. J. Haemat. **9**, 283−292 (1972).

BAIKIE, A.G.: Chromosomes and leukaemia. Acta haemat. (Basel) **36**, 157−173 (1966).

BAIKIE, A.G., GARSON, O.M., SPIERS, A.S.D., FERGUSON, J.: Cytogenetic studies in familial leukaemias. Aust. Ann. Med. **18**, 7−11 (1969).

BALDRIDGE, C.W., BARER, A.: Relationship between oxygen consumption and nitrogen metabolism. II. In leukemia. Arch. intern. Med. **51**, 589−615 (1933).

BALLARD, H.S., MARCUS, A.J.: Hypercalcemia in chronic myelogenous leukemia. New Engl. J. Med. **282**, 663−665 (1970).

BARR, R.D., FIALKOW, P.J.: Clonal origin of chronic myelocytic leukemia. New Engl. J. Med. **289**, 307−309 (1973).

BAUKE, J., BACH, G.: Klonale Evolution mit Acquisition und Duplikation von Extrachromosomen bei Ph[1] negativer chronischer myeloischer Leukämie. In: Leukämie (R. GROSS, J. VAN DE LOO, Hrsg.), S. 93−97. Berlin-Heidelberg-New York: Springer 1972.

Beal, R.W., Read, W.M.F.: Studies on the plasma protein of (^{58}Co)-vitamin B_{12}. V. Relationship of granulocytes to binding capacity. Aust. J. exp. Biol. 47, 387–391 (1969).
Beard, M.F., Pitney, W.R., Sanneman, E.H.: Serum concentrations of vitamin B_{12} in patients suffering from leukemia. Blood 9, 789–794 (1954).
Begemann, H.: Klinische Hämatologie. Stuttgart: Thieme 1970.
Bentley, H.P., Jr., Reardon, A.E., Knoedler, J.P., Krivit, W.: Eosinophilic leukemia. Report of a case, with review and classification. Amer. J. Med. 30, 310–322 (1961).
Benvenisti, D.S., Ultmann, J.E.: Eosinophilic leukemia. Report of five cases and review of the literature. Ann. intern. Med. 71, 731–745 (1969).
Berg, B., Granerus, G., Westling, H., White, T.: Urinary excretion of histamine and histamine metabolites in leukaemia. Scand. J. Haemat. 8, 63–68 (1971).
Berger, R.: Aberrations chromosomiques et radiations ionisantes. Rev. europ. Étud. clin. biol. 15, 375–381 (1970).
Bergevin, P.R., Tormey, D.C., Blom, J.: Guide to the use of cancer chemotherapeutic agents. Mod. Treatm. 9, 185–273 (1972).
Bergsagel, D.E.: The chronic leukemias: a review of disease manifestations and the aims of therapy. Canad. med. Ass. J. 96, 1615–1620 (1967).
Berlin, N.I., Lawrence, J.H., Gartland, J.: The blood volume in chronic leucemia as determined by P^{32} labeled red blood cells. J. Lab. clin. Med. 36, 435–439 (1950).
Bernard, J.: Maladies du sang et des organes hématopoiétiques. Paris: Flammarion 1948.
Bernard, J.: Transformation aiguë des leucémies chroniques. Presse méd. 74, 1231–1232 (1966).
Bernard, J., Seligmann, M., Acar, J.: La leucémie myéloide chronique de l'enfant. Etude de vingt observations. Arch. franç. Pédiat. 19, 881–894 (1962).
Bernard, J., Tanzer, J.: Chronic myelocytic leukemia. In: Cancer Medicine (J.F. Holland, E. Frei III, Eds.), p. 1234–1256. Philadelphia: Lea & Febiger 1973.
Bernard, J., Tanzer, J., Boiron, M., Levy, J.P., Ripault, M., Harel, P.: Un cas de leucémie à polynucléaires neutrophiles. Étude cytochimique et chromosomique. Nouv. Rev. franç. Hémat. 4, 253–266 (1964).
Bessis, M.: Ultrastructure of normal and leukemic granulocytes. In: Proceedings of the international conference on leukemia–lymphoma, Ann Arbor, Mich., Oct. 1967 (C.J.D. Zarafonetis, Ed.), p. 281–303. Philadelphia: Lea & Febiger 1968.
Bessis, M.: Living blood cells and their ultrastructure. Berlin-Heidelberg-New York: Springer 1973.
Bethell, F.H.: Myleran and triethylene melamine in the treatment of chronic granulocytic leukemia. Ann. N.Y. Acad. Sci. 68, 996–1000 (1958).
Béthoux, L., Seigneurin, R., Cau, G.: Un cas de leucémie myélogène sans splénomégalie à évolution rapidement mortelle. Sang 22, 76–77 (1951).
Bizzozero, O.J., Jr., Johnson, K.G., Ciocco, A., Hoshino, T., Itoga, T., Toyoda, S., Kawasaki, S.: Radiation-related leukemia in Hiroshima and Nagasaki, 1946–1964. I. Distribution, incidence and appearance time. New Engl. J. Med. 274, 1095–1101 (1966).
Bizzozero, O.J., Jr., Johnson, K.G., Ciocco, A., Kawasaki, S., Toyoda, S.: Radiation-related leukemia in Hiroshima and Nagasaki, 1946–1964. II. Observations on type-specific leukemia, survivorship, and clinical behavior. Ann. intern. Med. 66, 522–530 (1967).
Blackburn, E.K., King, G.M., Swan, H.T.: Myleran in treatment of chronic myeloid leukaemia. Brit. med. J. 1956 I, 835–837.
Blanchaer, M.C., Green, P.T., Maclean, J.P., Hollenberg, M.J.: Plasma lactic dehydrogenase and phosphohexose isomerase in leukemia. Blood 13, 245–257 (1958).
Block, J.B., Carbone, P.P., Oppenheim, J.J., Frei, E., III: The effect of treatment in patients with chronic myelogenous leukemia. Biochemical studies. Ann. intern. Med. 59, 629–636 (1963).
Bloom, G.E., Gerald, P.S., Diamond, L.K.: Chronic myelogenous leukemia in an infant: serial cytogenetic and fetal hemoglobin studies. Pediatrics 38, 295–299 (1966).
Bloomfield, C.D., Twito, D., Brunning, R.D., Theologides, A.: Blastic crisis of chronic myelocytic leukemia (CML-bc): compared to acute myeloblastic leukemia (AMbL). Proc. Amer. Ass. Cancer Res.&Amer. Soc. clin. Oncol. 15, 163 (1974); Abstr. 717.
Bloomfield, F.J., Scott, J.M.: Identification of a new vitamin B_{12} binder (transcobalamin III) in normal human serum. Brit. J. Haemat. 22, 33–42 (1972).
Böhnel, J., Stacher, A.: Zur Wirkung eines neuen Zytostatikums (Myelobromol) bei chronischen myeloischen Leukämien. Wien. med. Wschr. 117, 535–538 (1967).
Borgaonkar, D.S.: Cytogenetic studies in myeloproliferative disorders. Cytologia (Tokyo) 37, 271–280 (1972).
Bornstein, R.S., Nesbit, M., Kennedy, B.J.: Chronic myelogenous leukemia presenting in blastic crisis. Cancer (Philad.) 30, 939–941 (1972).
Bottomley, R.H., Lovig, C.A., Holt, R., Griffin, M.J.: Comparison of alkaline phosphatase from human normal and leukemic leukocytes. Cancer Res. 29, 1866–1874 (1969).
Bousser, J., Bilski-Pasquier, G., Blanc, C.: Vergleichende Untersuchungen zur Behandlung der chronischen myeloischen Leukämie mit Röntgenstrahlen und Myleran. In: Deutscher Röntgen-

kongreß 1966. Tl. B, S. 271–275. Sonderbände zur Strahlentherapie, Bd. 64. München-Berlin-Wien: Urban & Schwarzenberg 1967.

BOUSSER, J., BILSKI-PASQUIER, G., DE GROUCHY, J., GUERNET, M., ZITTOUN, J., BERNADOU, A., DE NAVA, C., GUILLERM, M., FRETAULT, J., ZITTOUN, R.: Confrontation des données de l'étude chromosomique avec le taux de phosphatase alcaline leucocytaire et de la vitamin B_{12} sérique dans les syndromes myélo-prolifératifs. Nouv. Rev. franç. Hémat. 10, 75–83 (1970).

BOVERI, T.: Zur Frage der Entstehung maligner Tumoren. Jena: G. Fischer 1914.

BOWEN, P., LEE, C.S.N.: Ph^1 chromosome in the diagnosis of chronic myeloid leukemia: report of a case with features simulating myelofibrosis. Bull. Johns Hopk. Hosp. 113, 1–12 (1963).

BRANDT, L.: Studies on the phagocytic activity of neutrophilic leukocytes. With special reference to chronic myeloproliferative conditions and megaloblastic anemia. Copenhagen: Munksgaard 1967. Scand. J. Haemat. Suppl. No. 2.

BRANDT, L.: Difference in the proliferative activity of myelocytes from bone marrow, spleen and peripheral blood in chronic myeloid leukaemia. Scand. J. Haemat. 6, 105–112 (1969).

BRANDT, L.: Differences in uptake of tritiated thymidine by myelocytes from bone marrow and spleen in chronic myeloid leukaemia. Scand. J. Haemat. 11, 23–26 (1973).

BRANDT, L., SCHNELL, C.R.: Granulopoiesis in bone marrow and spleen in chronic myeloid leukemia. Scand. J. Haemat. 6, 65–68 (1969)

BRILL, A.B., TOMONAGA, M., HEYSSEL, R.M.: Leukemia in man following exposure to ionizing radiation. A summary of the finding in Hiroshima and Nagasaki, and a comparison with other human experience. Ann. intern. Med. 56, 590–609 (1962).

BRITTINGER, G.: Therapie der verschiedenen Leukämieformen. Ärztl. Prax. 25, 2044–2049 (1973a).

BRITTINGER, G.: Unspezifische Basistherapie der Leukämien und ihrer Komplikationen. Verh. dtsch. Ges. inn. Med. 79, 311–322 (1973b).

BRITTON, C.J.C.: (WHITBY and BRITTON) Disorders of the blood. 10. Ed. London: J. and A. Churchill 1969.

BRODSKY, I.: Role of the megakaryocyte and platelet in the leukemic process in mice and men. A review and hypothesis. J. nat. Cancer Inst. 51, 329–335 (1973).

BRONSON, W.R., DEVITA, V.T., CARBONE, P.P., COTLOVE, E.: Pseudohyperkalemia due to release of potassium from white blood cells during clotting. New Engl. J. Med. 274, 369–375 (1966).

BRÜSTER, H.: Klinik der chronischen Myelose. In: Leukämie bei Kindern (M. HERTL, G. LANDBECK, Hrsg.), S. 65–69. Stuttgart: Thieme 1969.

BURCHENAL, J.H.: Treatment of the leukemias. Semin. Hemat. 3, 122–136 (1966).

BURCHENAL, J.H., MURPHY, M.L., ELLISON, R.R., SYKES, M.P., TAN, T.C., LEONE, L.A., KARNOFSKY, D.A., CRAVER, L.F., DARGEON, H.W., RHOADS, C.P.: Clinical evaluation of a new antimetabolite, 6-mercaptopurine, in the treatment of leukemia and allied diseases. Blood 8, 965–999 (1953).

BURKHARDT, R.: Farbatlas der klinischen Histopathologie von Knochenmark und Knochen. Berlin-Heidelberg-New York: Springer 1970.

CANELLOS, G.P., DEVITA, V.T., WHANG-PENG, J., CARBONE, P.P.: Hematologic and cytogenetic remission of blastic transformation in chronic granulocytic leukemia. Blood 38, 671–679 (1971).

CANELLOS, G.P., DEVITA, V.T., SCHEIN, P., CHABNER, B., YOUNG, R.C.: The chronic leukemias: current therapeutic concepts. In: Seventh national cancer conference proceedings, Los Angeles Calif., Sept. 1972, p. 351–357. Philadelphia-Toronto: Lippincott 1972a.

CANELLOS, G.P., NORDLAND, J., CARBONE, P.P.: Splenectomy for thrombocytopenia in chronic granulocytic leukemia. Cancer (Philad.) 29, 660–665 (1972b).

CANELLOS, G.P., WHANG-PENG, J., SCHNIPPER, L., BROWN, C.H., III: Prolonged cytogenetic and hematologic remission of blastic transformation in chronic granulocytic leukemia. Cancer (Philad.) 30, 288–293 (1972c).

CAO, A., BERARDI, G., LEONE, P., TRABALZA, N., VERGILIIS, S. DE: Considerazioni clinico-ematologiche su di un caso di leucemia mieloide cronica „tipo giovanile". Minerva pediat. 21, 1646–1656 (1969).

CARBONE, P.P., TJIO, J.H., WHANG, J., BLOCK, J.B., KREMER, W.B., FREI, E., III: The effect of treatment in patients with chronic myelogenous leukemia. Hematologic and cytogenetic studies. Ann. intern. Med. 59, 622–628 (1963).

CARMEL, R.: Vitamin B_{12}-binding protein abnormality in subjects without myeloproliferative disease. II. The presence of a third vitamin B_{12}-binding protein in serum. Brit. J. Haemat. 22, 53–62 (1972).

CASPERSSON, T., GAHRTON, G., LINDSTEN, J., ZECH, L.: Identification of the Philadelphia chromosome as a number 22 by quinacrine mustard fluorescence analysis. Exp. Cell Res. 63, 238–240 (1970).

CASASUTO, P., AYRAUD, N., DUJARDIN, P., AUDOLY, P.: Chromosome Ph^1 et hypervitaminémie B_{12} sans stigmates patents de leucémie myéloide chronique: preuve de leur précocité d'apparition ou syndrome autonome? Marseille méd. 109, 639–642 (1972).

CATOVSKY, D., GALTON, D.A.G., GRIFFIN, C., HOFFBRAND, A.V., SZUR, L.: Serum lysozyme and vitamin B_{12} binding capacity in myeloproliferative disorders. Brit. J. Haemat. **21**, 661–672 (1971).

Cattan, A., Schneider, M., Schwarzenberg, L., Amiel, J.L., Schlumberger, J.R., Gluckman, E., Mathé, G.: Essai de traitement de la leucémie myéloide chronique par 3 nouveaux composés chimiothérapiques: le dibromomannitol, l'hydroxyurée et la désacétamidocolchicine. Sem. Hôp. (Paris) **42**, 2966–2969 (1966).

Cerny, V., Koza, I., Halko, J., Bohunicky, L., Krizan, Z., Poliakova, L., Petrek, C.: Treatment of the blastic phase of chronic myeloid leukaemia. A question to solve. Haematologica **57**, 753–759 (1972).

Cerny, V., Ujházy, V., Sandor, L., Winkler, A., Uhrínová, M., Petrek, C., Halko, J.: Clinical application of myelobromol in chronic myeloses. Neoplasma (Bratisl.) **13**, 177–180 (1966).

Chabner, B.A., Haskell, C.M., Canellos, G.P.: Destructive bone lesions in chronic granulocytic leukemia. Medicine (Baltimore) **48**, 401–410 (1969).

Chanarin, I., England, J.M., Rowe, K.L., Stacey, J.A.: Role of third serum vitamin B_{12} binding protein in vitamin B_{12} transport. Brit. med. J. **1972 II**, 441–442.

Chapelle, A. de la, Vuopio, P., Borgström, G.H.: The origin of bone marrow fibroblasts. Blood **41**, 783–787 (1973).

Chervenick, P.A., Boggs, D.R.: Granulocyte kinetics in chronic myelocytic leukemia. Ser. haemat. **1** (3), 24–37 (1968).

Chevallier, P., Marinone, G.: C.R. Soc. franç. Hémat., Nov. 1946; Sang **18** (1947); zit. nach Quattrin (1959).

Chikkappa, G., Corcino, J., Greenberg, M.L., Herbert, V.: Correlation between various blood white cell pools and the serum B_{12}-binding capacities. Blood **37**, 142–151 (1971).

Clarkson, B., Ota, K., O'Connor, A., Karnofsky, D.A.: Production of granulocytes by the spleen in chronic granulocytic leukemia. J. clin. Invest. **42**, 924 (1963); Abstr.

Clein, G.P., Flemans, R.J.: Involvement of the erythroid series in blastic crisis of chronic myeloid leukaemia. Further evidence for the presence of Philadelphia chromosome in erythroblasts. Brit. J. Haemat. **12**, 754–758 (1966).

Clément, F., Meyer, S., Binswanger, R.: „Myélofibroses" à moelle riche. Schweiz. med. Wschr. **101**, 1777–1778 (1971).

Cohen, S.M.: Chronic myelogenous leukemia with myelofibrosis. Four years after auto-immune hemolytic anemia. Arch. intern. Med. **119**, 620–625 (1967).

Comas, F.V., Edwards, C.L., Vodopick, H.: Splenic irradiation in chronic granulocytic leukemia: changes in leukocyte values. Radiat. Res. **42**, 413–423 (1970).

Cooke, J.V.: Chronic myelogenous leukemia in children. J. Pediat. **42**, 537–550 (1953).

Corcino, J.J., Zalusky, R., Greenberg, M., Herbert, V.: Coexistence of pernicious anaemia and chronic myeloid leukaemia: an experiment of nature involving vitamin B_{12} metabolism. Brit. J. Haemat. **20**, 511–520 (1971).

Court Brown, W.M.: Nuclear and allied radiations and the incidence of leukaemia in man. Brit. med. Bull. **14**, 168–173 (1958).

Court Brown, W.M., Abbatt, J.D.: The incidence of leukaemia in ankylosing spondylitis treated with X-rays. A preliminary report. Lancet **1955 I**, 1283–1286.

Court Brown, W.M., Doll, R.: Adult leukaemia. Trends in mortality in relation to aetiology. Brit. med. J. **1959 I**, 1063–1069.

Court Brown, W.M., Doll, R.: Leukaemia in childhood and young adult life. Trends in mortality in relation to aetiology. Brit. med. J. **1961 I**, 981–988.

Court Brown, W.M., Tough, I.M.: Cytogenetic studies in chronic myeloid leukemia. Advanc. Cancer Res. **7**, 351–381 (1963).

Cronkite, E.P., Moloney, W., Bond, V.P.: Radiation leukemogenesis. An analysis of the problem. Amer. J. Med. **28**, 673–682 (1960).

Crosby, W.H.: Splenectomy in hematologic disorders. New Engl. J. Med. **286**, 1252–1254 (1972).

Crossen, P.E., Mellor, J.E.L., Vincent, P.C., Gunz, F.W.: Clonal evolution in human leukaemia. Cytobios (Cambridge) **4**, 29–48 (1971).

Cutler, S.J., Axtell, L., Heise, H.: Ten thousand cases of leukemia: 1940–1962. J. nat. Cancer Inst. **39**, 993–1026 (1967).

Cutting, H.O.: The effect of splenectomy in chronic granulocytic leukemia. Arch. intern. Med. **120**, 356–360 (1967).

Czitober, H.: Probleme und Ergebnisse der Knochenmarkbiopsie bei Blutkrankheiten. Blut **9**, 104–128 (1963).

Dahlgren, S., Holm, G., Svanborg, N., Watz, R.: Clinical and morphological side-effects of busulfan (myleran) treatment. Acta med. scand. **192**, 129–135 (1972).

Dameshek, W., Gunz, F.: Leukemia, 2. Ed. New York-London: Grune & Stratton 1964.

Darte, J.M., Dacie, J.V., McSorley, J.G.A.: Pelger-like leucocytes in chronic myeloid leukaemia. Acta haemat. (Basel) **12**, 117–124 (1954).

Devlin, H.B., Evans, D.S., Birkhead, J.S.: Elective splenectomy for primary hematologic and splenic disease. Surg. Gynec. Obstet. **131**, 273–276 (1970).

Dibromomannitol Cooperative Study Group: Survival of chronic myeloid leukaemia patients treated by dibromomannitol. Europ. J. Cancer 9, 583–589 (1973).

DOAN, C.A., REINHART, H.L.: The basophil granulocyte, basophilcytosis, and myeloid leukemia, basophil and „mixed granule" types; an experimental, clinical and pathological study, with the report of a new syndrome. Amer. J. clin. Path. 11, 1–39 (1941).

DOSIK, H., HUREWITZ, D.J., ROSNER, F., SCHWARTZ, J.M.: Bullous eruption and elevated leukocyte alkaline phosphatase in the course of busulfan-treated chronic granulocytic leukemia. Blood 35, 543–548 (1970).

DOUGAN, L., SCOTT, I.D., WOODLIFF, H.J.: A pair of twins, one of whom has chronic granulocytic leukaemia. J. med. Genet. 3, 217–219 (1966).

DOWLING, M.D., HOPFAN, S., KNAPPER, W.H., VAARTAJA, T., GEE, T., HAGHBIN, M., CLARKSON, B.D.: Attempt to induce true remission in chronic myelogenous leukemia (CML). Proc. Amer. Ass. Cancer Res. Amer. Soc. clin. Oncol. 15, 189 (1974); Abstr. 822.

DRUEZ, G., DUSTIN, P.: Un cas de leucémie aiguë à polynucléaires. Sang 29, 511–516 (1958).

DUBOIS-FERRIÈRE, H.: Étude cytologique de la transformation aiguë d'une leucémie myélocytaire chronique. Acta haemat. 39, 249–256 (1968).

DUBOIS-FERRIÈRE, H., RUDLER, J.C.: Survie de 7 ans après splénectomie d'une leucémie myélocytaire chronique. Schweiz. med. Wschr. 97, 182–184 (1967).

DUGDALE, M., FORT, A.T.: Busulfan treatment of leukemia during pregnancy. Case report and review of the literature. J. Amer. med. Ass. 199, 131–132 (1967).

EARLL, J.M., MAY, R.L.: Busulfan therapy of myelocytic leukemia during pregnancy. Amer. J. Obstet. Gynec. 92, 580–581 (1965).

ECKHARDT, S., SELLEI, C., HORVÁTH, I.P., INSTITORISZ, L.: The effect of 1,6-dibromo-1,6-dideoxy-D-mannitol on chronic granulocytic leukemia. Cancer Chemother. Rep. 33, 57–61 (1963).

EHRHARDT, H.: Epidemiologie, Differentialdiagnose und Diagnose der chronischen myeloischen Leukämie. In: Leukämie (R. GROSS, J. VAN DE LOO, Hrsg.), S. 387–398. Berlin-Heidelberg-New York: Springer 1972.

ELLIOT, A.R., YOUNG, R.H.: Myelogenous leukemia. Med. Clin. N. Amer. 15, 569–587 (1931).

ELLISON, R.R., BURCHENAL, J.H.: Treatment of chronic granulocytic leukemia with the 6- substituted purines 6-mercaptopurine, thioguanine, and 6-chloropurine. Clin. Pharmacol. Ther. 1, 631–644 (1960).

ELLMAN, L., CHESNEY, T.M.: Dyspnea and lymphadenopathy in a patient with two Ph^1 chromosomes. (Case Rec. Mass. Gen. Hosp. No-1973.) New Engl. J. Med. 289, 524–530 (1973).

ÉMILIE-WEIL, P., SÉE, G.: La leucémie myélogène à polynucléaires neutrophiles. Presse méd. 40, 1071–1074 (1932).

ÉMILE-WEIL, P.: La leucémie aiguë est la fin naturelle de la leucémie myélogène. Presse méd. 54, 197 (1946).

ENGFELDT, B., ZETTERSTRÖM, R.: Disseminated eosinophilic „collagen disease". Acta med. scand. 153, 337–353 (1956).

ERDMANN-OEHLECKER, S., HEINRICH, H.C.: Der Vitamin B_{12}-Stoffwechsel bei Hämoblastosen. I. Serumspiegel und Harnexkretion der B_{12}-Vitamine bei Hämoblastosen. Clin. chim. Acta 1, 269–286 (1956).

EVANS, T.S., NESBIT, R.R.: Eosinophilic leukemia. Report of a case with autopsy confirmation; review of the literature. Blood 4, 603–613 (1949).

EXTON-SMITH, A.N., CHAZAN, A.A.: Myeloproliferative syndrome presenting as „neutrophilic leukemia". Proc. roy. Soc. Med. 50, 510–512 (1957).

EZDINLI, E.Z., SOKAL, J.E., CROSSWHITE, L.H., SANDBERG, A.A.: Philadelphia-chromosome-positive and -negative chronic myelocytic leukemia. Ann. intern. Med. 72, 175–182 (1970).

FEINGOLD, M.L., KOSS, L.G.: Effects of long-term administration of busulfan. Report of a patient with generalized nuclear abnormalities, carcinoma of vulva, and pulmonary fibrosis. Arch. intern. Med. 124, 66–71 (1969).

FERRARA, A.: Boll. Soc. ital. Emat. 1, 118 (1951); zit nach QUATTRIN et al. (1959).

FERRARA, A.: Clin. ter. 3, 128 (1952); zit. nach QUATTRIN et al. (1959).

FIALKOW, P.J., GARTLER, S.M., YOSHIDA, A.: Clonal origin of chronic myelocytic leukemia in man. Proc. nat. Acad. Sci. (Wash.) 58, 1468–1471 (1967).

FINCH, S.C.: Granulocytosis. In: Hematology (W.J. WILLIAMS, E. BEUTLER, A.J. ERSLEV, R.W. RUNDLES, Eds.), p. 654–663. New York: McGraw-Hill 1972.

FINNEY, R., McDONALD, G.A., BAIKIE, A.G., DOUGLAS, A.S.: Chronic granulocytic leukaemia with Ph^1 negative cells in bone marrow and a ten year remission after busulphan hypoplasia. Brit. J. Haemat. 23, 283–288 (1972).

FISCHER, J., WOLF, R.: Der heutige Stand der Milzszintigraphie. In: Radioisotope in der Lokalisationsdiagnostik (G. HOFFMANN, K.E. SCHEER, Hrsg.), S. 363–372. Stuttgart: Schattauer 1967a.

FISCHER, J., WOLF, R.: Die RHS-Clearance wärmeveränderter Erythrozyten, ein neues Kriterium bei Erkrankungen des Knochenmarks. Blut 15, 1–7 (1967b).

FISCHER, R.: Neue Aspekte der pathologischen Anatomie der Leukose. Internist (Berl.) 9, 457–465 (1968).

Fischer, R., Hennekeuser, H.H., Schaefer, H.E.: Extramedulläre Blutbildung in der Milz, insbesondere bei Knochenmarkmetastasierung. In: Die Milz (K. Lennert, D. Harms, Hrsg.), S. 81–90. Berlin-Heidelberg-New York: Springer 1970.

Fischer, R., Schaefer, H.E.: Die pathologische Anatomie der Leukosen. In: Leukämie (R. Gross, J. van de Loo, Hrsg.), S. 1–24. Berlin-Heidelberg-New York: Springer 1972.

Fishbein, W.N., Carbone, P.P., Freireich, E.J., Misra, D., Frei, E., III: Clinical trials of hydroxyurea in patients with cancer and leukemia. Clin. Pharmacol. Ther. 5, 574–580 (1964).

Fitzgerald, P.H., Adams, A., Gunz, F.W.: Chronic granulocytic leukemia and the Philadelphia chromosome. Blood 21, 183–196 (1963).

Fitzgerald, P.H., Pickering, A.F., Eiby, J.R.: Clonal origin of the Philadelphia chromosome and chronic myeloid leukemia. Brit. J. Haemat. 21, 473–480 (1971).

Flannery, E.P., Dillon, D.E., Freeman, V.R., Levy, J.D., D'Ambrosio, U., Bedynek, J.L.: Eosinophilic leukemia with fibrosing endocarditis and short Y chromosome. Ann. intern. Med. 77, 223–228 (1972).

Fliedner, T.M.: Kinetik und Regulationsmechanismen des Granulozytenumsatzes. Schweiz. med. Wschr. 104, 98–107 (1974).

Foerster, W., Medau, H.J., Löffler, H.: Chronische myeloische Leukämie mit Philadelphia Chromosom und Tandem-Translokation am 2. Chromosom Nr. 22; 46,XX,tan(22q+;22q−). Klin. Wschr. 52, 123–126 (1974).

Foley, H.T., Bennett, J.M., Carbone, P.P.: Combination chemotherapy in accelerated phase of chronic granulocytic leukemia. Arch. intern. Med. 123, 166–170 (1969).

Ford, C.E., Clarke, C.M.: Cytogenetic evidence of clonal proliferation in primary reticular neoplasms. Canad. Cancer Conf. 5, 129–146 (1963).

Ford Bainton, D.: Sequential degranulation of the two types of polymorphonuclear leukocyte granules during phagocytosis of microorganisms. J. Cell Biol. 58, 249–264 (1973).

Ford Bainton, D., Ullyot, J.L., Farquhar, M.G.: The development of neutrophilic polymorphonuclear leukocytes in human bone marrow. Origin and content of azurophil and specific granules. J. exp. Med. 134, 907–934 (1971).

Forrester, R.H., Louro, J.M.: Philadelphia chromosome abnormality in agnogeneic myeloid metaplasia. Ann. intern. Med. 64, 622–627 (1966).

Fountain, J.R.: Treatment of chronic myeloid leukaemia with mercaptopurine. Brit. med. J. 1956 II, 1345–1348.

Fox, A.M.: Case of juvenile chronic myeloid leukemia. Lancet 1970 I, 368–369.

Franzén, S., Strenger, G., Zajicek, J.: Microplanimetric studies on megakaryocytes in chronic granulocytic leukaemia and polycythaemia vera. Acta haemat. (Basel) 26, 182–193 (1961).

Fredericks, R.E., Moloney, W.C.: The basophilic granulocyte. Blood 14, 571–583 (1959).

Fresen, O.: Orthologie und Pathologie der heterotropen Hämopoese. Ergebn. allg. Path. path. Anat. 40, 139–198 (1960).

Frey, I., Siebner, H.: Osteomyelofibrose mit Philadelphia-(Ph¹) Chromosom. Med. Welt (Stuttg.) 19, 2274–2279 (1968).

Frommeyer, W.B., jr.: Comparison of cyclophosphamide (cytoxan) and uracil mustard (U-8344) in chronic granulocytic leukemia. Cancer (Philad.) 17, 288–296 (1964).

Gärtner, U., Schief, A., Rentsch, I.: Myelofibrosen bei Leukämien. Med. Klin. 68, 1475–1479 (1973).

Gahrton, G.: The periodic acid-Schiff reaction in neutrophil leukocytes in untreated and myleran-treated chronic myelocytic leukemia. A quantitative microspectrophotometric study. Blood 28, 544–552 (1966).

Gahrton, G., Brandt, L., Franzén, S., Nordén, A.: Cytochemical variants of neutrophil leukocyte populations in chronic myelocytic leukaemia. A microspectrophotometric study of the change in the periodic acid-Schiff (PAS) reaction in blood and bone marrow neutrophils during busulfan treatment. Scand. J. Haemat. 6, 365–372 (1969).

Gahrton, G., Lindsten, J., Zech, L.: Origin of the Philadelphia chromosome. Exp. Cell Res. 79, 246–247 (1973).

Gahrton, G., Lindsten, J., Zech, L.: Involvement of chromosomes 8, 9, 19 and 22 in Ph¹ positive and Ph¹ negative chronic myelocytic leukemia in the chronic or blastic phase. Acta med. scand. 196, 355–360 (1974).

Gahrton, G., Zetterberg, A.: Cytochemical population analyses of glycogen in neutrophil leukocytes of chronic myelocytic leukemia during busulfan treatment. Europ. J. clin. Invest. 2, 412–416 (1972).

Galbraith, P.R.: The mechanism of action of splenic irradiation in chronic myelogenous leukemia. Canad. med. Ass. J. 96, 1636–1641 (1967).

Galbraith, P.R., Abu-Zahra, H.T.: Granulopoiesis in chronic granulocytic leukaemia. Brit. J. Haemat. 22, 135–143 (1972).

Galton, D.A.G.: Myleran in chronic myeloid leukaemia. Results of treatment. Lancet 1953 I, 208–213.

GALTON, D.A.G.: Chemotherapy of chronic myelocytic leukemia. Semin. Hemat. 6, 323–343 (1969).
GALTON, D.A.G.: Management of the chronic leukaemias. In: Current concepts in the management of lymphoma and leukemia (J.E. ULTMANN, M.L. GRIEM, W.H. KIRSTEN, R.W. WISSLER, Eds.), p. 147–158. Berlin-Heidelberg-New York: Springer 1971. Recent results in cancer research, Vol. 36.
GALTON, D.A.G., SPIERS, A.S.D.: Progress in the leukemias. Progr. Hemat. 7, 343–405 (1970).
GALTON, D.A.G., TILL, M.: Myleran in chronic myeloid leukaemia. Lancet 1955 I, 425–430.
GARDIKAS, C., THOMOPOULOS, D., HATZIOANNOU, J., KANAGHINIS, H.T., JORDANOGLOU, J., LYBERATOS, K.: Some data concerning the onset of the acute myeloblastic crisis in chronic myelocytic leukaemia. Acta haemat. (Basel) 46, 201–206 (1971).
GARFINKEL, L.S., BENNETT, D.E.: Extramedullary myeloblastic transformation in chronic myelocytic leukemia simulating a coexistent malignant lymphoma. Amer. J. clin. Path. 51, 638–645 (1969).
GARSON, O.M., BURGESS, M.A., STANLEY, L.G.: Cytogenetic remission in acute transformation of chronic granulocytic leukaemia. Brit. med. J. 1969 II, 556.
GARSON, O.M., MILLIGAN, W.J.: The 45,XO,Ph^1 subgroup of chronic granulocytic leukaemia. Scand. J. Haemat. 9, 186–192 (1972).
GATTI, R.A., ROBINSON, W.A., DEINARD, A.S., NESBIT, M., McCULLOUGH, J.J., BALLOW, M., GOOD, R.A.: Cyclic leukocytosis in chronic myelogenous leukemia: new perspectives on pathogenesis and therapy. Blood 41, 771–782 (1973).
GAULD, W.R., INNES, W.R., INNES, J., ROBSON, H.N.: A survey of 647 cases of leukaemia, 1938–1951. Brit. med. J. 1953 I, 585–589.
GAVOSTO, F.: Cell population growth in chronic myeloid leukaemia. Haematologica 57, 663–671 (1972).
GEE, T.S., DOWLING, M.D., CLARKSON, B.D., SYKES, M.P.: Blastic transformation occurring in extramedullary sites in controlled chronic myelogenous leukemia (CML). Proc. Amer. Ass. Cancer Res. 14, 55 (1973); Abstr. 217.
GERHARTZ, H.: Die Behandlung der Myelocytenleukämien mit Dibrommannitol. Klin. Wschr. 46, 476–482 (1968).
GERHARTZ, H.: Chronic myeloid leukaemia: course, life expectancy, and an analysis of dibromomannitol and busulfan treatment. Haematologica 57, 775–786 (1972).
GILBERT, H.S., KRAUSS, S., PASTERNACK, B., HERBERT, V., WASSERMAN, L.R.: Serum vitamin B$_{12}$ content and unsaturated vitamin B$_{12}$-binding capacity in myeloproliferative disease. Value in differential diagnosis and as indicators of disease activity. Ann. intern. Med. 71, 719–729 (1969).
GILBERT, H.S., WARNER, R.R.P., WASSERMAN, L.R.: A study of histamine in myeloproliferative disease. Blood 28, 795–806 (1966).
GOEGGEL, C., KAHN, S.B., BRODSKY, I.: Splenectomy in chronic myelogenous leukemia (CML): Results of a pilot study. Proc. Amer. Ass. Cancer Res. Amer. Soc. clin. Oncol. 15, 163 (1974); Abstr. 719.
GOH, K.O., SWISHER, S.N., ROSENBERG, C.A.: Cytogenetic studies in eosinophilic leukemia. The relationship of eosinophilic leukemia and chronic myelocytic leukemia. Ann. intern. Med. 62, 80–86 (1965).
GOH, K.O.: Identical twins and chronic myelocytic leukemia. Chromosomal studies of a patient with chronic myelocytic leukemia and his normal identical twin. Arch. intern. Med. 115, 475–478 (1965).
GOH, K.O.: Smaller G chromosome in irradiated man. Lancet 1966 I, 659–660.
GOH, K.O.: Total-body irradiation and human chromosomes: cytogenetic studies of the peripheral blood and bone marrow leukocytes seven years after total-body irradiation. Radiat. Res. 35, 155–170 (1968).
GOH, K.O., SWISHER, S.N., HERMAN, C.: Chronic myelocytic leukemia and identical twins. Additional evidence of the Philadelphia chromosome as postzygotic abnormality. Arch. intern. Med. 120, 214–219 (1967).
GOLDMAN, J.M., CATOVSKY, D.: The function of the phagocytic leucocytes in leukaemia. Brit. J. Haemat. 23, (Suppl.), 223–230 (1972).
GOLDMAN, J.M., TH'NG, K.H.: Phagocytic function of leucocytes from patients with acute myeloid and chronic granulocytic leukaemia. Brit. J. Haemat. 25, 299–308 (1973).
GOMEZ, G., HOSSFELD, D.K., SOKAL, J.E.: Removal of abnormal clone of leukaemic cells by splenectomy. Brit. med. J. 1975 II, 421–423.
GOODMAN, S.B., BLOCK, M.H.: Increased red blood cell production in chronic myelocytic leukemia. J. Amer. med. Ass. 200, 621–624 (1967).
GOTTLIEB, C.W., RETIEF, F.P., PRATT, P.W., HERBERT, V.: Correlation of B$_{12}$-binding proteins with disorders of B$_{12}$ metabolism: Relation to hypo- and hyperleukocytic states and leukocyte turnover. J. clin. Invest. 45, 1016 (1966); Abstr.
GRAHAM, H.T., WHEELWRIGHT, F., PARISH, H.H., JR., MARKS, A.R., LOWRY, O.H.: Distribution of histamine among blood elements. Fed. Proc. 11, 350 (1952).

Gralnick, H.R., Harbor, J., Vogel, C.: Myelofibrosis in chronic granulocytic leukemia. Blood 37, 152–162 (1971).

Graw, R.G., Jr., Skeel, R.T., Carbone, P.P.: Priapism in a child with chronic granulocytic leukemia. J. Pediat. 74, 788–790 (1969).

Gross, R., Hellweg, G., Lambers, K.: Zur Frage der eosinophilen Leukämie. Z. Kinderheilk. 77, 208–226 (1955).

Gross, R., Schulten, H.K., Zach, J.: Die Leukosen der Erwachsenen. Eine klinisch-statistische Übersicht anhand von 1200 Fällen. Internist (Berl.) 9, 476–483 (1968).

Grouchy, J. de, Nava, C. de, Bilski-Pasquier, G., Bousser, J.: Models for clonal evolutions: a study of chronic myelogenous leukemia. Amer. J. hum. Genet. 18, 485–503 (1966).

Grozdéa, J., Colombiès, P., Bierme, R., Ducos, J., Kessous, A.: Études cytochimiques et chromosomiques dans la cadre des hémopathies. I. La leucémie myéloide chronique. Nouv. Rev. franç. Hémat. 10, 535–540 (1970).

Gruenwald, H., Kiossoglou, K.A., Mitus, W.J., Dameshek, W.: Philadelphia chromosome in eosinophilic leukemia. Amer. J. Med. 39, 1003–1010 (1965).

Gunz, F.W.: Bone marrow changes in patients with chronic leukemia treated by splenic X-irradiation. Blood 8, 687–692 (1953).

Haddow, A., Timmis, G.M.: Myleran in chronic myeloid leukaemia. Chemical constitution and biological action. Lancet 1953 I, 207–208.

Hadlock, D.C., McCullough, J.J., Deinard, A., Kennedy, B.J., Fortuny, J.E.: Role of continuous-flow-centrifuge (CFC) leukapheresis in the management of chronic myelogenous leukemia (CML). Proc. Amer. Ass. Cancer Res. Amer. Soc. clin. Oncol. 15, 181 (1974); Abstr. 789.

Hall, C.A.: Transport of vitamin B_{12} in man. Brit. J. Haemat. 16, 429–433 (1969).

Hammouda, F., Quaglino, D., Hayhoe, F.G.J.: Blastic crisis in chronic granulocytic leukaemia. Cytochemical, cytogenetic, and autoradiographic studies in four cases. Brit. med. J. 1964 I, 1275–1281.

Hardisty, R.M., Speed, D.E., Till, M.: Granulocytic leukaemia in childhood. Brit. J. Haemat. 10, 551–566 (1964).

Harrold, B.P.: Syndrome resembling Addison's disease following prolonged treatment with busulphan. Brit. med. J. 1966 I, 463–464.

Haskell, C.M., DeVita, V.T., Canellos, G.P.: Hypercalcemia in chronic granulocytic leukemia. Cancer (Philad.) 27, 872–880 (1971).

Hauswaldt, C., Raju, S., Bianchi, L., Hunstein, W.K.: Kasuistischer Beitrag zum Krankheitsbild der akuten Eosinophilen-Leukämie. Acta haemat. (Basel) 37, 143–149 (1967).

Haut, A., Abbott, W.S., Wintrobe, M.M., Cartwright, G.E.: Busulfan in the treatment of chronic myelocytic leukemia. The effect of long term intermittent therapy. Blood 17, 1–19 (1961).

Hayata, I., Sakurai, M., Kakati, S., Sandberg, A.A.: Chromosomes and causation of human cancer and leukemia. XVI. Banding studies of chronic myelocytic leukemia, including five unusual Ph^1 translocations. Cancer (Philad.) 36, 1177–1191 (1975).

Hayhoe, F.G.J., Quaglino, D., Doll, R.: The cytology and cytochemistry of acute leukaemias. A study of 140 cases. London: Her Majesty's Stationery Office 1964.

Heard, B.E., Cooke, R.A.: Busulphan lung. Thorax 23, 187–193 (1968).

Heath, C.W., Moloney, W.C.: Cytogenetic observations in a case of erythremic myelosis. Cancer (Philad.) 18, 1495–1504 (1965).

Heckner, F.: Polysaccharide in Blut- und Knochenmarkszellen. In: Zyto- und Histochemie in der Hämatologie (H. Merker, Hrsg.), S. 408–425. Berlin-Heidelberg-New York: Springer 1963.

Heilmeyer, L., Begemann, H.: Blut und Blutkrankheiten. Handbuch der inneren Medizin. 4. Aufl. Bd. 2. Berlin-Göttingen-Heidelberg: Springer 1951.

Helbig, W., Lohse, U.: Zur Problematik des Übergangs von chronischer Myelose in Retothelsarkom. Folia haemat. (Lpz.) 84, 190–204 (1965).

Helbig, W., Weissel, M.: Die Behandlung der chronischen Myelose mit Myleran (Myeleukon). Unter bes. Berücks. der alkalischen Leukozytenphosphataseaktivität. Münch. med. Wschr. 103, 2390–2395 (1961).

Helly, K.: Leukämien. In: Handbuch der speziellen pathologischen Anatomie und Histologie. Bd. 1, Tl. 2, S. 1015–1099. Berlin: Springer 1927.

Hentel, J., Hirschhorn, K.: The origin of some bone marrow fibroblasts. Blood 38, 81–86 (1971).

Herbert, V.: Diagnostic and prognostic values of measurement of serum vitamin B_{12}-binding proteins. Blood 32, 305–312 (1968).

Hester, J.P., McCredie, K.B., Freireich, E.J.: Immunological evaluation in patients with chronic myelogenous leukemia (CML). Proc. Amer. Ass. Cancer Res. Amer. Soc. clin. Oncol. 15, 180 (1974); Abstr. 787.

Heyssel, R., Brill, A.B., Woodburg, L.A., Nishimura, E.T., Ghose, T., Hoshino, T., Yamasaki, M.: Leukemia in Hiroshima atomic bomb survivors. Blood 15, 313–331 (1960).

Höfer, R., Mannheimer, E., Reimer, E.E., Vetter, H.: Therapie der chronischen myeloischen

Leukämie mit kolloidalem Radiogold (Au^{198}). In: Radioisotope in der Hämatologie (W. KEIDER-LING, G. HOFFMANN, Hrsg.), S. 391–396. Nuclear-Med. Suppl. 1. Stuttgart: Schattauer 1963.

HOLT, J.M., WITTS, L.J.: Splenectomy in leukaemia and the reticuloses. Quart. J. Med. **35**, 369–384 (1966).

HOSSFELD, D.K.: Identification of chromosomal anomalies in blastic phase of chronic myelocytic leukemia (CML) by Giemsa- and quinacrine-banding techniques. Humangenetik **23**, 111–118 (1974).

HOSSFELD, D.K., SANDBERG, A.A.: Das Philadelphia Chromosom. Klin. Wschr. **48**, 1431–1441 (1970).

HOSSFELD, D.K.: Chronic myelocytic leukemia: cytogenetic findings and their relations to pathogenesis and clinic. Ser. Haemat. **8** (4), 53–72 (1975).

HOSSFELD, D.K., HAN, T., HOLDSWORTH, R.N., SANDBERG, A.A.: Chromosomes and causation of human cancer and leukemia. VII. The significance of the Ph^1 in conditions other than CML. Cancer (Philad.) **27**, 186–192 (1971).

HOSSFELD, D.K., SCHMIDT, C.G.: Chromosomal data suggesting a primary role of the spleen in the pathogenesis of chronic myelocytic leukemia (CML) and blastic phase of CML. In: Chemotherapy of cancer dissemination and metastasis (S. GARATTINI, G. FRANCHI, Eds.), p. 223–234. New York: Raven Press 1973.

HOSSFELD, D.K., WENDEHORST, E.: Ph^1-negative chronic myelocytic leukemia with a missing Y chromosome. Acta haemat. **52**, 232–237 (1974).

HOSSFELD, D.K.: Additional chromosomal indication for the unicellular origin of chronic myelocytic leukemia. Z. Krebsforsch. **83**, 269–273 (1975a).

HOSSFELD, D.K., BREMER, K., MEUSERS, P., WENDEHORST, E., REIS, H.E.: Extramedullary manifestation of the blastic phase of chronic myelocytic leukemia: a chromosome study. Z. Krebsforsch. **84**, 49–57 (1975b).

HOSSFELD, D.K., TORMEY, D., ELLISON, R.R.: Ph^1-positive megakaryoblastic leukemia. Cancer (Philad.) **36**, 576–581 (1975c).

HUGULEY, C.M.: Chronic myelocytic and chronic lymphocytic leukemia. Cancer (Philad.) **30**, 1583–1587 (1972).

HULE, V.: Die akuten basophilen und eosinophilen Leukosen. Sang **21**, 423–436 (1950).

HUNSTEIN, W., HARWERTH, H.G., RAJU, S.: Bioptische Untersuchungen zur Frage der therapiebedingten Knochenmarkfibrosen bei der chronischen myeloischen Leukämie. Med. Klin. **60**, 991–995 (1965).

HUNSTEIN, W.: Therapeutisches Vorgehen bei der chronischen myeloischen Leukämie. Verh. dtsch. Ges. inn. Med. **79**, 334–339 (1973).

IONESCU, V.: Entwicklung und Prognose der mit Busulfan behandelten chronisch myeloischen Leukämie. Dtsch. med. Wschr. **96**, 867–870 (1971).

ISHIHARA, T., KUMATORI, T.: Chromosome studies on Japanese exposed to radiation resulting from nuclear bomb explosion. In: Human radiation cytogenetics (H.J. EVANS, W.M. COURT BROWN, A.S. MCLEAN, Eds.), p. 144–166. Amsterdam: North-Holland Publ. 1967.

JACKSON, I.M.D., CLARK, R.M.: A case of neutrophilic leukemia. Amer. J. med. Sci. **249**, 72–74 (1965).

JACOBS, E.M., LUCE, J.K., CAILLEAU, R.: Chromosome abnormalities in human cancer. Report of a patient with chronic myelocytic leukemia and his nonleukemic monozygotic twin. Cancer (Philad.) **19**, 869–876 (1966).

JOACHIM, G.: Über Mastzellenleukämie. Dtsch. Arch. klin. Med. **87**, 437–455 (1906).

JOSEPH, R.R., ZARAFONETIS, C.J.D., DURANT, J.R.: „Lymphoma" in chronic granulocytic leukemia. Amer. J. med. Sci. **251**, 417–427 (1966).

JUNGI, W.F., MEURET, G., SENN, H.J.: Granulozytenclearance und Granulozytenkinetik bei myeloproliferativen Syndromen. Schweiz. med. Wschr. **104**, 133–135 (1974).

KALINSKE, R.W., HOEPRICH, P.D.: Engulfment and bactericidal capabilities of peripheral blood leukocytes in chronic leukemias. Cancer (Philad.) **23**, 1094–1102 (1969).

KAMADA, N., OKADA, K., ITO, T., NAKATSUI, T., TOMONAGA, M.: Chromosome aberrations and neutrophil alkaline phosphatase in forty-three cases of leukemia, including fourteen cases of leukemia in atomic bomb survivors. J. Kyushu hemat. Soc. **17**, 115–142 (1967).

KAPLOW, L.S.: Leukocyte alkaline phosphatase cytochemistry: applications and methods. Ann. N.Y. Acad. Sci. **155**, 911–947 (1968).

KARANAS, A., SILVER, R.T.: Characteristics of the terminal phase of chronic granulocytic leukemia. Blood **32**, 445–459 (1968).

KATER, F., PRIBILLA, W., VOGEL, W.: Chronische myeloische Leukämie und Retothelsarkom. In: Leukämie (R. GROSS, J. VAN DE LOO, Hrsg.), S. 411–413. Berlin-Heidelberg-New York: Springer 1972.

KATTLOVE, H.E., WILLIAMS, J.C., GAYNOR, E., SPIVACK, M., BRADLEY, R.M., BRADY, R.O.: Gaucher cells in chronic myelocytic leukemia: an acquired abnormality. Blood **33**, 379–390 (1969).

KAUER, G.L., JR., ENGLE, R.L.: Eosinophilic leukaemia with Ph^1-positive cells. Lancet **1964 II**, 1340.

Kaung, D.T., Close, H.P., Whittington, R.M., Patno, M.E.: Comparison of busulfan and cyclophosphamide in the treatment of chronic myelocytic leukemia. Cancer (Philad.) 27, 608–612 (1971).

Keith, H.M.: Chronic myelogenous leukemia in infancy. Amer. J. Dis. Child. 69, 366–368 (1945).

Kelley, J.J., Waisman, H.A.: Quantitative plasma amino acid values in leukemic blood. Blood 12, 635–643 (1957).

Kenis, Y., Koulischer, L.: Étude clinique et cytogénétique de 21 patients atteints de leucémie myéloide chronique. Europ. J. Cancer 3, 83–93 (1967).

Kennedy, B.J., Yarbro, J.W.: Metabolic and therapeutic effects of hydroxyurea in chronic myeloid leukemia. J. Amer. med. Ass. 195, 1038–1043 (1966).

Kennedy, B.J.: Cyclic leucocyte oscillations in chronic myelogenous leukemia during hydroxyurea therapy. Blood 35, 751–760 (1970).

Kennedy, B.J.: Hydroxyurea therapy in chronic myelogenous leukemia. Cancer (Philad.) 29, 1052–1056 (1972).

Khan, M.H.: Acute myeloid leukemia with two Philadelphia chromosomes in forty-six stemlines. Remarks on the karyotypic analysis and chemotherapy. Hum. Genet. 18, 55–62 (1973).

Khouri, F.P., Shahid, M.J., Kronfol, N.: Chromosomal pattern in the progression of chronic granulocytic leukemia. Cancer (Philad.) 24, 807–809 (1969).

Kidd, H.M., Thomas, J.W.: The level of vitamin B_{12} in circulating leukaemic leucocytes. Brit. J. Haemat. 8, 64–76 (1962).

Killmann, S.A.: Acute leukemia: development, remission/relapse pattern, relationship between normal and leukemic hemopoiesis, and the „sleeper-to-feeder" stem cell hypothesis. Ser. haemat. 1(3), 103–128 (1968).

Killmann, S.A.: Chronic myelogenous leukemia: preleukemia or leukemia? Haematologica 57, 641–648 (1972).

Kiossoglou, K.A., Mitus, W.J., Dameshek, W.: Cytogenetic studies in the chronic myeloproliferative syndrome. Blood 28, 241–252 (1966).

Kirschner, R.H., Esterly, J.R.: Pulmonary lesions associated with busulfan therapy of chronic myelogenous leukemia. Cancer (Philad.) 27, 1074–1080 (1971).

Klebanoff, S.J.: Myeloperoxydase: contribution to the microbicidal activity of intact leukocytes. Science 169, 1095–1097 (1970).

Klein, U.E.: Erste Beobachtungen einer Ph^1-positiven chronischen Myelose mit cytochemisch gesichertem terminalen Proerythroblastenschub. In: Hämatologie und Bluttransfusion (H. Heimpel, L. Heilmeyer, Hrsg.), Bd. 8, S. 116–118. München: Lehmann 1969.

Klein, U.E., Löffler, H., Leuckfeld, E.: Elektrophoretische Trennung von Milchsäuredehydrogenase-Isoenzymen, unspezifischen Esterasen und alkalischen Phosphatasen aus menschlichen Blutzellen. Klin. Wschr. 44, 637–640 (1966).

Klima, R., Rettenbacher-Däubner, H., Rieder, H.: Antikörpermangel bei malignen Blutkrankheiten. Wien. klin. Wschr. 74, 408–412 (1962).

Knospe, W.H., Klatt, R.W., Bergin, J.W., Jacobson, C.B., Conrad, M.E.: Cytogenetic changes in chronic granulocytic leukemia during blast crisis: two Ph^1 chromosomes and hyperdiploidy. Amer. J. med. Sci. 254, 816–823 (1967).

König, E., Berthold, K., Hienz, H.A., Brittinger, G.: Griseofulvin and chronic granulocytic leukaemia. Helv. med. Acta 35, 103–107 (1969).

Konecni, J., Andrejevic, M., Stosic, Z.: Évolution sarcomateuse d'une leucose myéloide chronique. Sang 28, 660–666 (1957).

Kosenow, W., Pfeiffer, R.A.: Chronisch-myeloische Leukämie bei eineiigen Zwillingen. Dtsch. med. Wschr. 94, 1170–1176 (1969).

Kostich, N.D., Rappaport, H.: Diagnostic significance of the histologic changes in the liver and spleen in leukemia and malignant lymphoma. Cancer (Philad.) 18, 1214–1232 (1965).

Koza, I., Černý, V., Bohunický, L., Halko, J., Ujhazy, V., Petrek, C., Krizan, Z.: Blastic crisis of chronic myelogenous leukaemia. Neoplasma (Bratisl.) 16, 417–426 (1969).

Krakoff, I.H., Karnofsky, D.A., Burchenal, J.H.: Remissions induced by chlorambucil in chronic granulocytic leukemia. J. Amer. med. Ass. 166, 629–631 (1958).

Krakoff, I.H., Meyer, R.L.: Prevention of hyperuricemia in leukemia and lymphoma: use of allopurinol, a xanthine oxidase inhibitor. J. Amer. med. Ass. 193, 1–6 (1965).

Krauss, S.: Chronic myelocytic leukemia with features simulating myelofibrosis with myeloid metaplasia. Cancer (Philad.) 19, 1321–1332 (1966).

Krauss, S., Sokal, J.E., Sandberg, A.A.: Comparison of Philadelphia-positive and -negative patients with chronic myelocytic leukemia. Ann. intern. Med. 61, 625–635 (1964).

Kravitz, S.C., Diamond, H.D., Craver, L.F.: Uremia complicating leukemia chemotherapy. Report of a case treated with triethylene melamine. J. Amer. med. Ass. 146, 1595–1597 (1951).

Kremer, W.B., Laszlo, J.: Hematologic effects of cancer. In: Cancer medicine (J.F. Holland, E. Frei III, Eds.), p. 1085–1098. Philadelphia: Lea & Febiger 1973.

Kwaan, H.C., Pierre, R.V., Long, D.L.: Meningeal involvement as first manifestation of acute myeloblastic transformation in chronic granulocytic leukemia. Blood 33, 348–352 (1969).

Kyle, R.A., Dameshek, W.: Porphyria cutanea tarda associated with chronic granulocytic leukemia treated with busulfan (myleran). Blood **23**, 776–785 (1964).

Kyle, R.A. Pease, G.L.: Basophilic leukemia. Arch. intern. Med. **118**, 205–210 (1966).

Kyle, R.A., Schwartz, R.S., Oliner, H.L., Dameshek, W.: A syndrome resembling adrenal cortical insufficiency associated with long term busulfan (myleran) therapy. Blood **18**, 497–510 (1961).

Lajtha, L.G.: Strahlenbiologische Grundlagen der Leukämiebehandlung. Verh. dtsch. Ges. inn. Med. **79**, 289–297 (1973).

Lambers, K., Bauer-Sič, P.: Zur Zytochemie der Blutzellen. Dtsch. med. Wschr. **87**, 1913–1917 (1962).

Lambers, K., Bauer-Sič, P.: Zytochemische und funktionelle Befunde an Leukozyten bei chronischer Myelose. Folia haemat. (Frankfurt) **8**, 436–440 (1963).

Laszlo, J., Grode, H.E.: Granulocytic leukemia and reticulum cell sarcoma. Cancer (Philad.) **20**, 545–551 (1967).

Leake, E., Smith, W.G., Woodliff, H.J.: Diffuse interstitial pulmonary fibrosis after busulphan therapy. Lancet **1963 II**, 432–433.

Leder, L.D.: Über die selektive fermentcytochemische Darstellung von neutrophilen myeloischen Zellen und Gewebsmastzellen im Paraffinschnitt. Klin. Wschr. **42**, 553 (1964).

Leder, L.D.: Histochemie und Cytochemie der Leukosen. In: Leukämie (R. Gross, J. van de Loo, Hrsg.), S. 99–118. Berlin-Heidelberg-New York: Springer 1972.

Lee, R.A., Johnson, C.E., Hanlon, D.G.: Leukemia during pregnancy. Amer. J. Obstet. Gynec. **84**, 455–458 (1962).

Lennert, K., Köster, E., Martin, H.: Über die Mastzellenleukämie. Acta haemat. (Basel) **16**, 255–272 (1956).

Levi, J.A., Speden, J.B., Vincent, P.C., Gunz, F.W.: Studies of muramidase in haematological disorders: serum and marrow muramidase in leukemia. Pathology (Sydney) **5**, 59–68 (1973).

Li, C.Y., Yam, L.T., Lam, K.W.: Acid phosphatase isoenzyme in human leukocytes in normal and pathologic conditions. J. Histochem. Cytochem. **18**, 473–481 (1970).

Li, J.G.: The leukocytopenic effect of focal splenic X-irradiation in leukemic patients. Radiology **80**, 471–476 (1963).

Lindström, F.D., Williams, R.C., Jr., Theologides, A.: Urinary light chain excretion in leukaemia and lymphoma. Clin. exp. Immunol. **5**, 83–90 (1969).

Linker, H., Hellriegel, K.P.: Plättchenfunktionsprüfungen bei chronisch myeloischer Leukämie. In: Leukämie (R. Gross, J. van de Loo, Hrsg.), S. 405–409. Berlin-Heidelberg-New York: Springer 1972.

Löffler, H.: Zytochemische Klassifizierung der akuten Leukosen. In: Chemo- und Immunotherapie der Leukosen und malignen Lymphome (A. Stacher, Hrsg.), S. 120–127. Wien: Bohmann 1969.

Löhr, J., Hill, K.: Zur Tumorbildung bei Leukosen. Blut **27**, 81–91 (1973).

Löhr, K., Jahnecke, J.: Über einen Fall von Endocarditis parietalis fibroplastica mit Bluteosinophilie (Löffler) mit dem klinischen Bild einer „eosinophilen Leukämie". Dtsch. Arch. klin. Med. **201**, 119–131 (1965).

Lubarsch, O.: Pathologische Anatomie der Milz. In: Handbuch der speziellen pathologischen Anatomie und Histologie. Bd. 1, Tl. 2. S. 373–774. Berlin: Springer 1927.

MacMahon, B., Clark, D.: Incidence of the common forms of human leukemia. Blood **11**, 871–881 (1956).

Magill, G.B., Wroblewski, F., La Due, J.S.: Serum lactic dehydrogenase and serum transaminase in human leukemia. Blood **14**, 870–881 (1959).

Makino, S.: The concept of stemline-cells as progenitors of a neoplastic population. Proc. int. Genet. Sympos., Tokyo 1956, p. 177–181.

Mandelli, F., Amadori, S., Gandolfo, G., Isacchi, G., Mariani, G., Papa, G., Pisarri, S., Salsano, F.: Blood coagulation abnormalities in chronic myeloid leukaemia. Haematologica **57**, 686–696 (1972).

Maniatis, A.K., Amsel, S., Mitus, W.J., Coleman, N.: Chromosome pattern of bone marrow fibroblasts in patients with chronic granulocytic leukaemia. Nature **222**, 1278–1279 (1969).

March, H.C.: Leukemia in radiologists, ten years later. Amer. J. med. Sci. **242**, 137–149 (1961).

Marmont, A.M., Damasio, E.E.: The treatment of terminal metamorphosis of chronic granulocytic leukaemia with corticosteroids and vincristine. Acta haemat. (Basel) **50**, 1–8 (1973).

Martin, H.: Regressive Knochenmarkveränderungen bei Leukosen unter besonderer Berücksichtigung ihrer Abgrenzung gegenüber Myelofibrose und Osteomyelosklerose. Zbl. allg. Path. path. Anat. **112**, 310–320 (1969).

Martin, H., Fischer, M., Schubert, J.C.F.: Die Chemotherapie der chronischen Leukosen. In: Leukämie (R. Gross, J. van de Loo, Hrsg.), S. 515–527. Berlin-Heidelberg-New York: Springer 1972.

Mason, J.E., Jr., DeVita, V.T., Canellos, G.P.: Thrombocytosis in chronic granulocytic leukemia: incidence and clinical significance. Blood **44**, 483–487 (1974).

Massa, M., Marinoni, E.: Clin. med. ital. **57**, 487 (1926); zit nach Quattrin et al. (1959).

Masshoff, W., Heinzel, W.: Das pathologisch-anatomische Bild der Urethan-behandelten chronischen Myelose. Dtsch. med. Wschr. **75**, 1722—1726 (1950).

Mathé, G., Schneider, M., Cattan, A., Schwarzenberg, L., Amiel, J.-L.: Essai de traitement de la leucémie myéloïde chronique par le dibromomannitol. Presse méd. **72**, 2135—2136 (1964).

Maurer, H.S., Vida, L.N., Honig, R.G.: Similarities of the erythrocytes in juvenile chronic myelogenous leukemia to fetal erythrocytes. Blood **39**, 778—784 (1972).

Maurice, P.A., Williner, B., Gindrat, J.J., Brand, A.: Effect of splenic X-irradiation on bone marrow function: experimental studies of a serum mitotic inhibitor in rabbit and in patients with chronic myelocytic leukaemia. Brit. J. Haemat. **17**, 543—551 (1969).

Maurice, P.A., Alberto, P., Ferrier, S., Freund, M.: Leucémie myélocytaire chronique: „guérison" apparente depuis plus de 9 ans, consécutive à une hypoplasie médullaire thérapeutique. Etude clinique et cytogénétique. Schweiz. med. Wschr. **101**, 1781—1782 (1971).

Mayr, A.C., Dick, H.J., Nagel, G.A., Senn, H.J.: Thrombozytose bei malignen Tumoren. Schweiz. med. Wschr. **103**, 1626—1629 (1973).

McGoldrick, J.L., Lapp, W.A.: Leucemia and pregnancy. A case report and review of the literature. Amer. J. Obstet. Gynec. **46**, 711—718 (1943).

Medical Research Council's Working Party for Therapeutic Trials in Leukaemia: Chronic granulocytic leukaemia: Comparison of radiotherapy and busulfan therapy. Brit. med. J. **1968 I**, 201—208.

Meeker, W.R., De Perio, J.M., Grace, J.T., Jr., Stutzman, L., Mittelman, A.: The role of splenectomy in malignant lymphoma and leukemia. Surg. Clin. N. Amer. **47**, 1163—1171 (1967).

Mendelsohn, R.S., Watkin, D.M., Horbett, A.P., Fahey, J.L.: Identification of vitamin B_{12}-binding protein in the serum of normals and of patients with chronic myelocytic leukemia. Blood **13**, 740—747 (1958).

Merker, H.: The significance of cytochemical and cytogenetic findings in chronic granulocytic leukaemia and related diseases. In: Current research in leukaemia (F.G.J. Hayhoe, Ed.), p. 1—15. London: Cambridge Univ. Press 1965.

Merker, H.: Cytochemie der Blutzellen. In: Handbuch der inneren Medizin. 5. Aufl. Bd. 2, Tl. 1, S. 130—249. Berlin-Heidelberg-New York: Springer 1968.

Merker, H., Chun Yui Hui: Alkalische Phosphatase und Glykogengehalt der reifen Neutrophilen im Verlauf von idiopathischen myeloproliferativen Erkrankungen. Verh. dtsch. Ges. inn. Med. **67**, 1050 (1961).

Merker, H., Heilmeyer, L.: Die alkalische Phosphatase neutrophiler Leukozyten. Zytoenzymatischer Nachweis und Aktivität bei Erkrankungen und Reaktionen des blutbildenden Systems. Dtsch. med. Wschr. **85**, 253—258 (1960).

Meuret, G., Hoffmann, G.: Pathogenese und Manifestation von Störungen der Erythro- und Granulopoese bei myeloproliferativen Syndromen. Klin. Wschr. **50**, 853—861 (1972).

Miller, R.W.: Radiation, chromosomes and viruses in the etiology of leukemia. Evidence from epidemiologic research. New Engl. J. Med. **271**, 30—36 (1964).

Miller, A., Sullivan, J.F.: Electrophoretic studies of the vitamin B_{12}-binding protein of normal and chronic myelogenous leukemia serum. J. clin. Invest. **38**, 2135—2143 (1959).

Minot, G.R., Buckman, T.E., Isaacs, R.: Chronic myelogenous leukemia. Age incidence, duration, and benefit derived from irradiation. J. Amer. med. Ass. **82**, 1489—1494 (1924).

Mintz, U., Pinkhas, J., Pick, A.I., De Vries, A.: Philadelphia chromosome-negative, lysozyme-positive chronic myeloid leukemia. Haematologia **7**, 3—6 (1973).

Mitus, W.J., Bergna, L.J., Mednicoff, I.B., Dameshek, W.: Alkaline phosphatase of mature neutrophils in chronic forms of the myeloproliferative syndrome. Amer. J. clin. Path. **30**, 285—294 (1958).

Mitus, W.J., Kiossoglou, K.A.: Leucocytic alkaline phosphatase in myeloproliferative syndrome. Ann. N.Y. Acad. Sci. **155**, 976—979 (1968).

Moertel, C.G.: Multiple primary malignant neoplasms. Their incidence and significance. Recent results in cancer research, Vol. 7. Berlin-Heidelberg-New York: Springer 1966.

Moeschlin, S.: Die Milzpunktion. Basel: Schwabe 1947.

Moeschlin, S., Rohr, K.: Klinische und morphologische Gesichtspunkte zur Auffassung der Myelose als Neoplasma. Ergebn. inn. Med. Kinderheilk. **57**, 723—821 (1939).

Mollin, D.L., Ross, G.I.M.: Serum vitamin B_{12} concentration in leukaemia and in some other haematological conditions. Brit. J. Haemat. **1**, 155—172 (1955).

Mollin, D.L., Pitney, W.R., Baker, S.J., Bradley, J.E.: The plasma clearance and urinary excretion of parenterally administered ^{58}Co B_{12}. Blood **11**, 31—43 (1956).

Moloney, W.C.: Leukemia in survivors of atomic bombing. New Engl. J. Med. **253**, 88—90 (1955).

Moloney, W.C.: Management of leukemia in pregnancy. Ann. N.Y. Acad. Sci. **114**, 857—867 (1964).

Monfardini, S., Gee, T., Fried, J., Clarkson, B.: Survival in chronic myelogenous leukemia: influence of treatment and extent of disease at diagnosis. Cancer (Philad.) **31**, 492—501 (1973).

MOORE, E.W., THOMAS, L.B., SHAW, R.K., FREIREICH, E.J.: The central nervous system in acute leukemia: a postmortem study of 117 consecutive cases, with particular reference to hemorrhages, leukemic infiltrations, and the syndrome of meningeal leukemia. Arch. intern. Med. 105, 451–468 (1960).

MOORE, M.A.S., EKERT, H., FITZGERALD, M.G., CARMICHAEL, A.: Evidence for the clonal origin of chronic myeloid leukemia from a sex chromosome mosaic: clinical, cytogenetic, and marrow culture studies. Blood 43, 15–22 (1974).

MORLEY, A.A., BAIKIE, A.G., GALTON, D.A.G.: Cyclic leucocytosis as evidence for retention of normal homoeostatic control in chronic granulocytic leukaemia. Lancet 1967 II, 1320–1323.

MORROW, G.W., JR., PEASE, G.L., STROEBEL, C.F., BENNETT, W.A.: Terminal phase of chronic myelogenous leukemia. Cancer (Philad.) 18, 369–374 (1965).

MOTOMURA, S., OGI, K., HORIE, M.: Monoclonal origin of acute transformation of chronic myelogenous leukemia. Acta haemat. (Basel) 49, 300–305 (1973).

MOXLEY, J.H., PERRY, S., WEISS, G.H., ZELEN, M.: Return of leucocytes to the bone marrow in chronic myelogenous leukaemia. Nature 208, 1281–1282 (1965).

MÜLLER, D., HABERLANDT, W.: Chromosomale und zytochemische Befunde bei Osteomyelosklerose. Blut 20, 205–213 (1970).

MURPHY, W.P., HOWARD, I.: Roentgen treatment of chronic leukemia. Amer. J. Roentgenol. 88, 902–908 (1962).

MUSS, H.B., MOLONEY, W.C.: Chloroma and other myeloblastic tumors. Blood 42, 721–728 (1973).

MUSSHOFF, K.: Strahlentherapie der Leukosen. Internist (Berl.) 9, 484–489 (1968).

MUSSHOFF, K., BOUTIS, L., OBRECHT, P., KARSCH, T.: Die Lebenserwartung der chronischen myeloischen Leukämie in Abhängigkeit von individuellen und krankheitsspezifischen Faktoren und der Therapie. Freiburger Ergebnisse 1947–1966. Klin. Wschr. 47, 179–183 (1969).

NAU, R.C., HOAGLAND, H.C.: A myeloproliferative disorder manifested by resistent basophilia, granulocytic leukemia, and erythroleukemic phase. Cancer (Philad.) 28, 662–665 (1971).

NEERHOUT, R.C.: Chronic granulocytic leukemia. Early blast crisis simulating acute leukemia. Amer. J. Dis. Child. 115, 66–70 (1968).

NELSON, B.M., ANDREWS, G.A.: Breast cancer and cytologic dysplasia in many organs after busulfan (myleran). Amer. J. clin. Path. 42, 37–44 (1964).

NOLAN, G.H., MARKS, R., PEREZ, C.: Busulfan treatment of leukemia during pregnancy. A case report. Obstet. Gynec. 38, 136–138 (1971).

NOWELL, P.C.: Biological significance of induced chromosome aberrations. Fed. Proc. 28, 1797–1803 (1969).

NOWELL, P.C., HUNGERFORD, D.A.: A minute chromosome in human chronic granulocytic leukemia. Science 132, 1497 (1960).

NOWELL, P.C., HUNGERFORD, D.A.: Chromosome studies in human leukemia. IV. Myeloproliferative syndrome and other atypical myeloid disorders. J. nat. Cancer Inst. 29, 911–931 (1962).

NOWELL, P.C., HUNGERFORD, D.A.: The etiology of leukemia: some comments on current studies. Semin. Hemat. 3, 114–121 (1966).

NOWOTNY, P., SCHULZ, K.: Der diagnostische Wert der alkalischen Leukozytenphosphatase bei Osteomyelofibrosen und Osteomyelosklerosen. Folia haemat. (Lpz.) 90, 40–54 (1968).

OBRECHT, P.: Die Chemotherapie der Leukämien. Internist (Berl.) 9, 489–495 (1968).

ODEBERG, H., OLOFSSON, T., OLSSON, I.: Granulocyte function in chronic granulocytic leukaemia. I. Bactericidal and metabolic capabilities during phagocytosis in isolated granulocytes. Brit. J. Haemat. 29, 427–441 (1975).

OEHME, J., JANSSEN, W., HAGITTE, C.: Leukämie im Kindesalter. Abh. prakt. Kinderheilk. Bd. 4. Leipzig: Thieme 1958.

OGAWA, M., FRIED, J., SAKAL, Y., STRIFE, A., CLARKSON, B.D.: Studies of cellular proliferation in human leukemia. VI. The proliferative activity, generation time, and emergence time of neutrophilic granulocytes in chronic granulocytic leukemia. Cancer (Philad.) 25, 1031–1049 (1970).

OLINER, H., SCHWARTZ, R., RUBIO, F., JR., DAMESHEK, W.: Interstitial pulmonary fibrosis following busulfan therapy. Amer. J. Med. 31, 134–139 (1961).

OLMER, J., GABRIEL, B., BOVE, J.: Zur Behandlung der chronischen myeloischen Leukämie. In: Deutscher Röntgenkongreß 1966. Tl. B, S. 276–277. Sonderbände zur Strahlentherapie, Bd. 64. München-Berlin-Wien: Urban & Schwarzenberg 1967.

ONESTI, P., WOODLIFE, H.J.: Cytogenetic studies in leukaemia and allied disorders in Western Australia during the period 1963/1965. Med. J. Aust. 2, 1176–1182 (1968).

OPITZ, H.: Das Leukämieproblem. Mschr. Kinderheilk. 102, 120–127 (1954).

OSGOOD, E.E.: Treatment of chronic leukemias. J. nucl. Med. 5, 139–153 (1964).

OSGOOD, E.E., SEAMAN, A.J., TIVEY, H.: Comparative survival times of X-ray treated versus P^{32} treated patients with chronic leukemias under the program of titrated, regularly spaced total-body irradiation. Radiology 64, 373–380 (1955).

OSWALD, N.C.: Acute tuberculosis and granulocytic disorders. Brit. med. J. 1963 II, 1489–1496.

Pacheco, J., Gabuzda, T.G., Jackson, L.: Erythroleukemia with Philadelphia chromosome. J. Amer. med. Ass. **226**, 787 (1973).

Parsons, W.B., Jr., Watkins, C.H., Pease, G.L., Childs, D.S.: Changes in sternal marrow following roentgen-ray therapy to the spleen in chronic granulocytic leukemia. Cancer (Philad.) **7**, 179—189 (1954).

Pedersen, B., Videbaek, A.: Several cell-lines with abnormal karyotypes in a patient with chronic myelogenous leukaemia. Scand. J. Haemat. **1**, 129—137 (1964).

Pedersen, B.: Cytogenetic evolution in chronic myelogenous leukaemia. Relation of the chromosomes to progression and treatment of the disease. Copenhagen, Fac. Med. Diss. Copenhagen: Munksgaard 1969.

Pedersen, B.: Relation between karyotype and cytology in chronic myelogenous leukaemia. Scand. J. Haemat. **8**, 494—504 (1971).

Pedersen, B., Hayhoe, F.G.J.: Cellular changes in chronic myeloid leukaemia. Brit. J. Haemat. **21**, 251—256 (1971).

Pedersen, B.: The karyotype evolution in chronic granulocytic leukaemia. I. The chromosomes gained and lost during initiation of the evolution. Europ. J. Cancer **9**, 503—507 (1973a).

Pedersen, B.: The blastic crisis of chronic myeloid leukaemia: acute transformation of a preleukemic condition? Brit. J. Haemat. **25**, 141—145 (1973b).

Pengelly, C.D.R., Wilkinson, J.F.: The frequency and mechanism of haemolysis in the leukaemias, reticuloses and myeloproliferative diseases. Brit. J. Haemat. **8**, 343—357 (1962).

Perillie, P.E.: Studies of the changes in leukocyte alkaline phosphatase following pyrogen stimulation in chronic granulocytic leukemia. Blood **29**, 401—406 (1967).

Perillie, P.E., Kaplan, S.S., Lefkowitz, E., Rogaway, W., Finch, S.C.: Studies of muramidase (lysozyme) in leukemia. J. Amer. med. Ass. **203**, 317—322 (1968).

Perillie, P.E., Finch, S.C.: Muramidase studies in Philadelphia-chromosome-positive and chromosome-negative chronic granulocytic leukemia. New Engl. J. Med. **283**, 456—458 (1970).

Perillie, P.E., Finch, S.C.: Lysozyme in leukemia. Med. Clin. N. Amer. **57**, 395—407 (1973).

Perlin, E., Granatir, R.F., Moquin, R.B.: Chronic granulocytic leukemia associated with central hypoventilation. Cancer (Philad.) **31**, 956—958 (1973).

Perry, S., Moxley, J.H., III, Weiss, G.H., Zelen, M.: Studies of leukocyte kinetics by liquid scintillation counting in normal individuals and in patients with chronic myelocytic leukemia. J. clin. Invest. **45**, 1388—1399 (1966).

Peterlik, M., Pietschmann, H., Vormittag, W.: Isoenzyme der alkalischen Leukozytenphosphatase bei einer chronischen Myelose ohne Philadelphia-Chromosom und mit erhöhtem Phosphataseindex. Folia haemat. (Lpz.) **93**, 24—34 (1970).

Petrany, G.: A comparative essay of drugs in the treatment of chronic myeloid leukaemia. Haematologica **57**, 717—721 (1972).

Pfeiffer, R.: Unterschiede in der Aufnahme von Cyanocobalamin durch normale Granulozyten und CML-Leukozyten. Hoppe-Seyler's Z. physiol. Chem. **354**, 1228 (1973); Abstr.

Phair, J.P., Anderson, R.E., Namiki, H.: The central nervous system in leukemia. Ann. intern. Med. **61**, 863—875 (1964).

Propp, S., Lizzi, F.A.: Philadelphia chromosome in acute lymphocytic leukemia. Blood **36**, 353—360 (1970).

Quaglino, D.: Chronic myeloid leukemia: advances in cytochemistry. Haematologica **57**, 650—662 (1972).

Quattrin, N., Dini, E., Palumbo, E.: Basophile Leukämie. Blut **5**, 166—187 (1959).

Rák, K., Csapó, G., Macher, A., Török, G.: Chronic granulocytic leukaemia with unusual long duration. Folia haemat. (Frankfurt) **9**, 131—141 (1964).

Ramanan, C.V., Israels, M.C.G.: Treatment of chronic myeloid leukaemia with dibromannitol. Lancet **1969** II, 125—128.

Rastrick, J.M.: A method for the positive identification of erythropoietic cells in chromosome preparations of bone marrow. Brit. J. Haemat. **16**, 185—191 (1969).

Reinhard, E.H., Neely, C.L., Samples, D.M.: Radioactive phosphorus in the treatment of chronic leukemias: long-term results over a period of 15 years. Ann. intern. Med. **50**, 942—958 (1959).

Reis, H.E., Hossfeld, D.K., Stier, H.W.: Über die Kombination von malignem Tumor und Hämoblastose. Neoplastische Transformation nach Therapie oder Zweiterkrankung? Med. Welt (Stuttg.) **20**, 2411—2417 (1969).

Reisman, L.E., Trujillo, J.M.: Chronic granulocytic leukemia of childhood. Clinical and cytogenetic studies. J. Pediat. **62**, 710—723 (1963).

Resegotti, L., Falda, M., Rossi, M., Infelise, V.E.: The management of blastic crisis of chronic myeloid leukaemia with thioguanine, rubidomycin, Ara C and prednisone (TRAP regimen) Panminerva med. **15**, 275—277 (1973).

Retief, F.P., Gottlieb, C.W., Herbert, V.: Delivery of $Co^{57}B_{12}$ to erythrocytes from α and β globulin of normal, B_{12}-deficient, and chronic myeloid leukemia serum. Blood **29**, 837—851 (1967).

RICHTER, R., HERMANNY, G., HOFER, E., STOBBE, H.: Zur sekundären Hyperurikämie bei Hämoblastosen. Dtsch. Gesundh.-Wes. **26**, 2126−2130 (1971).

RIDDLE, M.C., STURGIS, C.C.: Basal metabolism in chronic myelogenous leukemia. Arch. intern. Med. **39**, 255−274 (1927).

RIESELBACH, R.E., BENTZEL, C.J., COTLOVE, E., FREI, E., III, FREIREICH, E.J.: Uric acid excretion and renal function in the acute hyperuricemia of leukemia. Amer. J. Med. **37**, 872−884 (1964).

RITZ, N.D., MEYER, L.M.: Clearance of intravenously injected radioactive cobalt-labeled vitamin B_{12} in chronic myeloid leukemia and other conditions. Cancer (Philad.) **13**, 1000−1007 (1960).

ROBERTS, W.C., LIEGLER, D.G., CARBONE, P.P.: Endomyocardial disease and eosinophilia. A clinical and pathologic spectrum. Amer. J. Med. **46**, 28−42 (1969).

ROBINSON, J.C., PIERCE, J.E., GOLDSTEIN, D.P.: Leukocyte alkaline phosphatase: Electrophoretic variants associated with chronic myelogenous leukemia. Science **150**, 58−60 (1965).

ROHR, K.: Das menschliche Knochenmark, 3. Aufl. Stuttgart: Thieme 1960.

ROSEN, R.B., TEPLITZ, R.L.: Chronic granulocytic leukemia complicated by ulcerative colitis: elevated leukocyte alkaline phosphatase and possible modifier gene deletion. Blood **26**, 148−156 (1965).

ROSEN, R.B., NISHIYAMA, H.: Leukocyte alkaline phosphatase in chronic granulocytic leukemia of childhood. Ann. N.Y. Acad. Sci. **155**, 992−1002 (1968).

ROSENBLUM, D., PETZOLD, S.J.: Neutrophil alkaline phosphatase: comparison of enzymes from normal subjects and patients with polycythemia vera and chronic myelogenous leukemia. Blood **45**, 335−343 (1975).

ROSNER, F., DOSIK, H., KAISER, S.S., LEE, S.L., MORRISON, A.N.: Gaucher cells in leukemia. J. Amer. med. Ass. **209**, 935−937 (1969).

ROSNER, F., SCHREIBER, Z.A.: Serum vitamin B_{12} and vitamin B_{12}-binding capacity in chronic myelogenous leukemia and other disorders. Amer. J. med. Sci. **263**, 473−480 (1972).

ROSNER, F., SCHREIBER, Z.R., PARISE, F.: Leukocyte alkaline phosphatase. Fluctuations with disease status in chronic granulocytic leukemia. Arch. intern. Med. **130**, 892−894 (1972).

ROTTER, W., BÜNGELER, W.: Blut und blutbildende Organe. In: Lehrbuch der speziellen pathologischen Anatomie, 11./12. Aufl., S. 414−834. Berlin: de Gruyter 1955.

ROWLEY, J.D.: A new consistent chromosomal abnormality in chronic myelogenous leukemia identified by quinacrine fluorescence and Giemsa staining. Nature **243**, 290−293 (1973).

RUBIN, H.: Chronic neutrophilic leukemia. Ann. intern. Med. **65**, 93−100 (1966).

RUNDLES, R.W., METZ, E.N., SILBERMAN, H.R.: Allopurinol in the treatment of gout. Ann. intern. Med. **64**, 229−258 (1966).

RUNDLES, R.W.: Chronic granulocytic leukemia. In: Hematology (W.J. WILLIAMS, E. BEUTLER, A.J. ERSLEV, R.W. RUNDLES, Eds.), p. 680−695. New York: McGraw-Hill 1972.

SAKURAI, M.: Chromosome studies in hematological disorders. I. Chromosome findings in chronic myelogenous leukemia with special reference to those after blastic transformation. Acta haemat. jap. **33**, 103−115 (1970a).

SAKURAI, M.: Chromosome studies in hematological disorders. II. Chromosome findings in acute leukemia. Acta haemat. jap. **33**, 116−126 (1970b).

SANDBERG, A.A., CARTWRIGHT, G.E., WINTROBE, M.M.: Studies on leukemia. I. Uric acid excretion. Blood **11**, 154−166 (1956).

SANDBERG, A.A., ISHIHARA, T., CROSSWHITE, L.H., HAUSCHKA, T.S.: Comparison of chromosome constitution in chronic myelocytic leukemia and other myeloproliferative disorders. Blood **20**, 393−423 (1962).

SANDBERG, A.A., HOSSFELD, D.K., EZDINLI, E.Z., CROSSWHITE, L.H.: Chromosomes and causation of human cancer and leukemia. VI. Blastic phase, cellular origin, and the Ph^1 in CML. Cancer (Philad.) **27**, 176−185 (1971).

SANDBERG, A.A., HOSSFELD, D.K.: Chromosomes in the pathogenesis of human cancer and leukemia. In: Cancer medicine (J.F. HOLLAND, E. FREI III, Eds.), p. 151−177. Philadelphia: Lea & Febiger 1973.

SANDBERG, A.A., HOSSFELD, D.K.: Chromosome changes in human malignant tumors. In: Handbuch der allgemeinen Pathologie (E. GRUNDMANN, Hrsg.), Bd. 6, Tl. 5, S. 141−287. Berlin-Heidelberg-New York: Springer 1974.

SANDUSKY, W.R., LEAVELL, B.S., BENJAMIN, B.I.: Splenectomy: indication and results in hematologic disorders. Ann. Surg. **159**, 695−710 (1964).

SCHAEFER, H.E., HELLRIEGEL, K.P., HENNEKEUSER, H.H., ZACH, J., FISCHER, R., GROSS, R.: Eosinophilenleukämie, eine unreifzellige Myelose mit Chloracetatesterase-positiver Eosinophilie. Blut **26**, 7−19 (1973).

SCHIFFER, L.M., CHANANA, A.D., CRONKITE, E.P., GREENBERG, M.L., JOEL, D.D., SCHNAPPAUF, H., STRYCKMANS, P.A.: Extracorporeal irradiation of the blood. Semin. Hemat. **3**, 154−167 (1966).

SCHMIDT, M., HAVEMANN, K.: Die Behandlung der chronischen myeloischen Leukämie und des lymphoretikulären Sarkoms mit Piposulfan. Dtsch. med. Wschr. **95**, 1166−1170 (1970).

Schoen, H.D.: Strahlentherapie der chronischen Leukosen. In: Leukämie (R. Gross, J. van de Loo, Hrsg.), S. 595—616. Berlin-Heidelberg-New York: Springer 1972.

Schott, G., Walther, H.: Das gemeinsame Vorkommen von Karzinom und Leukose. Arch. Geschwulstforsch. 28, 139—146 (1966).

Schwartz, S.I., Bernard, R.P., Adams, J.T., Bauman, A.W.: Splenectomy for hematologic disorders. Arch. Surg. 101, 338—347 (1970).

Schwarzenberg, L., Mathé, G., Pouillart, P., Weiner, R., Locour, J., Genin, J., Schneider, M., De Vassal, F., Hayat, M., Amiel, J.L., Schlumberger, J.R., Jasmin, C., Rosenfeld, C.: Hydroxyurea, leucophoresis, and splenectomy in chronic myeloid leukaemia at the problastic phase. Brit. med. J. 1973 I, 700—703.

Scott, J.M., Bloomfield, F.J., Stebbins, R., Herbert, V.: Studies on derivation of transcobalamin III from granulocytes. J. clin. Invest. 53, 228—239 (1974).

Scott, R.B., Ellison, R.R., Ley, A.B.: A clinical study of twenty cases of erythroleukemia (Di Guglielmo's syndrome). Amer. J. Med. 37, 162—171 (1964).

Seeler, R.A., Hahn, K.O.: Chronic granulocytic leukemia responding to melphalan. Cancer (Philad.) 27, 284—287 (1971).

Senn, H.J., Rhomberg, W.U.: Muramidaseaktivität in Serum und Urin bei akuten und chronischen Leukämien. Schweiz. med. Wschr. 100, 1993—1995 (1970).

Senn, H.J., Chu, B., O'Malley, J., Holland, J.F.: Experimental and clinical studies on muramidase (lysozyme). 1. Muramidase activity of normal human blood cells and inflammatory exudates. Acta haemat. (Basel) 44, 65—77 (1970).

Shadduck, R.K., Winkelstein, A., Nunna, N.G.: Cyclic leukemic cell production in CML. Cancer (Philad.) 29, 399—401 (1972).

Sheehy, T.W.: An evaluation of the effect of pregnancy on chronic granulocytic leukemia. Amer. J. Obstet. Gynec. 75, 788—794 (1958).

Shepherd, A.J.N., Walsh, C.H., Archer, R.K., Wetherley-Mein, G.: Eosinophilia, splenomegaly and cardiac disease. Brit. J. Haemat. 20, 233—239 (1971).

Shimkin, M.B., Sapirstein, L., Goetzl, F.R., Wheeler, P.M., Berlin, N.I.: Blood histamine in leukemia and erythremia. J. nat. Cancer Inst. 9, 379—387 (1949).

Shimkin, M.B., Mettier, S.R., Bierman, H.R.: Myelocytic leukemia: an analysis of incidence, distribution and fatality, 1910—1948. Ann. intern. Med. 35, 194—212 (1951).

Shohet, S.B., Blum, S.F.: Coincident basophilic chronic myelogenous leukemia and pulmonary tuberculosis associated with extreme elevations of blood histamine levels and maturity onset asthma. Cancer (Philad.) 22, 173—174 (1968).

Shohet, S.B., Gardner, F.H.: Tissue culture of primitive human myeloid cells for the study of cellular proliferation. Preliminary report on a growth inhibitor in the heated serum of two patients with chronic myelogenous leukemia (CML) following splenic irradiation. Blood 31, 180—187 (1968).

Simons, K., Weber, T.: The vitamin B_{12}-binding protein in human leukocytes. Biochim. biophys. Acta (Amst.) 117, 201—220 (1966).

Smalley, R.V., Wall, R.L.: Two cases of busulfan toxicity. Ann. intern. Med. 64, 154—164 (1966).

Smith, W.C., Kaneshiro, M.M., Goldstein, B.D., Parker, J.W., Lukes, R.J.: Gaucher cells in chronic granulocytic leukaemia. Lancet 1968 II, 780—781.

Sokal, J.E.: Current concepts in the treatment of chronic myelocytic leukemia. Ann. Rev. Med. 24, 281—288 (1973).

Sokal, J.E., Aungst, C.W., Grace, J.T., Jr.: Immunotherapy in well-controlled chronic myelocytic leukemia. N.Y. St. J. Med. 73, 1180—1185 (1973).

Southeastern Cancer Chemotherapy Cooperative Study Group: Comparison of chlorambucil and myleran in chronic lymphocytic and granulocytic leukemia. Amer. J. Med. 27, 424—432 (1959).

Southeastern Cancer Chemotherapy Cooperative Study Group: Comparison of 6-mercaptopurine and busulfan in chronic granulocytic leukemia. Blood 21, 89—101 (1963).

Spar, I.L.: Genetic effects of radiation. Med. Clin. N. Amer. 53, 965—976 (1969).

Speed, D.E., Lawler, S.D.: Chronic granulocytic leukaemia. The chromosomes and the disease. Lancet 1964 I, 403—408.

Spicer, S.S., Hardin, J.H.: Ultrastructure, cytochemistry, and function of neutrophil leukocyte granules. Lab. Invest. 20, 488—497 (1969).

Spiers, A.S.D., Tattersall, M.H.N., Galton, D.A.G.: Splenectomy and leucopheresis in chronic granulocytic leukaemia. Brit. med. J. 1973 II, 610.

Spiers, A.S.D.: Surgery in management of patients with leukaemia. Brit. med. J. 1973 III, 528—532.

Spiers, A.S.D., Baikie, A.G., Galton, D.A.G., Richards, H.G.H., Wiltshaw, E., Goldman, J.M., Catovsky, D., Spencer, J., Peto, R.: Chronic granulocytic leukaemia: effect of elective splenectomy on the course of disease. Brit. med. J. 1975 I, 175—179.

Srodes, C.H., Hyde, E.H., Boggs, D.R.: Autonomous erythropoiesis during erythroblastic crisis of chronic myelocytic leukemia. J. clin. Invest. 52, 512—515 (1973).

STACHER, A., HÖCKER, P., GROHS, H., LESZKO, B.: Therapeutic effect of the removal of leukocytes by cell separator. Haematologica 57, 787–793 (1972).
STEINBERG, M.H., DREILING, B.J.: Chronic granulocytic leukemia. Prolonged survival, muscle infiltration and sea-blue histiocytosis. Amer. J. Med. 55, 93–98 (1973).
STENMAN, U.H., SIMONS, K., GRÄSBECK, R.: Vitamin B_{12}-binding proteins in normal and leukemic human leukocytes and sera. Scand. J. clin. Invest. 21, 202–210 (1968).
STOPPOLONI, G., DI TORO, R.: Juvenile chronic myeloid leukaemia. Lancet 1970 I, 1176.
STORTI, E., PERUGINI, S.: Cytochemical researches on the lipids of the hematic cells with particular attention to those of acute leukosis. Acta haemat. 5, 321–333 (1950).
STORTI, E., MAURI, C.: Die chronischen Myelosen. In: Handbuch der gesamten Hämatologie (L. HEILMEYER, A. HITTMAIR, Hrsg.), Bd. 4. Spezielle Hämatologie. Tl. 2, S. 147–176. München-Berlin: Urban & Schwarzenberg 1963.
STORTI, E., MAURI, C., ARTUSI, T., TRALDI, A., VACCARI, G.L.: Zusammentreffen von Leukämie und neoplastischen Lymphopathien. Münch. med. Wschr. 109, 1597–1609 (1967).
STRUMIA, M.M., STRUMIA, P.V., BASSERT, D.: Splenectomy in leukemia: hematologic and clinical effects on 34 patients and review of 299 published cases. Cancer Res. 26, 519–528 (1966).
SUCHI, T., OTA, K.: Clinical, cytological, and histopathological studies of cases of reticulum cell sarcoma-like tumors developing during the terminal phase of chronic myelogenous leukemia. Gann Monogr. Cancer Res. (Tokyo) 15, 97–110 (1973).
SUZUKI, S., ISHIDA, F., KONO, T., MURANAKA, M.: Histamine contents of blood plasma and cells in patients with myelogenous leukemia. Cancer (Philad.) 28, 384–388 (1971).
SZMIGIELSKI, S., LITWIN, J.: The histochemical study of zinc content in granulocytes in normal adults and in hematologic disorders. Blood 25, 56–62 (1965).
TAKANASHI, R.: A pathological study on the juvenile type of chronic myeloid leukemia. Acta path. jap. 22, 489–508 (1972).
TALLGREN, L.G., WEGELIUS, R., ANDERSSON, L.C., JANSSON, E.: Eosinophilic leukaemia. Recovery of mycoplasma orale from the bone marrow. Acta med. scand. 195, 87–92 (1974).
TANZER, J., LORTHOLARY, P., LEJEUNE, F., HAMPE, A., BOIRON, M., BERNARD, J.: Intérêt des techniques cytochimiques pour l'étude des modifications de l'équipement enzymatique des leucocytes au cours des leucémies. Nouv. Rev. franç. Hémat. 6, 317–330 (1966a).
TANZER, J., JACQUILLAT, C., WEIL, M., LEVY, D., NAJEAN, Y., BOIRON, M., BERNARD, J.: Effets de l'hydroxyurée dans la leucémie myéloïde chronique. Étude préliminaire. Presse méd. 74, 2929–2930 (1966b).
THOMAS, J.W., ANDERSON, B.B.: Vitamin B_{12} content of normal and leukaemic leukocytes. Brit. J. Haemat. 2, 41–43 (1956).
TISCHENDORF, F.W., LEDDEROSE, G., MÜLLER, D., ORYWALL, D., WILMANNS, W.: Chronische Myelose mit massiver Lysozymurie unter Milzbestrahlung. Klin. Wschr. 50, 250–257 (1972).
TIVEY, H.: The prognosis for survival in chronic granulocytic and lymphocytic leukemia. Amer. J. Roentgenol. 72, 68–93 (1954).
TJIO, J.H., CARBONE, P.P., WHANG, J., FREI, E., III: The Philadelphia chromosome and chronic myelogenous leukemia. J. nat. Cancer Inst. 36, 567–584 (1966).
TOBIN, M.S., KIM, K.S., KOSSOWSKY, W.A.: Adrenocorticotrophic-hormone deficiency in chronic myelogenous leukemia after treatment. New Engl. J. Med. 282, 187–190 (1970).
TOGHILL, P.J., GREEN, S.: Factors influencing splenic pooling of erythrocytes in the myelo- and lympho-proliferative syndromes. Acta haemat. (Basel) 49, 215–222 (1973).
TOKUHATA, G.K., NEELY, C.L., WILLIAMS, D.L.: Chronic myelocytic leukemia in identical twins and a sibling. Blood 31, 216–225 (1968).
TOUGH, I.M., COURT BROWN, W.M., BAIKIE, A.G., BUCKTON, K.E., HARNDEN, D.G., JACOBS, P.A., KING, M.J., MCBRIDE, J.A.: Cytogenetic studies in chronic myeloid leukaemia and acute leukaemia associated with mongolism. Lancet 1961 I, 411–417.
TOUGH, I.M., COURT BROWN, W.M., BAIKIE, A.G., BUCKTON, K.E., HARNDEN, D.G., JACOBS, P.A., WILLIAMS, J.A.: Chronic myeloid leukaemia: Cytogenetic studies before and after splenic irradiation. Lancet 1962 II, 115–120.
TOUGH, I.M., JACOBS, P.A., COURT BROWN, W.M., BAIKIE, A.G., WILLIAMSON, E.R.D.: Cytogenetic studies on bone marrow in chronic myeloid leukaemia. Lancet 1963 I, 844–846.
TOUGH, I.M.: Cytogenetic studies in cases of chronic myeloid leukaemia with a previous history of radiation. In: Current research in leukaemia (F.G.J. HAYHOE, Ed.), p. 47–54. London: Cambridge Univ. Press 1965.
TRUJILLO, J.M., OHNO, S.: Chromosomal alteration of erythropoietic cells in chronic myeloid leukemia. Acta haemat. (Basel) 29, 311–316 (1963).
TRUJILLO, J.M., FERNANDEZ, M.N., SHULLENBERGER, C.C., RODRIGUEZ, L.H., CORK, A.: Cytogenetic contributions to the study of human leukemias. In: Leukemia-lymphoma, p. 105–123. Chicago: Yearbook Medical Publ. 1970.
TURA, S.: New trends in the management of chronic myeloid leukaemia. Haematologica 57, 741–751 (1972).

Tura, S., Baccarani, M., Bagnara, G.P.: La terapia della crisi blastica. Minerva med. **63**, 1459—1467 (1972).

Uhl, N., Eberle, P., Quellhorst, E., Schmidt, R., Hunstein, W.: Myleran-Behandlung in der Schwangerschaft. Dtsch. med. Wschr. **93**, 1856—1858 (1968).

Ullyot, J.L., Bainton, D.F.: Azurophil and specific granules of blood neutrophils in chronic myelogenous leukemia: an ultrastructural and cytochemical analysis. Blood **44**, 469—482 (1974).

Unugur, A., Schulman, E., Dameshek, W.: Treatment of chronic granulocytic leukemia with myleran. New Engl. J. Med. **256**, 727—734 (1957).

Van Dyk, J.J., Falkson, G., Falkson, H.C.: Clinical experience with 1,4-dihydracryloylpiperazine, dimethanesulfonate (NSC-47774). Cancer Chemother. Rep. **52**, 275—286 (1968).

Vincent, P.C., Cronkite, E.P., Greenberg, M.L., Kirsten, G.C., Schiffer, L.M., Stryckmans, P.A.: Leukocyte kinetics in chronic myeloid leukemia. I. DNA synthesis time in blood and marrow myelocytes. Blood **33**, 843—850 (1969).

Vodopick, H., Rupp, E.M., Edwards, C.L., Goswitz, F.A., Beauchamp, J.J.: Spontaneous cyclic leukocytosis and thrombocytosis in chronic granulocytic leukemia. New Engl. J. Med. **286**, 284—290 (1972).

Ward, H.N., Konikow, N., Reinhard, E.H.: Cytologic dysplasia occurring after busulfan (myleran) therapy. Ann. intern. Med. **63**, 654—660 (1965).

Weatherall, D.J., Edwards, J.A., Donohoe, W.T.A.: Haemoglobin and red cell enzyme changes in juvenile myeloid leukaemia. Brit. med. J. **1968 I**, 679—681.

Weaver, D.D., Lyons, R.B.: Leucocyte-alkaline-phosphatase isoenzymes. Lancet **1968 I**, 1196—1197.

Weil, M., Jacquillat, C., Pereira, N.M., Gemon, M.F., Tanzer, J., Chastang, C., Bernard, J.: Study of prognostic parameters in chronic myelocytic leukemia. Proc. Amer. Ass. Cancer Res. **15**, 87 (1974); Abstr. 345.

Wetherley-Mein, G., Epstein, I.S., Foster, W.D., Grimes, A.J.: Mechanisms of anaemia in leukaemia. Brit. J. Haemat. **4**, 281—291 (1958).

Whang-Peng, J., Perry, S., Knutsen, T.: Maturation and phagocytosis by chronic myelogenous leukemia cells in vitro. A preliminary report. J. nat. Cancer Inst. **38**, 969—977 (1967).

Whang-Peng, J., Canellos, G.P., Carbone, P.P., Tjio, J.H.: Clinical implications of cytogenetic variants in chronic myelocytic leukemia (CML). Blood **32**, 755—766 (1968).

Whang-Peng, J., Henderson, E.S., Knutsen, T., Freireich, E.J., Gart, J.J.: Cytogenetic studies in acute myelocytic leukemia with special emphasis on the occurrence of Ph^1-chromosome. Blood **36**, 448—457 (1970).

Whittaker, J.A., Khurshid, M., Hughes, H.R.: Neutrophil function in chronic granulocytic leukaemia before and after busulphan treatment. Brit. J. Haemat. **28**, 541—549 (1974).

Wiernik, P.H., Serpick, A.A.: Clinical significance of serum and urinary muramidase activity in leukemia and other hematologic malignancies. Amer. J. Med. **46**, 330—343 (1969).

Wildhack, R.: Chronische Myelose und Retikulosarkom. Acta haemat. (Basel) **17**, 223—236 (1957).

Wilkinson, J.F., Turner, R.L.: Chemotherapy of chronic myeloid leukemia, with special reference to myleran. Progr. Hemat. **2**, 225—238 (1959).

Williams, R.C., Jr., Bailley, R.C., Howe, R.B.: Studies of „benign" serum M-components. Amer. J. med. Sci. **257**, 275—293 (1969).

Wilson, B.D., van Slyck, E.J.: Coexistent lymphosarcoma and chronic granulocytic leukemia. Cancer (Philad.) **19**, 809—816 (1966).

Wilson, J.F., Johnson, R.E.: Splenic irradiation following chemotherapy in chronic myelogenous leukemia. Radiology **101**, 657—661 (1971).

Wintrobe, M.M., Hasenbush, L.L.: Chronic leukemia. The early phase of chronic leukemia, the results of treatment and the effects of complicating infections; a study of eighty-six adults. Arch. intern. Med. **64**, 701—718 (1939).

Wintrobe, M.M.: Clinical hematology, 6. Ed. Philadelphia: Lea & Febiger 1967.

Witzleben, C.L., Sammon, J., Mehabbat, O.M.: Gaucher's cells in acute leukemia of childhood. J. Pediat. **76**, 129—131 (1970).

Wuhrmann, F., Märki, H.H.: Dysproteinämien und Paraproteinämien. Basel-Stuttgart: Schwabe 1963.

Youman, J.D., Taddeini, L., Cooper, T.: Histamine excess symptoms in basophilic chronic granulocytic leukemia. Arch. intern. Med. **131**, 560—562 (1973).

Zeya, H.I., Laszlo, J.: Granule assembly in precursors of human leukemia granulocytes. Amer. J. Path. **71**, 467—474 (1973).

Zubrod, C.G.: Present and future prospects for chemotherapy of the leukemias. In: Proceedings of the international conference on leukemia-lymphoma, Ann Arbor, Mich., Oct. 1967 (C.J.D. Zarafonetis, Ed.), p. 475—480. Philadelphia: Lea & Febiger 1968.

Zucker, S., Howe, D.M., Weintraub, L.R.: Bone marrow response to erythropoietin in polycythemia vera and chronic granulocytic leukemia. Blood **39**, 341—346 (1972).

Die chronische lymphatische Leukämie

Harald Theml

Mit 8 Abbildungen

A. Einleitung

Kaum ein Krankheitsbild aus der Gruppe der lymphoretikulären Systemerkrankungen dürfte eine größere Varianzbreite in klinischer Phänomenologie, pathomechanischer Entwicklung und Prognose haben als die chronische lymphatische Leukämie (CLL). Über kaum eine Zelle dürfte aber auch in den letzten
5 Jahren mehr an grundlegenden neuen Befunden erbracht worden sein als
über den krankheitsbestimmenden Lymphozyten der CLL. Diese Vielseitigkeit
und Aktualität der chronischen Lymphadenose widerspricht der Bearbeitung
durch einen Autor und es muß diesem Kapitel vorangestellt werden, daß sein
klinischer Teil ursprünglich von Dr. H.G. Harwerth bearbeitet wurde und
sich der unvorhergesehen mit dem Gesamtthema allein konfrontierte Autor
neben neueren Übersichten (Begemann, 1970; Hansen, 1973) auf die umfassende
Vorarbeit (Harwerth *et al.,* 1963) stützen durfte. Stellenweise berücksichtigte
eigene Beobachtungen am Krankengut der I. Medizinischen Abteilung des Städ-
tischen Krankenhauses München-Schwabing werden in Form einer Inaugural-
Dissertation von Herrn cand. med. H. Helmbrecht (1976) analysiert.

B. Entdeckungsgeschichte der chronischen Lymphadenose

In der raschen und hinsichtlich der Prioritäten unentschiedenen Erstbeschrei-
bungsfolge der Leukämie ganz allgemein (Craigie, 1845; Bennett, 1845; Virchow, 1845 und 1847; Fuller, 1846) geht schon die Unterscheidung einer
„lienalen" und einer „lymphatischen" Form eindeutig auf Virchow (1847, 1851)
zurück, wobei letztere durch Lymphknotenschwellungen und Vermehrung „farbloser" Blutkörperchen ohne Milzvergrößerung gekennzeichnet war. Da er auch
erkannte (1864/65), daß in der sogenannten lienalen Form das Blut von größeren
polymorphkernigen Zellen beherrscht wird, während bei der lymphatischen
Form kleine mononukleäre Zellen dominieren, und die Feststellung traf, die
Organveränderungen könnten vor den Blutveränderungen auftreten, darf man
in Virchow den Erstbeschreiber der chronischen Lymphadenose sehen. Er war
es auch, der gegenüber Bennett (1852) in diesen Krankheitsbildern eine primäre
Störung der Blutzellbildung und nicht nur das Begleitphänomen einer Pyämie
sah.

Den Befall des Knochenmarks erkannte zuerst Neumann (1870) und konnte (1878) mikroskopisch eine „pyoide Hyperplasie" einer „lymphadenoiden Hyperplasie" des Markes gegenüberstellen. Entscheidend für die weitere Entwicklung war die Einführung der Leukozytenfärbung durch Ehrlich (1877). Damit verschob sich endgültig das Gewicht von der pathologisch-autoptischen zur klinischen Diagnostik, die nunmehr routinemäßig in vivo bereits myeloische und lymphatische Leukose trennen konnte. Erst die Beschreibung des Myeloblasten als unreife Vorstufe der Granulozyten durch Naegeli (1900) leitete jedoch die Abtrennung der akuten, bis dahin mit den lymphatischen kontaminierten, Leukosen ein.

Sobald aber das periphere Blutbild zur Diagnose von Erkrankungen mit Lymphomen entscheidende Relevanz bekam, stellte sich das Problem der Differentialdiagnose von CLL-Bildern auch gegenüber Lymphomen ohne entsprechendes Blutbild häufiger. Schon Virchow (1864/65) beschrieb eine sarkomatöse Entartung des lymphatischen Gewebes, die zwischen Tuberkulose und Leukämie zu stehen schien. Kundrat (1893) definierte diese „Lympho-Sarkomatosis" als eine Erkrankung, die zunächst einzelne Lymphknoten befällt, sich aber auch generalisiert ausbreiten kann, nie jedoch im Blut oder Knochenmark auftritt. Diese anscheinend eindeutige Abgrenzung gegenüber der CLL mußte Türk (1903 a) durch die Beobachtung von Übergangsformen berechtigt in Frage stellen; er schuf ein System von „Lymphomatosen", das akute und chronische lymphatische Leukämie mit Lymphosarkom und Übergangsformen umfaßte. Die auch heute noch nicht beigelegten Schwierigkeiten der Abgrenzung chronischer Lymphadenose-Fälle von u.U. auch leukämisch auftretenden Lymphosarkomen kennzeichnen schon die Auseinandersetzung zwischen Türk (1903 b) und Sternberg (1908), der für letztere Form den speziellen Begriff der „Leukosarkomatose" (1908) in Anspruch nahm, der sich aber durch den Einschluß von Thymomen und Chloromen als nicht haltbar erwies. Eine Reihe von Autoren unterstützten in der Folgezeit Türks Ansicht der engen Beziehungen zwischen CLL und Lymphosarkom (Graetz, 1910; Webster, 1921; Flashmann u. Leopold, 1929; Kato u. Brunschwig, 1933). Wiseman (1942) stellte dabei jedoch heraus, daß die lymphosarkomatösen Bilder in der Regel final leukämisch verlaufen, durch größere unregelmäßigere Zellen charakterisiert sind und einen akuten Verlauf zeigen, während die chronische lymphatische Leukämie durch diffuses, primär leukämisches Auftreten kleiner Lymphozyten mit dichter Kernstruktur bei klinisch langem Verlauf gekennzeichnet sei. Dagegen wiesen Lumb (1954) und Rosenberg et al. (1960) darauf hin, daß eine eindeutige Unterscheidung in vielen Fällen weder klinisch noch zytologisch und histologisch zu treffen sei. Daher wandte Hayhoe (1960) den Sammelbegriff „lymphoproliferative Erkrankungen" an, den Dameshek (1967) in den weiteren Rahmen der „immunproliferativen Erkrankungen" aufnahm.

C. Definition und Terminologie

Nach Begemann (1970) handelt es sich bei der chronischen lymphatischen Leukämie um „eine generalisierte Erkrankung des lymphatischen Gewebes, die in ihrer klassischen Verlaufsform mit einer Vermehrung der Lymphozyten im peripheren Blut und einer abnormen Wucherung lymphatischer Zellen in den Lymphgeweben und anderen Organen einhergeht. Die Erkrankung ist zwar bösartig, die Prognose aber individuell sehr verschieden." Hinsichtlich der genannten abnormen Lymphozytenwucherungen wird von den meisten Autoren eine deutliche Knochenmarksinfiltration als definierendes Charakteristikum anderen Infiltrationen vorgezogen (GALTON, 1966; WESTERHAUSEN, 1972c). In einer Definition von HANSEN (1973) wird aufgenommen, daß die Ätiologie unklar ist. Als klassisch darf inzwischen auch die Charakterisierung der CLL als eine „Akkumulationskrankheit immunologisch inkompetenter Lymphozyten" durch DAMESHE (1966) bezeichnet werden, da sie eine neue Ära pathomechanischen Verständnisses kennzeichnet und sich auch experimentell, wie zu zeigen sein wird, in vielen Punkten belegen ließ.

Da schon angesichts der dargestellten historischen Schwierigkeiten einer eindeutigen Abgrenzung der Entität „CLL" eine vorangestellte Definition nur den Charakter eines Arbeitstitels haben kann, soll im folgenden primär von der obengenannten „klassischen" Verlaufsform die Rede sein und alle weiteren Abgrenzungen und Charakterisierungen in den Kapiteln „besondere Verlaufsformen" und „Differentialdiagnose" folgen.

D. Häufigkeit, Alter, Geschlechtsverteilung Epidemiologie

I. Vorkommen und Häufigkeit der CLL

Hinsichtlich der allgemeinen Leukämieinzidenz und ihrer Anstiegsrate in den letzten Dekaden können wir auf den Beitrag von OBRECHT in diesem Handbuch verweisen. Demnach ergab sich bei COURT-BROWN (1964) in England eine jährliche Todesrate von 6,2 für Männer und 5 für Frauen auf 100 000 Einwohner; CLEMMESEN (1964) fand in Dänemark 7,8/100000 pro Jahr. Dabei fielen von allen Leukosen nach der großen Statistik von v. GROSS et al. (1958) auf die CLL 30% (42% auf unreifzellige Leukosen und 28% auf chronische Myelosen). Bei Übersicht über die Literatur kommen DAMESHEK und GUNZ (1958), HAYHOE (1960) und HARWERTH et al. (1963) ebenfalls für die CLL auf eine Häufigkeit zwischen 25 und 30% aller Leukämiefälle.

II. Altersverteilung

Die signifikante relative Zunahme der CLL jenseits des 50. Lebensjahres ist klinisches Allgemeingut und seit den Untersuchungen von WARD (1917) in einer Reihe von Analysen belegt; eine ausführliche Zusammenstellung boten WINTROBE (1967) und THOMAS und POWELL (1971). In neueren Einzelstudien, deren Ergebnisse Abb. 1 darstellt, lag das Maximum der Erkrankungen jenseits des 60. Lebensjahres. In der jüngsten Studie mit einer Fallzahl von 839 Patienten (ZIPPIN et al., 1973) finden sich 80% der Erkrankungen zwischen dem 50. und 79. Lebensjahr, die Gruppen zwischen 60.–69. und 70.–79. Lebensjahr bieten darin etwa die gleiche Häufigkeit. Es bleibt dabei aber festzuhalten, daß durch einen ebenfalls starken Anstieg der akuten Leukämien jenseits des 50. Lebensjahres (HEILMEYER u. BEGEMANN, 1951; DAMESHEK u. GUNZ, 1958; HAYHOE, 1960) diese Form in absoluten Werten die häufigste Leukose in allen

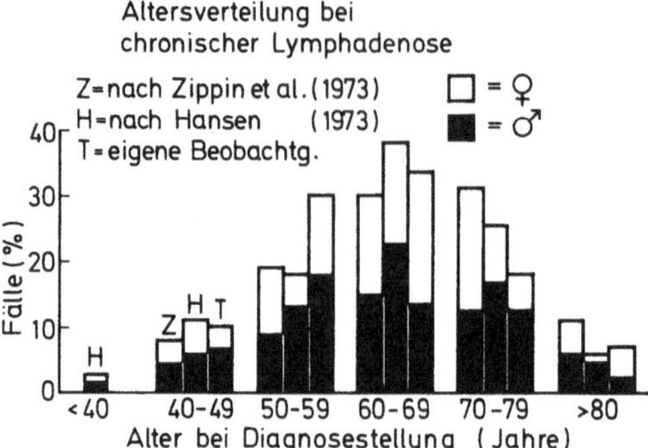

Abb. 1. Alters- und Geschlechtsverteilung von CLL-Patienten im Krankengut verschiedener Untersucher

Altersgruppen bis zum 65. Lebensjahr bleibt und erst danach von der CLL an absoluter Häufigkeit übertroffen wird (Harwerth *et al.*, 1963; Fraumeni u. Miller, 1967). Ein spezielles Problem stellen die in den meisten Statistiken angegebenen vereinzelten Fälle von CLL in jugendlichem oder kindlichem Alter dar. Bei Videbaek (1947) waren 2% jünger als 10 Jahre und 2% zwischen 10 und 20 Jahren; in Scotts (1957) Material findet sich nur 1% von 227 Patienten unter 30 Jahren, Osgood (1964) gibt bei 212 Patienten 0,9% unter dem 30. Lebensjahr an. Wo derartige Fälle mit Einzeldaten dokumentiert sind, weisen sie erhebliche Atypien gegenüber typischen CLL-Verläufen auf: so zeigen 2 Fälle bei Hansen (1973) mit Erkrankung um das 20. Lebensjahr bei ausgeprägter Organomegalie normale Leukozytenwerte und ein ähnlicher Fall mit Erkrankung im 2. Lebensjahr wurde per exclusionem, da die aufgetretenen mononukleären Zellen nicht als Stammzellen ansprechbar waren, unter der Diagnose CLL geführt.

Es bleibt daher abzuwarten, ob bei in Zukunft möglicher differenzierterer zytochemischer und immunologischer Analyse nicht derartige Fälle anderen Krankheitsbildern der lymphoproliferativen Erkrankungen zuzuteilen sein werden (s. Differentialdiagnose). Im zytologisch eingehend untersuchten Krankenmaterial von Westerhausen (1972c) und an unserer Klinik fand sich kein Fall einer alle Kriterien erfüllenden CLL vor dem 40. Lebensjahr.

III. Geschlechtsverteilung

Ein quantitatives Überwiegen männlicher Erkrankungen wird für alle Leukoseformen angegeben (Heilmeyer u. Begemann, 1951; Wintrobe, 1956; Hayhoe, 1960; Fraumeni u. Miller, 1967), am ausgeprägtesten jedoch ist es bei der chronischen Lymphadenose belegt. Hier gaben übereinstimmend alle Autoren bis 1960 eine Männererkrankungsrate von über $^2/_3$ bzw. um 70% an (Übersicht bei Harwerth *et al.*, 1963); erst im letzten Dezennium verschob sich das Verhältnis zugunsten der weiblichen Erkrankungen, wie aus Abb. 1 ersichtlich ist. Diese Änderung ist in manchen Statistiken sehr ausgeprägt, so fand sich in unserem Krankengut ein fast ausgeglichenes prozentuales Geschlechtsverhältnis von 60 männlichen gegenüber 50 weiblichen Patienten. Diese Entwicklung gibt der Vermutung von Scott (1957) durchaus recht, der bereits damals eine Zunahme weiblicher Erkrankungen sah. Über die Ursache des Überwiegens männlicher CLL-Fälle wurden vor allem endokrinologische Vermutungen angestellt (Übersicht bei HARWERTH et al., 1963; vgl. Kapitel Regulationsstörungen), die jedoch keine ätiologische Stringenz hatten.

IV. Geographische und rassische Verteilung der CLL

Hinsichtlich der allgemeinen Leukämieentstehung s. Kapitel von P. OBRECHT in diesem Handbuch.

Für die CLL gelten dabei die auffälligsten Unterschiede im Befall verschiedener ethnologischer Gruppen. So wiesen GREIG et al. (1956) darauf hin, daß die CLL-Inzidenz unter Bantunegern signifikant niedriger sei als bei Weißen Südafrikas. Nach DAMESHEK (1956) ist das Vorkommen der CLL im ganzen Orient sehr niedrig. Am ausgeprägtesten und besten belegt ist die Seltenheit des Auftretens jedoch für Chinesen und Japaner (WELLS u. LAU, 1960; WITTS, 1957). Auch nach der neueren Studie von CORREA und O'CONOR (1973) ist die CLL vorwiegend eine Erkrankung der Weißen Europas und Amerikas. Der steile Anstieg der Gesamtleukämierate nach der 4. Lebensjahrzehntgruppe in den USA gegenüber Japan geht fast völlig auf Kosten der in Japan so gut wie fehlenden CLL. Auch nach den japanischen Atombombenexplosionen wurde bei allgemein ansteigender Leukoserate keine Vermehrung der CLL gefunden (HEYSSEL et al., 1960; TOMONAGA, 1962; BIZZOZERO et al., 1966).

Für jüdische Bevölkerungsgruppen gaben PANTON und VALENTINE (1929), WINTROBE (1956) und MACMAHON und KOLLER (1958) eine deutlich gesteigerte CLL-Häufigkeit an. Auch in der Zusammenstellung von FEINLEIB und MACMAHON (1960) findet sich ein außergewöhnlich starker Anteil jüdischer Patienten. Hierbei sind aber soziale gegenüber ethnischen Faktoren noch nicht endgültig analytisch abgewogen (HAYHOE, 1960; MACMAHON u. CLARK, 1956).

Ist schon die Frage der Abhängigkeit der allgemeinen Leukämieinzidenz vom sozialen Status widersprüchlich beantwortet worden (CLEMMESEN, 1964; KNOX, 1964), so muß sie für die CLL zunächst völlig offenbleiben (FRAUMENI u. MILLER, 1967).

V. Familiarität

Über eine familiäre Häufung von CLL-Fällen liegen eine Reihe von Einzelstudien vor (Übersicht bei DAMESHEK u. GUNZ, 1958; HARWERTH et al., 1963). Dabei finden sich bei VIDEBAECK (1947) 17 von 209 Fällen mit familiärer CLL-Belastung; HITZIG und RAMPINI (1959) konnten in einer Übersicht über Leukämien bei Zwillingen auch über einige CLL-Paare berichten.

GUNZ und VEALE (1969) zeigten in einer Übersicht eine Häufung besonders unter den nahen Verwandten von CLL-Patienten, ohne daß sich ein klares Vererbungsmuster abzeichnete. Für Brüder von CLL-Patienten ergab sich z.B. eine Erwartung von 8,8% gegenüber einer normalen von durchschnittlich 2%.

FITZGERALD und HAMER (1969) und FRAUMENI et al. (1969) berichteten zuletzt über 2 Familien, in denen je 3 Geschwister an CLL erkrankten. Die hier überzufällige Häufigkeit als Hinweis auf eine genetische Disposition dieser Fälle fand durch den Nachweis einer inzestuösen Abkunft (FRAUMENI et al., 1969) bzw. den bisher einmaligen Nachweis einer Chromosomenanomalie (FITZGERALD u. ADAMS, 1965; FITZGERALD u. HAMER, 1969) einen gewissen Beleg.

E. Vorgeschichte und Erstsymptome

Sämtliche Autoren (Übersicht bei Harwerth *et al.*, 1963; Begemann, 1970; Hansen, 1973) sind sich in der Beobachtung einig, daß die subjektive Initialsymptomatik uncharakteristisch und meist schleichend ist. Analysiert man die in den verschiedenen Studien gefundenen subjektiven Erstsymptome (s. Tabelle 1), so steht meist an erster Stelle die Schwellung (meist zervikaler) Lymphknoten und an zweiter Stelle uncharakteristische Allgemeinsymptomatik im Sinne von Abgeschlagenheit und Leistungsinsuffizienz, die Hansen (1973) in fast allen Fällen einer vorliegenden Anämie korrelieren konnte. An dritter Stelle ist bereits die hohe Anzahl von Fällen zu nennen, bei denen die CLL zufällig bei einer Routineuntersuchung festgestellt wurde. Bis zu einem Viertel der Patienten suchte ärztliche Hilfe wegen gehäufter Infekte oder eines bestehenden fieberhaften Zustands im Sinne einer Grippe oder Bronchitis auf. Nicht selten wird auch über Gewichtsabnahme und vermehrte Schweißneigung geklagt. Relativ häufig treten auch unklare abdominelle Symptome auf, die sich bei Druckgefühl im linken Abdomen meist auf eine Milzvergrößerung zurückführen lassen, während diffuse Schmerzen meist mit mesenterialen Lymphomen in Zusammenhang stehen. Seltener sind Hautinfiltrate und Blutungen als Erstsymptome, die nur wegen ihrer Eindrücklichkeit für viele Autoren das Krankheitsbild kennzeichnen.

Hervorzuheben bleibt, daß sehr selten eines der genannten Zeichen allein als Erstsymptomatik bemerkt wird, wie besonders aus der Analyse von Heilmeyer *et al.* (1959) hervorgeht, und daß für die Klinik die Kombination von Lymphknotenschwellung und Allgemeinsymptomatik ($\pm$ Infektlabilität) die häufigste anamnestische Konstellation darstellt (Wintrobe, 1956; Dameshek u. Gunz, 1958; Begemann, 1970).

Hinsichtlich der Dauer der Erkrankung vor Diagnosestellung liegen naturgemäß bei derartig uncharakteristischer Symptomatik keine eindeutigen Daten vor, und es muß betont werden, daß auch die Errechnung von Erstsymptomen hier nichts über eine mögliche weitere Latenz der Krankheit aussagt. Durch

Tabelle 1. Häufigkeit von Symptomen in der Anamnese von CLL-Patienten vor Diagnosestellung. (In % der Pat. verschiedener Untersucher)

Autoren:	Pisciotta (1957)	Scott (1957)	Gross et al. (1958)	Heilmeyer et al. (1959)	Boggs et al. (1966)	Hansen et al. (1973)	eigene Beobachtungen
Fallzahl	86	212	232	160	130	189	110
Abgeschlagenheit und Müdigkeit	32	24	31	50	20	26	17
Lymphknotenschwellungen	20	43	58	44	39	45	30
Gewichtsverluste		9	11	18			5
Milzdruck		5		8		11	5
„abdominal pain"	12	7	22				
Infekthäufung	25	13		6	25	12	10
Schweißneigung			4	7		20	7
Blutungen	6	5		1	6	6	9
Hautinfiltrate		7		5			1
Herpes zoster				2			4
CLL als Zufallsentdeckung	58	13			24	16	31

die Datierung möglichst eindeutiger Erstsymptome errechneten MINOT und ISAACS (1924) eine durchschnittliche Latenzzeit bis zur Diagnosestellung von 16 Monaten, CARNESKOG (1956) von 14 Monaten, v. GROSS *et al.* (1958) für 50% ihrer Fälle von 5 Monaten und für 26% von über 12 Monaten, FEINLEIB und MACMAHON (1960) für 70% von etwa 6 Monaten und für 39% unter 1 Monat, GREEN und DIXON (1965) von 7 Monaten, BOGGS *et al.* (1966) von etwa 13 Monaten. Die sich aus diesen Werten ergebenden Größenordnung der durchschnittlichen Latenzzeit von 1 Jahr wird in unseren Beobachtungen mit 14 Monaten und in der Analyse von HANSEN (1973) mit einem Wert von 10,8 Monaten bestätigt. Bei sehr weiter individueller Streuung zwischen wenigen Tagen und 80 Monaten wird jedoch in dieser Studie betont, daß nur 12% der Fälle länger als 24 Monate vor Diagnosestellung krankheitsbeziehbare Symptome aufwiesen.

F. Klinische Befunde (einschließl. Histologie)

Zur orientierenden Übersicht über die Häufigkeit der Symptome des wechselhaften objektiven klinischen Bildes bei Diagnosestellung wurden in Tabelle 2 die Befunde verschiedener Studien gegenübergestellt. Hierbei ergibt sich bis auf die Blutungshäufigkeit eine sehr gute Übereinstimmung der Befundhäufigkeiten, die im folgenden einzeln diskutiert werden müssen. Dabei kann als Leitlinie im Auge behalten werden, daß sich vor allem die einzelnen Organbefunde bei der als primär-generalisierte Erkrankung definierten CLL zumeist durch direkte Organinfiltration der pathognomonischen Zellelemente ergeben. Dabei ist nach den Ergebnissen von DEMMLER *et al.* (1969) die Infiltrationsstärke z.B. in Lymphknoten, Milz, Leber und Knochenmark dem Ausmaß der Lymphozytose in der Regel und in den klassischen Fällen parallel ausgeprägt. Auf der anderen Seite resultieren aus der sekundären Thrombozytopenie, Anämie und Infektlabilität, die weiter unten zu besprechen sein werden, eine Reihe weiterer, zum Teil krankheitsdominanter Phänomene. Da diese Fülle von Faktoren in unterschiedlicher Ausprägung das Krankheitsbild bestimmen, scheint eine klassische Beschreibung der an einzelnen Organen und Organsystemen zu beobachtenden Phänomene besonders aus klinischer Sicht gerechtfertigt.

Der *Allgemeinzustand* der Patienten, der sich als klinischer Begriff aus einer Gesamtsicht von Leistungsfähigkeit, Hautdurchblutung, Kreislauf- und Atemkompensation, Temperaturen und etwaiger Belastung durch Tumoren ergibt und auf den klinisch nicht verzichtet werden kann, ist in über $^1/_3$ der Fälle nicht gestört, in etwa der Hälfte der Fälle scheint der Patient offensichtlich in einer oder mehreren der genannten Funktionen beeinträchtigt, nur $^1/_5$ der Patienten werden schwer krank aufgenommen.

I. Lymphknotenschwellungen

Die Ausdehnung des Lymphknotenbefalles ist meist eine Frage der Krankheitsdauer (HANSEN, 1973). Der Befall aller Regionen überwiegt schon bei Diagnosestellung, jedoch zeigten bei HEILMEYER *et al.* (1959) 174 und bei HANSEN (1973) 11% der Patienten nur lokal begrenzte Lymphome. Dabei sind am häufigsten die Lymphstationen des Halses, dann die der Achseln und Leistenbeugen befallen. In der Regel sind diese Lymphome kirsch- bis apfelgroß, mittelhart und bei Palpation schmerzlos. Meist sind sie gut in der Unterhaut verschieblich. Einschmelzungen werden nicht beobachtet. Übergroße Knoten und riesige Agglomerate sind nicht typisch; die größten Ausprägungen erreichen CLL-Lymphome nach unseren Beobachtungen in der Axillarregion. Im Röntgenbild hervortretende intrathorakale Lymphome beschrieb Pascucci (1942) in 25% und Hansen (1973) in 27% der Fälle bei Diagnosestellung; zu Krankheitsende wiesen jedoch autoptisch 61% (Hansen, 1973) vergrößerte hiläre und mediastinale Lymphome auf. Relativ selten erreichten sie allerdings ein Ausmaß, das wie etwa beim Lymphosarkom zu Atemnot und oberer Einflußstauung führt.

Eine Vergrößerung des Thymus durch leukämische Infiltration läßt sich selten verifizieren (Bichel, 1947).

Der Nachweis intraabdomineller Lymphknotenvergrößerungen gelingt palpatorisch nur in geringem Prozentsatz (3,7% bei Heilmeyer et al., 1963; 8% bei Hansen, 1973), jedoch erbringt die Lymphangiographie regelmäßig einen deutlichen abdominellen Befall, wenn die periphere Ausdehnung auf Achseln und Inguinalregion deutlich fortgeschritten ist; auch von 16 Patienten unseres Krankengutes ohne jegliche periphere Lymphknotenschwellung waren in 12 Fällen abdominelle Lymphome nachweisbar. Im Lymphangiogramm ist nach Weissleder und Baumeister (1966) eine Kombination von grobfleckiger iliakaler und streifiger paraaortaler Kontrastmittelanordnung für CLL charakteristisch. Autoptisch fand Symmers (1948) nur bei 16% keine Vergrößerung abdomineller Lymphknoten; Hansen (1973) berichtet von 61% autoptisch gesicherter Vergrößerungen mesenterialer oder portaler und in 58% retroperitonealer Lymphknoten. Derartige intraabdominelle Lymphome können die anamnestisch geschilderten abdominellen Beschwerden, Ascites, Harnabflußstörungen oder Beinödeme verursachen.

Die Tonsillen und das übrige lymphatische Rachengewebe sind nicht regelmäßig spezifisch vergrößert, Hansen (1973) fand nur bei 12% einen klinisch feststellbaren Befall.

Das völlige Ausbleiben von peripheren Lymphomen, das zum Zeitpunkt der Diagnose immerhin in etwa 20% der Fälle beobachtet wird (s. Tabelle 2), ist eine Seltenheit, da die zunehmende Generalisation in allen lymphatischen Stationen die Regel ist (Begemann et al., 1970). Immerhin fand Hansen (1973) bei 109 Autopsien in 14 Fällen keinen Hinweis auf Lymphknotenvergrößerun-

Tabelle 2. Klinische Symptome von CLL-Patienten zum Zeitpunkt der Diagnosestellung. (In % der Patienten)

	Heilmeyer et al. (1959)	Zippin et al. (1973) ♀	♂	Hansen (1973)	eigene Beobachtungen
Reduzierter Allgemeinzustand	48	42	44		35
Kachexie		15	16		15
Starke Blässe	34			20	22
Lymphknotenschwellungen	77	60	72	80	77
Milzvergrößerung	72	60	64	47	78
bis Nabelhöhe	58			38	45
bis kl. Becken	14			9	16
Lebervergrößerung	45			30	60
Blutungszeichen	4	21	17	9	22
Leukäm. Hautinfiltrate	5			7	2

gen; bei der histologischen Untersuchung des lymphatischen Gewebes in 11 von diesen Fällen zeigte jedoch nur einer eine normale Lymphknotenstruktur. Daher muß in der Mehrzahl der negativen Fälle erfolgreiche therapeutische Rückdrängung des pathologischen Lymphknotenwachstums angenommen werden. Harwerth et al. (1963) betonen, daß das völlige Fehlen von Lymphomen während des gesamten Krankheitsverlaufs gehäuft bei sub- bis aleukämischen Formen vorkommt, deren differentialdiagnostische Schwierigkeiten weiter unten zu besprechen sind.

II. Das histologische Bild der Lymphknoten
(s. Abb. 2)

Hierzu wird auf den Beitrag von H. Stein verwiesen. Die Lymphknotenhistologie wird in den meisten Fällen schon intra vitam zur Diagnose herangezogen. Sie ist primär monoton von kleinen reifen Lymphozyten bestimmt (Rappaport, 1966), jedoch betont Lennert (1973), daß sich auch immer wieder Lymphoblasten und Prolymphozyten in Proliferationszentren sammeln. Strukturell resultiert so eine völlige Aufhebung der normalen Architektur mit stellenweise nodulärer (Rappaport, 1966) oder pseudofollikulärer Struktur (Lennert, 1973). Mitosen fehlen oder sind sehr selten. In Paraffinschnitten im Gegensatz zu luftgetrockneten Ausstrichen sind alle Lymphozyten total PAS-negativ. Die Lymphknotenkapsel ist oft noch intakt, selten stellt sich eine Zerstörung des Kapselstromas dar. Diese charakteristischen Veränderungen bestehen schon fast durchwegs in Lymphknoten, die makroskopisch nicht deutlich vergrößert sind (Hansen, 1973) und gehen oft den Knochenmarksinfiltrationen voraus.

III. Die Milz bei CLL

Wenn auch nicht im gleichen Maße die phänomenologische Symptomatologie bestimmend, so liegen doch Milzvergrößerungen etwa gleich häufig wie Lymphknotenvergrößerungen vor. Ähnlich den Angaben bei Heilmeyer et al. (1959) und Zippin et al. (1973, s. Tabelle 2) werden in 54—75% der Fälle insgesamt initial palpabel vergrößerte Milzen gefunden (Videbaek, 1963; Pisciotta u. Hirschboeck, 1957; Scott, 1957). Nur selten zwar erreichen diese Splenomegalien bei CLL die Ausmaße und derbe Konsistenz der Befunde bei Osteomyelosklerose oder chronischer Myelose (Begemann et al., 1970), jedoch fanden sich bei Heilmeyer et al. (1959) in 14% und in unserem Krankengut in 16% der Fälle bereits bei Diagnosestellung Milzen, die bis ins kleine Becken reichten. Videbaek (1961) fand in 12% die Milz über 10 cm unter dem Rippenbogen und bei Hansen (1973) überragte in 9% die Milz die Umbilikallinie. In jedem Fall aber müssen hier die Ergebnisse von Fischer (1970) bedacht werden, daß nämlich Milzen in der Hälfte der Fälle trotz eines errechneten Gewichts von 600—750 g klinisch nicht palpabel sind. Im Laufe der Erkrankung nimmt generell wie die Lymphadenopathie auch die Splenomegalie zu, jedoch konnte Hansen (1973) weder eine signifikante Korrelation zwischen Milzgröße und Alter der Patienten noch zwischen Lymphknotenvergrößerungen und Milzvergrößerungen errechnen.

Zudem wird von verschiedenen Autoren (Übersicht bei Harwerth et al., 1963) eine Gruppe von 10—20% der CLL-Patienten mit ausgeprägten Splenome-

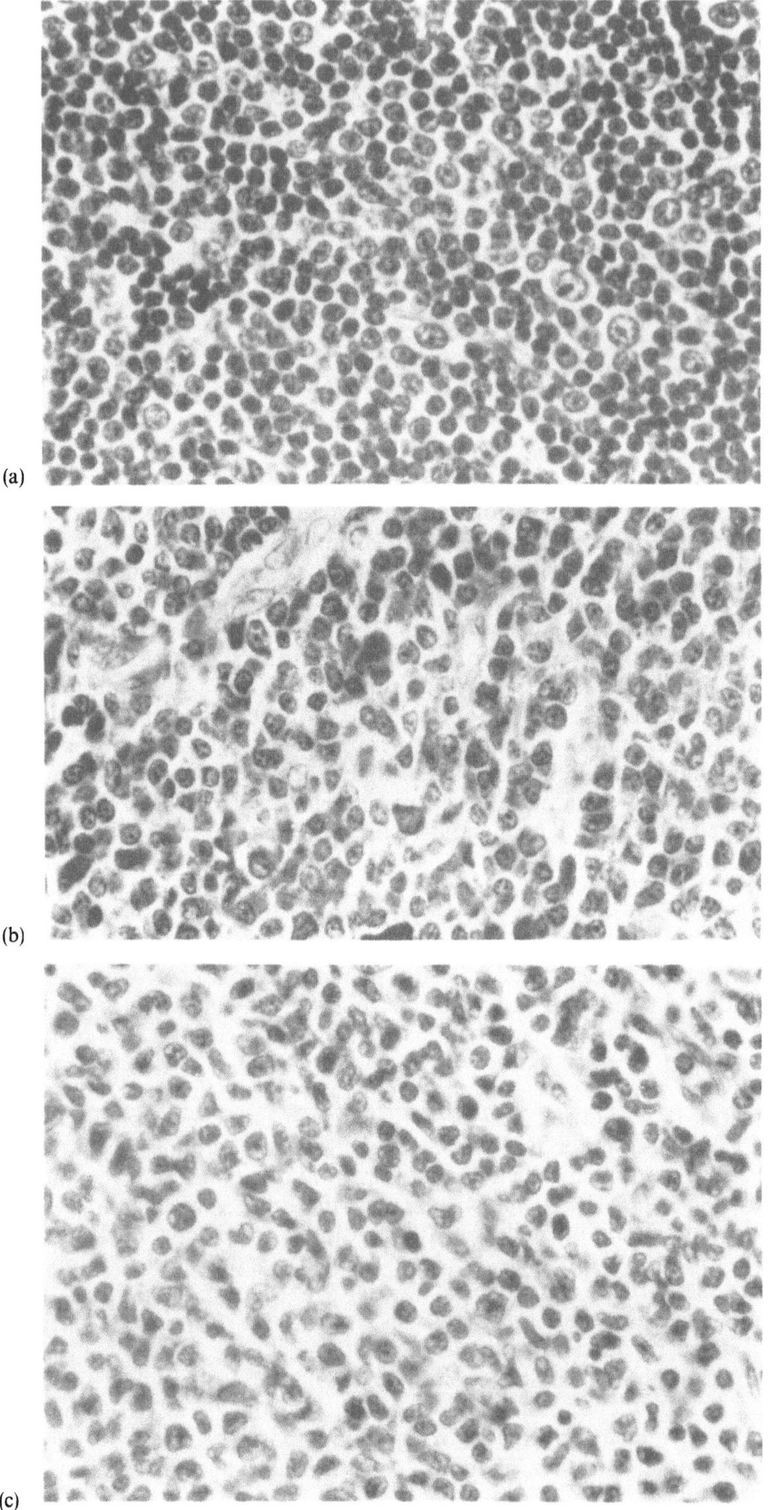

Abb. 2a–c. Gegenüberstellung der typischen histolischen Bilder bei (a) Chronischer Lymphadenose, (b) Lymphoplasmozytoidem Immunozytom und (c) Lymphozytärem Lymphosarkom (Zentrozytom). (Freundlichst überlassen von Herrn Prof. Dr. K. LENNERT/Kiel)

galien bei nur leichter oder völlig fehlender Lymphadenopathie beschrieben.
Da diese Fälle meist sub- bis aleukämisch verlaufen und auch im Krankheitsgut
von HANSEN (1973) eine Reihe serologischer Atypien (monoklonales IgM, positive Lues-Serologie, Kälteagglutinintiter-Erhöhung) aufwiesen, wird man in jedem Fall der Vermutung von HARWERTH *et al.* (1963) nachzugehen haben,
daß es sich oft um andere Erkrankungen des lymphoproliferativen Formenkreises handelt (s. Differentialdiagnose).

Milzinfarkte, subkapsuläre Blutungen und Perisplenitiden, klinisch u.U.
durch Kapselreiben und linksseitige, in den Thorax strahlende Schmerzen gekennzeichnet, können auftreten, wenn die Milz über die Umbilikallinie hinaus
vergrößert ist. So fanden OSGOOD und SEAMAN (1952) Milzinfarzierung in einem
von 102 Patienten und KAUNG und BUCHMAN (1961) bei 2 von 35 Patienten.
Sehr selten tritt eine spontane Milzruptur ein, bei OSGOOD und SEAMAN (1952)
wurde sie bei einem Patienten beobachtet, STITES und ULTMANN (1966) berichteten ebenfalls über einen Fall und fanden in der Literatur von insgesamt 32
Fällen einer Milzruptur bei Leukosen nur in 2—3 Fällen eine CLL als Ursache.

Autoptisch erreichten CLL-Milzen Maximalwerte um 4500 g (CHRISTENSEN
et al., 1970; STRUMIA *et al.,* 1966), wobei jedoch die gespeicherte Blutfülle
die Hälfte des Gewichtes ausmacht. Eine gewisse follikuläre Struktur der Milz
kann schon makroskopisch durch Vergrößerung der malphighischen Körperchen
betont sein, während die rote Pulpa gestaut ist und durch bräunliche Farbe
imponiert.

IV. Die Histologie der Milz

Histologisch scheint die Lymphozytenvermehrung der Milz vorwiegend von den
malpighischen Körperchen auszugehen, wodurch sie zu größeren Knoten an-
wachsen, die aber keine Keimzentren und keine abgesetzte äußere Marginalzone
aufweisen. Sie greifen auf die rote Pulpa über, obliterieren aber die Sinus-
und Markstränge nicht völlig. Die Markstränge sind oft diffus mit reifen Lympo-
zyten infiltriert. In fortgeschrittenen Stadien der Erkrankung verwischt die diffuse Einlagerung kleiner Lymphozyten die Grenze zwischen Lymphfollikeln und
roter Pulpa (RAPPAPORT, 1966).

V. Die Leber bei CLL

Eine Lebervergrößerung wird bei 45—75% der Patienten bereits initial festgestellt (SCOTT, 1957; PISCIOTTA u. HIRSCHBOECK, 1957; KAUNG u. BUCHMAN,
1961; BOGGS *et al.,* 1966). Dabei erreicht sie jedoch selten starke Ausprägung;
die Konsistenz ist vermehrt. Als Zeichen einer Leberfunktionsstörung fanden
BOCK *et al.* (1959) in 50% der Fälle pathologische Bromthaleinwerte, z.T. wurden
Erniedrigungen der Gerinnungsfaktoren III, V, VII, Prothrombin und Fibrinogen verzeichnet. Das seltene Auftreten von Ikterus bei CLL ist in der Regel
auf Hämolyse oder Kompression durch periportale Lymphome zurückzuführen.
Nur in knapp 2% der Fälle wird klinisch, in 6% autoptisch Ascites nachgewiesen
(HANSEN, 1973).

Autoptisch wirkt die vergrößerte Leber bleich. Konzentrationen leukämischer Infiltrate in den Periportalfeldern akzentuieren oftmals makroskopisch
die Läppchenstruktur (HOUGIE, 1956; RAPPAPORT, 1966). Jedoch zeigten von
109 Autopsien bei HANSEN (1973) nur 18% makroskopische Infiltrate, während

91% mikroskopisch infiltriert waren. Nach den Befunden von Hougie (1956) und Goldberg *et al.* (1964) weist bereits bei Fehlen der Hepatomegalie und oft auch vor stärkerer Ausprägung der Lymphadenose in anderen Organen die Leber regelmäßig histologisch ein typisches Muster auf. Westerhausen (1972c) berichtete allerdings über einige Fälle, bei denen in frühem Stadium trotz positiven Knochenmarksbefundes noch keine typischen Leberinfiltrationen nachzuweisen waren.

Die lymphatische Infiltration der Leber bei CLL steht im Gegensatz zur chronischen myeloischen Leukämie in weitgehend konzentrierter Beschränkung der Infiltration auf die Portalfelder. Durchsetzung des angrenzenden Lebergewebes kann zwar vorkommen, ausgedehnte intrasinusoidale Aggregate sind aber immer selten (Rappaport, 1966). Somit kommt der Leberbiopsie zur Diagnostik auch in frühen Stadien eine erhebliche Bedeutung zu.

VI. Die Lunge bei CLL

Die Lunge ist zunächst durch die oben beschriebene Möglichkeit mediastinaler und hilärer Lymphknotenvergrößerungen betroffen, was selten durch Bronchuskompression zu Atelektasierung einzelner Abschnitte führen kann (Forkner, 1938). Parenchyminfiltrationen sind intravital, radiologisch kaum sicher beurteilbar, da die CLL-Patienten per se zu einer Fülle überlagernder pneumonischer Infekte neigen. So fanden Klatte *et al.* (1963) röntgenologisch in 42% der Fälle und Vieta und Craver (1941) in 25% ihrer Fälle Infiltrate; autoptisch aber waren nur 33% bzw. 19% dieser Untersuchungen spezifisch leukämische Infiltrationen, die sich meist nur mikroskopisch verifizieren ließen. Hansen (1973) zeigte, daß derartige mikroskopisch nachweisbare peribronchiale und perialveoläre Lymphozyteninfiltrationen (bei 52% seines Autopsiematerials) nur in 12% makroskopische und damit wohl röntgenologisch demonstrable Ausprägung als feine graue Streifung gefunden hatten.

Über eine Häufung kleiner Lungeninfarkte berichteten Auriol und Lasneret (1959) und erklärten sie durch Zirkulationsstörungen in den Kapillargebieten bei hoher Leukozytose; Klatte *et al.* (1963) konnten allerdings keine Korrelation zwischen Infarzierungstendenz und Leukozytose nachweisen.

Die *Pleura* weist nach Klatte *et al.* (1963) in 40%, nach Hansen *et al.* (1973) in 17% im Laufe der Erkrankung Ergüsse auf, die meist einseitig auftreten. Da aber nur in 6% bis 11% (Vieta u. Craver, 1941; Klatte *et al.,* 1963) autoptisch leukämische Pleurainfiltrationen nachweisbar sind und nur ein Teil der Ergüsse bei der Punktion Lymphozytenanreicherung zeigen, dürfen diese Ex- und Transsudate meist als unspezifisch gedeutet werden. Nur selten wird das Auftreten eines Chylothorax beobachtet, wobei nicht sicher ist, ob Lymphstau durch Kompression oder leukämische Infiltration der Lymphgefäße zur Ruptur führten (Kutarna, 1962).

VII. Das Herz bei CLL

Von seiten des Herzens werden in der Regel nur Allgemeinsymptome myogener und koronarer Insuffizienz verzeichnet, wie sie bei Alter, beginnender Kachexie und vor allem Anämie der Patienten zu erwarten sind. Selten werden leukämische Infiltrationen des Myokards beschrieben, die sich auch in pathologischen EKG-Veränderungen ausprägen können (Übersicht bei Linke u. Matthes, 1960).

Etwas häufiger sind leukämische Infiltrate des Perikards, die oft zu erheblichen Ergüssen führen (BIERMAN *et al.*, 1952).

VIII. Der Intestinaltrakt bei CLL

Der Magen-Darm-Trakt bietet bei Patienten mit chronischer Lymphadenose zunächst gelegentlich uncharakteristische Symptome, wie Appetitlosigkeit, Druckgefühl und Durchfälle. Letztere können schon am Anfang der Krankheitsentwicklung stehen und auf Veränderungen der Darmwand hinweisen. Als eine Erklärung des Druckgefühls fanden OSGOOD und SEAMAN (1952) bei 50% ihrer Patienten das „small stomach-syndrome", hervorgerufen durch Kompression des Magens zwischen vergrößerter Leber und Milz. Auch mesenteriale Lymphknotenpakete, die meist gut palpabel sind, verursachen mannigfaltige Verdrängungsbeschwerden.

Direkte Infiltration der Wandung des Magen-Darm-Traktes führt makroskopisch (autoptisch) nur in 9—15% der Fälle zu Veränderungen (HANSEN, 1973; CORNES u. JONES, 1962; PEARSON, 1943). Mikroskopisch zeigen jedoch fast alle untersuchten Fälle lymphatische Infiltrationen, die vor allem Mukosa und Submukosa betreffen, in entsprechenden Regionen von den Peyerschen Plaques auszugehen scheinen und auch die Muskularis und Serosa erreichen können.

Topographisch ist der Magen am häufigsten betroffen. Hier findet sich makroskopisch ein Plaque-artiges, noduläres oder diffuses Infiltrationsmuster. Prinzipiell aber wurde in jedem Darmabschnitt ein derartiger Befall beschrieben, wobei zusätzlich ein polypöses Bild entstehen kann (STOBBE, 1958; JAVETT *et al.*, 1963; DAMESHEK u. GUNZ, 1964). Bei Lokalisation im Bereich des Ileums werden derartige polypöse Infiltrationen als „Pseudopolyposis lymphatica ilei" (UTHGENANNT, 1959) beschrieben und können ileusartige Komplikationen hervorrufen. Röntgenologisch führen sämtliche Infiltrierungen zu uncharakteristischen Füllungsdefekten, was oft differentialdiagnostische Probleme birgt, da ja auch Magenkarzinome gehäuft bei CLL auftreten (HYMAN *et al.*, 1969). Ulzerationen lymphatischer Infiltrate gehen meist von den Peyerschen Plaques aus. Ein ausgedehnter Befall des gesamten Magen-Darm-Traktes mit großen lymphatischen Infiltraten ohne daß die klassischen Kriterien einer CLL erfüllt wären, wurde als „Pseudoleucaemia gastrointestinalis" beschrieben, von der jedoch vermutet wird, daß sie eher lymphosarkomatöser Genese sei (HARWERTH *et al.*, 1963).

Neben den genannten mechanischen Beschwerden und Durchfällen treten auf dem Boden dieser Infiltrationen Hämorrhagien auch ohne Ulzerationen bei vorliegender Thrombozytopenie auf. Zudem ist die Resorption gelegentlich im Sinne einer Malabsorption gestört (PITNEY *et al.*, 1960), was mit zum Gewichtsverlust und der Hypoproteinämie der Patienten beiträgt.

Außerdem erleichtert die immunologische Resistenzminderung der CLL-Patienten mykotische Infekte besonders im Bereich des Oesophagus (PROLLA u. KIRSNER, 1964; HANSEN, 1973).

IX. Der Urogenitaltrakt bei CLL

Von seiten der Niere und der ableitenden Harnwege finden sich häufig uncharakteristische Symptome, wie Proteinurie und Schmerzen in der Lendengegend, daneben zu 15—20% Hämaturien, meist als Mikrohämaturie (HEILMEYER u.

BEGEMANN, 1951; WINTROBE, 1956). Die Nierenfunktion ist meist nicht wesentlich eingeschränkt (HEUCHEL u. DAHL, 1959); HANSEN (1973) berichtet allerdings von erhöhten Kreatininwerten in 29% seiner Fälle. Von 9 Fällen finaler Urämie ließen sich in 2 Fällen spezifisch leukämische Infiltrationen und in 2 weiteren ausgedehnte Uratbildungen als Ursache verifizieren. Damit sind die Hauptursachen nephrologischer Phänomene bei CLL erfaßt.

Leukämische Infiltrationen in der Niere sind in 60—74% der Fälle nachweisbar (NORRIS u. WIENER, 1961; VOIGT u. HELBIG, 1963 und 1964; HEUCHEL u. DAHL, 1959; HANSEN, 1974). Makroskopisch zeigen sich die Nieren vergrößert, manchmal mit grauroten Knötchen durchsetzt, meistens stellen sich diese aber nur mikroskopisch dar. Am stärksten war in obigen Studien die Nierenrinde, dann das Fettgewebe und am geringsten das Markgewebe durch diffuse, interstitielle lymphatische Infiltrationen befallen. Dabei kommt es zu Kompression der Glomeruli und hypoxischen Tubulusschädigungen.

Über Urethra-Infiltrate wurde nur einmal berichtet (HELLSTRÖM, 1934); ebenso sind leukämische Veränderungen in der Blasenschleimhaut extrem selten (HERRMANN *et al.,* 1960).

Als zweithäufigstes nephrologisches Phänomen finden sich bei CLL in 6—10% der Fälle Harnsäuresteine (NORRIS u. WIENER, 1961; VOIGT u. HELBIG, 1964), die durchwegs durch den gesteigerten Purinkatabolismus zu erklären sind (WEISBERGER u. PERSKY, 1953). Die Bildung wird naturgemäß durch die Therapie der Leukose gefördert. Ausgedehnte obliterierende Steinbildungen können zu Anurie und Urämie führen (ARDAILLOU u. SLAMA, 1961).

Die Minderung der Infektabwehr führt am Nierensystem zu häufigen Zystopyelitiden. So fanden NORRIS und WIENER (1961) autoptisch bei CLL-Patienten dreimal häufiger Veränderungen im Sinne einer akuten Pyelonephritis als im Durchschnitt des Sektionsgutes.

Die *Prostata* kann bei CLL ebenfalls an der Ausbildung eines urämischen Nierenversagens beteiligt sein, da neben der altersüblichen Hypertrophie in solchen Fällen diffuse lymphozytär-leukämische Infiltrate nachweisbar waren (WINTROBE u. MITCHELL, 1940; HANSEN, 1973).

Das Auftreten eines *Priapismus* ist gegenüber der chronischen myeloischen Leukämie bei CLL eine absolute Seltenheit (WINTROBE, 1956; DAMESHEK u. GUNZ, 1958).

Über leukämische Infiltration von *Uterus, Ovarien* und *Labien* liegen vereinzelte Fallberichte vor (PEASE u. MCDONALD, 1947; STEIN, 1959; JOHNSON u. SOULE, 1957). Dadurch können Amenorrhoen ebenso wie in Verbindung mit Thrombopenien gelegentlich Metrorrhagien ausgelöst werden.

X. Die Haut bei CLL

Subjektiv steht für die CLL-Patienten oft unstillbares Hautjucken im Vordergrund, das bei HANSEN (1973) 6% der Patienten schon initial boten. Objektivierbare Hautveränderungen im umfassenden Sinn werden bei der CLL im weit höheren Prozentsatz (bis zu 46%) beschrieben als bei anderen Leukosen (Übersicht bei BLUEFARB, 1960). Hierbei muß jedoch zwischen spezifischen, auf echten Infiltraten beruhenden und verschiedenen unspezifischen Dermatosen unterschieden werden.

Die spezifischen Hautveränderungen stellen nach BEEK (1948) die Hälfte aller Hautveränderungen bei CLL. Bei EPSTEIN und MACEACHERN (1937) zeigten sie sich bei 8%, bei PASCUCCI (1942) ebenfalls bei 8% und bei VIDEBAEK

(1949) in 13% der Fälle. Sie bestehen meist aus Papeln, Knoten, infiltrierten Plaques und Ulzerationen. Mikroskopisch finden sich in der Epidermis, dem Corium und geringer in der Subkutis umschriebene oder diffuse Ansammlungen von Lymphozyten. Darüber können sich Hämorrhagien, Ulzerationen und Hautatrophien entwickeln. Größere Intumeszenzen bilden sich meist im Gesicht aus, sind hier scharf abgegrenzt, oft symmetrisch von gelbbrauner bis blauroter Farbe und können im Extremfall die eindrucksvolle „Facies leontina" formieren. Diese Hautinfiltrate können leichte brennende Schmerzen und Druckgefühl verursachen. Jedoch muß betont werden, daß diffus verteilte Plaques und Knoten häufiger sind als diese Extrembilder. In der Regel bilden sich alle Typen von Hautinfiltrationen erst in späten Stadien der Krankheit aus, obwohl keine Korrelation zwischen Lymphozytenzahl des Blutes und dem Auftreten von Hautinfiltrationen bestehen. Besondere diagnostische Bedeutung erlangen sie jedoch, wenn sie sich als erstes Symptom manifestieren, wie es in 0,8 bis 1,2% der Fälle berichtet wird (SCOTT, 1957; HEILMEYER, 1959).

Schon dermatologisch-morphologisch abgrenzbar ist das Bild einer Erythrodermie, bei der das gesamte Integument rot, dick, ödematös lederartig und stark juckend anschwillt; da anfangs oft alle Veränderungen einer Leukämie fehlen, das histologische Bild aber spezifisch lymphatisch-leukämische Veränderungen aufweist und trotz allenfalls subleukämischer Blutbildveränderungen schließlich (autoptisch) die übrigen Organe typische Veränderungen bei CLL zeigen können, schien die Bezeichnung „Leukaemia cutis universalis" berechtigt. Ihre endgültige nosologische Einordnung ist jedoch noch offen; DAMESHEK und GUNZ (1958) vermuten enge Beziehungen zur Mycosis fungoides. Nach den Fallanalysen von EDELSON *et al.* (1974) könnte es sich auch bei einer Reihe dieser Fälle um das Sézary-Syndrom handeln, das auf der Infiltration pathologischer T-Lymphozyten beruht (s. Differentialdiagnose).

Der Unterschied zwischen spezifischen und unspezifischen Hautveränderungen ist oft unscharf (EPSTEIN u. MACEACHERN, 1937), zumal sich spezifische Infiltrate oft in vorgeschädigten Hautarealen, speziell in Zosternarben ausbilden (BARTON u. O'LEARY, 1945). Das Spektrum unspezifischer Phänomene bei CLL ist weit. Die Aufstellung von BEEK (1948) über 289 Fälle von Dermatosen bei CLL scheint hier repräsentative Größenordnungen anzugeben. Neben 50% spezifischen Infiltraten lagen in 26% Erythrodermien, in 26% Herpes zoster, zu 21% „prurigoartige" Papeln, zu 10% Blasenbildungen, zu 4% Purpura, zu 3% varizelliforme Effloreszenzen und in 3% Urtikaria vor. Hämorrhagien scheinen jedoch, wenn auch nicht als Erstsymptom, so doch im Verlauf der Erkrankungen häufiger als hier angegeben. EPSTEIN und MACEACHERN (1937) beobachteten in 25% der Fälle während des Verlaufes Petechien und Suggilationen.

Der Herpes zoster-Befall ist unter Leukosen ein Charakteristikum der CLL: BLUEFARB (1960) wies in 81 von 105 Zosterfällen bei Leukämien eine chronische Lymphadenose nach. Dies ist am ehesten auf die besondere Störung der Immunitätslage, weniger auf leukämische Affektion der afferenten Ganglienwurzel zurückzuführen (CRAVER u. HAAGENSEN, 1932) DAMESHEK und GUNZ (1964) kalkulierten für mindestens 10% aller CLL-Fälle eine Zoster-Manifestation im Verlauf der Erkrankung, HANSEN (1973) stellte sie bei 13% fest. Als Erstsymptom führte in unserem Untersuchungsgut ein Zoster in 4% der Fälle zur Diagnosestellung. Vor allem werden Kopf, Nacken und Rumpf befallen, wobei der Zoster gangraenosus die fatalste Komplikation darstellt. Nicht selten entwickelt sich ein generalisierter Zoster mit meist nicht zu beherrschendem Verlauf (WILE u. HOLMAN, 1940; BLUEFARB, 1960).

Die gestörte Abwehrlage führt daneben zu gehäuften Pyodermien, Furunkulosen und exfoliativen Dermatitiden. Sie ist aber auch für hyperergische Reaktionen nach Insektenstichen sowie Allgemeinerscheinungen mit lokaler Nekrose nach Pockenimpfung verantwortlich (Dameshek u. Gunz, 1958).

Bei leukämischer Infiltration in *Tränen- und Speicheldrüsen* kommt es zu symmetrischer, schmerzhafter Schwellung dieser Organe, dem Mikuliczschen Symptomenkomplex (1892), der neben Mundtrockenheit durch Steigerung des intraorbitalen Druckes zu Sehstörungen und Exophthalmus und über die Anschwellung der Speicheldrüsen auch zu Gehörstörungen führen kann. Diese relativ seltene Symptomenkonstellation erlangt dadurch Bedeutung, daß sie anderen Manifestationen einer CLL um Jahre vorausgehen kann (Rowe, 1930; Schoen *et al.*, 1953). Der Mikuliczsche Symptomenkomplex ist jedoch nicht für die CLL typisch, sondern kann von allen infiltrativen lymphoproliferativen Erkrankungen ausgelöst werden.

XI. Augenveränderungen bei CLL

Ein Befall des Auges steht nicht im Vordergrund des klinischen CLL-Bildes. Die von Goldbach (1933) bei 62% der Patienten angegebenen Veränderungen waren fast durchwegs unspezifische Entzündungen. Hansen (1973) gibt in 13% seiner Fälle Augenhintergrundsveränderungen, die auf die CLL zurückzuführen sind, an. In den meisten Fällen handelte es sich um kleinere Hämorrhagien, bei einigen Patienten wurden auch leukämische Infiltrate der Netzhaut in Form weißlicher Beete beobachtet. Etwas häufiger als bei den übrigen Leukosen treten bei CLL Infiltrate der Kornea, der Iris oder der Skleren auf (Gasteiger, 1955). Hämorrhagische Herde in der Netzhaut enthalten oft leukämische Infiltrate (Dawson, 1955; Marshall, 1959). Über Störungen der motorischen Augeninnervierung s. unten.

XII. Das Nervensystem bei CLL

Analysen neurologischer Veränderungen leiden darunter, daß in den wenigsten Studien der Typ der Leukose berücksichtigt wird (Diamond, 1934; Leidler u. Russell, 1945; Williams *et al.*, 1958). Nach Extraktionen der CLL-Fälle zeigten 10—20% klinisch neurologische Phänomene (Harwerth *et al.*, 1963; Begemann, 1970). Im Gegensatz dazu bieten autoptisch etwa die doppelte Anzahl der CLL-Fälle Blutungen oder Infiltrate besonders im Bereich des zentralen Nervensystems, weniger am Rückenmark, den Meningen und peripheren Nerven (Leidler u. Russell, 1945). Naturgemäß ergeben die ursächlichen Phänomene — Hämorrhagien oder Infiltrationen — ein weites klinisches Spektrum von Cephalaea bis zu zerebralen Komata und von Parästhesien bis zu Lähmungen. Ein repräsentatives Bild scheint die Analyse von 9 Patienten mit neurologischen Symptomen unter 189 CLL-Fällen bei Hansen (1973) zu bieten: 2 Patienten verstarben rasch an einer zerebralen Massenblutung, 2 Patienten machten schwere Meningitiden durch, der einer erlag, 2 Patienten zeigten eine periphere Fazialisparese. Bei 2 weiteren Patienten entwickelte sich eine völlige Paraparese der Beine, 1 Patient bot eine Neuropathie des Nervus femoralis.

Die intrazerebralen Blutungen treten in der Regel erst bei ausgeprägten Thrombozytopenien auf; jedoch kann auch der Einbruch leukämischer Infiltrate dazu führen.

Intrazerebrale Infiltrate können u.U. eine rasche Wachstumstendenz zeigen und das Bild eines Hirntumors entwickeln. In einem von NOETZEL (1958) mitgeteilten Fall entwickelte sich nach langjährigem CLL-Verlauf ein zerebrales Lymphosarkom. Als Sonderform zerebraler Infiltration beschrieben ASTRÖM *et al.* (1958) multiple, disseminierte, perivaskuläre Herde, die zu fleckförmigen Infiltraten konfluieren. In Begleitung dieser Infiltrate wird eine Demyelinisierung unter Schonung der Achsenzylinder beobachtet.

Infiltrate der Hirnnerven und ihrer Kerngebiete führen am häufigsten zu den bei HANSEN (1973) gezeigten Phänomenen einer zentralen Fazialisparese, daneben häufiger zu Trigeminusneuralgien und Gleichgewichtsstörungen mit Schwindel und Erbrechen (LEIDLER u. RUSSELL, 1945). Hörstörungen und Ohrensausen wurden bei HEILMEYER und BEGEMANN (1951) in 20% der Fälle beobachtet. Läsionen des Rückenmarks und der peripheren Nerven sind, wie bei allen Leukosen (0,7 und 0,4% bei DIAMOND *et al.*, 1960), auch bei CLL seltener und meist nicht durch direkte Infiltration, sondern häufiger durch komprimierende Lymphome oder Veränderungen von seiten der Wirbelsäule hervorgerufen (HARWERTH *et al.*, 1963).

XIII. Das Skelettsystem bei CLL

Symptome von seiten des Knochensystems sind bei CLL seltener als bei anderen Hämoblastosen. Die bei CRAVER und COPELAND (1935) in 7%, bei UEHLINGER (1952) in 10% und SCOTT (1957) in 5% beschriebenen röntgenologischen Veränderungen boten fast durchwegs das Bild einer Osteoporose, die häufig zu Kompressionsfrakturen der unteren Wirbelsäulenabschnitte führte (in 13 von 60 Fällen bei HANSEN, 1973). Nur selten sind lokalisierte osteolytische Veränderungen mit „Mottenfraß"-Struktur anzutreffen. DORSEY (1954) allerdings fand bei 3 von 22 Patienten an Becken und Femura eine derartige röntgenologische Struktur. Bei Läsionen nahe dem Periost können hyperplastische Periostreaktionen auftreten (MOSLEY, 1961). Interessant ist der Bericht von HANSEN (1973), wonach 12% seines Sektionsmaterials diffuse weiße Knocheninfiltrate aufwiesen, wobei röntgenologisch lediglich bei einigen Patienten diffuse Osteoporose und Kompressionsfrakturen aufgefallen waren. Deshalb liegt der Schluß nahe, daß in der Regel eine diffuse Infiltrierung röntgenologisch nicht erfaßt wird und allenfalls das Bild osteoporetischer Veränderungen bietet, wie sie bei Alter und Therapieanamnese der meisten CLL-Patienten nicht überraschen.

Die *Knochenhistologie* zeigt meist diffuse lymphatische Infiltrationen, jedoch können auch noduläre Ansammlungen von Lymphozyten ähnlich wie bei reaktiven Vermehrungen vorkommen (ASKANAZY, 1927). In diesen Fällen läßt sich nur die Größe und vermehrte Anzahl dieser nodulären Infiltrate als Hinweis auf leukämische Genese werten. Im Krankengut von BURKHARDT (1970) wiesen 41,7% diffuse Durchsetzung des Markes mit Lymphozyten auf, in nur 8,3% war sie rein herdförmig, aber in 50% stellte sie eine Mischform von diffusem und herdförmigem Ausbreitungsmodus dar.

XIV. Klinischer Immundefekt

Neben den dargestellten Organbefunden stehen die *klinischen Zeichen eines Immundefektes* im Vordergrund der Symptomatologie (ULTMANN *et al.*, 1959; SHAW *et al.*, 1960; MILLER u. KARNOFSKY, 1961; FAIRLEY u. SCOTT, 1961; KLIMA *et al.*, 1962; BEGEMANN, 1970; RUNDLES, 1972). Nur 28% der Patienten bei HANSEN (1973) wiesen nicht mehrere Infektepisoden pro Jahr auf. In 60–73% der Fälle (BEGEMANN *et al.*, 1973; HANSEN, 1973) wird ein unbewältigter Infekt zur Todesursache.

Dabei handelt es sich meist um Infekte des Respirationstraktes (MILLER *et al.*, 1962; HANSEN, 1973). Etwas seltener sind kutane Infekte im Sinne von Furunkulose und Abszeßneigung. In 4% läßt sich eine Bakteriämie nachweisen (Coli, Pneumokokken, Pseudomonas und Staphylococcus aureus) (ULTMANN *et al.*, 1959; MILLER, 1962). Candida-Infektionen der Luftwege scheinen mit einer Häufigkeit von etwa 2% aller Patienten etwas seltener als bei den übrigen Leukosen zu sein (HANSEN, 1973).

Beachtenswert bleibt die Tatsache, daß bei MILLER (1962) in 143 Fällen mit 37% Infektionskomplikationen keine Tuberkulose beobachtet wurde und daß bei CREYSSEL *et al.* (1958) aktive Tuberkulosen unter CLL nicht exazerbierten.

G. Weißes Blutbild und Knochenmarksbefund

Das auffälligste Laborphänomen bei chronischer Lymphadenose ist die Leukozytose des peripheren Blutes. Sie wird in den meisten Untersuchungen (Übersicht bei HANSEN, 1973) mit der Gesamtleukozytenzahl angegeben, ohne aus dem Differentialblutbild die absolute Lymphozytose zu errechnen, da diese, wie unten gezeigt wird, erfahrungsgemäß der Gesamtleukozytenzahl mit einem Anteil von 70–90% parallel geht.

Teilt man die Höhe der Leukozytose bei Diagnosestellung in verschiedene Gruppen ein, so ergibt sich eine breite Verteilung, in der eine Gruppe von 21 000–50 000/µl mit 19–29% der Patienten einen Gipfel darstellt (SCOTT, 1957; PISCIOTTA u. HIRSCHBOECK, 1957; GROSS *et al.*, 1958; KAUNG u. BUCHMANN, 1961; ZIPPIN *et al.*, 1973; HANSEN, 1973). Über 100 000 Leukozyten/µl haben 24–40% der Patienten bereits bei Diagnosestellung (HEILMEYER *et al.*, 1959; BOGGS *et al.*, 1966; HANSEN, 1973). Etwa die Hälfte dieser Gruppe erreichte Werte über 200 000/µl, 2–5% der Patienten insgesamt sogar über 500 000 Leukozyten/µl. Ähnlich selten kommen aleukämische Fälle mit Werten unter 6000/µl zur Diagnose: 2,5–5% bei HEILMEYER u. BEGEMANN (1951) CROIZAT *et al.* (1955), GROSS *et al.* (1958), HANSEN (1973), ZIPPIN *et al.* (1973).

An Korrelationen zu anderen Krankheitsparametern zeigte HANSEN (1973), daß Patienten vor dem 50. Lebensjahr häufiger (zu 32%) als in der älteren Altersgruppe Leukozytenwerte unter 10 000/µl aufwiesen. Die signifikant beste Überlebensrate scheinen Patienten mit Leukozytenwerten unter 50 000 zu haben (HANSEN, 1973). Dieser Unterschied gilt besonders für Frauen, denn die 5-Jahres-Überlebensrate betrug hier 69% gegenüber 43% in der Gruppe bis 100 000 Leukozyten (ZIPPIN *et al.*, 1973). Allerdings verschlechtert sich die Prognose bei Werten unter 10 000/µl, da bei HANSEN (1973) 45% der Patienten nur 2 Jahre überlebten. Nach GALTON (1963) und HANSEN (1973) verläuft der Anstieg der Leukozytenzahl im Blut proportional zur lymphatischen Knochenmarksinfiltration und der Ausbildung peripherer Lymphome, während er der Infiltration in die Leber, Milz und Mesenteriallymphknoten nicht streng zu korrelieren scheint (GOLDBERG u. EMANUEL, 1964; VIDEBAEK, 1963). Entsprechend finden sich verhältnismäßig oft bei Splenomegalien relativ niedrige Leukozytenwerte (HANSEN, 1973).

Das Differentialblutbild zeigt in jedem Falle ein massives Überwiegen der Lymphozyten. PISCIOTTA und HIRSCHBOECK (1957) fanden bei nur 25% der Patienten Lymphozytenwerte unter 75% und KAUNG und BUCHMAN (1961) bei nur 20% unter 70% Lymphozyten. Entsprechend wiesen bei HANSEN nur 7% der Patienten Lymphozytenanteile unter 60% auf. Dabei bestand eine signifikante Relation zwischen Höhe der Gesamtleukozytenzahl und Ausmaß der Lymphozytose derart, daß kein Patient mit Lymphozyten über 50000/µl einen Lymphozytenanteil unter 80% hatte.

Qualitativ-morphologisch stellen sich die Lymphozyten der CLL in der panoptischen Färbung in der Regel relativ monoton als kleine „reife" Lymphozyten mit homogen-dichtem Chromatin und schmalem, mittelgradig-basophilem Zytoplasmasaum dar. Sie grenzen sich morphologisch nicht eindeutig von normalen Lymphozyten ab, zumal vom relativ uniformen Bild des einen zum anderen Patienten die Varianz besteht, die normalerweise zwischen verschiedenen Lymphozytenformen eines gesunden Individuums herrscht. Nur die jeweilige Einförmigkeit des Bildes ist ein relativ konstanter diagnostischer Hinweis. Daneben können meist punktförmig verstärkte Chromatinverdichtungen auffallen. Das Zytoplasma scheint leichter abstreifbar zu sein, so daß häufig Nacktkerne vorliegen. Die Fragilität des Kernes führt unter mechanischen Einflüssen zu ausgestrichenen Kernresten, den bekannten „Gumprechtschen Schollen". Nukleolen sind in der Regel panoptisch nicht nachweisbar. Viele Autoren fanden eine Verringerung von Zellen mit Azurgranulation des Zytoplasmas (HEILMEYER u. BEGEMANN, 1951; HAYHOE, 1960).

Neben den überwiegend kleinen Lymphozyten, die unter normalen Projektionsverhältnissen bis 10 µ messen, finden sich in wechselnder, geringer Anzahl (3,1—4,5% der Leukozyten, THEML *et al.*, 1973c) größere Formen bis 13 µ, die nach HAYHOE (1960) auch als Prolymphozyten bezeichnet werden und sich durch breiteren Plasmasaum mit häufigen Vakuolisierungen von Blasten des Lymphknotens abgrenzen lassen, die einen weniger ausgereiften Kern, deutlichere Nukleolen und einen schmalen, stark basophilen Zytoplasmasaum aufweisen. Derartige Blasten werden sehr selten peripher beobachtet, es sei denn bei der Ausnahmesituation eines Übergangs in ein lymphosarkomatöses Bild.

Der dargestellte Befund des weißen Blutbildes wird jeden Kliniker zur *zytologischen Knochenmarksuntersuchung* veranlassen. Die Materialgewinnung ist dabei gelegentlich schwierig, denn da offenbar die Gewebskohärenz mit zunehmender lymphatischer Infiltration durch Fibrosierung stärker wird, läßt sich gerade in fortgeschrittenen Fällen oft nur wenig Material aspirieren. Falls dadurch das Bild eines zellarmen Markes im Sinne einer Aplasie resultiert, müßte dem histologisch nachgegangen werden. Bei normal funktionierender Markgewinnung stellt sich ein hyperzelluläres Bild dar, das im Gegensatz zu dem normalen Anteil von 5—15% Lymphozyten an allen weißen Zellen des gesunden Markes eine dichte Durchsetzung mit kleinen Lymphozyten aufweist, die sich panoptisch nicht von den im peripheren Blut des Patienten zu findenden unterscheiden und allenfalls einen relativ größeren Anteil mittelgroßer Elemente erkennen lassen. Quantitativ beträgt die lymphatische Infiltration zwischen 40 und 90% aller weißen Zellen. In unserem Krankengut fand sich bei 51% der Patienten bei Diagnosestellung eine prozentuale lymphatische Infiltration von über 80%, bei 32% der Patienten von 50—80% und bei 17% unter 50%. Einen negativen Knochenmarksbefund sah WESTERHAUSEN (1972c) in keinem von 69 Fällen. In einem frühen Stadium der Erkrankung jedoch können signifikante Infiltrationen unter Umständen noch fehlen (KLIMA, 1952). Wie jedoch HANSEN (1973) an einem derartigen Beispiel von 89 Fällen zeigte, das nach 3 Monaten 75% Lymphozyten im Mark aufwies, ist die Annahme von Hougie (1956) berechtigt, daß in Anfangsstadien eine nur kurzdauernde sporadische Knochenmarksinfiltration herrschen kann. Auch braucht ein einziges Knochenmarksbild nicht signifikant für das ganze Mark zu sein. Während das Ausmaß der lymphatischen Knochenmarksinfiltration in der Regel mit der peripheren Lymphozytenzahl korreliert (Galton, 1963; Hansen, 1973), nehmen seltene, infiltrative Formen der CLL mit niedrigleukämischen Blutwerten hier eine Sonderstellung ein (Westerhausen, 1972 c).

Die hämatopoetische Knochenmarksfunktion sinkt meist nicht unter grenznormale Werte (als „normal" ist 11 g-% Hb. und bis 100000/µl Thrombozyten angenommen), solange die lymphatische Infiltration 80% nicht überschreitet. Aber auch noch bei stärkerer Knochenmarksinfiltration wiesen 54% der Patienten bei Hansen (1973) grenznormale Hämoglobin- und Thrombozytenwerte auf. Eine deutliche Splenomegalie geht in diesen Untersuchungen meist einer ausgeprägteren lymphatischen Knochenmarksinfiltration parallel. Den angegebenen Korrelationen entspricht in den Zellfraktionen der normalen Hämatopoese des Knochenmarks lange Zeit eine quantitativ und qualitativ normale Ausreifung (Begemann, 1970; Theml et al., 1974), da nach Wasi und Block (1961) die lymphatischen Infiltrationen zunächst auf Kosten des Fettmarkes ohne Reduktion der absoluten Werte der Myelopoese verlaufen und diese erst in späteren Stadien eingeschränkt wird. In 10—20% der Fälle (Harwerth et al., 1963) findet sich sogar eine deutlich gesteigerte Erythropoese, die zusammen mit einer Verschiebung zu Normo- und Makroblasten auf vermehrten Umsatz im Sinne einer Hämolyse über Hypersplenie hinweist (s. unten). Auch der in späteren Stadien einsetzende Thrombozytenabfall entspricht nicht in allen Fällen einer zu erwartenden Abnahme von Megakaryozyten, sondern gelegentlich wiesen auch hier noch normale oder sogar gelegentlich erhöhte Werte im Knochenmark auf einen gesteigerten Umsatz hin. (Zum autoptischen und histologischen Knochenmarksbefund s. oben, zu den quantitativen und funktionellen Parametern der nichtlymphatischen Blutzellen s. unten.)

H. Spezielle Befunde zur Charakterisierung der Lymphozyten bei chronischer Lymphadenose

Über die zur routinemäßigen Diagnosestellung unumgänglichen und in ihrer Breite statistische Aussagen ermöglichenden Untersuchungen hinaus, liegen eine Reihe von Einzelbefunden vor, die weniger als die oben dargestellten Befunde der Darstellung des klinischen Krankheitsbildes als vielmehr einer nosologischen und pathomechanischen Charakterisierung dienen.

I. Nukleolenstruktur der Lymphozyten bei CLL

Durch eine spezielle Färbung mit Methylenblau ließen sich die in panoptischen Ausstrichen nur selten sichtbaren Nukleolen der Lymphozyten eindrucksvoll darstellen (Stockinger u. Kellner, 1952). Damit konnte Grundmann (1961) einen Typ mit solitärem, großem Nukleolus, dessen Herkunft er aus den Lymphollikeln annahm (makronukleoläre = Follikellymphozyten) und dem bei Normalpatienten 75—80% der Lymphozyten angehören, feststellen, während der

Rest mehrere kleine Nukleolen enthält und aus den Pulpasinus stammen soll (multinukleoläre = Sinuslymphozyten). Bei CLL nun fand sich eine deutliche Verschiebung zugunsten der makronukleolären Form (GRUNDMANN, 1961); in den ausführlichen Untersuchungen von BEGEMANN *et al.* (1963) waren durchschnittlich 96% als makronukleoläre Lymphozyten anzusprechen und hoben sich damit deutlich von Lymphosarkomen und reaktiven Lymphozyten ab. In der statistischen Auswertung unseres Krankengutes wiesen 79% der Patienten mehr als 90% makronukleoläre Lymphozyten auf. Besonders einer Kombination der Nukleolenfärbung mit der PAS-Reaktion wird ein hoher diagnostischer Wert beigemessen, da in Übereinstimmung mit ASTALDI und VERGA (1957) die makronukleolären Formen eine stark positive Glykogenreaktion aufwiesen. Ob beide Lymphozytentypen zwei verschiedenen Zellreihen angehören oder unterschiedliche Funktionsstadien von Lymphozyten ausdrücken, scheint offen zu sein (s. Beitrag TREPEL in Band II/3).

II. Ultrastruktur der Lymphozyten bei chronischer Lymphadenose

Elektronenmikroskopische Untersuchungen von SCHREK und DONNELLY (1961) fanden bei CLL-Lymphozyten, im Gegensatz zu normalen, vermehrt ausgedehnte, dichte Chromatinmassen, die sich oft nicht von der Kernmembran abgrenzen ließen. HUHN (1970) stellte ein Überwiegen der auch beim Gesunden zu findenden Form „heller" Lymphozyten unter 7 μ Durchmesser (in der elektronenmikroskopischen Fixationstechnik) fest. Häufiger als normal wurden Kerntaschen beobachtet, 3% der Zellen zeigten Aufbrüche der Kernmembran als Zeichen vermehrter Verletzlichkeit. Die wenigen großen Lymphozyten enthalten vermehrt Polyribosomen (SHUMACHER *et al.*, 1970).

In einer quantitativen elektronenmikroskopischen Analyse fand zuletzt SCHREK (1972) signifikante Unterschiede von CLL-Lymphozyten gegenüber normalen Lymphozyten und Lymphosarkomzellen durch ein Überwiegen von Zellen mit glattem Kern, geringen Einbuchtungen und kleinen Mitochondrien neben kleineren, runden Nukleolen. LASLO *et al.* (1967) wiesen in einzelnen CLL-Lymphozyten Einschlüsse vom Typ der Russell-Körper nach.

Während elektronenmikroskopisch der Nachweis virusartiger Partikel bei anderen Leukoseformen gelegentlich gelingt (Übersicht bei DMOCHOWSKI, 1965), war die Mitteilung von VIOLA *et al.* (1967) über ein Arbor-Virus-artiges Partikel bei einer Patientin mit aleukämischer CLL der einzige derartige Befund.

III. Veränderungen der Chromosomen und des Nukleinsäureaufbaus bei CLL-Lymphozyten

Für die chronische Lymphadenose liegen keine Befunde vor, die der Bedeutung des Philadelphia-Chromosoms für die chronische myeloische Leukämie oder den strukturellen Veränderungen, wie sie bei akuten Leukosen gefunden werden können, entsprächen. Als bisher einzige hereditäre Chromosomenanomalie bei CLL gilt der Befund des Ch_1-Chromosoms, eines G_2-Autosoms, dessen kürzerer Arm fehlt (GUNZ *et al.*, 1962). FITZGERALD und HAMER (1969) fanden inzwischen das 3. Mitglied einer Familie mit dieser Anomalie bei CLL. Die Rolle dieses Befundes wird dabei nicht im Sinne eines ätiologischen Faktors, sondern als mögliche Prädisposition diskutiert. Bei nicht verwandten Patienten zeigten sich in den Untersuchungen von FITZGERALD und ADAMS (1965) in einem von 30 Fällen variable chromosomale Aberrationen.

Die Untersuchungen zum *DNS-Gehalt* in verschiedenen Methoden erbrachten im Gegensatz zu anderen Leukosen bei CLL vorwiegend normale Verhältnisse (PETRAKIS, 1953; HALE u. WILSON, 1960). ZACHARSKI und LINMAN (1969) fanden nur eine geringe Anzahl polyploider Zellen unter den CLL-Lymphozyten. GOH (1967) fand bei in vitro-Kulturen eine kleine Population mit aneuploidem Karyotyp. Die Chromatinverteilung stellte sich phasenoptisch dichter als bei normalen Lymphozyten dar. Hinsichtlich des Kernsatzes von allgemeinem Interesse sind Hinweise auf eine Erniedrigung des Gehaltes an Desoxyribonuklease bei CLL, da hierin ein pathomechanischer Faktor für eine entkoppelte Proliferation bestehen könnte (WILL *et al.*, 1957; WESTRING u. BRITTIN, 1967).

Untersuchungen des RNS-Gehaltes der CLL-Lymphozyten, welcher bei anderen Leukosen oft gesteigert ist, erbrachten keine signifikanten Unterschiede zu normalen Lymphozyten (CRONKITE *et al.*, 1958; JOHNSON *et al.*, 1967; WESTRING u. BRITTIN, 1967). In Versuchen der DNS-RNS-Hybridisierung aber ließ sich die RNS normaler Lymphozyten zwar voll durch RNS aus CLL-Lymphozyten ersetzen, die RNS von CLL-Lymphozyten war aber nur zu 74% durch normale RNS austauschbar, was auf sichere qualitative Unterschiede hinweist (NEIMAN u. HENRY, 1968).

(Daten zum DNS-RNS-Umsatz s. Kap. Kinetik.)

IV. Oberflächen-Antigencharakter der CLL-Lymphozyten

Neue Möglichkeiten der Zellcharakterisierung wurden durch die Aufschlüsselung der Histokompatibilitäts-Antigene im HLA-System gewonnen (Übersicht bei AMOS u. VAN ROOD, 1965). Bei nicht verwandten CLL-Patienten ließen sich in einer Reihe von Studien keine signifikanten HLA-Antigen-Häufungen nachweisen (DEGOS *et al.*, 1971; JEANNET u. MAGNIN, 1971; WALFORD *et al.*, 1971). Bei 4 erkrankten Geschwistern fanden SCHWEITZER *et al.* (1973) an gemeinsamen Antigenen bei allen HL-A2 und W5. In einer 12köpfigen Familie mit 4 erkrankten Geschwistern fand sich bei 3 der CLL-Patienten der HLA-Haplo-Typ Da25 (W30 und W31), HL-A13 (DELMAS-MARSALET *et al.*, 1974).

Diese Befunde lassen wie das oben zitierte Ch_1-Chromosom die Deutungsmöglichkeit zu, daß die Antigene bevorzugte Rezeptoren für ein potentiell leukämogenes Agens darstellen oder aber, daß sie mit dem Agens Strukturgemeinschaften aufweisen, die eine Immunisierung verhindern und zur Selbsttoleranz führen.

Hinsichtlich der Frage spezifischer Tumorantigene an CLL-Lymphozyten zeigten PEACOCKE *et al.* (1966) im Zytotoxizitätstest zunächst normale Verteilungshäufigkeit der Isoantigene. BENTWICH *et al.* (1972) sahen in Immunisierungsversuchen mit Hasen an den Oberflächen von CLL-Lymphozyten jedoch Hinweise auf spezielle Isoantigene, die sich an normalen Lymphozyten des Erwachsenen nicht fanden und speziell im HLA-System nicht erfaßbar waren. Dagegen wiesen teilweise die Lymphozyten Neugeborener in quantitativ geringerer Ausprägung diese bei CLL gefundenen Charakteristika auf.

Der Gehalt wasserlöslicher Lymphozytenantigene (mit Kaninchen-Antiseren in der Ouchterlony-Technik) scheint gegenüber normalen Lymphozyten bei CLL erhöht zu sein (WESTERHAUSEN, 1968).

V. Zytochemische Befunde bei chronischer Lymphadenose

(s. Kapitel von P. Obrecht)

Unter den zytochemischen Reaktionen mit einzelnen Zellsubstanzen erlangte vor allem die *Perjodsäure-Schiffsche-Reaktion (PAS)* nach Hotchkiss (1948) eine gewisse Bedeutung (Dameshek u. Gunz, 1958; Hayhoe, 1960; Mitus *et al.*, 1958), die vor allem den Glykogengehalt der Zellen nachweist (Übersicht bei Merker, 1969). Eine Reihe von Arbeiten wiesen eine gesteigerte PAS-Reaktion der CLL-Lymphozyten nach und zwar ist sowohl der Prozentsatz als auch die Intensität der reagierenden Zellen erhöht (Mitus *et al.*, 1958; Dameshek u. Gunz, 1958). Zwischen Knochenmarks- und Blutlymphozyten besteht dabei kein signifikanter Unterschied (Westerhausen, 1972). Nach Therapie der CLL weisen die überbleibenden Lymphozyten einen normalisierten Gehalt PAS-positiver Substanzen auf (Quaglino u. Hayhoe, 1959; Westerhausen, 1972a).

Bei Kombinationsfärbungen wiesen insbesondere die vermehrten, nukleolenhaltigen Lymphozyten starke PAS-Intensitäten auf (Astaldi u. Verga, 1957; Begemann *et al.*, 1963). Quantitative Bestimmungen des Glykogengehaltes bestätigten die zytochemischen Hinweise (Valentine, 1956). Najman *et al.* (1969) betonten allerdings die Anfälligkeit und Variabilität der PAS-Reaktion. Trotz starker Schwankungen lagen jedoch bei Westerhausen (1972a) die meisten Werte deutlich über dem Normbereich und hoben sich so auch von Erhöhungen bei Viruserkrankungen (Begemann *et al.*, 1963) und myeloproliferativen Erkrankungen ab (Hui, 1962).

Die *Phosphorylase* kommt normalerweise in Lymphozyten nicht vor, wurde aber von Mitus *et al.* (1958) parallel dem erhöhten Glykogengehalt in CLL-Lymphozyten nachgewiesen.

Der *Lipidgehalt* der CLL-Lymphozyten wurde von einer Reihe von Autoren untersucht (Übersicht bei Hayhoe, 1953), wobei meist Sudanschwarz-B benutzt wurde. Hayhoe (1953) wies in einer kleinen Zellfraktion eine feinkörnig positive Reaktion nach, die sich bei normalen Lymphozyten nie fand.

Die *Peroxydasereaktion* ist wie bei normalen Lymphozyten auch bei CLL-Lymphozyten stets negativ (Heilmeyer u. Begemann, 1951).

Die *alkalische Leukozytenphosphatase* läßt sich in der Regel kaum oder nur mit minimaler Konzentration in normalen Lymphozyten nachweisen (Kaplow, 1969). Der Befund einer Erhöhung dieses Gehaltes in einem Fall von CLL durch Tiso und Giangrande (1967) blieb bisher solitär.

Über eine Reduzierung der lysosomalen Enzyme *β-Glukoronidase und saure Phosphatase in CLL-Lymphozyten liegt eine Reihe von Befunden vor (B*^{eck}* u.*

Über eine Reduzierung der lysosomalen Enzyme *β-Glukoronidase und saure Phosphatase* in CLL-Lymphozyten liegt eine Reihe von Befunden vor (Beck u. Valentine, 1951; Goldberg, 1967; Brittinger *et al.*, 1970). Elektronenmikroskopisch konnte eine Verminderung saure-phosphatase-positiver Organellen festgestellt werden, was dafür spricht, daß letztlich ein Mangel an Lysosomen für die niedrigen Enzymwerte verantwortlich ist (König *et al.*, 1970; Douglas *et al.*, 1973). Zwischen Anstieg der Lymphozytenwerte und Zunahme der Knochenmarksinfiltration auf der einen Seite und Abfall der lysosomalen Enzyme auf der anderen Seite besteht deutliche Parallelität (Westerhausen, 1973c). Brittinger *et al.* (1970) wiesen auf einen steilen Abfall der Enzymaktivitäten ab 50 000 Lymphozyten/µl hin. Fälle mit niedrigen Enzymaktivitäten wiesen auch unabhängig vom Grad der Lymphozytose einen rascheren Verlauf mit klinisch relevanterem

Immundefekt auf. Unter Therapie bestand eine generelle Tendenz zum Enzymaktivitätsanstieg (Westerhausen, 1973c).

Die unspezifische Esterase-Reaktion weist bei CLL eine Verminderung der Zellen mit Reaktionszentren auf (Schröder, 1960; Westerhausen, 1972c).

Die Malat-Dehydrogenase, ein nicht-lysosomales Enzym, zeigte normale Konzentration in CLL-Lymphozyten (Douglas et al., 1973).

Die Zytochromoxydase zeigte bei den Untersuchungen von Wachstein (1950) in der Gewebs-Nadi-Reaktion normale Werte bei CLL.

Die 5-Nukleotidase und die Acetylcholinesterase zeigten im zytochemischen Nachweis keine signifikanten Normabweichungen in CLL-Lymphozyten (Übersicht bei Ackermann, 1959).

VI. Biochemische Stoffwechselanalysen
bei CLL-Lymphozyten

Eine besondere Rolle spielen, wie sich bereits in der erhöhten PAS-Anfärbung des Zellglykogens zeigte, unter den Fermentbestimmungen die Untersuchungen zum *Kohlehydratstoffwechsel.* Ausgedehnte Studien von Beck und Valentine (1952) und Beck (1958) wiesen in Zellhomogenaten von CLL-Patienten eine Erniedrigung des Sauerstoffverbrauchs, der Glukoseutilisation und der Laktatbildung nach. An steuernden Fermenten war der Hexokinasegehalt und der Glycerin-Aldehyd-Phosphatdehydrogenase-Gehalt erniedrigt. Weiter ließ sich ein verringerter Gehalt an Glukose-6-Phosphat-Dehydrogenase und 6-Phospho-Glukonat-Dehydrogenase, die speziell den Hexosemonophosphatshunt steuern, nachweisen (Ghiotto et al., 1963). Eine Verminderung der Glukoseutilisation, speziell über diesen metabolischen Weg, zeigten zuletzt Brody et al. (1969). Sie schließen daraus auf eine generelle Störung des Kohlehydratstoffwechsels bei CLL, auf die auch Befunde von Lisker et al. (1966) hinweisen, wonach 71% der CLL-Patienten eine gestörte Glukose-Toleranz aufwiesen.

Die Befunde zum *Aminosäurestoffwechsel* in CLL-Lymphozyten sind zum Teil widersprüchlich (Übersicht bei Harwerth, 1963). In den meisten Arbeiten wird aber über eine Erhöhung von Glutaminsäure, gelegentlich auch von Phenylalanin, Prolin und Thyrosin in den Zellen berichtet (Waisman, 1957). Entsprechend zeigten Killmann et al. (1961) eine Erhöhung der β-Aminoisobuttersäure, wobei es sich wohl um ein Endprodukt des Thyminstoffwechsels handelt, der bei vermehrtem DNS-Umsatz ansteigt. Für den Glutathiongehalt, der z.B bei der akuten Lymphoblastenleukose erhöht ist, fanden Hardin et al. (1954) eher erniedrigte Werte. Ähnlich war z.B. in den Untersuchungen von Weissberger und Levine (1954) der Einbau von Cystin erniedrigt, woraus auf einen größeren Pool von S-H-Gruppen in den CLL-Lymphozyten geschlossen wird. Die Bedeutung des Cystins liegt nach Patt (1953) in einer strahlenprotektiven Wirkung. Ähnliche Befunde konnten Schreier et al. (1961) für den Einbau von Glycin und Winzler et al. (1957) für Formiat erheben.

Bei den Enzymen, die in den Aminosäurestoffwechsel eingeschaltet sind, fand Waisman (1957) eine deutliche Erhöhung der Glutamatdehydrogenase (GLDH) und der Glutamat-Oxalazetat-Transaminase (GOT) in Blutzellkonzentraten bei CLL. Diese Befunde konnten von Löhr (1961) bestätigt werden, gleichzeitig war hier eine Vermehrung der Pyrovatkinase und der Glutamatdehydrogenase zu verzeichnen.

Trotz dieser Hinweise wird man sich generell dem Schluß LÖHRS (1961) anschließen müssen, daß es nicht möglich sei, eindeutige qualitative biochemische Unterschiede zwischen leukämischen und normalen Leukozyten nachzuweisen, insbesondere in Anbetracht normaler Werte für Esterasen, Lipasen, Amylasen, Kathepsin, Trypsin und Nukleasen, Katalasen und der Laktatdehydrogenasen (BOTTOMLEY *et al.*, 1966; Übersicht bei HARWERTH *et al.*, 1963). Allerdings muß der Kohlenhydratstoffwechsel hier ausgenommen werden (s. oben).

VII. Physikalische Eigenschaften der Lymphozyten bei CLL und ihr Verhalten gegenüber exogenen Noxen

Über eine erhöhte *osmotische Resistenz* von CLL-Lymphozyten gegenüber hypotonen Lösungen berichteten zuerst STORTI u. PEDERZINI (1956). Diese Ergebnisse konnten WESTRING und BRITTIN (1967) erweitern und bestätigen, wobei sich in der Größenverteilung unter hypotonen Bedingungen zwar eine größere Verteilungsbreite, aber ein normales mittleres Zellvolumen fand. Die Autoren fanden Hinweise auf Besonderheiten der Nukleoproteinstruktur als Ursache der erhöhten osmotischen Resistenz.

Auffallend ist auch eine abnorm hohe *Oberflächenhaftung* von $^2/_3$ der CLL-Lymphozyten (THOMSON u. MERISHI, 1969); in diesem Zusammenhang ist der Befund einer Erniedrigung von N-Acetylneuraminsäure in CLL-Lymphozyten-Membranen zu erwähnen (MCCLELAND u. BRIDGES, 1973), da sie die Adhäsionsneigung beeinflußt. Als weiteres Charakteristikum zeigte sich in den Untersuchungen von THOMSON und ROBINSON (1967) die adhäsive Lymphozytenfraktion ultrasensitiv gegenüber Colchizin.

Die *mechanische Resistenz* der CLL-Lymphozyten ist gegenüber normalen Lymphozyten vermindert, worauf auch das häufige Auftreten der sogenannten Gumprechtschen Kernschatten hinweist (MÜLLER *et al.*, 1970).

Über eine abnorme *Spontanmotilität* der CLL-Lymphozyten berichteten SCHREK und DONNELLY (1961).

Die Untersuchung der *elektrophoretischen Mobilität* zeigte bei 20 CLL-Fällen ein fast völliges Fehlen der normal wandernden Fraktion, an deren Stelle eine rasch wandernde Bande nahe den Erythrozyten auftrat (RUHENSTROTH-BAUER, 1965).

Eine erhöhte *Sensitivität gegenüber Prednisolon* ist nach den Untersuchungen von SCHREK (1964) derartig signifikant, daß diese Eigenschaft zur diagnostischen Abgrenzung gegen normale Lymphozyten dienen könne. Allerdings weisen schon normale zirkulierende B-Lymphozyten eine höhere Steroidempfindlichkeit auf als T-Zellen oder die gemischte Lymphozytengesamtfraktion (COHEN u. CLAMAN, 1971), so daß ungeklärt scheint, ob das Bild hoher Steroidsensitivität bei CLL durch summarisches Überwiegen von B-Zellen ohne qualitative Veränderungen der Einzelzelle zustandekommt.

Ähnlich berichteten SHOHAT *et al.* (1967) über eine extreme Oberflächenreaktion von CLL-Lymphozyten gegenüber der pflanzlichen Terpensubstanz *Elactericin A*.

Strahlensensibilität

Die *Sensibilität* kleiner Lymphozyten gegenüber ionisierender Strahlung ganz allgemein ist seit den Berichten von HEINEKE (1904) bekannt. Eine Besonderheit gegenüber den meisten übrigen Körperzellen besteht darin, daß sie nicht erst im Laufe einer Mitose nach applizierter Bestrahlung, sondern im „Interphase-Tod" ohne Eintritt in den Teilungszyklus zugrundegehen können (Trowell, 1952).

In funktionellen Unterscheidungen scheinen schon normalerweise die Träger der humoralen Immunität empfindlicher gegen Strahleneinwirkung als die der zellulären (Uhr u. Scharff, 1960; Keuning et al., 1963; Mitchison, 1971). Über eine besonders hohe Empfindlichkeit speziell von CLL-Lymphozyten liegen eine Reihe von Beobachtungen vor (Jago, 1961; Johnson, 1967; Kagan u. Johnson, 1967); in Anbetracht der starken individuellen Schwankungen (Osgood, 1965) kann jedoch — ähnlich wie bei der Steroidsensibilität — nicht eindeutig entschieden werden, ob die CLL-Einzelzelle oder die spezifische Verschiebung der Zellzusammensetzung (zugunsten von B-Zellen, s. unten) diese Strahlensensibilität bedingt.

Zu einer speziellen Strahlenempfindlichkeit der CLL-Lymphozyten könnte in erster Linie die gestörte Immunaktivität (s. unten) beitragen (Dixon et al., 1952; Schrek u. Stefani, 1964; Keuning et al., 1963), da Antigen- oder Mitogen-Stimulierbarkeit zum Verlust der Strahlensensibilität führt.

I. Die Stellung der CLL-Lymphozyten in der Thymus (T)- und Bursa (B)-Lymphozyten-Einteilung

Wie oben dargestellt, hat es an Versuchen zur Charakterisierung der Lymphozyten bei CLL nicht gefehlt, wobei die Überprüfung der Ergebnisse auf gegenseitige Kongruenz noch weitgehend aussteht. Es war jedoch immunologischen Untersuchungen vorbehalten, in den letzten Jahren die zentrale Frage, ob die Lymphozyten von Patienten mit CLL eine homogene Population darstellen, ob nur eine quantitative Verschiebung qualitativ normaler Lymphozyten oder eine leukämisch-maligne entartete Population vorliege, einer Antwort näher zu bringen.

Zum Verständnis der pathologischen Abweichungen bei der CLL ist zunächst eine kurze Darstellung der zwei größten immunologisch charakterisierbaren Lymphozytenformen nötig (Übersicht bei Greaves et al., 1974).

I. Einteilung normaler Lymphozyten in „T"- und „B"-Population und ihre Interaktionen

In den Tierexperimenten von Sell und Gell (1965) wurde erstmals deutlich, daß ein Teil der Lymphozyten Immunglobuline an seiner Oberfläche trägt; Unanue et al. (1971) zeigten, daß diese zur „bone marrow derived"-Reihe gehören, während sie sich z.B. bei Vögeln von der Bursa Fabricii ableiten (Rabellino u. Grey, 1971), weshalb sie unter dem Arbeitstitel B-Lymphozyten beschrieben werden. Beim gesunden Menschen fanden sich in fluoreszenzmikroskopischen oder autoradiographischen Analysen 22—36% der Lymphozyten mit Oberflächen-Immunglobulin-Besatz (Übersicht bei H. Huber, 1973). Dabei gibt es Hinweise, daß je eine spezifische Zellfraktion mit ihrem einen Schwer- und Leichtkettentyp nur einen Immunglobulinrezeptor für ein bestimmtes Antigen trägt. Es scheint weitgehend Übereinstimmung zu bestehen, daß dieses als Rezeptor für ein Antigen fungierende Immunglobulin nach morphologischer Umwandlung zu Plasmazellen als spezifisches Antikörpermolekül abgegeben wird (Cooper et al., 1972; Marchalonis u. Cone, 1973; Übersicht bei Mohr, 1975). Innerhalb einer Zelle scheint eine Umschaltung von der primären Synthese von IgM-Molekülen auf IgG möglich zu sein, wobei eine T-Zellen-Helferfunktion mitspielen könnte (Kincade u. Cooper, 1971).

B-Lymphozyten sind darüber hinaus noch durch die Fähigkeit charakterisiert, aggregiertes IgG über einen Fc-Rezeptor und Immun-Komplement-Komplexe über einen Rezeptor für die aktivierte dritte Komplementkomponente zu binden (Übersicht bei BENTWICH u. KUNKEL, 1973).

Die übrigen $^2/_3$ der Lymphozyten ohne quantitativ ins Gewicht fallenden Oberflächen-Globulin-Besatz stammen von Stammzellen ab, die nach Einwanderung in den Thymus ihre funktionelle Reife erlangen (SCHLESINGER, 1970; OWEN u. RITTER, 1969), und werden daher als „T"-Lymphozyten bezeichnet. Auf Antigenreiz wandeln sie sich in große Blastzellen und geben eine Reihe von Faktoren = „Lymphokine" (WOLSTENCROFT, 1971) ab, die die klassische zelluläre Reaktion vom verzögerten Typ auslösen (Übersicht bei DAVIES, 1969), bei der sie selbst in zytolytische Zell-zu-Zell-Interaktionen eintreten, wie sie etwa die Transplantatabstoßung und die Graft-versus-host-Reaktion charakterisiert (Übersicht bei BERKE u. AMOS, 1973).

Daneben regulieren die T-Zellen als Helferzellen zum Teil auch die B-Zellaktivität (GREAVES u. JANOSSY, 1972). In vitro läßt sich die Umwandlung der T-Lymphozyten in Blasten durch unspezifische Mitogene auslösen. So sind 3 Tage nach Zusatz des Pflanzenproteins Phytohaemagglutinin (PHA) 50—80% zu Blasten transformiert. Eine weitere spezifische T-Zelleigenschaft ist die Anlagerung von Schaf-Erythrozyten, die so ohne vorherige Sensibilisierung Spontan-Rosetten um einen T-Lymphozyten bilden (Übersicht bei COHNEN, 1974a).

Interaktionen der mit den gezeigten Methoden charakterisierbaren Zellsysteme sind mannigfach beschrieben (HARTMANN, 1971; WOLSTENCROFT, 1971; GREAVES u. JANOSSY, 1972). Im wesentlichen handelt es sich dabei um eine Regulation der B-Zellaktivität durch T-Zellen, bei der möglicherweise die Abgabe IgM-artiger Moleküle eine Rolle spielt (FELDMANN u. BASTEN, 1972). Bei dieser Interaktion sind aber auch die Histokompatibilitätsantigene wichtig, denn wenn die Zellreihen nicht syngen sind, erfolgt keine Kooperation (KATZ et al., 1973). Der Ablauf von Immunreaktionen wird ferner durch Anreicherung des Antigens an Monozyten-Makrophagen gefördert. Die Einwanderung und Aktivierung dieser Zellen wird wieder durch Faktoren begünstigt, die von sensibilisierten Lymphozyten gebildet werden (DAVID, 1973). Den Aktionsablauf in diesem 3-Zellsystem faßten CLAMAN und MOSIER (1972) in folgendem Modell zusammen: Ein bestimmter Makrophagentyp sammelt antigene Trägermoleküle und Haptene an seiner Oberfläche: durch diese „verlockende" Präsentationsart werden passierende spezifische T-Lymphozyten gebunden und zur Teilung und vermehrten Synthese von Rezeptoren veranlaßt. Diese begünstigen eine weitere Bindung von Antigen-Hapten-Komplexen. An den Haptenteil lagern sich nun B-Zellen an und es liegt schließlich ein „Cluster" von Makrophage, T- und B-Zelle vor. Die B-Zelle wird so aktiviert, teilt sich, verläßt diesen Cluster und sezerniert Haptenspezifische Antikörper.

II. Immunologische Phänomene, die sich auf eine Störung der B-Lymphozyten bei CLL zurückführen lassen

1. Immunglobulin-Mangel

Nach obiger Charakterisierung der normalen B-Zellfunktion drücken sich ihre Störungen in Alterationen der humoralen Immunität aus. Das klinische Korrelat, das auf eine immunologische Abwehrschwäche der meisten Patienten im Verlauf ihrer Krankheit hinweist, wurde im klinischen Teil geschildert. Als erstes Laborkorrelat einer gestörten B-Zellfunktion fällt die *Hypogammaglobulinämie* ins Gewicht. Bei in der Regel normalem Gesamteiweiß (ULTMANN et al., 1959; WESTERHAUSEN, 1972a) finden sich in 35—50% der CLL-Fälle γ-Globulinwerte unter 0,8 g/100 ml (MILLER, 1962; CREYSSEL et al., 1958; KLIMA et al., 1962); in unserem Untersuchungsmaterial wiesen 58% der Patienten bei Diagnosestellung Werte unter 1 g-% auf. In all diesen Untersuchungen finden sich vereinzelt Fälle mit Extremwerten unter 0,2 g-%. Komplette Agammaglobulinämie wurde nur in Einzelfällen beobachtet (BREM u. MORTON, 1955; VIDEBAEK, 1961). Hinsichtlich der Ig-Klassen fanden FAHEY et al. (1965) vor allem IgM vermindert. In den ausführlichen Untersuchungen von WESTERHAUSEN (1970) an 50 Patienten war in 18% eine Ig-Klasse (meist IgM) vermindert, in 30% 2 Ig-Klassen, wobei alle Kombinationen gleich vertreten waren und in 32% waren alle 3 Ig-Klassen vermindert. In nur 2% wurde eine Vermehrung von IgG und M verzeichnet. Erniedrigte IgE-Spiegel bei CLL geben McCORMICK et al. (1971) an, wozu sie die niedrige Frequenz allergischer Reaktionen korrelieren konnten.

Mit zunehmender Krankheitsdauer wird die Ausprägung der Hypogammaglobulinämie stärker (Ultmann *et al.*, 1959; Dameshek, 1967). Entsprechend wird zwischen Zunahme der Anämie und Thrombozytopenie als Ausdruck zunehmender lymphatischer Knochenmarksinfiltration und der γ-Globulinabnahme eine direkte (Hansen, 1973) oder lockere (Westerhausen, 1970) Korrelation gesehen. Zur Lymphozytose des peripheren Blutbildes ergibt sich keine signifikante Relation (Westerhausen, 1973c). Dagegen korrelierten das Ausmaß der Splenomegalie und die Hypogammaglobulinämie positiv (Hansen, 1973).

Ultmann *et al.* (1959) konnten den Grad der Hypogammaglobulinämie eindeutig der Infekthäufigkeit korrelieren. Aufschlußreich sind aber die Ergebnisse von Hansen (1973), wonach Patienten ohne vermehrte Infektneigung gleich häufig eine γ-Globulinerniedrigung unter 0,7 g-% aufwiesen wie Patienten mit leichter oder schwerer Infektlabilität; umgekehrt hatten 40% der Patienten mit ausgeprägter klinischer Abwehrschwäche normale γ-Globulinspiegel. Bei hämatologischen Remissionen sank nach Miller (1962) die Infekthäufigkeit deutlich auch ohne signifikante Verbesserung der γ-Globulinwerte. Diese Befunde können als Hinweis auf eine andersartige Störung der Immunfunktion gewertet werden.

Daneben kommt eine *Hypergammaglobulinämie* durchaus vor. Bei Creyssel *et al.* (1958) und Shaw *et al.* (1960) wiesen 8% der Patienten erhöhte γ-Globulinwerte über 1,5 g-% auf. Hansen (1973) gibt 15% mit Werten über 1,3% an, wobei 2% eine monoklonale Komponente aufwiesen. Trotz derartig erhöhter γ-Globulinwerte kann eine gesteigerte Infektneigung bestehen (Klima *et al.*, 1962; Shaw *et al.*, 1960).

Die *Bildung spezifischer Antikörper* ist darüber hinaus von speziellem Interesse. So konnten Shaw *et al.* (1960) bereits zeigen, daß Patienten mit normalem γ-Globulinspiegel auf Antigenreiz keinen normalen Anstieg der Antikörpertiter entwickeln. Cone und Uhr (1964) zeigten bei CLL normale humorale Antwort, z.B. gegenüber Mumps, auf Boosterung hin jedoch erfolgte kein Titeranstieg. Die Adhärenz von Salmonellen an den Oberflächen, die auf die Synthese von 19-S-Antikörper hinweist, ist bei CLL-Lymphozyten gegenüber normalen Lymphozyten nach Immunisierung total gestört (Brody u. Beizer, 1966). Libansky (1969) zeigte hinsichtlich der humoralen Beantwortung applizierter Streptokinase bei kutan-positiven CLL-Patienten den niedrigsten Titeranstieg unter allen Hämoblastosen und bei kutan-negativen Patienten keinerlei Reaktion! Bei Hansen (1973) fiel eine Häufung von Patienten mit völlig negativem ASL-Titer auf.

2. Paraproteine

Unter den elektrophoretischen Veränderungen wurden immer wieder einzelne Fälle von Paraproteinbildung beschrieben, ohne daß immer eine sichere Abgrenzung dieser Fälle gegenüber Morbus Waldenström und Morbus Kahler gewährleistet scheint (Azar *et al.*, 1957; Spengler *et al.*, 1961). In der eingehenden Analyse von Fateh-Moghadam (1974) steht die CLL an erster Stelle der fakultativ-paraproteinämischen Hämoblastosen. Obwohl die Befunde oft aus der Ära der Papierelektrophorese stammen, entspricht eine Häufigkeit von 14% aller CLL-Fälle (Hallèn, 1966) dem Wert von 16%, den Westerhausen (1973a) immunelektrophoretisch fand, während bei Hansen (1973) nur 2% mit Paraproteinnachweis angegeben werden. Am häufigsten liegt monoklonales IgM vor, danach IgG (Spengler *et al.*, 1961; Fairly u. Scott, 1961; Zlotnick u. Ronbinson, 1970; Moore *et al.*, 1970). In diesen Untersuchungen fanden sich die Paraproteine häufig in einer atypischen, infiltrativen Verlaufsform der CLL, was u.U. auf Beziehungen dieser Erkrankungen zu anderen Entitäten des lymphoproliferativen Formenkreises hinweist (s. Differentialdiagnose). Ähnlich wäre der Befund einer Bence-Jones-Proteinurie (RIVA, 1975) bei einer atypischen CLL zu bewerten.

Von QUATTRIN *et al.* (1961) wurden einige seltene Fälle von Kryoglobulinämie als Sonderform einer Paraproteinämie bei CLL zusammengestellt.

3. Uncharakteristische serologische Phänomene

Uncharakteristische Reaktionen kann man in Erhöhung des „Rheumafaktors" im Waaler-Rose-Test sehen (BARTFELD, 1960); häufiger findet sich eine unspezifische positive Wassermann-Reaktion (bei 5 von 174 Patienten bei HANSEN, 1973), wobei an derartige Befunde beim differentialdiagnostisch u.U. schwer abzugrenzenden pluripotentiellen immunproliferativen Syndrom zu erinnern ist (s. Differentialdiagnose).

Im *Properdin-Komplement-System* findet sich eine mäßige Erniedrigung (ROTTINO *et al.*, 1958), gelegentlich werden auch normale Werte gefunden (MILLER *et al.*, 1961). Signifikanter sind die Befunde über eine deutliche Komplement-Erhöhung, wobei die Beobachtung wichtig scheint, daß unter fast allen therapeutischen Maßnahmen sowohl Properdin als auch Komplement abfallen (PERLICK, 1960).

Haptoglobin, das normalerweise 20—30% der Alpha$_2$-Globuline stellt, verhält sich bei CLL im Gegensatz zu anderen Leukosen normal (IVANYI *et al.*, 1961). Bei hämolytischen Prozessen im Verlaufe einer CLL setzen naturgemäß starke Erniedrigungen des Haptoglobins ein (BRUS u. LEWIS, 1953).

4. Autoimmunphänomene bei chronischer Lymphadenose

Die Zuordnung von Autohämantikörpern zu definierten Immunglobulinklassen, z.B. inkomplette Wärmeantikörper meist zu IgG, Kälteagglutinine meist zu IgM (ENGLEFRIET *et al.,* 1968; V. D. BORNE *et al.,* 1969), berechtigt zu dem Konzept, diese Autoimmunphänomene als Sonderform einer Paraproteinämie zu sehen, die von einer mutierten Zellpopulation produziert werden (FUDENBERG u. SOLOMON, 1961; DAMESHEK u. SCHWARTZ, 1959; DAMESHEK *et al.,* 1961).

Im Vordergrund klinischer Phänomene steht die *autoimmunhämolytische Anämie.* Bei der multifaktoriellen Ätiologie der Anämie bei CLL und in Anbetracht einer häufig belegten verkürzten Erythrozytenüberlebenszeit, muß zum Beleg einer autoimmunologischen Hämolysekomponente der Nachweis direkter und indirekter Wärmeantikörper im Coombs-Test gefordert werden. Nach einer Reihe von Untersuchungen erkrankten 10—26% der CLL-Fälle in ihrem Verlauf an einer Coombs-positiven Hämolyse, wobei meist der direkte Coombstest positiv gefunden wird, was auf das Vorliegen inkompletter Wärmeagglutinine hinweist (WASSERMAN *et al.,* 1955; PISCIOTTA u. HIRSCHBOEEK, 1957; DAMESHEK u. SCHWARTZ, 1959; VIDEBAEK, 1962; DACIE, 1967; SCHUBOTHE, 1970; HANSEN, 1973). Dabei trat die akute Hämolyse in vielen Fällen als Erstsymptom der CLL auf (ROSENTHAL *et al.,* 1955; WASSERMAN *et al.,* 1955); in der Regel scheinen keine latenten, sondern in rascher Anämisierung manifeste Autoimmunisierungen vorzuliegen (HANSEN, 1973). Beachtenswert ist die Beobachtung von ROSENTHAL *et al.* (1955), daß einigen hämolytischen Schüben Strahlenbehandlung vorausging.

In 5 von 34 Coombs-positiven Fällen ließen sich Kälteagglutinine nachweisen (HANSEN, 1973).

Sehr selten werden *Wärmehämolysine* nachgewiesen, die in der Regel in der Begleitung anderer Autohämantikörper auftreten (Schubothe, 1958; Schubothe, 1970). Die Beschreibung einiger CLL-Fälle bietet das Bild einer *idiopathischen thrombozytopenischen Purpura (ITP)* (Scott, 1957; Dameshek u. Gunz, 1958; Hayhoe, 1960; Harrington u. Arimura, 1961). Als diagnostischer Hinweis wird in diesen Arbeiten bei Thrombozytopenie mit makulöser Blutungsneigung ein megakaryozytenreiches Mark mit Anhäufung unreifer Formen, eine stark verkürzte Thrombozytenüberlebenszeit und ein rasches Ansprechen auf Steroide bewertet. Nicht immer wurden, wie bei Harrington und Aruimura (1961) in 5 von 7 Fällen Thrombozytenagglutinine nachgewiesen. Eine ausführliche Analyse bei Ebbe *et al.* (1962) wies neben obigen klinischen Charakteristika nur einmal Agglutinine und nur einmal Niederschlag fluoreszenzmarkierten Antihumanglobulins an Megakaryozyten nach. Trotzdem müssen in Anbetracht der immer noch ausstehenden eindeutig serologischen Nachweismethoden (Mueller-Eckhardt, 1970) und der außerordentlichen Schwankungen über Antikörpernachweise in der ITP-Literatur diese Fälle hinsichtlich ihrer immunologischen Genese durchaus nicht in Zweifel gezogen werden. Als weiterer Beweis bestand in 3 dieser Fälle bei Ebbe (1962) eine Coombs-positive Hämolyse, wie sie in dieser Kombination Evans *et al.* (1951) beschrieben.

Seltener wird über sekundäre Immunopathien im Sinne einer *Thyreoiditis, Vaskulitis, rheumatoiden Arthritis* oder eines *Erythematodes* berichtet (Miller, 1962; Dameshek, 1967), wobei die statistische Häufung gegenüber Normalkollektiven nicht eindeutig verifiziert erscheint. Derartige Phänomene scheinen, ähnlich wie Hämolysen, durch vorherige Behandlung der CLL mit Strahlen oder Zytostatika auslösbar zu sein. Lewis *et al.* (1966) schreiben diesen Einwirkungen eine Art Triggerung der Lymphozyten zu.

5. In vitro-Untersuchungen zur B-Zell-Charakterisierung bei CLL

Den dargestellten klinischen Defektzustand der Funktionen, die der B-Zell-Reihe zuzuordnen sind, ließen in jüngster Zeit Daten über einen erhöhten B-Zell-Anteil zunächst unverständlich erscheinen. So beschrieben Wilson und Nossal (1971) 3 CLL-Patienten, deren Lymphozyten zu 87—93% fluoreszenzmikroskopisch Oberflächen-Immunglobuline trugen; in dieser Größenordnung lagen auch die Bestimmungen von Papamichael *et al.* (1971). Grey *et al.* (1971) konnten bereits soweit spezifizieren, daß in 14 von 20 Fällen mit über 80% Ig-positiven Lymphozyten als Schwerkettentyp IgM und jeweils nur ein Leichtkettentyp an der Oberfläche vorlag. Dabei fanden sich keine monoklonalen Serumproteine und die Serum-IgM-Werte waren meist erniedrigt. Die Ergebnisse von Aisenberg und Bloch (1973) an 25 Patienten zeigten das gleiche Überwiegen eines offenbar monoklonales IgM-tragenden Lymphozytentyps pro Patient; sie fanden allerdings daneben jeweils einige Zellen mit anderen Schwer- und Leichtketten. Interessant war dabei die Beobachtung, daß 4 Patienten IgM-Vermehrungen im Serum mit monoklonaler Komponente aufwiesen, deren Leichtkettentyp bei einem Patienten nachweislich dem an den Lymphozytenoberflächen entsprach. Diese Ergebnisse konnten von anderen Autoren im wesentlichen bestätigt werden (Preudhomme u. Seligman, 1972; Piessens, 1973; McLaughlin *et al.*, 1973; Aiuti *et al.*, 1973; Ch. Huber *et al.*, 1974; Übersicht bei Cohnen, 1974b). IgM-Kappa erwies sich dabei als der häufigste Immunglobulintyp der leukämischen Zellen (s. Abb. 3). Spezielle Verfahren zeigten, daß das membrangebun-

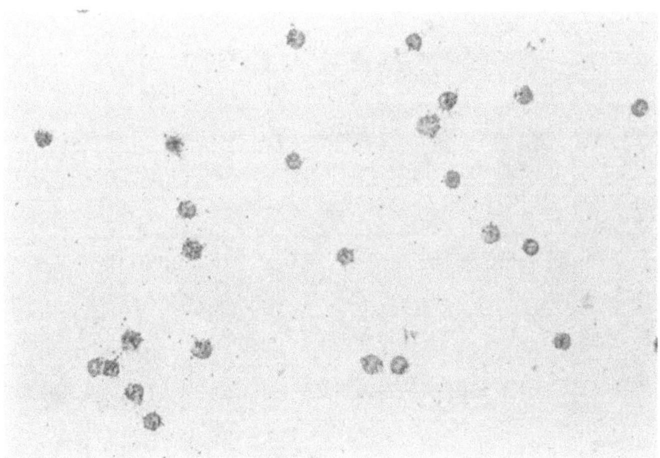

Abb. 3. Beweis der B-Zellnatur der CLL-Lymphozyten durch autoradiographischen Nachweis von Immunglobulin an der Oberfläche von 93–99% der Zellen. Ansatz mit ^{125}I-gebundenem Anti-IgM (CH. HUBER *et al.*, 1974). Mit freundlicher Genehmigung des Autors

dene IgM in seiner monomeren (7-S-) Form vorlag (ESKELAND *et al.*, 1971; MOROZ *et al.*, 1973). Teilweise wies das membrangebundene IgM Antikörpereigenschaften gegen IgG auf, so daß es sich wie ein membrangebundener „Rheumafaktor" verhielt (SELIGMAN, 1973). KUBO *et al.* (1974) fanden an den IgM-tragenden CLL-Lymphozyten gleichzeitig IgD, was als Zeichen besonders geringer Ausdifferenzierung oder als Dedifferenzierungsmerkmal gedeutet werden kann (COOPER u. LAWTON, 1972; ROWE *et al.*, 1973).

Die Auswertung der Reaktionsfähigkeit mit aggregiertem IgG sowie mit Immun-Komplement-Komplexen zeigte ebenfalls, daß die überwiegende Mehrzahl der leukämischen Lymphozyten Bindungseigenschaften für diese B-Zellmarker zeigten. Diese Vermehrung von Zellen mit B-Eigenschaften geht dabei der Lymphozytenzahl im peripheren Blut im wesentlichen parallel (HUBER *et al.*, 1975). Bei ausgeprägt leukämischem Blutbild sind demnach 90% und mehr der Blutlymphozyten als B-Zellen charakterisiert (SHEVACH *et al.*, 1972; BENTWICH u. KUNKEL, 1973).

An *Defekten* der CLL-B-Zellen fiel zunächst ein dünnerer Oberflächen-Immunglobulin-Besatz der Einzelzelle auf (WILSON u. NOSSAL, 1971; AISENBERG u. BLOCH, 1972; MCLAUGHLIN *et al.*, 1973; CH. HUBER *et al.*, 1974; THIEL *et al.*, 1975). Auch die Rezeptorendichte für aggregiertes IgG (PREUDHOMME u. SELIGMANN, 1972) und für Leichtketten (TERNYNCK *et al.*, 1974) war häufig vermindert. Weiter zeigten MCLAUGHLIN *et al.* (1973) und CH. HUBER *et al.* (1974) einen Verlust der sog. „Cap formation" (einer vorübergehenden Anhäufung des Ig-Besatzes an einem Pool der Zelloberfläche). Über kristalloide intrazytoplasmatische Einschlüsse als möglichen Hinweis auf gestörte Immunglobulinproduktion berichteten zuletzt COHNEN *et al.* (1973), wobei es sich wahrscheinlich um Aggregate von IgM handelt.

So lassen sich die obigen Befunde zum Immunglobulin-Besatz dahingehend deuten, daß der überwiegende Anteil der Lymphozyten bei CLL B-Zellcharakte-

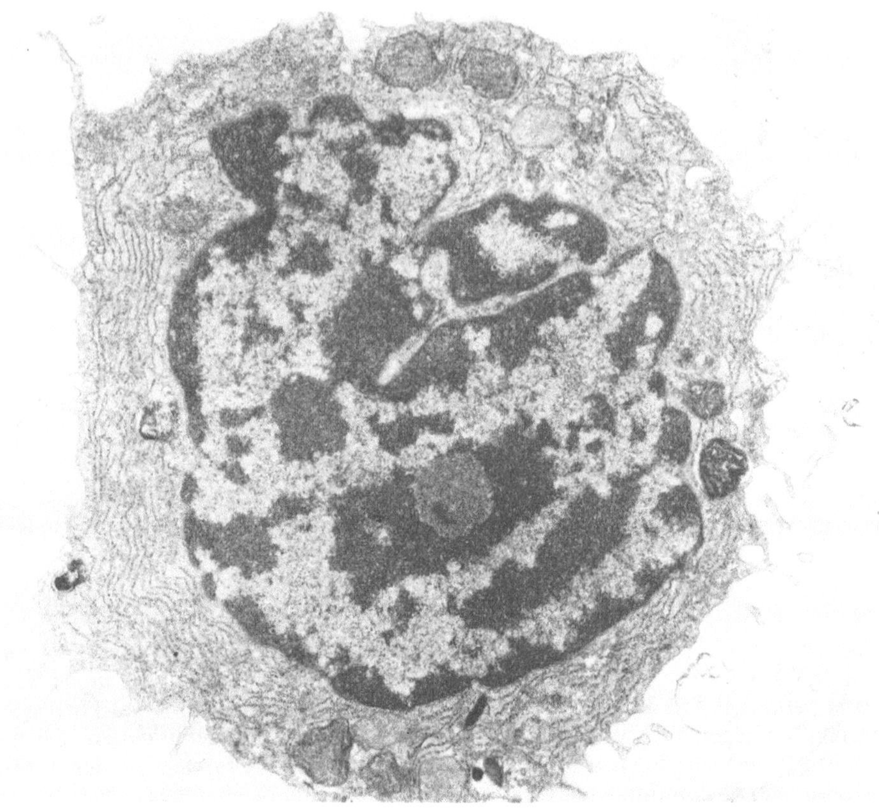

Abb. 4. CLL-Lymphozyten in der PWM-Kultur nach 7 Tagen. Elektronenmikroskopische Aufnahme (16500fach vergrößert). Große Plasmazelle mit stark entwickeltem Ergastoplasma. Diese Zellen werden als Hinweis auf die Existenz einer normalen B-Zellfraktion bei CLL gewertet. (Freundlichst überlassen von Herrn Priv. Doz. Dr. G. Cohnen/Essen)

ristika mit der Besonderheit gehäuften monoklonalen (meist IgM-Kappa)-Besatzes, dem „primitiven" Vorliegen von IgD, gestörter Membrandynamik und gestörter Immunglobulinsekretion trägt. Da die Ig-Sekretion mit der morphologischen Umwandlung in Plasmazellen einherginge, entspricht dem Sekretionsdefekt ein Mangel an Ig-haltigen ausgereiften Plasmazellen in CLL-Knochenmarksausstrichen (Asamer, 1972; Knapp et al., 1974). Diese, von den meisten Autoren als Hinweise auf „neoplastische" B-Zellentartung gedeuteten Befunde (Zusammenfassung bei Davis, 1975) erfahren eine Ergänzung durch die Ergebnisse mit dem pflanzlichen Stimulans Pokeweed-Mitogen (PWM), das in vitro vor allem B-Zellen stimuliert: so fanden Smith et al. (1972) eine stark erniedrigte Reaktion der CLL-Lymphozyten auf PWM; Wybran et al. (1973) wiesen in einer isolierten CLL-B-Fraktion keinerlei Reaktion auf PWM nach, während sie bei Normalpersonen maximal war. Elektronenoptisch zeigten allerdings Cohnen et al. (1973) in einer Restfraktion von 5—10% Blasten nach PWM-Reiz alle Strukturen normaler Ig-sezernierender B-Zellen (s. Abb. 4). Daher ist das Vorliegen einer kleinen, normalen B-Zellpopulation mit Immunglobulinsekretion neben der Majorität pathologischer B-Zellen ohne Ig-Abgabe anzunehmen.

III. T-Zellfunktionen bei CLL

1. Cutane Reaktion vom verzögerten Typ

Nach obiger Charakterisierung ist das T-Lymphozytensystem für die klassische Reaktion vom verzögerten Typ im Sinne der Tuberkulinreaktion, Transplantatabstoßung und Tumorabwehr verantwortlich. Ihre Testung kann durch *Hauttests* vorgenommen werden. Wie im allgemeinen eine Tuberkulose durch das Auftreten einer chronischen Lymphadenose oder Hypogammaglobulinämie als Ausdruck eines B-Zelldefekts nicht beeinflußt wird, finden sich in der Regel normale Hautreaktionen gegenüber PPD-Tuberkulin (MILLER, 1962; SHAW *et al.*, 1962; BLOCK *et al.*, 1969). CONE und UHR (1964) berichteten ebenfalls über normale Reaktionen auf verbreitete andere Antigene, mit denen Vorsensibilisierung weitgehend vorausgesetzt werden konnte, wie Candida, Histoplasmin, Cocidioidin, Mumps und Varidase. Mit dem als Hapten fungierenden Dinitrofluorobenzol gelang diesen Autoren jedoch in 8 von 9 Fällen keine Sensibilisierung. Demgegenüber gelang BLOCK *et al.* (1969) bei 19 von 26 Patienten (=73%), die zu 86% auch gegenüber anderen Hauttests positiv waren, die Sensibilisierung mit dem ähnlichen Dinitrochlorbenzol (DNCB); bei den 7 negativen Patienten waren nur in zwei Fällen auch die üblichen Hauttests positiv; zwar schienen diese Patienten klinisch ein fortgeschritteneres Stadium der Erkrankung zu repräsentieren, in Einzelwerten aber ergaben sich keine signifikanten Korrelationen, z.B. zur Lymphozytose.

Interessant sind in diesem Zusammenhang Versuche, die zellgebundene Reaktivität über Lymphozyten auf anergische Empfänger zu übertragen. Dieser zelluläre Transfer gelang BLOCK *et al.* (1969) von DNCB-reaktiven CLL-Patienten auf einen Hodgkin- und 2 anergische CLL-Patienten, wobei etwa 10^8 Lymphozyten nötig waren, um eine Reaktion fern von der Injektionsstelle zu erzielen; darunter blieb sie lokal am Injektionsort. Die transferierte Reaktivität hielt knapp eine Woche an. Biopsien zeigten Infiltrationen reifer Lymphozyten am Reaktionsort. Aus diesen und ähnlichen Untersuchungen (CONE u. UHR, 1964; AIRO *et al.*, 1967) läßt sich folgern, daß T-Zellimmunisierung und T-Zellreaktionen in der Mehrzahl der CLL-Patienten über lange Krankheitsdauer erhalten sind. Aus der geringen Blutmenge, die zum Transfer nötig war (BLOCK *et al.*, 1969), aus oft überschießenden Hautreaktionen auf Phytohämagglutinin (AIRO *et al.*, 1967) und aus hyperergischen Reaktionen auf Insektenstiche (WEED, 1965) könnte sogar auf eine vermehrte Anzahl aktiver zirkulierender T-Zellen geschlossen werden.

Die *Transplantattoleranz* gegenüber homologen Hauttransplantaten ist ein ebenfalls verbreiteter klinischer Test der T-Zellfunktion. MILLER *et al.* (1961) und MILLER (1962) berichteten über entsprechende Ansätze mit einer verzögerten Transplantatabstoßung in der Hälfte der CLL-Fälle.

2. Sekundäre Neoplasiehäufigkeit

Unter dem Aspekt der immunologischen Tumorabwehr als einer T-Zellfunktion (Übersicht bei GRUNDMANN, 1975), kann eine statistisch signifikante Häufung von sekundären Neoplasien als Hinweis auf eine Dysfunktion seitens dieser Zellreihe gewertet werden. Während in einer großen Übersicht WARREN und GATES (1932) in unausgewählten Autopsien nur 3,9% multiple primäre Malignome fanden, geben für CLL speziell OSGOOD und SEAMAN (1952) 4,3%, LAWRENCE und DONALD (1959) 7,6%, PISCIOTTA und HIRSCHBOECK (1957) 16,7%

und Moertel und Hagedorn (1957) 18,9% und Hyman (1969) sogar 34% begleitender Neoplasien an. In Bezug zur altersentsprechenden errechneten spontanen Karzinominzidenz bedeuten derartige Befunde eine Häufung um das Zwei- bis Sechsfache (Hyman, 1969).

Nähere Diskussion dieser Befunde s. Kapitel über Zweitkrankheit.

3. In vitro-Untersuchungen zum T-Zellgehalt und T-Zellfunktion bei CLL

Seit den Erstbefunden von Nowell 1960 ist die Tatsache einer stark erniedrigten Transformationsrate von CLL-Lymphozyten bei in vitro-Kulturen nach PHA-Zusatz häufig bestätigt worden (Schrek u. Rabinowitz, 1963; Quaglino et al., 1974; Hirschhorn et al., 1964; Oppenheim et al., 1965; Elves et al., 1967). Die Werte liegen durchschnittlich bei 5–12% Blasen am 3.–4. Kulturtag mit entsprechend erniedrigter Nukleosidinkorporation. Meistens fand sich eine reziproke Beziehung zwischen Lymphozytenzahl im peripheren Blut und der Transformationsrate (Bernard et al., 1964; Sharman u. Crossen, 1966; Elves et al., 1967; Smith et al., 1972; Theml et al., 1973b; Heine, 1973). Die durch PHA induzierten Blasten unterschieden sich morphologisch und elektronenoptisch nicht von denen der Normalpersonen (s. Abb. 5) (Clausen u. Bouroncle, 1969; Cohnen et al., 1973b). Bemerkenswert ist die erstmals von Havemann u. Rubin (1968) und Rubin et al. (1969) mitgeteilte Beobachtung, daß bei Fällen mit hohen Lymphozytenwerten das relative Maximum der PHA-Transformationsleistung erst verspätet am 5.–7. Tag erreicht wird. Autoradiographisch ließ sich eine Fraktion, die normal am 3. Tage mitotische Aktivität zeigt, von dieser spät transformierenden Gruppe abgrenzen, die als pathologische Zell-Linie angesehen wurde, was den Befunden von Goh (1967) korreliert, wonach sich im Gegensatz zu Normalkulturen bei CLL vom 3. Tag an pseudodiploide Karyotypen fanden. Andere Untersucher (Pappas et al., 1971; Theml et al., 1973b, 1975) sahen nur in manchen Fällen eine verzögert einsetzende Transformation, jedoch nicht einen deutlich abgesetzten Spätgipfel. Die proliferationskinetischen Untersuchungen von Pappas et al. (1971) in der Kultur erbrachten gleiche DNS-Synthesezeiten und Generationszeiten der teilungsfähigen Zellen bei CLL und Normalpersonen.

In allen Fällen gilt die von Heine (1973) ausführlich dargelegte Kalkulation, daß die absolute Anzahl PHA-reaktiver Zellen pro mm^3 über den Werten gesunder Probanden liegt und also nur der relative Anteil vermindert ist.

Als mikromolekulares Substrat der gestörten Reaktion auf PHA konnte ein Mangel lysosomaler Enzyme (Brittinger et al., 1970) bzw. das Ausbleiben gesteigerter Permeabilität von Lysosomen-Membranen, die zum Austritt aktivierender Hydrolasen nötig ist, aufgezeigt werden (König et al., 1973).

Die Ergebnisse mit den übrigen T-spezifischen Mitogenen korrespondieren weitgehend mit den durch PHA zu erzielenden Resultaten (Smith, 1972; Heine, 1973; Rühl et al., 1971). Hierbei ist jedoch methodisch der Hinweis von Rühl et al. (1971) zu beachten, die eine deutliche Steigerung der durch ZnCl$_2$-induzierten Transformation bei höherer Zelldichte im Kulturansatz zeigten.

Die quantitative Bestimmung des jeweils funktionstüchtigen relativen T-Zellanteils im Spontan-Rosetten-Test mit Schaf-Erythrozyten erbrachte bei Fröland (1972) eine massive Reduktion auf Werte um 2% (normal 75%), wobei auch hier eine fast linear umgekehrte Abhängigkeit vom Ausmaß der Lymphozytose auffiel. Fink et al. (1973) fanden ebenfalls bei 25 CLL-Patienten eine dem Ausmaß der Lymphozytose korrelierte Erniedrigung auf durchschnittlich 7%.

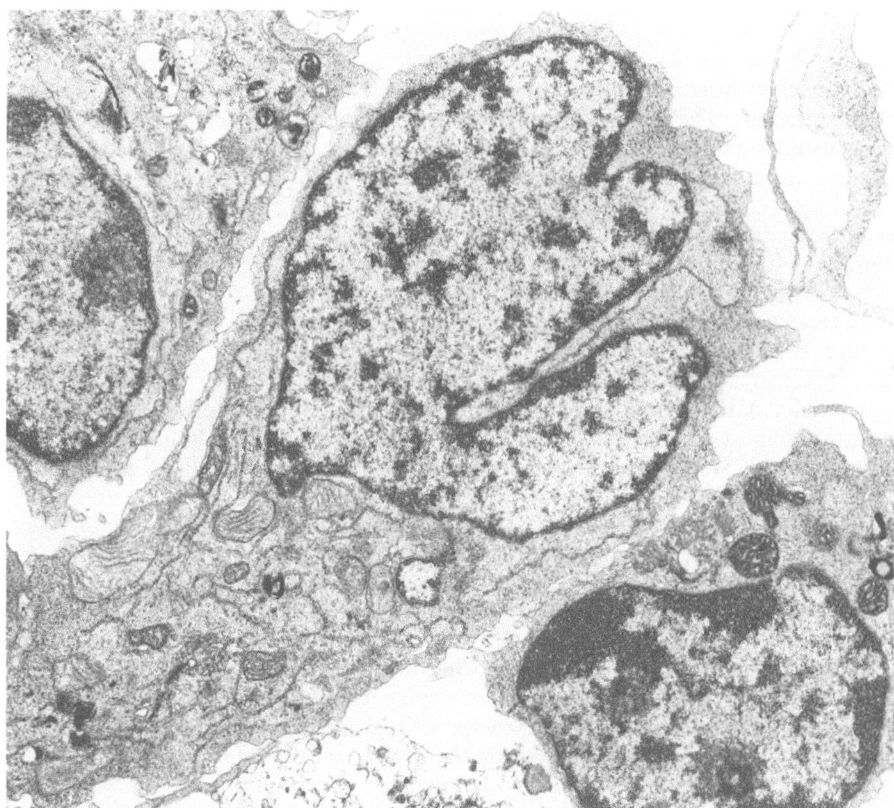

Abb. 5. CLL-Lymphozyten in der PWM-Kultur nach 7 Tagen. Elektronenmikroskopische Aufnahme (14000mal vergrößert) (COHNEN *et al.*, 1973) a) In der Mitte eine blastisch transformierte Zelle ohne Unterschiede zu PHA-Blasten von Normalpersonen. Derartige Zellen werden als Hinweis auf die Existenz einer normalen T-Zellfraktion bei CLL gewertet. Am Rande je eine mittelgroße nur leicht antransformierte Zelle, wie sie sich typisch in CLL-Kulturen finden. (Freundlichst überlassen von Herrn Priv. Doz. Dr. G. COHNEN/Essen)

WYBRAN *et al.* (1973) gelang es, durch Gradiententrennung bei Normalpersonen und CLL-Patienten eine Fraktion zu separieren, die zu über 90% Spontan-Rosetten bildete, keine Oberflächen-Immunglobuline trug und normal hohe und zeitgerechte Transformationsraten auf PHA und PWM bot. Damit scheint der Beweis für das Vorliegen einer kleinen, normal reagierenden T-Zellfraktion bei CLL endgültig gegeben. Hinweise über ihre Größe geben die Untersuchungen von AISENBERG *et al.* (1973), in denen sich mit einem Antithymozytenserum $1-11\%$ der CLL-Lymphozyten markierten.

IV. Diskussion der durch immunologische Befunde gewonnenen Zellcharakteristika

Die obigen Befunde wurde bewußt detailliert dargelegt, da bei derartig aktuellem Fluß der Ergebnisse Schlußfolgerungen zu rasch einseitige Akzente setzen könnten. Faßt man jedoch die deutlichen Übereinstimmungen zusammen, so ist der vorherrschende Zelltyp bei CLL offenbar eine wenig differenzierte B-artige Zelle mit monoklonalem Immunglobulin-Besatz, gehäuft von der Klasse IgM, und der Unfähigkeit zur Weiterentwicklung in eine plasmozytoide Zelle mit sekretorischer Abgabe von Ig. Aus diesem Defekt resultiert die humorale Immuninsuffizienz. Die geschilderten Befunde, in denen eine sekretorische Abgabe des zellständigen monoklonalen IgM ins Serum nachgewiesen wurde, weisen andererseits auf die Möglichkeit der Paraproteinbildung mit ihren klinischen Korrelaten (u.U. Hämolyse, Kryoglobulie etc.) hin. Der T-Zell-Anteil ist durch Anhäufung dieser B-artigen Zellfraktion relativ massiv verdünnt, in seiner Funktion aber offenbar weitgehend intakt und in absoluten Werten während langer Phasen der Erkrankung vermehrt (Catovsky et al., 1974).

Ergänzend macht das oben gezeigte Interaktionsmodell von Makrophagen, T- und B-Zellen allerdings die Diskussion nötig, ob nicht ein primärer (in den verfügbaren Tests nicht eindeutig erfaßbarer, sich evtl. nur in der sog. Spättransformation anzeigender) T-Zelldefekt für die manifeste Fehlentwicklung der B-Zellreihe verantwortlich sein könnte. Ferner weisen die Befunde von Navone et al. (1973) auf eine u.U. mitentscheidende Störung der T-Zellinteraktion mit Makrophagen hin.

Die generelle Definition der CLL als „B-Zell-Leukose" wurde in den letzten 2 Jahren auch durch vereinzelte Berichte über Fälle eingeengt, die die Charakteristika einer „T-Zell-Leukose" trugen (Catovsky u. Holt, 1971; Smith et al., 1973; Catovsky et al., 1973; Wilson u. Hurdele, 1973; Preudhomme u. Seligmann, 1974). Klinisch fielen diese Patienten durch niedrige Lymphozytose und fehlende Spleno-Organomegalie auf. Allerdings scheint in allen diesen Fällen die nosologische Einordnung und Abgrenzung gegen verwandte Erkrankungen des lympho-proliferativen Formenkreises nicht eindeutig (s. Kapitel Differentialdiagnose). Zudem ist der Hinweis von Augener et al. (1973) zu beachten, wonach der fehlende Nachweis von Oberflächen-Immunglobulinklassen noch nichts gegen den B-Zellcharakter aussagen muß, solange andere Rezeptoren (z.B. für C_3 oder aggregiertes IgG) nicht überprüft sind.

J. Proliferations- und Zirkulationskinetik der Lymphozyten bei CLL

Hinsichtlich der Normalbefunde zur Lymphozyten-Produktion, Lebenszeit und Zirkulation darf auf den Beitrag von Trepel (II/3) in diesem Handbuch verwiesen werden.

Im Gegensatz zu menschlichen Normalpersonen liegen eine Reihe von Untersuchungen an CLL-Patienten vor, da diese langsam progrediente Leukose besondere kinetische Probleme aufgab.

I. Proliferationskinetik

Von den früheren Untersuchungen zur Lymphozytenüberlebenszeit bei CLL (Döring, 1957; Pribilla, 1960) schien methodisch der Ansatz radioaktiver Markierung von Osgood et al. (1952) wegweisend. Hier wurde eine DNS-Markierung mit P^{32} vorgenommen und aus der Abklingrate eine tägliche Neubildungsrate von 1% Lymphozyten und eine mittlere Lebensdauer der Lymphozyten von

30 Tagen, in späteren Auswertungen von 85 Tagen errechnet (RIGAS u. OSGOOD, 1955). In ähnlicher Größenordnung lagen die Werte, die HAMILTON (1957) aus dem Markierungsverlauf mit C^{14}-Adenin errechnete. Daneben aber fand er Hinweise auf eine Population mit einer Halbwertszeit von etwa 300 Tagen. Zu insgesamt niedrigeren Umsatzraten als diese Autoren kamen CHRISTENSEN und OTTESEN (1955), die über die Extraktion P^{32}-markierter Lymphozyten-DNS bei 3 Patienten eine tägliche Neubildungsrate von 0,1% errechneten; diese Untersuchungen ermöglichten aber keine Zuordnung der Markierung zu spezifischen Zellen. Daher bot sich in letzter Zeit H^3-Thymidin zur autoradiographischen Analyse an. ZIMMERMAN et al. (1968) verabfolgten es in Form einer „flash"-Injektion. In der szintigraphischen Analyse ergaben sich wiederum Hinweise auf eine kleine kurz- und eine große langlebigere Lymphozytenfraktion. Aus den wenigen autoradiographischen Daten lassen sich durchschnittliche Neubildungsraten bei verschiedenen Patienten von 0,04–0,3% Lymphozyten pro Tag erschließen, woraus extrem lange durchschnittliche Umsatzzeiten (2500 Tage bzw. 1430 Tage bzw. 333 Tage) resultieren. Um eine möglichst vollständige Markierung der teilungsfähigen Zellen zu erreichen, wurden daher eine einwöchige Dauermarkierung mit H^3-Thymidin und eine autoradiographische Zellanalyse angewandt (THEML et al., 1972; TREPEL et al., 1972; THEML et al., 1973) (s. Abb. 6). Für 2 Patienten mit langsam progredientem Verlauf ohne stärkere Organomegalie ergaben sich Produktionsraten für kleine Blutlymphozyten von 0,24 und 0,37%/Tag und durchschnittliche Umsatzzeiten von 420 bzw. 270 Tagen. Die Analyse der Markierungsintensitäten erbrachte jedoch den Beweis für Inhomogenität der CLL-Lymphozyten und den Hinweis auf eine etwa 5% umfassende kurzlebige Fraktion mit einer extrapolierten Umsatzzeit unter 20 Tagen und 95% langlebige mit mittleren Umsatzzeiten von mindestens 4–5 Jahren. Die auf diesen Werten basierenden quantitativen Studien von SCHICK (1973) ergaben einen täglichen Einstrom von 580 bzw. 740 Lymphozyten/mm^3/Tag

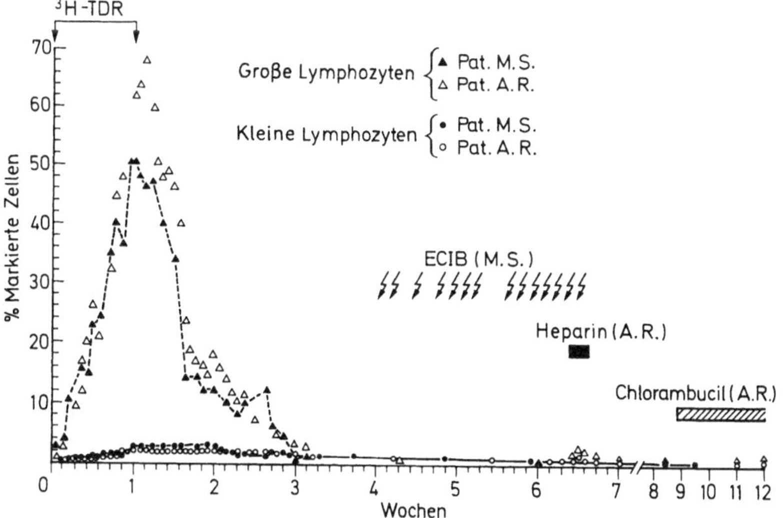

Abb. 6. Darstellung des Markierungsverhaltens von CLL-Lymphozyten nach in vivo-Applikation von ^{3}H-Thymidin (THEML et al., 1973). Auffallend ist der niedrige Markierungsindex der kleinen Lymphozyten (=über 90% aller CLL-Lymphozyten) als Ausdruck einer niedrigen relativen Neubildungsrate und langer Umsatzzeiten

gegenüber 45 bei nicht-hämatologischen Patienten. Dabei entfielen nur 80 bzw. 60 Zellen pro mm³/Tag auf die langlebigen Lymphozyten (normal 5/mm³/Tag). Jedoch bewirkt diese 10—15fache Steigerung der Produktion bei einer ca. 5fach verlängerten Lebenszeit eine gewaltige Akkumulation langlebiger Lymphozyten, wie sie schon Galton (1966) und Dameshek (1967) postuliert hatten. Die restliche Neuproduktion entfiel auf kurzlebige Lymphozyten und war gegenüber Normalverhältnissen auch deutlich gesteigert, führte aber bei normalen Lebenszeiten nur zu einer Erhöhung ihres Spiegels auf 4—5000/mm³ gegenüber normal 200/mm³.

Zur zentralen Lymphopoese erbrachten bereits in vitro-Inkubationen mit H³-TDR (Trepel et al., 1966; Theml et al., 1967) niedrige relative Proliferativität im Vergleich zu anderen Lymphomen. Die DNS-Synthesedauer ist auf das Doppelte verlängert (Tsirimbas et al., 1970). Die Immunoblasten (=basophile Stammzelle, lymphatische Retikulumzelle) wiesen eine mäßige Reduktion der Wachstumsfraktion und Verlängerung der Generationszeit auf (Trepel et al., 1972; Theml et al., 1973). Daneben ist der Anteil proliferierender großer Lymphozyten deutlich reduziert. Die Blasten scheinen vor allem große Lymphozyten zu bilden, deren geringer teilungsfähiger Anteil vermutlich die Vorläuferzellen der kleinen Lymphozyten darstellt. Anatomisch liegen die Hauptproduktionsstätten der Lymphozyten in den Lymphknoten, weniger im Knochenmark. Die Produktionsraten neugebildeter kleiner Lymphozyten in Lymphknoten, Blut und Knochenmark boten das Verhältnis 3:2:1 (Theml et al., 1973).

II. Zirkulationskinetik

Hier seien einige Normaldaten vorangestellt (Übersicht bei Bremer u. Fliedner, 1973; Trepel, 1974). Es finden sich nur 2% aller Lymphozyten im zirkulierenden Blut, d.h. ca. 10×10^9 Lymphozyten insgesamt bei einer Anzahl von 2000/mm³ eines 70 kg schweren Menschen; ebenso viele finden sich randständig=„marginal", 70% aber in den lymphatischen Organen, 10% im Knochenmark und 10—20% in anderen Geweben. Der Austausch zwischen diesen „pools" findet im wesentlichen durch Rezirkulation statt, zu der 90% der Blutlymphozyten befähigt sind (Field et al., 1972): Die in den lymphatischen Organen, vor allem in Lymphknotenrinde und weißer Milzpulpa gespeicherten Zellen treten für ca. 1 Std täglich ins Blut (Ford u. Gowans, 1969), siedeln sich für Stunden bis Tage in lymphatischen Geweben an und treten erneut ins Blut über. Anatomisch führt der Weg dieser Rezirkulation vom Blut über die postkapilläre Venole in die Lymphknotenrinde und mit der efferenten Lymphe zurück ins Blut — oder vom Blut ins Gewebe und von dort mit der afferenten Lymphe in die regionalen Lymphknoten und über deren efferente Lymphe ins Blut (Gowand u. Knight, 1964). Der Ductus thoracicus führt als Sammelkanal der efferenten Lymphen täglich etwa die Zahl der zirkulierenden Lymphozyten dem Blut zu (Girardet u. Benninghoff, 1972; Brass et al., 1973).

Im Tierexperiment rezirkulieren T-Zellen rasch, B-Zellen nur langsam (Howard, 1972); in anderen Ansätzen ließen sich ausschließlich rezirkulierende Lymphozyten mit PHA stimulieren (Iversen, 1969). Bei Normalpersonen lag die PHA-Reaktion der rezirkulierenden Lymphozyten in der Lymphe deutlich über der des Blutes (Brass et al., 1973).

Die Grundlage zirkulationskinetischer Vorstellungen bei CLL ist das Modell Schiffers (1968). Dabei ist ein „pool", mit dem die zirkulierenden Lymphozyten in raschem Equilibrium stehen (=rasch austauschbarer Lymphozytenpool) von besonderem Interesse. Die Ergebnisse von BINET (1966), SPIVAK und PERRY (1970) und BREMER *et al.* (1973) zeigen, daß er bei CLL nur 2—6fach größer als der zirkulierende „pool" ist, während für Normalpatienten und nicht-leukämische Sarkompatienten Werte zwischen dem 6- und 60fachen gefunden wurden; dieser Befund bei CLL weist auf einen gestörten Austausch hin. Nach MANASTER *et al.* (1973) nimmt die relative Größe des rasch austauschbaren „pools" mit steigender Lymphozytose ab. Hinsichtlich der Rezirkulationsfähigkeit fanden BINET *et al.* (1966) zeitlich verzögerte Werte. BREMER *et al.* (1972) konnten zwar für einen Teil der Lymphozyten zeitgerechte Rezirkulation mit Minimalzeiten von 2—5 Std nachweisen, fanden aber insgesamt eine relative Lymphozytopenie der Lymphe und massive Reduktion des Anteils der zirkulierenden Lymphozyten, die durch Einstrom über den Ductus thoracicus ersetzt wurden. Die vergleichende Untersuchung des Anteils von B-Zellen und der PHA-Reaktion in Blut und Lymphe bei 4 dieser CLL-Patienten durch FLAD *et al.* (1973) erbrachte in der Lymphe den interessanten Befund einer selektiven Verminderung von B-Zellen bei gleichzeitiger Anreicherung von Zellen mit normaler PHA-Reaktivität, woraus auf eine Rezirkulationsstörung speziell für die CLL-B-Zellen geschlossen werden kann. Die gleichzeitige Anreicherung von Zellen mit normaler Membrandynamik (CH. HUBER, 1973) in der Lymphe, läßt die Ursache der Rezirkulationsstörung in alterierten Zellmembraneigenschaften suchen. Eine Störung in mikroanatomischen Strukturen, wie der postkapillären Venolen des Lymphknotens, scheint nach den elektronenmikroskopischen Befunden von MANASTER *et al.* (1973) unwahrscheinlicher; auch war die Rezirkulation bei Lymphosarkom mit erheblichen Lymphomen nicht gestört (BREMER u. FLIEDNER, 1973).

K. Die nicht-lymphatischen Blutzellsysteme und ihre Störungen bei CLL

I. Das erythrozytäre System und seine Störungen bei CLL

Nach den naturgemäß am eingehendsten besprochenen, pathomechanisch im Vordergrund der Befunde stehenden Veränderungen des lymphatischen Systems bei CLL nimmt die Anämie den gewichtigsten Platz in der hämatologischen Symptomatologie ein.

1. Routine-Labor-Befunde

Die klinischen Anämiezeichen und ihre Häufigkeit wurden oben aufgezeigt. Unter den Laborbefunden zeigten Hämoglobinwerte unter 50% der Norm bei Diagnose 26% der CLL-Patienten bei LEAVELL (1938), 15% bei SCOTT (1957), 7% bei GROSS *et al.* (1958) und 20% bei HANSEN (1973). Bemerkenswert ist, daß in allen Untersuchungen über ein Drittel der Patienten normale Hb-Werte aufweisen. Die Anämie geht in diesen Anfangsstadien fast immer der Erythrozytenzahl parallel und erscheint so normochrom (HEILMEYER *et al.*, 1959). Im Laufe der Erkrankung entwickeln über zwei Drittel der Patienten eine starke Anämie, die sich in diesen späteren Stadien meist hypochrom mit Anisozytose und zuweilen Poikilozytose ausprägt. Bei akuten hämolytischen Komplikationen entwickeln sich jedoch häufig hyperchrome Bilder mit entsprechender Makrozytose (Heilmeyer u. Begemann, 1951; Hayhoe, 1960). Die Retikulozytenzahl ist in der Regel subnormal bis leicht vermindert, wobei Ausnahmen ebenfalls bei Hämolysen bestehen können (Harwerth *et al.*, 1963).

2. Korrelation der Anämie zu weiteren Krankheitsparametern

Hansen (1973) setzte die Hb-Werte von 187 Patienten in Relation zur Leukozytenzahl. Dabei zeigte sich generell eine signifikant umgekehrte Proportionalität zwischen Leukozytose und Anämie; daneben aber fand sich interessanterweise bei Patienten mit Leukozytenwerten unter $1000/\mu l$ häufiger eine ausgeprägte Anämie als in den übrigen Gruppen bis $100000/\mu l$.

Vom Ausmaß der Lymphadenopathie waren die Werte des roten Blutbildes völlig unabhängig, dagegen war die Anämie bei Patienten mit Splenomegalie häufiger und prägte sich mit zunehmender Milzgröße stärker aus.

3. Ursachen der Anämie

Als vermutliche pathomechanische Faktoren in der Anämie-Genese bei CLL wurden Hypoplasie der Erythropoese und Hyperhämolyse diskutiert.

Die *Erythrozytenüberlebenszeit* ist in allen Untersuchungen im Sinne einer gesteigerten Sequesteration oder Hyperhämolyse erniedrigt (Berlin, 1951; Jensen, 1957; Waggener, 1958; Andersen *et al.*, 1970). Die Cr^{51}-Halbwertszeiten schwanken in diesen Untersuchungen zwischen 6,5 und 18 Tagen. Coombs-positive Hämolysen sind dabei ausgenommen.

Die *Erythrozytenproduktionsrate,* grob gemessen an Normoblastenindex und an Retikulozytenwerten, ist in den meisten Untersuchungen deutlich erniedrigt (Übersicht bei Harwerth *et al.*, 1963). Hansen (1973) fand eine deutliche Reduktion der Normoblasten in allen Fällen die unter 9 g-% Hb lagen und bei 70—80% der Fälle mit höheren Hb-Werten.

Eine *Kombination beider Phänomene* legten direkt mit Eisen-Chrom-Doppelmarkierungsuntersuchungen zuerst Wetherley-Mein *et al.* (1958) nahe. Diese Ergebnisse konnten von Preussner *et al.* (1966) und von Frischauf *et al.* (1968) bestätigt werden, die sowohl eine verminderte Eisenutilisation als auch eine verkürzte Erythrozytenüberlebenszeit fanden. In diesem Zusammenhang sind die Korrelationen zur Knochenmarksinfiltration von Wasi und Block (1961) aufschlußreich, wonach zunächst die lymphatische Infiltration auf Kosten des Fettmarkes ohne Beeinträchtigung der Erythropoese abläuft, später aber eine Korrelation zwischen Hb-Abfall bzw. Normoblastenabnahme und lymphatischer Knochenmarksinfiltration auftrete, während sich schließlich zusätzlich eine Erythrozytenlebenszeitverkürzung stärker auspräge. In wechselnder Dominanz bestimmen so, ausgenommen die Fälle mit Autoimmunhämolysen, die hyperhämolytische und die hypoplastische Komponente den Pathomechanismus der Anämie bei CLL in dem Sinne, daß infolge der lymphatischen Infiltration das Mark die Verkürzung der Erythrozytenüberlebenszeit nicht mehr zu kompensieren vermag (Frischauf, 1968).

Hinsichtlich der Erythrozytenlebenszeitverkürzung wiesen bereits die klinischen Befunde von Hansen (1973) auf eine bedeutsame Rolle der Milz hin, die einen schwer exakt einzukalkulierenden Faktor hinsichtlich ihrer Sequestrationsleistung darstellt, da von den klassischen Kriterien für Hypersplenismus (periphere Zytopenie, Splenomegalie und hämatopoetisch zellreiches Knochenmark) FISCHER (1971) das letztere durch die lymphatische Infiltration der genauen Beurteilung entgeht. Nach verschiedenen Untersuchungen kann jedoch eine grobe Linearität zwischen Milzgröße, Erythrozytenpool in der Milz und resultierender Verkürzung der Erythrozytenhalbwertszeit angenommen werden (GEHRMANN, 1969; CHRISTENSEN *et al.*, 1970 und 1971; FISCHER, 1971; TOGHILL u. GREEN, 1973). In manchen Fällen kann auch vermehrter Abbau im retikuloendothelialen System einer stark lymphatisch infiltrierten Leber eine Rolle spielen (CHRISTENSEN, 1971). Neben der gesteigerten Poolung und Zytoklasie von Erythrozyten führt Splenomegalie über die Vermehrung des zirkulierenden Plasmavolumens um 50—150% nach BLENDIS *et al.* (1969) zu einer „Verdünnungsanämie".

II. Die Thrombozyten und ihre Störungen bei chronischer Lymphadenose

Die Thrombozytenwerte sind in den meisten Fällen zu Beginn der Erkrankung nur geringgradig vermindert, fallen jedoch in der Regel im Verlauf der Erkrankung progredient ab (PISCIOTTA u. HIRSCHBOECK, 1957; HEILMEYER *et al.*, 1959; BOGGS *et al.*, 1966). Ein Vergleich der Werte zum Diagnosezeitpunkt mit denen zum letzten erfaßbaren Zeitpunkt erbrachte bei HANSEN (1973) Werte bis 150 000/ μl bei 47 bzw. 21% der Patienten, bis 100 000 bei 25 bzw. 34%, bis 50 000 bei 19 bzw. 34% und auf Werte unter 50 000/μl waren von 9% zu Anfang beim Endtermin 35% der Patienten abgefallen. Hinsichtlich der Beziehungen zu übrigen Krankheitsparametern ergab sich in diesen ausführlichen Berechnungen eine enge statistische Beziehung zwischen dem Grad der lymphatischen Knochenmarksinfiltration und der Thrombozytopenie und ebenso zwischen Ausmaß der Splenomegalie und Thrombozytopenie. Beispielsweise hatten nur 30% der Patienten mit Splenomegalie normale Thrombozytenwerte. Interessant war aber auch, daß die gleiche Korrelation sich zur Lebergröße ergab. Bei diesen Analysen sind die oben geschilderten Fälle akuter Thrombozytenstürze mit dem Verdacht eines Autoimmungeschehens (ITP s. oben) ausgenommen.

Die Korrelation der Thrombozytopenie zur klinischen Blutungshäufigkeit war bei MINOT und BUCKMAN (1925) und bei PERRY (1957) nicht eindeutig. FREEMAN und HYDE (1952) und HANSEN (1973) fanden jedoch ein signifikantes Ansteigen der Hämorrhagien bei Patienten mit Thrombozytenwerten unter 50 000/μl. Nur gelegentlich wiesen Patienten mit Werten um 150 000/μl Blutungsneigung auf, was an Berichte über das gelegentliche Vorkommen von Prothrombin- und Fibrinogenmangel, Fibrinolyse und reduzierter Kapillarresistenz bei Leukämien ganz allgemein erinnert (STEFANINI u. DAMESHEK, 1955; PERRY, 1954; BROWN *et al.*, 1962), wobei jedoch nur mittelgradige Fibrinogenverminderungen für manche CLL-Fälle gesichert erscheinen (SCHULZ, 1953).

Die *pathomechanischen Ursachen für die Thrombozytopenie* deuteten sich in den beschriebenen Korrelationen bereits an und entsprechen denen für die Anämie. So fand KISSMEYER-NIELSEN (1954) einerseits den Gesamtmegakaryozytengehalt des Knochenmarks durch lymphatische Infiltrationen massiv reduziert, andererseits sind die Thrombozyten-Halbwertszeiten im Blut bei CLL stark erniedrigt, was besonders auf starke Milzpoolung zurückzuführen ist (LEIFELDE, 1966; JANDL u. ASTER, 1967; JAGER *et al.*, 1970; GEHRMANN, 1970). So zeigte ASTER (1966), daß bis zu 90% der Thrombozyten in der Milz deponiert sein können und Penny *et al.* (1966) wiesen nach, daß der Thrombozytenpool in der Milz zwei- bis dreimal größer sein kann als der für Erythrozyten. Neben der Bildungsstörung ist auch nach den Ergebnissen von Heck *et al.* (1972) und Gehrmann (1973) bei CLL diese erhöhte Sequestration im Sinne einer Hypersplensymptomatik für die Entwicklung bedrohlicher Thrombozytopenien entscheidend.

III. Die nicht-lymphatischen weißen Blutzellen bei chronischer Lymphadenose

1. Neutrophile Granulozyten

a) Relative Granulozytopenie

In den Routinelaborwerten fällt in jedem Fall eine ausgeprägte relative Granulozytopenie zwischen 40 und 1% auf (Harwerth *et al.*, 1963). Dabei werden aber trotz abnehmenden Prozentsatzes im Differentialblutbild bei gleichzeitig zunehmender Gesamtleukozytose selten absolute Granulozytopenien gefunden (Miller *et al.*, 1962; Miller, 1962) In unserem Krankengut wiesen 10% der Patienten bei Diagnosestellung Werte unter $1\,000/mm^3$ auf. Hansen (1973) beobachtete in 28% der Fälle im Verlauf der Erkrankung Phasen mit Werten unter $1\,500/\mu l$. Morphologisch bieten die Granulozyten bei CLL keine Auffälligkeiten; der Befund einer Pelger-Huetschen-Kernanomalie durch Heinivara und Kaipainen (1961) blieb solitär.

b) Granulozytenfunktion

Hinsichtlich der Reaktivität des myeloischen Systems beobachteten bereits Miller *et al.* (1962), daß im Verlauf von Infekten einzelne unreife granulozytopoetische Zellen ohne Anstieg des Gesamt-Prozentsatzes der myeloischen Fraktion ausgeschwemmt wurden. Im Sputum fanden sich bei 8 CLL-Patienten mit Pneumonie ausschließlich reichlich segmentkernige neutrophile Granulozyten (Miller, 1962), und auch die zelluläre Zusammensetzung anderer entzündlicher Exsudate war normal (Riis, 1959; Boggs, 1960; Miller u. Karnofsky, 1961). In quantitativen Hautfensteranalysen der Emigrationsfähigkeit in Exsudate fand Senn (1972) jedoch eine deutliche Verzögerung und Verminderung der auswandernden Zellen.

c) Zytochemie der Granulozyten

Über eine Erhöhung der *alkalischen Leukozytenphosphatase* berichtete Merker (1969). Westerhausen (1972c) fand sie in 15% seiner Fälle deutlich und in 40% sehr stark erhöht. Besonders bei Granulozytopenien unter $500/mm^3$ überwogen Indizes über 180. Bei stark erhöhter ALP bestand gleichzeitig eine starke Immunglobulinverminderung. Die Krankheitsverläufe mit diesen starken Erhöhungen zeigten sich als besonders progredient. Daher wird in diesen Untersuchungen die Erhöhung dieses Enzyms als Zeichen einer Abwehrschwäche gewertet.

Über *Änderungen der Phagozytosefähigkeit* berichteten Sbarra *et al.* (1964), die im CLL-Serum einen Faktor fanden, der die Phagozytose hochgradig einzuschränken schien.

d) Proliferationskinetik der Granulozytopoese

CRONKITE *et al.* (1960) fanden nach H^3-TDR-Flash-Injektionen eine dem Normalen qualitativ gleiche Granulozytenkurve mit leichter quantitativer Reduktion. THEML *et al.* (1974) fanden bei 2 CLL-Patienten nach einwöchiger Markierung für Neutrophile, Stabkernige, Segmentkernige und Eosinophile Umsatzzeiten im Normbereich. Die absolute Zellproduktionsrate lag gering unterhalb der Normalwerte.

e) Klinische Korrelationen

Von den Fällen mit Granulozytopenie unter $1\,500/\mu l$ zeigten 65% eine massiv gesteigerte Infektionsneigung, wobei die Hypogammaglobulinämie nicht stark ausgeprägt war, woraus sich auf eine Beeinflussung der Infektneigung speziell durch die Verminderung der Granulozytenwerte schließen läßt (HANSEN, 1973). Demgegenüber sahen MILLER *et al.* (1962) und SCHUHMACHER *et al.* (1964) keine Korrelation zwischen Häufigkeit und Schwere von Infekten und Granulozytenwerten.

2. Die übrigen Zellelemente des Differentialblutbildes

Hier liegen lediglich über die *Monozyten* vereinzelte Befunde vor. Sie scheinen in der Regel in relativen Werten deutlich, in absoluten Werten leicht vermindert zu sein. Ihre kinetische Ausreifung erfolgt verzögert, die Umsatzzeiten sind verlängert (THEML *et al.*, 1974). Im Gegensatz zu MLCZOCH und KOHUT (1965) fanden übereinstimmend mit RIIS (1959) BEGEMANN und V. ZAWADZKY (1967) eine gegenüber normal stark verminderte Ausschüttung und Auswanderung ins Hautfenster nach Skarifizierungsreiz.

L. Zusammenwirken der pathomechanischen Einzelfaktoren

In den vorangegangenen Kapiteln wurden die pathomechanischen Faktoren einzeln dargelegt und es ergaben sich enge, häufig kausale Verknüpfungen. Mit Bezug darauf kann ein vereinfachendes pathomechanisches Gesamtmodell in Grafik (Abb. 7) zusammengefaßt werden (Nach THEML *et al.*, 1977).

M. Metabolische und endokrinologische Befunde bei chronischer Lymphadenose

I. Glukosestoffwechsel, Purinstoffwechsel

Auf die Befunde von LISKER *et al.* (1966) über eine überdurchschnittliche Häufung *latent diabetischer Stoffwechsellagen* bei CLL-Patienten wurde bereits hingewiesen.

Naturgemäß ist, wie bei anderen Leukosen (s. Kap. OBRECHT) auch bei der CLL der *Purinstoffwechsel* hinsichtlich des Harnsäureanfalls zu beachten.

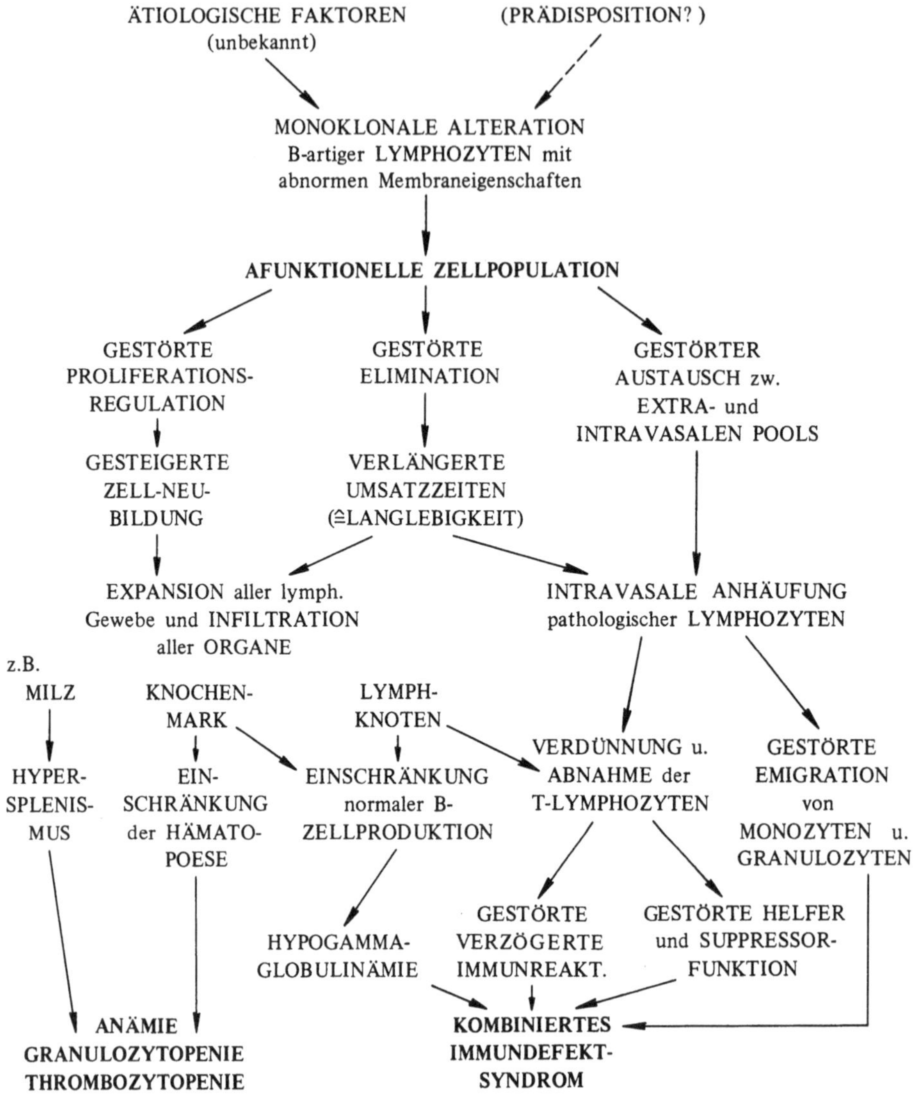

Abb. 7. Pathomechanisches Modell der CLL. (Aus THEML *et al.*, 1977)

SANDBERG *et al.* (1956) und KRAKOFF (1957) fanden bei unbehandelten CLL-Patienten gegenüber anderen Leukoseformen sehr oft Normalwerte, während HEILMEYER und BEGEMANN (1953) häufig erhöhte Werte angaben. Bei HANSEN (1973) zeigten 36% der Patienten diskrete Erhöhungen, aber nur 4% über 10 mg%. LYNCH (1962) und HANSEN (1973) sahen keine Korrelation zwischen Ausmaß der Leukozytose und Blut-Harnsäurespiegeln. Die geringere Häufigkeit hoher Harnsäurewerte trotz hoher Zellzahlen wurde von HARWERTH *et al.* (1963) bereits in Zusammenhang mit dem geringeren Zellumsatz bzw. einer längeren Lebenszeit der CLL-Lymphozyten gesehen.

Zwischen Harnsäurespiegeln und Uratsteinhäufigkeit ergibt sich keine strenge Korrelation (NORRIS u. WIENER, 1961; VOIGT u. HELBIG, 1964); bei

HANSEN (1973) hatten von 12 Patienten mit Urolithiasis 8 normale Harnsäurewerte.

Ebenso ist trotz erhöhter Harnsäurewerte eine echte Gicht relativ selten beschrieben worden (TALBOTT, 1959); HANSEN (1973) beobachtete in 3% seiner Fälle Attacken.

II. Hypermetabolismus und Schilddrüsenstoffwechsel

Über Steigerungen des Grundumsatzes speziell bei CLL liegen eine Reihe älterer Befunde vor (KRANTZ u. RIDDLE, 1928; HOLBOLL, 1929); DAMESHEK und GUNZ (1958) sahen Steigerungen um 80%. Bei HANSEN (1973) zeigten von den untersuchten Patienten 69% Grundumsatzraten mit Steigerungen über 20%. Hier ergab sich eine strenge Korrelation zum Ausmaß der Leukozytose, Splenomegalie, Hyperhämolyse und Krankheitsaktivität ganz allgemein. Da sich gleichzeitig in diesen Untersuchungen nie spezifische Zeichen einer Hyperthyreose nachweisen ließen und der Jodstoffwechsel der Schilddrüse bei CLL in der Regel normal ist (ALBRIGHT u. MIDDLETON, 1950; MECKSTROTH et al., 1952), muß man in den gezeigten Befunden ein direktes unspezifisches Korrelat des leukämischen Gesamtprozesses sehen, dessen einzelne, wohl auch neuro-vegetativen Mechanismen nicht definiert sind.

III. Endokrinologie der Steroidhormone bei CLL

Einige Befunde weisen erniedrigte 17-Ketosteroidwerte bei CLL-Patienten nach und geben Hinweis auf einen gestörten Hydrocortisonstoffwechsel (Übersicht bei VAN DE WIELE, 1960). GALLAGHER et al. (1962) belegten speziell eine Verminderung von Androgen-Metaboliten und zeigten Verschiebungen im Gleichgewicht der Glukokortikoide zum Tetrahydrocortison. Die sicher nicht zu vernachlässigende Bedeutung derartiger Befunde erscheint noch nicht völlig transparent. Jedoch ist bei der grundsätzlichen Rolle der Glukokortikoide für die Regulation des lymphatischen Systems (Übersicht DOUGHERTY et al., 1962; BRENT u. DAVIES, 1975) jede derartige Verschiebung für eine lymphatische Systemerkrankung von u.U. pathomechanischer Bedeutung. Ebenso berechtigt die Rolle der Androgene für die Hämatopoese (Übersicht bei EIDINGER u. GARRETT, 1972) obigen Befunden von GALLAGHER et al. (1962) u.U. eine pathomechanische Schlüsselstellung zuzuerkennen.

N. Verlauf und Prognose der chronischen Lymphadenose

Keine andere Hämoblastose bietet ähnliche Schwierigkeiten in der summarischen Beurteilung ihres Verlaufs und ihrer Prognose wie die CLL. Zwar ließ sich aus den dargestellten klinischen, laboranalytischen und kinetischen Befunden und den abgeleiteten pathomechanischen Hinweisen bereits eine generelle Tendenz des Verlaufs ableiten, jedoch weisen die unter dem Oberbegriff CLL subsumierten Erkrankungen eine einzigartige Fülle von klinischen Varianzmöglichkeiten, innerhalb dieser wiederum unterschiedlicher Progredienz und von angrenzenden, differentialdiagnostisch besonders in frühen Stadien nur schwer abzu-

grenzenden Entitäten auf. Daher müssen die folgenden Aussagen in jedem Sinne
— obwohl um Differenzierung bemüht — verallgemeinernd sein und erlauben
auch unter Kenntnis mehrerer Parameter eines Falles keine Aussagen über die
konkrete Prognose.

I. Verlauf der typischen CLL-Fälle

In jedem Falle schreitet die das Krankheitsgeschehen charakterisierende Lym-
phozytenakkumulation und -proliferation fort und erzeugt die in Abb. 8 ange-
führte Symptomenentwicklung. Die Individualität der Verläufe liegt im wesentlichen in unterschiedlicher Geschwindigkeit dieser Expansion (Schiffer, 1968)
und verschiedener Prävalenz der resultierenden Störungen des roten Blutbildes,
der Thrombozyten und der immunologischen Abwehr.

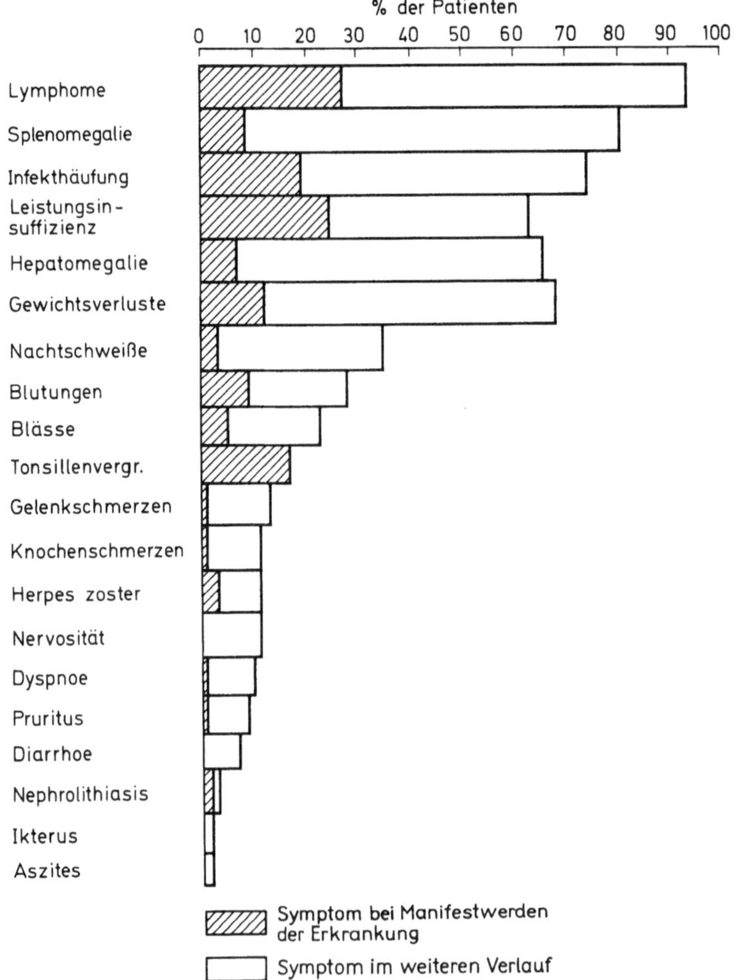

Abb. 8. Häufigkeit von Symptomen bei CLL als Erst- oder Zweitsymptom (▨) und im Gesamt-
verlauf (☐). (Analyse von 110 Fällen)

Allein bei Errechnung der mittleren Überlebensraten im Krankengut verschiedener Autoren ergeben sich breite Unterschiede zwischen 1,1 (WINTROBE u. HASENBUSCH, 1939) und 6 Jahren (BOGGS, 1966). Sie sind zum Teil methodisch bedingt, zeigen aber die statistische Schwierigkeit, die Varianz der Verläufe zu mitteln. Therapeutische Interventionen gehen in diese Statistiken gleichermaßen inkonstant ein, so daß sie zunächst vernachlässigt werden können. Die Mehrzahl der Analysen errechnete jedoch eine mittlere Überlebenszeit nach Diagnosestellung in der Größenordnung von 4 Jahren. In diesem Zeitraum vollzieht sich für die Mehrzahl der Patienten die Progredienz ihrer Erkrankung. Darüber hinaus aber sind extrem „benigne, asymptomatische" (DAMESHEK u. GUNZ, 1958) Fälle mit Verläufen bis 20 Jahre und mehr (MARLOW u. BARTLET, 1953; PISCIOTTA u. HIRSCHBOECK, 1957; STEINKAMP, 1963; OSGOOD, 1964) gleichermaßen inbegriffen wie in Monaten aggressiv verlaufende Fälle. Trotz fließender Übergänge liegt es nahe, benigne und maligne Verläufe auch bei CLL einander gegenüberzustellen (LINKE u. FREUDENBERGER, 1960; OBRECHT, 1966). Im folgenden seien einzelne Parameter des Krankheitsbildes bei Diagnosestellung diskutiert, die in diesem Sinne den Verlauf prägen können:

1. Korrelierung der Überlebenszeit zur Dauer von Symptomen vor Diagnosestellung

Bei FEINLEIB und MACMAHON (1960) ergibt sich in dieser Fragestellung keine Relation. Selbst Patienten, bei denen die Krankheit zufällig entdeckt wurde, hatten keine bessere Prognose, während LAWRENCE (1954) und STEINKAMP *et al.* (1963) für diese Patienten eine deutlich bessere Prognose angeben; 50% dieser Patienten überlebten länger als 5 Jahre (HANSEN, 1973). BOGGS *et al.* (1966) gaben entsprechend eine kürzere Überlebenszeit bei Patienten mit langer Anamnesedauer vor Diagnosestellung an.

2. Korrelierung der Überlebenszeit zum Geschlecht des Patienten

Die meisten Autoren geben eine signifikant längere Überlebenszeit für Frauen an (SHIMKIN *et al.*, 1953; OSGOOD, 1964; LOCKWOOD *et al.*, 1964; HANSEN, 1973). Bei HEILMEYER *et al.* (1959) war der Anteil der Frauen mit Überlebensdauer von 10 Jahren dreimal so groß wie der der Männer. Bei ZIPPIN *et al.* (1973), die eine relative Überlebensrate im Vergleich zur durchschnittlichen Altersmortalität für 839 Patienten berechneten, betrug die 5-Jahres-Überlebensrate für Frauen 50%, für Männer 41%. Dabei ist besonders bemerkenswert, daß in der Gruppe vor dem 50. Lebensjahr diese Unterschiede nicht bestanden und nach dem 80. Lebensjahr eine Umkehr dieses Verhältnisses beobachtet wurde.

3. Korrelierung der Überlebenszeit zum Lebensalter bei Erkrankung

SHIMKIN *et al.* (1953) gaben eine verkürzte Lebenserwartung bei Erkrankung vor dem 50. Lebensjahr an, ähnlich kalkulierten MINOT und ISAACS (1924). Demgegenüber gab OSGOOD (1964) eine eher bessere Prognose jüngerer Patienten an. Eine große Heterogenität dieser Gruppe ist auch den Daten von HANSEN (1973) zu entnehmen, die zeigen, daß in der Gruppe vor dem 50. Lebensjahr der größte Anteil (24%) im Vergleich zu anderen Altersgruppen eine kurze

Prognose unter 1 Jahr hat, aber gleichzeitig 52% dieser Gruppe länger als 5 Jahre nach Diagnosestellung noch leben.

In jedem Falle ist in diesen Studien die Relativität der Prognose zur Alters-Lebenserwartung nicht berücksichtigt; bezieht man sie, wie bei Zippin *et al.* (1973) ein, so ergibt sich eine allgemeine Abnahme der Prognosedauer mit zunehmendem Lebensalter.

4. Korrelierung der Überlebenszeit zu Symptomen und hämatologischen Parametern

Lymphknoten- und Milzvergrößerung scheinen in ihrem Ausmaß direkt der Negativität der Prognose zu korrelieren (Steinkamp *et al.*, 1963; Hansen, 1973). Besonders interessant ist eine Gruppe mit Splenomegalie ohne Lymphome, die bei Hansen eine bessere Prognose zu haben schien, aber auch differentialdiagnostische Probleme aufwirft.

Das Ausmaß der Anämie bei Diagnosestellung korreliert ebenfalls negativ zur Lebenserwartung (Leavel, 1938; Pascucci, 1942; Steinkamp *et al.*, 1963; Hansen, 1973; Zippin *et al.*, 1973). Eine relativ schlechtere Prognose gibt Beickert (1959) bei Autoimmunhämolyse an, während Hansen (1973) hier keine relevante Verschlechterung der Lebenserwartung fand.

Die *Leukozytenwerte* bei Diagnosestellung, deren Höhe vor allem von den Lymphozyten bestimmt wird, sind von speziellem Interesse. Eine Reihe von Autoren sahen keine Korrelation der Lebenserwartung zu initialen Blutleukozytenwerten (Leavel, 1938; Shimkin *et al.*, 1953; Steinkamp *et al.*, 1963; Osgood, 1964). Demgegenüber überlebten bei Hansen (1973) nur 20% mit initialen Leukozytenwerten über 50000/µl die 5-Jahresgrenze, aber 40% der Gruppe mit Werten darunter. Interessant ist der Befund von Zippin *et al.* (1973), wonach die Überlebenszeit bis zu einem Wert von 25000—40000/µl anstieg und die Patientengruppe mit Werten in letzterem Bereich eine besonders gute Prognose hatte, während Werte darüber hinaus mit einer deutlich absteigenden Lebenserwartung korrelierten. Hier ist zu erwähnen, daß in der beschriebenen Spanne besonders gerne atypische Lymphadenosen mit differentialdiagnostischen Schwierigkeiten auftreten.

Entscheidender aber als das statische Bild der Leukozytenwerte bei Diagnosestellung ist der Hinweis von Galton (1966), wonach der Anstieg des Leukozytenverlaufes ein prognostisch entscheidender Faktor ist und in seiner Steilheit die Lebenserwartung direkt negativ beeinflußt, was an die Kalkulationen von Schiffer (1968) erinnert.

Die *Thrombozytenwerte* scheinen direkt mit der Länge der Lebenserwartung zu korrelieren (Pascucci, 1942; Hansen, 1973; Zippin *et al.*, 1973). Patienten mit initialer hämorrhagischer Diathese waren in dem Beobachtungsgut von Leavel (1938) innerhalb von 2 Jahren verstorben.

Die lymphatische Knochenmarksinfiltration korreliert ebenfalls mit der Kürze der Lebenserwartung (Steinkamp *et al.*, 1963; Zippin *et al.*, 1973). Patienten mit Lymphozyten über 80% der Knochenmarkszellen bei Diagnosestellung überlebten zu nur 22% die 5-Jahresgrenze, während Patienten mit niedrigerer Infiltration diese Grenze zu 53% überlebten. Nimmt man als grobes Maß einer *„Knochenmarksfunktion"* einen Hb.-Wert bis 11 g-% und Thrombozyten bis 100000/µl (Hansen, 1973), so weisen Patienten mit darunterliegenden Werten als Zeichen gestörter Knochenmarksfunktion gehäuft kurze Verläufe auf (55% unter 2 Jahren). Eine ähnliche Kombination „normaler" Erythrozyten, Thrombozyten- und Granulozytenwerte bei Diagnosestellung als Abgrenzungskriterium für „benigne" Fälle gegenüber „malignen" mit Senkung dieser Werte, erbrachte bei OBRECHT (1966) extrem unterschiedliche Prognosen von 67,2 gegenüber 24,8 Monaten.

Die γ-Globulinwerte erbrachten erstaunlicherweise in der ausführlichen Analyse von HANSEN (1973) keine statistische Korrelation zur Prognose, wie sich ja auch keine eindeutige Korrelation zur Infekttendenz zeigte (s. oben). Insbesondere wiesen Patienten mit schwerer Hypogammaglobulinämie (unter 0,5 g-%) keine schlechteren Verläufe als solche mit noch normalen Werten auf.

Zusammenfassend läßt sich nach dieser Einzelfaktoren-Darstellung ein „benigner" Verlauf mit hoher statistischer Wahrscheinlichkeit erwarten, wenn initial keine klinischen Symptome von Blutungsneigung, Infekt- und Organomegalie, keine Anämie unter 10 g-%, keine Thrombozytopenie unter 100000/μl und keine Lymphozytenwerte über 50000/μl bestehen und wenn das Knochenmark keine Infiltration über 80% aufweist. Die komplementäre Konstellation läßt auf einen „malignen" Verlauf schließen. Die wechselnden Kombinationen der dargestellten Omina entsprechen den durchschnittlichen Verläufen. WESTERHAUSEN (1972c) bot eine Unterteilung in subakut, kontinuierlich progredient, intermittierend progredient und wenig progredient an, die dem Charakter der CLL adäquat die Möglichkeiten zwischen benigne und maligne ausdrückt, ohne die oben diskutierten qualitativen Kriterien zu ändern.

Funktionell pathophysiologische Untersuchungen, die in der Akkumulationsgeschwindigkeit der Lymphozyten einen entscheidenden Parameter für die Progredienz der Gesamterkrankung zu erfassen suchen, sind noch im Fluß (GALTON, 1966; SCHIFFER, 1968; SCHICK, 1973; THEML, 1973; THEML u. BEGEMANN, 1975). Jedoch darf in der Geschwindigkeit dieses Prozesses der entscheidende, die Prognose negativ bestimmende Faktor gesehen werden.

Bei *Beurteilung der ferneren Prognose im Verlauf der Erkrankung* geht die Dauer der Krankheitsvorgeschichte zwar als ein inkommensurabler Faktor dahingehend ein, daß auch bei langsamen Verläufen das Equilibrium der oben dargestellten Faktoren sich mit zunehmender Krankheitsdauer einer Dekompensation nähert, bis ein benigner Verlauf „maligne Auswirkungen" zeigt. Es gelten aber auch dann noch die dargestellten Grundsätze, daß der weitere Verlauf um so schwerer und kürzer ist, je niedriger die Erythrozyten- und Thrombozytenwerte und je höher die Leukozytose, Organomegalie, Infektneigung und Kachexisierung ausgeprägt sind (HARWERTH *et al.,* 1963).

Über den seltenen Übergang in eine „akute Transformation" s. S. 568

II. Todesursachen

Nach somit stark unterschiedlicher Verlaufsdauer erlagen in den repräsentativen Untersuchungen von HANSEN (1973) einer Infektion 73% der Patienten, einer Anämie 9%, einer Hämorrhagie 3%, der allgemeinen Kachexie 14%, von CLL primär unabhängigen Faktoren (meist Herzkrankheiten, Krebserkrankungen oder Urämie) 18%, unklaren Ursachen 13%. In 30% der Fälle lag mehr als eine der angegebenen Todesursachen vor.

Diese Häufigkeit mit Betonung der (meist pneumonischen) Infekte entsprechen den Angaben von VOIGT und HELLBIG (1964), BOGGS *et al.* (1966), WESTERHAUSEN (1972c) und eigenen Beobachtungen.

O. Transformationen der CLL und Zweitkrankheiten

I. Transformation und Zweit-Hämoblastosen

Im Gegensatz zur obligaten akuten *Transformation* der chronischen myeloischen Leukämie, stellt ein derartiges Phänomen für die CLL trotz häufigen Vorliegens einiger unreifer Zellelemente eine absolute und nosologisch nicht sicher einzuordnende Rarität dar, über die nur Einzelfallberichte vorliegen:

Dem Bild einer *akuten lymphoblastischen Leukämie* waren nach rein morphologischen Kriterien je ein Patient bei BOGGS *et al.* (1966), bei CATOVSKY und GALTON (1971) und MC PHEDRAN und HEATH (1970) und 2 Patienten bei BROUET *et al.* (1973) zuzuordnen. In der letztgenannten Studie wiesen die Blastenoberflächen Immunglobuline auf; in vitro wurden von Lymphozyten und Blasten des Patienten identische Schwer- und Leichtketten synthetisiert. Hiernach scheint die seltene Möglichkeit einer echten akuten Transformation der CLL-B-Zelle zu proliferierenden Blasten mit entsprechenden klinischen Äquivalenten im Sinne eines akuten Schubes belegt. Da sich aber meist akute lymphoblastische Leukämien (ALL) durch das Fehlen aller B- und T-Zellmarker als völlig entdifferenzierte Stammzell-Leukosen einstufen lassen (KAPLAN *et al.*, 1974), mag die akute Transformation einer CLL vielleicht einer ALL ähneln, kann aber, solange B-Zell-Kriterien erhalten sind, ihr keineswegs gleichgesetzt werden.

Nicht häufiger als die klinischen Bilder akuter lymphoblastischer Leukosen treten *akute myeloblastische Leukämien* (LOTHORLAY *et al.*, 1966) sowie *monoblastische und myelomonozytäre Formen* (CATOVSKY u. GALTON, 1971) im Verlauf einer CLL auf. Die Entwicklung einer *chronischen myeloischen Leukämie* nach vorbestehender CLL wurde bisher bei nur 2 Patienten beobachtet (WHANG PENG *et al.*, 1974). In all diesen Berichten wird eine auslösende Beteiligung der vorangegangenen CLL-Therapie miterwogen; insgesamt sind diese Fälle weniger als Transformation als im Sinne einer Zweitkrankheit mit nicht signifikant gegenüber der spontanen Häufigkeit gesteigerter Inzidenz zu deuten (MC PHEDRAN u. HEATH, 1970).

Ähnlich wie die Beobachtung eines B-Lymphoblasten-Schubes bei BROUET *et al.* (1973) weist der Übergang eines CLL-Falles in eine akute Erkrankung mit plasmazellartigen Zellen und monoklonaler IgM-Synthese (FITZGERALD *et al.*, 1973) auf die Übergangsmöglichkeiten innerhalb der Erkrankungen des B-Zellsystems hin. Die prinzipielle Möglichkeit derartiger Übergänge innerhalb eines Zellsystems ist evident, sie scheint allerdings bei der CLL am seltensten realisiert zu werden (GERARD-MARCHANT *et al.*, 1974). Über vereinzelte derartige Fälle von Übergängen in Lymphosarkome, Retikulosarkome und Immunozytome (M. WALDENSTRÖM) liegen kasuistische Berichte vor (Übersicht bei HARWERTH, 1963; HANSEN, 1973). Relativ am häufigsten werden dabei Retikulosarkome als Endprodukt einer CLL-Transformation beobachtet (wenn auch die Häufigkeit von annähernd 5% bei HANSEN [1973] sonst nirgends erreicht wird).

Auch die nosologisch fernerstehende *Lymphogranulomatose* findet sich bei CLL nicht statistisch gehäuft; in Einzelbeispielen wird von Kombinationen beider Erkrankungen berichtet, die keine sicheren Zeichen einer Transformation tragen (Übersicht bei HAN, 1971).

II. Solide Tumoren als Zweitkrankheit bei CLL

Bereits BENNET (1852) beobachtete das gemeinsame Vorkommen von Leukämien und soliden Malignomen und WHIPHAM (1878) stellte die Frage nach einer kausalen Beziehung beider Phänomene. In der großen Analyse von SCHREINER und WEHR (1934) stellte sich bereits die spezielle Rolle der CLL dar, denn alle 4 von über 10000 Patienten mit dem gemeinsamen Vorliegen von Leukose und Karzinom hatten eine chronische Lymphadenose. In den verschiedenen folgenden Analysen lag die Häufigkeit solider Tumoren bei CLL zwischen 4,1% (FABER u. BORUM, 1962) und 34% (HYMAN, 1969). Dabei zeigte sich immer wieder, daß über die Hälfte der beobachteten Malignome Haut- und Lippenkarzinome waren (ENGELBRETH-HOLM, 1941; VIDEBAEK, 1949; MOERTEL u. HAGEDORN, 1957; LAWRENCE u. DONALD, 1959; BERG, 1967; HYMAN, 1969). Von statistischer Bedeutung sind jedoch diese Angaben erst in bezug zur erwartungsgemäßen Inzidenz von Malignomen in der untersuchten Altersgruppe. Die Häufigkeit aller Karzinomformen bei CLL übertraf hier die Erwartungshäufigkeit um das Zweifache (FABER u. BORUM, 1962), Dreifache (GROSS *et al.*, 1958) oder Sechsfache (HYMAN, 1969). Die Bedeutung der Haut-Lippenkarzinome wird besonders in der Analyse von HANSEN (1973) evident, der für sie eine 7fach höhere Inzidenz als für altersmäßig vergleichbare Nicht-CLL-Patienten fand, während andere solide Tumoren die Erwartungswerte nur unsignifikant um das 1,5fache überstiegen. In diesen Beobachtungen ist die zeitliche Reihenfolge interessant, denn bei 31 CLL-Karzinom-Patienten ging in 9 Fällen die Tumordiagnose der CLL voraus, in 8 Fällen wurden beide Krankheiten annähernd synchron diagnostiziert und in 14 Fällen war die CLL das zuerst diagnostizierte Leiden. Von der letzteren Gruppe waren 12 Patienten vor Auftreten des soliden Tumors einer Strahlen- oder Alkylantientherapie unterzogen worden. BOUSSER *et al.* (1964) fanden in einer Analyse der Literatur in 32% die CLL und in 21% den Tumor als Erstereignis, während in 47% die Diagnosen synchron stellbar waren.

Diese Daten erschweren es, in der CLL und ihrer Immundefektsituation eine signifikante Ursache der Kombination mit Neoplasien zu sehen. Neben vielen statistischen Inkommensurablen und den therapeutischen Einflüssen bleibt zu bedenken, daß für eine Reihe von soliden Malignomen eine ätiologisch ungeklärte Verminderung der T-Zellaktivität belegt ist (BEGEMANN *et al.*, 1972; Übersicht bei WARNATZ, 1974). Durch sie könnte auch die Entwicklung der CLL gebahnt werden (CATOVSKY *et al.*, 1974), so daß das früher oder später gemeinsame Auftreten u.U. auf den gleichen Defekt zurückzuführen wäre. Da der Altersverteilungsgipfel der CLL mit dem der allgemeinen Karzinomhäufigkeit zusammenfällt (STICH u. LANGHAMMER, 1961) und sich auf der anderen Seite im Alter eine absolute Reduktion der T-Zellzahl fand (SMITH *et al.*, 1974), ist es möglich, den gemeinsamen, zur CLL und zum Malignom führenden Defekt in der altersbedingten Reduktion der T-Zell-Vigilanz zu sehen.

Zu dieser Problematik sind ferner die Beobachtungen von STACHER und BÖHNEL (1966) an 11 CLL-Malignom-Patienten interessant, die in 3 Fällen die Spontanremission eines CLL-artigen Bildes synchron mit der klinischen Manifestation eines soliden Tumors beschrieben und dieses Phänomen als leukämoide lymphatische Abwehrreaktion auf den klinisch noch latenten Tumor und als ihr Erliegen deuteten (s. unten).

P. Besondere Verlaufsformen der CLL

Bevor auf Sonderformen eingegangen werden kann, seien noch einmal kurz die bisher induktiv gewonnenen sicheren Kriterien für eine „typische" chronische Lymphadenose zusammengefaßt: Eine typische CLL kann diagnostiziert werden, wenn bei Patienten jenseits des 40. Lebensjahres eine primär generalisierte Vermehrung kleiner Lymphozyten in Lymphknoten, Leber, Knochenmark und Milz auftritt und sich innerhalb eines Jahres eine ausgeprägte Leuko-Lymphozytose entwickelt. Die auftretenden Lymphozyten sind vermehrt glykogenhaltig und zeigen B-zellartige Eigenschaften. Sekundär entwickeln sich neben zunehmenden Organomegalien eine Anämie, Thrombozytopenie und ein vorwiegend humoraler Immundefekt, wovon in wechselnder Dominanz der durchschnittlich innerhalb von 5 Jahren letale Verlauf bestimmt wird.

Von dieser statistisch belegten typischen Ausprägung der CLL heben sich besonders in früheren Beobachtungen der Literatur immer wieder Formen von ausgeprägter Atypie ab, die daher besprochen werden müssen.

I. Subleukämische- bzw. aleukämische CLL

Wenn man die Normalwerte für Lymphozyten mit Booth und Hancock (1961) bei 4000/µl ansetzt und mit Galton (1966) Werte ab 5000/µl Lymphozyten zusammen mit einer ausgeprägten Knochenmarksinfiltration als typisch für CLL annimmt, dürften aleukämische Fälle im strengen Sinne außerordentlich selten sein. Auch ein subleukämischer Verlauf mit Gesamtleukozytenzahlen im oberen Normbereich bei relativer Lymphozytose während der gesamten Krankheitsdauer stellten eine Besonderheit dar (Heilmeyer u. Begemann, 1951). Dagegen liegt eine zeitweise Hemmung der Ausschwemmung und Infiltration in andere Organe oft noch im Rahmen der anamnestischen Latenz.

Teilweise wurden sub-aleukämische CLL-Fälle ohne Lymphknoten- oder Milzschwellungen mit reiner Knochenmarksinfiltration als „medulläre Lymphadenosen" beschrieben (Storti, 1937; Klima u. Seyfried, 1937; Hougie, 1956; Hoffmann u. Taubert, 1958). Mähr und Königstein (1960) heben bei einer Analyse dieser Berichte zu Recht hervor, daß sich in jedem Fall neben dem ungewöhnlichen Ausbreitungsmodus auch auffallende Zellatypien fanden. Westerhausen (1972c) beschrieb zwei derartige Fälle als infiltrativ-tumoröse Variante der CLL mit meist kontinuierlich progredientem aber auch subakutem Verlauf. Auch sie wiesen atypische, meist große, z.T. monozytoide Lymphozyten und daneben gehäuft Paraproteine auf. Erst prospektive Untersuchungen, besonders mit T-B-Zelldifferenzierung der Lymphozyten werden besser klären können, ob für derartige Verläufe die Verwandtschaft zu anderen Entitäten nicht größer ist (s. Differentialdiagnose zum M. Waldenström, lymphozytischen Lymphsarkom und M. Brill-Symmers).

Die bei Moeschlin (1960) beschriebenen Fälle, welche durch isolierte Knochenmarksinfiltration das Bild einer Panmyelophthise hervorriefen und daher „pseudoaplastische Anämie" genannt wurden, stehen in vielen Kriterien der malignen Retikulosen näher und würden heute wohl zum Teil als „hairy-cell-Leukosen" eingeordnet werden (s. Differentialdiagnose).

Manche sub-aleukämischen Fälle mit größeren, z.T. gebuchteten, auch monozytoid imponierenden Zellen wurden als „chronische lymphatische Riederzellen-Leukämie" (Cardozo, 1964) beschrieben. Jedoch verläuft die PAS-Reaktion dieser Zellen untypisch (BEGEMANN *et al.*, 1970), im Knochenmark finden sich gehäuft Plasmazellen und im Serum vermehrt Paraproteine (WESTERHAUSEN, 1972c). Daher liegt auch hier die Frage nahe, ob es sich nicht um eine spezielle Entität handelt (z.B. das unten zu besprechende Immunozytom).

A-subleukämische Fälle bei denen *tumoröser Hautbefall* im Vordergrund steht, klären sich nach einiger Zeit u.U. als Mycosis fungoides (DAMESHEK u. GUNZ, 1958; BLUEFARB, 1960), Sezary-Syndrom (EDELSOHN *et al.*, 1974) oder Lymphosarkom (HARWERTH *et al.*, 1963) und sind gegen die Lymphadenosis cutis benigna abzugrenzen. Bei WESTERHAUSEN (1972) standen bei drei derartig aleukämischen-infiltrativ-tumorösen Fällen Infiltrationen der Augenlider, des Retrobulbärsaumes und der Haut im Vordergrund. Die proliferierenden Zellen wiesen erhebliche Atypien auf, so daß vom Autor die Einordnung als Lymphosarkomatose vorgeschlagen wurde.

Sub- und aleukämische Verläufe, bei denen ein *isolierter Milztumor* im Vordergrund steht, können bei gleichzeitiger Knochenmarksinfiltration durchaus in die Variationsbreite der CLL inbegriffen werden, zumal derartige Fälle nach unterschiedlichem Zeitraum in das leukämische Vollbild einer CLL übergehen (HEILMEYER u. BEGEMANN, 1951; LEIBETSEDER, 1958; HAYHOE, 1960). Problematischer sind Fälle, in denen die Knochenmarksinfiltration nicht nachgewiesen wurde und die Ausschwemmung ausblieb (LEIBETSEDER u. TUBA, 1956), wo sich also anscheinend im Sinne einer „krankheitsdominanten Milz" (HITTMAIR, 1950 u. 1969) die erst operativ verifizierbare Lymphadenose entwickelte. Hier bleibt zu erwägen, ob im Sinne eines Hypersplenismus in diesen Fällen die lymphatische Ausschwemmung durch gleichzeitige Sequesteration der Lymphozyten latent blieb, zumal sich in einem Falle bei VIDEBAECK (1963) und MOLONEY (1968) nach Splenektomie das volle Bild einer CLL ausbildete. Zum anderen weisen eine Reihe derartiger Fälle (WESTERHAUSEN, 1972c; HANSEN, 1973) Züge auf, die sie näher an Lymphosarkom oder Immunozytom rücken (s. Differentialdiagnose).

II. Leukämische Sonderformen mit Atypien der zirkulierenden Lymphozyten

Als *Prolymphozyten-Leukämie* wurde eine subakute lymphoproliferative Erkrankung älterer Patienten beschrieben, die mit Splenomegalie, geringen oder fehlendem Lymphomen und ausgeprägter Lympho-Leukozytose einhergeht (REBUCK, 1960; CATOVSKY, 1973). Das Maximum der Zellen wird dabei von stark gebuchteten, polymorphen, kleinen „Prolymphozyten" gestellt. Die therapeutische Beeinflußbarkeit ist gering. In den Untersuchungen von CATOVSKY *et al.*, 1973) waren in 3 von 4 Fällen die pathologischen Zellen als B-Zellen zu identifizieren, in einem Falle als T-Zellen.

Als *chronische Lymphosarkomzell-Leukämie* wurden Krankheitsverläufe beschrieben, die durch das Vorherrschen atypischer Lymphozyten (MINOT u. ISAACS, 1924; PANTON u. VALENTINE, 1929; ISAACS, 1937) und einen rapideren Verlauf als bei typischer CLL (ZACHARSKY u. LINMAN, 1969) gekennzeichnet sind. Die Zellen dieser sehr heterogenen Gruppe (BETHEL, 1943; SCHWARTZ *et al.*, 1965) werden als mittelgroße bis große Lymphozyten mit prominenten Nukleolen und dichtem Chromatingerüst beschrieben (ZACHARSKY u. LINMAN, 1969) und entsprechen z.T. den Elementen bei der sog. Prolymphozytenleukämie (CATOVSKY *et al.*, 1973). So wäre ein Teil der Fälle wohl als unreifzellige CLL-Variante anzusehen.

Schrek (1972) aber fand elektronenoptisch Zellatypien, die wie Lennerts (1975) Beobachtung von „cleaved cells" eine eindeutige Einordnung als leukämisches lymphozytisches Lymphosarkom erlauben.

Immunologisch findet dies Unterstützung darin, daß Aisenberg und Bloch (1972) die peripheren Zellen ebenfalls als B-Zellen, allerdings mit dichterem Ig-Besatz als bei typischen CLL-Lymphozyten identifizieren konnten.

T-Zell-Lymphadenosen

Seitdem eine Reihe von Laboratorien die CLL-Fälle hinsichtlich ihrer B-Zelloberflächeneigenschaften untersuchen, fielen ganz vereinzelt Fälle auf, bei denen die Majorität der Zellen nicht nur ein Fehlen von Oberflächenimmunglobulinen aufwies (McLaughlin *et al.*, 1973; Wilson u. Hurdele, 1973), sondern bei denen auch die übrigen B-Zell-Marker fehlten und sich T-Zell-Eigenschaften nachweisen ließen. So berichteten zuerst Bentwich *et al.* (1973 b) und Dickler *et al.* (1973) über einen Fall mit 88% nachweislichen T-Zellen. Er bot klinisch und in den übrigen Laboruntersuchungen keine Besonderheiten. Lille *et al.* (1973) konnten in einem hochleukämischen Fall bei 78% der Zellen Spontan-Rosettenbildung als T-Zell-Marker nachweisen und darüber hinaus mit einem Anti-T-Antiserum 86% der Zellen zum Absterben bringen. Dem Zellcharakter nach muß man in diesen überaus seltenen Fällen (unter 1% aller CLL-Fälle bei Lille *et al.*, 1973) sicher eine besondere Entität sehen. Erst weitere Fallberichte und kinetische Untersuchungen werden sie pathomechanisch näher klären lassen.

Q. Differentialdiagnose der CLL

Die vorangehende Zusammenstellung atypischer Krankheitsbilder bei CLL führte zwangsläufig bereits zu differentialdiagnostischen Überlegungen, und es wurden eine Reihe von angrenzenden Krankheitsbildern als Deutungsmöglichkeiten früherer Literaturberichte atypischer CLL-Verläufe genannt. Für prospektive Untersuchungen seien diese angrenzenden Entitäten und weitere differentialdiagnostische Möglichkeiten nur hinsichtlich ihrer Abgrenzbarkeit von der CLL skizziert.

I. M. Waldenström und Immunozytom

Die *Makroglobulinämie (M. Waldenström)* ist im Gegensatz zur CLL durch mehr „retikulären" Kerncharakter der meisten, das Knochenmark infiltrierten Zellen und daneben eine Vermehrung von Plasmazellen und Gewebsbasophilen gekennzeichnet, weshalb Kappeler *et al.* (1958) das Krankheitsbild (lymphoid-plasmazelluläre) Retikulose mit Makroglobulinämie nannten. Ausschwemmungen dieser Zellen mit leukämischen Bildern sind selten (MacKenzie u. Fudenberg, 1972). Im Serum läßt sich beim Krankheitsbild der Makroglobulinämie konstant immunelektrophoretisch ein monoklonales IgM mit Sedimentationskonstanten zwischen 19 und 30 S nachweisen.

Die Abgrenzbarkeit des so charakterisierten Krankheitsbildes von IgM-bildenden Lymphomen ohne Makroglobulinämie unterliegt zunehmendem Zweifel

(LENNERT, 1972; STEIN *et al.*, 1972). So beschrieben STEIN *et al.* (1973) einen leukämischen „CLL"-Verlauf mit einer Zellfraktion, die nach elektronenmikroskopischen Kriterien immunglobulinsezernierenden B-Zellen entsprach und bei dem der Lymphknoten exzessiv hohen IgM-Gehalt aufwies, ohne daß dieses im Blut nachweisbar war. LENNERT *et al.* (1975) schlagen auf Grund derartiger Beobachtungen den Terminus lympho-plasmozytoides Immunozytom (Malignant lymphoma lymphoplasmazytoid) (LENNERT, 1974) vor. Es bietet histologisch stets eine diffuse Ausbreitung entweder von Lymphozyten mit einer mehr oder weniger kleinen Plasmazellfraktion oder ein gemischtes Bild aus Immunoblasten, mittleren und kleinen lymphoiden oder plasmozytoiden Zellen. Immer findet sich in wenigstens einigen Zellen eine globulär-positive PAS-Reaktion an Paraffinschnitten. In 24 von 30 Fällen ließ sich eine Steigerung des IgM-Gehalts im Lymphomgewebe nachweisen, doch nur ein Drittel aller Fälle zeigte monoklonales IgM im Serum. Klinisch verliefen 8 von 30 Fällen wie eine leukämische CLL; der Rest zeigte aleukämischen Verlauf, z.T. wie die tumorösinfiltrativen Varianten der CLL (s. oben), z.T. wie typische Makroglobulinämien Waldenström. Diese CLL-artigen Bilder könnten, wenn sie obige Kriterien erfüllen, also der Entität des lymphoplasmozytoiden Immunozytoms subsumiert werden, da sie ein diffus-proliferierendes B-Zell-Lymphom mit einer Fraktion von Zellen beschreibt, die diese Sekretionsfähigkeit für Ig (meist M, oft monoklonal) nicht verloren hat, dieses IgG aber oft intrazellulär retiniert und nicht ins Serum abgeben muß.

II. Lymphosarkome

Der klassische Begriff *Lymphosarkom* bedarf einer Aufgliederung in lymphozytische und lymphoblastische Form, entsprechend der Rappaportschen Unterscheidung in Malignant lymphoma (m.l.) lymphocytic poorly differentiated und m.l. undifferentiated.

Das lymphozytische Lymphosarkom wird häufig als aleukämisches Äquivalent der CLL betrachtet (SHEEHAN, 1971; RUNDLES, 1972), und auch in der Rappaportschen Einteilung ist die Unterscheidung zwischen dem m.l. well-differentiated, das histologisch dem typischen Bild der CLL entspricht, und dem m.l. poorly differentiated nicht eindeutig, und derartige Fälle mit niedrigleukämischer Ausschwemmung bieten oft keine Abgrenzungskriterien zur chronischen Lymphadenose.

Manche Autoren jedoch betonen morphologische Zellatypien im Sinne häufigerer Zelleinbuchtungen (SCHREK, 1972), Nukleolenpolymorphie (GRUNDMAN, 1961) und eindeutige elektronenoptische Hinweise auf Abkunft von kleinen Keimzentrumszellen neben dem Fehlen von Lymphoblasten und Prolymphozyten (LENNERT, 1974) als eindeutige differentialdiagnostische Kriterien. Da 7,6–20% der Lymphosarkome im Krankheitsverlauf mehr oder weniger stark ihre Zellelemente ins Blut ausschwemmen (ROSENBERG *et al.*, 1960; SHEEHAN, 1971), schlug letzterer Autor vor, diese akzidentell leukämischen Verläufe als leukämisches Lymphosarkom (m.l. poorly diff., lymphocytic type, leukemic) von den Fällen primärer akuter Generalisation abzutrennen, die in der Entität „Lymphosarkomzell-Leukämie" (s. oben) miterfaßt sind.

Demgegenüber bietet das *lymphoblastische Lymphosarkom* sowohl zyto-histologisch, wie in der rasch progredienten Klinik mit vorherrschendem Organwachstum mit seltener leukämischer Ausschwemmung keine differentialdiagnostischen Schwierigkeiten (vgl. K. BREMER in diesem Band).

III. Follikuläres Lymphom

Das großfollikuläre Lymphoblastom oder follikuläre Lymphom *(M. Brill-Symmers)*, dessen Diagnose histologisch eindeutig ist, schwemmt in bis zu 20% der Fälle (LENNERT, 1974b) mononukleäre Zellen aus, so daß (meist niedrig) leukämische Bilder entstehen. Sie sind panoptisch den geschilderten Lymphosarkomzellen ähnlich, zeigen aber nicht so konstant Kerneinbuchtungen und sind daher durchaus mit CLL-Lymphozyten zu verwechseln. Das klinische Bild mit oft isolierten Lymphomen und besonders die Histologie bieten hier meistens Differentialklärung, besonders sub- und aleukämische CLL-Bilder sollten in dieser Hinsicht untersucht werden.

IV. Leukämische Retikulose

Die leukämische Retikuloendotheliose oder Hairy-Cell-Leukose (LEE et al., 1969; PLENDERLEITH, 1970) verläuft fast stets leukozytopenisch und splenogemal (Übersicht bei KATAYAMA u. FINKEL, 1974). Regelmäßig aber findet sich eine relative Vermehrung mononukleärer Zellelemente im peripheren Blut, die gelegentlich zur Differentialdiagnose einer a-subleukämischen „medullären" oder rein splenomegalen CLL führt. Der feinretikuläre Kerncharakter, das Ausfransen des Zytoplasma und im Zweifelsfalle die Tartrat-stabile saure Phosphatasereaktion dieser Zellen (YAM *et al.,* 1971, 1972) bieten hier eindeutige Abgrenzungsmöglichkeiten. In den Oberflächeneigenschaften lassen sich diese Zellen allerdings wie die der CLL als B-Zellen charakterisieren (CATOVSKY *et al.,* 1974).

V. Chronisches pluripotentielles immunproliferatives Syndrom

Zwischen chronischer Lymphadenose mit Paraproteinbildung und Immunozytom läßt sich das von WESTERHAUSEN und OEHLERT (1972) beschriebene Syndrom einordnen, bei dem die Patienten ähnlich der CLL Splenomegalie und Lymphknotenvergrößerungen aufweisen, aber im Knochenmark und den übrigen Organen „lymphoretikuloplasmazelluläre" Infiltrate zeigen, die eher den Immunozytomen entsprechen. Neben einer gering ausgeprägten IgM-Paraproteinämie ist die Wassermannsche Reaktion konstant positiv; häufig werden Kryoglobuline nachgewiesen.

VI. Das Sezary-Syndrom

Das Sezary-Syndrom wurde von SEZARY *et al.* (1938) als Erythrodermie mit dem Auftreten mononukleärer Zellen im peripheren Blut beschrieben, die u.U. zur Verwechslung mit Lymphozyten und zur Diagnose einer CLL mit Erythrodermie Anlaß geben könnten.

In den Beobachtungen von WINKELMANN und LINMAN (1973) stand neben der beherrschenden Erythrodermie eine absolute „Lymphozytose" im Vordergrund; es wurden bis zu 40000 Leukozyten mit 70% „Lymphozyten" beobachtet. Diese Zellen aber wiesen einen bizarr gebuchteten und gekerbten Kern mit unruhiger Chromatinstruktur auf, der nicht mit den Lymphozyten bei CLL zu verwechseln ist.

Nach den Untersuchungen von CROSSEN *et al.* (1971) handelt es sich um Abkömmlinge der T-Zellreihe. Auch eine kleinzellige hochleukämische Variante, bei der vor allem die ausgeprägte Erythrodermie und geringe Knochenmarksinfiltration für eine CLL untypisch waren, wies T-Zellmarker auf (EDELSON *et al.*, 1974).

VI. Reaktive Lymphozytosen

Die *Lymphocytosis infectiosa,* vermutlich eine Viruserkrankung, bietet zunächst mit einer Leuko-Lymphozytose bis 150000/µl und Knochenmarksinfiltrationen ein der CLL ähnliches Bild. Der epidemische Charakter mit febriler Symptomatik, das Vorkommen bei Kindern und Jugendlichen, die geringen Lymphknotenvergrößerungen, eine deutliche Bluteosinophilie und der selbstlimitierte Verlauf über selten mehr als 8 Wochen, ermöglicht eindeutig die Abgrenzung typischer Fälle von CLL-Fällen (BEGEMANN, 1963). Schwieriger kann dies in den sehr seltenen Beispielen einer Erkrankung im Erwachsenenalter sein (BARNES *et al.,* 1949). Der gegenüber CLL niedrigere PAS-Gehalt der Lymphozyten und die häufigere Azurgranulation geben dann neben der Akuität des Krankheitsbildes differentialdiagnostische Hinweise, die der spontane Rückgang der Lymphozytose nach einigen Monaten spätestens belegt (Übersicht bei WERNEKKE, 1974).

Eine Reihe von Infektionskrankheiten, am häufigsten *Röteln, Keuchhusten, Masern und Windpocken* bieten mehr oder weniger ausgeprägte absolute Lymphozytosen, während *M. Bang, Tuberkulose, Lues und Typhus abdominalis* eher relative Lymphozytosen aufweisen können. Bei all diesen reaktiven Lymphozytosen besteht gegenüber der CLL eine gewisse Buntheit des lymphatischen Bildes mit Größenpolymorphien, Reizformen und Übergänge zu Plasmazellen, die neben der Anamnese, dem klinischen Bild und serologischen Tests eine CLL ausschließen lassen.

Neben der Lymphozytose des Blutes findet sich eine relative Lymphozytenvermehrung des Knochenmarks bei einigen der genannten Infektionskrankheiten (Bang, Tuberkulose, Lues und Typhus), *rheumatischen Erkrankungen* (M. Still, Felty) und im Rahmen immunologischer Reaktionen, so *nach Impfungen,* bei *Allergien* und bei *Autoaggressionphänomenen.* Andererseits führen Systemerkrankungen mit einer Reduzierung der übrigen Hämatopoese, wie *Agranulozytosen* und *aplastische Anämien,* zu einer relativen (!) Lymphozytose des Knochenmarks.

Die Kriterien einer Abgrenzung der CLL gegenüber einer *infektiösen Mononukleose* oder *Mikromyeloblastenleukose* sind für den Hämatologen morphologisch eindeutig und müssen daher in diesem Rahmen nicht näher dargestellt werden.

Mit der Möglichkeit einer ausgeprägten *lymphatischen Reaktion bei soliden Malignomen* muß nach den Beobachtungen von STACHER und BÖHNEL (1966) gerechnet werden. Eine echte Kombination von Malignom und CLL ist aber erst auszuschließen, wenn sich eine Spontanremission des CLL-artigen Bildes einstellt.

R. Stellung der CLL innerhalb der lymphatischen Systemerkrankungen

(s.a. Beitrag H. STEIN)

Die vorangehende Schilderung der Sonderformen und angrenzenden differentialdiagnostischen Krankheitsbilder zeigte die seit TÜRK (1903) und STERNBERG (1908) bekannte enge Verwandtschaft der nur durch eine spezifische Symptomenkonstellation von ähnlichen Erkrankungen abgrenzbaren CLL zu anderen Krankheitsbildern des lymphoproliferativen (HAYHOE, 1960) und immunoproliferativen (DAMESHEK, 1967) Formenkreises. An pathologisch-anatomischen Kriterien zur Systematisierung boten sich Beschreibungen nach der Natur des vorherrschenden Zelltyps, dem Vorliegen oder Fehlen von follikulären Strukturen und der lokalen oder systemisch-generalisierten Ausbreitung an (GALL u. MALLORY, 1942; RAPPAPORT, 1966; AISENBERG, 1972). Dabei betont SHEEHAN (1971), daß prinzipiell alle primär lokalisierten Formen generalisieren können und so ein leukämisches Bild entwickeln und umgekehrt alle primär leukämischen Erkrankungen krankheitsdominante Tumorbildungen aufweisen können. Daher sollte der Begriff „Leukämie" für alle schon bei Beginn systemisch generalisierten Formen vorbehalten bleiben. Das Rappaportsche System (1966), in dem die einzelnen Lymphome einem mutmaßlichen Reifungsgrad der Lymphopoese zugeordnet wurden, rief wegen der Inadäquatheit der Begriffe „gut differenziert" und „schlecht differenziert" auf lymphatische Zellen und der Fehlinterpretation großer lymphatischer Blastzellen als „histiocytes" in letzter Zeit eine Reihe von Neuansätzen hervor (BENNETT et al., 1974; DORFMAN, 1974; GERARD-MARCHANT et al., 1974). Dabei bietet die in letzterem Entwurf vertretene, auf dem Konzept von LENNERT (1972, 1974) beruhende „Kiel-Klassifikation" (s. Tabelle 3) einerseits Aussagen über den Grad pathologischer Malignität, entsprechend dem Ausreifungsgrad von „Blasten" in „Zyten", und legt sich andererseits auf Grund von Studien der Immunglobulinsynthese und der elektronenmikroskopischen Zellstruktur hinsichtlich der Herkunft der entscheidenden Zellelemente fest. Übereinstimmend mit LUKES (1971) sehen die Autoren die Herkunft einer Reihe von Lymphomen in Zellen des Keimzentrums, wobei in kleine gebuchtete (=Zentrozyten) und große ungebuchtete mit randständigen Nukleolen (=Zentroblasten) getrennt wird. Auch hier wird kein grundsätzlicher Unterschied zwischen soliden malignen (Nicht-Hodgkin)-Lymphomen und Leukosen lymphatischer Herkunft gesehen. Die Häufigkeit der Leukämieausbildung wird beim lymphozytischen Typ im Sinne der CLL als fast obligat, beim lymphoblastischen als sehr verbreitet und seltener bei allen übrigen Formen angegeben.

Die obligate Zuordnung paraproteinbildender lymphozytischer Lymphome mit einer plasmazellulären Komponente zu der Entität des lymphoplasmozytoiden Immunozytoms ist zu beachten.

Ergänzend zu diesen Kriterien darf an dieser Stelle noch einmal auf funktionelle Daten hingewiesen werden, die eine Einteilung der Lymphome nach ihrer Abkunft von Thymus- oder Bursa-abhängigen Zellen einleiten (LENNERT, 1972; PREUDHOMME u. SELIGMAN, 1972a; AIUTI et al., 1973; PETER et al., 1974).

·Demnach ließen sich neben der CLL die Lymphosarkome (AISENBERG u. BLOCH, 1972; FRÖLAND et al., 1972; AISENBERG et al., 1973; PIESSENS et al., 1973; SILBERMAN u. SCHREK, 1974), die Immunozytome (M. Waldenström) (MARMONT u. DAMASIO, 1971; PREUDHOMME u. SELIGMANN, 1972; STEIN et al., 1973; CH. HUBER et al., 1974b), die Plasmozytome (ASAMER et al., 1973; LINDSTRÖM et al., 1973; CH. HUBER et al., 1974), die Hairy-cell-Leukosen (CATOVSKY et al., 1974; STEIN et al., 1974), die großfollikulären Lymphoblastome (LENNERT, 1975) und die Retikulosarkome (immunoblastischen Sarkome) (STEIN et al., 1972) als B-Zell-Lymphome mit unterschiedlicher Lokalisation hinsichtlich der Störung der Zellausreifung oder Zellfunktion einordnen (ausführliche Darstellung bei STEIN in diesem Band). Nach diesen Ergebnissen stehen der CLL die Lymphosarkome und Hairy-cell-Leukosen dadurch nahe, daß es sich gleichfalls um nicht-sezernierende B-Zellen handelt. Jedoch scheint in der Pathomechanik diese Zellfraktion nicht im gleichen Maße an die Stelle der normalen Popula-

Tabelle 3. Einteilung der Nicht-Hodgkin-Lymphome. (Nach LENNERT, 1975)

Bisherige deutsche Nomenklatur	nach LUKES (1971)	Kiel-Klassifizierung (GERARD-MARCHANT et al., 1974)	nach RAPPAPORT (1966)
CLL lymphoide Retikulose	B-cell-small lymphocyte CLL	*Low-Grade Malignant Lymphomas* *lymphocytic* CLL and others	m.l., well diff. lymphocytic, diffuse
Sèzary-Syndrom	T-cell-Sèzary syndrome (mycosis fungoides)		
z.T. Makroglobulinämie Waldenström	B-cell-plasmocytoid lymphocytic	*lympho-plasmocytoid* (immunocytic)	m.l., lymphocytic with dysproteinemia
lymphozytäres Lymphosarkom	B-cell-small cleaved FCC[a]	*centrocytic*	m.l., lymphocytic poorly diff.? intermediate? diffuse (and nodular?)
großfollikuläres Lymphoblastom (Brill-Symmers)	B-cell-small cleaved FCC large cleaved FCC follicular follicular & diffuse diffuse with or without sclerosis	*centroblastic/* *centrocytic* follicular follicular & diffuse diffuse with or without sclerosis	m.l. well diff. lymphocytic poorly diff. lymphocytic lymphocytic-histiocytic histiocytic } nodular or diffuse
Retikulosarkom	B-cell-large noncleaved FCC	*High-Grade Malignant Lymphomas* *centroblastic*	m.l., histiocytic, nodular or diffuse undifferentiated
lymphoblastisches Lymphosarkom u. Lymphoblasten- (Paraleukoblasten-) leukämie	B-cell-small noncleaved FCC Burkitt type non-Burkitt type	*lymphoblastic* Burkitt type	m.l., undifferentiated Burkitt's lymphoma
	T-cell-convoluted lymphocyte	convoluted cell type	m.l., poorly diff. lymphocytic-diffuse?
	U-cell-undefined unclassifiable	others	undifferentiated-non-Burkitt
Retikulosarkom (Retothelsarkom)	B-cell-immunoblastic sarcoma T-cell-immunoblastic sarcoma	*immunoblastic*	m.l., histiocytic-diffuse

[a] FCC = follicular center cells

tion zu treten (Übersich bei HUBER *et al.*, 1975). Das Immunozytom weist dagegen sehr enge pathogenetische Beziehungen zur CLL dadurch auf, daß es sich hier um ausgereifte B-Zellen handelt, die wie die meisten CLL-Zellen monoklonales IgM synthetisieren, es jedoch z.T. auch sezernieren können. Übergangsformen, bei denen ebenfalls eine Sekretionsstörung vorzuliegen schien, belegen die pathomechanische Beziehung zur CLL (HUREZ *et al.*, 1972; CLARK *et al.*, 1973). Ebenfalls einen Defekt in der sekretorischen B-Zell-Differenzierung liegt dem Plasmozytom zugrunde, das eine monoklonale Proliferation zu Plasmazellen ausdifferenzierter B-Lymphozyten darstellt, bei der jedoch gleichzeitig die Ausreifung zirkulierender B-Zellen zu normalen polyklonalen Plasmazellen gehemmt ist (SALMON u. SELIGMAN, 1974).

Von diesen sicheren Erkrankungen der B-Zellreihe hebt sich zunächst der Komplex der Hodgkin-Lymphome offenbar auf Grund anderer pathomechanischer Neoplasiegenese (BEGEMANN, 1953; AISENBERG, 1972; BEGEMANN, 1975) ab; das bunte Zellbild läßt sich nicht eindeutig einer monoklonalen B- oder T-Zelldeviation zuordnen. Allerdings konnten GARVIN *et al.* (1974) in Sternberg- und Hodgkin-Zellen IgG als Hinweis auf B-Zellabkunft nachweisen.

Bei der akuten lymphoblastischen Leukämie (ALL) ließ sich bei 20% der Patienten T-Zellnatur der Blasten belegen (BORELLA u. SEN, 1973; KERSEY *et al.*, 1973); meist aber wiesen die Zellen weder B- noch T-Zellkriterien auf (Übersicht bei COHNEN, 1974; HUBER *et al.*, 1975).

Das Sezary-Syndrom (BROOM *et al.*, 1973; BROVET *et al.*, 1973; LÖFFLER *et al.*, 1974) und die Mycosis fungoides (SELIGMANN *et al.*, 1974) ließen sich als Erkrankungen der T-Zellreihe definieren.

S. Therapie der chronischen lymphatischen Leukämie

I. Therapie und Prognose

Die Erfolgsbeurteilung der Therapie bei einer Erkrankung mit Spontanverläufen zwischen 3 Wochen und 20 Jahren (GREEN u. DIXON, 1965) ist erwartungsgemäß schwierig, wenn der Maßstab der Überlebenszeit angelegt werden soll. Bereits 1924 zeigten MINOT und ISAACS, daß die Überlebenszeit zwischen behandelten und unbehandelten Patienten nicht signifikant schwanke. Eine Gegenüberstellung der mit verschiedenen Methoden erzielten mittleren Überlebenszeiten (THEML, 1973) zeigte keine Signifikanz zugunsten eines Verfahrens, die die Skepsis von GREEN und DIXON (1965) widerlegen könnte, daß unterschiedliche Überlebenszeiten auf unterschiedlichen Auswahlkriterien und Patientengruppen beruhten (HEILMEYER *et al.*, 1959; PRAETORIUS, 1963; OSGOOD, 1964; GREEN u. DIXON, 1965; BOGGS *et al.*, 1966; BETHEL, 1968; EZDINLI *et al.*, 1969; BEGEMANN *et al.*, 1973; DONNER u. KLENER, 1973). Auf die jüngsten Analysen mit den größten Fallzahlen soll hier wegen ihrer exemplarischen Resultate näher eingegangen werden. HOLMES und WESTPHAL (1971) untersuchten 398 Patienten; die mittlere Überlebenszeit nach Diagnosestellung lag zwischen 4 und 5 Jahren. Dabei schien die 5-Jahres-Überlebenszeit in der Ära der Chemotherapie um 6% gegenüber der Zeit davor verlängert; der 10-Jahreswert aber lag in der gleichen Größenordnung. Bei Aufteilung zeigte die kleine Gruppe unbehandelter Patienten erstaunlicherweise eine mittlere Überlebenszeit von 6 Jahren gegenüber

4,5 Jahren bei behandelten. Die Gruppe, die keiner Behandlung bedurft hatte, lag im höheren Lebensalter und war weitgehend asymptomatisch.

Zuletzt fanden ZIPPIN et al. (1973) bei der Analyse von 839 Fällen, daß die 5-Jahres-Überlebensrate unbehandelter Patienten nur von der Gruppe mit Chemotherapie erreicht wurde. Weit darunter lagen die Werte für Patienten mit Strahlentherapie, am niedrigsten aber für Steroid-Behandelte. Diese letztere Gruppe schien aber die deutlich schwereren Spontanverläufe zu haben. Dies bestätigt die Ergebnisse von OBRECHT (1966), daß die sehr variable Verlaufsform der CLL im wesentlichen Lebensdauer und eingeschlagene Therapieform beeinflusse, so daß Rückschlüsse zwischen diesen beiden abhängigen Faktoren kaum Relevanz haben.

Interessante Aspekte eröffnete aber die Arbeit von RAI et al. (1976). Sie nahmen eine Stadieneinteilung der CLL nach folgenden Kriterien vor: im Stadium 0 herrscht nur Knochenmarks- und Blutlymphozytose, im Stadium I Lymphozytose mit Lymphknotenvergrößerung, im Stadium II Lymphozytose mit Milz- und/oder Lebervergrößerung, im Stadium III Lymphozytose mit Anämie, im Stadium IV Lymphozytose mit Thrombozytopenie.

Dabei überrascht nicht, daß die Patienten in 0, I und II jünger als die in III und IV waren und daß in 0 die Blut- und Knochenmarkslymphozytose viel niedriger als in den übrigen Stadien lag. Auffallend im beobachteten Krankengut war, daß 50% der 0-Patienten in diesem Stadium am Leben blieben und $^2/_3$ davon nie therapiebedürftig wurden. Von insgesamt 11 Patienten, die in Stadium 0 blieben, lebten bei Untersuchungsende 3 Patienten 3,5 bis 6 Jahre, 5 Patienten 7 bis 12,5 Jahre und je 1 Patient 18, 23 und 32 Jahre. Die mittlere Überlebenszeit von Diagnosestellung in Stadium I betrug 101 Monate, in Stadium II 71 Monate, in III 19 und in IV 19 Monate. Für alle Fälle zusammen lag sie bei einem Durchschnitt von 71 Monaten. Diese Berechnungen ließen sich von RAI et al. (1976) auch durch Analyse der großen Fallzahlen bei BOGGS et al. (1966) und HANSEN (1973) belegen. Allerdings läßt sich aus dieser Studie nicht ableiten, daß die therapeutische Wiedergewinnung eines niedrigeren Stadiums auch die Lebenserwartung, die auf dieser Stufe primär bestand zurückgewinnt.

Nach den Untersuchungen von BOUTIS et al. (1966) allerdings wäre das Erzielen von Remissionen oder zumindest von Teilremissionen entscheidend, da sich die Überlebenszeit gegenüber nicht remittierbaren Patienten gleichen Verlaufstyps statistisch um die Remissionsdauer verlängert. Der Begriff der kompletten Remission, die nach HAN et al. (1967) in nur etwa 1% aller Fälle mit einer Lymphozytenzahl unter $2500/mm^3$ und einer Knochenmarkslymphozytose nicht über 20% erreichbar ist, bleibt bei CLL fragwürdig, da in keinem Fall verifizierbar war, daß der beschriebene pathognomonische B-Zelltyp eliminiert werden konnte.

Die geschilderten Analysen berechtigen zu den Konsequenzen, daß eine Frühtherapie eines „Stadium 0" keinen nachweisbaren Vorteil bringt und wegen der langen Spontanverläufe in diesem Stadium nicht gerechtfertigt ist. Eine Remittierung aus weiter fortgeschrittenen Stadien aber, durch symptomatische Reduktion der Krankheitssymptome, scheint neben Symptomenfreiheit u.U. Lebensverlängerung bewirken zu können.

Da schon in der klinischen CLL-Praxis krankmachende Symptome den therapeutischen Imperativ in sich tragen, muß im folgenden die Präsentation verschiedener therapeutischer Möglichkeiten zunächst unter diesen Gesichtspunkten gesehen werden.

Die in der CLL-Therapie bisher angewandten Verfahren gehorchen 2 unterschiedlichen Prinzipien: Hemmung der lymphatischen Proliferation oder Elimination der akkumulierten, teilungsunfähigen Lymphozyten. Nach den gezeigten pathomechanischen Faktoren ist verständlich, daß an beiden Ansatzpunkten Wirkungen zu erwarten sind. Ihre Gegenüberstellung kann eine gezielte Auswahl je nach vorherrschendem pathomechanischen Prinzip ermöglichen.

II. Antiproliferative Maßnahmen

1. Alkylierende Chemotherapeutika

Chlorambucil

In der zytostatischen Chemotherapie zeichnete sich nach vorübergehenden Versuchen mit anderen Lost-Derivaten (Übersicht bei Obrecht, 1963) Chlorambucil (Leukeran) schon bald nach seiner Synthese durch Everett *et al.* (1953) als besonders bei Lymphadenosen wirksames Agens aus. Daher sollen auch grundsätzliche Probleme der Alkylantientherapie bei CLL hier besprochen werden. Es handelt sich um ein wasserlösliches, aromatisches Stickstofflost-Derivat, das sich durch gute intestinale Löslichkeit auszeichnet. Ein spezieller Effekt auf das lymphatische System ist ein pharmakokinetisch noch nicht näher geklärtes Faktum (Ezdinli u. Stutzman, 1965; Schmidt, 1971).

Generell gilt, wie für alle Alkylantien, daß es die zytozide Wirkung vor allem in der DNS-Synthesephase (S) und der prämitotischen Ruhephase (G_2), also in enger Beziehung zur Zellteilung und demnach an den proliferativen Zellen entfaltet (Schmidt, 1971; Klein *et al.*, 1971). Jedoch muß auch ein Angriff an der ruhenden Zelle postuliert werden, da die Alkylierung der RNS letztlich nicht ohne zytotoxische Wirkung bleiben kann (Bruce *et al.*, 1966). Somit wäre der Wirkungsmechanismus zum Teil gleichzeitig depletorisch (Coco u. Merritt, 1970; Trepel, 1973).

Die Indikation zum Einsatz wird von den meisten Autoren in rasch ansteigender Lymphozytose und Organomegalie bei Absinken der übrigen hämatologischen Parameter gesehen (Galton, 1961; Huguley *et al.*, 1961; Übersicht bei Obrecht, 1963; Ezdinli *et al.*, 1965; Obrecht, 1968; Bouroncle *et al.*, 1969; Galton, 1971; Martin, 1972). Die empfohlene Tagesdosis liegt zwischen 0,1 und 0,3 mg pro kg (Obrecht, 1963; Silver, 1969; Begemann, 1970). In dieser Dosierungsbreite wird grob nach Höhe der Leukozytose und Erhaltungsgrad der übrigen Hämatopoese variiert. Die Initialdosis kann nach Silver (1969) halbiert werden, sobald die Lymphozytenzahl auf die Hälfte gesenkt ist. Normalerweise sollte zur Beurteilung der Wirksamkeit Chlorambucil mindestens 4 Wochen appliziert werden, nach 8 Wochen erlauben die Effekte in den meisten Beobachtungen ein Absetzen (Ezdinli u. Stutzman, 1965; Silver, 1969). Galton *et al.* (1961) geben als Richtwert eine Gesamtdosis von 6 mg pro kg an, während Miller *et al.* (1959) erst darüber hinaus optimale Wirksamkeit feststellten. Ezdinli und Stutzman (1965) sahen unter einer Gesamtdosis von 125 mg kaum positive Reaktionen.

Dosisabhängiger Abfall der Lymphozyten nach 14 Tagen Latenz ist als konstantester Effekt in 50–70% der Fälle zu beobachten; eine relative und meist auch absolute Lymphozytose bleibt jedoch bestehen (Miller *et al.*, 1959; Huguley *et al.*, 1962; Bouroncle *et al.*, 1969; Rundles *et al.*, 1972). Dabei wird bei EZDINLI und STUTZMAN (1965) hervorgehoben, daß die Lymphozytose in jenen Fällen am besten ansprach, in denen sich der Milztumor deutlich reduzieren ließ. Ein Rückgang der Lymphome auf wenigstens die Hälfte wird in 35% (EZDINLI u. STUTZMAN, 1965), 50% (GALTON, 1961) und 60% der Fälle angegeben (BOURONCLE et al., 1969). Die Milzgröße ließ sich bei den gleichen Autoren in 25—30% der Fälle etwa um die Hälfte reduzieren. Die Hepatomegalie zeigte bei EZDINLI und STUTZMAN (1965) in 30%, bei BOURONCLE et al. (1969) in 60% der Fälle deutlichen Rückgang.

Hinsichtlich der Anämie ist zunächst eine Depression der Erythropoese unter Chlorambucil-Therapie zu beobachten (PILLERS et al., 1958). In den meisten oben zitierten klinischen Studien finden sich keine ausreichenden Angaben über die Verläufe der Erythrozytenwerte. Die Angaben von BOGGS et al. (1966) von nur 14% positiver Effekte auf die Erythropoese scheinen sehr niedrig angesetzt zu sein; in unserem Material zeigen 27% der Fälle Anstiege von mindestens 2 g-% Hb. EZDINLI und STUTZMAN (1965) sahen nur in Fällen, bei denen starke Reduktion der Splenomegalie gelang, signifikante Anstiege.

Die Thrombozytopenie zeigt unter Therapie zeitweise deutliche Zunahme. Keinen Neuanstieg nach Therapieende sehen GALTON (1961) und BOGGS (1966), während EZDINLI und STUTZMAN (1965) bei nicht-splenomegalen Fällen in wenigstens 10% eine deutliche Besserung verzeichnen.

Die Immunglobulinwerte zeigen in den Untersuchungen von BOGGS (1960) keine Verbesserung, während bei den auch mit Chlorambucil behandelten Patienten von WESTERHAUSEN (1972) eine gewisse Zunahme nach Therapieende überwog. Komplette hämatologische Remissionen wurden bei HAN et al. (1967) in 2 Fällen durch langfristige Therapie erreicht.

Hinsichtlich der T-Zell-Aktivität in der PHA-Kultur berichteten zuerst SHARMAN et al. (1966), daß eine Reduktion der Lymphozytose durch Chlorambucil eine Verbesserung der relativen PHA-Reaktion in vitro mit sich brachte. BOURONCLE et al. (1969) zeigten ebenfalls eine deutliche Normalisierungstendenz, auch unter Leukeran-Dauertherapie, die um so ausgeprägter war, je deutlicher die Lymphozytenwerte und Organgrößen auf die Therapie ansprachen. Die Verbesserung der PHA-Reaktion hinkte in diesen Beobachtungen manchmal der „hämatologischen Remission" um Monate nach, wie es auch THEML et al. (1975) bei zytostatischen Kurzzeittherapien bestätigen konnten. Ähnliche Resultate erzielte HEINE (1973); in diesen Untersuchungen wird betont, daß die PHA-reaktiven Zellen nur in relativen Werten deutlich, absolut pro µl jedoch unwesentlich anstiegen.

Die Nebenwirkungen des Chlorambucil scheinen sehr gering zu sein. Mitteilungen über abdominelle Unverträglichkeitsreaktionen sind selten (EZDINLI u. STUTZMAN, 1965). In seiner Knochenmark-depressorischen Wirkung ist es bei sorgsamer Beachtung der peripheren Blutwerte das beststeuerbare Alkylanz und daher auch bei leichteren Thrombozytopenien einsetzbar. Vorübergehende Knochenmarksdepressionen sahen EZDINLI und STUTZMAN (1965) bei 20% der Patienten, die sich aber 6 Wochen nach Therapiepause in der Regel erholt hatten. LEWIS et al. (1966) sahen nach der Kombination mit Strahlentherapie in 4 von 100 Fällen die Entwicklung einer immunhämolytischen Anämie. Da bei YONET et al. (1967) nach Alkylantien ebenfalls Coombs-positive Hämolysen auftraten, ist die Möglichkeit einer immunologischen Triggerung in Richtung autoimmunologischer Abläufe unter Alkylantientherapie ganz allgemein zu diskutieren.

Therapie-Resistenz gegen Chlorambucil kann in einzelnen Fällen primär, meist aber erst allmählich nach mehreren Therapieserien auftreten. EZDINLI und STUTZMAN (1965) berichten in 79% Ansprechen in der ersten Therapieserie gegenüber 53% in der vierten. Während Galton (1971) bei Resistenz gegenüber den üblichen Dosen eine weitere Therapie mit jedem Alkylanz für vergebens hält, berichteten Miller *et al.* (1959) und Wintrobe (1967) über Erfolg bei späteren Therapieversuchen mit Chlorambucil trotz initialer Resistenz.

Knospe *et al.* (1974) untersuchten den Effekt einer Chlorambucilstoßtherapie mit 14tägigem Intervall und einer Dauer von 6 Monaten. Die Initialdosis betrug 4 mg/kg; sie wurde in den folgenden Stößen um 0,1 mg/kg gesteigert, bis sich Reaktionen der hämatologischen Parameter zeigten. Durchschnittlich kam so eine Gesamtdosis von 564 mg bzw. 8,3 mg/kg zur Anwendung. Durchschnittlich boten etwa $^3/_4$ der Patienten eine Verbesserung mehrerer Krankheitsparameter unter dieser Therapie; bemerkenswert ist, daß sich bei 22% der Patienten, die sich gegenüber kontinuierlicher Therapie als resistent erwiesen hatten, ein Ansprechen zeigte. In 8% der Fälle wurden „komplette Remissionen" erzielt, die über 30 Monate anhielten. Die Knochenmarkstoxizität bei diesem hochdosierten Stoßverfahren schien deutlich geringer als bei vergleichbaren kontinuierlich applizierten Gesamtmengen.

Cyclophosphamid

Auch das 1958 von Arnold *et al.* synthetisierte Lost-Derivat Cyclophosphamid (Endoxan) scheint eine gewisse Affinität zu Hämoblastosen mit Ausgang vom lymphoplasmozytoiden Gewebe zu haben (Gross *et al.*, 1958; Obrecht, 1963). Nach Turk und Poulter (1972) werden im Tierexperiment durch Cyclophosphamid bevorzugt die thymusunabhängigen Regionen des lymphatischen Gewebes entleert. Bemerkenswert an dieser Substanz ist ihr Vorliegen in zunächst inaktiver Transportform, die erst in der Leber in die aktive Wirkform überführt wird (Brock u. Hohorst, 1963). Im Zellzyklus liegt der Hauptangriffspunkt in der S- und G2-Phase (Klein *et al.*, 1971).

Es wird gewöhnlich eine Dosierung von 50–200 mg p.o. oder i.v. empfohlen (Moeschlin, 1965) bzw. 2 mg/kg/Tag (Obrecht u. Heilmeyer, 1966). Als Gesamtdosis scheinen in der Regel mindestens 8–10 g verabfolgt zu werden.

Auch hochdosierte parenterale Stoßbehandlung mit einmaligen Dosen bis 2 g bei 8–10tägigem Intervall kommen in Betracht, besonders wenn stenosierende Lymphome rasch beeinflußt werden sollen (Obrecht u. Heilmeyer, 1966; Begemann, 1970). Helbig und Mühl (1967) und Martin *et al.* (1972) allerdings führen die Therapie bis zur „Remission" von Anfang an in Form einer Stoßbehandlung durch.

Die Wirkung des Cyclophosphamids entspricht insgesamt der bei Chlorambucil beschriebenen, allerdings wird häufiger eine nur teilweise Beeinflussung der Symptomatik beklagt, insbesondere gehen Lymphome und Splenomegalie nicht konstant zurück. Daher halten Gross *et al.* (1958) das Chlorambucil dem Cyclophosphamid für überlegen. Moeschlin (1965) sieht seine Domäne bei Resistenzen gegen Chlorambucil, während Galton (1971) in diesem Falle jede Alkylantientherapie für aussichtslos hält.

An Nebenwirkungen sind Allgemeinerscheinungen wie Appetitlosigkeit, Diarrhoe und Nausea etwas häufiger als bei Chlorambucil; bei bis zu 50% aller Fälle wird Haarausfall beobachtet, der aber immer reversibel ist (Bock, 1966).

Die knochenmarksdepressorische Wirkung scheint geringer und rascher reversibel als die von N-Lost, jedoch ausgeprägter als bei Chlorambucil und betrifft vor allem die Granulo-, weniger die Erythro- und Thrombopoese (Gerhartz, 1962). Ein Absinken der Gammaglobulinwerte konnte nicht beobachtet werden (Knolle *et al.*, 1969).

Triäthylenmelanin, Lost, Trenimon

Neben den besprochenen verbreitetsten Alkylantien ist das erste orale Lost-Derivat Triäthylenmelanin (TEM) in den Hintergrund getreten. Nach ersten erfolgreichen Anwendungen bei CLL durch WRIGHT *et al.* (1950) wurden in den folgenden 10 Jahren durchwegs positive Erfahrungsberichte vorgelegt (KARNOFSKY *et al.*, 1951; Übersicht bei OBRECHT, 1963; SCHMIDT, 1967). So fanden RUNDLES *et al.* (1958) an 112 chronischen Lymphadenosen in 27% nahezu völlige Befundnormalisierung und in 43% eine teilweise Besserung. HEILMEYER *et al.* (1952) sahen aber auch Unbeeinflußbarkeit des Blutbildes trotz Rückganges von Milz- und Lymphknotentumoren. In ihren Untersuchungen fiel bereits die große Schwankungsbreite der therapeutisch effektiven TEM-Dosis bis auf das Zwanzigfache auf. Da manche Fälle schon nach 8–10 mg TEM in einer Woche mit Knochenmarksaplasien reagieren können, während andere bis 15 mg wöchentlich über längere Zeit schadlos ertragen (RUNDLES *et al.*, 1952), machte die Dosierung häufig Schwierigkeiten und es schien ratsam, zunächst die einmalige Dosis von 2,5–5 mg einzusetzen und in einer Pause von 8–14 Tagen die Wirkung und den weiteren Bedarf zu beurteilen, der dann auch 7,5–10 mg rechtfertigen kann (MOESCHLIN, 1965; SCHMIDT, 1967). Die durchschnittliche Gesamtdosis bis zu einer vollen Rekompensation liegt bei etwa 20 mg. Dauertherapien verbieten sich.

An Nebenwirkungen (Übersicht bei OBRECHT, 1963) können die geschilderten Knochenmarksdepressionen mit bedrohlichen Leukozytopenien und Hämorrhagien noch 2–3 Wochen nach der letzten Applikation manifest werden und lange Zeit anhalten (SILVERBERG u. DAMESHEK, 1952). Daneben wird gehäuft über Erbrechen und Diarrhoe berichtet, das durch dünndarmlösliche Galenik und Pyridoxin beeinflußbar ist. Auch hämolytische Anämien und Alopezien wurden beobachtet. Wegen dieser Nebenwirkungen bei schwerer Steuerbarkeit wurde TEM zunehmend durch die oben beschriebenen Alkylantien ersetzt (KUANG, 1964; SILVER, 1969) und wird von den meisten Autoren nur bei Resistenz gegen andere Maßnahmen zur vorsichtigen Anwendung vorgeschlagen (SCHMIDT, 1967; SILVER, 1969; BEGEMANN, 1970). MOESCHLIN (1965) sieht eine Indikation zur Stoßtherapie bei komprimierenden Lymphomen. GERHARTZ (1967) allerdings fand generell gute Möglichkeiten auch zu ambulanter CLL-Therapie.

Die übrigen alkylierenden Zytostatika haben nur noch geringe Bedeutung in der Therapie der CLL. Dazu zählt die Ausgangssubstanz der gesamten Alkylantienentwicklung:

Stickstoff-Lost (Sinalost), das zuerst von GILMAN und PHILIPS (1946) beschrieben wurde und in den positiven Berichten bei CLL ein Ansprechen bis zu 74% „Remissionen" zeigte (Übersicht bei OBRECHT, 1963). Die niedrige einmalige intravenöse Applikation von 0,1 mg/kg/Woche läßt am ehesten Ansprechen und weitere Dosierung bis zu einer Gesamtmenge von 30–40 mg kalkulieren. Zu betonen aber ist eine dem TEM ähnliche schwere Steuerbarkeit mit Knochenmarksdepressionen und Allgemeinerscheinungen.

Eine Reihe von Chloräthylenanalogen des Stickstoff-Losts (Novembichin, bzw. Dopan, Mitomen, Mannomustin) zeigten insbesondere im Bereich der Lymphadenosetherapie keine Vorteile gegenüber der Grundsubstanz.

Auch *Uracil-Mustard,* mit dem KENNEDY und THEOLOGIDES (1961) bei 15 von 20 CLL-Fällen gute Erfolge in einer Dosierung von 10 mg/Tag bis zu einer Gesamtdosis von 0,5–0,8 mg/kg sahen, fand keine weitere Verbreitung.

Dem TEM nahestehend sind das *Trisäthyleniminobenzochinon (Trenimon)* und Verwandte. OBRECHT (1963) übersah etwa 200 damit behandelte Fälle der

Literatur mit 50% „Vollremissionen". Während Lymphome und Milzvergrößerung meist reagieren, ließ sich nur selten eine Besserung des roten Blutbildes erzielen, was insgesamt Schwierigkeit der Erfolgsbeurteilung in der CLL-Therapie aufzeigt. Die Dosierung erfolgt vorsichtig mit 0,001–0,002 mg/kg/Tag i.v. bis auf 1 mg Gesamtdosis, denn bei individueller Überdosierung drohen flüchtige bis schwere Knochenmarksdepressionen. Gerhartz *et al.* (1960) sahen in 60% der Fälle Agranulozytosen und in 35% hämorrhagische Diathesen.

Trophosphamid

Diese neuere Entwicklung entstand durch Chloräthylierung des Cyclophosphamids (Drings *et al.*, 1970). Paulisch (1973) berichtete über Erfahrungen an 33 CLL-Patienten mit einer mittleren Tagesdosis von 95 mg und einer mittleren Gesamtdosis von 46 g. Damit waren in 81% deutliches Ansprechen der Lymphozytenwerte und lymphatischen Infiltrationen zu verzeichnen, über positive Effekte auf Hämoglobin- und Thrombozytenwerte bestehen keine Angaben. Als Nebenwirkung standen Thrombozytopenien und gastrointestinale Symptome im Vordergrund.

Ebenfalls alkylierend wirkt die Substanz *R 74* (1,4-di-(2-Mesyloxyäthylamino)-1,4-dide-Oxy-Mesoerythrit-dimesylat.) die sich vom Zuckeralkohol Mesoerythrit ableitet. Graf *et al.* (1973) erzielten bei 2 CLL-Patienten deutliches Ansprechen der Lymphozytenwerte und nach 2–40tägiger Behandlung eine 1 Jahr dauernde „Remission". Sellei und Hartai (1973) sahen bei 11 von 14 CLL-Patienten eine Abnahme der Lymphozytenwerte, jedoch kaum je Lymphom- oder Milzverkleinerung.

Mit der sehr ähnlichen Substanz *Tetramesylmannit (Zitostop)* fand sich nur in der Hälfte der CLL-Fälle ein geringes Ansprechen (Sellei u. Hartai, 1973).

2. Nicht-alkylierende Chemotherapeutika

Die in der Chemotherapie der übrigen Hämoblastosen so entscheidenden *Antimetaboliten* erwiesen sich nach den ersten Untersuchungen von Southam und Burchenal (1959) über Folsäure-Antagonisten bei CLL als unwirksam (Schmidt, 1971); das ist im Vergleich zu den Alkylantien interessant, da es nach den oben gezeigten pathomechanischen Daten die Erwartung belegt, daß eine rein antiproliferative, nur in der S-Phase angreifende Maßnahme bei der im großen Maße durch Akkumulation ruhender Zellen gekennzeichneten CLL relativ ineffektiv sein muß.

Dementsprechend erbrachte auch die Therapie durch *mitostatische Substanzen,* etwa dem pflanzlichen Alkaloid Vincristin (Oncovin, Vincristin) keinerlei Reaktionen (Desai *et al.,* 1970). Mit dem nach gleichem Prinzip wirkenden Vincaleukoblastin (Velbe) ließ sich nur bei 2 von 13 CLL-Fällen ein Ansprechen verzeichnen (Übersicht bei Obrecht, 1963).

Aus der Reihe der *zytostatischen Antibiotika* ist mit Actinomycin C (Sanamycin) in einer Dosierung von 200–400 µg/Tag bis zu einer Gesamtdosis von 300 µg/kg vor allem ein rascher Rückgang belastender Lymphome zu erzielen (Begemann, 1970), während die Blutbildwerte nur mäßige Verbesserung erkennen ließen (Begemann, 1960).

Die gleiche Wirkung wird bei dem Anthrazyklin-Antibiotikum Daunorubidomycin (Daunoblastin, Ondena) gesehen (Bonadonna, 1968; Begemann, 1970). Diese Substanzen sind wegen ihrer weiten Angriffsmöglichkeiten durch die Hemmung von DNS- und RNS-Synthese (WILMANNS *et al.*, 1972) im Auge zu behalten.

Die von BARBIERI *et al.* (1966) nachgewiesene Kombination alkylierender und antimetabolischer Eigenschaften in dem Peptid „Peptichemio" mit alkylierenden Gruppen erbrachte bei MARMONT *et al.* (1973) erste lymphozytendepressorische Wirkung und klinische „Remissionen" bei einigen CLL-Patienten und verdient weitere kontrollierte Studien.

Die *zytostatische Enzymtherapie* mit Asparaginase (Crasnitin) wurde bisher nur in 2 CLL-Fällen eingesetzt (SCHMIDT u. GALLMEIER, 1968). Das geringe Ansprechen der Lymphome ohne deutlich positive Effekte auf das Blutbild ermutigte bei den erheblichen Nebenwirkungen nicht zu weiterer Anwendung.

3. Hormontherapie
Glukokortikosteroide

Aufgrund der bekannten lymphatischen Depression durch Nebennierenrinden-Hormone direkt oder über ihre Stimulation durch ACTH lag der therapeutische Einsatz bei Lymphomen nahe, zumal MURPHY und STURM (1944) rasches Ansprechen von Mäuselymphomen auf ACTH zeigen konnten. Seit den ermutigenden Ergebnissen der ersten von PEARSON *et al.* (1949) und PEARSON und ELIEL (1950) mit ACTH und Cortison behandelten Fälle wurde diese Behandlung eine der weitverbreitetsten Methoden (SHAW *et al.*, 1961; BRUNNER *et al.*, 1963; EZDINLI *et al.*, 1969). Pharmakokinetisch ist der bereits von DOUGHERTY *et al.* (1962) definierte zweifache Angriffspunkt für die CLL besonders günstig: Die Cortisol-Derivate wirken auf der einen Seite karyorrhektisch auf die peripheren kleinen Lymphozyten und stellen so die einzig gesicherte Substanz mit Wirkung auf ruhende G_0-Zellen dar (KLEIN u. LENNARTZ, 1972), auf der anderen Seite scheinen sie proliferationshemmend in die lymphatische Produktion einzugreifen (DOUGHERTY u. WHITE, 1945), wobei eine Aktivitätssenkung der Thymidinkinase gefunden wurde (WILMANNS *et al.*, 1972). Prednison und Prednisolon haben nach den Ergebnissen von HAYHOE (1960) eine auf das zwei- bis fünffache gegenüber Cortison gesteigerte Wirksamkeit.

Die therapeutisch eingesetzten Steroiddosen liegen bei 1 mg Prednison/kg. So geben BRUNNER *et al.* (1963) initial 50—60 mg pro Tag über 14 Tage, um dann allmählich auf 10—30 mg abzubauen; ähnlich ist das Vorgehen bei EZDINLI *et al.* (1969) mit 40—80 mg Anfangsdosis. BURMINGHAM *et al.* (1964) führen die Induktionstherapiehöhe mit 60—145 mg Prednison über 1—5 Wochen durch und verabfolgen danach wöchentlich einmal 100—150 mg. Je nach Reaktion wird unter Beachtung des physiologischen stufenweisen Dosisabbaus auf Erhaltungsdosen von 5—20 mg übergegangen (BRUNNER, 1963; SILVER, 1969). In den Untersuchungen von EZDINLI *et al.* (1969) ergaben sich keine Signifikanzen für Dauer- oder Stoßtherapie.

An Allgemeinreaktionen steigen rasch das subjektive Befinden, die Leistungsfähigkeit und der Appetit des Patienten (BRUNNER, 1963). Von fast allen Beobachtern wird der zunächst frappierende Befund eines steilen Anstiegs der Lymphozytenwerte bis in die 2. Woche nach Therapiebeginn hervorgehoben (PEARSON *et al.*, 1949 u. 1950; SHAW *et al.*, 1961; BRUNNER *et al.*, 1963). Quantitativ handelt es sich dabei um einen Anstieg um über 100% (EZDINLI *et al.*, 1969). Dieser Befund läßt sich nach den Befunden von SCHNAPPAUF *et al.* (1968) vor allem durch eine Rezirkulationshemmung durch die Steroide erklären. Nach dieser Phase folgt langsamer Abfall der Lymphozyten, in $^1/_3$ aller Fälle aber bleiben sie während der gesamten Therapiedauer über dem Ausgangswert (Brunner *et al.*, 1963). Daher nehmen Ezdinli *et al.* (1969) den Verlauf der Lymphozytenwerte nicht in die Beurteilung des Therapieeffektes auf. Lymphome zeigen in 50% der Fälle deutliche Abnahme (Brunner *et al.*, 1963; Silver, 1969), in manchen Fällen aber wird sogar unter der Therapie eine Zunahme beobachtet (Shaw *et al.*, 1961); in jedem Fall wird rasches Wiederaufschießen nach Absetzen der Therapie verzeichnet. Die Milzgröße wies bei Brunner *et al.* (1963) in 15 von 21 Fällen eine deutliche Verkleinerung auf, bei Ezdinli *et al.* (1969) boten 50% Rückgang um die Hälfte der Größe. Angaben über Beeinflussung der lymphatischen Knochenmarksinfiltration finden sich nicht und sind nach Angaben von Brunner *et al.* (1963) quantitativ nicht möglich. Die Anämie wird in 50 (Freyman *et al.*, 1960) —70% der Fälle (Brunner, 1963) deutlich beeinflußt. Über 3 g% Hämoglobinanstieg verzeichnet Ezdinli (1969) in über 50% der Fälle. Die Thrombozytenwerte zeigen generell eine Normalisierungstendenz (Obrecht, 1963), jedoch scheint der Effekt weniger konstant als der auf die Erythropoese (Brunner *et al.*, 1963; Ezdinli *et al.*, 1969). Die Immunglobulinwerte scheinen sich nach den bisherigen Beobachtungen nicht verbessern zu lassen (Brunner *et al.*, 1963; Burmingham *et al.*, 1969; Silver, 1969).

An Nebenwirkungen werden zunächst die bei Steroidtherapie bekannten und in jedem Falle zu beachtenden beschrieben. Dabei kommt aber der immunosuppressive Effekt bei CLL besonders zum Tragen (Shaw *et al.*, 1961); so beobachteten Ezdinli *et al.* (1969) in 23% schwere Infekte; bei Brunner *et al.* (1963) verstarben 7 von 12 Steroid-behandelten Patienten an bakteriellen, meist pulmonalen Infektionen, bei Shaw *et al.* (1961) fanden sich gehäuft seltene mykotische Infektionen.

In der Beurteilung der Gesamtwirkung ist gegenüber zytostatischen Maßnahmen zu betonen, daß nie Knochenmarkstoxizität beobachtet wurde (Silver, 1969) und daß es in insgesamt 70% der Fälle zu einer Verbesserung der hämatologischen Gesamtsituation kam (Ezdinli *et al.*, 1969), die aber in der Regel nur kurz, in letzterer Studie durchschnittlich 4,5 Monate anhielt. Aufgrund dieser Kurzfristigkeit der Wirkung und nicht zu vernachlässigender Nebenwirkungsmöglichkeiten sehen nur wenige Autoren in der Monotherapie der CLL mit Kortikosteroiden in jedem Fall die Methode der Wahl (Freyman *et al.*, 1960; Kyle *et al.*, 1962), einige aber im Falle prävalenter Anämie und Thrombozytopenie (Shaw *et al.*, 1961; Brunner *et al.*, 1963; Galton *et al.*, 1971).

Daneben gibt es Situationen im Verlauf von chronischen Lymphadenosen, die eine Domäne kurzzeitig hochdosierter Cortisontherapie darstellen, so die auf Autoaggressionsphänomen beruhenden Hämolysen und Thrombozytopenien (Obrecht, 1963; Brunner *et al.*, 1963; Moeschlin, 1965).

Auch besondere Verlaufsformen, wie die unklare Entität der „aleukämischen CLL" scheinen am günstigsten auf Steroide zu reagieren (Moeschlin, 1965).

Im Vordergrund stehende Knochenmarksinsuffizienz wird selten auf Alkylantien ansprechen. Hier hat sich ebenfalls die Medikation mit Kortikoiden bewährt (Shaw *et al.*, 1961), die unter Umständen auch eine Zytostatikaresistenz durchbrechen kann (Dubois-Ferriere, 1961).

Androgene

Der bei Knochenmarksaplasien bewiesene positive Effekt von Androgenen auf die Erythropoese veranlaßte Kennedy (1964) bei 12 Patienten mit CLL und starker lymphatischer Knochenmarksinfiltration wegen einer extrem hypoplastischen Erythropoese zum Einsatz von Fluoxymesterone (20—50 mg/Tag p.o.)

bzw. Testosteron-Oenanthat (400−1 800 mg/Woche i.m.) über mindestens 2 Monate. In der Hälfte der Fälle ließ sich damit ein massiver Anstieg der erythropoetischen Aktivität mit Normalisierung der Hämoglobinwerte und teilweise auch deutlicher Verbesserung der Thrombozytenwerte erzielen. Die Erythropoese normalisierte sich trotz gleichbleibender lymphatischer Knochenmarksinfiltration und sogar meist unter synchronem Anstieg der Lymphozytenwerte. Eine Kombination mit niedrigen Glukokortikoiddosen, die allein ineffektiv blieben, scheint die Androgenwirkung zu verstärken (KENNEDY u. GILBERTSEN, 1957).

Adrenokortikotropes Hormon (ACTH)

Für eine Therapie mit ACTH in einer Dosis von 50−150 I.E./Tag gilt im wesentlichen die Auffassung, daß es sich hierbei um eine Cortisontherapie „aus zweiter Hand" (OBRECHT, 1963), nämlich über die Kortikoidausschüttung der Nebennierenrinde handle. In der Tat sind die Wirkungen meist mit denen peroraler Kortikoide bis auf ein geringes Überwiegen mineralokortikoider Effekte (KARL u. RAITH, 1966) identisch. So war ihnen gegenüber kein Vorteil evident, zumal die tierischen Substanzen die Möglichkeit der Sensibilisierung und Resistenzentwicklung trugen (WEST, 1957).

Diese Gefahr ist seit der Synthese von Tetracosactiden mit ACTH-Wirkung (Synacthen, Cortrophin-S) durch KAPPELER und SCHWYZER (1961) weitgehend beseitigt (SCHEIFFART u. GÖTZ, 1970; Übersicht bei HANNEMANN, 1974). Neben geringeren gastrointestinalen Nebenwirkungen gegenüber Kortikoiden und neben der physiologischeren Wirkung auf das Hypothalamus-Hypophysensystem, das nach NELSON et al. (1966) keine Entzugserscheinungen beim Absetzen zeigt, könnte Tetracosactid auch deshalb für die Behandlung der CLL günstig sein, weil nach den Befunden von KARL (1963) eine Mitsteigerung der Androgensekretion zu beobachten ist. Dies erklärt vielleicht besonders günstige Effekte auf die Erythropoese bei einigen von THEML et al. (1975) geschilderten CLL-Fällen. Die Einleitung einer Therapie erfolgt hier mit 1 mg/Tag über 5 Tage und langsamer Reduktion. Eine Langzeitmedikation mit zweimal wöchentlich 0,5 mg scheint kompensationserhaltend (THEML, 1973), jedoch darf der gleichzeitig gefundene suppressorische Effekt auf die T-Zellaktivität nicht übersehen werden.

Kombinationstherapie mit Kortikosteroiden

Die oben geschilderten, oft ungenügenden und kurzdauernden Effekte einer alleinigen Steroid- oder ACTH-Therapie, wie sie GERHARTZ et al. (1960) betonten, geben häufig zur Kombination mit Alkylantien Anlaß (GALTON, 1961; OBRECHT, 1963; SCHMIDT et al., 1967; HAN et al., 1973). Das theoretische Konzept besteht darin, den myelosuppressiven Effekt des Alkylans durch den anscheinend myeloprotektiven der Kortikoide unter gleichzeitiger Nutzung ihrer lymphoklastischen Wirkung aufzuwiegen. Die Dosis des alkylierenden Medikaments wird dabei gegenüber einer Monotherapie nicht reduziert, die durchschnittlichen Prednisondosen liegen um 30 mg/Tag.

Der Wert dieser Kombination ist erst seit der Studie von HAN et al. (1973) zu beurteilen: Sie applizierten 11 CLL-Patienten Chlorambucil durchschnittlich 6 mg/Tag über 6 Wochen mit Anpassung an Entwicklung der Blutwerte und 13 Patienten über den gleichen Zeitraum zusätzlich 30 mg/Tag Prednison. Da in der Kombinationsgruppe gegenüber der Chlorambucil-Monotherapie 87% gegenüber 50% fast völligen Rückgang der Lymphome, 40% gegenüber 22% deutliche Besserung von Hb und Thrombozyten, volle hämatologische Remissionen 20% gegenüber 1% und partielle Remissionen 87% gegenüber 36% zeigten, ergäbe sich eine deutliche symptomtherapeutische Überlegenheit dieser Kombinationsform gegenüber alleiniger Chlorambucil-Therapie. Die letztlichen Unterschiede in der Überlebensrate sind nach 2 Jahren mit 93% gegenüber 54% auffällig, nach 30 Monaten aber so gut wie ausgeglichen.

III. Radiologische Therapie mit antiproliferativem und depletorischem Effekt

Grundlage einer Strahlentherapie der chronischen Lymphadenose ist die Radiosensibilität der krankheitsspezifischen Zellen (s. S. 544).

1. Perkutane Lokalbestrahlung

Perkutane Lokalbestrahlungen auch von CLL-Lymphomen sind seit den Beobachtungen von Minot *et al.* (1924) oft besonders bei kosmetisch belastender Größe mit raschem Erfolg schon auf Herddosen bis 500 rad eingesetzt worden. Dabei wird oft gleichzeitig ein deutlicher Abfall der zirkulierenden Lymphozyten beobachtet (Vogt, 1948).

2. Endolymphatische Strahlentherapie

Die endolymphatische Strahlentherapie kann als Variante der lokalen Lymphombestrahlung angesehen werden. Meist im Rahmen einer Lymphographie wird ^{131}J an das Kontrastmittel gekoppelt verabfolgt; dieser β-Strahler hat eine maximale Reichweite von 2 mm; nur 10% der Gesamtenergie sind γ-Strahlen (Peters, 1971). Bisher wurden knapp 60 CLL-Fälle veröffentlicht (Übersicht bei Schoen, 1972); die intralymphatisch applizierte Aktivität lag zwischen 7 und 50 mCi, wovon 40—80% in den retroperitonealen Lymphknoten gespeichert wurden (z. Winkel *et al.*, 1967), was bedeutet, daß nur 10—15% des gesamten lymphatischen Gewebes bestrahlt werden (Yoffey *et al.*, 1956). Die erreichten Lymphknoten zeigten regelmäßig eine deutliche Größenabnahme. Knapp in der Hälfte der Fälle trat gleichzeitig eine wechselnd starke Reduktion der zirkulierenden Lymphozyten ein. Das Ausmaß des so erzeugten Lymphozytenabfalls erklärt sich bei Berücksichtigung der Neubildungsrate nur durch Zerstörung von durch die Lymphknoten rezirkulierenden kleinen Lymphozyten, also durch einen depletorischen Effekt (Chiappa *et al.*, 1966). Eine völlige hämatologische Rekompensation konnte nie erreicht werden (Schoen, 1972). Der speziell interessante Nachweis, ob diese Therapieform exsudative Enteropathien bei CLL effektiver beeinflußt als andere Maßnahmen, steht aus. An Nebenwirkungen ist das häufige Übertreten des Isotops in die Lungenstrombahn mit belastenden Strahlenpneumonien zu betonen (Strickstrock *et al.*, 1969).

3. Ganzkörperbestrahlung

Die *Ganzkörperbestrahlung* ist in ihrem Konzept am ehesten der Chemotherapie verwandt. Bei der zitierten Strahlensensibilität der kleinen, ruhenden Lymphozyten kommt jedoch zum antiproliferativen Effekt hier ein deutlich depletierender hinzu. Nach erfolgversprechenden Angaben von Teschendorf (1935) mit Röntgenstrahlen konnte in der Folgezeit mit Megavoltbestrahlungen der Vorteil einer gleichmäßigeren Verteilung der Strahlenenergie im Organismus genutzt werden (TESCHENDORF, 1970). JOHNSON (1967 u. 1970) wandte bei einem Kobalt-60-Gerät Einzeldosen zwischen 3 und 10 rad zwei- bis fünfmal wöchentlich über 1—4 Monate je nach Ansprechen der peripheren Blutwerte an. Dabei ließ sich bei der Gruppe von Patienten mit relativ langsamer Krankheitsdynamik eine Senkung der Lymphozytenwerte unter 3000, Normalisierung der Hämoglobinwerte, ein Thrombozyten-Niveau über 50 000/µl und völliger Rückgang von Lymphknoten und Milzvergrößerungen erzielen und im Mittel 19 Monate lang halten. Demgegenüber sprachen bei der Gruppe mit aktiverer Krankheitsdynamik besonders Anämie und Organomegalie deutlich geringer an und Erfolge waren hier im Mittel nur 4 Monate zu halten. In fast allen Fällen ist während der Therapie ein deutlicher Rückgang der Thrombozytenwerte abzulesen (JOHNSON *et al.*, 1967), der sich offenbar nach Therapieende langsam erholt. Ein Teil dieser Patienten wurde zeitweise auch einer Milzbestrahlung unterzogen, der die positiven Resultate mit zuzuschreiben sind.

Besonders bemerkenswert waren die Angaben von JOHNSON *et al.* (1967) und von KAGAN und JOHNSON (1967), daß nach Therapie die Patienten mit „Remissionen" nach obigen Kriterien eine Normalisierung der T-Zellaktivität in der PHA-Kultur boten. Dies wird von den Autoren durch höhere Strahlenresistenz der normalen T-Rest-Population erklärt.

4. Thymusbestrahlung

Die *Thymusbestrahlung,* über die RICHARDS *et al.* (1974) berichteten, stellt vermutlich eine umschriebene Variante der Ganzkörperbestrahlung dar. Bei 21 Patienten wurden 3000 rad innerhalb 4 Wochen auf ein Mediastinalfeld appliziert. Damit ließ sich das hervorragende Ergebnis von Vollremissionen in 14 Fällen und einer Teilremission beim Rest der Fälle erzielen. Speziell sprachen Patienten mit starker lymphatischer Infiltration des Knochenmarks, großen Milzen und relativ niedrigem Hämatokrit ohne Nebenwirkungen sehr gut an. Die Remissionen hielten 1—8 Jahre ohne Erhaltungstherapie.

5. Radio-Phosphor (^{32}P)

Die vor allem aus der Therapie myeloproliferativer Hämoblastosen bekannte Anwendung von ^{32}P, einem reinen β-Strahler mit einer durchschnittlichen Reichweite von 2 mm (Übersicht bei HEILMEYER u. KEIDERLING, 1961), muß wegen der bevorzugten Einlagerung in Nukleotide teilungsfähiger Zellen als vorwiegend antiproliferative Therapie betrachtet werden. Ihrer Erstanwendung durch LAWRENCE *et al.* (1949) folgten eine Reihe positiver Berichte (CHODOS u. ROSS, 1958; REINHARD *et al.,* 1959); die größte Erfahrung bei CLL besitzt die Arbeitsgruppe von OSGOOD (1952, 1964).

Als Anfangsdosis werden bei Leukozytenzahlen zwischen 40000 und 100000 2 mCi und darüber 2,5 mCi i.v., bei peroraler Applikation die doppelte Menge empfohlen. Das individuelle Ansprechen ist um den Faktor 10 variabel und nicht voraussagbar. Erfolgt allmählicher Abfall von Leukozyten und Organomegalien ohne Beeinträchtigung von Hämoglobin und Thrombozyten, kann je nach Stärke dieser Reaktion eine reduzierte neuerliche Dosis nach 1—3 Wochen gegeben werden, bis Lymphozytenwerte zwischen 10000 und 20000/µl oder (bei niedrig leukämischen Ausgangswerten) bis Milzgröße und übrige Blutwerte kompensiert erscheinen. Dann wird in 4- bis 12wöchigen Intervallen eine Erhaltungsapplikation zwischen 0,3 und 10 mCi vorgeschlagen.

In fast allen publizierten Fällen wurde die angestrebte Lymphozytendepression erreicht, der meist Besserung des roten Blutbildes folgte. Eine Normalisierung der Thrombozytenwerte war selten, Lymphome und Splenomegalie verkleinerten sich deutlich (Obrecht, 1963). Hinsichtlich eines vergleichenden statistischen Erfolges gibt Osgood (1964) für 212 Patienten eine 10-Jahres-Überlebensrate von 30% an. Dieser Wert befindet sich in der Größenordnung der mit Ganzkörperbestrahlung erzielbaren Resultate (Osgood, 1965).

An Nebenwirkungen sind neben den reversiblen Störungen der Hämatopoese mit zunehmender Dosis Fibrosierungen in Lymphknoten, Milz und Knochenmark zu verzeichnen (Platt, 1947), die die Anwendungsdauer limitieren.

Für ein von Modan und Lilienfeld (1964) angegebenes, von Perkins *et al.* (1964) aber nicht bestätigtes erhöhtes Risiko ^{32}P-behandelter Polyzythämie-Patienten, an akuter Leukose zu erkranken, gibt es bei CLL-Patienten keine Hinweise.

6. Radio-Gold (^{198}Au)

Von den übrigen radioaktiven Isotopen scheint lediglich das über 90% durch β-Strahlung wirkende ^{198}Au erwähnenswert. (Übersicht bei Schwiegk u. Turba, 1961.) Bei einer einmaligen Dosis zwischen 0,8 und 1,2 mCi/kg ist kein Unterschied zu ^{32}P zu beobachten, jedoch scheint Radio-Gold auch noch bei ^{32}P-resistenten Fällen wirksam.

Wegen der bevorzugten Anreicherung dieses Isotops in Retikuloendothelzellen und daraus resultierender Ablagerung zu 80% in der Leber können mit anderen Methoden unbeeinflußbare Lebervergrößerungen bei CLL eine Indikation darstellen. An Nebenwirkungen werden Übelkeit, Gerinnungsstörungen und speziell rheumatoide Gelenkbeschwerden angegeben (Übersicht bei Obrecht, 1963).

IV. Vorwiegend depletorische Therapieformen

1. Perkutane Milzbestrahlung

Diese einfach praktikable Methode hat seit ihrer Erstbeschreibung durch Senn (1903) vor allem Anwendung in der Behandlung der chronischen Myelose gefunden. In einem großen Erfahrungsbericht konnten jedoch Parmentier *et al.* (1968) gutes Ansprechen sämtlicher hämatologischer Parameter bei CLL zeigen. Da nach den tierexperimentellen Untersuchungen von Ford (1968) ständiger Austausch reifer rezirkulierender Lymphozyten zwischen Blut und Milz in der Größenordnung des Ductus thoracicus-Ausstoßes stattfindet, erklärt sich das rasche Ansprechen der peripheren Lymphozytenwerte nach Milzbestrahlung durch Zerstörung dieser Zellen im Sinne einer Depletion. Daneben besteht natürlich eine antiproliferative Wirkung auf die Milzfollikel. In der Studie von Parmentier *et al.* (1968) wurden mit einem konventionellen Röntgengerät 3 Wochen lang täglich jeweils 25 rad auf ein vorderes und ein hinteres Milzfeld bis zu einer Gesamtdosis von 900 rad verabfolgt; in einem Teil der Fälle wurde nur die halbe Dosis pro Sitzung appliziert. In fast allen Fällen ließ sich mit beiden Dosen ein Rückgang der Lymphozytenwerte unter 10000 und deutliche Reduktion der Milzgröße erreichen. Diese Effekte hielten in der Gruppe mit höherer Dosierung meist über 3 Monate an, in der niedriger bestrahlten deutlich kürzer.

In der Folgezeit hat sich die Milzbestrahlung über γ-Strahler zu der depletorischen Routinebehandlung mit dem geringsten Aufwand entwickelt. Aufgrund der Zirkulationsuntersuchungen von FORD sowie den Poolverteilungsergebnissen von SCHICK *et al.* (1972) schienen zweimal täglich applizierte Dosen zwischen 5 und 30 rad über 20–30 Bestrahlungstage sinnvoll und erwiesen sich als ausreichend (THEML u. KABOTH, 1973). Dabei genügt eine szintigraphisch aufs Doppelte vergrößerte, d.h. klinisch nicht immer palpable Milz als Strahlenfeld. In jedem Fall ist eine deutliche „Fernwirkung" auf Lymphknoten und Lebervergrößerung zu verzeichnen, die auf Mobilisation aus den extravasalen Pools zurückzuführen ist. Eine konstante Steigerung der erythropoetischen Aktivität des Knochenmarks durch die Lymphozytendepletion konnte durch AWWAD *et al.* (1967) belegt werden. Beachtenswert sind einzelne Berichte über „komplette Remissionen" nach Milzbestrahlung (DURANT u. FINKBEINER, 1964; HAN *et al.*, 1967); sie beziehen sich allerdings z.T. auf atypische, meist aleukämische CLL-Fälle.

Ausgeprägter Hypersplenismus spricht meist nur ungenügend an, was eine Erklärung in den Befunden von KOVACS (1971) findet, wonach die sequestrierenden RES-Anteile der Milz am strahlenresistentesten sind. DIAMOND *et al.* (1961) und DJALDETTI *et al.* (1962) konnten jedoch über eine Reihe von Fällen mit Normalisierung des zuvor gesteigerten Erythrozytenabbaus berichten. Hinsichtlich der immunologischen Parameter fand sich eine deutliche Steigerung der PHA-Reaktion schon kurz nach der Therapie auf das Zwei- bis Achtfache des Ausgangswertes (ASTALDI *et al.*, 1966; THEML *et al.*, 1973b). Im Vergleich zu anderen Therapieformen, die während der Therapiedauer sämtlich die T-Zellaktivität supprimieren, blieb diese während der Milzbestrahlungsserien unbeeinflußt (THEML *et al.*, 1975).

2. Extrakorporale Blutbestrahlung

Eine gewisse Sonderstellung nimmt gerade in der Therapie der CLL diese entsprechend dem angelsächsischen Terminus „extracorporeal irradiation of blood" meist als ECIB abgekürzte Methode.

Das Grundkonzept einer physikalischen Behandlung des Blutes außerhalb des Patienten wurde 1921 von HEYMANS entworfen. Die Arbeitsgruppen von CRONKITE *et al.* (1961, 1962, 1965) erarbeiteten die praktisch-experimentellen Grundlagen einer ionisierenden Bestrahlung des Blutes über einen extrakorporal geleiteten Kreislauf. Schon tierexperimentell fand sich in diesen Ansätzen ein steiler Abfall der zirkulierenden Blutlymphozyten unter Bestrahlung. Parallel sank der Lymphozytengehalt des Ductus thoracicus und es erfolgte eine Ausschwemmung von Lymphozyten der lymphoretikulären Gewebe vor allem aus den Randzonen der Keimzentren in Milz und Lymphknoten (COTTIER *et al.*, 1964). Eine Steigerung der Lymphozytenproduktion durch den Verlust konnte nicht gezeigt werden (COTTIER *et al.*, 1968).

Von den übrigen zirkulierenden Zellen entziehen sich durch ihre kurze intravasale Halbwertszeit Granulozyten und Monozyten rasch der Bestrahlung, so daß keine hohen Dosen akkumuliert werden. Auch die Thrombozyten zeigten bei Gesamtdosen bis 75000 rad keine Verkürzung der ^{51}Cr-Halbwertszeit (GREENBERG *et al.*, 1968) oder funktioneller Parameter (HUHN *et al.*, 1973). Demgegenüber limitiert die Dosisakkumulation der Erythrozyten das Verfahren, da, von 35000 rad an, hier Verkürzungen der ^{51}Cr-Halbwertszeit beobachtet wurden (SCHNAPPAUF *et al.*, 1963; SCHIFFER *et al.*, 1966). Die bei ANDERSEN *et al.* (1972) allerdings schon ab 18500 rad einsetzenden Retikulozytenanstiege und Verkürzungen der Halbwertszeit lassen mehr an intermittierenden Hypersplenismus (BEGEMANN *et al.*, 1973) als an direkte Strahlenschädigung der Erythrozyten denken. Lajtha *et al.* (1962) setzten die ECIB erstmals bei myeloischen Hämoblastosen ein; die besten Erfolge aber wurden durch Thomas *et al.* (1965) bei CLL gezeigt, so daß in der Folgezeit eine Reihe von Gruppen sich auf deren Behandlung mit ECIB konzentrierten (Garrett *et al.*, 1968; Begemann *et al.*, 1968, 1969, 1973; Storb *et al.*, 1968; Andersen *et al.*, 1968; Lajtha *et al.*, 1969; Meuret *et al.*, 1969, 1971; Field *et al.*, 1970; Lit. bei Fink, 1972). Neben dem pathomechanischen Faktor einer Akkumulation langlebiger Lymphozyten in der Blutbahn wird dabei die bereits oben diskutierte hohe Strahlensensibilität der Lymphozyten genutzt.

Praktisch macht die Etablierung eines extrakorporalen Kreislaufes oft die Anlage eines arteriovenösen Shuntes (nach Scribner oder Cimino) nötig. Als Strahlenquelle, durch die das heparinisierte Blut geleitet wird, dienen konventionelle Röntgenbestrahlungsgeräte (Meuret *et al.*, 1969) und β-Strahler wie ^{90}Sr (Begemann *et al.*, 1969; Fröhlich *et al.*, 1973), meist aber γ-Strahler wie ^{60}Co oder ^{137}Cs (Meuret *et al.*, 1971; Begemann *et al.*, 1973; Theml u. Kaboth, 1974). Die pro Blutzelle bei einer Passage absorbierte Dosis (Transitdosis) ist der Dosisleistung der Quelle direkt und der Durchflußgeschwindigkeit umgekehrt proportional und wird zwischen 170 und 500 rad eingestellt. Die akkumulative Gesamtdosis richtet sich nach der Anzahl der Durchläufe. Nur noch selten wird die prinzipiell sehr effektive Dauerbestrahlung durch eine transportable Quelle über 1–2 Monate durchgeführt (Begemann *et al.*, 1968). Meist wird intermittierend in den ersten Wochen einer Therapie zweitägig, später in größeren Abständen bestrahlt. Dabei sollten pro Sitzung mindestens 4 Blutvolumina das Gerät passieren, um jeden zirkulierenden Lymphozyten zu erreichen (Slatkin *et al.*, 1963; Marsaglia *et al.*, 1965).

Auf diese Weise behandelte Patienten zeigen meist ein typisches Verlaufsmuster ihrer hämatologischen Parameter: Die Lymphozyten sinken in wenigen Tagen rasch ab, wobei unterschiedliche Steilheit dieses Abfalls für verschiedene Radiosensitivität spricht, die ihrerseits vom RNS-Stoffwechsel der Lymphozyten abzuhängen scheint (Stryckmans *et al.*, 1969). Danach folgt ein täglicher Neuanstieg, der durch die nächste Bestrahlung wieder beseitigt wird, woraus ein Auf und Ab auf niedrigem Niveau resultiert. Hier findet die wichtige Phase der Mobilisierung und Ausschüttung aus den infiltrierten Organen statt, denn jetzt gehen in der Regel Milz-, Lymphknoten- und Lebervergrößerungen zurück. Field *et al.* (1970) betonen, daß die unterschiedliche Mobilisierung des rasch austauschbaren Lymphozytenpools das therapeutische Ansprechen entscheidet. Ebenso konnten Schick *et al.* (1973) zeigen, daß sich am Ende intensiver Bestrahlungsserien das Poolverhältnis deutlich zugunsten des leicht austauschbaren Lymphozytenpools verschiebt und selbst ein Einstrom aus den langsamer austauschbaren Pools stattfindet. Je weniger der leicht austauschbare Lymphozytenpools depletierbar ist, desto rascher erfolgt neuer Anstieg der zirkulierenden Lymphozyten. Bei der Milz wird anfangs aber auch eine vorübergehende Phase geringer Vergrößerung durch die Sequestration der bestrahlten Lymphozyten beschrieben (Cronkite *et al.*, 1971; Begemann *et al.*, 1973).

Oft steigen schon während der Therapieserie die Thrombozytenwerte an, selten die Erythrozyten, die eher, ohne nachweisbare Hämolyse, zeitweise abfallen können. Wenn jedoch nach 4–8 Wochen ein stabiler Lymphozytenspiegel um 10 000/µl erreicht ist und die Therapie pausiert, steigen die Erythrozyten deutlich an. Nur in manchen Fällen läßt sich allerdings eine signifikante Entleerung des Knochenmarks von Lymphozyten nachweisen (Meuret *et al.*, 1971). Die γ-Globulinwerte zeigen bei Meuret *et al.* (1971) oft Anstiegstendenz, seltener bei Begemann *et al.* (1973) und Fröhlich und Bock (1973). In den T-Zelltests

fanden MEURET *et al.* (1971) keine Verbesserung der PHA-Reaktivität, während
THEML *et al.* (1973 u. 1975) in Fällen ohne Splenogigantismus einen deutlichen
Anstieg zeigen konnten.

Die Dauer der so erzielten hämatologischen Rekompensationen hängt offenbar neben der Möglichkeit schwer mobilisierbarer Pools zu depletieren (s. oben)
vor allem von der Proliferationsdynamik der einzelnen Patienten ab (SCHIFFER,
1968; MEURET *et al.*, 1971; THEML u. BEGEMANN, 1975). Bei BEGEMANN *et al.*
(1973) zeigten Patienten mit ausgeprägter, schwer beeinflußbarer Splenomegalie
und geringer Verkleinerung des leicht austauschbaren Lymphozytenpools
(SCHICK *et al.*, 1973) einen raschen Wiederanstieg der Lymphozyten mit Erreichen der Ausgangswerte und Dekompensationstendenz der übrigen Parameter
schon nach 2 Monaten, während Patienten ohne Splenomegalie erst nach durchschnittlich 10 Monaten wieder in diesen Bereich kamen. Die Lymphozytenakku-
mulationsrate in dieser letzteren Gruppe lag unter 500/µl/Tag. Die aus kinetischen Analysen in dieser Patientengruppe errechnete Neuproduktion betrug
690−725 Lymphozyten/µl/Tag (THEML *et al.*, 1973). In dieser Größenordnung
bewegten sich auch die Werte der gut und anhaltend ansprechenden Fälle bei
MEURET *et al.* (1971) und FRÖHLICH und BOCK (1973). Hieraus ergeben sich
Kriterien zur Selektion für das depletorische Vorgehen.

3. Leukophorese

In den letzten Jahren wurde primär zur Gewinnung von Leukozytenkonzentraten
(FREIREICH *et al.*, 1965) die Methode der Blutzellseparation über eine IBM-
Zentrifuge entwickelt.

CURTIS *et al.* (1972) setzten diese rein depletorische Methode bei 13 CLL-
Patienten ein. Dabei wurden in 15−20 Sitzungen insgesamt 15×10^{11} Lymphozyten gewonnen, woraus sich eine durchschnittliche Reduktion der zirkulierenden
Lymphozyten um 76,5% ergab. In einer Gruppe mit intensiverer Therapiefre-
quenz (1−2tägig über 3−4 Wochen) stellte sich durchwegs eine deutliche Abnahme der Lymphknoten-, Milz- und Lebervergrößerung ein. Die Knochenmarksinfiltration sank meßbar um durchschnittlich 11%. Die Hämatokritwerte
zeigten nach intermittierenden, methodisch bedingten Verlusten fast durchwegs
Anstiege; die Thrombozytenwerte boten neben Anstiegen auch dauerhafte Ab-
fälle, was durch ungenügende Abtrennung von den eliminierten Lymphozyten
erklärt wird.

Die relative Reaktion auf PHA nahm bei 6 untersuchten Patienten zu, fiel
bei 2 Patienten ab und blieb in einem Fall unverändert. Zu ähnlichen therapeutischen Resultaten kamen STACHER *et al.* (1973). Weitere Erfahrungen mit dieser
Methode dürften sie zur praktikabelsten depletorischen Therapieart werden lassen.

4. Antilymphozytenglobulin (ALG)

Von prinzipiellem Interesse für die CLL-Therapie war die Entwicklung eines
heterologen Antilymphozytenglobulins (STARZEL *et al.*, 1967). Ein nicht CLL-
spezifisches Pferdeserum führte in den Untersuchungen von MATHÉ *et al.* (1967)
und TSIRIMBAS *et al.* (1968) zu einer deutlichen Reduktion peripherer Lymphozyten. Während die Daten von PFISTERER *et al.* (1968) für teilweise direkte Zytoklasie sprachen, deuteten die Isotopenmarkierungen von HAVEMANN *et al.* (1969)
mehr auf Verschiebung der ALG-beladenen Lymphozyten ins RES der Leber
und Milz hin, so daß das Verfahren als depletorisch angesehen werden muß,
zumal sich bisher keine Hemmung der Proliferation zeigen ließ. Zuletzt berichte-

ten Pfisterer *et al.* (1971) über eine konsequente, über kurzfristige Applikation hinausgehende Therapieserie mit teilweise durch Immunisierung mit CLL-Zellen gewonnenem ALG an 4 Patienten. Zwar kam es in fast allen Fällen zu deutlichem Abfall der peripheren Lymphozyten während des Applikationszeitraumes (maximal 34 Tage), jedoch zu steilem Neuanstieg nach Absetzen. Lymphome oder lymphatische Organinfiltrationen zeigten keinen Rückgang. So kamen die Autoren auch wegen gehäufter allergischer Reaktionen zu dem Schluß, daß erst bei Vorliegen spezifischer Seren ein weiterer Einsatz diskutiert werden sollte.

5. Splenektomie

Wie im Kapitel über Milzbestrahlung dargestellt, erreicht diese Methode in den meisten Fällen keine befriedigende Beeinflussung bedrohlicher Hyperspleniesymptomatik. Daher stellt sich hier die Frage der therapeutischen Splenektomie. In einer Übersicht von Strumia *et al.* (1966) über 300 Hämoblastosefälle mit Splenektomie schien diese. Maßnahme bei CLL die besten Resultate zu haben. Daher sehen Christensen ·*et al.* (1970) bei anderweitig unbeeinflußbarem Hypersplenismus eine gezielte Indikation zur Splenektomie. Bei 16 CLL-Patienten ließ sich dadurch die Erythrozytenüberlebenszeit um durchschnittlich 30% verlängern und in allen Fällen stiegen die Thrombozytenwerte deutlich an. Als postoperative Komplikationen entwickelten allerdings alle Patienten eine Pneumonie; ein Patient verstarb unter Schocksymptomatik. Roux *et al.* (1973) sahen in 5 von 8 CLL-Fällen mit Hämolysesymptomatik nach Splenektomie eine vollständige Normalisierung. Dabei handelte es sich zum Teil um Coombs-positive Verläufe, so daß man auch in diesen Fällen bei Nichtansprechen auf Steroide die Splenektomie erwägen muß.

V. Phasengerechter Einsatz
der therapeutischen Methoden

In Anbetracht der eingangs geschilderten neuen pathophysiologischen Aspekte der CLL liegt es nahe, nach der Darlegung der verschiedenen therapeutischen Versuche sich der in die Aporie führenden Frage, welches die beste therapeutische Methode sei, zu entziehen und sie neu zu stellen: welche ist in welcher Phase, bei welchem vorherrschenden pathomechanischen Faktor das adäquate Verfahren zur Reduktion der krankmachenden Phänomene? So wurden in jüngster Zeit in Erweiterung des Prinzips einer Einteilung in benigne und maligne Verläufe (Obrecht, 1966) Vorschläge für eine differenzierten Phasen der Erkrankung entsprechende Alternation der therapeutischen Möglichkeiten gemacht (Begemann *et al.*, 1973; Theml, 1973) (s. Abb. 9a—c), die auch der klinischen Variabilität des CLL-Verlaufes näherzukommen scheinen als der in den zitierten statistischen Untersuchungen anscheinend schematische Einsatz eines Verfahrens. Therapieziel ist in jedem Falle eine „Remission" bzw. eine Remittierung in ein besseres Stadium (Rai *et al.*, 1975).

    a) Eine *Phase der Kompensation* wird, mit groben Richtwerten in Übereinstimmung mit der hämatologischen Praxis (Dameshek u. Gunz, 1964; Wintrobe, 1967; Begemann *et al.*, 1970) angenommen, so lange das Hämoglobin nicht unter 10 g-%, die Thrombozyten nicht unter 80 000/μl und die Lymphozyten nicht über 80 000/μl liegen und wenn keine ausgeprägte Lymphome und

Milzvergrößerung bestehen. Von speziellem Interesse sind grenznormale Immunglobulinwerte und eine PHA-Stimulierbarkeit nicht unter 50% der Norm. Diesen Befunden korreliert klinisch eine relative Infektstabilität. In dieser Phase wird man den Patienten zunächst in Beobachtung halten, um die Dynamik seiner Erkrankung beurteilen zu können. Eine Frühtherapie bei fehlenden Progredienzzeichen scheint nach den Befunden von HOLMES und WESTPHAHL (1971) und ZIPPIN et al. (1973) nicht gerechtfertigt. Bei einem Nachlassen der Erythropoese ohne zunehmende Leukozytose und bei allgemeinem Krankheitsgefühl vor allem älterer Patienten wird Depot-ACTH erwogen.

b) *Langsame Progredienz* kann man bei einem Absinken des Hämoglobinwertes um 1 g-% im Vierteljahr und Zunahme der Lymphozyten um nicht mehr als etwa 50000/µl in diesem Zeitraum annehmen, was in der Größenordnung der oben angegebenen täglichen Neubildungsraten langsam progredienter Fälle liegt. In den Untersuchungen von WESTERHAUSEN (1973c) zeigte sich die Ausstrichzytologie trotz der bekannten technischen Fehlerbreite in der Lage, anhand der lymphatischen Knochenmarksinfiltration Kriterien der Progredienz zu liefern. Wesentlich für das Procedere ist die Entwicklung einer Milzvergrößerung, wobei das Szintigramm in jedem Fall die eindeutigen Aufschlüsse gibt, für die klinische Beurteilung aber nicht obligat ist. Ohne deutliche Splenomegalie scheint bei dieser Form mit langsamer Akkumulation, bei der in den verlängerten Lymphozytenumsatzzeiten der pathomechanische Schwerpunkt liegt, die Depletion mit extrakorporaler Blutbestrahlung oder Leukophorese das adäquate Verfahren, und derartige Fälle sind es auch, die am anhaltendsten auf diese Methoden ansprachen· (MEURET et al., 1971; THEML u. BEGEMANN, 1975). Wenn diese Methoden nicht in erreichbarer Verfügung stehen oder aus medizinischen oder organisatorischen Gründen eine zu große Belastung darstellen, wird man hier zur Therapie mit Chlorambucil greifen, wobei relativ hohe Dosen über wenige Monate adäquat erscheinen. Prinzipiell ist bei dem Einsatz antiproliferativer Maßnahmen eine effektive, kurzfristige Dosierung einer niedrig dosierten, langfristigen Applikation wegen der deutlichen Immunosuppression unter Therapie (THEML et al., 1975) vorzuziehen.

c) Entwickelt sich im Lauf der langsamen Progredienz eine *deutliche Milzvergrößerung,* so ist die Milzbestrahlung als depletorische Maßnahme mit dem geringsten Aufwand möglich. Erst wenn sich nach einigen Serien meist durch Fibrosierung der Milz die Lymphozytenwerte unbeeinflußbar zeigen, sollten die aufwendigeren depletorischen Verfahren eingesetzt werden.

d) Bei *rascher Progredienz,* ob mit oder ohne Splenomegalie, bei der eine über die obigen Werte hinaus gesteigerte Neubildungsrate der Lymphozyten in den Vordergrund tritt, ist die zytostatische Proliferationshemmung indiziert. In splenomegalen Fällen lassen sich zytostatische Behandlungsphasen mit Milzbestrahlungsserien alternieren. Zeigt sich primär oder im Verlauf der Therapie kein Ansprechen auf die verfügbaren und tolerablen Zytostatika, so war diese Zytostatikaresistenz die bisherige Hauptindikation zum Einsatz der extrakorporalen Blutbestrahlung (THOMAS et al., 1965). Mit ihr und anderen depletorischen Verfahren lassen sich aber nur kurzfristige Remissionen in dieser Krankheitsphase erzielen. Danach ist ein erneuter Versuch mit Alkylantien und nach den Ergebnissen von EZDINLI et al. (1965) auch eine Kombination mit Kortikosteroiden möglich.

e) Wenn in den Vordergrund der Pathomechanik *Hyperspleniesymptomatik* tritt und Milzbestrahlung und Zytostase nur ungenügende Rückbildung bringen, wird man sich den Empfehlungen von ROUX et al. (1973) zur Splenektomie anschließen, so lange es der Zustand des Patienten erlaubt. Wenn Kontraindika-

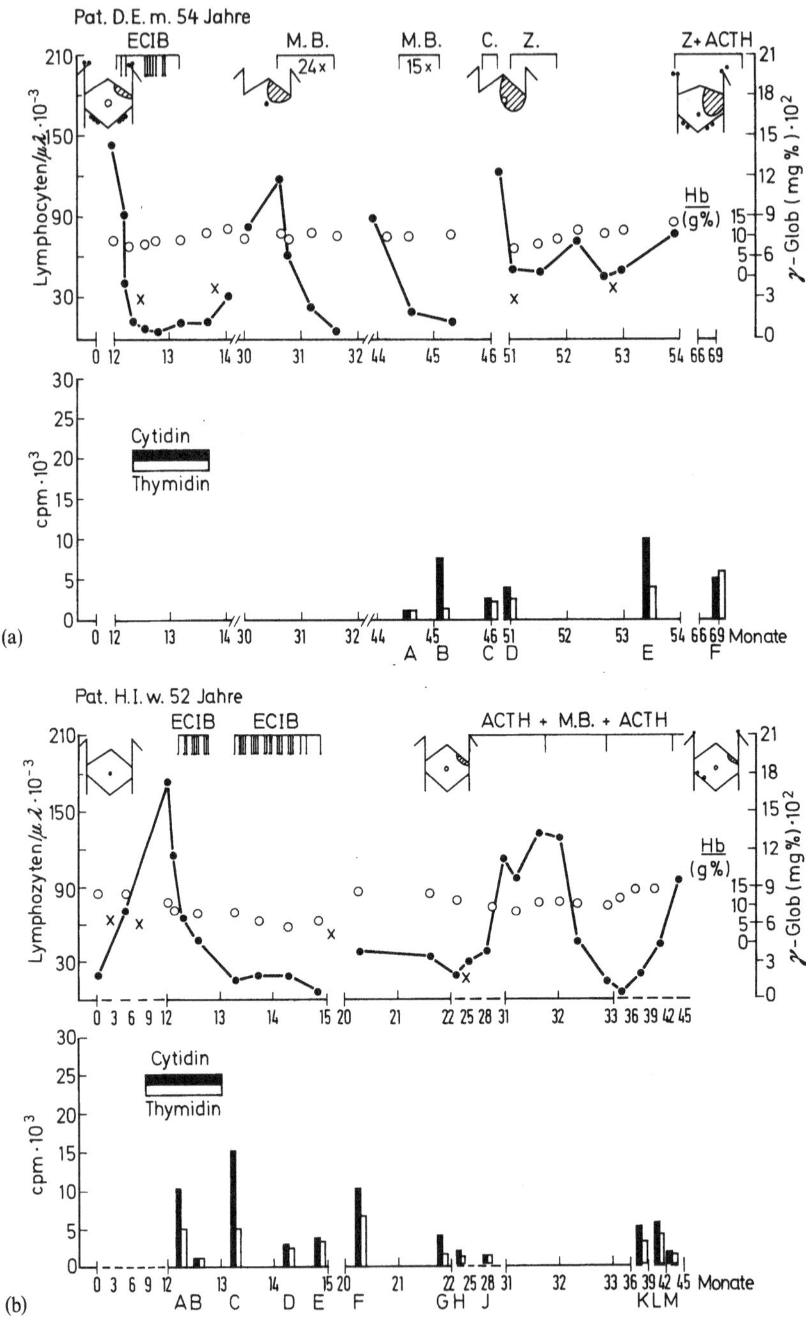

Abb. 9a—c. Beispiele der phasengerechten Alternierung verschiedener Therapieformen bei CLL und das Verhalten der Krankheitsparameter im Verlauf (THEML *et al.*, 1975). Über der Abszisse ist (z.T. gerafft) die Zeit seit Diagnosestellung in Monaten aufgetragen, über der Ordinate oben die Lymphozytenzahl/mm³, über der Ordinate unten der szintillatorisch gemessene Einbau von ³H-Thymidin bzw. -Cytidin in 10⁶ Lymphozyten am 4. Tag der PHA-Kultur zu den verschiedenen Verlaufszeitpunkten. Schwarze Punkte symbolisieren die Lymphozyten, weiße den Hb-Wert und Kreuze den abs. Gammaglobulingehalt des Serums. Als Therapieverfahren kamen extrakorporale Blutbestrahlung (ECIB), Milzbestrahlung (M.B.), Corticoide (C), Zytostase mit Leukeran (Z) und adrenokortikotrope Tetrracosactide (ACTH) zur Anwendung

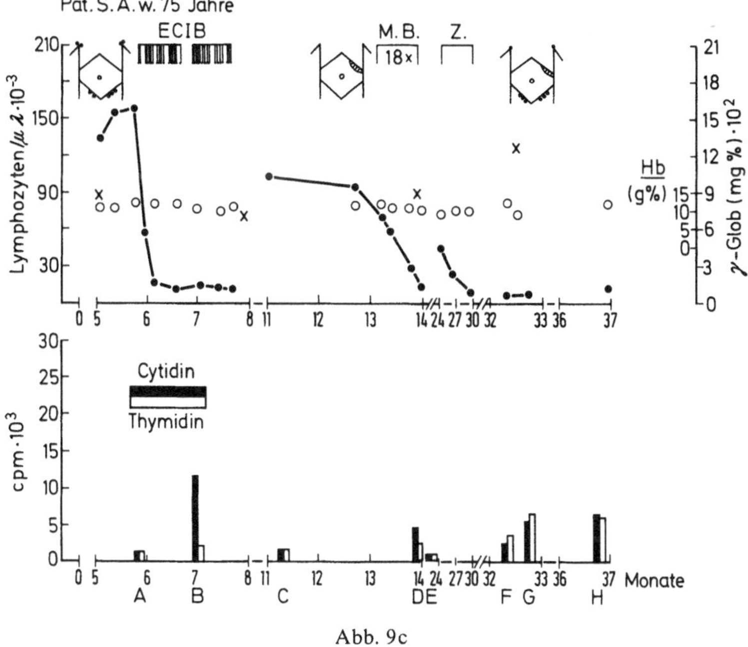

Abb. 9c

tionen gegen sie bestehen, muß Milzbestrahlung und/oder Zytostase mit Kortikosteroiden eingesetzt werden.

f) Ihre eigentliche Domäne haben die Kortikosteroide in Kombination mit Alkylantien, meist Endoxan, bei der Komplikation durch eine *Coombs-positive Hämolyse*. Sollte diese dadurch nicht zu durchbrechen sein, stellt auch hier die Splenektomie eine ultima ratio dar.

g) Im nosologisch nicht eindeutig geklärten Bereich der medullär-*niedrig- oder aleukämisch verlaufenden Formen* empfiehlt MOESCHLIN (1965) nach Ausschluß naheliegender Entitäten (s. oben) hochdosierte Steroidgaben in Kombination mit Alkylantien.

Literatur

ACKERMANN, G.A.: Histochemistry of normal and leukemic lymphocytes. J. Histochem. Cytochem. 7, 318 (1959).

AIRO, R., MIHAILESCU, E., ASTALDI, G., MEARDI, G.: Skin reactions to phytohemagglutinin. Lancet 1967 I, 889.

AISENBERG, A.C.: Malignant lymphoma. New Engl. J. Med. 288, 883 (1972).

AISENBERG, A.C., BLOCH, K.J.: Immunoglobulins on the surface of neoplastic lymphocytes. New. Engl. J. Med. 287, 272 (1972).

AISENBERG, A.C., BLOCH, K.J., LONG, J.C., COLVIN, R.B.: Reaction of normal human lymphocytes and chronic lymphocytic leukemia cells with an antithymocyte antiserum. Blood 41, 417 (1973).

AIUTI, F., LACAVA, V., FIORILLI, M., CIARLA, M.V.: Lymphocyte surface markers in lymphoproliferative disorders. Acta haemat. (Basel) 50, 275 (1973).

ALBRIGHT, E.C., MIDDLETON, W.S.: The uptake of radioactive iodine by the thyroid gland of leukemic patients. Blood 5, 764 (1950).

ALTMANN, H.W.: Zur Kenntnis der Kerngestalt, des Cytozentrums und der Mitosestörung in Sternber'schen Riesenzellen. Klin. Wschr. 42, 1117 (1964).

AMOS, D.B., v. ROOD, J.J.: Histocompatibility Testing. Kopenhagen: Munksgaard 1965.

Andersen, V., Karle, H., Dige-Petersen, H.: Haemolysis in patients with chronic lymphocytic leukaemia during extracorporeal irradiation of the blood. Scand. J. Haemat. **7**, 222 (1970).

Anderson, V., Sorensen, S.F., Killmann, S.A.: Tratiment de la leucemie lymphoide chronique par l'irradiation extracorporelle du sang. Nouv. Rev. franç. Hémat. **8**, 709 (1968).

Ardaillou, R., Slama, R.: Les complications rénales des hémopathies malignes. Path. et Biol. **9**, 1049 (1961).

Asamer, H.: Zur immunzytologischen Charakterisierung immunkompetenter Lymphozyten. Wien. klin. Wschr. **84**, 401 (1972).

Askanazy, M.: Allgemeine Morphologie und Biologie des normalen Knochenmarks. In Handbuch der speziellen pathologischen Anatomie und Histologie (F. Henke, O. Lubarsch, Hrsg.), Bd. 1, S. 775–812. Berlin: Springer 1927.

Astaldi, G., Airo, R., Costa, G., Duarte, N.: Milzbestrahlung und immunologische Antwort peripherer Lymphozyten von chronisch-lymphatischen Leukämien. Blut **13**, 100 (1966).

Astaldi, G., Verga, L.: The glycogen content of the cells of lymphatic leukaemia. Acta haemat. (Basel) **17**, 129 (1957).

Aström, K.E., Mancall, E.L., Richardson, E.P.: Progressive multifocal leuko-encephalopathy. A hitherto unrecognized complication of chronic lymphatic leukaemia and Hodgkin's disease. Brain **81**, 93 (1958).

Augener, W., Cohnen, G., Brittinger, G.: Binding of aggregated IgG by lymphocytes in chronic lymphocytic leukemia. Biomedicine **21**, 6 (1974).

Auriol, M., Lasneret, J.: Leukemia and lung. Bull. Ass. franç. Cancer **46**, 274 (1959).

Awwad, H.K., Badeeb, A.O., Massoud, G.E., Salah, M.: The effect of splenic X-irradiation on the ferrokinetics of chronic leukemia with a clinical study. Blood **29**, 242 (1967).

Azar, H.A., Hill, W.T., Osserman, E.F.: Malignant lymphoma and lymphatic leukemia associated with myeloma-type serum proteins. Amer. J. Med. **23**, 239 (1957).

Barnes, B.A., Brownell, G.L., Flax, M.H.: Irradiation of the blood. Method for reducing lymphocytes in blood and spleen. Science **145**, 1188 (1964).

Barnes, G.R., jr., Yannet, H., Lieberman, R.: A clinical study of an institutional outbreak of acute infectious lymphocytosis. Amer. J. med. Sci. **218**, 646 (1949).

Barbieri, A.D.: Sintesi e screening di peptidi a azione alchilante e antimetabolica. Atti Acad. med. lombarda **21**, 2377 (1966).

Bartfeld, H.: Ann. intern. Med. **52**, 1059 (1960). Zit. nach Harwerth *et al.* (1963).

Barton, R.L., O'Leary, P.A.: Herpes zoster generalisatus associated with chronic lymphatic leukemia. Arch. Derm. **51**, 263 (1945).

Beck, W.S.: Occurrence and control of phosphogluconate oxydation pathway. J. biol. Chem. **232**, 251 (1958).

Beck, W.S., Valentine, W.N.: Aerobic carbohydrat metabolism of leukocytes. Cancer Res. **12**, 818 (1952).

Beck, W.S., Valentine, W.N.: Biochemical studies on leukocytes. II. Phosphatase activity in chronic lymphatic leucemia, acute leucemia and miscellaneous hematologic conditions. J. Lab. clin. Med. **38**, 245 (1951).

Beek, C.H.: Skin manifestations associated with lymphatic-leucemia. Dermatologica **96**, 350 (1948).

Begemann, H.: Klinische und experimentelle Beobachtungen am immunisierten Lymphknoten. Freiburg: H.F. Schulz 1953.

Begemann, H.: Clinical experience with Actinomycin C. Ann. N.Y. Acad. Sci. **89**, 454 (1960).

Begemann, H.: Infektiöse Lymphocytose und verwandte Zustände. In: Hdb. der ges. Haematologie (L. Heilmeyer, A. Hittmair, Hrsg.), Bd. IV. München: Urban & Schwarzenberg 1963.

Begemann, H.: Die Splenektomie bei Lymphogranulomatose-Kranken. Med. Klin. **70**, 591 (1975).

Begemann, H., Czempiel, H., Fink, U., Pichlmaier, H., Rastetter, H., Trepel, F., Wernekke, G.: Die Therapie der chronischen Lymphadenose. In: Chemo- und Immunotherapie der Leukosen und malignen Lymphome. Internationale Arbeitstagung, Wien 1969, S. 242. Wien: Bohmann 1969.

Begemann, H., Loose, W., Trepel, F., Pichlmaier, H.: Behandlung der chronischen lymphatischen Leukämie durch extrakorporale Bestrahlung. Klin. Wschr. **46**, 673 (1968).

Begemann, H., Rastetter, H., Fink, U.: Zur Klassifizierung der Lymphozyten. Med. Klin. **58**, 706 (1963).

Begemann, H., Rastetter, J., Kaboth, W.: Klinische Hämatologie. Stuttgart: Thieme 1970.

Begemann, H., Theml, H., Fink, U.: Die Therapie der chronischen lymphatischen Leukämie. In: Leukämien und maligne Lymphome (A. Stacher, Hrsg.), S. 293. München-Berlin-Wien: Urban u. Schwarzenberg 1973.

Begemann, H., Theml, H., Winnewisser, M.: Beitrag zu: Immunologie in Pathogenese, Diagnostik und Therapie von Tumoren. Verh. dtsch. Ges. inn. Med. **78**, 112 (1973).

Begemann, H., Zawadzky, E. v.: Hautfenster-Untersuchungen bei verschiedenen Blutkrankheiten. Med. Klin. **62**, 90 (1967).

Beickert, A.: Die hämolytische Verlaufsform der chronischen lymphatischen Leukämie. Münch. med. Wschr. **101**, 2067 (1959).

BENNETT, J.H.: Case of hypertrophy of the spleen and liver, in which death took place from suppuration of the blood. Edinburgh med. J. **64**, 413 (1845).

BENNETT, J.H.: Leucocythaemia, or White Cell Blood, in Relation to the Physiology and Pathology of the Lymphatic Glandular System. Edinburgh: Sutherland & Knox 1852.

BENNETT, M.H., FARRER-BROWN, G., HENRY, K., JELLIFFE, A.M.: Classification of non-Hodgkin's lymphomas. Lancet **1974 II**, 405.

BENNINGHOFF, D.L., GIRARDET, R.E., PORTEOUS, D.D.: Thoracic-duct and blood lymphocytes in cancer. Lancet **1973 II**, 264.

BENTWICH, Z., DOUGLAS, S.D., SIEGAL, F.P., KUNKEL, H.G.: Human lymphocyte-sheep erythrocyte rosette formation. Some characteristics of the interaction Clin. Immunol. Immunopath. **1**, 511 (1973).

BENTWICH, Z., KUNKEL, H.G.: Specific properties of human B and T lymphocytes and alteration in disease. Transplant. Rev. **16**, 29 (1973 b).

BENTWICH, Z., WEISS, D.W., SULITZEANU, D., KEDAR, E., IZAK, G., COHEN, I., EYAL, O.: Antigenic changes on the surface of lymphocytes from patients with chronic lymphocytic leukemia. Cancer Res. **32**, 1375 (1972).

BERG, J.W.: The incidence of multiple primary cancers. I. Development of further cancers in patients with lymphomas, leukemias, and myeloma. J. nat. Cancer Inst. **38**, 741 (1967).

BERKE, G., AMOS, D.B.: Mechanism of lymphocyte-mediated cytolysis. The LMC cycle and its role in transplatation immunity. Transplant. Rev. **17**, 71 (1973).

BERLIN, R.: Red cell survival studies in normal and leukemic subjects. Acta med. scand, Suppl. **252**, 57 (1951).

BERNARD, C., GERALDES, A., BOIRON, M.: Effects of phytohaemagglutinin on blood cultures of chronic lymphocytic leucaemia. Lancet **1964 I**, 667.

BETHEL, F.H.: Lymphogenous (lymphatic) leukemia. J. Amer. med. Ass. **118**, 95 (1942).

BETHELL, F.H.: Leukemia: the relative incidence of its various forms, and their response to radiation therapy. Ann. intern. Med. **18**, 757 (1943).

BICHEL, J.: Mediastinal tumors in leukosis. Acta radiol. (Stockh.) **28**, 81 (1947).

BIERMANN, H.R.: The leukemias — proliferative or accumulative? Blood **30**, 238 (1967).

BIERMAN, H.R., PERKINS, E.K., ORTEGA, P.: Amer. Heart J. **22**, 417 (1952). Zit. nach HARWERTH *et al.*, 1963.

BINET, J.L., LOGEAIS, Y., VILLENEUVE, B., MATHEY, J., BERNARD, J.: Examen de la lymphe au cours de la leucemie lymphoide chronique. Nouv. Rev. franç. Hémat. **6**, 568 (1966).

BIZZOZERO, O.J., JOHNSON, K.G., CIOCCO, A.: Radiation related leukemia in Hiroshima and Nagasaki. 1946–1964. New Engl. J. Med. **274**, 1095 (1966).

BLENDIS, L.M., CLARKE, M.B., WILLIAMS, R.: Effects of splenectomy on the haemodilutional anaemia of splenomegaly. Lancet **1969 I**, 795.

BLOCK, J.B., HAYNES, H.A., THOMPSON, W.L., NEIMAN, P.E.: Delayed hypersensitivity in chronic lymphocytic leukemia. J. nat. Cancer Inst. **42**, 973 (1969).

BLOOMFIELD, C.D., GOLDMAN, A., DICK, F., BRUNNING, R.D., KENNEDY, B.J.: Multivariate analysis of prognostic factors in the non-Hodgkin's malignant lymphomas. Cancer (Philad.) **33**, 870 (1974).

BLUEFARB, S.M.: Leukemia Cutis. Springfield/Ill. Thomas 1960.

BOCK, H.E.: Die Durchführung von Zytostatikakuren. Wien. klin. Wschr. **78**, 541 (1966).

BOCK, H.E., GROSS, R., LAMBERS, K., WULF, G.: Leukämie und Leber. Medizinische **1959**, 1325.

BOGGS, D.R.: The cellular composition of the inflammatory exsudates in human leukemias. Blood **15**, 466 (1960).

BOGGS, D.R., SOFFERMAN, S.A., WINTROBE, M.M., CARTWRIGHT, G.E.: Factors influencing the duration of survival of patients with chronic lymphocytic leucemia. Amer. J. Med. **40**, 243 (1966).

BONADONNA, G., MONFARDINI, S., GUINDANI, A.: Daunomycin treatment in chronic lymphoproliferative disorders. Tumori **54**, 465 (1968).

BOOTH, K., HANCOCK, P.E.T.: A study of the total and differential leukocyte counts and haemoglobin levels in a group of normal adults over a period of two years. Brit. J. Haemat. **7**, 9 (1961).

BORELLA, L., SEN, L.: T cell surface markers on lymphoblasts from acute lymphocytic leukemia. J. Immunol. **111**, 1257 (1973).

BORNE V.D., A.E.G.K., ENGELFRIET, C.P., BECKERS, D., V.D. KORT-HENKES, G., V.D. GIESSEN, M., V. LOGHEM, J.J.: Autoimmune haemolytic anaemias. II. Warm hämolysins-serological and immunochemical investigations and ^{51}Cr studies. Clin. exp. Immunol. **4**, 333 (1969).

BOTTOMLEY, R.H., LOCKE, S.J., INGRAM, H.C.: Lactic dehydrogenase of human chronic lymphocytic leukemic leukocytes. Blood **27**, 85 (1966).

BOURONCLE, B.A., CLAUSEN, K.P., ASCHENBRAND, O.F.: Studies of the delayed response of phytohaemagglutinin (PHA) stimulated lymphocytes in 25 chronic lymphatic leukemia patients before and during therapy. Blood **34**, 166 (1969).

BOUTIS, L., OBRECHT, P., MUSSHOFF, K., JOCHMANN, P.: Zur Prognose der chronischen lymphatischen Leukämie. Dtsch. med. Wschr. **44**, 2111 (1968).

Brass, B., Theml, H., Backmund, H., Lob, G., Seifert, J., Brendel, W., Spelsberg, F.: Drainage des Ductus thoracicus beim Menschen. Med. Klin. **68**, 1399 (1973).

Braunsteiner, H.: Immunzytologische Untersuchungen über das Verteilungsmuster von Ig-Determinanten bei Myelompatienten. Hinweise für eine klassenspezifische Restriktion auf B-Zellebene. Acta haemat. (Basel) **49**, 80 (1973).

Bremer, K., Fliedner, T.M.: Neuere Gesichtspunkte zur Kinetik von Lymphozytenpopulationen. In: Leukämien und maligne Lymphome (Ed. Stacher, A.), p. 202–211. München-Berlin-Wien: Urban u. Schwarzenberg 1973.

Bremer, K., Fliedner, T.M., Schick, P.: Kinetic differences of autotransfused ^{3}H-cytidine labeled blood lymphocytes in leukemic and non-leukemic lymphoma patients. Europ. J. Cancer **9**, 113 (1973).

Bremer, K., Schick, P., Wack, O., Theml, H., Brass, B., Heimpel, H.: Rezirkulation von Lymphozyten bei Patienten mit malignen lymphatischen Systemerkrankungen. Blut **24**, 215 (1972).

Bremer, K., Schreml, W., Flad, H.D.: Anreicherung normaler Lymphozyten in der Lymphe von Patienten mit chronischer lymphatischer Leukämie. Verh. Dtsch. Ges. inn. Med. **79**, 545 (1973).

Brent, L., Davies, A.J.S.: Die Regulation des lymphatischen Systems. In: Lymphozyt und klinische Immunologie (H. Theml, H. Begemann, Hrsg.). Berlin-Heidelberg-New York: Springer 1975.

Brittinger, G., König, E., Aberle, H.G., Zimmerschitt, E.: Lysosomale Enzyme in Blutlymphozyten von Gesunden und Patienten mit chronischer Lymphadenose bei kurzdauernder unspezifischer Stimulation in vitro. Schweiz. med. Wschr. **100**, 341 (1970).

Brittinger, G., König, E., Cohnen, G., Aberle, H.G.: Lysosomale Enzyme in Lymphozyten. I. Acta haemat. (Basel) **44**, 205 (1970).

Brock, N., Hohorst, H.J.: Über die Aktivierung von Cyclophosphamid in vivo et in vitro. Arzneimittel-Forsch. **13**, 1021 (1963).

Brody, J.I., Beizer, L.H.: Alteration of blood group antigens in leukemic lymphocytes. J. clin. Invest. **44**, 1582 (1965).

Brody, J.I., Beizer, L.H.: Immunologic incompetence of the neoplastic lymphocyte in chronic lymphocytic leukemia. Ann. intern. Med. **64**, 1237 (1966).

Brody, J.I., Oski, F.A., Singer, D.E.: Inpaired pentose phosphate shunt and decreased glycolytic activity in lymphocytes of chronic lymphocytic leukemia: Metabolic pathway? Blood **34**, 421 (1969).

Broome, J.D., Zucker-Franklin, D., Weiner, M.S., Bianco, C., Nussenzweig, V.: Leukemic cells with membrane properties of thymus-derived (T) lymphocytes in a case of Sezary's syndrome. Morphologic and immunologic studies. Clin. Immunol. Immunopath. **1**, 319 (1973).

Brouet, J.-C., Preudhomme, J.-L., Seligman, M., Bernard, J.: Blast cells with monoclonal surface immunglobulin in two cases of acute blast crisis supervening on chronic lymphocytic leukaemia. Brit. med. J. **1973 IV**, 23.

Brown, R.C., Campbell, D.C., Thompson, J.H.: Increased fibrinolysin with malignant disease. Arch. intern. Med. **109**, 201 (1962).

Bruce, W.R., Meeker, B.E., Valeriote, F.A.: Comparison of the sensitivity of normal hematopoietic and transplanted lymphoma colony-forming cells to chemotherapeutic agents administered in vivo. J. nat. Cancer Inst. **37**, 233 (1966).

Brunner, K., Keiser, G., Martz, G.: Die Corticosteroidtherapie der chronischen lymphatischen Leukaemie. Dtsch. med. Wschr. **88**, 1128 (1963).

Brus, J., Lewis, S.M.: The haptoglobin content of serum in haemolytic anaemia. Brit. J. Haemat. **5**, 348 (1959).

Burkhardt, R.: Farbatlas der klinischen Histopathologie von Knochenmark und Knochen. Berlin-Heidelberg-New York: Springer 1970.

Burmingham, R.A., Restrepo, A., Pugh, R.P., Brown, E.B., Schzossman, S.F., Khuri, P.D., Lessner, H.E., Harrington, W.J.: Weekly high dosage glucocorticosteroid treatment of lymphocytic leukemias and lymphomas. New Engl. J. Med. **270**, 1160 (1964).

Carneskog, O.: Några synspunkter på ett leukämimaterial. Nord. Med. **55**, 477 (1956).

Cardozo, P.L.: Chronische lymphatische Riederzellenleukämie. Schweiz. med. Wschr. **94**, 1350 (1964).

Catovsky, D., Galetto, J., Okos, A., Galton, D.A.G., Wiltshaw, E., Stathopoulos, G.: Prolymphocytic leukaemia of B and T cell type. Lancet **1973 II**, 232.

Catovsky, D., Galton, D.A.G.: Myelomonocytic leukemia supervening on chronic lymphocytic leukemia. Lancet **1971 I**, 478.

Catovsky, D., Holt, P.J.L.: T or B lymphocytes in chronic lymphocytic leukaemia. Lancet **1971 II**, 976.

Catovsky, D., Holt, P.J.L., Galton, D.A.G.: Lymphocyte transformation in immunoproliferative disorders. Brit. J. Cancer **26**, 154 (1972).

Catovsky, D., Miliani, E., Okos, A., Galton, I.A.G.: Clinical significance of T-cells in chronic lymphocytic leukemia. Lancet **1974 II**, 751.

CHRISTENSEN, E., HANSEN, L.K., KRISTENSEN, J.K., VIDEBAEK, A.: Splenectomy in haematology. Scand. J. Haemat. **7**, 247 (1970).
CLAMAN, H.D., MOSIER, B.E.: Cell-interactions in antibody-production. Progr. Allergy **16**, 40 (1972).
CHIAPPA, S., BONADONNA, G., USLENGHI, C., MARANO, P., MOLINARI, R.: The role of endolymphytic radiotherapy in the treatment of chronic lymphatic leukaemia. Brit. J. Cancer **20**, 480 (1966).
CHODOS, R.B., ROSS, J.F.: The use of radioactive phosphorus in the therapy of leukemia, polycythemia vera and lymphomas. A report of 10 years' experience. Ann. intern. Med. **48**, 956 (1958).
CHRISTENSEN, B.E.: Effects of an enlarged splenic erythrocyte pool in chronic lymphatic leukaemia. Scand. J. Haemat. **8**, 92 (1971).
CHRISTENSEN, E., HANSEN, L.K., KRISTENSEN, J.K., VIDEBAEK, A.A.: Splenectomy in Haematology. Scand. J. Haemat. **7**, 247 (1970).
CHRISTENSEN, C., OTTESEN, J.: The age of leukocytes in the blood stream of patients with chronic lymphocytic leukemia. Acta haemat. (Basel) **13**, 289 (1955).
CLARK, C., RYDELL, R.E., KAPLAN, M.E.: Frequent association of IgM with crystalline inclusions in chronic lymphatic leukemic lymphocytes. New Engl. J. Med. **289**, 113 (1973).
CLARKSON, B., OTA, K., OHKITA, T., O'CONNOR, A.: Kinetics of proliferation of cancer cells in neoplastic effusions in man. Cancer (Philad.) **18**, 1189 (1965).
CLARKSAON, B., STRIFE, A., FRIED, J., SAKAI, Y., OTA, K., OKITA, T., MASUDA, R.: Studies of cellular proliferation in human leukemia. IV. Behavior of normal hematopoietic cells in 3 adults with acute leukemia given continuous infusions of ^{3}H-thymidine for 8 or 10 days. Cancer (Philad.) **26**, 1 (1970).
CLAUSEN, K.P., BOURONCLE, B.A.: The ultrastructure of phytohaemagglutinin (PHA) stimulated lymphocytes of chronic lymphatic leukemia. Blood **34**, 179 (1969).
CLEMMESEN, J.: Statistical Studies in Malignant Neoplasms, Vol. II. Kopenhagen: Munksgaard 1964.
COCO, F., MERRITT, J.A.: Cyclophosphamide-Induced changes in circulating lymphocyte kinetics in chronic lymphocytic leukemia. Cancer (Philad.) **25**, 721 (1970).
COHEN, J.J., CLAMAN, H.N.: Thymus-marrow immunocompetence. Hydrocortisone resistant cells and processes in the hemolytic antibody response of mice. J. exp. Med. **133**, 1026 (1971).
COHNEN, G.: Funktion und Oberflächenmarker menschlicher T- und B-Lymphozyten. Dtsch. med. Wschr. **99**, 2241 (1974a).
COHNEN, G.: Klinisch-diagnostische Bedeutung der Oberflächenmarker menschlicher T- und B-Lymphozyten. Dtsch. med. Wschr. **99**, 2302 (1974b).
COHNEN, G., DOUGLAS, S.D., KÖNIG, E., BREMER, K., BRITTINGER, G.: Crystalloid intracytoplasmic inclusions in lymphocytes of a patient with chronic lymphocytic leucemia. Mount Sinai J. Med. **40**, 249 (1973).
COHNEN, G., DOUGLAS, D., KÖNIG, E., BRITTINGER, G.: Pokeweed mitogen response of lymphocytes in chronic lymphocytic leucemia: A fine structural study. Blood **42**, 591 (1973).
CONE, L., UHR, J.H.: Immunological deficiency disorders associated with chronic lymphocytic leukemia and multiple myeloma. J. clin. Invest. **43**, 2241 (1964).
COOK, J.C., ROMANO, W.: Chronic lymphocytic leukemia and radiation therapy. Amer. J. Roentgenol. **88**, 892 (1962).
COOPER, M.D., LAWTON, A.R., KINCADE, P.W.: A two-stage model for development of antibody-producing cells. Clin. exp. Immunol. **11**, 143 (1972).
CORNES, J.S., JONES, T.G.: Leukaemic lesions of the gastrointestinal tract. J. clin. Path. **15**, 305 (1962).
CORREA, P., O'CONOR, G.T.: Geographic pathology of lymphoreticular tumors. J. nat. Cancer Inst. **50**, 1609 (1973).
COTTIER, H., CRONKITE, E.P., JANSEN, C.R., RAI, K.R., SINGER, S., SIPE, C.R.: Studies on lymphocytes. III. Effect of extracorporal irradiation of the circulating blood upon the lymphoreticular organs of the calf. Blood **24**, 241 (1964).
COTTIER, H., HESS, M.W., SCHÄDELI, J., BÜRKI, H.: Lymphozytenformen: Herkunft und Entwicklungsmöglichkeiten. Verh. dtsch. Ges. inn. Med. **79**, 99 (1973).
COTTIER, H., RUCHI, C., SORDAT, B., CRONKITE, E.P.: Irradiation extra-corporelle du sang circulant: moyens d-etude des circulation lymphocytaires chez le veau. Nouv. Rev. franç. Hémat. **8**, 679 (1968).
COURT-BROWN, W.M., BUCKTON, K., McLEAN, A.S.: Quantitative studies of chromosome aberration in man following acute and chronic exposure to X-rays and gamma rays. Lancet **1965I**, 1239.
COURT BROWN, W.M., DOLL, R.: Adult leukaemia. Trends in mortality in relation to aetiology. Brit. med. J. **1959 I**, 1063.
COURT BROWN, W.M., DOLL, R., HILL, I.D.: Leukemia in Britain and Scandinavia. Path. et Microbiol. (Basel) **27**, 644 (1964).
CRAIGIE, D.: Case of disease of spleen, in which death took place in consequence of the presence of purulent matter in the blood. Edinburgh med. J. **64**, 400 (1845).

CRAVER, L.F., HAAGENSEN, C.D.: Note on occurrence of herpes zoster in Hodgkin's disease, lymphosarcoma, and the leukemias. Amer. J. Cancer 16, 502 (1932).
CRAVER, L.F., COPELAND, M.M.: Changes of the vones in the leukemias. Arch. Surg. 30, 639 (1935).
CREYSSEL, R., MOREL, P., PELLET, M., MEDARD, J., REVOL, L., CROIZAT, P.: Deficit en gammaglobulines et complications infectieuses des leucemies lymphoides chroniques. Sang 29, 383 (1958).
CROIZAT, P., REVOL, L., RENDU, G.: Etude statistique des lymphoses. Sang 26, 341 (1955).
CRONKITE, E.P.: Extracorporeal irradiation of the blood in the study of lymphocyte proliferation and function. In: Grundlagenforschung in ihrer Bedeutung für die klinische Medizin (W. KEIDERLIN, Hrsg.), S. 221. Stuttgart 1965.
CRONKITE, E.P.: Extracorporeal irradiation of blood in treatment of chronic lymphocytic leukemia. In: Rec. Res. Cancer Res. (E. ULTMANN, Ed.), p. 67. Berlin-Heidelberg-New York: Springer 1971.
CRONKITE, E.P., BOND, V.P., FLIEDNER, T.M., KILLMANN, S.A.: The use of tritiated thymidine in the study of hemopoietic cellproliferation. In: Ciba Foundation Symposium on Hemopoieses (G.E.W. WOLSTENHOLME, M. O'CONNOR, Eds.). London: Churchill 1960.
CRONKITE, E.P., FLIEDNER, T.M., BOND, V.P., RUBINI, J.R., BRECHER, G., QUASTLER, H.: Dynamies of haemopoetic proliferation in man and mice studied by 3H-thymidine incorporation into DNA. Proc. 2nd. Internat. Conference on peaceful uses of atomic energy, vol. 25, p. 190. London: H.M.S.O. 1958.
CRONKITE, E.P., JANSEN, C.R., MATHE, G., ADAMIK, E.A., SIPE, C.R.: The induction of a prolonged lymphopenia by extracorporeal irradiation of the blood. Radiat. Res. 16, 586 (1961).
CRONKITE, E.P., JANSEN, C.R., MATHER, G.C., NIELSEN, N., USENIK, E.A., ADAMIK, E.R., SIPE, C.R.: Studies of lymphocytes. I. Lymphopenia produced by prolonged extracorporeal irradiation of the circulating blood. Blood 20, 203 (1962).
CROSSEN, P.E., MELLOR, J.E.L., FINLEY, A.G., RAVICH, R.B.M., VINCENT, P.C., GUNZ, F.W.: The Sezary syndrome: cytogenic studies and identification of the Sezary cell as an abnormal lymphocyte. Amer. J. Med. 50, 24 (1971).
CURTIS, J.E., HERSH, E.M., FREIREICH, E.J.: Leukapheresis therapy of chronic lymphocytic leukemia. Blood 39, 163 (1972).
DACIE, J.V.: The Haemolytic Anaemias. 2nd Ed. Vol. 3. London: Churchill 1967.
DAMESHEK, W.: Chronic lymphocytic leukemia – an accumulative disease of immunologically incompetent lymphocytes. Blood 29, 566 (1967).
DAMESHEK, W., GUNZ, F.: Leukemia. 2nd Ed. New York: Grune & Stratton 1964.
DAMESHEK, W., SCHWARTZ, R.S.: Leukemia and auto-immunization some possible relationships. Blood 14, 1151 (1959).
DAMESHEK, W., SCHWARTZ, R.S., OLINER, H.: Current concepts of auto-immunization. Blood 17, 775 (1961).
DAVID, J.R.: Lymphocyte mediators and cellular hypersensitivity. New Engl. J. Med. 288, 143 (1973).
DAVIES, A.J.S.: Thymus and cellular basis of immunity. Transplant. Rev. 1, 43 (1969).
DAVIES, A.J.S., LEUCHARS, E., WALLIS, V., KOLLER, P.C.: The mitotic response of thymus-derived cells to antigenic stimulus. Transplantat. Rev. 4, 438 (1966).
DAVIS, S.: Hypothesis: Differentiation of the human lymphoid system based on cell surface markers. Blood 45, 871 (1975).
DAWSON, D.B.H.: Changes in the fundus in diseases of the blood. In: Modern Trends in Blood Diseases (J.F. WILKINSON, Ed.), p. 212. London: Butterworth 1955.
DEGOS, L., DROLET, Y., DAUSSET, J.: HL-A antigens in chronic myeloid leukemia (CML) and chronic lymphocytic leukemia (CLL). (International Symposium on Relationships between Tumour Antigens and Histocompatibility Systems.) Transplant. Proc. 3, 1309 (1971).
DELMAS-MARSALET, Y., HORS, J., COLOMBANI, J., DAUSSET, J.: Study of HL-A genotypes in a case of familial chronic lymphocytic leukaemia (CLL). Tissue Antigens 4, 441 (1974).
DEMMLER, K., VYKOUPIL, K.F., GEORGII, A.: Über die Beziehungen von leukämischem Blut und leukotischer Organinfiltration bei lymphatischen Leukämien. Hämatologie u. Bluttransfusion 8, 159 (1969).
DENNES, E., TUPPER, R., WORMALL, A.: Zinc content of erythrocytes and leukocytes of normal and leukemic subjects. Nature (Lond.) 187, 302 (1960).
DESAI, D.V., EZDINLI, E.Z., STUTZMAN, L.: Vincristine therapy of lymphomas and chronic lymphocytic leukemia. Cancer (Philad.) 26, 352 (1970).
DIAMOND, I.B.: Leukemic changes in the brain. A report of fourteen cases. Arch. Neurol. Psychiat. (Chic.) 32, 118 (1934).
DIAMOND, H.D., MILLER, D.G.: Chronic lymphocytic leukemia. Med. Clin. N. Amer. 45, 601 (1961).
DIAMOND, H.D., WILLIAMS, H.M., CRAVER, L.F.: The pathogenesis and management of neurological complications of malignant lymphomas and leukemia. Acta Un. int. Cancr. 16, 831 (1960).

DICKLER, H.B., SIEGAL, F.P., BENTWICH, Z.H., KUNKEL, H.G.: Lymphocyte binding of aggregated IgG and surface Ig staining in chronic lymphocytic leukemia. Clin. exp. Immunol. **14**, 97 (1973).

DIXON, F.J., TALMAGE, D.W., MAURER, P.H.: Radiosensitive and radioresistant phases in the antibody response, J. Immunol. **68**, 693 (1952).

DJALDETTI, M., DE VRIES, A., LEVIE, B., TIKVA, P.: Hemolytic anemia in lymphocytic leukemia. Arch. intern. Med. **110**, 449 (1962).

DMOCHOWSKI, L.: Viruses and mycoplasma (PPLO) in human leukemia. Cancer (Philad.) **18**, 1345 (1965).

DOERING, P., HARBERS, H., HARBERS, E.: Untersuchungen über das Verhalten leukämischer Blutzellen nach in-vivo-Markierung ihrer DNS mit Radiophosphor. Klin. Wschr. **35**, 31 (1957).

DONNER, L., KLENER, P.: Lebenserwartung und Heilungschancen der chronischen lymphatischen Leukaemie. In: Leukämien und maligne Lymphome (A. STACHER, Hrsg.), S. 528. Wien: Urban u. Schwarzenberg 1973.

DORFMAN, R.F.: Classification of non-Hodgkin's lymphomas. Lancet **1974 I**, 1295.

DORSEY, P.W.: Bone changes in leukemia. Mich. St. Med. Soc. **53**, 153 (1954).

DOUGHERTY, T.F., BERLINER, M.L., BERLINER, D.L.: Hormonal control of lymphocyte production and destruction. In: Progress in Hematology (L.M. TOCANTINS, Ed.), p. 155. New York-London: Grune & Stratton 1962.

DOUGHERTY, T.F., WHITE, A.: Functional alterations in lympoid tissue induced by adrenal cortical secretion. Amer. J. Anat. **77**, 81 (1945).

DOUGLAS, S.D., COHNEN, G., KÖNIG, E., BRITTINGER, G.: Lymphocyte lysosomes and lysosomal enzymes in chronic lymphocytic leukemia. Blood **41**, 511 (1973).

DRINGS, P., BROCK, N., BURCKERT, H., GERHARTZ, H., PAULISCH, R.: Erfahrungen mit neuartigen N-Lost-Phosphamidestern. Dtsch. med. Wschr. **95**, 491 (1970).

DUBOIS-FERRIERE, H.: Arzneimittel-Forsch. **11**, 202 (1961).

DURANT, J.R., FINKBEINER, J.A.: „Spontaneous" remission in chronic lymphatic leukemia? Cancer (Philad.) **17**, 113 (1964).

EBBE, S., WITTELS, B., DAMESHEK, W.: Autoimmune thrombocytopenic purpura („ITP" type) with chronic lymphocytic leukemia. Blood **19**, 23 (1962).

EDELSON, R.L., KIRKPATRICK, C.H., SHEVACH, E.M., SCHEIN, P.S., SMITH, R.W., GREEN, I., LUTZNER, M.: Preferential cutaneous infiltration by neoplastic thymus-derived lymphocytes. Ann. intern. Med. **80**, 685 (1974).

EHRLICH, P.: Beiträge zur Kenntnis der Anilinfärbungen und ihrer Verwendung in der mikroskopischen Technik. Arch. mikr. Anat. **13**, 263 (1877).

EIDINGER, D., GARRETT, T.J.: Studies of the regulatory effects of the sex hormones on antibody formation and stem cell differentiation. J. exp. Med. **136**, 1098 (1972).

ENGELBRETH-HOLM, J.: Leukaemi og anden malign svulst hos samme patient. Nord. Med. **9**, 791 (1941).

EPSTEIN, E., MacEACHERN, K.: Dermatologic manifestations of the lymphoblastoma-leucemia group. Arch. intern. Med. **60**, 867 (1937).

ELVES, M.W., COLLINGE, M., ISRAELS, M.C.: The potential of lymphocytes from patients with leucemia and reticulosis to transform under the influence of phytohaemagglutinin. Acta haemat. (Basel) **37**, 100 (1967).

ENGELFRIET, C.P., V.D. BORNE, A.E.G.K., V.D. GIESSEN, M., BECKERS, D., V. LOGHEM, J.J.: Autoimmune haemolytic anaemias. I. Serological studies with pure anti-immunglobulin reagents. Clin. exp. Immunol. **3**, 605 (1968).

ESKELAND, T., KLEIN, E., INOUE, M., JOHANSSON, B.: Characterization of immunoglobulin structures from the surface of chronic lymphocytic leukemia cells. J. exp. Med. **134**, 265 (1971).

EVANS, R.S., TAKAHASHI, K., DUANE, R.T., PAYNE, R., LIU, C.K.: Primary thrombocytopenic purpura and acquired hemolytic anemia: Evidence for a common etiology. Arch. intern. Med. **87**, 48 (1951).

EVERETT, J.L., ROBERTS, I.R., ROSS, W.C.: Aryl-2-Halogeno-Alkylamines: Part XII. Some Carboxylic Derivates of NN-Di-2-chloroethylanine. J. Chem. Soc. (Lond.) **3**, 2386 (1953).

EVERS, W.T.: Treatment of leukemia by ECIB with a conventional x-ray machine: A demonstration of four cases. Brit. J. Haemat. **17**, 406 (1969).

EZDINLI, E.Z., STUTZMAN, L.: Chlorambucil therapy for lymphomas and chronic lymphocytic leukemia. J. Amer. med. Ass. **191**, 444 (1965).

EZDINLI, E.Z., STUTZMAN, L., AUNGST, W., FIRAT, D.: Corticosteroid therapy for lymphomas and chronic lymphocytic leukemia. Cancer (Philad.) **23**, 900 (1969).

FABER, M., BORUM, K.: Leukaemia and a malignant tumour in the same patient. Brit. J. Haemat. **8**, 313 (1962).

FAHEY, J.L.: Antibodies and immunoglobulins. II. Normal development and changes in desease. J. Amer. med. Ass. **194**, 255 (1965).

FAIRLEY, G.H., SCOTT, R.B.: Hypogammaglobulinaemia in chronic lymphatic leukaemia. Brit. med. J. **1961 II**, 920.

Fateh-Moghadam, A.: Paraproteinämische Hämoblastosen. In: Handbuch der Inneren Medizin, (H. Begemann, Hrsg.), Bd. II/5. Berlin-Heidelberg-New York: Springer 1974.

Feinleib, M., MacMahon, B.: Variation in the duration of survival of patients with the chronic leukemias. Blood 15, 332 (1960).

Feldmann, M., Basten, A.: Cell interactions in the immune response in vitro. I. Metabolic activities of T-cells in a collaborative antibody response. Europ. J. Immunol. 2, 213 (1972).

Field, E.O., Sharpe, H.B.A., Dawson, K.B., Andersen, V., Killmann, S.A., Weeke, E.: Turnover rates of normal blood lymphocytes and exchangeable pool size in man, calculated from analysis of chromosomal aberrations sustained during extracorporeal irradiation of the blood. Blood 39, 39 (1972).

Fink, U.: Extrakorporale Blutbestrahlung der Leukämien. Med. Klin. 67, 1465 (1972).

Fink, U., Strebel, J., Weig, J., Sepp, F., Rastetter, J., Muller-Berat, N.: Rosettentransformation bei Gesunden und bei Patienten mit chronisch-lymphatischer Leukämie. Verh. dtsch. Ges. inn. Med. 79, 543 (1973).

Fischer, J.: Die Milzszintigraphie als Methode zur funktionellen Milzanalyse. In: Die Milz (K. Lenner, D. Harms, Hrsg.), S. 11. Berlin-Heidelberg-New York: Springer 1970.

Fischer, J.: Hypersplenismus. Internist 12, 176 (1971).

Flashmann, D.H., Leopold, S.S.: Leukosarcoma. Amer. J. med. Sci. 177, 651 (1929).

Fitzgerald, P.H., Adams, A.: Chromosome studies in chronic lymphocytic leukemia and lymphosarcoma. J. nat. Cancer Inst. 34, 827 (1965).

Fitzgerald, P.H., Hamer, J.W.: Third case of chronic lymphocytic leukemia in a carrier of the inherited Ch^1 chromosome. Brit. med. J. 1969 II, 752.

Fitzgerald, P.H., Rastrick, J.M., Hamer, J.W.: Acute plasma cell leukaemia following chronic lymphatic leukaemia: Transformation or two separate diseases? Brit. J. Haemat. 25, 171 (1973).

Flad, H.D., Huber, C., Bremer, K., Menne, H.D., Huber, H.: Impaired recirculation of B lymphocytes in chronic lymphocytic leukemia. Europ. J. Immunol. 3, 688 (1973).

Fliedner, T.M., Bremer, K., Pretorius, F., Drücke, B., Cronkite, E.P., Fache, J.: Utilisation de la thymidine et de la cytidine tritiées pour l'étude du turnover et du metabolisme des lymphocytes chez l'homme. Nouv. Rev. franç. Hémat. 8, 613 (1968).

Fliedner, T.M., Meuret, G.: Die extrakorporale Blutbestrahlung. Klin. Wschr. 49, 895 (1971).

Follette, J.H., Valentine, W.N., Lawrence, J.S.: The beta glucusonidase content of human leukocytes in health and disease. J. Lab. Clin. Med. 40, 825 (1952).

Ford, W.L., Gowans, J.L.: The traffic of lymphocytes. Sem. Hemat. 6, 67 (1969).

Ford, W.L.: The mechanism of lymphopenia produced by chronic irradiation of the rat spleen. Brit. J. exp. Path. 49, 502 (1968).

Ford, W.L., Nieuwenhuis, P.: The spleen and lymphocytes. Schweiz. med. Wschr. 104, 1348 (1974).

Forkner, C.E.: Leukemia and Allied Disorders. New York: MacMillan 1938.

Fraumeni, J.F., Miller, R.W.: Epidemiology of human leukemia: Recent observations. J. nat. Cancer Inst. 38, 593 (1967).

Fraumeni, J.F., Vogel, C.L., de Vita, V.T.: Familial chronic lymphocytic leukemia. Ann. Int. Med. 71, 279 (1969).

Freeman, G., Hyde, J.S.: Roles of prothrombin activity, heparinprotamine titer and platelet concentration in bleeding of leukemia. Blood 7, 311 (1952).

Freireich, E.J., Judson, G., Levin, R.H.: Separation and collection of leukocytes. Cancer Res. 25, 1516 (1965).

Freymann, J.G., Vander, J.B., Marler, E.A., Meyer, D.B.: Prolonged corticosteroid therapy of chronic lymphocytic leukemia and the closely allied malignant lymphomas. Brit. J. Haemat. 6, 303 (1960).

Frindel, E., Malaise, E., Tubiana, M.: Cell proliferation kinetics in five human solid tumours. Cancer 22, 611 (1968).

Frischauf, H., Honetz, H., Keibl, E.: Erythrokinetische Untersuchungen mit ^{59}Fe und ^{51}Cr bei chronischen Lymphadenosen. Blut 28, 149 (1968).

Fröhlich, D., Bock, O.: Ergebnisse bei Langzeitbehandlung chronischer Lymphadenosen mit extrakorporaler Blutbestrahlung. Verh. dtsch. Ges. Inn. Med. 79, 524 (1973).

Fröland, S.S.: Binding of sheep erythrocytes to human lymphocytes. A probable marker of T-lymphocytes. Scand. J. Immunol. 1, 269 (1972).

Fudenberg, H., Solomon, A.: Acquired Agammaglobulinemia with autoimmune hemolytic disease: Graft-versus host reaction? Vox Sang (Basel) 6, 68 (1961).

Fuller, H.W.: Particulars of a case in which enormous enlargement of the spleen and liver, together with dilatation of all the bloodvessels of the body, were found coincident with a peculiarly altered condition of the blood. Lancet 1846 II, 43.

Gall, E.A., Mallory, T.B.: Malignant lymphoma. A clinicopathologic survey of 618 cases. Amer. J. Path. 18, 381 (1942).

GALLAGHER, T.F., BRADLOW, H.L., MILLER, D.G., ZUMOFF, B., HELLMAN, L.: Steroid hormone metabolism in chronic lymphatic leukemia. Clin. Endocr. **22**, 1049 (1962).

GALTON, D.A.G.: (Thesis). University of Cambridge 1963.

GALTON, D.A.G.: Management of the chronic leukemias. Rec. Res. Cancer Res. **36**, 147 (1971).

GALTON, D.A.G.: The pathogenesis of chronic lymphocytic leukemia. Canad. med. Ass. J. **94**, 1005 (1966).

GALTON, D.A.G., WILTSHAW, E., SZUR, L., DACIE, I.V.: Use of chlorambucil and steroids in treatment of chronic lymphocytic leukemias. Brit. J. Haemat. **7**, 73 (1961).

GARRET, J.V., LAJTHA, L.G.: Quatre cas de leucemie lymphoide chronique traites par irradiation extracorporelle du sang. Nouv. Rev. franç. Hemat. **8**, 701 (1968).

GARVIN, A.J., SPICER, S.S., PARMLEY, R.T., MUNSTER, A.M.: Immunohistochemical demonstration of IgG in Reed-Sternberg and other cells in Hodgkin's disease. J. exp. Med. **139**, 1077 (1974).

GASTEIGER, H.: Über Augenbefunde bei aleukämischer Lymphadenose. Z. inn. Med. **10**, 973 (1955).

GEHRMANN 1969.

GERARD-MARCHANT, R., HAMLIN, I., LENNERT, K., RILKE, F., STANSFELD, A.G., v. UNNIG, J.A.M.: Letter to the editor. Lancet **1974 II**, 406.

GERHARTZ, H.: Vergleichende Untersuchungen zur Toxizität und Seitenwirkung moderner Zytostatika. Verh. dtsch. Ges. inn. Med. **68**, 251 (1962).

GERHARTZ, H.: Chemotherapie der chronischen Lymphozytenleukämie. Med. Klin. **62**, 1237 (1967).

GERHARTZ, H., ALGENSTAEDT, D., KESSEL, J.: Grundlagen zur Chemotherapie mit Endoxan. Internist **1**, 278 (1960).

GHIOTTO, G., PERONA, G., DASANDRE, G., CORTESI, S.: Hexokinase and TPN-dependent dehydrogenase of leukocytes in leukemia and other hematological disorders. Brit. J. Haemat. **9**, 345 (1963).

GILMAN, A., PHILIPS, F.S.: The biologic actions and therapeutic applications of the chloraethyl amines and sulfides. Science **103**, 409 (1946).

GIRARDET, R.E., BENNINGHOFF, D.L.: Thoracic duct lymph and lymphocyte studies in man using a thoracic duct „side-fistula". Cancer **29**, 666 (1972).

GOH, K.O.: Pseudodiploid chromosomal patten in chronic lymphocytic leukemia. J. Lab. clin. Med. **69**, 938 (1967).

GOLDBACH, L.J.: Leukemic retinitis. Arch. Ophtal. (Chic.) **10**, 808 (1933).

GORMAN, J.G., CHANDLER, J.G.: Is there an immunologically incompetent lymphocyte. Blood **23**, 117 (1964).

GOLDBERG, A.F.: Acid phosphatase activity in cells of acute and chronic leukemia and multiple myeloma. Clin. Res. **15**, 278 (1967).

GOLDBERG, G.M., EMANUEL, B.: A study of malignant lymphomas and leukemias. VII. Lymphogenous leukemia and lymphosarcoma involvement of the lymphatic and hemic bed, with references to differentiating criteria. Cancer **17**, 277 (1964).

GOOD, R.A.: Lymphocyte surface markers. New Engl. J. Med. **287**, 305 (1972).

GOWANS, J.L., KNIGHT, E.J.: The route of re-circulation of lymphocytes in the rat. Proc. Roy. Soc. B. **159**, 257 (1964).

GRAETZ, F.: Über lymphatische Leukämie mit besonderer Berücksichtigung ihrer großzelligen Form. Beitr. path. Anat. **49**, 338 (1910).

GRAF, F., BUZASI, G., TAKACSI-NAGY, L., JAKAB, I.: R-74-Therapie maligner Lymphome. In: Leukämien und maligne Lymphome (A. STACHER, Hrsg.), S. 392. München-Berlin-Wien: Urban & Schwarzenberg 1973.

GREAVES, M., JANOSSY, G.: Elicitation of selective T and B lymphocyte responses by cell surface binding ligands. Transplant. Rev. **11**, 87 (1972).

GREAVES, M.F., OWEN, J.J.T., RAFF, M.C.: T and B Lymphocytes. Origins, Properties and Roles in Immune responses. Amsterdam: Excerpta Medica 1974.

GREEN, R.A., DIXON, H.: Expectancy for life in chronic lymphatic leukemia. Blood **25**, 23 (1965).

GREENBERG, M., CHANANA, A.D., CRONKITE, E.P., SCHIFFER, L.M., STRYCKMANS, P.A.: Tritiated thymidine as a cytocidal agent in human leukemia. Blood **28**, 851 (1966).

GREIG, H.B.W., METZ, J., LAIRD, M.H., ZENTKOWSKY, D., FITZPATRICK, M.M.F.: Chemotherapy of leukaemia II. Puri-Nethol in the treatment of acute leukaemia and some other neoplastic diseases of the reticulo-endothelial system. S. Afr. med. J. **30**, 360 (1956).

GREY, H.M., RABELLINO, E., PIROWSKY, B.: Immunoglobulins on the surface of lymphocytes. IV. Distribution in hypogammaglobulinaemia, cellular immune deficiency and chronic lymphatic leucemia. J. clin. Invest. **50**, 2368 (1971).

GROSS, R., WILDHACK, R., STEINER, H.: Klinisch-statistische Übersicht über 900 Leukosen. Dtsch. med. Wschr. **83**, 1974 (1958).

GRUNDMANN, E.: Zur Morphologie der Lymphocyten. Schweiz. med. Wschr. **91**, 1186 (1961).

GRUNDMANN, E.: Die Rolle der Lymphozyten bei der Wahrung der individuellen Integrität. In: Lymphozyt und klinische Immunologie (H. THEML, H. BEGEMANN, Hrsg.). Berlin-Heidelberg-New York: Springer 1975.

Gunz, F.W., Fitzgerald, P.H., Adams, A.: An abnormal chromosome in chronic lymphocytic leukemia. Brit. med. J. **1962 II**, 1097.

Gunz, F.W., Veale, A.M.O.: Leukemia in close relatives—accident or predisposition? J. Nat. Cancer Inst. **42**, 517 (1969).

Haas, R.M., Bohne, F., Fliedner, T.M.: Die Wirkung kontinuierlicher intrazellulärer Bestrahlung durch ^{3}H-Thymidin auf schwangere Ratten und auf die Entwicklung ihrer Nachkommenschaft. Strahlentherapie **139**, 571 (1970).

Hale, A.J., Wilson, L.J.: Lancet **1960 I**, 577. Zit. nach Harwerth *et al.*, 1963.

Hallen, J.: Discrete Gammaglobulin (M-) Components in Serum, Clinical Study of 150 Subjects without Myelomatosis. Acta med. scand., Suppl. **462**, 71 (1966).

Hamilton, L.D.: Nucleic acid turnover studies in human leukaemic cells and the function of lymphocytes. Nature **178**, 597 (1956).

Han Tin: Chronic lymphocytic leukemia in Hodgkin's disease. Cancer **28**, 300 (1971).

Han, T., Ezdinli, E.Z., Shimaoka, K., Desai, D.V.: Chlorambucil vs. combined. Chlorambucil-Corticosteroid therapy in chronic lymphocytic leukemia. Cancer **31**, 502 (1973).

Han, T., Ezdinli, E.Z., Sokal, J.E.: Complete remission in chronic lymphocytic leukemia and leukolymphosarcoma. Cancer **26**, 243 (1967).

Hannemann, H.R.: Steroidtherapie mit ACTH oder Corticoiden? Med. Klin. **69**, 513 (1974).

Hansen, M.M.: Chronic lymphocytic leucemia. Scand. J. Haemat., Suppl. **18** (1973).

Hardin, E.B., Valentine, W.N., Follette, J.H., Lawrence, J.S.: Studies on the sulfhydryl content of human leukocytes and erythrocytes. Amer. J. med. Sci. **228**, 73 (1954).

Harrington, W.I., Arimura, G.: Immune reactions of platelets. In: Blood Platelets (S.A. Johnson *et al.*, Eds.). Boston: Little, Brown & Co. 1961.

Hartmann, K.U.: In vitro studies of cellular cooperation during immune induction. In: The Role of Lymphocytes and Macrophages in the Immunological Response (D.C. Dumonde Ed.), p. 22. Berlin-Heidelberg-New York: Springer 1971.

Harwerth, H.G., Schmitt, H.E., Obrecht, P.: Akute und chronische Lymphadenose. In: Handb. d. ges. Hämatologie. Bd. IV. München: Urban & Schwarzenberg 1963.

Havemann, K., Kuni, H., Schmidt, W., Malchow, H.: Untersuchungen über die Wirkung von Antilymphozytenserum bei chronischen Lymphadenosen. In: Chemo- und Immunotherapie der Leukosen und malignen Lymphome (A. Stacher, Hrsg.), S. 536. Wien: Bohmann 1969.

Havemann, K., Rubin, A.D.: The delayed response of chronic lymphocytic leukemia lymphocytes to PHA in vitro. Proc. Soc. exp. Biol. (N.Y.) **127**, 668 (1968).

Hayhoe, F.G.J.: The cytochemical demonstration of lipids in blood and bone marrow cells. J. Path. Bact. **65**, 413 (1953).

Hayhoe, F.G.J.: Leukaemia. Research and Clinical Practice. London: J. & A. Churchill 1960.

Heilmeyer, L., Begemann, H.: Blut und Blutkrankheiten. In: Handbuch der Inneren Medizin (G.v. Bergmann, W. Frey, Hrsg.), 4. Aufl. Bd. 2. Berlin-Göttingen-Heidelberg: Springer 1951.

Heilmeyer, L., Heilmeyer, I.: Triäthylenmelanin (TEM), ein neuer Stoff zur Behandlung von Leukaemien. Ergebnisse einer Prüfung an 29 Fällen. Klin. Wschr. **30**, 537 (1952).

Heilmeyer, L., Keiderling, W.: Blutkrankheiten. In: Künstliche radioaktive Isotope in Psychologie, Diagnostik und Therapie (H. Schwiegk, F. Turba, Hrsg.), Bd. 2, S. 833. Berlin-Göttingen-Heidelberg: Springer 1961.

Heilmeyer, L., Mössner, G., Hess, K.: Die lymphatische Leukämie. Klin. Wschr. **37**, 790 (1959).

Heine, K.M.: Funktion und Funktionsprüfung des lymphatischen Systems. Berlin: Akademie-Verlag 1973.

Heine, K.M., Stobbe, H., Hofer, E., Weber, H.: Lymphozytentransformation bei chronischer lymphatischer Leukose unter Berücksichtigung der absoluten Lymphozytenzahl im Blut. Acta haemat. (Basel) **41**, 144 (1969).

Heineke, H.: Experimentelle Untersuchungen über die Einwirkung der Röntgenstrahlen auf innere Organe. Mitt. Grenzgeb. Med. Chir. **14**, 21 (1905).

Heiniger, H.J., Feinendegen, L.E., Bürki, K.: Reutilization of thymidine in various groups of rat bone marrow cells. Blood **37**, 340 (1971).

Heinivaara, O., Kaipainen, W.J.: Pelger-Huet anomaly in lymphocytic leukaemia. Acta haemat. (Basel) **25**, 375 (1961).

Helmbrecht, H.: Statistische Untersuchungen an 110 Patienten mit chronischer lymphatischer Leukämie. Inaugural-Dissertation, München 1976.

Helbig, W., Mühl, H.: Ergebnisse der Cyclophosphamidtherapie bei Einzel- und Stoßbehandlung. Z. inn. Med. **22**, 811 (1967).

Hellström, J.: Ein Fall von Hämaturie infolge eines leukämischen Infiltrates in der Urethra. Z. Urol. **28**, 290 (1934).

Hermann, H.B., Goldberg, M., Salerno, F.M.: Leukemic infiltration of the bladder neck in a female patient. J. Urol. **83**, 51 (1960).

Heuchel, G., Dahl v., D.: Leukämie und Niere. Blut **5**, 390 (1959).

Heymans, J.F.: Iso, hyper et hypothermisation des mammiferes par calorification et frigorification du sang de la circulation carotidjugulaire anastomosee. Arch. int. Pharmacodyn. **25**, 1 (1921).

HEYSSEL, R., BRILL, A.B., WOODBURY, L.A., NISHIMURA, E.T., GHOSE, T., HOSHINO, T., YAMASAKI, M.: Leukemia in Hiroshima atomic bomb survivors. Blood 15, 313 (1960).

HIRSCHHORN, K., SCHREIBMAN, R.R., BACH, F.H., SITZBACH, L.E.: In vitro studies on lymphocytes from patients with sarcoidosis and lymphoproliferative diseases. Lancet 1964 II, 842.

HITTMAIR, A.: Die krankheitsdominante Milz. Folia haemat. (Lpz.) 70, 163 (1950).

HITTMAIR, A.: Physiologie und Pathologie der Milz. München-Berlin-Wien: Urban & Schwarzenberg 1969.

HITZIG, W.H., RAMPINI, S.: Leukämie bei Zwillingen. Helvet. Paediat. Acta 14, 67 (1959).

HÖCKER, P., HAIST, B., GOBETS, M.A., STACHER, A.: Die PHA-Stimulierung bei chronischen Lymphomatosen vor und nach Leukophorese mit dem Zellseparator. 4. Internat. Arbeitstagung über Leukozytenkulturen, Abstr. Innsbruck, März 1973.

HOFFMANN, L., TAUBERT, M.: Zur Frage der medullären Verlaufsform chronisch lymphatischer Leukaemien. Medizinische 2, 1865 (1958).

HOLBØLL, S.A.: Untersuchungen über den Grundumsatz bei Patienten mit Leukämie und Lymphogranulomatose. Acta med. scand. 72, 326 (1929).

HOLLARD, D., SUSCILLON, M., PATET, J., SCHAERER, R.: Cytological and cytogenic study of lymphocytes during treatment of chronic lymphocytic leukemia by ECIB. Brit. J. Haemat. 17, 410 (1969).

HOLMES, F.F., WESTPHAL, D.M.: Survival in treated an untreated chronic lymphocytic leukemia 1942−1968. Oncology 25, 137 (1971).

HOTCHKISS, H.D.: A microchemical reaction resulting in the staining of polysaccharide structures in fixed tissue preparations. Arch. Biochem. 16, 131 (1948).

HUHN, D., KABOTH, W., THEML, H., MURR, H., SCHRAMM, W., LEISNER, B.: Blut- und Blutgerinnungsveränderungen durch die extrakorporale Bestrahlung der Leukämie und durch die Radiophosphortherapie bei Polyzythämie. In: Strahlen, Blutgerinnung und Hämostase (R. MARX, H.A. THIES, Hrsg.). Stuttgart-New York: Schattauer 1974.

HUI, C.Y.: Über den Glykogengehalt der Blutzellen bei myeloproliferativen Erkrankungen mit besonderer Berücksichtigung der alkalischen Phosphatase. Med. Diss., Freiburg i.Brsg. 1962.

HUREZ, D., FLANDRIN, G., PREUD'HOMME, J.-L., SELIGMANN, M.: Unreleased intracellular monoclonal macroglobulin in chronic lymphocytic leukaemia. Clin. exp. Immunol. 10, 223 (1972).

HYMAN, G.A.: Increased incidence of neoplasia in association with chronic lymphocytic leukaemia. Scand. J. Haemat. 6, 99 (1969).

HOUGIE, C.: The early diagnosis and natural history of chronic lymphatic leucemia. Ann. intern. Med. 45, 39 (1956).

HOWARD, J.C.: The life span and recirculation of marrow-derived small lymphocytes from the rat thoracic duct. J. exp. Med. 135, 185 (1972).

HUBER, CH., HUBER, H., MENNE, H.D., ASAMMER, H., FLAD, H.D., BREMER, K.: Gestörte B-Zellrezirkulation bei chronischer Lymphadenose. In: Verh. dtsch. Ges. Inn. Med. 79, 547 (1973).

HUBER, CH., HUBER, H., SCHMALZL, F., LEDERER, B., HÜTTRICH, B., BRAUNSTEINER, H.: DNS-synthetisierende Blutlymphozyten beim malignen Lymphogranulom. Acta haemat. (Basel) 44, 222 (1970).

HUBER, CH., KURZ, R., ASAMER, H., HUBER, H., BRAUNSTEINER, H.: Die Differenzierung menschlicher Blutlymphocyten mit serologischen und autoradiographischen Methoden. Klin. Wschr. 52, 127 (1974).

HUBER, CH., MICHLMAYR, G., HUBER, H.: Immunologische Marker in der Differentialdiagnose lymphatischer Systemerkrankungen. Dtsch. med. Wschr. 99, 2262 (1974).

HUBER, H., HUBER, CH., MICHLMAYR, G.: Immunpathologie bei lymphatischen Systemerkrankungen. Verh. dtsch. Ges. inn. Med. 79, 159 (1973).

HUBER, H., PATHOULI, CH., MICHLMAYR, G.: Immunpathologie lymphatischer Systemerkrankungen. In: Lymphozyt und klinische Immunologie (H. THEML, H. BEGEMANN, Hrsg.). Berlin-Heidelberg-New York: Springer 1975.

HUGULEY, C.M.: Long term study of chronic lymphocytic leukemia. Interimport after 45 month. Cancer Chemother. Rep. 16, 241 (1962).

HUHN, D.: Feinstruktur peripherer Lymphozyten bei chronisch lymphatischer Leukämie. Dtsch. med. Wschr. 95, 897 (1970).

ISAACS, R.: Lymphosarcoma cell leukemia. Ann. intern. Med. 11, 657 (1937).

IVANYI, J., SOCHMAN, J., IVANYI, P.: Haptoglobin Level in Haemoblastoses. Acta haemat. (Basel) 25, 98 (1961).

IVERSEN, I.G.: Phytohemagglutinin response of recirculating and non-recirculating rat lymphocytes. Exp. Cell. Res. 50, 219 (1969).

JAGO, M.: The radiosensivity of normal and leukemic human blood lymphocytes. Clin. Radiol. 12, 59 (1961).

JAVETT, S.L., TEFFT, M., DRUMMOND, C.P., LEVITAN, R.: Leukemic infiltration of the sigmoid colon. Amer. J. dig. Dis. 8, 299 (1963).

JEANNET, M., MAGNIN, C.: HL-A antigens in hematological malignant diseases. Transplant. Proc. 3, 1301 (1971).

Jensen, K.B.: Anaemia in Hodgkin's diesease and chronic lymphatic leukaemia. Dan. med. Bull. **4**, 150 (1957).

Johnson, R.E.: Radiosensitivity of leukemic and non-leukemic lymphocytes. Cancer Res. **27**, 39 (1967).

Johnson, R.E.: Total body irradiation of chronic lymphocytic leukemia: incidence and duration of remission. Cancer **25**, 523 (1970).

Johnson, R.E., Kagan, A.R., Gralnick, H.R., Fass, L.: Radiation-induced remissions in chronic lymphocytic leukemia. Cancer (Philad.) **20**, 1382 (1967).

Johnson, D.M., Pratt, P.T., Rigby, P.G.: An evaluation of human lymphocyte nuclear RNA with acridine orange. Blood **29**, 800 (1967).

Johnson, C.E., Soule, E.H.: Malignant lymphoma as a gynecologic problem. Report of five cases including one primary lymphosarcoma of the cervix uteri. Obstet. gynec. Surv. **9**, 149 (1957).

Kagan, A.R., Johnson, R.E.: Evaluation of therapy in chronic lymphocytic leukemia using in vitro lymphocyte transformation. Radiology **88**, 352 (1967).

Kaplan, J., Mastrangelo, R., Peterson, W.D.: Childhood lymphoblastic lymphoma, a cancer of thymus derived lymphocytes. Cancer Res. **34**, 521 (1974).

Kaplow, L.S.: Alkaline phosphatase activity in peripheral blood lymphocytes. Arch. Path. **88**, 69 (1969).

Kappeler, R., Krebs, A., Riva, G.: Klinik der Makroglobulinämie Waldenström. Beschreibung von 21 Fällen und Übersicht der Literatur. Helv. med. Acta **25**, 54 (1958).

Kappeler, H., Schwyzer, R.: Die Synthese eines Tetracosapeptides mit der Aminosäuresequenz eines hochaktiven Abbauproduktes des β-Corticotropins (ACTH) aus Schweinehypophysen. Helv. chim. Acta **44**, 1136 (1961).

Karl, H.J.: Adrenocorticotrope Wirkung eines vollsynthetischen Tetracosapeptids — $\beta^1\sigma^{24}$ Cortisotrophin — beim Menschen. Klin. Wschr. **41**, 633 (1963).

Karl, H.J., Raith, L.: Die Corticosteronsekretion beim Menschen. III. Mitteilung. Die Sekretionsraten von Corticosteron und Cortisol bei Stimulierung der Nebennierenrinde mit ACTH. Klin. Wschr. **44**, 303 (1966).

Karnofsky, D.A., Burchenal, J.H., Armistead, G.C., Southam, C.M., Bernstein, J.L., Craver, L.F., Rhodas, C.P.: Triethylene melamine in the treatment of neoplastic disease. Arch. intern. Med. **87**, 477 (1951).

Kato, K., Brunschwig, A.: Acute leukemia following lymphosarcoma. Arch. intern. Med. **51**, 77 (1933).

Katayama, I., Finkel, H.E.: Leukemic reticuloendotheliosis. A clinicopathologic study with review of the literature. Amer. J. Med. **57**, 115 (1974).

Kaung, D.T., Buchman, E.: Chronic lymphocytic leucemia. A clinical study of thirtyfive cases. J. Iowa St. med. Soc. **51**, 333 (1961).

Kaur, J., Spiers, A.S., Catovsky, D., Galton, D.A.G.: Increase of T-lymphocytes in the spleen in Hodgkin's disease Lancet **1974 II**, 800.

Kennedy, B.J.: Androgenic hormone therapy in lymphatic leukemia. J. Amer. med. Ass. **190**, 1130 (1964).

Kennedy, B.J., Gilbertsen, S.: Increased erythropoiesis induced by androgenic hormone therapy. New Engl. J. Med. **256**, 719 (1957).

Kennedy, B.J., Theologides, A.: Uracil mustard, a new alkylating agent for oral administration in the management of patient with leukemia and lymphoma. New Engl. J. Med. **264**, 790 (1961).

Kersey, J.A., Sabad, A., Gajl-Peczalska, K., Hellgren, H.M., Yunis, E.J., Nesbit, M.E.: Acute lymphoblastic leukemic cells with T (thymus-derived) lymphocyte markers. Science **182**, 1355 (1973).

Keuning, F.J., van der Meer, J., Niewenhuis, P., Oudendijk, P.: The histophysiology of the antibody response. II. Antibody responses and splenic plasma cell reactions in sublethally x-irradiated rabbits. Lab. Invest. **12**, 156 (1963).

Killmann et al.: Acta haemat. (Basel) **25**, 81 (1961).

Killmann, S.A., Cronkite, E.P., Fliedner, T.M., Bond, V.P.: Cell prliferation in multiple myeloma studied with tritiated thymidine in vivo. Lab. Invest. **11**, 845 (1962).

Kincade, P.W., Cooper, M.D.: Development and distribution of immunoglobulin-containing cells in the chicken. J. Immunol. **106**, 371 (1971).

Kissmeyer-Nielsen, F.: Thrombopoieses. (Thesis). Aarhus: Universitetsforlaget 1954.

Klatte, E.C., Yardley, J., Smith, E.B., Rohn, R., Campbell, J.A.: The pulmonary manifestations and complications of leukemia. Amer. J. Roentgenol. **89**, 598 (1963).

Klein, H.O., Gross, R., Lennartz, K.J.: Untersuchungen zur Proliferationskinetik und Synchronisation menschlicher Tumorzellen und ihre Bedeutung für die zytostatische Therapie. Verh. dtsch. Ges. inn. Med. **77**, 738 (1971).

Klein, H.O., Lennartz, K.J.: Proliferationskinetische Grundlagen der Behandlung akuter Leukosen. In: Leukämie (R. Gross, J. v.d. Loo, Hrsg.), S. 479. Berlin-Heidelberg-New York: Springer 1972.

KLIMA, R.: Grundlagen für eine Neuordnung der Hämatologie zellulärer Reaktionen im lymphatischen Apparat. Wien. Z. inn. Med. **33**, 125 (1952).

KLIMA, R., RETTENBACHER-DÄUBNER, H., RIEDER, H.: Antikörpermangel bei malignen Blutkrankheiten. Wien. klin. Wschr. **74**, 408 (1962).

KLIMA, R., SEYFRIED, H.: Lymphatische Leukaemie unter dem Bild der thrombopenischen Purpura, hämolytischen bzw. aplastischen Anämie und Agranulozytose. Wien. Arch. inn. Med. **30**, 1 (1937).

KNAPP, W., SCHUITT, H.R.E., BOLHUIS, R.L.H., HIJMANS, W.: Surface immunoglobulins in chronic lymphatic leukaemia, macroglobulinaemia and myelomatosis. Clin. exp. Immunol. **16**, 541 (1974).

KNOLLE, J., WÖRZ, R., MEYER Z. BÜSCHENFELDE: Immunglobulinbestimmungen als Verlaufsbeobachtung bei hämatologischen Erkrankungen unter zytostatischer Therapie. Verh. dtsch. Ges. inn. Med. **75**, 492 (1969).

KNOSPE, W.H., LOEB, V., HUGULEY, C.H.: Bi-weekly chlorambucil treatment of chronic lymphocytic leukemia. Cancer **33**, 555 (1974).

KNOX, G.: Epidemiology of childhood leukaemia in Northumberland and Durham. Brit. J. prev. soc. Med. **18**, 17 (1964).

KÖNIG, E., BRITTINGER, G., COHNEN, G.: Relation of lysosomal fragility in CLL lymphocytes to PHA reactivity. Nature New Biol. **244**, 247 (1973).

KÖNIG, E., COHNEN, G., ABERLE, H.G., BRITTINGER, G.: Lysosomale Enzyme in Lymphozyten. II. Acta haemat. (Basel) **44**, 265 (1970).

KOVACS, L.: Histologische Untersuchungen der Milzveränderungen nach experimenteller fraktionierter lokaler Röntgenbestrahlung. Strahlentherapie **142**, 711 (1971).

KRAKOFF, I.H.: Urinary uric acid excretion in leukemia. In: The Leukemias: Etiology, Pathophysiology and Treatment (J.W. REBUCK, F.H. BETHELL, R.W. MONTO, Eds.), p. 401. New York: Academic Press 1957.

KRANTZ, C.I., RIDDLE, M.C.: The basal metabolism in chronic lymphatic leukemia. Amer. J. med. Sci. **175**, 229 (1928).

KRUMBHAAR, E.B.: The lymphomatoid diseases. J. Amer. med. Ass. **106**, 286 (1936).

KUANG, D.T., WHITTINGTON, R.M., PATNO, M.E., and Veteran's Administration Cancer Chemotherapy Study Group: Chemotherapy of chronic lymphocytic leukemia. Arch. intern. Med. **114**, 521 (1964).

KUBO, R.J., GREY, H.M., PIROFSKY, B.: IgD, a major immunoglobulin on the surface of lymphocytes from patients with chronic lymphocytic leukemia. J. Immunol. **112**, 1882 (1974).

KUNDRAT, H.: Über Lympho-Sarkomatosis. Wien. klin. Wschr. **6**, 211 (1893).

KUTARNA, A.: Der Chylothorax bei Leukämie. Neoplasma **9**, 93 (1962).

KYLE, R.A., MCPARLAND, C.E., DAMESHEK, W.: Large doses of prednisone and prednisolone in the treatment of malignant lymphoproliverative disorders. Ann. intern. Med. **57**, 717 (1962).

LAJTHA, L.G., OLIVIER, R., LEWIS, C.L., GUNNING, A.J., SHARP, A.A., CALLENDER, S.H.: Extracorporeal irradiation of the blood, a possible therapeutic measure. Lancet **1962 I**, 333.

LASZLO, J., GERBER, H.J., SOMMER, J.R.: Composition and structure of cytoplasmic globules in leukemic lymphocytes. Blood **29**, 77 (1967).

LAWRENCE, J.H.: The treatment of chronic leukemia. Med. Clin. N. Amer. **38**, 525 (1954).

LAWRENCE, J.H., DONALD, W.G.: The incidence of cancer in chronic leukemia and in polycythemia vera. Amer. med. Sci. **237**, 488 (1959).

LEAVELL, B.S.: Chronic leukemia: A study of the incidence and factors influencing duration of life. Amer. J. med. Sci. **196**, 329 (1938).

LEE, S.L., ROSENTHAL, N., ROSENTHAL, R.L.: Reticulum cell leukemia. Clinical and hematologic entity. N.Y. St. J. Med. **69**, 422 (1969).

LEIBETSEDER, F.: Zur Behandlung der chronischen Lymphadenosen durch Splenektomie. Proc. VII. Int. Congr. Internat. Soc. Hematology, Rom 1958.

LEIBETSEDER, F., TUBA, J.: Splenektomie bei Lymphomen. Folia haemat. (N.F.) **1**, 116 (1956).

LEIDLER, F., RUSSELL, W.O.: The brain in leukemia. A clinicopathologic study of twenty cases with a review of the literature. Arch. Path. **49**, 14 (1945).

LENNERT, K.: Pathologie der Halslymphknoten. Ein Abriß für Pathologen, Kliniker und praktizierende Ärzte. Berlin-Heidelberg-New York: Springer 1964.

LENNERT, K.: Classification of malignant lymphomas (European concept). In: Progress in Lymphology (A. RÜTTIMANN, Ed.). Stuttgart: Thieme 1967.

LENNERT, K.: Pathologisch-histologische Klassifizierung der malignen Lymphome. In: Leukämien und maligne Lymphome (A. STACHER, Hrsg.). München-Berlin-Wien: Urban & Schwarzenberg 1973.

LENNERT, K.: Referat Deutsche Lymphomarbeitsgruppe. Würzburg 1974.

LENNERT, K.: Vortrag Deutsche Lymphomarbeitsgruppe. Essen 1975.

LEWIS, F.B., SCHWARTZ, R.S., DAMESHEK, W.: X-Radiation and alkylating agents as possible „trigger" mechanism in the autoimmune complications of malignant lympho-proliferative disease. Clin. exp. Immunol. **1**, 3 (1966).

LIBANSKY, J.: Immunologische Reaktivität vom verzögerten Typ bei Kranken mit malignen Bluterkrankungen. In: Chemo- und Immunotherapie der Leukosen und malignen Lymphomen (A. STACHER, Hrsg.), S. 524. Wien: Bohmann 1969.

LILLE, I., DESPLACES, A., MEEUS, L., SARACINO, R.T.: Thymus-derived proliferating lymphocytes in chronic lymphocytic leukaemia. Lancet 1973 II, 263.

LINDSTRÖM, F.D., HARDY, W.R., EBERLE, B.J., WILLIAMS, R.C. JR.: Multiple myeloma and benign monoclonal gammopathy: Differentiation by immunofluorescence of lymphocytes. Ann. intern. Med. 78, 837 (1973).

LINKE, A., FREUDENBERGER 1966. Zit nach OBRECHT 1966.

LINKE, A., MATTHES, K.: In: Handbuch Inn. Medizin (H. SCHWIEGK, Hrsg.), Bd. IX/4: Herz und Kreislauf. Berlin-Heidelberg-Göttingen: Springer 1960.

LISKER, S.A., BRODY, J.D., BEIZER, L.H.: Abnormal carbohydrate metabolism in patients with malignant blood dyscrasias. Amer. J. med. Sci. 252, 282 (1966).

LÖFFLER, H.: Zytologische Diagnostik der malignen Lymphome. In: Leukämien und maligne Lymphome (A. STACHER, Hrsg.). München-Berlin-Wien: Urban & Schwarzenberg 1973.

LÖFFLER, H., MEYHÖFER, W., LANGE, R.H., EHLERS, G., REMMELE, W.: Sezary-Syndrom, eine leukämische Variante der Mykosis fungoides. Dtsch. med. Wschr. 99, 429 (1974).

LÖHR, G.W.: Stoffwechseleigenschaften und Enzyme der Leukozyten des Menschen. Folia haemat. (N.F.) 6, 49 (1961).

LOCKWOOD, K., STANCKE, B., CLEMMESEN, J.: Survival rates for leukemia in various countries. Nat. Cancer Inst. Monogr. 15, 341 (1964).

LORTHOLARY, P., BOIRON, M., RIPAULT, J., LEVACHER, A., MIELOT, F., BERNARD, J.: Trois observations de transformation aigue d'hemopathies lymphocytaires chroniques. Nouv. Rev. franc. Hémat. 6, 637 (1966).

LUKES, R.J.: Malignant lymphoma—histologic considerations. Rec. Res. Cancer Res. 36, 6 (1971).

LUKES, R.J., CRAVER, L.F., HALL, T.C., RAPPAPORT, H., RUBIN, P.: Report of the Nomenclature Committee. Cancer Res. 26, 1311 (1966).

LUMB, G.: Tumours of Lymphoid Tissue. E. & S. Livingstone: Edinburgh & London 1954.

LYNCH, E.C.: Uric acid metabolism in proliverative diseases of the marrow. Arch. intern. Med. 109, 639 (1962).

MacMAHON, B., CLARK, D.: Incidence of the common forms of human leukemia. Blood 11, 871 (1956).

MacMAHON, B., KOLLER, E.K.: Ethnic differences in the incidence of leukemia. Proc. 6th. Internat. Congr. Internat. Soc. Hematology. New York: Grune & Stratton 1958.

MÄHR, G., KÖNIGSTEIN, R.P.: Die sog. medulläre Verlaufsform der chronischen leukämischen Lymphadenose. Wien. klin. Wschr. 72, 840 (1960).

MANASTER, J., FRÜHLING, J., STRYCKMANS, P.: Kinetics of lymphocytes in chronic lymphocytic leukemia. I. Equilibrium between blood and a „readily accesible pool". Blood 41, 425 (1973).

MARCHALONIS, J.I., CONE, R.E.: Biochemical and biological characteristics of lymphocyte surface immunoglobulin. Transplant. Rev. 14, 3 (1973).

MARLOW, A.A., BARTLETT, G.R.: Survival for twenty-nine years in chronic lymphocytic leukemia. J. Amer. med. Ass. 152, 1033 (1953).

MARMONT, A.M., BORDO, D., DAMASIO, E.E., GORI, G., ROSSI, F.: Clinical experiences with Peptichemio in the treatment of hematologic malignancies. In: Leukämien und maligne Lymphome (A. STACHER, Hrsg.), S. 371. München-Berlin-Wien: Urban & Schwarzenberg 1973.

MARMONT, A.M., DAMASIO, E.E.: B lymphocytes in macroglobulinaemia. Lancet 1971 II, 1326.

MARSAGLIA, G., THOMAS, E.D.: The radiation dose accumulated by blood during extracorporeal irradiation. Radiat. Res. 25, 269 (1965).

MARSHALL, R.A.: A review of lesions in the optic fundus in various diseases of the blood. Blood 14, 882 (1959).

MARTIN, H., FISCHER, M., SCHUBERT, J.C.F.: Die Chemotherapie der chronischen Leukosen. In: Leukämie (R. GROSS, J. V.D. LOO, Hrsg.), S. 515. Berlin-Heidelberg-New York: Springer 1972.

MATHE, G., SCHWARZENBERG, L., AMIEL, J.L.: Approches immunologiques du traitement des leucemies. Premiers resultats chez l'homme. Nouv. Rev. franc. Hémat. 7, 721 (1967).

McCLELAND, D.A., BRIDGES, I.M.: The total N-acetyl neuraminic acid content of human normal and lymphatic leukaemic lymphocytes. Brit. J. Cancer 27, 114 (1973).

McCORMICK, D.P., AMMANN, A.J., ISHIZAKA, K.: A study of allergy in patients with malignant lymphoma and chronic lymphocytic leukemia. Cancer 27, 93 (1971).

MACKENZIE, M.R., FUDENBERG, H.H.: Macroglobulinemia: An analysis for forty patients. Blood 39, 874 (1972).

McLAUGHLIN, H., WETHERLY-MEIN, G., PITCHER, C., HOBBS, J.R.: Non-immunoglobulin-bearing 'B' lymphocytes in chronic lymphatic leukaemia? Brit. J. Haemat. 25, 7 (1973).

McPHEDRAN, P., HEATH, C.W.: Acute leukemia occurring during chronic lymphocytic leukemia. Blood 35, 7 (1970).

MECKSTROTH, C.V., RAPPORT, R.L., CURTIS, G.M., SIMEOX, S.J.: The laboratory diagnosis of extra-thyroidal hypermetabolism. J. clin. Endocrin. 12, 1373 (1952).

MERKER, H.: Cytochemie der Blutzellen. In: Handbuch der inneren Medizin (L. HEILMEYER, H. BEGEMANN, Hrsg.), Bd. II/1. Berlin-Heidelberg-New York: Springer 1968.

MEURET, G., FLIEDNER, T.M., SCHÜTZ, W., ÖHL, N., AFKHAM, J., OBRECHT, P., MUSSHOFF, K.: Erfahrungen mit der extrakorporalen Blutbestrahlung bei der Behandlung der chronisch lymphatischen Leukämie. Klin. Wschr. 49, 899 (1971).

MEURET, G., SCHÜTZ, W., HARRIS, E.B., FLIEDNER, T.M., HOELZER, D., AFKHAM, J., OBRECHT, P., MUSSHOFF, K., HEINZE, V., TOURKANTONIS, A.: Die Behandlung der chronisch-lymphatischen Leukämie durch extrakorporale Blutbestrahlung unter Verwendung konventioneller Strahlentherapiegeräte. Strahlentherapie 137, 429 (1969).

MIKULICZ, J.v.: Über eine eigenartige symmetrische Erkrankung der Tränen- und Mundspeicheldrüsen. In: Chir. Festschrift f. Th. BILLROTH, S. 610. Stuttgart: 1892.

MILLER, D.G.: Patterns of immunological deficiency in lymphomas and leukemias. Ann. intern. Med. 57, 703 (1962).

MILLER, D.G., BUDINGER, J.M., KARNOFSKY, D.A.: A clinical and pathological study of resistance to infection in chronic lymphatic leukemia. Cancer 15, 307 (1962).

MILLER, D.G., DIAMOND, H.G., CRAVER, L.F.: Critical study of clinical use of chlorambucil. New Engl. J. Med. 261, 525 (1959).

MILLER, D.G., KARNOFSKY, D.A.: Immunologic factors and resistance to infection in chronic lymphatic leukemia. Amer. J. Med. 31, 748 (1961).

MILLER, D.G., LIZARDO, I.G., SNYDERMAN, R.K.: Homologous and heterologous skin transplantation in patients with lymphomatous disease. J. nat. Cancer Inst. 26, 569 (1961).

MINOT, G.R., BUCKMAN, T.E.: The blood platelets in the leukemias. Amer. J. med. Sci. 169, 477 (1925).

MINOT, G.B., ISAACS, R.: Lymphatic leukemia; age incidence, duration and benefit derived from irradiation. Boston med. Surg. J. 191, 1 (1924).

MITCHISON, N.A.: The carrier effect in the secondary response to hapten-protein conjugates. II. cellular cooperation. Europ. J. Immunol. 1, 18 (1971).

MITUS, W.J., BERGNA, L.I., MEDNICOFF, I.B., DAMESHEK, W.: Cytochemical studies of glycogen content of lymphocytes in lymphocytic proliferations. Blood 13, 748 (1958).

MLCZOCH, F., KOHOUT, J.: Das Gewebsbild bei malignen Erkrankungen. Untersuchungen mit der Hautfenstermethode an 124 Fällen. Klin. Wschr. 43, 627 (1965).

MODAN, B., LILIENFELD, A.M.: Leukaemogenic effect of ionizing-irradiation treatment in polycythaemia. Lancet 1964 II, 439.

MOERTEL, C.G., HAGEDORN, A.B.: Leukemia or lymphoma and coexistent primary malignant lesions: A review of the literature and a study of 120 cases. Blood 12, 788 (1957).

MOESCHLIN, S.: Die pseudoaplastische Anämie. Schweiz. med. Wschr. 90, 1198 (1960).

MOESCHLIN, S.: Zeitgemäße Behandlung der Leukosen. Schweiz. med. Wschr. 95, 221 (1965).

MOESCHLIN, S.: Die heutige Anwendung von Zytostatika in Klinik und Praxis. Med. Klin. 60, 1185 (1965).

MOHR, R.: Über Funktion von B- und T-Zellen. In: Lymphozyt und klinische Immunologie (H. THEML, H. BEGEMANN, Hrsg.). Berlin-Heidelberg-New York: Springer 1975.

MOLONEY, W.C.: Treatment of chronic leukemia. Proc. Internat. Conf. on Leukemia-Lymphoma, p. 447. Philadelphia: Lea & Febiger 1968.

MOORE, D.F., MOBLIORE, P.J., SCHULENBERGER, C.C., ALEXANIAN, R.: Monoclonal macroglobulinemai in malignant lymphoma. Ann. intern. Med. 72, 43 (1970).

MOROZ, C., SHALMON, L., HAHN, J.: Synthesis of surface immunoglobulin by lymphocyte leukemia cells in vitro. Europ. J. Immunol. 3, 16 (1973).

MOSELEY, J.E.: Patterns of bone change in the leukemias and myelosclerosis. J. Mt. Sinai Hosp. 28, 1 (1961).

MÜLLER, D., FERGER, W., MISSMAHL, H.P.: Entstehung und Bedeutung der Gumprecht'schen Kernschatten bei chronisch lymphatischer Leukämie. Blut 21, 201 (1970).

MUELLER-ECKHARDT, CH.: Thrombozytäre hämorrhagische Diathesen. In: Klinische Hämatologie (H. BEGEMANN, Hrsg.), p. 730. Stuttgart: Thieme 1970.

MURPHY, J.B., STURM, E.: Effect of adrenal corical and pituitary adrenotropic hormone on transplanted leukemia in rats. Science 99, 303 (1944).

MUSSHOFF, K., STAIB, I., OEHLERT, W., PAULI-BEISEL, CH., LÖHR, G.W., SLANINA, J., BÖTTCHER, D.: Primäre und sekundäre Laparotomie mit Splenektomie bei Patienten mit Morbus Hodgkin. Klin. Wschr. 52, 24 (1974).

NAEGELI, O.: Dtsch. med. Wschr. 1900, 287.

NAJMAN, A., SONSINO, E., BUU HOI, A.: La coloration par le PAS des lymphocytes dans la leucemie lymphoide chronique. Confrontation avec la culture de lymphocytes. Nouv. Rev. franç. Hémat. 9, 737 (1969).

NAVONE, R., MAZZUCCO, G., STRAMIGNONI, A.: Quantitative studies of macrophages in blood cultures in chronic lymphocytic leukaemia. Acta haemat. (Basel) 49, 335 (1973).

NEIMAN, P.E., HENRY, P.H.: Ribonucleic acid desoxyribonucleic acid hybridization and hybridization competition studies of the rapidly labelled rivonucleic acid from normal and chronic lymphocytic leukemia lymphocytes. Biochemistry (Washington) 8, 275 (1968).

Nelson, J.K., Mackay, J.S., Sheridan, B., Weaver, J.A.: Intermittent therapy with corticotropin. Lancet 1966 II, 78.

Neumann, E.: Ein Fall von Leukämie mit Erkrankung des Knochenmarkes. Arch. Heilk. 11, 1 (1870).

Neumann, E.: Über myelogene Leukämie. Berl. klin. Wschr. 15, 69 (1878).

Noetzel, H.: Raumfordernde intracerebrale Metastase bei chronischer Lymphadenose. Beitr. path. Anat. 119, 114 (1958).

Norman, A., Sasaki, M.S., Ottoman, R.E., Fingerhut, A.G.: Lymphocyte lifetime in women. Science 147, 745 (1965).

Norris, H.J., Wiener: The renal lesions in leukemia. Amer. J. med. Sci. 241, 512 (1961).

Nowell, P.C.: Differentiation of human leucemic leukocytes in tissue culture. Exp. Cell Res. 19, 267 (1960).

Obrecht, P.: Die Therapie der akuten und chronischen lymphatischen Leukämie. In: Handb. d. Ges. Haematologie (L. Heilmeyer, A. Hittmair, Hrsg.), Bd. IV/2, S. 506. München-Berlin-Wien: Urban & Schwarzenberg 1963.

Obrecht, P.: Die Lebenserwartung Hämoblastosekranker. Med. Klin. 61, 1985 (1966).

Obrecht, P.: Die Chemotherapie der Leukämien. Internist 9, 489 (1968).

Obrecht, P., Heilmeyer, L.: Die Behandlung der chronischen lymphatischen Leukämie. Münch. med. Wschr. 108, 1717 (1966).

Oppenheim, J.J., Wang, J., Frei, E.: Immunologic and cytogenetic studies of chronic lymphocytic leukemic cells. Blood 26, 121 (1965).

Osgood, E.E.: Treatment of chronic leukemias. J. nucl. Med. 5, 139 (1964).

Osgood, E.E.: The relative dosage required of total body X-ray Vs intravenous ^{32}P for equal effectivenes against leukemic cells of the lymphocytic series or granulocytic series in chronic leukemia. Nucl.-Med. (Stuttg.) 6, 421 (1965).

Osgood, E.E., Seaman, A.I.: Treatment of the chronic leukemias: results of therapy of 163 patients by titrated, regularly spaced total body radioactive phosphorus or roentgen irradiation. J. Amer. med. Ass. 150, 1372 (1952).

Osgood, E.E., Tivey, H., Davison, K.B., Seaman, A.J., Li, J.G.: The relative rates of formation of new leukocytes in patients with acute and chronic leukemias. Cancer 5, 331 (1952).

Owen, J.J.T., Ritter, M.A.: Tissue interaction in the development of thymus lymphocytes. J. exp. Med. 129, 431 (1969).

Panton, P.N., Valentine, F.C.O.: Chronic lymphoid leukaemia. Lancet 1929 I, 914.

Pappas, A., Lennartz, K.J., Scheurlen, P.G., Freyberger, H.: Proliferationskinetik phytohämagglutininstimulierter Lymphozyten von Patienten mit chronischer Lymphadenose und Lymphogranulomatose. Med. Welt 22, 123 (1971).

Papamichael, M., Brown, J.C., Holborouw, E.J.: Immunoglobulins on the surface of human lymphocytes. Lancet 1971 II, 850.

Parmentier, C., Schlienger, M., Hayat, M., Laugier, A., Schlumberger, J.R., Mathe, G., Tubiana, M.: L'irradiation splenique dans les leukemies lymphocytaires chroniques decompensees. J. Radiol. Électrol. 49, 187 (1968).

Pascucci, L.M.: Chronic leukemia: A statistical study of symptoms, duration of life and prognosis. Radiology 39, 75 (1942).

Patt, H.M.: Protective mechanisms in ionizing radiation injury. Physiol. Rev. 33, 35 (1953).

Paulisch, R.: Therapie malignet Lymphome mit Trophosphamid. In: Leukämien und maligne Lymphome (A. Stacher, Hrsg.), S. 428. München-Berlin-Wien: Urban & Schwarzenberg 1973.

Peacocke, J., Amos, B., Laszlo, J.: The defection of iso-antigens on leukemic celll using the cytotoxicity test. Blood 28, 665 (1966).

Pearson, D.H., Eliel, L.P.: Use of pituitary adrenocorticotropic hormone (ACTH) and cortisone in Lymphomas and leukemias. J. Amer. med. Ass. 144, 1349 (1950).

Pearson, D.H., Eliel, L.P., Rawson, R.W., Dobringer, K., Rhoads, C.P.: ACTH and corticone-induced regression of lymphoid tumors in man. Cancer 2, 945 (1949).

Pearson, B., Stasney, J., Pizzolato, P.: Gastrointestinal involvement in lymphatic leukemia. Arch. Path. 35, 21 (1943).

Pease, G.L., McDonald, J.R.: Lymphoblastomatous involvement of nonlymphoid organs. Amer. J. clin. Path. 17, 181 (1947).

Perera, D.I.B., Pegrum, G.D.: The lymphocyte in chronic lymphatic leukemia. Lancet 1974 I, 1207.

Perkins, J., Israels, M.C.E., Wilkinson, J.F.: Polycythemia vera: Clinical studies on a series of 127 patients managed without radiation therapy. Quart. J. Med. 33, 499 (1964).

Perlick, E.: Das Komplement- und Properdinsystem bei Hämoblastosen. Verh. dtsch. Ges. inn. Med. 66, 914 (1960).

Perry, S.: Coagulation defects in leukemia. J. Lab. clin. Med. 50, 229 (1957).

PERRY, S.: Circulation lymphocytaire chez l'homme normal. Nouv. Rev. franç. Hémat. **8**, 603 (1968).

PETER, C.R., MACKENZIE, M.R., GLASSY, F.J.: T or B cell origin of some non-Hodgkin's lymphomas. Lancet **1974 II**, 686.

PETERS, P.: Die endolymphatische Therapie mit ^{131}J-Lipiodol. Kinetik, Indikation und Technik. Nucl.-Med. (Stuttg.) **10**, 150 (1971).

PETERSON, R.D.A., COOPER, M.D., GOOD, R.A.: The pathogenesis of immunologic deficiency diseases. Amer. J. Med. **38**, 579 (1965).

PFISTERER, H., LANI, K., DEMMLER, K., THIERFELDER, S., FATEH-MOGHADAM, A., LAND, W., BRENDEL, W., STICH, W.: Über die Wirkung von heterologem Antilymphozytenglobulin bei chronischer lymphatischer Leukämie. Dtsch. med. Wschr. **96**, 1468 (1971).

PFISTERER, H., NENNHUBER, J., BOLLAND, H., STICH, W.: Lymphozytenabbau nach in-vitro-Markierung mit Na$_2$ ^{51}CrO$_4$. II. Untersuchungen bei chronischer lymphatischer Leukämie. Klin. Wschr. **54**, 1073 – 1076 (1967).

PIESSENS, W.F., SCHUR, P.H., MOLONEY, W.C., WINTROP, H.C.: Lymphocyte surface immunoglobulins. Distribution and frequency in lymphoproliferative diseases. New Engl. J. Med. **288**, 176 (1973).

PISCIOTTA, A.V., HIRSCHBOECK, J.S.: Therapeutic considerations in chronic lymphocytic leukemia. Arch. intern. Med. **99**, 334 (1957).

PITNEY, W.R., JOSKE, R.A., MACKINNON, N.L.: Folic acid and other absorption tests in lymphosarcoma, chronic lymphocytic leukaemia, and some related conditions. J. clin. Path. **13**, 440 (1960).

PLATT, W.R.: Effects of radioactive phosphorus on normal tissues. Arch. Path. **43**, 1 (1947).

PLENDERLEITH, I.H.: Hairy cell leukemia. Canad. med. Ass. J. **102**, 1056 (1970).

PRAETORIUS, E.: Überlebenszeit und Leistungsfähigkeit bei chemotherapeutisch behandelten Hämoblastosen. Dtsch. Arch. klin. Med. **209**, 192 (1963).

PREUD'HOMME, J.L., SELIGMANN, M.: Surface bound immunoglobulins as a cell marker in human lymphoproliferative diseases. Blood **40**, 777 (1972a).

PREUD'HOMME, J.L., SELIGMANN, M.: Anti-human IgG activity of membrane bound monoclonal immunoglobulin M in lymphoproliferative disorders. Proc. nat. Acad. Sci. (Wash.) **69**, 2132 (1972b).

PREUSSNER, S., BAST, G., LORENZ, E.: Untersuchungen zur Erythrozytenüberlebenszeit bei hämoblastosen. Folia haemat. **85**, 29 (1966).

PRIBILLA, W.: Über die Lebensdauer der Leukocyten und Erythrocyten bei den Leukämien. Verh. dtsch. Ges. inn. Med. **66**, 799 (1960).

PROLLA, J.C., KIRSNER, J.B.: The gastrointestinal lesions and complications of the leukemias. Ann. intern. Med. **61**, 1084 (1964).

QUAGLINO, D., COWLING, D.C., HAYHOE, F.G.J.: Cytochemical and autoradiographic studies on normal leucaemic cells short-term tissue cultures. Brit. J. Haemat. **10**, 417 (1964).

QUAGLINO, D., HAYHOE, F.G.J.: Observations of the periodic acid Schiff reaction in lymphoproliferative diseases. J. Path. Bact. **78**, 521 (1959).

QUATTRIN, N., BILE, G., DINI, E., VENTURO, V.: Crioglobulinemia e macroglobulinemie. Minerva med. **52**, 3197 (1961).

RABELLINO, E., GREY, H.M.: Immunoglobulins on the surface of lymphocytes. III. Bursal origin of surface immunoglobulins on chicken. lymphocytes. J. Immunol. **106**, 1418 (1971).

RAI, K.R., CRONKITE, E.P., CHANANA, A.D., LEVY, R.N., PASTERNACK, B.S.: Clinical staging of chronic lymphocytic leukemia. Blood **46**, 219 (1975).

RAPPAPORT, H.: Atlas of tumor pathology. Sect. 3, Fasc. 8: Tumors of the hematopoetic system. Washington D.C., AFIP 1966.

REBUCK, J.W.: Structure of the lymphocytic series of cells in relation to disease. In: The Lymphocyte and Lymphocytic Tissue (J.W. REBUCK, P.B. HOEBER, Eds.). New York: Harper 1960.

REHN, K., HUNSTEIN, W., SCHREITER, B., UHL, N.: Immunglobulinbestimmung bei hämatologischen Systemerkrankungen. 77. Tagung Dtsch. Ges. Inn. Med. Wiesbaden 1971.

REINHARD, E.H., NEELY, CH.L., SAMPLES, D.M.: Radioactive phosphorus in the treatment of chronic leukemias: long-term results over a period of 15 years. Ann. intern. Med. **50**, 942 (1959).

RICHARDS, F., SPURR, C., PAJAK, T., BLAKE, D., RABEN, M.: Thymic irradiation. An approach to chronic lymphocytic leukemia. Amer. J. Med. **57**, 862 (1974).

RIEKE, W.O., CAFFREY, R.W., EVERETT, N.B.: Rates of proliferation and interrelationships of cells in the mesenteric lymph node of the rat. Blood **22**, 674 (1963).

RIGAS, D., OSGOOD, E.E.: Amer. J. med. **19**, 292 (1955). Zit. nach HARWERTH et al. (1963).

RIIS, P.: The cytology of inflammatory exsudate. Kopenhagen: Munksgaard 1959.

RIVA, G.: Das Serumeiweißbild. Bonn-Stuttgart: Huber 1957.

ROWE, D.S., HUG, K., FORNE, L., PERNIS, B.: Immunoglobulin D as a lymphocyte receptor. J. exp. Med. **138**, 965 (1973).

RUNDLES, R.W., BARTON, W.B.: Triethylene melamine in the treatment neoplastic disease. Blood **7**, 483 (1952).

Rundles, W.: Chronic lymphocytic leukemia. In: Hematology (W.J. Williams, E. Beutler, A.J. Erslev, R.W. Rundles Eds.), p. 880. New York: McGraw-Hill 1972.

Rundles, R.W., Coonrad, E.V., Willard, N.L.: Summary of results obtained with TEM. Ann. N.Y. Acad. Sci. 68, 926 (1958).

Salmon, S.E., Seligmann, M.: B-cell-neoplasia in man. Lancet 1974 II, 1230.

Sandberg, A.A., Cartwright, G.E., Wintrobe, M.M.: Studies on leukemia. I. Uric acid excretion. Blood 11, 154 (1956).

Sasaki, S., Sucki, T.: Mobilization of lymphocytes from lymph nodes and spleen by polysaccharide polysulphate. Nature 216, 1013 (1967).

Sbarra, A.J., Shirley, W., Selvaraj, R.J., Ouchi, E., Rosenbaucm, E.: The role of the phagocyte capabilities of leukocytes from lymphoproliferative disorders. Cancer Res. 24, 1958 (1964).

Scheiffarth, F., Götz, H.: Experimentelle Untersuchungen zur Frage sensibilisierender Nebenwirkungen von Tetracosactid. Arzneimittel-Forsch. 20, 381 (1970).

Scheurlen, P.G., Pappas, A., Ludwig, T.: Stimulation der Blutlymphocyten durch Phytohämagglutinin bei chronischer Lymphadenose, Lymphosarkomatose und Lymphogranulomatose. Klin. Wschr. 46, 483 (1968).

Schick, P.: Lymphozytenkinetik bei lymphatischen Systemerkrankungen (chronische lymphatische Leukämie, Lymphogranulomatose). Verh. dtsch. Ges. inn. Med. 79, 154 (1973).

Schick, P., Theml, H., Kaboth, W., Czempiel, H., Begemann, H., Fliedner, T.M., Mailli, B., Zellner, J., Bremer, K., Bock, O.: Einflüsse von extrakorporaler Blutbestrahlung und Milzbestrahlung auf in vitro markierte und autotransfundierte Blutlymphozyten von CLL-Patienten. In: Leukämien und maligne Lymphome (A. Stacher, Hrsg.). München-Berlin-Wien: Urban & Schwarzenberg 1972.

Schiffer, L.M.: Kinetics of chronic lymphocytic leukemia. Ser. Haematol. 1, 3 (1968).

Schiffer, L.M., Atkins, H.L., Chanana, A.D., Cronkite, E.P., Greenberg, M.L., Johnson, J.S., Robertson, J.S., Stryckmans, P.A.: Extracorporeal irradiation of the blood in humans: Effects upon erythrocyte survival. Blood 27, 831 (1966).

Schlesinger, M.: Anti-theta antibodies for detecting thymusdependent lymphocytes in the immune response of mice to SRBC. Nature 226, 1254 (1970).

Schmidt, C.G.: Behandlung der Leukämien: Therapiewoche 17, 701 (1967).

Schmidt, C.G.: Alkylierende Cytostatika. Internist 12, 119 (1971).

Schmidt, C.G., Gallmeier, W.M.: Zur Enzymtherapie der Leukaemien. Dtsch. med. Wschr. 93, 2299 (1968).

Schnappauf, H., Joel, D.D., Chanana, A.D., Di Giacomo, R., Cronkite, E.P.: The influence of in vitro irradiation of blood in red cell survival after auto- and homo-transfusion of cells labelled with ^{59}Fe or ^{51}Cr. Radiat. Res. 19, 409 (1963).

Schnappauf, H., Schnappauf, U.: Drainage des Ductus thoracicus und Größe des „leicht mobilisierbaren" Lymphozytenpools bei Kälbern, Schafen und Hunden. Blut 16, 209 (1968).

Schoen, H.D.: Strahlentherapie der chronischen Leukosen. In: Leukämie (R. Gross, J. v.d. Loo, Hrsg.), S. 595. Berlin-Heidelberg-New York: Springer 1972.

Schoen, R., Heckner, F., Marsch, A.: Das vielseitige Erscheinungsbild der lymphatischen Leukämie. Dtsch. med. Wschr. 78, 515 (1953).

Schreier, K., Zöller, E., Thomas, K., Hart, W., Stöckle, V., Bergmann, E.: Untersuchungen zum Aminosäurestoffwechsel menschlicher Leukozyten. Klin. Wschr. 29, 568 (1961).

Schreiner, B.F., Wehr, W.H.: Cancer associated with leukemia. Amer. J. Cancer 21, 368 (1934).

Schrek, R.: Prednisolone sensitivity and cytology of viable lymphocytes as tests for chronic lymphocytic leukemia. J. nat. Cancer Inst. 33, 837 (1964).

Schrek, R.: Ultrastructure of blood lymphocytes from chronic lymphocytic and lymphosarcoma cell leukemia. J. nat. Cancer Inst. 48, 51 (1972).

Schrek, R., Donnelly, W.J.: Differences between lymphocytes of leukemic and non-leukemic patients with respect to morphologic features, motility and sensitivity to guinea pig serum. Blood 18, 561 (1961).

Schrek, R., Rabinowitz, Y.: Effects of phytohemagglutinin on rat and normal and leukemic human blood cells. Proc. Soc. exp. Biol. (N.Y.) 113, 191 (1963).

Schrek, R., Stefani, S.: Radioresistence of phytohemaglutinin treated normal and leukemic lymphocytes. J. nat. Cancer Inst. 32, 507 (1964).

Schröder, K.: Über die cytochemische Darstellung und das Verhalten der alpha-Naphtylacetat-Esterase in menschlichen Blutzellen. Diss. Freiburg i. Brsg. 1960.

Schubothe, H.: Serologie und klinische Bedeutung der Autohämantikörper. Basel-New York: Karger 1958.

Schubothe, H.: Autoantikörper und hämolytische Anämien. In: Immunhämatologie (R. Gross, Hrsg.), S. 109. Stuttgart-New York: Schattauer 1970.

Schulz, F.H.: Das Fibrinogen. Leipzig: Thieme 1953.

Schumacher, H.R., Ginns, D.A., Warren, W.J.: Fungus infection complicating leukemia. Amer. J. med. Sci. 247, 313 (1964).

SCHUMACHER, H.R., MANGEL, T.K., DAVIES, K.D.: A lymphocyte of chronic lymphatic leukemia. I. Electron microscopy onset. Cancer **26**, 895 (1970).

SCHWARTZ, D.L., PIERRE, R.V., SCHEERER, P.P., REED, E.C., LINMAN, J.W.: Lymphosarcoma cell leukemia. Amer. J. Med. **38**, 778 (1965).

SCHWEITZER, M., MELIEF, C.J.M., PLOEM, J.E.: Chronic lymphocytic leukemia in five siblings. Scand. J. Haematol. **11**, 97 (1973).

SCHWIEGK, H., TURBA, F.: Künstliche radioaktive Isotope in Physiologie, Diagnostik und Therapie. Berlin-Göttingen-Heidelberg: Springer 1961.

SCOTT, B.B.: Leukaemia. Chronic lymphatic leukaemia. Lancet **1957 I**, 1162.

SELL, S., GELL, P.G.H.: Studies on rabbit lymphocytes in vitro. Stimulation of blast transformation with an antialotype serum. J. exp. Med. **122**, 423 (1965).

SELLEI, C., HARTAI, F.: Zytostatische Therapie maligner Lymphome. In: Leukämien und maligne Lymphome (A. STACHER, Hrsg.), S. 388. München-Berlin-Wien: Urban & Schwarzenberg 1973.

SELIGMANN, M., PREUD-HOMME, J.-L., BROUET, J.-C.: B and T cell markers in human proliferative blood diseases and primary immunodeficiencies, with special reference to membrane bound immunoglobulins. Tranplant. Rev. **16**, 85 (1973).

SELIGMANN, M., PREUD'HOMME, J.L., BROUET, J.C.: Studies on surface immunoglobulins and other lymphocyte membrane markers in various lymphoproliferative and immunodeficiency diseases. In: Advances in the Biosciences, vol. 12. London: Pergamon Press 1974.

SENN, H.: Infektabwehr bei Hämoblastosen. Berlin-Heidelberg-New York: Springer 1972.

SENN, N.: Case of splenomedullary leukemia successfully treated by the use of roentgen ray. Med. Rec. (N.Y.) **64**, 281 (1903).

SEZARY, A., BOUVRAIN, Y.: Erythrodermie avec presence de cellules montrueuses dans le derme et le sang circulant. Bull. Soc. Franc. Derm. Syph. **45**, 254 (1938).

SEZARY, A., HOROWITZ, A., MASCHAS, H.: Erythrodermie avec presence de cellules monstrueuses dans le derme et dans le sang circulant (second cas). Bull. Soc. franç. Derm. Syph. **45**, 395 (1938).

SHARMAN, C., CROSSEN, P.E., FITZGERALD, P.H.: Lymphocyte number and response to phytohaemagglutinin in chronic lymphocytic leukaemia. Scand. J. Haemat. **3**, 375 (1966).

SHAW, R.K., BOOGS, D.R., SILBERMAN, H.R., FREI, E.: III: A study of prednisone therapy in chronic lymphocytic leukemia. Blood **17**, 182 (1961).

SHAW, R.K., SZWED, C., BOGGS, D.R., FAHEY, J.L., FREI, E., MORRISON, E., UTZ, J.P.: Infection and immunity in chronic lymphocytic leukemia. Arch. intern. Med. **106**, 467 (1960).

SHARP, A.A., CALLENDER, SH.: Extracorporeal irradiation of the blood. A possible therapeutic measure. Lancet **1962 I**, 353.

SHARP, A.A., GARRET, J.V., TURNER, L., GILBERT, C.W., HALNAN, K.E., EASSON, E.C., NUTTALL, P.M.: Extracorporeal irradiation of the blood in leukaemic patients. Brit. J. Haemat. **16**, 39 (1969).

SILBERMAN, S., SCHREK, R.: Surface immunoglobulins of lymphocytes in chronic lymphocytic leukemia and disseminated lymphosarcoma. Exp. molec. Path. **20**, 33 (1974).

SILVER, R.T.: The treatment of chronic lymphocytic leukemia. Sem. Hemat. **6**, 344 (1969).

SHEEHAN, W.W.: The relationship between lymphocytic leukemia and lymphomas. Rec. Res. Cancer Res. **36**, 24 (1971).

SHEVACH, E.M., HERBERMAN, R., FRANK, M.M., GREEN, I.: Receptors for complement and immunoglobulin on human leukemic cells and human lymphoblastoid cell lines. J. clin. Invest. **51**, 1933 (1972).

SHIMKIN, M.B., LUCIA, E.L., OPPERMANN, K.C., METTIER, S.: Lymphocytic leukemia: An analysis of frequency, distribution and mortality at the university of California Hospital. Ann. intern. Med. **39**, 1254 (1953).

SHOHAT, B., GITTER, S., LAVIE, D.: Action of elactericin. A on human leukemic and normal lymphocytes. J. nat. Cancer Inst. **38**, 1 (1967).

SILVERBERG, J.H., DAMESHEK, W.: Use of triethylene melamine in treatment of leukemia and leukosarcoma. J. Amer. med. Ass. **148**, 1015 (1952).

SLATKIN, D.N., JANSEN, C.R., CRONKITE, E.P., ROBERTSON, J.S.: Extracorporeal irradiation of blood: calculations of the radiation dose. Radiat. Res. **19**, 409 (1963).

SMITH, J.L., COWLING, D.C., BARKER, C.R.: Response of lymphocytes in chronic lymphocytic leukaemia to plant mitogens. Lancet **1971 I**, 229.

SMITH, M.A., EVANS, J., STEEL, C.M.: Age-related variation in proportion of circulating T cells. Lancet **1974 II**, 922.

SOUTHAM, C.M., BURCHENAL, J.H.: Therapy of the chronic leukemias. In: Cancer (R.W. RAVEN, Ed.), vol. 6. London: Butterworth 1959.

SPENGLER, G.A., ROULET, D.L.A., RICCI, C., SCHNIDER, U., SCHOOP, W., KAPPELER, R., RIVA, G.: Paraproteinämie bei chronischer Lymphadenose. Schweiz. med. Wschr. **91**, 984 (1961).

SPIVAK, J.L., PERRY, S.: Lymphocytic kinetics in chronic lymphocytic leukaemia. Brit. J. Haemat. **18**, 511 (1970).

STACHER, A., BÖHNEL, J.: Über die Relation von lymphatischen Leukämien bzw. Reaktionen zu Malignomen. Wien klin. Wschr. **78**, 633 (1966).

STACHER, A., HÖCKER, P., GOBETS, M.A.: Therapie chronischer Leukämien durch Leukophorese mittels eines Zellseparators. Verh. dtsch. Ges. inn. Med. **79**, 527 (1973).

STARZL, T.E., PORTER, K.A., IWASAKI, Y., MARCHIORO, T.L., KASHIWAGI, N.: The use of heterologous antilymphocyte globulin in human renal homotransplantation. In: Antilymphocytic Serum (G.E.W. WOLSTENHOLME, Ed.). London 1967.

STEFANINI, M., DAMESHEK, W.: The Hemorrhagic Disorders, p. 192. New York: Grune & Stratton 1955.

STEIN, H., KAISERLING, E., LENNERT, K.: Neue Gesichtspunkte zur Systematik maligner Lymphome auf dem Boden immunchemischer Analysen. In: Leukämien und maligne Lymphome (A. STACHER, Hrsg.). München-Berlin-Wien: Urban & Schwarzenberg 1973a.

STEIN, H., KAISERLING, E., LENNERT, K.: Evidence of B-cell-origin of reticulum cell sarcoma. Virch. Arch., Abt. A **364**, 51 (1974).

STEIN, H., KAISERLING, E., LENNERT, K., PARWARESCH, M.R.: Makroglobulinbildende chronische lymphatische Leukämie ohne Makroglobulinämie. Klin. Wschr. **51**, 389 (1973b).

STEIN, H., KAISERLING, E., STEIN, G.: Surface markers on hairy cells. Boll. Ist. sieroter. milan. **53**, Suppl., 305 (1974).

STEIN, L.: Chronic lymphatic leukaemia presenting as neoplasm of the cervix uteri. J. Obstet. Gynaec. Brit. Emp. **56**, 107 (1949).

STEINKAMP, R.C., LAWRENCE, J.H., BORN, J.L.: Long term experiences with the use of P^{32} in the treatment of chronic lymphocytic leukemia. J. nucl. Med. **4**, 92 (1963).

STERNBERG, C.: Über Leukosarkomatose. Wien. klin. Wschr. **21**, 475 (1908).

STICH, W., LANGHAMMER, H.: Multiple karzinome und Leukämie. Münch. med. Wschr. **103**, 502 (1961).

STITES, T.B., ULTMANN, J.E.: Spontaneous rupture of the splen in chronic lymphocytic leukemia. Cancer **19**, 1587 (1966).

STOBBE, H.: Veränderungen am Magen-Darmkanal bei Leukosen. Med. Klin. **53**, 497 (1958).

STORB, R., EPSTEIN, R.B., BUCKNER, C.D., THOMAS, E.D.: Treatment of chronic lymphocytic leukemia by extracorporeal irradiation. Blood **31**, 490 (1968).

STORTI, E.: Über einen Fall von lymphatischer Leukämie mit ausschließlicher Lokalisation im Knochenmark und über die Bedeutung der Sternalpunktion für die Diagnose dieser Krankheitsform. Dtsch. Arch. klin. Med. **180**, 612 (1937).

STORTI, E., PEDERZINI, A.: Clinical significance of the leukocyte resistance. Acta med. scand. **154**, 417 (1956).

STRICKSTROCK, K.H., WEISSLEDER, H., PFANNENSTIEL, P., AFKHAM, I.K., HOFFMANN, G., MUSSHOFF, K.: Indikation und vorläufige Ergebnisse der endolymphatischen Radio-Isotopen-Therapie bei malignen Erkrankungen des lymphatischen Systems. In: Maligne Lymphome, S. 197. München-Berlin-Wien: Urban & Schwarzenberg 1969.

STRUMIA, M.M., STRUMIA, P.V., BASSERT, D.: Splenectomy in leucemia. Hematological and clinical effects on 34 patients and review of 299 published cases. Cancer Res. **26**, 519 (1966).

STRYCKMANS, P.A., CHANNAN, A.D., CRONKITE, E.P., GREENBERG, M.L., SCHIFFER, L.M.: Studies on lymphocytes. X. Influence of extracorporeal irradiation of the blood on lymphocytes in Cll: Apparent correlation with RNA turnover. Rad. Res. **37**, 118 (1969).

SYMMERS, D.: Lymphoid diseases. Arch. Path. **45**, 73 (1948).

TALBOTT, J.H.: Gout and blood dyscrasias. Medicine **38**, 173 (1959).

TERNYNCK, T., DIGHIERO, G., FOLLEZOU, J., BINET, J.-L.: Comparison of normal and CLL-lymphocyte surface Ig determinants using peroxidase-labeled antibodies. I. Detection and quantitation of light chain determinants. Blood **43**, 789 (1974).

TERZ, J.J., CURUTCHET, H.P., LAWRENCE, W.: Analysis of the cell cinetics of human solid tumours. Cancer **28**, 1100 (1971).

TESCHENDORF, W.: Röntgenbestrahlungen des ganzen Menschen bei Blutkrankheiten. Verh. dtsch. Ges. inn. Med. **1935**, 324.

TESCHENDORF, W.: Ganzkörper- und Abschnittsbestrahlung beim Menschen (Teleröntgentherapie, Telestrahlentherapie). In: Handbuch der Medizinischen Radiologie (L. DIETHELM, O. OLSSON, F. STRNAD, H. VIETEN, A. ZUPPINGER, Hrsg.), Bd. XVI/1, Allgemeine Strahlentherapeutische Methodik, S. 361. Berlin-Heidelberg-New York: Springer 1970.

THEML, H.: Pathomechanismus der chronischen lymphatischen Leukämie. Med. Klin. **67**, 1461 (1972).

THEML, H.: Die Therapie der chronischen lymphatischen Leukämie. Verh. dtsch. Ges. inn. Med. **79**, 323 (1973).

THEML, H., BEGEMANN, H.: Die Bedeutung kinetischer und immunologischer Daten für ein pathomechanisches Verständnis und eine kritische Therapie von Lymphomen. In: Lymphozyt und klinische Immunologie (H. THEML, H. BEGEMANN, Hrsg.). Berlin-Heidelberg-New York: Springer 1975.

THEML, H., BEGEMANN, H., ISSELS, R., KABOTH, W., SCHICK, P., CZEMPIEL, H., WINNEWISSER,

M.: Beeinflussung der T-Zellaktivität bei chronischer Lymphadenose durch verschiedene Therapieformen. Haematologia **8**, 43 (1975).

THEML, H., KABOTH, W.: Die Behandlung von chronischen Leukämien. Münch. med. Wschr. **115**, 843 (1973a).

THEML, H., LOVE, R., BEGEMANN, H.: Pathomechanism of chronic lymphocytic leukemia. Annual Review of Medicine **28**, 131 (1977).

THEML, H., SCHICK, P., KABOTH, W., BEGEMANN, H.: Veränderungen der PHA-Stimulierbarkeit von CLL-Lymphozyten unter extracorporaler Bestrahlung. In: Leukämien und maligne Lymphome (A. STACHER, Hrsg.), S. 308. München-Berlin-Wien: Urban & Schwarzenberg 1973.

THEML, H., SCHICK, P., TREPEL, F., BE SWANLEE, KABOTH, W., BEGEMANN, H., FLIEDNER, T.M.: Kontinuierliche ^{3}H-Thymidininfusion bei CLL: I. Neubildung und Umsatz von Lymphozyten. In: Leukämie (R. GROSS, J. v.D. LOO, Hrsg.), S. 181. Berlin-Heidelberg-New York: Springer 1972.

THEML, H., SCHICK, P., TREPEL, F., HELTZEL, U., KABOTH, W., FLIEDNER, T.M., BEGEMANN, H.: Kinetik der nichtlymphatischen Leukozyten bei chronischer lymphatischer Leukämie (Abstr.). Blut **28**, 217 (1974).

THEML, H., TREPEL, F., RASTETTER, J., BEGEMANN, H.: DNS- und RNS-Synthese in benignen und malignen Lymphomen. Klin. Wschr. **45**, 608 (1967).

THEML, H., TREPEL, F., SCHICK, P., KABOTH, W., BEGEMANN, H.: Kinetics of lymphocytes in chronic lymphocytic leukemia: Studies using continuous ^{3}H-thymidine infusion in two patients. Blood **42**, 623 (1973c).

THIEL, E., DÖRMER, P., EULITZ, M.: Quantitative ^{125}J-Autoradiographie einzelner Zellen. Histochemistry **43**, 33 (1975).

THOMAS, E.D., EPSTEIN, R.P., ESCHBACH, J.W. JR., FRAGER, D., BUCKNER, C.D., MARSAGLIA, G.: Treatment of leukemia by extracorporeal irradiation. New Engl. J. Med. **273**, 6 (1965).

THOMAS, J.H., POWELL, D.E.B.: Blood disorders in the elderly. Bristol: Wright 1971.

THOMSON, A.E.R., MEHRISHI, J.N.: Surface properties of normal human circulating small lymphocytes and lymphocytes in CLL. Europ. J. Cancer **5**, 199 (1969).

THOMSON, A.E.R., ROBINSON, M.A.: Cytocidal action of colchicine on lymphocytes in chronic lymphocytic leukemia. Lancet **1967 II**, 868.

TISO, R., GIANGRANDE, A.: Dimostrazione citochimica della attivita enzimatica della fosfatasi alcalina in linfociti di un caso di linfoadenosi cronica. Haemat. lat. (Milano) **10**, 283 (1967).

TOGHILL, P.J., GREEN, S.: Factors influencing splenic pooling of erythrocytes in the myelo- and lympho-proliferative syndroms. Acta haemat. (Basel) **49**, 215 (1973).

TOMONAGA, M.M.: Leukemia in Nagasaki atomic bomb survivors from 1945 through 1959. Bull. Wld. Hlth. Org. **26**, 619 (1962).

TREPEL, F.: Kinetik der Lymphozyten. Verh. dtsch. Ges. inn Med. **79**, 105 (1973).

TREPEL, F.: Zellproliferation in malignen Lymphomen. In: Leukämien und maligne Lymphome (A. STACHER, Hrsg.), S. 212. München-Berlin-Wien: Urban & Schwarzenberg 1973.

TREPEL, F.: Number and distribution of lymphocytes in man. A critical analysis. Klin. Wschr. **52**, 511 (1974).

TREPEL, F., RASTETTER, J., THEML, H., STOCKHAUSEN, G.: Nucleinsäuresynthese und Zytostatikawirkung in pathologischen Lymphknotenzellen. Med. Klin. **61**, 618 (1966).

TREPEL, F., THEML, H., SCHICK, P., SCHNEBLE, G., BREMER, K., FLIEDNER, T.M., BEGEMANN, H.: Kontinuierliche ^{3}H-Thymidinfusion bei CLL: II. Proliferation der Lymphknotenzellen. In: Leukämie (R. GROSS, J. VAN DE LOO, Eds.), p. 187. Berlin-Heidelberg-New York: Springer 1972.

TSIRIMBAS, A.D., PICHLMAYR, R., HORNUNG, B., PFISTERER, H., THIERFELDER, S., BRENDEL, W., STICH, W.: Therapeutische Wirkungen von heterologem Antihumanlymphozytenserum (AHLS) bei chronischer lymphatischer Leukämie. Klin. Wschr. **46**, 583 (1968).

TSIRIMBAS, A.D., WITTMANN, K., DÖRMER, P.: Zellkinetik in Lymphdrüsen. I. Bestimmung der Desoxyribonucleinsäure — Synthesedauer bei Patienten mit ^{3}H-Thymidin und 14-C-Thymidin in vivo. Klin. Wschr. **48**, 923 (1970).

TURK, J.L., POULTER, L.W.: Selective depletion of lymphoid tissue by cyclophosphamide. Clin. exp. Immunol. **10**, 285 (1972).

TÜRK, W.: Ein System der Lymphomatosen. Wien. klin. Wschr. **16**, 1073 (1903a).

TÜRK, W.: Offizielles Protokoll der k. k. Gesellschaft der Ärzte in Wien. Wien. klin. Wschr. **16**, 1371 (1903b).

UEHLINGER, E.: Die Skelettveränderungen bei Leukämie. Fortschr. Röntgenstr. **77**, 263 (1952).

UHR, J.W., SCHARFF, M.: Delayed hypersensitivity. II. The effect of X-irradiation on the development of delayed hypersensitivity and antibody formation. J. exp. Med. **112**, 65 (1960).

ULTMANN, J.E., FISH, W., OSSERMAN, E., GELLHORN, A.: The clinical implications of hypogammaglobulinemia in patients with chronic lymphocytic leukemia and lymphocytic lymphosarcoma. Ann. intern. Med. **51**, 501 (1959).

UNANUE, E.R., GREY, H.M., RABELLINO, E., CAMPBELL, P., SCHMIDTKE, J.: Immunoglobulins on the surface of lymphocytes. II. The bone marrow as the main source of lymphocytes with detectable surface-bound immunoglobulin. J. exp. Med. **133**, 1168 (1971).

UTHGENANNT, H.: Über Retikulopathien und das Phänomen der Pseudopolyposis lymphatica ilei. Fortschr. Röntgenstr. **90**, 151 (1959).

VALENTINE, W.N.: The biochemistry and enzymatic activities of leucocytes in health and disease: In: Progress in Hematology (L.M. TOCANTIS, Ed.). New York: Grune & Stratton 1956.

VIDEBAEK, A.: Heridity in Human Leukemia and its Relation to Cancer. (Thesis). Copenhagen: Nyt Nordisk Forlag, Arnold Busck 1947.

VIDEBAEK, A.: Do malignant lymphomas represent varying differentiation of the same growth? Acta haemat. (Basel) **2**, 201 (1949).

VIDEBAEK, A.: Haematologi. 1sted. København: Munksgaard 1961.

VIDEBAEK, A.: On chronic lymphogenous leukaemia in association with pronounced splenomegaly. Proc. europ. Soc. Haemat. **2**, 922 (1963).

VIETA, J.O., CRAVER, L.F.: Intrathoracic manifestations of the lymphomatoid diseases. Radiology **37**, 138 (1941).

VIOLA, M.V., DALTON, A.J., MITCHELL, E., MOLONEY, J.B.: Virus-like particles in a patient with chronic lymphocytic leukemia. New Engl. J. Med. **277**, 503 (1967).

VIRCHOW, R.: Weisses Blut. Neue Notizen aus dem Gebiete der Natur- und Heilkunde; gesammelt und mitgeteilt von L.F. v. FRORIEP u. R. FRORIEP **36**, 151 (1845).

VIRCHOW, R.: Weisses Blut (Leukämie). Virchows Arch. path. Anat. **1**, 563 (1847).

VIRCHOW, R.: Weisses Blut und Milztumoren. Med. Ztg. **16**, 9, 15 (1847).

VIRCHOW, R.: Die krankhaften Geschwülste. Bd. 2, S. 567. Berlin: Hirschwald 1864/65.

VOGT, A.: Die Behandlung der Leukämien mit Röntgenstrahlen. Strahlentherapie **77**, 537 (1948).

VOIGT, K.-G., HELBIG, W.: Pathologie und Klinik der leukämischen Niere. Med. Klin. **58**, 867 (1963).

VOIGT, K.-G., HELBIG, W.: Pathologie der Nieren bei Leukämien. Folia haemat. **81**, 121 (1964).

WACHSTIEN, M.: Histochemical demonstration of reducing activity in normal and leukemic blood and bone marrow cells. Proc. Soc. exp. Biol. (N.Y.) **73**, 306 (1950).

WAAGENER, R., PRATT, P.T., HUNT, H.B.: Erythrocyte survival in leukemia, Hodgkin's disease and malignant lymphoma as determined by radiochromate. Amer. J. Roentgenol. **79**, 1045 (1958).

WAGNER, H.P., ECKMANN, L.: Proliferative characteristics of thoracic duct lymphoid cells in man. Abstr. XIIIth Internat. Congr. Haemat. Munich 1970.

WAISMAN, H.A.: Some Aspects of Amino Acid Metabolism in Leukemia. In: Henry Ford Hosp. Internat. Symposium: The Leukemias. New York: Academic Press 1957.

WALFORD, R.L., ZELLER, E., COMBS, L., KONRAD, P.: HL-A specificities in acute and chronic lymphatic leukemia. Transplant. Proc. **3**, 1297 (1971).

WARD, G.: The infective theory of acute leukaemia. Brit. J. Childr. Dis. **14**, 10 (1917).

WARNATZ, H.: Tumorimmunologie. Stuttgart: Thieme 1975.

WASI, P., BLOCK, M.: The mechanism of the development of anemia in untreated chronic lymphatic leukemia. Blood **17**, 597 (1961).

WASSERMAN, L.R., STATS, D., SCHWARTZ, L., FUDENBERG, H.: Symptomatic and hemopathic hemolytic anemia. Amer. J. Med. **18**, 961 (1955).

WEBSTER, L.T.: Lymphosarcoma. Lymphatic leukemia. Leucosarcoma. Hodgkin's disease. Johns Hopkins Hosp. Resp. **20**, 251 (1921).

WEED, R.I.: Exaggerated delayed hypersensitivity to morquito bites in chronic lymphocytic leukemia. Blood **26**, 257 (1969).

WEISBERGER, A.S., LEVINE, B.: Incorporation of radioactive L-cytine by normal and leukemic leukocytes in vivo. Blood **9**, 1082 (1954).

WEISBERGER, A.S., PERSKY, L.: Renal calculi and ureamia as complications of lymphoma. Amer. J. med. Sci. **225**, 669 (1953).

WEISSLEDER, H., BAUMEISTER, L.: Das lymphographische Bild der chronischen lymphatischen Leukämie. Fortschr. Röntgenstr. **105**, 24 (1966).

WELLS, R., LAU, K.S.: Incidence of leukaemia in Singapore, and rarity of chronic lymphocytic leukaemia in Chinese. Brit. med. J. **1960 I**, 759.

WERNEKKE, G.: Lymphocytosis infectiosa. In: Handbuch der Inneren Medizin (H. BEGEMANN, Hrsg.), Bd. II/5. Berlin-Heidelberg-New York: Springer 1974.

WEST, H.F.: Effects of prolonged adrenocortical stimulation on patients with rheumatoid arthritis. Ann. rheum. Dis. **16**, 322 (1957).

WESTERHAUSEN, M.: Immunglobulinveränderungen bei chronischer Lymphadenose. In: Der Lymphozyt. 1. Tagungsbericht der Österr. Ges. für Hämatologie (H. PIETSCHMANN, Hrsg.), S. 171. Wien: Verlag Med. Akademie.

WESTERHAUSEN, M.: Immundiffusionsuntersuchungen wasserlöslicher Antigene von Lymphocyten normaler Individuen und von Patienten mit chronischer lymphatischer Leukämie. Verh. dtsch. Ges. inn. Med. **74**, 1271 (1968).

WESTERHAUSEN, M.: Immunglobulinveränderungen und cytochemische Befunde bei der Beurteilung von chronischen lymphatischen Leukämien. In: Leukämie (R. GROSS, J. VAN DE LOO, Hrsg.). Berlin-Heidelberg-New York: Springer 1972a.

WESTERHAUSEN, M.: Immunglobulinveränderungen bei der chronischen Lymphadenose (CLL). In: Leukämien und maligne Lymphome (A. STACHER, Hrsg.). München-Berlin-Wien: Urban & Schwarzenberg 1972b.

WESTERHAUSEN, M.: Charakterisierung und Differenzierung der chronischen Lymphadenose nach klinischen, immunologischen und zytologischen Gesichtspunkten. Habilitationsschrift Freiburg (1972c).

WESTERHAUSEN, M., OEHLERT, W.: Chronisches pluripotentielles immunproliferatives Syndrom. Dtsch. med. Wschr. 97, 1407 (1972).

WESTRING, D.W., BRITTIN, S.B.: The relative osmotic resistance of chronic lymphocytic leukemia lymphocytes. Blood 30, 674 (1967).

WETHERLEY-MEIN, G., EPSTEIN, I.S., FOSTER, W.D., GRIMES, A.J.: Mechanisms of anaemia in leukaemia. Brit. J. Haemat. 4, 281 (1958).

WHANG-PENG, J., GRALNICK, H.R., JOHNSON, R.E., LEE, E.C., LEAR, A.: Chronic granulocytic leukemia (CGL) during the course of chronic lymphocytic leukemia (CLL): Correlation of blood, marrow, and spleen morphology and cytogenetics. Blood 43, 333 (1974).

WHIPHAM, T.: Splenic leukemia with carcinoma. Trans. path. Soc. Lond. 29, 313 (1878).

VAN DE WIELE, R., LIEBERMAN, S.: In: Biological activities of steroids in relation to cancer (G. PINCUS, E.P. VOLLMER, Eds.), p. 93. New York: Academic Press 1960.

WILE, U.J., HOLMAN, H.H.: Generalized herpes zoster associated with leukemia. Arch. Derm. Syph. 42, 587 (1940).

WILMANNS, W., WILMS, K., RAJEWSKY, M.F.: Biochemische Grundlagen der Behandlung von Leukosen. In: Leukämie (R. GROSS, J. V.D. LOO, Hrsg.), S. 459. Berlin-Heidelberg-New York: Springer 1972.

WILL, J.J., GLAZER, H.S., VILTER, R.W.: In: Henry Ford Hosp. Internat. Symposium: The Leukemias. New York: Academic Press 1957.

WILLIAMS, H.M., DIAMOND, H.D., LLOYD, F.C.: The pathogenesis and management of neurological complications in patients with malignant lymphomas and leukemia. Cancer 11, 76 (1958).

WILSON, I.D., HURDLE, A.D.F.: Surface immunoblobulins on lymphocytes in chronic lymphocytic leukaemia and lymphosarcoma. Brit. J. Haemat. 24, 563 (1973).

WILSON, J.D., NOSSAL, G.J.V.: Identification of human T and B lymphocytes in normal peripheral blood and in chronic lymphocytic leukemia. Lancet 1971 II, 788.

WINKELMANN, R.K., JAMES, PH.D., LINMAN, W.: Erythroderma with atypical lymphocytes (Sezary Syndrome). Amer. J. Med. 55, 192 (1973).

WINTROBE, M.M.: Clinical Hematology. 6th Ed. London: Kimpton 1967.

WINTROBE, M.M., MITCHELL, D.M.: Atypical manifestations of leukaemia. Quart. J. Med. 9, 67 (1940).

WINZLER, R.J.: Anticancer agents and nucleic acid metabolism of isolated human leukocytes. In: Henry Ford Hosp. Internat. Symposium: The Leukemias. New York: Academic Press 1957.

WISEMAN, B.K.: Lymphatic leukemia. J. Amer. med. Ass. 118, 100 (1942).

WITTS, L.J.: Recent work on leukaemia in man. Brit. med. J. 1957 I, 1197.

WOLSTENCROFT, R.A., MATHEW, M., OATES, C., MAINI, R.M., DUMONDE, D.C.: Lymphocyte mitogenic factor in cell-mediated immunity. In: The Role of Lymphocytes and Macrophages in the Immunological Response (D.C. DUMONDE, Ed.). Berlin-Heidelberg-New York: Springer 1971.

WRIGHT, L.T., WRIGHT, J.C., PRIGOT, A., WEINTRAUB, S.: J. nat. med. Ass. (N.Y.) 42, 343 (1950).

WYBRAN, I., CHANTLER, S., FUDENBERG, H.H.: Isolation of normal T-cells in chronic lymphocytic leukemia. Lancet 1973 I, 126.

YAM, L.T., LI, C.Y., FINKEL, H.E.: Leukemic reticuloendotheliosis. The role of tartrate-resistant acid phosphatase in diagnosis and splenectomy in treatment. Arch. intern. Med. 130, 248 (1972).

YAM, L.T., LI, C.Y., LAM, K.W.: Tartrate-resistant acid phosphatase isoenzyme in the reticulum cells of leukemic reticuloendotheliosis. N. Engl. J. Med. 284, 357 (1971).

YOFFEY, J.M., COURTICE, F.C.: Lymphatics, lymph and lymphoid tissue. London 1956.

YONET, H.M., VIGLIANO, E.M., HOFOWITZ, H.I.: Acute hemolytic anemia associated with administration of alkylating agents: report of two cases due to cyclophosphamide and review of the literature. Amer. J. med. Sci. 254, 70 (1967).

ZACHARSKI, L.R., LINMAN, I.W.: Chronic lymphocytic leukemia versus chronic lymphosarcoma cell leukemia. Analysis of 496 cases. Amer. J. Med. 47, 75 (1969).

ZIMMERMANN, T.S., GODWIN, H.A., PERRY, S.: Studies of leukocyte kinetics in chronic lymphocytic leukemia. Blood 31, 277 (1968).

ZIPPIN, C., CUTLER, S.J., REEVES, W.J., LUM, D.: Survival in chronic lymphocytic leukemia. Blood 42, 367 (1973).

ZLOTNICK, A., ROBINSON, E.: Chronic lymphatic leukemia associated with macroglobulinemia. Israel J. med. Sci. 6, 365 (1970).

ZUM WINKEL, K., BECKER, J., JAHNS, E., SCHEURLEN, H., HERZFELD, U.: Indikationsstellung und Dosimetrie bei der endolymphatischen Therapie mit ^{131}J-Lipiodol. Strahlentherapie 133, 481 (1967).

Sachverzeichnis

Hämatologie

Physiologie, Pathologie, Klinik
Herausgeber: E. Kleihauer
Unter Mitarbeit von E. Kohne, D. Niethammer
Mit Beiträgen zahlreicher Fachwissenschaftler
1978. 101 Abbildungen, 235 Tabellen.
XIV, 608 Seiten
Gebunden DM 98,–; US $ 49.00
ISBN 3-540-08620-X

M. Bessis

Blood Smears Reinterpreted

Translated from the French by G. Brecher
1977. 342 figures some in color. XV, 270 pages
Cloth DM 96,–; US $ 48.00
ISBN 3-540-07206-3

M. Bessis

Corpuscles

Atlas of Red Blood Cell Shapes
1974. 121 figures, 147 pages
Cloth DM 96,–; US $ 48.00
ISBN 3-540-06375-7
Distribution rights for Japan: Maruzen Co. Ltd.,
Tokyo

H. Felix, G. Haemmerli, P. Sträuli

Dynamic Morphology of Leukemia Cells

A Comparative Study by Scanning Electron
Microskopy and Microcinematography
1978. 111 figures. XI, 191 pages
Gloth DM 98,–; US $ 49.00
ISBN 3-540-08495-9

Hemopoietic Dysplasias

(Preleukemic States)
Proceedings of a Symposium, held October
11-13, 1974 at the Institute of Cell Pathology,
Hôpital de Bicêtre, Paris, France
Editors: M. Bessis, G. Brecher
1977. 94 figures, 52 tables. 359 pages
DM 48,–; US $ 24.00
ISBN 3-540-07597-6

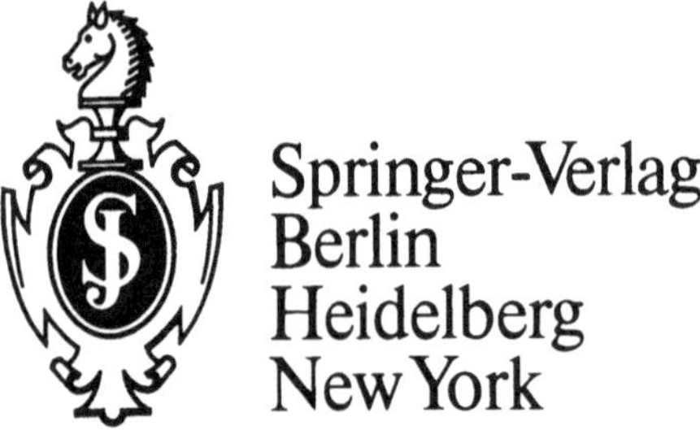

Immunological Diagnosis of Leukemias and Lymphomas

International Symposium of the Institut für
Hämatologie, GSF, October 28-30, 1976
Neuherberg/Munich
Editors: S. Thierfelder; H. Rodt, E. Thiel
1977. 98 figures, 2 in color, 101 tables
X, 387 pages
DM 78,–; US $ 39.00
Reduced price for subscribers to "Blut".
DM 62,40; US $ 31.20
(Hämatologie und Bluttransfusion, Band 20)
ISBN 3-540-08216-6

Lymphozyt und klinische Immunologie

Physiologie Pathologie Therapie.
Herausgeber: H. Theml, H. Begemann
1975. 47 Abbildungen, 26 Tabellen.
XII, 220 Seiten
DM 48,–; US $ 24.00
ISBN 3-540-07372-8

D. Metcalf

Hemopoietic Colonies

In Vitro Cloning of Normal and Leukemic Cells
1977. 54 figures, 28 tables. IX, 227 pages
(Recent Results in Cancer Research, vol. 61)
Cloth DM 68,–; US $ 34.00
ISBN 3-540-08232-8

M. R. Parwaresch

The Human Blood Basophil

Morphology, Origin, Kinetics, Function and
Pathology. With a Foreword by K. Lennert
1976. 58 figures, some in color. XI, 235 pages
Cloth DM 97,–; US $ 48.50
ISBN 3-540-07649-2

A. Polliack

Normal, Transformed and Leukemic Leukocytes

A Scanning Electron Microscopy Atlas
1977. 236 figures. IX, 140 pages
Cloth DM 86,–; US $ 43.00
ISBN 3-540-08376-6

Preisänderungen vorbehalten